Wigger/Knipfer
Pflegeleitfaden Anästhesie/Intensivpflege

W0094939

Thomas Wigger
Eva Knipfer

Pflegeleitfaden
Anästhesie / Intensivpflege

Mit 243 Zeichnungen, 51 Fotos, 79 Tabellen

1998
Urban & Schwarzenberg · München–Wien–Baltimore

Anschrift der Herausgeber/-in:

Eva Knipfer   Thomas Wigger
Carl-Orff-Bogen 225   Hilblestraße 40
80939 München   80636 München

Programmleiterin: Annette Heuwinkel
Lektorin: Margit Büttner
Herstellerin: Renate Hausdorf
Zeichnerin: Henriette Rintelen, Velbert
Symbole: Karl Dengler
Abbildungsnachweis im Anhang des Buches
Umschlaggestaltung: Parzhuber & Partner, München

Die Deutsche Bibliothek – CIP-Einheitsaufnahme

Pflegeleitfaden Anästhesie, Intensivpflege / Thomas Wigger ;
Eva Knipfer. [Zeichn.: Henriette Rintelen]. - München ; Wien ;
Baltimore : Urban und Schwarzenberg, 1998
    ISBN 3-541-17861-2

Satz: Typodata, München
Druck: Appl, Wemding
Bindung: Großbuchbinderei Monheim
Printed in Germany
© Urban & Schwarzenberg 1998
ISBN 3-541-17861-2

Wegweiser durchs Buch

 Herz-Kreislauf

 ZNS, Überwachung, psychische Betreuung

 Atmung, Beatmung

 Ernährung

 Bewegung, Lagerung, Sicherheit

 Ausscheidung, Körpertemperatur

 Individuelle Probleme

 Merke

 Körperpflege und Prophylaxen

Wenn im vorliegenden Buch von Mitarbeitern, Pflegenden, Ärzten etc. die Rede ist, sind immer weibliche **und** männliche Personen gemeint.

Geleitwort

Im Rahmen der allgemeinen Professionalisierung der Pflege bedarf es auch im Bereich der Fachpflege, implizit der Intensivpflege und der Pflege in der Anästhesie, neuer Entwicklungen und Zielsetzungen. Die Herausgeber und Autoren des vorliegenden Pflegeleitfadens haben dieses erkannt.

Wer die Fachpflege als selbstverantwortlich und gleichwertig mit den anderen Professionen des Gesundheitswesens versteht, muß eine statische Bindung von Pflege und Medizin in Frage stellen und zugleich eine integrierte Zusammenarbeit beider Bereiche anstreben, um ein gemeinsames Ziel von Prävention, Heilung, Rehabilitation, Linderung oder Sterbebegleitung zum Wohle des Patienten und seiner Angehörigen gewährleisten zu können.

Der Pflegeleitfaden, geschrieben von erfahrenen Praktikern und Lehrern, vermittelt fachliche Grundlagen auf dem neuesten Stand der Wissenschaft und der Erfahrungen. Die didaktische Konzeption ermöglicht einen schnellen Zugriff zu gesuchten Inhalten. Der Pflegeleitfaden dient den Pflegepraktikern als schnell nachzulesende Literatur ebenso, wie den Studierenden in der Weiterbildung zur Fachkrankenpflege. Diese kompakte Publikation besticht in Umfang und Prägnanz; ein Pflegeleitfaden für das Wesentliche in der Intensivpflege und Anästhesie.

Dem Pflegeleitfaden wünsche ich eine weite Verbreitung, und dem Leser eine gute und sinnvolle Nutzung.

Havixbeck, im Februar 1998
Gerhard Meyer, 1. Vorsitzender der Deutschen Gesellschaft
für Fachkrankenpflege, DGF

Vorwort

Ein neues Wissensgebiet ist wie ein unbekanntes Land, man liest Reiseprospekte und bekommt doch nur punktuelle Informationen. Erst bei der Fahrt lernt man das Land intensiver kennen. So verhält es sich auch mit diesem Pflegeleitfaden. Er dient raschen Informationen, aber auch der Anregung zum Studium weiterführender Literatur. Das umfangreiche Gebiet der Anästhesiologie, Notfall- und Intensivpflege/-Medizin ist heute nicht mehr ohne das kompetente, partnerschaftliche Mitwirken von aus- und weitergebildetem Pflegepersonal denkbar. Seit vielen Jahren werden dafür in speziellen Kursen für Anästhesie und Intensivpflege (DKG) Krankenschwestern und -pfleger weitergebildet. Dieser Zielgruppe schnell patienten- und pflegeorientiertes Wissen für die tägliche Arbeit sowie in der Weiterbildung zu vermitteln, ist eine Zielsetzung dieses Vademecums. Die Verfasser und Herausgeber sind seit Jahren mit Kursteilnehmern dieser Fachrichtung befaßt und wissen um die Schwierigkeit, prägnantes, pflegerisches Wissen in der Literatur zu finden. Die Maxime des Pflegeleitfadens ist „weniger ist oft mehr".

Den Schwerpunkt der meisten Kapitel bildet der Beziehungsprozeß zwischen der Pflegekraft und dem Patienten; dies ist nur mit medizinischen Hintergrundinformationen möglich. Mehr Wissen hilft besser helfen und somit auch kompetenter pflegen zu können. In keinem anderen Gebiet stehen Ärzte und Pflegepersonal einem vollkommen abhängigen, in seinen Vitalfunktionen eingeschränkten Patienten gegenüber, als in der Anästhesie und Intensivpflege. Diese wichtige Verantwortung zu untermauern, ist eine weitere Aufgabe dieses Pflegeleitfadens.

Im ersten Teil des Buches werden Gebiete vorgestellt, die sich sowohl mit Problemen von Patienten als auch des Pflegepersonals beider Disziplinen befassen.

Der zweite Teil beschäftigt sich mit der anästhesiologischen Patientenversorgung und der postoperativen Überwachung.

Der dritte Teil ist dem Gebiet der Intensivpflege und den Patienten in ihren verschiedensten Krankheitsbildern gewidmet.

Wichtige Kernaussagen sind herausgehoben, um so besser im Gedächtnis haften zu bleiben.

Der Dank der Herausgeber gilt vor allem ihren Familien für die Geduld während der Erstellung dieses Buches, ebenso der unermüdlichen Ausdauer von Frau Margit Büttner vom Lektorat Pflege- und Heilberufe des Verlages Urban & Schwarzenberg, die unsere vielen Texte in eine logische Struktur brachte, wie auch den Mitautoren des Leitfadens, die uns als Spezialisten ihrer Fachgebiete eine wertvolle Unterstützung waren. Wir danken auch den Kursteilnehmern/-innen der Fachweiterbildung Anästhesie und Intensivpflege; der Austausch in der praktischen und theoretischen Wissensvermittlung gab uns viele interessante Anregungen für dieses Buch.

Eva Knipfer, Thomas Wigger   Frühjahr 1998

Danksagung

Für die Unterstützung beim Erstellen und Überarbeiten
der Manuskripte möchten wir uns bedanken bei

Doris Achtert, Dr. Josef Briegel,
Maria Fiederling, Dr. Klaus-Peter Hohmann,
Prof. Dr. Eberhard Kochs, Dr. Bettina Koller,
Christa Kraus, Dr. Peter Kreissel, Claudia Langlinderer,
Roswitha Mair, Dr. Dr. Rudi Pfab, Klaus Rollbühler,
Ulrike Seehase und Klaus-Peter Stache.

Autorenliste

Dr. Gabriele Blauth
Ärztin für Anästhesie, Oberärztin,
Städtisches Krankenhaus
München-Bogenhausen,
Abteilung für Anästhesiologie und
Operative Intensivmedizin
Englschalkinger Straße 75
81925 München

Dr. Franz Brandl
Arzt für Anästhesie,
Städtisches Krankenhaus
München-Bogenhausen,
Abteilung für Anästhesiologie und
Operative Intensivmedizin
Englschalkinger Straße 75
81925 München

Dr. Stephan Ellmauer
Arzt für Anästhesie, Leitender
Oberarzt, Städtisches Kranken-
haus München-Bogenhausen,
Abteilung für Anästhesiologie und
Operative Intensivmedizin
Englschalkinger Straße 75
81925 München

Uta Firnhaber
Fachschwester für Anästhesie
und Intensivmedizin,
Klinikum rechts der Isar
Kloppstockstraße 51/2
87700 Memmingen

Dr. Martin Jaeger
Arzt für Anästhesie, Oberarzt,
Städtisches Krankenhaus
München-Schwabing,
Abteilung für Anästhesiologie und
Operative Intensivmedizin
Kölner Platz 1
80804 München

Frank Jenkel
Fachpfleger für Innere Medizin
und Intensivmedizin,
Klinikum rechts der Isar
Freibadstraße 28
81543 München

Gabriele Jordan
Fachschwester für Anästhesie
und Intensivmedizin,
Lehrerin für Pflegeberufe,
Institut für Pflegeberufe der
Stadt München
Scharfreiterplatz 14
81549 München

Josef Kloo
Fachpfleger für Innere Medizin
und Intensivmedizin,
Klinikum rechts der Isar
Einsteinstraße 67
81675 München

Werner Kloster
Fachpfleger für Anästhesie
und Intensivmedizin,
Lehrer für Pflegeberufe,
Klinikum Großhadern,
Pflegedienst
Heinrich-Heine-Straße 11a
82152 Planegg

Dr. Ruth Koeniger
Ärztin für Anästhesie, Oberärztin,
Städtisches Krankenhaus
München-Bogenhausen,
Abteilung für Anästhesiologie und
Operative Intensivmedizin
Englschalkinger Straße 75
81925 München

Maria Majoros
Fachschwester für Innere Medizin
und Intensivmedizin,
Klinikum rechts der Isar
Einsteinstraße 50
81675 München

Norbert Matscheko
Fachpfleger für Anästhesie
und Intensivmedizin,
Lehrer für Pflegeberufe,
Klinikum rechts der Isar
Lilienstraße 46
81669 München

Dr. Michael Perchermeider
Arzt für Anästhesie, Oberarzt,
Städtisches Krankenhaus
München-Schwabing,
Abteilung für Anästhesiologie und
Operative Intensivmedizin
Kölner Platz 1
80804 München

Jürgen Pohl
Fachpfleger für Anästhesie und
Intensivmedizin,
Klinikum rechts der Isar
Nibelungenstraße 9
80639 München

Dr. Walter Rußwurm
Arzt für Anästhesie,
Leitender Oberarzt für Anästhesie,
Städtisches Krankenhaus
München-Schwabing,
Abteilung für Anästhesiologie und
Operative Intensivmedizin
Kölner Platz 1
80804 München

Dr. Jörg Schneider
Arzt für Anästhesie
Städtisches Krankenhaus
München-Schwabing,
Abteilung für Anästhesiologie und
Operative Intensivmedizin
Kölner Platz 1
80804 München

Christel Trenz
Fachschwester für Enterostoma-
und Inkontinenzpflege,
Klinikum rechts der Isar
Am Hart 1 d
85375 Neufahrn

Dr. Klaus Wagner
Facharzt für Anästhesiologie,
Klinikum rechts der Isar
Schornstraße 2
81669 München

Inhaltsverzeichnis

I

Gemeinsamkeiten in der Anästhesie und Intensivpflege

1 Berufsbild und Pflegeprozeß

1.1 Geschichte der Krankenpflege

Die heutige Problematik des Pflegepersonals, eine eigene **Identität** und **Profession** aufzubauen, ist nicht ohne die historische Entwicklung zu verstehen. Die Wurzeln der pflegerischen Tätigkeit lagen im 19. Jahrhundert darin, daß bürgerliche, unverheiratete Frauen eine sinnvolle Beschäftigung in der Pflege suchten. Sie gingen dadurch einer zwar angesehenen Tätigkeit nach, natürlich unter der Aufsicht eines Arztes, erhielten dafür aber keinen Lohn. Die Pflege leitete sich aus der medizinischen Diagnose ab.

1.2 Geschichte der Anästhesie und Intensivpflege

1.2.1 Geschichte der Anästhesie

Das Berufsbild der Anästhesiepflegekräfte ist ebenfalls aus der historischen Entwicklung der Anästhesie (Abb. 1-1) zu sehen:
- die Äther-Tropfnarkose war nach dem Ersten Weltkrieg eine Nebentätigkeit der Chirurgen
- sie wurde bis zum Zweiten Weltkrieg während der Operation fast ausschließlich von Pflegekräften vorgenommen und erst in den 60er Jahren wieder von Ärzten
- in der 60er Jahren entstand das Berufsbild des Arztes für Anästhesie, dieser benötigte gut ausgebildetes Assistenzpersonal um sich voll der Narkose widmen zu können

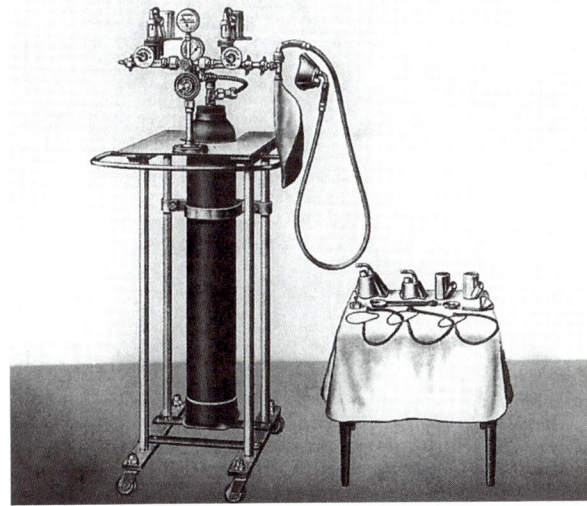

Abb. 1-1 Roth-Dräger-Mischnarkosegerät von 1904

– in den 70er Jahren gab es keine Trennung zwischen den Gebieten der Anästhesie und Intensivmedizin/-pflege
– das Berufsbild der Anästhesiepflegekräfte hat sich mittlerweile fast vollständig von der Intensivpflege abgekoppelt

1.2.2 Geschichte der Intensivpflege

Noch in den 70er Jahren war die Pflege, wie auch die sich etablierende Intensivpflege eng an die naturwissenschaftliche Medizin gegliedert. Dies war bedingt durch die zunehmende Technisierung und Diagnostik.
– in den 70er Jahren entstanden die ersten Fachweiterbildungen für Anästhesie und Intensivpflege, was aber nicht zu einer Entwicklung eines eigenständigen Berufsbildes führte
– das Ergebnis war eine noch größere Abhängigkeit als sogenannter medizinischer Assistenzberuf, der sich krankheits- und arztorientiert darstellte
– diese starke Medizinausrichtung führte teilweise gegenüber den Pflegekräften auf den Allgemeinstationen zu einer Art Elitedenken
– in den 80er Jahren begann die Intensivpflege ihre Aufgaben und Tätigkeiten vermehrt zu hinterfragen, den Menschen in den Mittelpunkt zu stellen und ein eigenes Berufsbild zu formieren

1.3 Berufliche Belastungen des Pflegepersonals

Besonders das Pflegepersonal in der Anästhesie und Intensivpflege ist hohen Belastungen ausgesetzt.

Psychosoziale Belastungen
– negative Auswirkungen durch Schicht- und Nachtarbeit
– Umstellungen des Wach- und Schlafrhythmus
– Einschränkung der sozialen Kontakte
– Unterbrechungen durch häufige Visiten
– Rollenproblematiken durch institutionalisierte Hierarchien zwischen Ärzten und Pflegepersonal
– medizinisch therapeutische Maßnahmen werden höher bewertet als pflegerische Handlungen

Folgen der Belastungen
– Schlafstörungen, Appetitlosigkeit und Kopfschmerzen
– Gesundheitsstörungen, wie Wirbelsäulenschäden
– Spannungen zwischen Ärzten und Pflegepersonal, im pflegerischen Team
– erhöhte Fluktuationsrate
– innerliche Kündigung und Burn-out-Syndrom

1.4 Das therapeutische Team

In den Bereichen der Anästhesie und Intensivpflege ist ein **verzahntes Arbeiten** zwischen ärztlichem und pflegerischem Bereich notwendig.
Team heißt Gespann, Mannschaft oder Gruppe und ist eine besondere Form unmittelbarer Zusammenarbeit, wenn jedes Gruppenmitglied spezialisiert, aber auf Koordination und Kommunikation mit den anderen ständig angewiesen ist und der Arbeitserfolg von keinem allein erreicht werden kann.

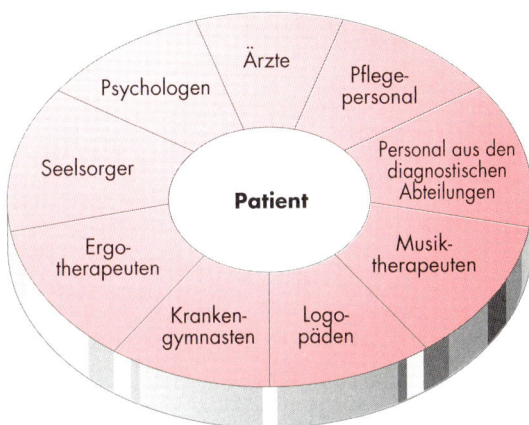

Abb. 1-2 Therapeutisches Team

Voraussetzungen für ein therapeutisches Team

– zum therapeutischen Team gehören neben den ärztlichen und pflegerischen Mitarbeitern Ergotherapeuten, Krankengymnasten, Logopäden, auch der Patient (Abb. 1-2)
– gemeinsame Zieldefinition, z.B. Gesundung und Stabilisierung des Patienten, durch Ärzte, Pflegepersonal und andere Beteiligte
– die Therapie sollte unter dem ganzheitlichen und nicht nur dem organorientierten, naturwissenschaftlichen Gesichtspunkt stattfinden
– Vorhandensein einer Pflegetheorie, einer Pflegeplanung und einer Dokumentation
– Vorhandensein einer Pflegeorganisation, z.B. Bezugspflege
– Vorhandensein klarer Organisationsstrukturen, Abstimmung, Informationsaustausch, gemeinsamen Visiten und Besprechungen
– gleichberechtigte Teammitglieder
– definierte Fachkompetenz der einzelnen Mitglieder
– regelmäßige Evaluationen der Therapie
– Einbringen und Austausch von neuen Erkenntnissen
– Erstellung von einheitlichen Pflege- und Therapiekonzepten

Nur unter diesen Voraussetzungen kann das Verständnis und ein Wissenszuwachs der Mitglieder untereinander gefördert werden. Dies führt zu verbesserter Kommunikation und Koordination, zu weniger Hierarchie und Abgrenzung, zu Transparenz der Tätigkeiten.

Dies fördert die **gegenseitige Wertschätzung** der Qualifikation der beteiligten Disziplinen. Keine Tätigkeit und niemand ist mehr wert als das und der andere. Auf das Gesamte kommt es an, das **gemeinsame Interesse am Patienten** und nicht die eigene Profilierung stehen im Vordergrund.

1.5 Pflegeprozeß

Das Krankenpflegegesetz (KrPflG) vom 4. Juni 1985 gibt examinierten Pflegekräften Aufschluß über ihre Verantwortung bei der Pflegeplanung und Pflegedokumentation.

1.5.1 Gesetzliche Richtlinien zur Pflegeplanung und -dokumentation

Krankenpflegegesetz § 1
- die Erlaubnis zur Führung der Berufsbezeichnung Krankenschwester oder Krankenpfleger ist gesetzlich geschützt
- Pflegekräfte, die eine staatlich anerkannte Ausbildung abgeschlossen haben, dürfen diese Berufsbezeichnung führen
- impliziert ist die Verpflichtung zur sach- und fachkundigen Ausübung der Pflege, dazu gehört eine Pflegedokumentation

Krankenpflegegesetz § 4
- die Ausbildung für Krankenschwestern und Krankenpfleger soll die Kenntnisse, Fähigkeiten und Fertigkeiten zur verantwortlichen Mitwirkung bei der Verhütung, Erkennung und Heilung von Krankheiten vermitteln
- die Ausbildung soll insbesondere gerichtet sein auf die sach- und fachkundige, umfassende, geplante Pflege des Patienten
- das genannte Ausbildungsziel und die gesetzliche Verantwortung dafür kann nur erreicht werden, wenn die Umsetzung des pflegerischen Wissens in der Praxis gewährleistet wird
- unabdingbare Voraussetzung hierfür ist die Ausübung der Pflegeplanung im Rahmen des Krankenpflegeprozesses im stationären Bereich

1.5.2 Die Theorie des Krankenpflegeprozesses

Als Denkmodell und Methode der **patientenorientierte Pflege** entwickelte sich der Pflegeprozeßgedanke in den 50er Jahren in der USA. Der Krankenpflegeprozeß ist ein **Problemlösungsprozeß,** der Ursprung liegt in der **Systemtheorie,** der **Kybernetik** und der **Entscheidungstheorie.** Die sach- und fachkundige, umfassende, geplante Pflege wird hier als Prozeß logisch aufeinanderfolgender Schritte, die in einem **Regelkreislauf** angeordnet sind, betrachtet und nicht mehr als unzusammenhängende Einzeltätigkeiten.

Für den Transfer aus den angloamerikanischen Ländern und die **Umsetzung auf europäische Verhältnisse** sorgten die Schweizer Pflegekräfte **Verena Fiechtner** und **Martha Meier.** Sie entwickelten ein Prozeßkonzept, welches unter Erläuterungen des § 4 KrPflG beschrieben ist.

„Der Krankenpflegeprozeß besteht aus einer Reihe von logischen, voneinander abhängigen Überlegungs-, Entscheidungs- und Handlungsschritten, die auf eine Problemlösung, also auf ein Ziel hin ausgerichtet sind und im Sinne eines Regelkreislaufes einen Rückkoppelungseffekt in Form von Beurteilung und Neuanpassung enthalten" (Fiechtner, Meier) (Abb. 1-3).

1.5.2.1 Informationssammlung und Pflegeanamnese
Die Pflegeanamnese hat zum Ziel, den Patienten kennenzulernen sowie seine **speziellen Probleme,** seine **Pflegebedürfnisse** und seine **Fähigkeiten und Möglichkeiten** zu erfassen. Das exakte Erkennen und Einschätzen der Ausgangssituation ist die Grundlage für die folgende Planung, das Vorgehen und Auswertung der Pflege.

Informationssammlung
- direkt vom Patienten
- durch eigene Beobachtung

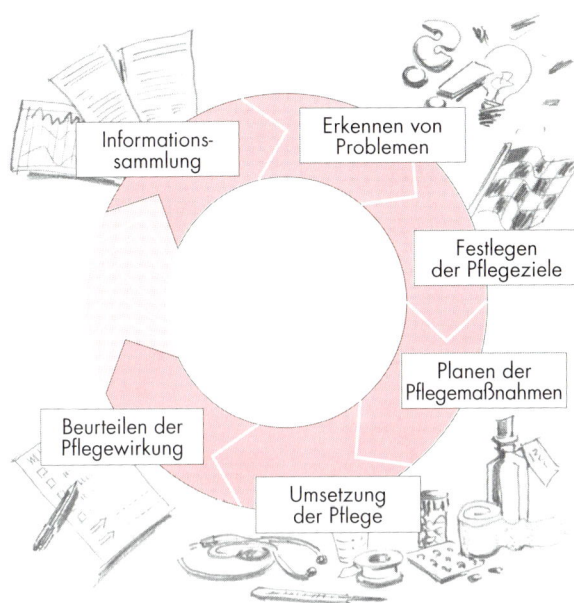

Abb. 1-3 Der Krankenpflegeprozeß

- durch Aussagen von Angehörigen
- aus Krankenunterlagen
- durch Gespräche im Pflegeteam

1.5.2.2 Erkennen von Problemen und Ressourcen des Patienten
Als Grundlage für das Erkennen der Pflegeprobleme und Ressourcen des Patienten dient die Pflegeanamnese.
- Pflegeprobleme beinhalten die Behinderungen des Patienten, die ihn in seinem momentanen Zustand beeinträchtigen und durch Pflegemaßnahmen beseitigt oder erleichtert werden können
- die Förderung der Ressourcen kann die Selbständigkeit und das Selbstwertgefühl des Patienten steigern

Wichtig bei der Problemformulierung ist, daß sowohl Pflegeprobleme wie Ressourcen des Patienten so kurz und knapp wie möglich und trotzdem so exakt und spezifisch wie nötig formuliert werden. Ein Pflegeproblem sollte objektiv formuliert sein, die Formulierung muß eine Beobachtung enthalten ohne Interpretation und Werturteil.

1.5.2.3 Festlegen der Pflegeziele
Zu jedem formulierten Pflegeproblem gehört ein Pflegeziel

Pflegeziele
- ein Pflegeziel beschreibt, welcher Erfolg in der Pflege angestrebt wird
- es ist häufig sinnvoll, für ein Problem Nahziele und ein Fernziel zu formulieren

– Nahziele sind Teilziele auf dem Weg zum Fernziel
– ein Pflegeziel muß realistisch, erreichbar und überprüfbar sein und dem entsprechen, was dem Patienten wirklich in einer gegebenen Situation zu erreichen möglich ist

Ein Pflegeziel soll eindeutig und so knapp wie möglich formuliert werden. Es soll keine Pflegemaßnahme beschreiben, möglichst einen qualitativen oder quantitativen Hinweis enthalten.

1.5.2.4 Planen der Pflegemaßnahmen

Um, ausgehend von einem Pflegeproblem, das Pflegeziel zu erreichen, ist es nötig, unter Einbeziehung der Ressourcen des Patienten geeignete Pflegemaßnahmen zu planen und dann vorzunehmen.

Die Pflegemaßnahmen müssen konkret und eindeutig formuliert und dokumentiert werden. Art, Qualität und zeitlichen Abstände der Maßnahmen sollen so kurz wie möglich, aber für alle verständlich beschrieben sein.

1.5.2.5 Umsetzen der Pflege

Die geplanten Pflegemaßnahmen werden vorgenommen und in Form eines Pflegeberichtes, mit Datum und Uhrzeit sowie Unterschrift der Pflegekraft dokumentiert.

Der Pflegebericht gibt Auskunft über

– die Wirkung der Pflegemaßnahmen
– die Veränderungen im Krankheitsbild
– die Reaktion auf Pflegemaßnahmen
– besondere Beobachtungen hinsichtlich der physischen und psychischen Verfassung und/oder der Stimmungslage des Patienten

1.5.2.6 Beurteilung der Pflegewirkung auf den Patienten

Aufgrund der genauen Dokumentation der Situation, also dem Festlegen von Pflegeproblemen und Ressourcen, dem Erstellen von Pflegezielen, dem Planen und Umsetzen von Pflegemaßnahmen ermöglicht der Pflegeprozeß, den **Erfolg der Pflege** zu **beurteilen.** Die Wirksamkeit der pflegerischen Maßnahmen zeigt sich daran, welche Pflegeziele erreicht werden konnten.

Wenn Pflegeziele nicht erreicht wurden, ist die Ursache dafür zu suchen und eine Neuanpassung im Pflegeplan vorzunehmen.

Mögliche Ursachen für Zielverfehlungen

– lückenhafte Informationssammlung
– Ausgangssituation verkannt
– Pflegeziele zu hoch oder fachlich falsch gesetzt
– Pflegeprobleme nicht erkannt, Ressourcen falsch eingeschätzt
– unangemessene Pflegemaßnahmen

Betrachtet man den Krankenpflegeprozeß isoliert, so ist er ein **Instrument,** welches **pflegerisches Handeln transparent** macht. Die volle Wirkung des Krankenpflegeprozesses wird aber erst dann erreicht, wenn er in ein **Pflegedokumentationssystem** integriert ist, welches sich an einer **Pflegetheorie** orientiert.

1.5.3 Pflegeplanung

Um auf der Intensivstation die vielen auftretenden aktuellen und potentiellen Pflegeprobleme auf der Grundlage des Krankenpflegeprozesses erfassen und dokumentieren zu können, ist eine Einteilung in **Standardpflegeplanung** und **individuelle Pflegeplanung** notwendig.

1.5.3.1 Standardpflegeplanung

Ein großer Teil der auf der Intensivstation immer wieder auftretenden Pflegeprobleme, wie grundpflegerische Erfordernisse, können in Form einer Standardpflegeplanung erfaßt werden.

„Pflegestandards sind ein vereinbartes Maß für einen bestimmten Zweck benötigter pflegerischer Betreuung" (nach WHO 1983).

Dieses vereinbarte Maß muß in **schriftlicher Form** jeder Pflegekraft vorliegen.

 In der Standardpflegeplanung werden sämtliche Pflegetätigkeiten auf der Grundlage des Krankenpflegeprozesses festgelegt.

Jeder Pflegestandard läßt die einzelnen Schritte der Pflegeplanung erkennen.

Gliederung
- Problem
- Ziel
- verwendetes Material, Pflegemittel
- Beschreibung der Pflegemaßnahme
- Häufigkeit der Pflegemaßnahme
- Erstellungsdatum des Standards

Auswirkungen von Pflegestandards
- reduzierte Pflegedokumentation
- Vereinheitlichung von Begriffen, Pflegemaßnahmen
- Festlegen von Pflegequalität
- Erfassung erbrachter Leistungen
- erleichtert die Einarbeitung neuer Mitarbeiter

1.5.3.2 Individuelle Pflegeplanung

Sind die geplanten Pflegetätigkeiten der Standardpflegeplanung nicht ausreichend, um die Pflegeprobleme des Patienten zu lösen, oder es treten Pflegeprobleme auf, die nicht standardisiert sind, so muß eine individuelle Pflegeplanung erstellt werden.
- Grundlage sind die Schritte des Krankenpflegeprozesses
- diese Pflegeplanung gilt bis zur Lösung des Pflegeproblems bzw. bis zu einer Neuformulierung

 Standardpflegeplanung und individuelle Pflegeplanung müssen aus rechtlichen Gründen dokumentiert werden und mit einer nachvollziehbaren Unterschrift versehen sein. Dies bedeutet lesbaren Nachnamen der Pflegekraft oder Kürzel, welches in einer Kürzelliste erfaßt ist.

1.5.4 Intensivpflegerische Leitlinie

Diesem Buch liegt eine intensivpflegerische Leitlinie zugrunde, die hier im einzelnen vorgestellt wird. Die Leitlinie kann bei der Pflege als Checkliste dienen. Nach den genannten Parametern können Pflegende die Probleme und Ressourcen des Patienten schnell erkennen und dementsprechend ihr Vorgehen planen.

Herz-Kreislauf
- Blutdruck: hyperton, hypoton, Schwankungen
- Herzfrequenz: Tachykardie, Bradykardie, Rhythmusstörungen, EKG-Veränderungen
- Pulmonaliskatheter: Kurve, Wedge, Fixierung, Rhythmus
- ZVD
- Einstichstellen bei invasiven Kathetern

Atmung, Beatmung
- Atemstörungen, Husten, Atemrhythmus und -frequenz
- Auskultation der Lunge, Atemgeräusche
- Tubuslage, Cuffdruck, Tubusfixierung
- Thoraxdrainage
- Bronchialtoilette, Sekret
- Befeuchtung, Temperatur
- Inhalationen, Atemgymnastik
- Einstellung und Überwachung des Beatmungsgerätes
- Blutgasanalyse, Tubus, Tracheostoma

Ernährung
- Nahrungskarenz, Sonden- und Kostform
- parenterale Ernährung, Infusionsprogramm
- enterale Ernährung (selbständig, mit Hilfe)
- Ernährungssonde, Fixierung
- Medikamente, Blutzucker

Ausscheidung, Körpertemperatur
- Urin: Menge, Farbe, Geruch, Beimengungen, Urinstix, spezifisches Gewicht, Inkontinenz
- Stuhl: Farbe, Menge, Konsistenz, Häufigkeit, Darmgeräusche, Inkontinenz, Anus praeter
- Erbrechen: Aussehen, Häufigkeit, Beimengungen
- Drainagen: Fördermenge, Aussehen, Farbe
- Schweiß: kalt-warmschweißig, Menge einschätzen
- Hämofilter, Dialyse
- Blasenkatheter, suprapubischer Katheter
- Körpertemperatur, Temperaturregelung
- Flüssigkeitsbilanz

Körperpflege und Prophylaxen
- Dekubitus, Pneumonie
- Kontraktur, Thrombose
- Obstipation
- Ganzkörperwäsche, Haare, Fuß- und Handpflege
- Augen: trocken, gerötet, ödematös, entzündet, Lidschluß
- Nase: gerötet, Dekubitus I bis IV, Tubus, Magensonde
- Mund: belegt, Soor, Läsionen, Tubus
- Ohren: Sekret, Dekubitus
- Haut: trocken, schuppig, Rötung, Petechien, Ekzeme, Turgor, Parasiten, Farbe
- Wunden

ZNS, psychische Betreuung
- Bewußtsein, Schmerzen
- Angst, Atemnot
- Reflexe, Motorik, Sensorik, Pupillen
- Sprache, Kommunikation
- Kommunikationshilfen (Schreibbrett)
- Gespräche mit Angehörigen
- Sterbebegleitung
- Schlaf-Wach-Rhythmus

 Bewegung, Lagerung, Sicherheit
- Bettgitter, Fixierung
- Körpergewicht
- Mobilisation (aktiv, passiv), Lagerung

 Individuelle Probleme

2 Fachweiterbildung Anästhesie und Intensivpflege

2.1 Inhalte der Weiterbildungen

2.1.1 Inhalte der Weiterbildung Anästhesie

Anästhesiearbeitsplatz
- Einführung, Vorstellung
- Vorbereitung von Geräten und Zubehör, Material, Medikamenten, Infusionen, Arbeitsplatz (Allgemeinanästhesie, Regionalanästhesie, Sonderformen) und Patient
- Assistenz bei Allgemeinanästhesie, Regionalanästhesie und Sonderformen (Einleitung, Narkoseführung, Ausleitung)
- medizinisch-technische Geräte, Funktionssicherheit, Zustand, Handhabung, Monitoring, Narkose und Beatmung
- Dokumentation
- Nachbereitung von Geräten und Zubehör, Material, Medikamenten, Infusionen, Transfusionen
- Notfälle, Hygiene

Aufwachraum
- Bettenplatz und Geräte, Vorbereitung, Versorgung, Nachbereitung
- Aufnahme, Überwachung, Pflege und Verlegung des Patienten
- Dokumentation, Komplikationen, Hygiene

2.1.2 Inhalte der Weiterbildung Intensivpflege

Intensivarbeitsplatz
- Einführung, Vorstellung
- Stationsorganisation, Dienstübergabe
- Patientenüberwachung, Krankenbeobachtung und Monitoring
- Pflegeplanung
- Körperpflege und Prophylaxen
- Pflege des beatmeten Patienten (Tubus, Bronchialtoilette, Sekretmobilisation)
- Beatmungstherapie (Geräte, Parameter, Formen, Komplikationen)
- Lagerungen und Mobilisation
- Hygiene
- Umgang mit Patienten und Angehörigen, Bedürfnisorientierung
- Sonden, Drainagen, Katheter, Wunden und Verbände
- Medikamente, Dokumentation, Notfälle
- medizinisch technische Geräte (Medizinproduktegesetz)
- Pflege bei speziellen Krankheitsbildern
- Zusammenarbeit von pflegerischem und ärztlichem Personal

2.2 Lerntechniken

Erwachsenenbildung
- gegenüber früheren Behauptungen gibt es keinen biologisch vorprogrammierten kontinuierlichen Abbau der Intelligenz und der Lernfähigkeit mit zunehmendem Alter

– Erwachsene lernen anders als Kinder und Jugendliche, Lernen und Denken sind unmittelbar mit realen Situationen verknüpft; diesem muß in einer anderen didaktischen und methodischen Aufbereitung des Unterrichtsstoffes Rechnung getragen werden
– das Lernpotential des Erwachsenen kann durch Training bis ins hohe Alter genutzt werden
– Erwachsenenbildung bedeutet die Aufgabe der passiven Schülerrolle, der Teilnehmer benötigt Selbstverantwortungskompetenz und Raum für selbstgesteuertes Lernen

Lernformen
● **Klassisches Konditionieren**
– darunter versteht man den Lerneffekt (Konditionieren), man kann sich durch bestimmte Reize Gewohnheiten und Lernrituale aneignen
– Lernen zu festgelegten Zeiten führt dazu, daß in bestimmten Stunden das Lernen leichter fällt
– Lernen an einem festen Arbeitsplatz (Arbeitszimmer, Schreibtisch), die Gestaltung der Lernumgebung (Abb. 2-1)
● **Operantes Konditionieren**
– Lernen führt aufgrund von Versuch und Irrtum zum Erfolg
– dazu gehören Belohnung durch Dozenten, Noten, Selbstlob nach dem Erledigen eines bestimmten Lernpensums
– Aufteilen großer Lerneinheiten in kleine Lernschritte, damit der Erfolg besser meßbar ist
● **Lernen durch Einsicht**
– Menschen lernen nicht nur durch Gewöhnung, Versuch oder Irrtum, sondern auch durch Einsicht
– Sinnzusammenhänge, z.B. Überblick über ein Stoffgebiet, anschließende Erarbeitung von kleineren Abschnitten, erleichtern das Detaillernen

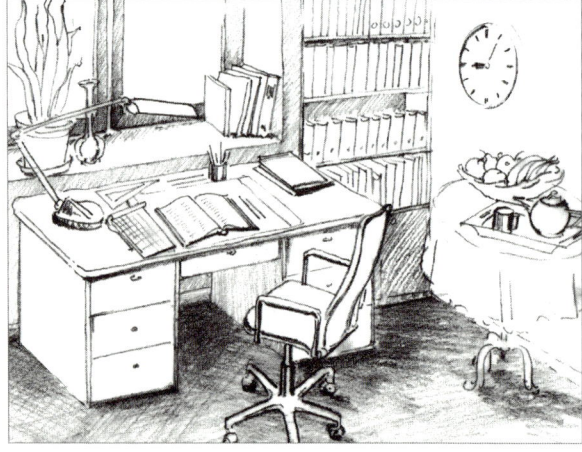

Abb. 2-1 Ein störungsfreies Umfeld ist für das Lernen notwendig

– so gewonnenes Wissen läßt sich auf ähnlich strukturierte Situationen übertragen (exemplarisches Lernen, Prinzipien, Gesetzmäßigkeiten)
– strukturierter Lernstoff läßt sich besser erfassen als unstrukturierter

Umsetzung in den Lernalltag
- **Strategien zur Förderung des Behaltens**
– Lernstoff sinnvoll strukturieren
– Lernperioden gleichmäßig verteilen
– alle Sinne (Bilder, Filme, Geruch, Tasten) am Lernen beteiligen
- **Motivationshilfen**
– Umsetzung von langfristigen Ziele in kurz- und mittelfristige Teilziele, Erfolg wirkt als Motivation
– theoretische Themen in bezug zur Praxis setzen
- **Konzentrationshilfen**
– eins nach dem anderen erledigen; gleichzeitig mehrere Dinge tun zieht oft Resignation nach sich
– nach Teilschritten Erholungspausen einlegen (Belohnungen)
– Ablenkungen und Störfaktoren eliminieren (Musik, Besuche, Telefonanrufe)

Überzogene Ziele vermeiden, realistische Teilziele setzen. Durch Überforderung können Entspannungsprobleme, begleitet von psychosomatischen Manifestationen, entstehen.

– Stoffgebiete wechseln, längere Bearbeitung nur eines Gebietes demotiviert
- **Lernen im Team**
– in Arbeitsgruppen zu lernen kann gegenseitig motivieren, anregen und die soziale Kompetenz fördern
– die Lernenden profitieren gegenseitig von ihrem vielfältigen Wissen, Können und Erfahrungsreichtum

Problemorientiertes, also anwendungsorientiertes Lernen läßt sich durch die unterschiedlichen Sichtweisen der Mitglieder effektiver anwenden und sich ergänzen.

2.3 Erstellen einer Facharbeit

In den meisten Weiterbildungsstätten erstellen die Kursteilnehmer Fach- oder Seminararbeiten.
Die Teilnehmer bekommen entweder ein Themenangebot vorgelegt oder können sich selbst einen Bereich suchen, mit dem sie sich schon immer auseinandersetzen wollten.

2.3.1 Formale Kriterien der Facharbeit

Regeln für das Zitieren
– der Text, welcher nicht mit einem „vergleiche" (vgl.) oder als förmliches Zitat „........." gekennzeichnet ist, stammt aus der Feder des Verfassers
– **vgl.:** dies ist ein sinngemäßes Zusammenfassen eines gelesenen und im eigenen Text verwendeten Inhalts eines anderen Verfassers. Dies ist immer am Ende des Absatzes anzufügen.
– **„Text",** der in Anführungszeichen steht, ist wörtlich von einem anderen Verfasser übernommen, er darf nicht geändert und muß genau benannt werden

15

Quellenangaben

- die Quellen von wörtlichen Textübernahmen müssen immer benannt sein
- primäre Quellen: Akten, Urkunden, Originalzeugnisse von Reden, unveröffentlichte Manuskripte, Briefe, Filme
- sekundäre Quellen: Deutungen, Wertungen, politische Dokumente
- es gibt mehrere Möglichkeiten, übernommenen Fremdtext zu kennzeichnen

- **Fußnoten**
- laufende Numerierung im Text (1) (2) (3), die Quellenangabe steht dann unmittelbar am unteren Ende der jeweiligen Seite; stört den Lesefluß erheblich
- fortlaufende Numerierung durch den ganzen Text, die Quellenangabe erscheint auf einer gesonderten Seite am Schluß der Facharbeit

3 Qualitätssicherung

Das in der Wirtschaft und Industrie seit Jahren gängige **Qualitätsmanagement**, die Qualitätssicherung und die Sicherungssysteme halten in den deutschen Krankenhäusern nur zögerlich Einzug. Die **Qualitätskriterien** aus der Erwerbswirtschaft sind nur teilweise auf das System Krankenhaus übertragbar und der technisch-funktionale Qualitätsbegriff nur auf das Meßbare beschränkt.
Dennoch ist es für alle Krankenhausträger wichtig, die Qualitätssicherung als Managementinstrument einzusetzen.

Zu unterscheiden
– Imagequalität (der Ruf einer Klinik)
– Servicequalität (Kostensenkung, Patienten- Klientenorientierung)
– Dauerqualität (Behandlung)
Bei entsprechender Gesamtqualität steigt auch die **Arbeitszufriedenheit** der Mitarbeiter.
Mit der **Pflegepersonalverordnung** wurden zum erstenmal pflegerische Tätigkeiten transparent dargestellt.
Nach DIN 55350, ISO 8402 etc. ist Qualität „die Gesamtheit der Merkmale und Merkmalswerte eines Produktes oder einer Dienstleistung bezüglich ihrer Eignung, festgelegte und vorausgesetzte Erfordernisse zu erfüllen".
Die DIN-Norm ISO 9000 fordert einen **geplanten, systematischen** Ansatz. Die absolute Definition von Qualität ist schwierig, da sie dem technischen Fortschritt und einer kontinuierlichen Evaluation unter sich verändernden Gesichtspunkten unterliegt.
„Was heute ... von hoher Qualität ist, könnte ... morgen Standard sein und möglicherweise übermorgen den dann geltenden Anforderungen ... nicht mehr genügen", so beschrieb der Lübecker Arzt Gregor Viethen 1994 die Problematik.

3.1 Qualitätsmerkmale

Strukturqualität
– Summe der Ressourcen, die die Voraussetzung für eine qualitätsgerechte Versorgung der Patienten ist
– beispielsweise personelle, räumliche, apparative, finanzielle Mittel, Aus-, Fort- und Weiterbildung des Personals, Leitbilder

Prozeßqualität
– bezeichnet alle Maßnahmen des diagnostischen und therapeutischen Bereichs, also die Qualität des Behandlungsverlaufes der Patienten
– dazu gehören z.B. der Behandlungs- und Pflegeprozeß sowie das Management

Ergebnisqualität
– bezeichnet die abschließende Beurteilung der stattgefundenen Behandlung, des Behandlungsergebnisses
– die Hauptaufgabe einer Krankenhausversorgung liegt in der gesundheitlichen Statusverbesserung ihrer Patienten
– die Ergebnisqualität ist das primäre Beurteilungskriterium für medizinische und pflegerische Leistung, auch als Outcome-Qualität bezeichnet

17

– Beurteilung ist z.B. bei chirurgischen oder orthopädischen Patienten leichter als bei älteren, psychisch oder psychosomatisch erkrankten Patienten
– oft gibt es für den Einzelfall kein Behandlungsziel, an dem der Grad des Erreichten gemessen werden kann

Diese drei Qualitätsarten bauen aufeinander auf. Jede ist die Voraussetzung der anderen.

3.2 Gesetzliche Forderungen

Laut **Gesundheitsstrukturgesetz (GSG)** und den §§ 11, 12 und 13 der **Bundespflegesatzverordnung** muß jede pflegerische Tätigkeit meßbar sein. Diese Tätigkeiten sind erst durch **lückenlose Dokumentation** eine nachvollzieh- und vergleichbare Meßeinheit und somit auch festgehalten. Bei den Ärzten besteht die Dokumentationspflicht, ausgesprochen durch den Bundesgerichtshof (BGH), schon seit 1978.
Im **Krankenpflegegesetz** aus dem Jahre 1985 wird gefordert, die **prozeßhafte, geplante,** also **ziel- und ergebnisorientierte Pflege** zu dokumentieren. Mit dem Urteil des BGH vom 13. März 1986 wurde die Pflegedokumentation, als Merkmal der Qualitätssicherung, bindend festgelegt.
Auch das **Fünfte Sozialgesetzbuch** verpflichtet die Krankenhäuser in § 137, sich an der Qualitätssicherung zu beteiligen.

Jede unsachgemäße Führung der Pflegedokumentation wird als Pflegefehler bewertet. Nur was dokumentiert ist, ist auch vorgenommen worden.

3.3 Regeln für das dezentrale Qualitätsmanagement

Im Gegensatz zu zentralen Qualitätssicherungskommissionen, die auf wissenschaftlichem Niveau Standards und Kriterien überprüfen, sind bei der dezentralen Methode die Stationsmitarbeiter direkt einbezogen. Diese Methode der stationsgebundenen Qualitätssicherung wurde 1982 in den USA entwickelt. Die Grundintention ist die **basisnahe Qualitätssicherung** und somit **Mitverantwortung.**

Qualitätsplanung
- **Standards, Richtlinien und Grundsätze**
– sie sollten angemessen, wirtschaftlich notwendig sein und sich auf eine Pflegeanamnese stützen
– Pflegeleistungen werden nach prüfbaren Kriterien erstellt – sie sollten realistisch und nicht nach Minimal- oder Maximalforderungen aufgestellt sein
- **Einzelleistungen**
– einzelne Problemsituationen müssen schriftlich dokumentiert werden
– eine Überarbeitung gewohnter Verfahren, eine Prüfung des Bewährten führen zu einer Qualitätsverbesserung
- **Individuelle Pflege**
– Pflegeplanung als Qualitätsplanung für den einzelnen Patienten mit seinen individuellen Problemen und Ressourcen

Qualitätslenkung
– zu geeigneten Lenkungsmethoden zählen z.B. eine qualitätssichernde Pflegedokumentation, die Einrichtung von Qualitätszirkeln, schriftlich festgelegte Pflegeanweisungen, gezielte Fort- und Weiterbildung

Qualitätsprüfung
– Überprüfung, ob sich das gewählte Pflegeverfahren im individuellen Fall als das geeignetste mit dem gewünschten Ergebnis herausgestellt hat

Qualitätsverbesserung
– Fehler müssen gezielt gesammelt werden
– anschließende Ursachenanalyse
– Evaluation in Qualitätszirkeln

4 Juristische und ethische Aspekte

4.1 Vertrauensgrundsatz

Die Verantwortlichkeiten, verbunden mit den jeweiligen Sorgfaltspflichten, werden durch den **Vertrauensgrundsatz** dargelegt. Jeder Arzt und das ihm zugeordnete Pflegepersonal, die einen Patienten behandeln, müssen sich darauf verlassen können, daß alle anderen an der Behandlung und Pflege beteiligten Personen anderer Fachbereiche oder Disziplinen ihren Aufgabenteil mit den erforderlichen Kenntnissen und der entsprechenden Sorgfalt betreiben. Hier gilt das Prinzip der **horizontalen Arbeitsteilung.**

Horizontale Arbeitsteilung
– regelt die Zusammenarbeit zwischen der Anästhesiologie und den jeweilig beteiligten Fachgebieten, insbesondere den operativen Fächern
– der Operateur ist für die Planung und das Operieren, der Anästhesist für die Planung und Narkoseführung zuständig
– in der präoperativen Phase ist jeder für die Aufklärung des Patienten zuständig, die Operationsindikation stellt der Operateur, die Mitwirkung der Anästhesie kann nur verwehrt werden, wenn das Narkoserisiko höher als das Operationsrisiko ist
– die Auswahl des Narkoseverfahrens ist Aufgabe der Anästhesie
– die Anästhesie trägt die Verantwortung für die Lagerung der Extremitäten, für die Operationslagerung der Operateur
– die postoperative Zuständigkeit des Anästhesisten endet bei der Verlegung auf die Allgemeinstation
– ab hier sind der Stationsarzt und das Pflegepersonal zuständig
– dieselben Prinzipien gelten auf anästhesiologischen Intensivstationen, auch hier ist der leitende Arzt Anästhesist und mit seinem nachgeordneten Personal für die Versorgung des Patienten zuständig, der Chirurg kann sich darauf verlassen, daß alles nach den geltenden Sorgfaltspflichten für den Patienten getan wird
– ist eine therapeutische Maßnahme notwendig, die mit der z.B. chirurgischen Intervention zu tun hat, kann der Chirurg sich darauf verlassen, verständigt zu werden

Vertikale Arbeitsteilung
– regelt das Verhältnis zwischen dem leitenden Arzt, seinen nachgeordneten Mitarbeitern und dem Pflegepersonal

4.2 Anordnungs- und Durchführungsverantwortung

In den spezialisierten Bereichen der Anästhesie und Intensivpflege sind die ärztlichen und pflegerischen Tätigkeiten so miteinander verzahnt, daß eine klare juristische Abgrenzung nicht möglich ist.
Als Rechtsprinzip gilt, daß der **leitende Arzt** seinen nachgeordneten Mitarbeitern **fachlich weisungsbefugt** ist. Er kann sich auf die fehlerfreie Umsetzung der Therapie- und Pflegemaßnahmen verlassen, insbesondere bei **weitergebildetem Fachpersonal.**

Der leitende Arzt trägt durch seine Anordnungsbefugnis und Anordnungsverantwortung die Gesamtverantwortung in seinem Wirkungsbereich.

Pflegekräfte haben juristisch gesehen die **Übernahmeverantwortung.** Sie müssen z.B. bei der Übernahme einer angeordneten Tätigkeit das notwendige Wissen und die Erfahrung dafür vorweisen können. Dies kann der anordnende Arzt nicht immer entscheiden, daher ist die Pflegekraft **selbst verpflichtet,** ihr **Wissen** dahingehend zu **prüfen.**

Im Falle einer Patientenschädigung kann sie sich nicht nur auf die Anordnung berufen, außer sie hat ihren **Wissensmangel vorher mündlich** angegeben. Im Schadensfalle ist zuerst zu klären, ob seitens des Trägers und nachgeordneten Ärzten ein **Organisationsverschulden** (Auswahl, der Fachkompetenz, der Qualifikation des Pflegepersonal) vorliegt. Bei mangelnder Sorgfalt (z.B. zu wenig ausgebildetes Pflegepersonal, geringer technischer Standard, Mängel an medizinischen Geräten, mangelnde Einarbeitung) ist die betroffene Pflegekraft nur dann nicht zu belangen, wenn sie vor der Übernahme einer angeordneten Tätigkeit die **Organisationsmängel mündlich oder schriftlich bekundet** hat (Entlastungsanzeige).

In der operativen Analgesie dürfen **Narkosen nicht** primär an **nicht-ärztliches Personal** delegiert werden. Die Narkose zählt zu den originär ärztlichen Tätigkeiten und darf nur im **Notfall** von einer weitergebildeten Pflegekraft übernommen werden. Anders ist es bei der Mitarbeit, z.B. die kurzfristige Übernahme einer schon laufenden Narkose. Auch hier gilt die **Selbstprüfung** der übernehmenden Pflegekraft, ob sie in der Lage ist, bei eventuellen Zwischenfällen adäquat zu reagieren.

In der **Intensivpflege** trägt der anordnende Arzt die Anordnungs-, die Pflegekraft die Übernahmeverantwortung (z.B. bei der Delegation von Injektionen, Infusionen, Blutentnahmen).

Der Arzt hat die Verantwortung für die Art, Dosis und Konzentration des Medikaments, die Pflegekraft trägt die Verantwortung für die ordnungsgemäße Umsetzung der Tätigkeit. Bei Entscheidungen, ob für diese oder jene Aufgabe die Pflegekraft die Übernahme der Tätigkeit verweigern darf, gilt der Grundsatz **nicht ob sie dies ausführen will, sondern ob sie es kann,** also die Eigenprüfung ihres Wissens- und Ausbildungsstandes.

4.3 Medizingeräteverordnung, Medizinproduktegesetz

4.3.1 Medizingeräteverordnung

Die geltende Medizingeräteverordnung wird von dem Medizinproduktegesetz mit einer Übergangsfrist bis zum 13. Juni 1998 abgelöst.

Ab den 70er Jahren stellten hochkomplizierte, empfindliche, neue Geräte immer höhere Anforderungen an den Anwender. Untersuchungen ergaben, daß 60% aller Geräteausfälle anwendungsbedingt waren und einen hohen Bagatellfehleranteil enthielten. Dies führte 1985 zur „Verordnung über die Sicherheit medizinisch-technischer Geräte" (MedGv).

Spezielle Sorgfaltspflichten des Betreibers

- sicherheitstechnische Funktionsprüfung und Ersteinweisung vor Erstinbetriebnahme an den Gerätebeauftragten durch die liefernde Firma
- Einsetzen eines Geräteverantwortlichen bzw. des Gerätebeauftragten
- Führen eines Gerätebuches
- Dokumentation der Ersteinweisungen und Übertragung in das Gerätebuch
- Funktionssicherheit und ordnungsgemäßer Zustand vor jeder Inbetriebnahme durch den Anwender
- Instandhaltung durch herstellende Firma oder hauseigene Medizintechnik

– regelmäßige sicherheitstechnische Kontrollen durch den Hersteller nach der Gruppeneinteilung 1 bis 4
- **Gruppe 1**
– energetisch betriebene medizinische Geräte z.B. Defibrillatoren, Spritzenpumpen, Beatmungs- und Narkosegeräte, Dialysegeräte
- **Gruppe 2**
– implantierte Herzschrittmacher und sonstige energetisch betriebene Implantate
- **Gruppe 3**
– energetisch betriebene medizinisch-technische Geräte, die nicht der Anlage zu Gruppe 1 oder Gruppe 2 zugeordnet werden können
- **Gruppe 4**
– alle sonstigen medizinisch-technischen Geräte

4.3.2 Medizinproduktegesetz

Das Medizinproduktegesetz (MPG) ist aus der Forderung der Europäischen Gemeinschaft nach einer Harmonisierung und dem Angleichen an die Gesetze von Europa entstanden. Es soll die MedGv erneuern und in wichtigen Teilen ergänzen. Bis Juni 1998 können die Hersteller wählen, ob sie ihre Produkte nach dem **MPG mit einer europäischen Zulassung** (CE-Kennzeichnung nach einer Konformitätsbewertung) oder nach der MedGv mit einer nationalen Zulassung (Bauartzulassung bei Geräten der MedGv Gruppen 1 und 2) in den Verkehr bringen wollen.

Zuständigkeitsbereich des Gesetzes
– gilt für das Herstellen, Inverkehrbringen, den Vertrieb, die Inbetriebnahme, das Errichten, den Betrieb und die Anwendung von Medizinprodukten
– das Gesetz gilt für Arzneimittel nur, wenn bestimmte Medikamente in einer festen Verbindung mit einem elektrisch betriebenen Gerät appliziert werden, z.B. Fertigspritzen für den Betrieb in einer elektrischen Infusionspumpe
– Medizinprodukte sind alle Instrumente, Apparate, Vorrichtungen, Stoffe oder andere Gegenstände, einschließlich der benötigten Software, die zur Anwendung am Menschen zum Zwecke des Erkennens, Verhütens, Überwachens, Behandelns oder Lindern von Krankheiten, Verletzungen, Veränderungen im Organismus oder der Empfängnisverhütung dienen
– ein aktives Medizinprodukt ist jedes, dessen Betrieb auf einer elektrischen Energiequelle und nicht durch Schwerkraft beruht
– Zubehör für Medizinprodukte sind alle Gegenstände oder Stoffe, die zwar selbst keine Medizinprodukte sind, aber in Verbindung mit einem als Medizinprodukt klassifizierten Gerät verwendet werden

Klassifizierung
– vier Risikoklassen, I, II a, II b, III, anstatt 4 Gruppen in MedGv
– je höher die Klasse, um so höher das vermutete Risiko
– die Zuordnung erfolgt grundsätzlich durch den Hersteller, nach einem in der EG-Richtlinie beschriebenen Regelwerk
- **MPG-pflichtige Geräte**
– Medizinprodukte zum Erhalten oder Wiederherstellen vitaler Körperfunktionen
– Medizinprodukte zur intrakardialen Anwendung
– Medizinprodukte zur Blutdetoxikation

- Medizinprodukte für die Chirurgie: Lasergeräte, Elektrochirurgiegeräte, Inhalationsnarkosegeräte, Herz-Lungen-Maschinen
- Medizinprodukte zur Diagnose und Therapie, die mit ionisierendem, hochenergetischem, magnetischem oder hohem Druck arbeiten
- sonstige Medizinprodukte, für die der Hersteller regelmäßige sicherheitstechnische Kontrollen vorschreibt

Hauptkriterien für die Produktklassifizierung
- Kontakt oder Wechselwirkung mit dem menschlichen Körper:
  vorübergehend: weniger als 60 Minuten
  kurzzeitig: weniger als 30 Tage
  langzeitig: mehr als 30 Tage
- Kontakt mit verletzter Haut
- die invasive Natur des Produkts im Hinblick auf menschliche Körperöffnungen oder auf chirurgische Eingriffe
- Implantationen eines Produkts in den Körper
- Kontakt mit lebensnotwendigen Organen
- Abgabe von Energie oder Substanzen in oder an den Körper

Anforderungen für das Inverkehrbringen
- Risikobewertung
- Risiko-Nutzenabwägung
- Biokompatibilität
- Toxizität
- klinische Prüfungen und Bewertungen

Dokumentation
- Angaben über unerwünschte Nebenwirkungen
- Auswirkungen störender Umgebungsbedingungen
- Vorsichtsmaßnahmen für die Entsorgung
- Ausbildungs- und Kenntnisstand des Anwenderkreises

Produktzulassung
- das MPG fordert nach der Übergangszeit für alle Medizinprodukte eine CE-Kennzeichnung (Europäische Konformität) auch bei Kombinationseinheiten
- wenn zukünftig eine Komponente einer Gerätekombination kein CE-Kennzeichen besitzt, muß für die ganze Kombination ein komplettes Konformitätsbewertungsverfahren vorgenommen werden

Medizinprodukte-Überwachungssystem der EG
- jede Funktionsstörung, die zu einer schwerwiegenden Verschlechterung des Gesundheitszustandes eines Patienten oder eines Anwenders führen kann oder geführt hat, ist zu dokumentieren
- dies beinhaltet auch Beinahe-Vorkommnisse, die zu einer Gesundheitsbeeinträchtigung geführt haben könnten

4.4 Selbstbestimmungsrecht des Patienten

Mit den Fortschritten in der Medizin, vor allem in der Anästhesiologie und Intensivmedizin, sind kaum vorstellbare Behandlungen möglich geworden. Die Folge ist, daß dieser Fortschritt die Mitarbeiter im Krankenhaus oft mit **Konfliktsituationen** konfrontiert. Dem Glauben an die Machbarkeit des wissenschaftlich Möglichen stehen **ethische, moralische** und **juristische Probleme** gegenüber.

Beim Festlegen von Grenzen der Behandlungspflicht, des Therapieabbruchs, des Therapieverzichts, sind alle Beteiligten einzubeziehen.

Laut dem Moraltheologen Böckle hält man sich leicht an das technisch Machbare, wenn Erfahrung, Reife und ein hohes Maß an Verantwortung fehlen.

Im Grundgesetz Art. 2 Abs. 2 wird das menschliche Leben als ein Wert höchsten Ranges innerhalb unserer Rechts- und Sittenordnung betrachtet. Sein Schutz ist staatliche Pflicht und seine Erhaltung eine vorrangige ärztliche Aufgabe. Eine Abstufung nach sozialer Wertigkeit verstößt gegen die Verfassung.

4.4.1 Einwilligung in die Krankenhausbehandlung

Mit der Unterschrift unter den Krankenhausaufnahmevertrag willigt der Patient in die Therapie, Behandlung und Eingriffe in seinen Körper ein, die ohne diesen aktiven Akt den Strafbestand der Körperverletzung erfüllen würden.

Nach seinem Selbstbestimmungsrecht kann der Patient eine Behandlung ablehnen, auch wenn sie zu seinem Tod führt.

Selbst nach Beginn einer Behandlung kann der Patient seine **Einwilligung widerrufen.**

Eine Einwilligung ist nur rechtswirksam, wenn der Patient **einwilligungsfähig** ist, also im Vollbesitz seiner geistigen Kräfte und die **Tragweite seiner Entscheidung absehen** kann.

Ist der Patient bewußtlos, somnolent oder nicht Herr seiner Entscheidungen, entscheiden bei Minderjährigen die Eltern, bei Erwachsenen gilt der **mutmaßliche Wille.**

Mutmaßlicher Wille

– die Rechtsprechung geht davon aus, daß der Patient die notfallmedizinischen Maßnahmen unterstützt hätte, hierbei gilt der aktuelle Wille

– frühere mündliche oder schriftliche Äußerungen sind ebenfalls zu berücksichtigen wie religiöse, persönliche Wertvorstellungen und die altersbedingte Lebenserwartung – alles dient der Ermittlung eines hypothetischen Willens

– läßt sich aus allen Kriterien kein mutmaßlicher Wille konstruieren, so greift man auf allgemeine Wertvorstellungen zurück

– Menschen nach **Suizidversuch** wird von der Rechtsprechung eine Sonderstellung eingeräumt

Der Suizid ist ein Unglücksfall im Sinne des § 323 c des Strafgesetzbuches, bei dem von jedermann zumutbare Erste Hilfe zu leisten ist.

– in diesem Falle darf nicht nur vom mutmaßlichen Willen, nämlich die Absicht das Leben zu beenden, ausgegangen werden

– viele Suizidpatienten bereuen nach einer erfolgreichen Rettung ihre Selbsttötungsabsicht, dies unterstreicht die Richtigkeit der Annahme eines **mutmaßlichen Überlebenswillens,** selbst wenn dieser zum Selbsttötungszeitpunkt nicht gegeben war

25

4.4.2 **Patiententestament**

Im Patiententestament legt der Betreffende eine unter Zeugen gegebene Willenserklärung („Living wills") ab, was im Falle einer schweren Erkrankungen mit ihm geschehen soll.

Dabei ist zu bemerken, daß in gesunden Zeiten abgefaßte Erklärungen bei akuter Todesgefahr nicht mehr relevant sein müssen.

So ist ein weiter zurückliegendes Patiententestament für den Arzt nicht mehr bindend, kann aber eine tendenzielle Information bieten.

Die Rechtsprechung respektiert diese vorher, aber für einen aktuellen Einzelfall getroffene Willensentscheidung und spricht damit auch den behandelnden Arzt von einer eventuellen unterlassenen Hilfeleistung frei.

4.4.3 **Therapieverlängerung, Therapieabbruch**

Laut Selbstbestimmungsrecht ist der **Wille des Patienten** gegen eine Therapieverlängerung zu **respektieren.** Bei den meisten Intensivpatienten kann wegen des reduzierten Bewußtseinszustand die Einwilligung nicht eingeholt werden, hier gilt wieder der **mutmaßliche Wille.**

Die Meinung der Angehörigen kann gehört werden, ist aber nicht verbindlich für die Entscheidung des verantwortlichen Arztes.

Es gilt zu prüfen, ob eine Aussicht auf ein menschenwürdiges Leben besteht oder ob durch das Hinauszögern lediglich das Sterben verlängert wird. Diese schwierige moralische und ethische Entscheidung ist an diesem Punkt eine persönliche Entscheidung des verantwortlichen Arztes, die nicht der Rechtsprechung unterworfen werden kann.

Nach allgemeinem Konsens können Therapieverlängerungen unterlassen oder abgebrochen werden, wenn sie lediglich das unaufhaltbare Sterben verlängern.

Intensivtherapie

– eine reduzierte Intensivtherapie (z.B. reduzierte Sauerstoffkonzentration, Gabe von freiem Wasser, keine Dialyse, keine Reanimation) ist meist ein Hinauszögern einer zu treffenden definitiven Entscheidung eines Therapieabbruches

– Denis Callahan, ein amerikanischer Ethikspezialist, meint: „Wir sollten Wege finden, die Behandlung abzubrechen, bevor der Grat erreicht ist, und uns darauf einstellen, Menschen ein wenig früher sterben zu lassen als bisher und nicht immer genau den allerletzten Moment zu suchen."

– besonders diese, von vielen als inkonsequent und unethisch angesehene Therapie belastet vor allem das Intensivpflegepersonal

– die Pflege eines Intensivpatienten ist nicht mit dem Therapieabbruch oder einer reduzierten Therapie beendet, Sterbebegleitung ist ein wichtiger Inhalt der pflegerischen Aufgabe

– die Pflege eines Menschen ist eine rechtliche, medizinische und soziale Verpflichtung, die als Ausdruck menschlicher Solidarität bis zuletzt vorgenommen werden muß, dazu gehören das Freihalten der Atemwege, die Zufuhr von Flüssigkeiten, eine suffiziente Analgosedierung

Die moralische und ethische Verantwortung einer Pflegekraft aber kann nur diese für sich selbst treffen. Es ist deswegen sehr sinnvoll, diese elementaren Entscheidungen im therapeutischen Team zu treffen.

4.4.4 Sterbehilfe

Auch Sterbehilfe unterliegt dem **Selbstbestimmungsrecht** des Patienten. Nach der Rechtsprechung ist Sterbehilfe eine **strafbare Handlung.** Der Arzt ist zur Sterbebegleitung, nicht aber zur Sterbehilfe verpflichtet. Sie soll nicht Hilfe **zum** Sterben, sondern Hilfe **beim** Sterben sein.

Passive Sterbehilfe
– umfaßt alle Maßnahmen, die es dem Sterbenden erleichtern, ohne große Schmerzen sein Sterben zu erleben, also Hilfe beim Sterben
– dies gehört zu den ethischen und moralischen Pflichten der Ärzte und des Pflegepersonals

Aktive Sterbehilfe
– aktive Handlung, durch die ein kranker Mensch stirbt
– beispielsweise das Abschalten eines Beatmungsgerätes
– die direkte aktive Sterbehilfe ist strafbar, unabhängig davon, ob der Patient sie wünscht oder nicht

5 Monitoring

Die Überwachung während der Narkose und der Intensivmedizin/-pflege umfaßt das Beobachten, Messen und Registrieren veränderlicher Funktionen des Organismus. Im Vordergrund stehen die **Herz-Kreislaufparameter.** Die Überwachung dient dem frühzeitigen **Erkennen von Störungen** des physiologischen Gleichgewichts und dem **Vermeiden von Komplikationen.** Die Hauptaufgabe liegt also in der **Prävention.**

Die gewonnenen Erkenntnisse geben gemeinsam mit einer exakten Krankenbeobachtung ein vollständiges Bild vom Zustand des Patienten. Die Beurteilung ist nur so gut wie der Beobachter.

Neben unseren Sinnen (Sehen, Hören, Tasten, Riechen) steht das **apparative Monitoring** (lat. monere: warnen, mahnen) zur Verfügung (Abb. 5-1). Vor jedem Einsatz einer elektrischen oder invasiven Methode der Patientenüberwachung steht die Abschätzung von Risiko und Nutzen für den Patienten: Welcher **Bedarf** ist der Operation oder dem Krankheitsbild angepaßt?

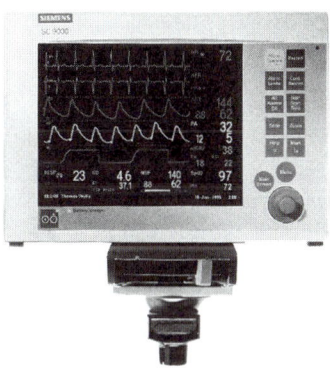

Abb. 5-1 Monitor-System

Die Verwendung vieler Überwachungsgeräte bietet nicht immer ein höheres Maß an Sicherheit für den Patienten. Zu großes Vertrauen in das apparative Monitoring kann den Patienten gefährden, wenn z.B. technische Defekte auftreten.

5.1 Standardmonitoring

5.1.1 Klinische Beurteilung des Patienten

Die klinische Beurteilung geht jedem apparativen Monitoring voraus. Sie wird in die Inspektion (genaues Ansehen) und Palpation (untersuchendes Tasten) untergliedert.

Nichts, auch kein Gerät, kann eine geschulte Beobachtung ersetzen.

Haut
- Hautfarbe (Blässe, Zyanose)
- Hautturgor (stehende Hautfalten, Ödeme)
- Hauttemperatur (kalt, warm, Schweißbildung)
- Kapillardurchblutung (Akren)

Atmung bei Spontanatmung
Basisuntersuchung: Auskultation von Lunge und Herz
- **Atemfrequenz**
- Normwert: 12 bis 16 Atemzüge pro Minute
- Bradypnoe, Tachypnoe, Apnoe
- Hyperventilation, Hypoventilation
- **Atemgeräusche**
- inspiratorischer oder exspiratorischer Stridor
- **Atemqualität**
- Dyspnoe, Gähnen (neurologisch bedingt)
- paradoxe Atmung (durch Verlegung der Atemwege, während der Inspiration senkt sich der Thorax und das Zwerchfell wölbt sich heraus)
- Nasenflügelatmung (schwere Dyspnoe, z.B. bei Herz-Kreislauf-Erkrankung)
- **Atemrhythmus**
- hechelnde Atmung
- Biot-Atmung (intermittierende Atmung)
- Cheyne-Stokes-Atmung (periodisch ab- und zunehmende Atmung)
- Kussmaul-Atmung (tiefe, frequente Atmung)
- Schnappatmung (terminale Atmung)

Atmung bei maschineller Beatmung
- Atemfrequenz, Atemzugvolumen, Atemminutenvolumen
- Beatmungsdruck, Resistance (Widerstand der Lunge)
- Compliance (Dehnbarkeit der Lunge)
- inspiratorische Sauerstoffkonzentration

Herz und Puls
- sind die peripheren Gefäße tastbar (A. radialis, A. brachialis, A. carotis, A. femoralis) und seitengleich (Aussage über Durchblutung)
- **Frequenz**
- Normwert 70 bis 80 Schläge/Minute in Ruhe
- Bradykardie unter 60 Schläge/Minute
- Tachykardie über 100 Schläge/Minute
- Herzstillstand
- **Herzgeräusche**
- evtl. Hinweis auf Herzfehler
- **Herzrhythmus**
- Arrhythmien, Extrasystolen, Pulsdefizit

Vigilanz und Bewußtseinslage
- Ansprechbarkeit und Orientierung
- Pupillenreaktion
- Reaktion auf Schmerzreize

5.1.2 EKG-Monitoring
Grundlagen
- die EKG-Überwachung über **drei Thoraxwandableitungen** gehört zum Standard während Narkose und in der Intensivpflege

- zur Beurteilung der elektrischen Herzaktion und des Rhythmus
- alle Veränderungen im Verlauf werden registriert, dazu gehören z.B. Rhythmusstörungen oder ST-Senkungen
- moderne Monitore können durch mehrfache Kurvendarstellung sowie eine monitorintegrierte Arrhythmieüberwachung bei definierten Rhythmusstörungen Alarm geben.
- um weitergehende Informationen über die Art der EKG-Störungen zu erhalten, sind zusätzlich **Extremitätenableitungen** erforderlich (Kap. A 14.5.5.1)
- neben dem EKG kann man über die Thoraxableitung die Atemfrequenz messen
- nach der **Impedanzmethode** wird fortlaufend der elektrische Widerstand in Abhängigkeit vom Thoraxdurchmesser ermittelt, es stellt sich eine wellenartige Kurve auf dem Monitor dar

 Bei der Thoraxableitung wird nur die Atemexkursion, nicht die eigentliche Lungenventilation gemessen.

Grenzen der EKG-Überwachung
- da die elektrische, aber nicht die mechanische Herzaktivität dargestellt wird, erlaubt ein vorhandener Sinusrhythmus oder ein vollständiger EKG-Zyklus ohne klinischen Zusammenhang keine gültige Aussage über die Herzkontraktilität oder einen ausreichenden Blutdruck
- intraoperativ sind die Ableitungsmöglichkeiten nur begrenzt anzuwenden, wenn z.B. keine Extremitätenableitungen anlegbar sind, dann ist keine ausführliche EKG-Analyse möglich
- das intraoperative EKG ist sehr anfällig gegen Artefakte, die durch chirurgische Einflüsse ausgelöst werden
- optische Abweichungen können beim Einsatz eines chirurgischen Kauters oder elektrischer Endoskope auftreten

Indikationen
- Kontrolle von Herzfrequenz und -rhythmus
- Herzstillstand, Ischämie
- Elektrolytstörungen (Hinweise auf Störungen im Kaliumhaushalt)

Vorgehen
- hautfreundliche Elektroden mit guter Leitfähigkeit benutzen
- Brusthaare entfernen, Haut evtl. entfetten
- Elektroden anbringen (Abb. 5-2)

Fehlerquellen
- **Grundlinie wandert**
- falsch eingestellte Ableitung
- trockenes Elektrodengel
- Kabel nicht fest an Elektroden angeschlossen oder defekt
- **Unregelmäßige Grundlinie**
- Bewegungen des Patienten, Muskelzittern
- hoher Hautwiderstand (Adipositas, starke Behaarung, fettige Haut)
- schlecht leitende Elektrode
- Einfluß von Wechselstrom (elektrischer OP-Kauter)
- falsch plazierte Elektroden
- **EKG-Amplitude zu klein**
- Monitordarstellung zu klein gewählt
- trockenes Elektrodengel
- falsch plazierte Elektroden

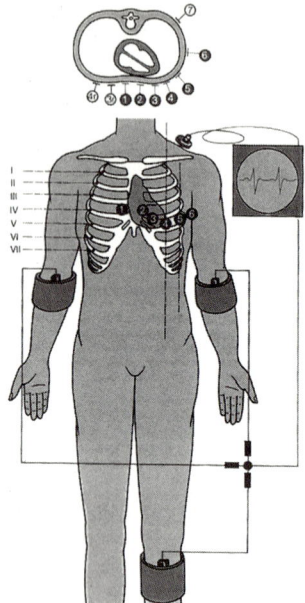

Abb. 5-2 Plazierung der Elektroden bei Extremitäten- und Brustwandableitungen

Ursachen perioperativer Herzrhythmusstörungen
– volatile (flüchtig, verdunstend) Anästhetika (z.B. Halothan)
– vagale Reflexe
– chirurgische Stimuli
– Elektrolytstörungen
– Hypoxie
– Hyperkapnie

5.1.3 Noninvasive Blutdruckmessung nach Riva-Rocci

Die Manschettenbreite sollte zwei Drittel des Oberarmes oder Oberschenkels bedecken oder eine Breite von 40% des Extremitätendurchmessers aufweisen (Abb. 5-3).

Zum Erkennen von Gefäßverschlüssen (peripher oder bei Aortenisthmusstenose) muß an beiden Armen oder Beinen gemessen werden.

Fehlerquellen
– zu breite Manschetten ergeben falsch niedrige Werte
– zu schmale Manschetten ergeben falsch hohe Werte
– Plazierung über einer nicht knochennahen Arterie ergibt zu niedrige Werte
– nicht geeichte Manometer
– zu rasches Luftablassen
– subjektive Interpretation der gehörten Werte
– sehr niedrige Blutdruckwerte
– periphere Gefäßverschlüsse
– Schock, Hypotension, Zentralisation

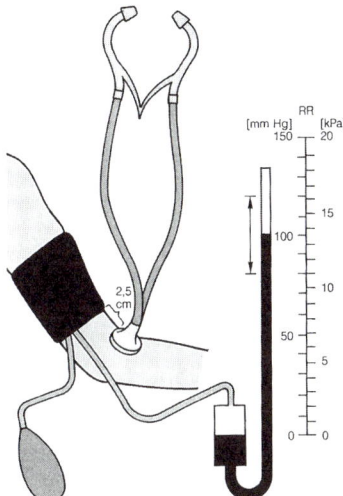

Abb. 5-3 Unblutige Blutdruckmessung nach Riva-Rocci

Andere Methoden der Blutdruckmessung
- **Automatische Blutdruckmessung**
– Messung der Oszillationsamplituden der Strömungsgeräusche der A. brachialis
– zusätzliche Messung des mittleren arteriellen Drucks
- **Dopplermethode**
– Messung der Strömungsgeräusche der A. brachialis durch Ultraschall (Dopplerprinzip)

5.1.4 Kontrolle der Körpertemperatur

Plazierungsorte
- **Ösophagus**
– die Thermometerspitze wird zwischen Herzkammer und Aorta im unteren Ösophagus plaziert
– an dieser Stelle entspricht der Meßwert am ehesten der Körperkerntemperatur
- **Rektum**
– Temperatur entspricht nicht der Kerntemperatur
– Störfaktoren sind die schwankende Schleimhautdurchblutung und die isolierende Wirkung des Kotes
- **Harnblase**
– bei langen und schweren Operationen oder im Intensivbereich wird zur Ausscheidungskontrolle ein Blasendauerkatheter gelegt
– moderne, latexfreie Silikonkatheter verfügen über ein zusätzliches Thermistorlumen, welches die kontinuierliche Temperaturüberwachung über Monitor ermöglicht (Abb. 5-4)

33

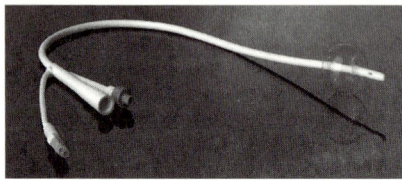

Abb. 5-4 Temperatur-
messung über Blasen-
verweilkatheter

5.1.5 Urinausscheidung

Blasenverweilkatheter werden zur kontinuierlichen Diureseüberwachung bei operativen Eingriffen über zwei Stunden und in der Intensivpflege zur Bilanzierung gelegt.

Eine Ausscheidung von mindestens 1ml/kgKG/Stunde läßt auf einen ausgeglichenen Volumenhaushalt und und ein ausreichendes Herzzeitvolumen schließen.

Ursachen
- **Verminderte Urinausscheidung**
- – verlegter Blasenkatheter (Sedimente, Blutkoagel)
- – chirurgische Irritationen (Abklemmen, Verlegung)
- – Auswirkungen von Medikamenten
- – erniedrigter renaler Perfusionsdruck (Herz-Kreislaufversagen, renale Ursache?)
- – Hypovolämie (Urin meist dunkel)
- – tiefe Hypothermie
- **Vermehrte Ausscheidung**
- – Diabetes mellitus, Diabetes insipidus, Elektrolytstörungen
- – polyurische Phase des akuten Nierenversagens

5.2 Respiratorisches Monitoring

5.2.1 Kapnographie

Ein Kapnometer bestimmt den arteriellen Kohlendioxidgehalt durch graphische Aufzeichnung des endexspiratorischen Kohlendioxidgehalts der Ausatemluft (Abb. 5-5 a und b).

5.2.1.1 Lichtabsorptionsmethode
Grundlagen
- – eine Meßküvette wird tubusnah, distal des Bakterienfilters angebracht
- – daher kann eine Küvette für mehrere Patienten verwendet werden
- – durch Infrarotstrahlung (Wellenlänge 3 bis 5 my) werden in der Exspiration die CO_2-Moleküle in dem Küvettenfenster kontinuierlich gemessen und digital auf dem Monitor angezeigt (Abb. 5-6)

Die Küvetten sind beheizt. Bei notwendiger Ablage auf der Stirn des Patienten müssen sie deshalb abgepolstert werden.

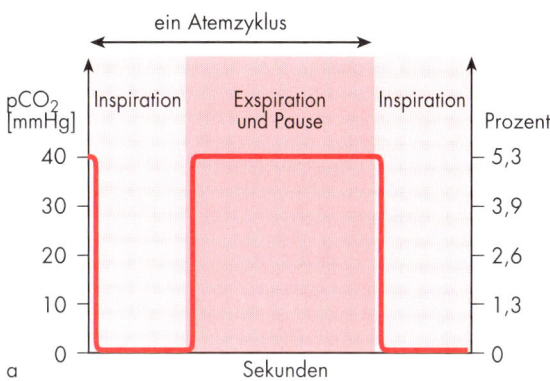

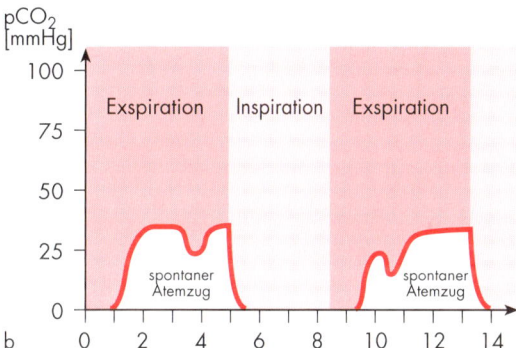

Abb. 5-5 a und b Kapnographie **a** Kohlendioxidkurve im Atemzyklus bei kontrollierter Beatmung **b** Überlagerung der Kohlendioxidkurve durch spontanen Atemzug während der Beatmung

Fehlerquellen

– Feuchtigkeit
– fehlende Eichung und zu kurze Warmlaufphase
– ungereinigte Küvettenfenster
– Narkosegase verändern die Meßwerte (können bei modernen Monitoren eingegeben werden)

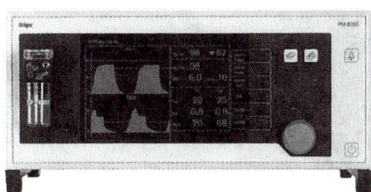

Abb. 5-6 Kapnometer   35

Die Meßwerte sind nicht gleichzusetzen mit der arteriellen Blutgasanalyse, sie sind meist mehr als 10 mmHg niedriger.

5.2.1.2 Nebenluftmethode
Das Nebenluftprinzip löst zunehmend die Infrarotmeßmethode ab.

Grundlagen
– durch einen dünnen Schlauch werden über einen tubusnahen Adapter (Bakterienfilter des Narkosesystems, distal vom Tubus) kleine Luftmengen abgesaugt und in einem Analysator gemessen

Ursachen erniedrigter Kohlendioxidwerte
● **Schlagartiger Abfall auf Null**
– Diskonnektion des Atemsystems
– Ausfall des Beatmungsgerätes
– Tubusverlegung, ösophageale Intubation
● **Schneller Abfall gegen Null**
– undichte Stelle im System, teilweise Tubusverlegung
● **Langsamer, linearer Abfall**
– Blutdruckabfall, erheblicher Blutverlust
– Lungenembolie, Herzstillstand

5.2.2 Pulsoxymetrie

Die Pulsoxymetrie ist ein einfach zu handhabendes **noninvasives** Verfahren zum Messen der **arteriellen Sauerstoffsättigung.**

Ein akuter Abfall der Meßwerte ist ein Hinweis auf eine Störung der Respiration oder im Herz-Kreislaufsystem und wird sichtbar, bevor sich Blutdruck und Herzfrequenz ändern.

Bei der Pulsoxymetrie steht die **Verlaufsbeobachtung** im Vordergrund. Der plötzliche Abfall der Sauerstoffsättigung kann verschiedene Ursachen haben, z.B. verminderte Atemexkursion, eine Verlegung oder Dislokation des Tubus bei Intubation.

Grundlagen
– der Sauerstoffgehalt des Blutes errechnet sich aus dem chemisch an das Hämoglobin (Hb) gebundenen Sauerstoff (Norm: 65%) und dem geringeren Anteil des physikalisch gelösten (Norm: 35%)
– der chemisch gebundene Sauerstoffanteil ist also vom Hb-Gehalt des Blutes abhängig
– oxygeniertes Blut wird von infrarotem Licht besser durchdrungen als nicht oxygeniertes
– das Pulsoxymeter ermittelt den Anteil oxygenierten Hämoglobins über die Absorption von infrarotem Licht in einem Gewebe
– neben dem Messen des oxygenierten Blutes unter Ausnutzung von infrarotem Licht (Oxymetrie) basiert das Verfahren auf der selektiven Erfassung des pulsierenden Blutes (Fotoplethysmographie)
– der Sauerstoffsensor enthält zwei Lichtquellen als Sender und eine Fotodiode als Empfänger
– die Lichtquellen strahlen rotes Licht im Bereich von 660 nm (Nanometer) und 920 nm ab
– alle anderen Körperstellen, die neben dem Blut von den Lichtquellen durchleuchtet werden, wie Gewebe, Fingernägel oder Haut werden nicht in elektrische Signale umgewandelt

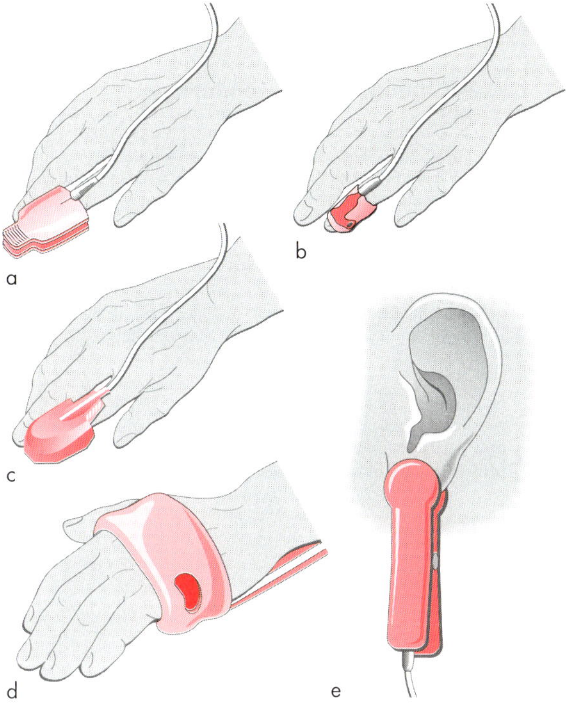

Abb. 5-7 a bis e Pulsoxymetrie **a** Fingerclip **b** Softsonde **c** Fingersonde **d** Flexsonde **e** Ohrsonde

Vorgehen

Für das Anbringen des Meßsensors sind alle Körperstellen geeignet, bei denen ein durchblutetes Gewebes vollständig durchstrahlt werden kann (Abb. 5-7 a bis e):
– Fingerkuppe, Ohrläppchen
– Nasenwurzel, Fuß bei Neugeborenen

Um Drucknekrosen zu vermeiden, ist an peripheren Meßstellen wie Fingern, Zehen oder Ohrläppchen ein zweistündlicher Wechsel notwendig.

Fehlerquellen

– Klebesensor zu eng an Finger geklebt
– erhöhter Beatmungsdruck
– PEEP unter Beatmung
– Bewegungsartefakte
– helle Lichtquellen in Nähe der Meßstelle
– Hochfrequenzchirurgie

In der Intubationsphase kann die Sauerstoffsättigung im Blut eines gut präoxygenierten Patienten um mehr als 500 mmHg abfallen, ohne daß auf dem Pulsoxymeter ein Abfall unter 100 mmHg sichtbar wird.

37

Die Pulsoxymetrie ist kein sicheres Zeichen einer erfolgreichen Intubation. Sie kann nur mit Unterstützung der Kapnometrie bestätigt werden.

5.3 Neuromuskuläres Monitoring

In den letzten Jahren hat sich die zusätzliche Überwachung der Effektivität neuromuskulärer Blockaden über **Nervenstimulation** etabliert. Sie ist der subjektiven Funktionsüberprüfung, wie der Kontrolle durch Anheben des Kopfes oder Drücken der Hand, überlegen und ist auch am narkotisierten Patienten anwendbar.

Über die neuromuskuläre Stimulation kann nicht nur der tatsächliche Relaxierungsbedarf, sondern auch der Restrelaxierungsgrad überprüft werden.

Die Anwendung der Methode ist, wie jedes elektrische Monitoring, nur in Verbindung mit der klinischen Beobachtung zweckmäßig.

Indikationen
- Gabe langwirkender Muskelrelaxanzien
- veränderte Pharmakokinetik und -dynamik bei Erkrankungen der Niere und der Leber (verlängerte Wirkung und schlechtere Steuerbarkeit von Muskelrelaxanzien)

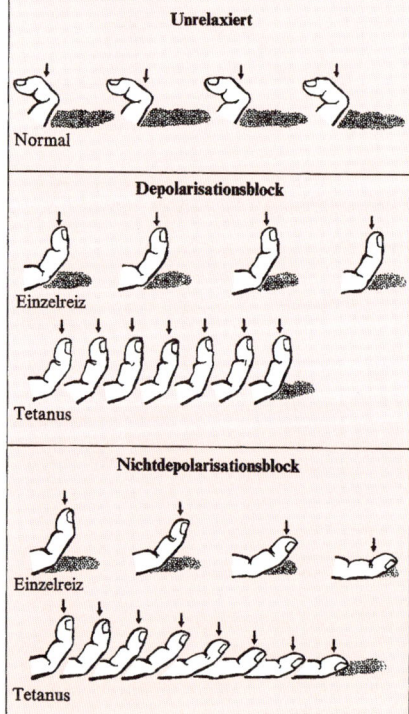

Abb. 5-8 Neuromuskuläres Monitoring

– extremes Über- und Untergewicht
– neuromuskuläre Erkrankungen

Vorgehen

– zwei Klebeelektroden distal oder proximal entlang eines peripheren Nervs, z.B. des N. ulnaris, und eine Neutralelektrode im Brustwandbereich anbringen
– der Nerv wird über einen externen Stimulator gereizt
– über die im Nervenbereich plazierte Elektrode wird die darauf folgende Muskelaktivität (Muskelzucken) gemessen

● **Einzelreize**

– (z.B. 0,1 Hz) zum Feststellen einer Restrelaxierung von weniger als 70%
– liegt diese Relaxierung vor, nimmt die Zuckungsamplitude, z.B. des Zeigefingers, ab (Abb. 5-8)

● **Tetanische Reize von fünf Sekunden**

– können auch zum Feststellen geringerer neuromuskulärer Blockaden ausgeübt werden
– unzureichend analgosedierte Patienten empfinden dies als schmerzhaft

5.4 Hämodynamisches Monitoring

Bei größeren Wahleingriffen oder schwerkranken Intensivpatienten ist eine spezielle Überwachung erforderlich. Meist wird das Standardmonitoring durch invasive Methoden ergänzt. Hierzu gehören intravasale, arterielle und venöse Katheter zum Messen des Blutdrucks, des zentralen Venendruckes und verschiedener Blutparameter. In Tabelle 5-1 sind die wichtigsten hämodynamischen Parameter dargestellt.

Tab. 5-1 Die wichtigsten hämodynamischen Parameter

Abkürzungen	Definitionen	Normwerte in Ruhe
ZVD	Zentraler Venendruck	3 bis 8 mmHg oder 4 bis 11 cm H_2O
PAP	Pulmonalarterieller Druck	systolisch: 20 bis 30 mmHg diastolisch: 8 bis 12 mmHg Mittelwert: 12 bis 20 mmHg
MAP	Mittlerer Arteriendruck	85 bis 95 mmHg
HZV, HMV	Herzzeit(minuten)volumen	5 bis 8 Liter/Minute
P_aO_2	Sauerstoffpartialdruck im arteriellen Blut	80 bis 95 mmHg
P_vCO_2	Kohlendioxidpartialdruck im gemischtvenösen Blut	40 bis 50 mmHg
S_aO_2	Sauerstoffsättigung im arteriellen Blut	97%
S_vO_2	Sauerstoffsättigung im zentralvenösen Blut	75%

5.4.1 Spülsysteme

Für alle arteriellen Katheter gilt, daß die kontinuierliche Spülung mit einem Durchfluß von 3 bis 6 ml/Stunde die Liege- und Funktionsdauer des Katheters verlängert, da die Bildung von Blutgerinnseln am Katheter verhindert wird (Abb. 5-9).

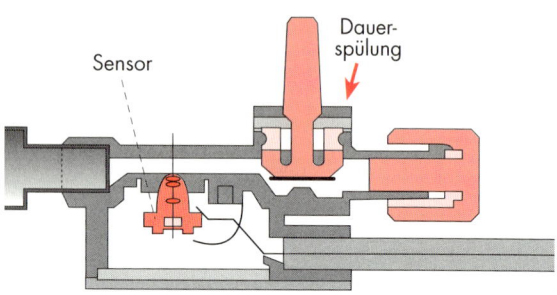

Abb. 5-9 Aufbau eines Spülsystems

 Bei Säuglingen muß diese Spülung in der Flüssigkeitsbilanz mitberechnet werden.

Zentralvenöse Zugänge werden über eine kontinuierlich laufende Infusion offengehalten.

Spülsystem bei arteriellen Kathetern
– besteht aus einem druckbeladenen (über 300 mmHg) Flüssigkeitsbeutel (NaCl) und einem Infusionssystem, das über einen Dreiwegehahn an das Kathetersystem angeschlossen wird
– ein routinemäßiger Zusatz von Heparin zur Gerinnselprophylaxe wird unterschiedlich beurteilt, da das Heparin die Gerinnungswerte falsch erniedrigt, wenn man sie aus der Kanüle ohne genügenden Vorlauf abnimmt

Rechtecktest
– bei einer Schußspülung dient der Rechteck-Test (Square-Wave-Test) zur Plausibilitätskontrolle der gedämpften Druckkurve (Abb. 5-10)
– die Druckkurve am Monitor zeigt einen rechteckigen Ausschlag, den sogenannten Drucksprung, dem eine Oszillationslinie folgt
– ohne großen Aufwand kann somit die Dämpfung und die Eigenfrequenz des Systems überprüft werden

 Eine Beeinträchtigung des Rechtecktests deutet auf eine Verlegung des Katheters oder einen zu geringen Druck im Spülbeutel hin.

Neuere Untersuchungen geben dem Verfahren mit einem Gabarith-Fenster den Vorzug. Hier wird der Frequenzinhalt des tatsächlichen Patientenblutdrucks und der Frequenzantwort der kompletten Meßkette betrachtet. Um dieses Fenster am Monitor mit einer speziellen Kurvendarstellung interpretieren zu können, bedarf es besonders konstruierter Spülsysteme.

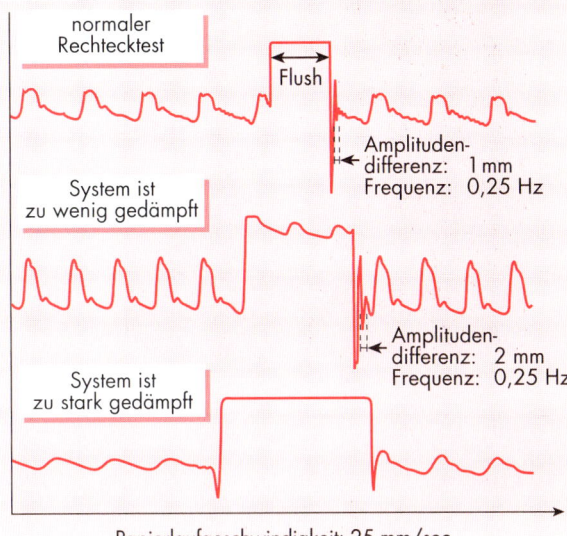

Abb. 5-10 Spültest zum Erkennen von veränderten arteriellen Druckkurvenformen

5.4.2 Funktionsprinzip einer Druckmeßeinrichtung

Grundlagen

– die mechanischen Schwingungen (kinetische Energie) der Blutsäule im punktierten Gefäß übertragen sich auf die mit Kochsalzlösung gefüllten Schläuche, treffen dann auf den **Druckwandler** (Abb. 5-11), wandeln sich in elektrische Signale um und werden auf einem Monitor sichtbar gemacht

– die Druckwelle bewirkt bei älteren Druckwandlern eine Biegung der Druckwandlermembran

– dies überträgt sich auf eine Spanndrahtkonstruktion, deren Widerstand sich proportional zum Druck ändert (Wheatston-Brücke)

– neuere Einmaltransducer (Druckaufnehmer) bestehen aus Silikonhalbleiterelementen mit einer fünfzigfach höheren Meßempfindlichkeit

– bei zusätzlichen Messungen im venösen System ist es möglich, den Druck über eine am zentralen Venenkatheter angeschlossene Druckleitung am Transducer des arteriellen Systems zu messen

Vorbereiten des Materials

– Monitor mit Verbindungskabel zum Transducer
– Spülbeutel mit 500 ml NaCl 0,9%
– Druckbeutel

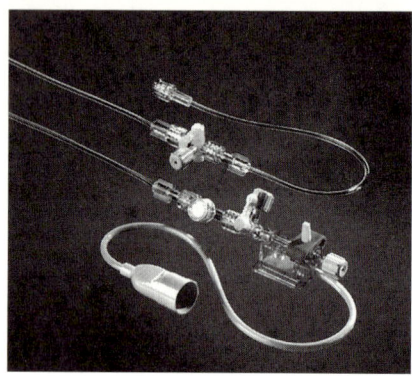

Abb. 5-11
Druckwandler

• **Fertigset**
– Infusionsleitung (für den Spülbeutel)
– je ein Katheterschlauchsystem für die arterielle und venöse Druckmessung
– Dreiwegehähne zur Blutentnahme
– Einmaltransducer mit Dreiwegehahn zum Abgleich des Atmosphärendrucks

Um genaue und reproduzierbare Meßwerte zu erhalten, muß der Druckaufnehmer immer am selben Ort **(Referenzpunkt)** plaziert werden. Diese Stelle wird mit einem Stift auf der Haut des Patienten markiert.
Für die Messung im Herz-Kreislaufsystem ist die **Thoraxmitte** oder die **Herzhöhe** des Patienten der Referenzpunkt. Zur Bestimmung des zerebralen Perfusionsdruckes ist das **Foramen Monroi** als Referenzpunkt zu wählen.

Fehlerquellen
– Druckaufnehmer liegt zu tief: zu hohe Werte
– Druckaufnehmer zu hoch: zu niedrige Werte
– bei der Messung im Niederdruckbereich, des ZVD oder Pulmonalisdrucks, kann ein falsch justierter Referenzpunkt eine Fehlerquote von 100%, bei arteriellen Druckwerten bis zu 10% bedeuten

5.4.2.1 Eichen des Monitors

Damit verwertbare Werte gewährleistet sind, muß ein Druckabgleich des atmosphärischen Druckes und des Monitors vorgenommen werden.

Vorgehen
– das gesamte Schlauchsystem blasenfrei mit der Spülflüssigkeit füllen
– Dreiwegehahn am Transducer zur Umgebungsluft öffnen und mit dem Atmosphärendruck abgleichen
– auf dem Monitor ist eine isoelektrische Linie zu sehen
– der jetzt auf dem Transducer lastende Umgebungsdruck wird als „0-Druck" bezeichnet

– am Monitor auf eine definierte Taste drücken, dadurch wird die Kurve
auf den in der Meßumgebung herrschenden Atmosphärendruck geeicht
– auf dem Bildschirm erscheint eine Null-Linie
– Dreiwegehahn wieder schließen

Dieser Vorgang ist bei jedem Schichtwechsel zu wiederholen.

5.4.2.2 Kalibrierung der angezeigten Druckkurve

Mit der Kalibrierung wird festgelegt, welcher Ausschlag auf dem Monitor
einem bestimmten Blutdruckwert in mmHg entsprechen soll.

Vorgehen
– Druckaufnehmer bleibt zum Gefäß hin verschlossen
– zur Atmosphäre hin öffnen
– definierte Taste am Monitor drücken
– auf dem Bildschirm wird eine Eichzacke sichtbar

Bei der arteriellen Blutdruckmessung wird im sogenannten 200er- bis
300er-Bereich gearbeitet, bei der Messung des zentralvenösen oder pulmonalen Druckes im 30er-Bereich.

Fehlerquellen
– falsche Wahl des Meßbereiches liefert im Hochdrucksystem zu niedrige
Kurvenausschläge
– im Niederdrucksystem fehlt die Kurvendarstellung ganz

5.4.2.3 Eichen des Transducers

Im Monitorkabel moderner Druckwandler gibt es einen zusätzlichen
Kanal, durch den man einen Sog auf die Druckwandlermembran ausüben
kann, um den Druckwandler zu eichen (Kabelchecker).

Dies hat den Vorteil, daß die Kalibrierung unter sterilen Bedingungen und
am Bett bei bereits angeschlossenen Transducern möglich ist.

5.4.3 Venendruckmessung

Grundlagen
– der zentrale Venendruck (ZVD) ist definiert als der Druck in der V. cava
im Bereich der Einmündung in den rechten Vorhof (Abb. 5-12)
– über den ZVD lassen sich Aussagen über die Funktion des rechten Ventrikels, den Volumenhaushalt (Hyper-, Hypovolämie) und den Tonus der
Venen machen
– der zentralvenös Druck ist wesentlich niedriger als der arterielle
Druck

Faustregel:
Der Druck im venösen System entspricht einem Zehntel des Druckes im
arteriellen System.

– der zentrale Venendruck ändert sich um etwa 7 cmH$_2$O bei einer Volumenzunahme von 1000 ml
– infundiert man einen Milliliter Flüssigkeit direkt in das arterielle System,
bewirkt das einen Druckanstieg von 1 mmHg
– das Niederdrucksystem ist also etwa zweihundertmal dehnbarer als das
Hochdrucksystem

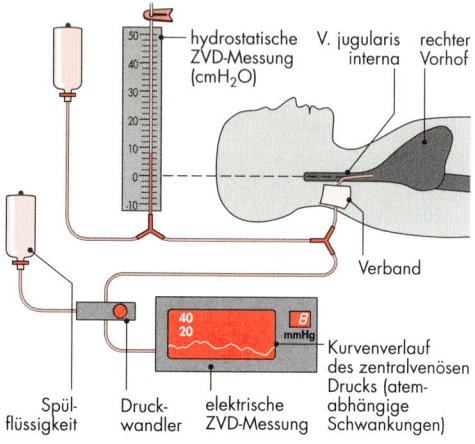

Abb. 5-12 Meßmöglichkeiten des ZVD

Venöse Zugangsmöglickeiten
– V. jugularis externa, V. subclavia
– V. basilaris, V. femoralis

Ursachen
● **Erniedrigter Venendruck unter 2 mmHg**
– Hypovolämie
– Sympathikolyse durch Regionalanästhesie
– Nullpunkt nicht korrekt (zu hoch am Thorax gemessen)
● **Erhöhter Venendruck über 10 mmHg**
– Hypervolämie, Rechtsherzinsuffizienz
– Lungenembolie, Herzbeuteltamponade
– PEEP-Beatmung
– Nullpunkt nicht korrekt (zu tief am Thorax gemessen)

Lagekontrolle des zentralvenösen Katheters
– korrekte Lage ist zwei Zentimter oberhalb des rechten Vorhofs
– ein Pneumo- oder Hydrothorax ist auszuschließen
– intraoperativ ist die röntgenologische Lagekontrolle aus Platz- und hygienischen Gründen nur bedingt möglich
– die Lage in der rechten Hohlvene ist über das EKG zu kontrollieren
– der rote Pol des Brustwand-EKG wird durch einen EKG-Anschluß ausgetauscht, der über den Venenkatheter zentral zu liegen kommt
– eine deutlich erhöhte P-Welle im EKG zeigt eine zu tiefe Lage des Katheters an
– den ZVK so lange zurückziehen, bis eine normale P-Welle erkennbar ist (Verfahren forensisch anerkannt)

Nach dem Legen eines ZVK muß immer eine röntgenologische Lagekontrolle folgen.

5.4.3.1 ZVD-Messung mit der Wassersäule

Die Einheit bei diesem Meßverfahren ist Zentimeter Wassersäule (cmH$_2$O).
Der **Normwert** beträgt **3 bis 10 cmH$_2$O.**

Umrechungstabelle:

1 cmH$_2$O	entspricht	0,74 mmHg
1 mmHg	entspricht	1,36 cmH$_2$O
1 Kilopascal (kPa)	entspricht	7,5 mmHg oder 10,2 cmH$_2$O

Vorgehen
– Flachlagerung des Patienten

Beim Flachlagern kann eine Atemnot auftreten.

– Referenzpunkt auf Höhe des rechten Vorhofes markieren
– Nullmarkierung des Steigrohres auf diesen Punkt einstellen
– das gefüllte Infusionssystem über einen Dreiwegehahn mit dem Ende des Steigrohres verbinden
– Dreiwegehahn zum Patienten geschlossen lassen
– Steigrohr mit Infusionslösung (nichtkolloide Lösung) füllen
– Dreiwegehahn zum Patienten öffnen
– die Wassersäule pendelt sich nach dem physikalischen Prinzip der kommunizierenden Röhren auf den herrschenden Venendruck ein, der atemabhängig schwankt
– die Messung erfolgt immer zum selben definierten Zeitpunkt im Atemzyklus, z.B endexspiratorisch

Schwankt die Wassersäule entsprechend der Herzaktion, liegt der Katheter im rechten Ventrikel und muß zurückgezogen werden.

▶ **Pflegerische Aufgaben**
– aseptisches Arbeiten
– sorgfältiges Durchspülen des Katheters nach Blutabnahme
– Einstichstelle einmal täglich kontrollieren (Schmerzen, Rötung, Schwellung, Sekretion)
– sorgfältiges Fixieren oder Festnähen der invasiven Katheter
– exaktes und auffälliges Beschriften der Zugänge
– einmal täglich Verbandwechsel
– bei längerer Liegedauer Indikation überprüfen lassen

Komplikationen

Die Zahl der Komplikationen nimmt mit der Liegedauer zu.

– lokale und systemische Infektionen
– Thrombosierungen und Embolien
– Gefäßperforationen, Herzperforationen
– Dislokationen, Diskonnektionen
– Katheterfehllagen

5.4.4 Elektronische Meßverfahren

Anstelle des Manometers mit Wassersäule werden bei den elektronischen Meßverfahren ein **Transducer** und ein **Monitor mit Verstärker im Niederdruckbereich** von 30 mmHg an den ZVK **angeschlossen.** Als Meßzeitpunkt ist der **endexspiratorische Druckpunkt** anzustreben.

5.4.5 Direkte arterielle Blutdruckmessung

Bei der direkten arteriellen Blutdruckmessung handelt es sich um eine **Online-Darstellung,** die **kontinuierlich** den **arteriellen Blutdruck dokumentiert.** Dadurch ist ein schnelles Erkennen hämodynamischer Veränderungen, z.B. von schweren Herzrhythmusstörungen, möglich.
Die Größe des Schlagvolumens kann aus dem systolischen Anteil der Druckkurve abgeleitet werden. Über den vorhandenen zentralen Zugang ist die Blutentnahme für die Blutgasanalyse möglich.

Indikationen
- kontinuierliches Messen des arteriellen Blutdrucks bei labilen Kreislaufverhältnissen
- ausgedehnte operative Eingriffe
- kardiologische Erkrankungen
- schnelles Erkennen hämodynamischer Störungen
- häufige Entnahme arterieller Blutgasanalysen
- Katecholamintherapie

Kontraindikationen
- positiver Allan-Test (Kontrolle, ob auch nach einer Kanülierung der A. radialis, distal der Punktionsstelle, eine ausreichende Perfusion über den Palmarkollateralkreislauf gewährleistet ist)

Vorgehen beim Allan-Test
- der Test ist nur am wachen Patienten möglich
- Patient schließt seine Hand zur Faust
- A. radialis und A. ulnaris so lange fest abdrücken, bis die Hand blaß ist
- dann öffnet der Patient die Hand und die A. ulnaris wird freigegeben
- bei normalem Palmarkollateralkreislauf wird die Hand nach fünf bis zehn Sekunden wieder rosig

Stellt sich erst nach zehn Sekunden oder länger wieder die normale Hautfarbe ein, sollte man von einer Kanülierung der A. radialis absehen.

Da der Allan- und der Doppler-Test eine ausreichende Kollateralisation nicht mit voller Zuverlässigkeit vorhersagen können, sind diese Prüfverfahren nicht länger die Methode der Wahl. Besonders bei Patienten mit einer arteriellen Verschlußkrankheit ist eine Pulsoxymetrie am Daumen sinnvoll. Diese Methode ist intraoperativ und bei bewußtlosen Patienten möglich.

Arterielle Punktion
- in den meisten Fällen wird die A. radialis als Zugang gewählt, da sie sich aus meßtechnischen und hygienischen Gründen dafür eignet (Abb. 5-13)
- in Ausnahmefällen kann auch die A. femoralis punktiert werden, allerdings ist dort die Gefahr der Thrombosierung höher; die Nähe zum Urogenitaltrakt birgt ein höheres hygienisches Risiko
- Punktion der Arterie mit einer Stahlkanüle
- eine Plastikkanüle darüberschieben, diese verbleibt im Gefäß
- Stahlkanüle entfernen
- Dreiwegehahn für Blutabnahme und Blutdruckmessung anschließen

Der Meßwert auf dem Monitor ist immer im Zusammenhang mit der Kurvenform (Plausibilitätskontrolle) zu beurteilen, um eine vorschnelle medikamentöse Therapie zu vermeiden.

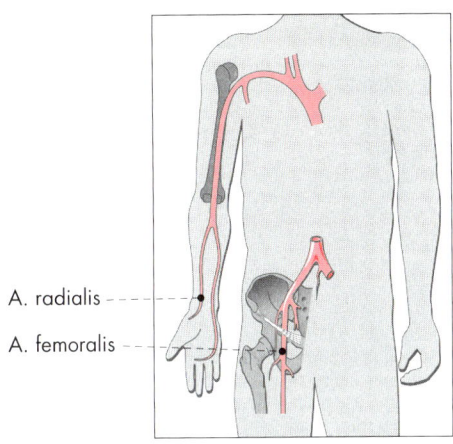

Abb. 5-13 Arterielle Gefäßzugänge

▶ **Pflegerische Aufgaben**
– aseptisches Arbeiten
– einmal täglich Inspektion des Punktionsgebietes (Schmerzen, Rötung, Schwellung, Sekretion, Temperatur)
– Pulskontrolle distal der Punktionsstelle
– alle 24 bis 48 Stunden Verbandwechsel, bei Transparentverbänden alle fünf Tage
– das gesamte System alle 48 Stunden wechseln oder wenn der Spülbeutel leer ist (Kap. 13)
– Verlängerung zwischen Dreiwegehahn und Katheter anbringen
– Katheter sorgfältig fixieren
– Katheter nach Blutabnahme sorgfältig durchspülen
– Spüllösung immer unter Druck (über 300 mmHg) halten (Blutrückfluß vermeiden)
– exaktes, auffälliges Beschriften der arteriellen Zugänge (Vermeiden von intraarteriellen Injektionen)
– keine längeren Schußspülungen (Gefäßspasmus bei kalten Lösungen, Gefahr der Thrombembolien im Gehirnbereich)
– bei Durchspülen mit NaCl 0,9% immer 20-ml- Spritzen verwenden, kleinere Spritzen üben einen zu großen Druck auf die Gefäßwand aus
– bei längerer Liegedauer Indikation überprüfen lassen
– bei Zeichen einer Sepsis Katheter entfernen

Komplikationen
– Thrombosierungen, arterio-venöse Fistel-Infektionen
– Hämatome
– Luftembolie, Gefäßspasmen
– Ischämien
– Fehlinjektionen, Nekrosen (selten)

Fehlerquellen

Eine optimal funktionierende Meßkette überträgt die mechanischen Schwingungen unverändert in elektrische Signale. Die Schwingungen sind vielen Störungsquellen ausgesetzt:
- Diskonnektion
- apparative Fehlerquellen
- Kalibrierungsfehler
- Luftblasen oder Blutgerinnsel im System

Störungen der arteriellen Druckmessung (Abb. 5-14 a bis c)
- **Schleuderzacke** (Abb. 5-14 b)
- auf dem Monitor ist die Aortenschlußzacke deutlich verstärkt, der Ausschlag ist nach oben verschoben
- die Amplitude erscheint größer, falsch hohe Werte
- das gesamte System gerät in Schwingungen (Resonanzüberschußverhalten)
- in verschiedenen Druckmeßsystemen werden absichtlich kleine Luftblasen in das System eingeschleust, um Schleuderzacken zu vermeiden; Nachteil ist, daß der Grad der erzeugten Dämpfung nicht ermittelt werden kann
- Schleuderzacken treten häufig bei der Verwendung überlanger und harter Druckschläuche (mehr als 1,5 Meter) auf
- sie sind bei Patienten mit Herz- und Gefäßerkrankungen (Herzklappenfehler, Arteriosklerose), bei der Gabe von vasoaktiven Substanzen und erhöhten Blutdruckwerten häufig

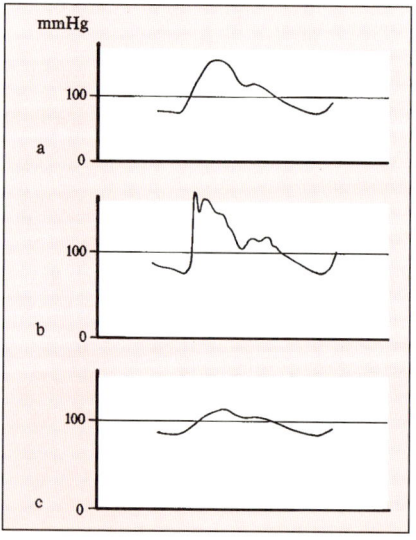

Abb. 5-14 a bis c Arterielle Druckmessung **a** normaler Kurvenverlauf **b** Schleuderzacke **c** gedämpfte Kurve

Bei dem Auftreten der Schleuderzacke empfiehlt sich die Orientierung am diastolischen Wert und am arteriellen Mitteldruck (MAD). Der MAD wird über ein Flächenintegral errechnet. Dieser Wert ändert sich beim Auftreten der Schleuderzacke nur geringfügig.

- **Gedämpfte Kurve** (Abb. 5-14 c)
  - häufigste Ursachen sind Luftblasen und Blutgerinnsel im System, die die Schwingungen dämpfen
  - erstes Anzeichen ist das Fehlen der typischen Aortenschlußzacke auf der Monitorkurve
  - je weiter distal der Punktionsstelle die Luftblase sitzt, desto größer ist die Dämpfung
  - eine Blase in der Nähe der arteriellen Kanüle verändert die Messung weniger als eine Blase in der Nähe des Druckwandlers

Luftblasen müssen über den Dreiwegehahn aus dem System herausgespült werden, bevor sie in die Arterie gelangen (Gefahr der Luftembolie). Blutgerinnsel werden aspiriert, keinesfalls in die Arterie gespült (Emboliegefahr).

▶ **Pflegerische Aufgaben**
  - nur meßtechnisch aufeinander abgestimmte Meßsysteme verwenden
  - manuelle Blutdruckkontrolle nach Riva-Rocci (einmal pro Schicht)
  - nicht mehr Dreiwegehähne verwenden als nötig (aus hygienischen Gründen und identischer Druckwertermittlung umstritten)
  - Material der Druckschläuche überprüfen (zu lang, zu hart?)

5.4.6 Messung des Pulmonalarteriendruckes

Mit einem Pulmonalarterienkatheter können direkt die Druckverhältnisse in den Pulmonalarterien (systolisch, diastolisch, Mitteldruck), der Lungenkapillarverschlußdruck (Wedge-Druck, PCWP: pulmonary capillary wedge pressure) und indirekt die Füllungsdrücke des linken Herzens gemessen werden.

Vorbereiten des Materials
  - Pulmonaliskatheter
  - zweites blasenfreies, gefülltes Transducersystem
  - Defibrillationsgerät (erhöhte Gefahr von Herzrhythmusstörungen)
  - Zubehör für das sterile Einführen des Katheters
  - Einführungsbesteck und Schleuse mit hämostatischem Ventil
  - Kalibrierung des Monitors im Bereich 0 bis 40 mmHg
  - kontinuierliche EKG-Ableitung
  - invasive Blutdruckmessung

Pulmonaliskatheter
  - bestehen aus PVC, etwa 100 Zentimeter lang, enthalten je nach Ausrüstung zwei bis fünf Kanäle
  - der Standardkatheter enthält zwei Lumina
  - das eine Lumen mündet distal an der Katheterspitze, es dient zur Pulmonalisdruckmessung und zur Blutentnahme
  - über das zweite Lumen wird ein kleiner Ballon kurz unterhalb der Katheterspitze mit weniger als 1 ml Luft (in der Pädiatrie mit Kohlendioxid) aufgefüllt, über diesen Ballon wird der Wedge-Druck gemessen
  - der Swan-Ganz-Katheter enthält ein weites Lumen, das 20 Zentimeter unterhalb der Katheterspitze endet und bei der Messung des Herzzeitvolumens als Injektionskanal dient, außerdem kann darüber zentralvenöses Blut entnommen werden

– im distalen Bereich des Swan-Ganz-Katheters sitzt ein Thermistoransatz (Temperaturveränderungen meßbar)
– andere Pulmonaliskatheter verfügen über Lumen zur intrakardialen EKG-Ableitung und zur temporären Elektrostimulation oder eine integrierte Fieberoptik zur kontinuierlichen Bestimmung der Sauerstoffsättigung oder der kontinuierlichen Bestimmung des Herzzeitvolumens

Vorgehen

– ähnlich wie beim Legen eines ZVK (Kap. 6.1.2)
– weichen, flexiblen Katheter mit dem Blutstrom über die V. jugularis oder V. subclavia vorschieben
– mit Hilfe eines aufgeblasenen Ballons über den rechten Vorhof, die Trikuspidalklappe, den rechten Ventrikel und die Pulmonalklappe in die Pulmonalarterie einschwemmen
– zum Messen des Wedge-Druckes über das rechte Herz bis in die Pulmonalarterien vorschieben (Abb. 5-15)
– der Vorgang kann über die Monitorkurve oder unter Röntgenkontrolle erfolgen (Abb. 5-16 a bis d)
– Messen des pulmonalarteriellen Druckes kontinuierlich sowie des Pulmonalisverschlußdrucks nach Aufblasen des Ballons

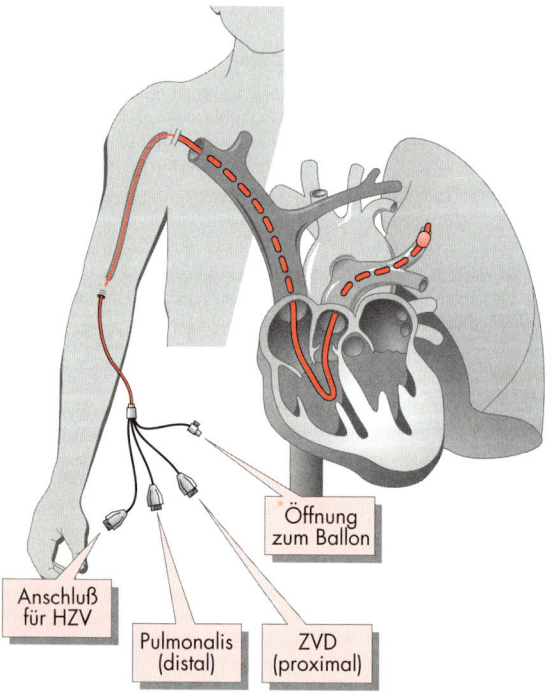

Öffnung
zum Ballon

Anschluß
für HZV

Pulmonalis
(distal)

ZVD
(proximal)

Abb. 5-15 Weg des Pulmonaliskatheters

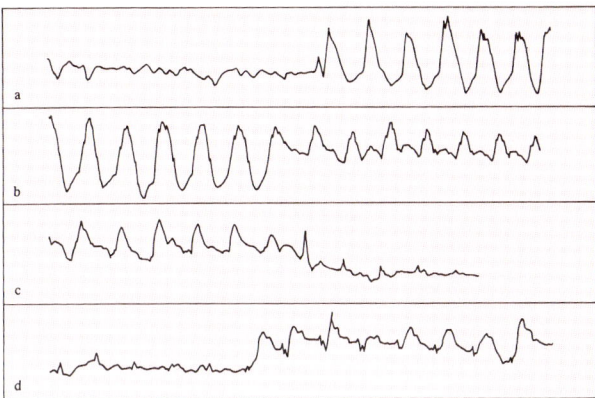

Abb. 5-16 a bis d Druckkurven beim Vorschieben des Pulmonaliskatheters in die Wedge-Position **a** vom rechten Vorhof in den rechten Ventrikel **b** vom Ventrikel in die A. pulmonalis **c** von der A. pulmonalis in die Wedge-Position **d** nach Entblocken des Ballons von der Wedge-Position in die A. pulmonalis

 Viele der zu ermittelnden Druckwerte werden auf die Körperoberfläche des Patienten (KO) bezogen, um einen besseren Vergleich zu größeren und schwereren Patienten zu gewährleisten.

5.4.7 Messung des Herzzeitvolumens

Das Herzminutenvolumen **(HZV)** ist die Menge Blut, die in einer Minute vom Herzen ausgeworfen wird.

Herzminutenvolumen ist abhängig von
– Herzfrequenz, Kontraktilität
– Nachlast, Vorlast

 Herzzeitvolumen: Schlagvolumen (SV) ×Herzfrequenz (HF)
Herzzeitvolumen (Normwert): fünf bis sechs Liter/Minute
Schlagvolumen (Normwert): 60 bis 90 Milliliter

Das HZV wird über die **Thermodilutionsmethode** (Kälteverdünnungs-methode) ermittelt.

Vorgehen
– über das proximale Lumen des Pulmonaliskatheter 10 ml kalte Koch-salzlösung in den rechten Vorhof applizieren (Raumtemperatur ist aus-reichend; bei kälterer Injektatlösung ist das Meßsignal genauer, aber Aufwand und Nachteile größer: z.B. Arrhythmien, Kühlung der Lösung)
– am Ende des Katheters, in der A. pulmonalis, liegt ein Thermistor, der die Temperaturerniedrigung pro Zeit mißt

51

- diese Differenz beschreibt die Verdünnung des warmen Blutes durch die kalte Kochsalzlösung auf dem Weg vom rechten Vorhof in die Pulmonalarterie (Abb. 5-17)
- die Temperaturänderung ist auf dem Monitor als Thermodilutionskurve dargestellt
- Meßvorgang dreimal wiederholen, der Mittelwert gilt als Ergebnis

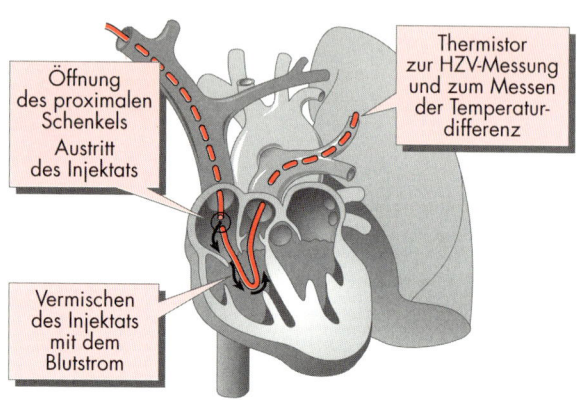

Abb. 5-17 Thermodilutionsmethode

 Um Fehlerquellen so gering wie möglich zu halten, sollte dieselbe Person alle Meßvorgänge ausführen. Um atemabhängige Schwankungen des HZV auszuschließen, darf der Meßvorgang nur in einer Phase des Atemzyklus stattfinden. Bei beatmeten Patienten sollte die Injektion endexspiratorisch erfolgen (Druck im Thoraxraum am niedrigsten).

Meßergebnisse
Nach Stewart und Hamilton gilt, daß das HZV umgekehrt proportional zur Fläche unter der Hämodilutionskurve ist.
- **HZV erhöht**
- – Verdünnung groß und Temperaturdifferenz klein
- – die Fläche unter der Kurve ist klein
- **HZV erniedrigt**
- – Verdünnung klein und Temperaturdifferenz groß
- – die Fläche unter der Kurve ist groß

▶ **Pflegerische Aufgaben**
- – einmal täglich Inspektion der Punktionsstelle
- – einmal täglich Desinfektion der Katheterschleuse

 Keine Dauer-Wedge-Position und keine unnötige Blockung des Wedge-Ballons, da Nekrosegefahr besteht.

Komplikationen
– Arrhythmien durch Fehllage der Katheterspitze
– Lungeninfarkt durch ständige Wedge-Position
– Thrombembolien
– Ruptur der A. pulmonalis durch Überblähen des Wedge-Ballons
– septische Phlebitis
– Knotenbildung bei Passage der Herzklappen
– Endokardverletzungen
– Ballonruptur

Das Auftreten von Komplikationen ist von der Punktionsstelle abhängig. Komplikationsarme Punktionsorte sind die V. jugularis und die V. subclavia.

Abbildung 5-18 gibt eine Übersicht über typische Druckverlaufskurven.

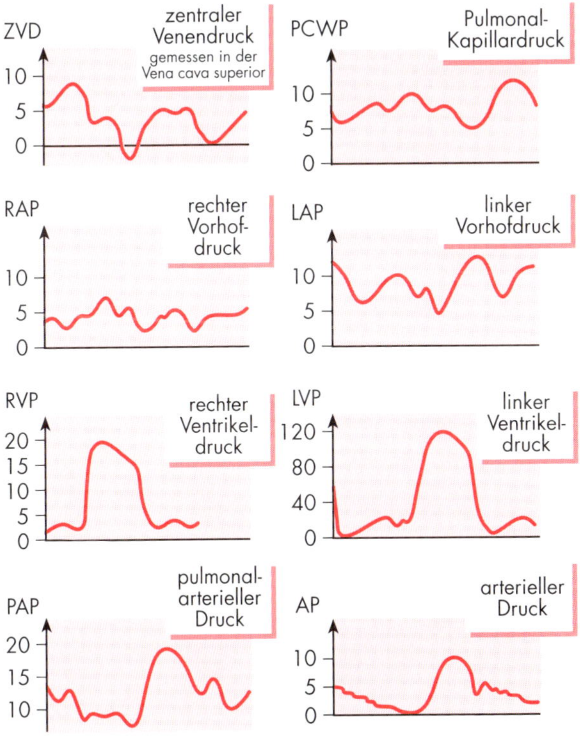

Abb. 5-18 Typische Druckverlaufskurven

5.5 **Messung des Hirndrucks**

Im allgemeinem ist unter Hirndruck der Liquordruck im Ventrikelsystem in Höhe des Foramen Monroi zu verstehen. Verschiedene Meßverfahren gewährleisten eine kontinuierliche Überwachung der Hirndrucks und geben die Möglichkeit, den zerebralen Perfusionsdruck zu errechnen.

Vorteile
- Überwachung und Steuerung von hirndrucksenkenden Maßnahmen
- im Rahmen einer konstanten Hirndruckmessung kann die Wirkung von pflegerischen und ärztlichen Maßnahmen auf den Hirndruck (ICP) jederzeit beobachtet und wenn notwendig sofort hirndrucksenkende Maßnahmen ergriffen werden

 Das sofortige Eingreifen bei einer beobachteten Hirndrucksteigerung vermeidet häufig eine weitere Druckschädigung des Gehirns.

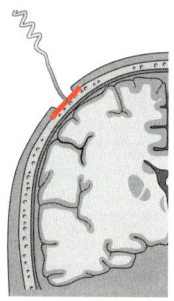 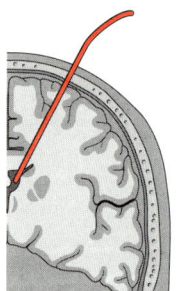

a

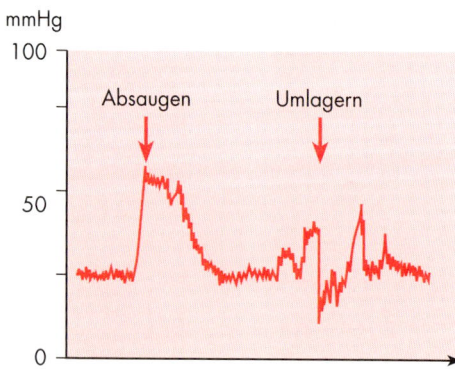

b

Abb. 5-19 a und b Möglichkeiten der Hirndruckmessung **a** Hirndruck-sonde und Ventrikelkatheter zur Kontrolle des intrakraniellen Drucks **b** Reaktionen beim Absaugen und Umlagern

Indikationen
– postoperative Überwachung nach neurochirurgischen Eingriffen und schwerem Schädel-Hirn-Trauma
– Hydrozephalus

Meßergebnisse
– Steigerung des ICP bei pflegerischen Maßnahmen (Abb. 5-19 a und b) z.B. Absaugen, Umlagern, bei venöser Abflußbehinderung an der V. jugularis durch Abknicken des Kopfes, beim Husten und Pressen

 Intrakranieller Druck im Liegen
Normwert: 5 bis 15 mmHg
leicht erhöht: 15 bis 30 mmHg
stark erhöht: über 30 mmHg

– ein kontiuierlicher Druck über 20 mmHg sollte gesenkt werden
– erhöhte Meßwerte von 50 bis 100 mmHg führen zu Mydriasis (Pupillenerweiterung), Herz-Kreislaufstörungen, Atemstörungen und zu vegetativer Dysregulation
– die Drucksteigerung erfolgt in Wellen und nicht kontinuierlich (Abb. 5-20)
● **A- oder Plateau-Wellen**
– häufig klinisches Zeichen einer Hirndruckerhöhung
– meist intrakranielle Raumforderung
– rascher Anstieg über 30 mmHg
– bleibt etwa 10 bis 20 Minuten auf diesem Niveau, dann rascher Abfall
– die Hirndurchblutung und der Gewebe-pO_2 nehmen ab
Ziel der Überwachung des Hirndrucks ist es, durch Therapie der intrakraniellen Drucksteigerung einen ausreichenden zerebralen Perfusionsdruck zu sichern.

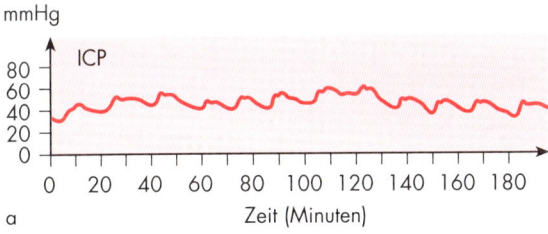

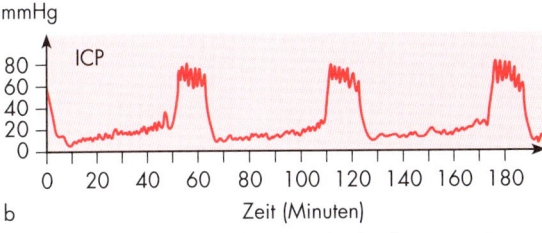

Abb. 5-20 a und b Verschiedene Hirndruckwellen **a** im Seitenventrikel **b** Plateauwellen

Zerebraler Perfusionsdruck

Der zerebrale Perfusionsdruck (CPP) ist eine Rechnungsgröße von bestehendem arteriellem Mitteldruck minus dem mittleren Hirndruck.

– z.B. 110 mmHg **arterieller Mitteldruck minus** 30 mmHg **Hirndruck ergibt** 80 mmHg **zerebraler Perfusionsdruck**

Fällt der Wert unter 50 mmHg, nimmt die Hirndurchblutung ab und führt zum Hirntod.

5.5.1 Meßverfahren

Es ist auf jeden Fall anzustreben, intrakranielle Sonden im Operationssaal unter sterilen Kautelen zu legen, da das Infektionsrisiko sehr hoch ist.

5.5.1.1 Ventrikeldruckmessung
Vorgehen
– Silikonkatheter mit sterilem NaCl 0,9% luftleer machen
– Katheter mit Meßsystem verbinden
– Anlegen des Bohrlochs
– Einführen des Silikonkatheters in das Vorderhorn eines Seitenventrikels
– der Nullpunkt muß fixiert sein und gleichbleiben, er befindet sich in der Höhe des Mastoids oder des Foramen Monroi

Es darf keine kontinuierliche Flüssigkeitsspülung angewandt werden.

Vorteile
– Methode ist einfach, kostengünstig, zuverlässig
– Liquorentnahme zu diagnostischen und therapeutischen Zwecken möglich
– Medikamente (z.B. Antibiotika) können in den Liquorraum installiert werden

Nachteile
– die Punktion der Seitenventrikel ist bei einem bestehendem Hirnödem schwierig, da die Ventrikel verdrängt und somit sehr eng sind
– die Infektionsrate ist höher als bei einem epiduralen Meßsystem
– das Lumen kann durch Blutkoagel verstopfen

▶ **Pflegerische Maßnahmen, Überwachung**
– Beurteilung von ablaufendem Liquor auf Farbe, Menge, Beimengung
– durch zu tief angebrachten Auffangbehälter ist ein zu starker Liquorfluß möglich
– Rückstau des Liquors durch zu hohe Plazierung des Auffangbehälters
– Kontrolle der Ablaufgeschwindigkeit des Liquors
– Ablaufsystem kontrolliert öffnen und schließen
– Dauerablauf nur nach ärztlicher Anordnung
– Hirndruckspitzen bei pflegerischen Tätigkeiten vermeiden, Kontrolle durch Hirndruckmonitoring (Abb. 5-21)
– Sterilität beachten
– Kontrolle des Katheters auf Lage, Dislokation, Entzündungszeichen, Verstopfen und Abknicken
– einmal täglich steriler Verbandwechsel

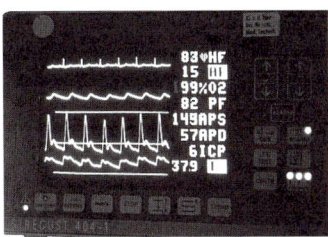

Abb. 5-21 Monitoring der Hirndruckkurve

5.5.1.2 Epidurale Messung
Vorgehen
- Anlegen des Bohrlochs
- Miniaturdruckwandler über das Bohrloch schieben und zwischen Dura mater und Schädelknochen plazieren
- die Werte dieser lokalen Druckmessung liegen etwas höher als der Druck im Ventrikel

Vorteile
- geringeres Infektionsrisiko als Ventrikelmeßsystem
- einfache Handhabung
- Druckwandler kann immer und an jeder Stelle eingeführt werden

Nachteile
- sehr teuer
- bei Verrutschen sofort entfernen
- kein Liquorablaß möglich

▶ **Pflegerische Maßnahmen, Überwachung**
Kapitel 5.5.1.1

6 Katheter, Sonden und Drainagen

6.1 Intravasale Zugänge

Der Umgang mit intravasalen Zugängen ist in der Anästhesie und Intensiv-pflege alltäglich. Da gerade die Punktionen und die Versorgung der Zu-gänge zur Routine gehören, soll ausdrücklich auf die Hygiene hingewiesen werden, denn Thrombose- und Infektionsgefahr sind unabhängig vom Punktionsort nicht zu unterschätzen (Kap. 13).

6.1.1 Peripher-venöse Zugänge

Vorbereiten des Materials
– Staubinde, Blutdruckapparat
– Hautdesinfektionsmittel
– unsterile Kompressen, Rasierer
– Venenverweilkanülen, Dreiwegehähne, Verlängerungen
– Infusionslösung
– Lokalanästhesie bei dicken Venenverweilkanülen: 1-ml-Spritze, kleine Kanüle, Scandicain 1%

Vorbereitung des Patienten
– Information des Patienten
– bestehende Pflasterallergien erfragen und berücksichtigen
– evtl. Punktionsgebiet rasieren
– Lagerung des Unterarms, Hautdesinfektion

Vorgehen
– Blutdruckmanschette am Oberarm anlegen
– Blutdruck messen
– Stauung ungefähr 20 mmHg unter dem systolischen Blutdruckwert, die arteriellen Pulse müssen tastbar sein
– Patient bitten, die Hand zur Faust zu schließen
– gut sicht- oder tastbare Vene am Handrücken oder Unterarm wählen

 Die Auswahl der Vene erfolgt von distal nach proximal. Nähe zu Nerven und Arterien vermeiden.

– Hautdesinfektion
– Vene im flachen Winkel zur Haut punktieren, dabei Haut mit freiem Fin-ger fixieren
– wenn Blut im transparenten Kanülenansatz sichtbar ist, Braunüle im Venenlumen vorschieben
– Stauung lösen
– Nadel entfernen, dabei Vene mit einem Finger proximal der Einstich-stelle abdrücken
– Braunüle mit Stöpsel verschließen oder Infusion anschließen
– Braunüle fixieren

▶ **Pflegerische Maßnahmen, Überwachung**
– Arm ruhigstellen
– Inspektion der Einstichstelle auf Schwellung, Rötung, verzögerten Infusionsfluß, Schmerzen
– Patient auf allergische Zeichen beobachten

59

Jede Braunüle, die an der Punktionsstelle Schmerzen verursacht, sofort entfernen. Der Patient hat immer recht, auch wenn man nichts sieht.

- **Nach Infektion**
  - Alkoholumschläge

Komplikationen
- Infusion läuft paravenös
- Entzündungen der Venenwand (Thrombophlebitis)
- allergische Reaktionen auf Kathetermaterial
- Infektion an der Einstichstelle

6.1.2 Zentralvenöse Zugänge

Zentralvenöse Katheter werden über verschiedene Zugangswege (Abb. 6-1) eingeführt und in der rechten oberen Hohlvene vor der Einmündung in den rechten Vorhof plaziert.
Da die Katheterspitze im zentralen Venensystem zu liegen kommt, ist **steriles Arbeiten** unabdingbar.

Indikationen
- große Volumensubstitution
- schlechte periphere Venenverhältnisse
- Zufuhr venenwandreizender Lösungen (z.B. Kalium, Zytostatika) oder Infusion hochosmolarer Lösungen
- Applikation inkompatibler Substanzen (Mehrlumenkatheter)
- Messung des zentralen Venendrucks (Kap. 5.4.3.1)
- hochkalorische parenterale Ernährung
- forcierte Diurese, wiederholte Blutabnahmen

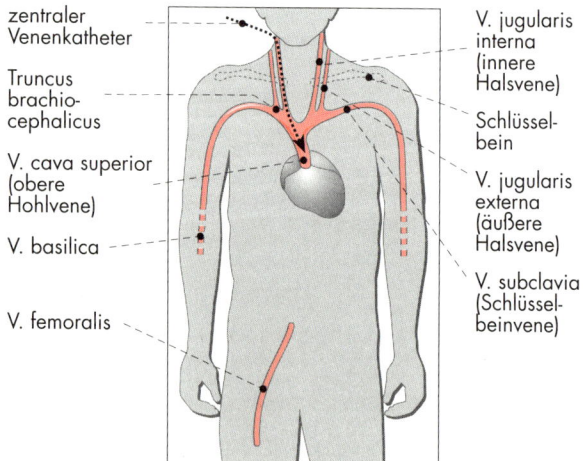

zentraler Venenkatheter
Truncus brachio-cephalicus
V. cava superior (obere Hohlvene)
V. basilica
V. femoralis
V. jugularis interna (innere Halsvene)
Schlüssel-bein
V. jugularis externa (äußere Halsvene)
V. subclavia (Schlüssel-beinvene)

Abb. 6-1 Zentralvenöse Zugangswege

Vorbereiten des Materials
– Hautdesinfektion
– sterile Abdeck- und Lochtücher, sterile Handschuhe
– Mundschutz, Kopfbedeckung und evtl. sterilen Kittel
– sterile Handschuhe
– Lokalanästhesie (z.B. 10 bis 20 ml Lidocain 1%)
– 10-ml-Spritze mit NaCl 0,9%
– evtl. zusätzliche Kanülen und 5- und 10-ml-Spritzen
– Einmalpunktionsset mit Plastikkatheter
– Verbandmaterial
– Infusion mit Dreiwegehahn und Verlängerung

Vorbereitung des Patienten
Siehe auch Kapitel 6.1.1
– Information des Patienten
– nach bekannten Pflasterallergien fragen und berücksichtigen
– evtl. Punktionsort rasieren
– EKG-Überwachung
– flache Rückenlage mit leichter Kopftieflage, wenn der Patient keinen bekannten erhöhten ZVD (Kap. 5.4.3) hat
– spezielle Lagerung je nach Punktionsort
– Unterpolsterung des Hals-Schulterbereichs mit saugfähiger Unterlage

Vorgehen
– Hautdesinfektion
– Gefäßpunktion nach der Seldinger-Technik (Abb. 6-2 a bis d)
– Seldinger-Draht vorschieben (Abb. 6-2 a)
– Punktionskanüle entfernen
– Inzision der Haut an der Punktionsstelle (Abb. 6-2 b)
– Dilatator und Katheterschleuse bei dicklumigen Kathetern über den Seldinger-Draht in das Gefäß vorschieben (Abb. 6-2 c)
– Dilatator entfernen und Katheter über die Schleuse einführen (Abb. 6-2 d)
– Fixierung des zentralen Venenkatheters an der Haut, bei Bedarf mit einigen Stichen (Naht)
– sterilen Verband anlegen
– röntgenologische Lagekontrolle (Katheterspitze zwei Zentimeter über dem rechten Vorhof)

▶ Pflegerische Maßnahmen, Überwachung
– einmal täglich Inspektion der Einstichstelle auf Rötung, Schwellung, Erwärmung, Schmerzen oder Sekretaustritt
– alle 24 bis 48 Stunden Verbandwechsel, bei Transparentverbänden Wechsel nach drei bis fünf Tagen
– zugfreie, sichere Fixierung
– kontinuierliche Spülung des Katheters, auch bei Transport
– bei unklarem Fieber Katheter entfernen, Katheterspitze bakteriologisch untersuchen
– Infusionssystem alle 48 bis 72 Stunden wechseln
– unnötige Diskonnektionen vermeiden
– Dreiwegehähne nach Blutabnahmen gut durchspülen

Komplikationen
– Pneumothorax, Hämatothorax (Punktion einer Arterie)
– Hämatom, Thrombose der zentralen Vene

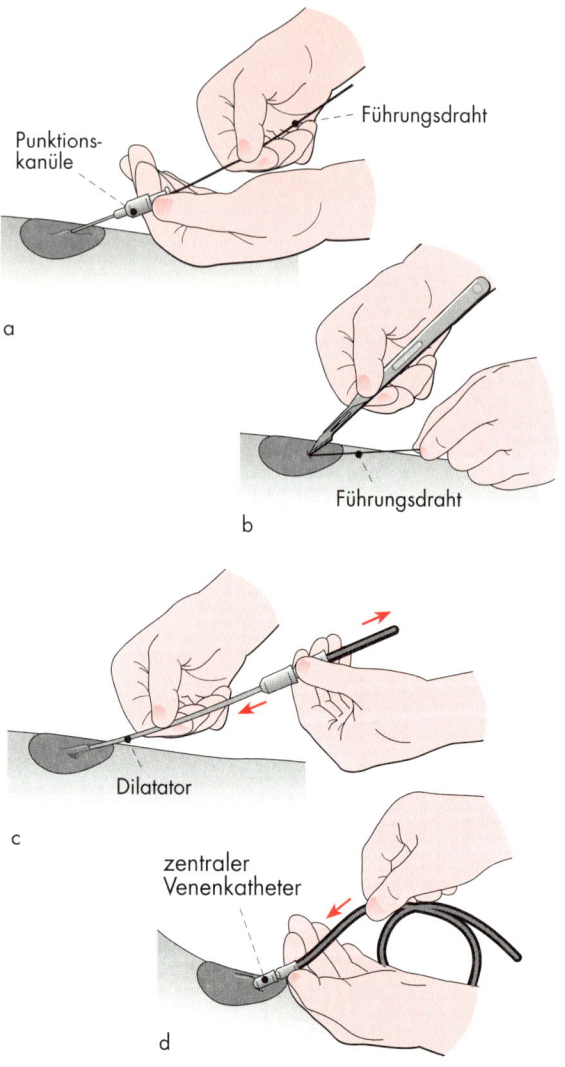

Abb. 6-2 a bis d Seldinger-Technik **a** Punktion der Vene, Seldinger-Draht vorschieben **b** Punktionskanüle entfernen, Inzision der Haut an der Punktionsstelle **c** Dilatator und Katheterschleuse über den Seldinger-Draht in das Gefäß vorschieben **d** Dilatator entfernen und über die Schleuse den Katheter entfernen

- Verletzung des Ductus thoracicus auf der linken Körperseite (Chylothorax)
- Luftembolie
- Myokardpunktion, Herzrhythmusstörungen
- Infektionen

6.1.2.1 Subklavia-Punktion

Vorteile bei der Punktion der V. subclavia sind, daß sie auch im Schock gut auffindbar ist und Fehllagen selten sind. Da auch Spätkomplikationen selten auftreten, ist dieser Punktionsort für Katheter mit langer Liegezeit gut geeignet.

Kontraindikationen
- Pneumothorax, Lungenemphysem
- Thoraxwanddeformitäten

Vorbereitung des Patienten
- Punktionsstelle muß gut zugänglich sein
- Oberkörper um etwa 20 Grad senken, bessere Venenfüllung, Vermeiden einer Luftembolie

Vorgehen
- Punktionskanüle mit aufgesteckter und NaCl-0,9%-gefüllter Spritze in einem Winkel von 15 Grad zur Längsachse der Klavikula und zur Horizontalebene in Richtung des Sternoklavikulargelenks einführen
- Blut aspirieren
- Katheter nach Seldinger-Technik (Kap. 6.1.2) im Gefäß positionieren und fixieren
- Infusionssystem mit NaCl 0,9% füllen und an das Lumen des Venenkatheters anschließen
- sterilen Verband anlegen
- Röntgen-Kontrolle

▶ **Pflegerische Maßnahmen und Komplikationen**
Kapitel 6.1.2

6.1.2.2 Jugularis-interna-Punktion

Bei der Punktion der V. jugularis interna handelt es sich um eine einfache Punktionstechnik mit hoher Erfolgsrate. Dies ist aufgrund der anatomischen Gegebenheiten, nämlich den direkten Verlauf zur oberen Hohlvene, der Fall.

Kontraindikationen
- Operationen im Halsbereich, z.B. Gefäßoperationen, Strumektomien
- Verletzungen, Tumoren im Halsbereich
- Einschränkungen der lateralen Beweglichkeit der HWS

Vorgehen
- um Komplikationen zu vermeiden, die rechte V. jugularis bevorzugen; die rechte Lungenspitze ist niedriger, der Ductus thoracicus ist auf der linken Seite
- Punktionskanüle mit aufgesteckter und NaCl-0,9%-gefüllter Spritze in Richtung der Fossa jugularis an der Kreuzungsstelle des Hinterrands des M. sternocleidomastoideus mit der V. jugularis externa einführen

- Blut aspirieren
- mit Seldinger-Technik Katheter im Gefäß positionieren, fixieren
- Katheter mit NaCl 0,9% spülen
- Infusionssystem anschließen
- sterilen Verband anlegen
- Röntgenkontrolle

▶ **Pflegerische Maßnahmen und Komplikationen**
Kapitel 6.1.2

6.2 Herzschrittmacher

Das Erregungsleitungssystem des Herzens ist ein Netz aus spezifischen Geweben. Seine Funktion besteht darin, elektrische Impulse entstehen zu lassen und diese durch das Herz zu übertragen, Myokardkontraktionen zu bewirken und den Puls zu erzeugen.
Der **Sinusknoten** ist der natürliche, physiologische Schrittmacher des Herzens, der sich im rechten Vorhof befindet. Normalerweise leitet der Sinusknoten **60 bis 100 elektrische Impulse pro Minute** ein.

Ziele der Herzschrittmachertherapie
- Übernahme der elektrischen Herzaktion bei Asystolie oder Bradykardie
- Behebung einer bradykarden Herzinsuffizienz
- Besserung der körperlichen Leistungsfähigkeit bei verminderter Belastbarkeit infolge pathologischer Bradykardien
- selten Therapie tachykarder Rhythmusstörungen

Arten von Herzschrittmachern
- **Passagere Schrittmacher**
- transvenöse Sonden
- transkutane Stimulation über Patchelektroden
- epikardiale Schrittmachersonden nach Herzoperationen
- transösophageale Schrittmachersonden
- **Permanente, implantierte Schrittmacher**
- meist in Lokalanästhesie operative Implantation

Indikationen
- **Bradykarde Rhythmusstörungen**
- AV-Block zweiten und dritten Grades
- Syndrom des kranken Sinusknotens
- bradykardes Vorhofflimmern mit Symptomen der zerebralen Minderdurchblutung
- **Tachykarde Rhythmusstörungen** (selten)
- Vorhofflattern
- paroxysmale, supraventrikuläre Tachykardie und WPW-Tachykardie
- Kammertachykardie, wenn nicht medikamentös einstellbar

Nomenklatur der Schrittmachertypen
- die Nomenklatur baut sich aus drei Buchstaben auf
- der erste Buchstabe gibt an, an welcher Stelle die Stimulation stattfindet Vorhof (A), Ventrikel (V), Vorhof und Ventrikel (D: Dual)
- der zweite Buchstabe gibt an, wo die Detektorsonde liegt, A, V oder D
- der dritte Buchstabe beschreibt die Art der Steuerung, Inhibierung (I): Schrittmacher wird durch eine eigene Herzaktion unterdrückt

Triggerung (T): feste Frequenz oder der Zeitpunkt des Impulses wird innerhalb eines vorgegebenen Erwartungszeitfensters durch die R-Zacke gesteuert

 Schrittmacher sind mikroprozessorgesteuert und besitzen eine große Zahl von programmierbaren Optionen; Multiprogrammierbarkeit ist die Voraussetzung für eine patientenindividuelle, optimale Schrittmachereinstellung.

6.2.1 Implantation eines passageren, transvenösen Schrittmachers

Bei nur kurzzeitig auftretenden Störungen oder als lebensnotwendige Sofortmaßnahme wird ein vorübergehender **(passagerer) Schrittmacher** eingesetzt, bei dauerhaften Schäden ein bleibender **(permanenter) Schrittmacher.**

Vorbereiten des Materials
– Röntgengerät, Notfallmedikamente, Defibrillator
– passagerer Herzschrittmacher (Abb. 6-3 a)
– Ladezustand der Batterien und Schrittmacher auf Funktionsfähigkeit überprüfen (Abb. 6-3 b)
– Ersatzbatterien
• **Steriler Tisch**
– Schrittmachersonde
– Tupfer, Kompressen, Abdecktücher und Lochtücher
– Handschuhe, Kittel, Mundschutz, Kanülen, Spritzen

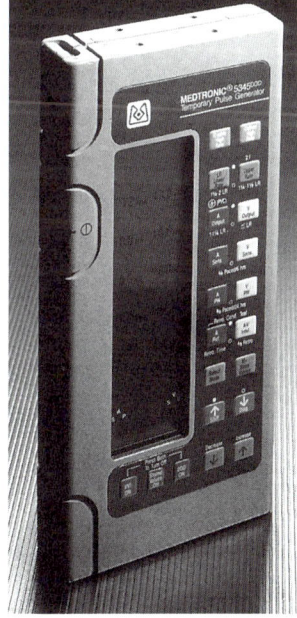

Abb. 6-3 a Passagerer Herzschrittmacher, Beispiel eines Schrittmachers

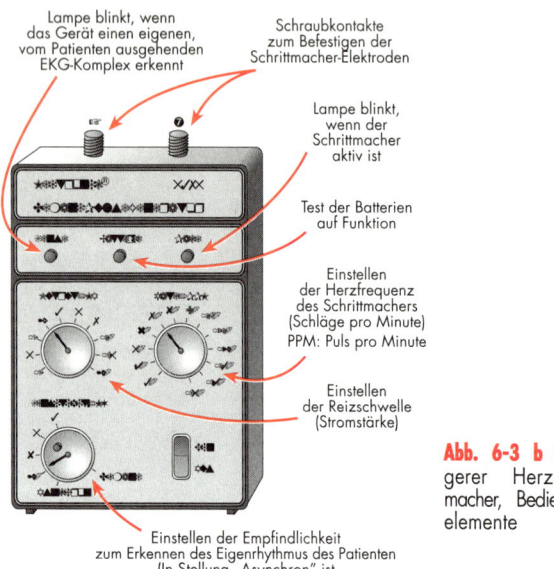

Lampe blinkt, wenn das Gerät einen eigenen, vom Patienten ausgehenden EKG-Komplex erkennt

Schraubkontakte zum Befestigen der Schrittmacher-Elektroden

Lampe blinkt, wenn der Schrittmacher aktiv ist

Test der Batterien auf Funktion

Einstellen der Herzfrequenz des Schrittmachers (Schläge pro Minute) PPM: Puls pro Minute

Einstellen der Reizschwelle (Stromstärke)

Einstellen der Empfindlichkeit zum Erkennen des Eigenrhythmus des Patienten (In Stellung „Asynchron" ist das Erkennen nicht möglich)

Abb. 6-3 b Passagerer Herzschrittmacher, Bedienungselemente

- Nahtmaterial, Verbandmaterial, Lokalanästhetikum
- Hautdesinfektionsmittel
- Einführungsset (Schleuse)

Vorbereitung des Patienten
- Information durch den Arzt, Einverständniserklärung des Patienten
- Rückenlage
- Monitoring der Herz-Kreislauffunktion

Vorgehen

 Bei der Sondenplazierung muß auf steriles Arbeiten geachtet werden.

- die Technik gleicht der des zentralen Venenzugangs (Kap. 6.1.2)
- Hautdesinfektion
- Lokalanästhesie
- Punktion einer großvolumigen Vene
- Einführschleuse legen
- Schrittmachersonde über Einführschleuse zum rechten Ventrikel führen
- Röntgenkontrolle der Sondenlage

▶ **Pflegerische Maßnahmen, Überwachung**
- sterile Pflasterfixation oder Sonde annähen
- Entfernen der Schleuse
- sterilen Verband an der Einstichstelle anlegen
- Katheterelektroden an das Schrittmacheraggregat anschließen

 Steck- und Schraubkontakte schützen vor Diskonnektion, zur Sicherheit des Patienten.

– Schrittmachereinheit sicher am Arm oder im Bett des Patienten fixieren
– evtl. Bettbügel entfernen, damit der Patient nicht hochgreift und die Sonde disloziert
– Patienten über Verhalten mit der Schrittmachersonde informieren, Bettruhe
– Schrittmacher abdecken, damit die eingestellten Parameter nicht versehentlich verstellt werden
– auf Infektionszeichen an der Einstichstelle achten
– Dokumentation darüber, ob der Patient überwiegend Eigen- oder Schrittmacherrhythmus hat

Monitoring
– entstörtes EKG mit Darstellung vom Schrittmacherimpuls einstellen
– Schrittmachererkennung aktivieren
– Pulsfühler oder Blutdruck-Meßgerät bzw. invasive Druckmessung (EKG-Überwachung allein reicht nicht aus)

 Störfunktionen des Schrittmachers sofort melden.

6.2.2 Umgang mit dem Herzschrittmacher

Einstellen des Schrittmachers
– Einstellung erfolgt durch den Arzt
– am Schrittmacheraggregat lassen sich die Funktionsparameter einstellen
– meist arbeitet der Schrittmacher als Bedarfsschrittmacher, springt also nur dann ein, wenn die Eigenaktionen eine festgelegte Grundfrequenz unterschreiten
– die Stromspannung, die eben noch eine Herzaktion auslöst (Reizschwelle), wird ermittelt durch Zurückdrehen der Impulsstärke

 Hohe Reizschwellen bedeuten einen schlechten Elektrodenkontakt mit dem Myokard und erfordern eine Korrektur der Sondenlage. Damit der Schrittmacher nur bei Bedarf einspringt, muß er den Eigenrhythmus des Herzens erkennen, dies geschieht ebenfalls über die Sonde.

Hinweise auf Fehlfunktionen
– unregelmäßiger Puls, Synkopen und Schwindel: Dysfunktion
– Singultus: Elektrodendislokation
– ungleicher Abstand zwischen zwei Impulsen sowie Abfall oder Anstieg der Herzfrequenz: Batterieerschöpfung
– kein Schrittmacherimpuls oder Abfall der Frequenz unter die eingestellte Schrittmacherfrequenz: Elektrodendislokation oder Reizschwellenänderung

Beeinflussung von Schrittmacherfunktionen
– Elektrochirurgie oder Thermokauter
– Hochfrequenzreizstromgeräte
– Kernspintomographie
– Elektrodenbruch durch Herzdruckmassage bei der Reanimation

 Bei Defibrillation oder Kardioversion geringe Energie wählen, Defibrillator-Elektroden nicht direkt über dem Schrittmachergehäuse plazieren, externen Pacer vor Schockabgabe abkoppeln.

– Gefahr, daß nach erfolgter Schockabgabe, am Sondenende des Schrittmachers Herzmuskelgewebe infarziert

6.3 Sonden und Drainagen

6.3.1 Magensonde

Indikationen
- enterale Ernährung (Kap. I 13.2)
- Prophylaxe von Magensaftaspiration bei intubierten und sedierten Patienten
- Indikator bei Verdacht auf Magenblutungen
- Magenspülungen nach oraler Giftaufnahme
- Anastomosenschutz nach Operationen im Gastrointestinaltrakt
- Magensaftgewinnung zu diagnostischen Zwecken

Arten von Magensonden
Die Auswahl der jeweiligen Sonde ist von der Indikationsstellung abhängig
- **Einlumige Magensonden**
  - kurzfristiger Einsatz
  - Ablauf von Sekret
- **Doppellumige Magensonden** (Abb. 6-4)
  - Soganschluß möglich
  - vollständige Entleerung des Magens möglich (Sog)
  - Belüftung der Sonde durch das zweite Lumen verhindert das Festsaugen an der Magenwand und damit Ulzerationen an der Schleimhaut

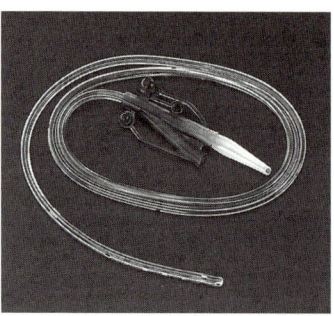

Abb. 6-4 Doppelläufige Magensonde

▶ **Pflegerische Maßnahmen, Überwachung**
- einmal pro Schicht Lage der Magensonde prüfen mit Luftinsufflation oder Aspiration von Magensekret
- Dokumentation und Überwachung des Sekrets: Menge, Aussehen, Geruch
- einmal täglich Fixierung erneuern, dabei Fixationsstelle variieren, um Druckstellen vorzubeugen
- Fixierung ohne Druck und Zug
- Prophylaxe von Druckulzera durch Unterpolstern der Sonde mit Hydrokolloidverbänden oder Schaumstoffringen
- Nasenpartie und Sonde mit Alkoholtupfern oder Wundbenzin entfetten
- bei Sog Sogstärke überprüfen, Belüftungsvolumen muß offen sein
- Beobachtung der Haut auf Läsionen

Komplikationen
- Fehllage in der Trachea, Vagusreiz
- Ulzerationen an der Magenschleimhaut
- bei langer Liegedauer Verwachsungen mit der Magenschleimhaut
- Druckstellen am Nasenflügel
- Magenperforation, Reflux

6.3.2 Buelau-Thoraxdrainagen

Buelau-Drainagen eignen sich zum Entfernen von Luft- und Flüssigkeits-ansammlungen aus dem Pleuraraum und zum dauerhaften Wiederherstellen des physiologischen intrapleuralen Drucks.

6.3.2.1 Ein-Flaschen-System
Aufbau (Abb. 6-5)
- kombiniertes Wasserverschluß- und Sammelgefäß
- luftdicht geschlossenes mit etwas Flüssigkeit gefülltes Gefäß, das durch ein in der Flüssigkeit befindliches Rohr Verbindung zur Atmosphäre hat
- Luft oder Sekret kann aus dem Pleuraraum entweichen
- Wasserschloß verhindert das rückläufige Eindringen von Außenluft
- passiver Sog
- Entleerung von Luft und Sekret beruht auf der Schwerkraft
- **Exspiration**
- damit bei der Exspiration Luft oder Sekret aus dem Pleuraraum entweichen kann, muß der von der Lunge aufgebaute Druck so hoch sein, daß er den Flüssigkeitswiderstand in der Drainage verdrängen kann, der Zugang zur Atmosphäre ist unumgänglich
- **Inspiration**
- die Drainage muß tief in die Flüssigkeit eingetaucht sein, damit der bei der Inspiration erzeugte Sog nur Flüssigkeit in die Drainage zieht

Die Eintauchtiefe der Drainage bestimmt den Drainagewiderstand und damit die Sekretentleerung.

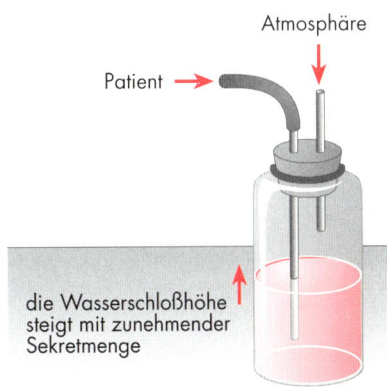

Atmosphäre

Patient →

die Wasserschloßhöhe steigt mit zunehmender Sekretmenge

Abb. 6-5
Ein-Flaschen-System

6.3.2.2 Zwei-Flaschen-System
Aufbau (Abb. 6-6)
- zwei luftdicht abgeschlossene Gefäße stehen miteinander in Verbindung
- ein Gefäß ist mit etwas Flüssigkeit gefüllt und hat den Zugang zur Atmosphäre
- das andere Gefäß dient der Sekretsammlung
- das eine Ende des Verbindungsschlauches zwischen den Gefäßen muß in der Flüssigkeit sein, um die Funktion eines Wasserschlosses zu haben
- passiver Sog, Luft- und Sekretentleerung aufgrund der Schwerkraft

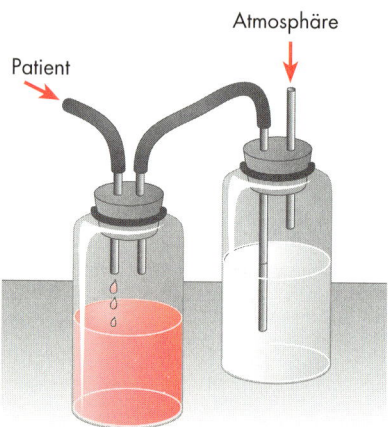

Abb. 6-6
Zwei-Flaschen-System

6.3.2.3 Drei-Flaschen-System
Aufbau (Abb. 6-7)
- drei luftdicht abgeschlossene Gefäße, die miteinander verbunden sind
- erstes Gefäß dient der Sekretsammlung
- zweites Gefäß fungiert als Wasserschloß
- drittes Gefäß ist mit Wasser gefüllt
- Verbindung zur Atmosphäre mit einem Stab, der in der Flüssigkeitssäule endet
- aktiver Sog, über eine Pumpe ist ein maschinell steuerbarer kontinuierlicher Sog in jeder Phase der Atmung möglich

 Je tiefer sich der Stab unterhalb des Flüssigkeitsspiegels befindet, desto höher ist der erzeugte Druck auf die Pleurahöhle.

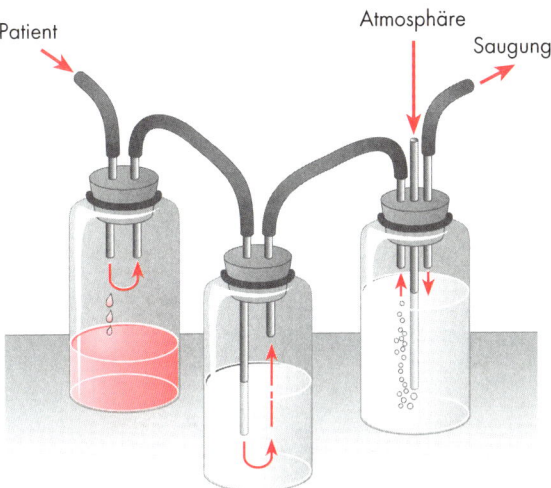

Patient   Atmosphäre   Saugung

Abb. 6-7 Drei-Flaschen-System

6.3.2.4 Pleur-evac
Das Pleur-evac ist ein Thoraxdrainage-System, das wie das Drei-Flaschen-System funktioniert. Allerdings sind alle drei Kammern kompakt mit einander verbunden, ohne Schlauchverbindung (Abb. 6-8).

Aufbau
● **Erste Kammer**
– unterteilt in Trennwände, um exakte Menge bestimmen zu können
– Sekretsammelgefäß maximal 2500 ml
– Druckausgleichsventil im Kammerdach, um hohe negative intrapleurale Drücke im System auszugleichen

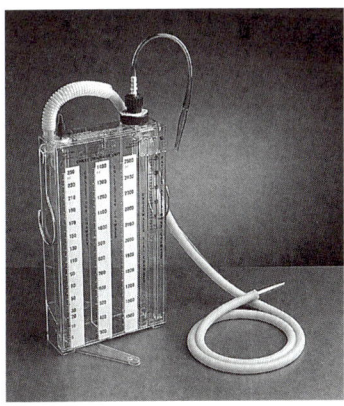

Abb. 6-8 Thoraxdrainage-System, Drei-Kammer-System   71

- **Zweite Kammer**
- Wasserschloß
- eingebautes kalibriertes Manometer: steigt der negative intrapleurale Druck, so steigt auch der Flüssigkeitspegel im Manometer
- im Kammerdach Anschluß zum Sog-Positivitätsventil (Ausgleich bei hohem negativen Druck)
- **Dritte Kammer**
- Saugkontrolle
- Saugung wird durch die Höhe des Wasserpegels und nicht durch den Saugregler kontrolliert

Vorteile
- handlicher, platzsparender Aufbau, Befestigung am Bett möglich
- keine Schlauchverbindungen
- Sekretentleerung nicht möglich, keine Schlauchdiskonnektion
- Sog wird über mehrere Stunden auch ohne Sogquelle aufrechterhalten

Nachteile
- Beurteilung des Sekrets nach mehreren Tagen nicht mehr möglich
- hohe Kosten, Umweltbelastung

6.3.2.5 Anlegen einer Thoraxdrainage und Umgang
Punktionsstellen
- **Beim Pneumothorax**
- Mitte der Medioklavikularlinie im zweiten oder dritten Interkostalraum
- **Beim Hämatothorax**
- dorsolateral in der hinteren Axillarlinie im vierten bis sechsten Interkostalraum

Vorbereiten des Materials
- Thoraxdrainagesystem (Kap. 6.3.2) geschlossen oder offen
- Hautdesinfektionsmittel, Lokalanästhetikum
- Spritzen und Kanülen, verschiedene Größen
- sterile Abdecktücher, sterile Kittel, sterile Handschuhe, Mundschutz
- Skalpell, Nahtmaterial, Trokar mit Einführungskanüle
- Verbindungsschlauch, Vebandmaterial
- **Pneumothorax**
- dünne Katheter, Monaldi-Drain
- **Hämatothorax**
- dicklumige Katheter, Buelau-Drain

Vorbereitung des Patienten
- Information des Patienten
- leichte Oberkörperhochlagerung auf dem Rücken
- Arm der zu drainierenden Seite über den Kopf lagern

Vorgehen (Abb. 6-9)
- Lokalanästhesie
- Hautschnitt
- Trokar über den Drain in den Pleuraraum einführen
- Drain mit Naht fixieren
- Thoraxsaugsystem anschließen
- Einstichstelle mit Schlitzkompressen verbinden
- Drain sicher mit Pflasterverband fixieren

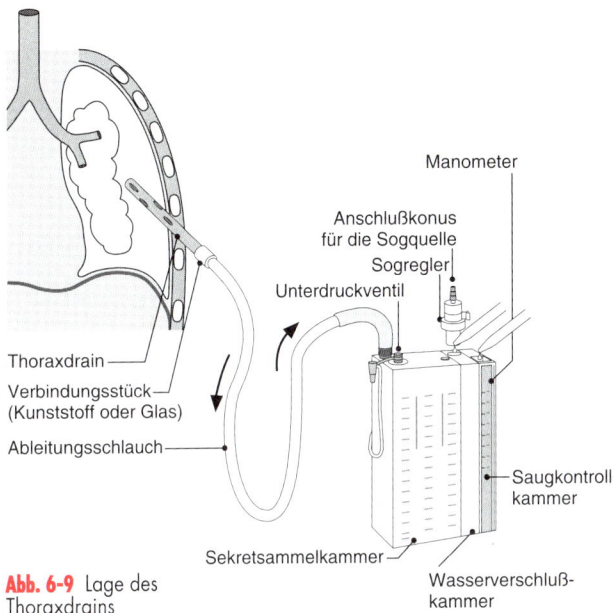

Abb. 6-9 Lage des Thoraxdrains

Labels in figure:
- Manometer
- Anschlußkonus für die Sogquelle
- Sogregler
- Unterdruckventil
- Thoraxdrain
- Verbindungsstück (Kunststoff oder Glas)
- Ableitungsschlauch
- Saugkontrollkammer
- Sekretsammelkammer
- Wasserverschlußkammer

▶ **Pflegerische Maßnahmen, Überwachung**
  - Kontrolle der Pumpe: Saugleistung: nach Anordnung des Arztes, Füllung des Wasserschlosses
  - Klemmen zum notfallmäßigen Abklemmen der Drainageschläuche ans Bett:

 Kommt es bei einem spontanatmenden Patienten zur Dislokation, müssen die Drainageschläuche sofort patientennah abgeklemmt werden, da sonst erneut ein Pneumothorax entsteht. Beim intubierten Patienten dagegen darf eine Thoraxdrainage nie abgeklemmt werden, da sonst die Gefahr eines Spannungspneumothorax besteht. Dies gilt auch für den Transport.

  - sichere Fixierung der Drainage am Patienten und am Bett
  - Drainageschläuche dürfen nicht durchhängen (Sekretstau), abknicken (Lagerung des Patienten), verstopfen (Koagel)

 Besonders bei verwirrten Patienten muß auf eine sichere Fixierung geachtet werden.

  - Drainageschlauch mit Klemmen entlang des Bettes, ohne durchzuhängen, fixieren
  - Menge und Aussehen des Sekrets dokumentieren
  - Pleur-evac-System am Bett sicher anbringen, damit es nicht umkippen kann

Komplikationen
- zu hohe Saugleistung kann zu Schleimhautläsionen führen
- Diskonnektion: massive akute Atembeschwerden, evtl. Spannungspneu, Hautemphysem
- Abknicken der Schläuche und Koagelbildung führen zum Sekretstau, keine klinische Verbesserung bis hin zur Pneumonie
- Verrutschen des Katheters
- Infektion

Transport von Patienten mit Thoraxdrainagen
- ● **Spontanatmende Patienten**

Drei-Flaschen-System
- Drainage patientennah abklemmen
- Drei-Flaschen-System entfernen
- sterilen Sekretbeutel befestigen

Pleur-evac
- System von der Sogquelle entfernen (Sog hält über mehrere Stunden)

Aus Sicherheitsgründen müssen zwei Klemmen zum notfallmäßigen Abklemmen bei Diskonnektion am Bett griffbereit liegen.

- ● **Beatmete Patienten**

Thoraxdrainagen nie abklemmen, da es zu einem Spannungspneumothorax kommen kann, falls ein Ventilmechanismus vorliegt.

Drei-Flaschen-System
- System entfernen
- Drain mit einem sterilen Sekretbeutel verbinden, der mit einem Loch versehen ist, durch das bei einem Ventilmechanismus Luft entweichen kann
- Heimlich-Ventile können zum Transport verwendet werden

Pleur-evac
- Systeme bleibt angeschlossen

Assistenz beim Entfernen von Thoraxdrainagen
- bei Hämatothorax, Pleuraerguß und Pleuraempyem darf die geförderte Sekretmenge in 24 Stunden nicht über 100 ml liegen
- vor dem Entfernen Röntgenaufnahme (Entfaltung der Lunge, mögliche Verschattungen)
- Verband lösen
- evtl. Tabaksbeutelnaht anlegen oder bei bereits liegender Naht zum Zuziehen bereithalten
- Patient muß tief einatmen und Luft anhalten
- eine Person zieht die Drainage, eine zweite zieht sofort die Tabaksbeutelnaht fest oder verschließt die Einstichstelle steril und luftdicht mit einem Dachziegelverband
- nach etwa einer Stunde nochmalige Röntgenkontrolle
- klinische Überwachung des Patienten, Blutgase, Kreislaufparameter

6.3.3 Ventrikel-Drainage

Ein in den Seitenventrikel eingebrachter **Silikonkatheter** drainiert Liquor nach außen. Da diese Drainage nach dem Überlaufprinzip funktioniert, muß die Höhe des Ablaufpunktes immer definiert und fixiert sein.

Indikationen
- Liquorablaß zur Entlastung bei intrakranieller Drucksteigerung
- Liquorablaß bei Hydrocephalus internus
- Messung des intrakraniellen Drucks (ICP, Kap. 5.5)
- vorübergehend, wenn die Anlage einer Dauerableitung nicht möglich ist
- bei Ventrikelblutung

Vorgehen (Abb. 6-10)
- Bohrloch anlegen
- Katheter in das Vorderhorn des Seitenventrikels vorschieben

 Das Einbringen des Katheters kann bei generalisiertem Hirnödem erschwert sein.

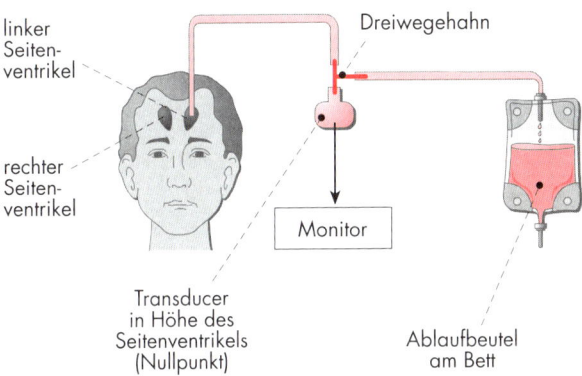

Abb. 6-10 Ventrikel-Drainage: Durch Umschalten des Dreiwegehahns kann die Druckmessung unterbrochen und Liquor abgelassen werden, ohne zu dekonnektieren.

▶ **Pflegerische Maßnahmen, Überwachung**
- Hygieneregeln beachten (Kap. 5.5.1.1)
- Überlaufpunkt beachten

 Beim Abklemmen, Abknicken oder wenn das System zu hoch hängt (Druck), kann es zu Liquorstau und somit zum Anstieg des Hirndrucks kommen.

- liegt der Überlaufpunkt zu tief, kann es zum schnellen Verlust von Liquor führen und neurologische Auffälligkeiten beim Patienten auslösen

 Beim Umlagern des Patienten ist darauf zu achten, daß es zu keinem Rückfluß von Liquor kommt.

- Dokumentation und Bilanzierung des Liquors
- routinemäßige Untersuchungen von Zellzahl und Eiweiß im Liquor (Infektionen)

Auf auffällige Verfärbung der Drainageflüssigkeit ist zu achten. Eine dunkle Farbe kann eine erneute Ventrikelblutung anzeigen.

– bei Trübung und Beimengung von Blut kann der Katheter schneller verstopfen
– die Verbindungsleitung zwischen Katheter und Überlaufsystem mit sterilem NaCl 0,9% luftleer machen

 Mit einem Dreiwegehahn zwischen Ablauf und Monitor kann man zwischen Ablauf und Hirndruckmessung wechseln. Der Liquor kann so differenziert nach Meßwerten abgelassen werden.

– Nullabgleich und Kalibrierung erfolgt nach den Prinzipien einer Druckmessung zur Atmosphäre (Kap. 5.4.2.1)
– am Monitor den Kanal mit niedriger Begrenzung wählen

 An Ventrikeldrainagen nie Sogsysteme oder kontinuierliche Druckspülungen anschließen.

6.3.4 Intraabdominelle Drainagen

Indikationen
– Ableitung von körpereigenen Sekreten, Blut, Eiter
– Ableitung von eingebrachten Spülflüssigkeiten

Sekretableitungen
● **Offene Sekretableitung** (Abb. 6-11)
– Drainagerohr endet über Hautniveau
– Sekret wird in einen Verband geleitet
– großes Infektionsrisiko, Sepsis, verzögerte Wundheilung
– häufige Verbandwechsel nötig
– Kontaminationsgefahr der Umgebung
– Beispiele: Easy-Flow-, Penrose- und Wellendrainage

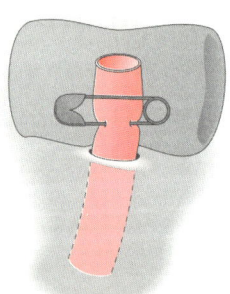

Abb. 6-11
Offene Sekretableitung

● **Halboffene Sekretableitung** (Abb. 6-12)
– Drain ist mit einem sterilen Auffangbeutel verbunden
– ein Reflux wird nicht verhindert
– Infektionsgefahr bei viel Sekret
– regelmäßiger Beutelwechsel
– Beispiel: T-Drainage

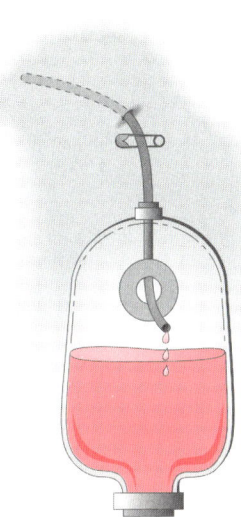
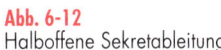

Abb. 6-12
Halboffene Sekretableitung

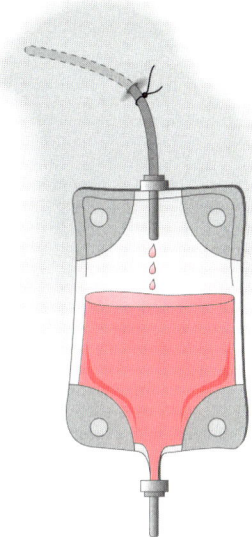

Abb. 6-13
Geschlossene Sekretableitung

- **Geschlossene Sekretableitung** (Abb. 6-13)
- untrennbare Verbindung zwischen Drainageschlauch und Auffangbeutel, incl. Einwegventil, das den Reflux von Sekret verhindert

Drainagearten für die Bauchhöhle
- **Penrose-Drainage**
- mit Mullstreifen gefülltes Gummirohr
- Indikation: arrosionsgefährdete Gebiete
- Sekret wird durch die Kapillarkraft in den Verband geleitet
- offene Sekretableitung, Infektionsgefahr
- häufig verkleben die Mullstreifen miteinander oder am hinteren Wundpol
- **Easy-Flow-Drainage**
- dünner, flacher Schlauch, der eine wellenförmige Innenwand besitzt
- funktioniert durch Kapillarkraft
- Drainage bei abnehmender Sekretmenge über mehrere Tage kürzen und anschließend ziehen
- **Wellendrainage**
- wellenförmige Silikonplatte in verschiedenen Größen
- Offenhalten der Wundränder
- Ableitung des Sekrets zwischen Drain und Wundrand
- Abkapselung eines evtl. vorhandenen Abszesses wird vermieden
- Spülbehandlung möglich
- offene Sekretableitung, große Sepsisgefahr

- **Robinson-Drainage**
  - Drainageschlauch (abgerundete Spitze, vier seitlich versetzte trichterförmige Augen) ist unlösbar mit dem Auffangbeutel verbunden, incl. Lippenventil, um Reflux von Wundsekret zu vermeiden
- **T-Drainage**
  - Gummirohr, dessen Ende die Form eines „T" besitzt
  - Lokalisation im Ductus choledochus
  - zur Galleableitung bei papillennaher Abflußbehinderung durch postoperative Schleimhautschwellung

Bei zunehmender Papillenabschwellung kann der physiologische Gallenfluß unterstützt werden, indem man den Sekretbeutel stückweise höher hängt. Der Gallensaft kann dann wieder über das Duodenum abfließen.

  - T-Drainage bei einer Fördermenge unter 100 ml ziehen
  - Röntgenkontrolle mit Kontrastmittel
- **Perkutane transhepatische Drainage**
  - über die Bauchdecke in einen gestauten Gallengang eingebrachte dünne Kunststoffdrainage
  - bei Verschlußikterus oder palliativ bei Gallengang- und Blasenkarzinom
- **Shirley-Drainage**
  - zweilumiger Drain, angeschlossen an eine kontinuierliche Absaugung
  - bei Operationen am Gallensystem und Magen, Kolon und Rektum, im urologischen und gynäkologischen Bereich
  - sollte nicht länger als sieben Tage liegen
  - Schutzkappe über Bakterienfilter abziehen, keinesfalls den Bakterienfilter selber

Drainagearten für das Weichteilgewebe

- **Redon-Drainage**
  - geschlossene Saugdrainage mit nicht einstellbarem Sog
  - liegt im Unterhautfettgewebe oder subfaszial
  - bei Operationen an den Extremitäten, im Retroperitoneum, an Nieren und Rektum, nach Kraniotomien
  - Liegedauer 24 bis 48 Stunden
  - Wechsel bei vollem Auffanggefäß oder Vakuumverlust, Beibehalten des Vakuums (Abklemmen des Drainageschlauches) unter aseptischen Bedingungen
- **Jackson-Pratt-Drainage**
  - Silikonkautschukdrain, über ein Lippenventil mit einer 100-ml-Flasche verbunden
  - Nieder-Vakuum-System (10 bis 150 mbar, im Vergleich zur Redon-Drainage mit 900 mbar)
  - Vakuum wird durch Kompression der Flasche hergestellt
  - bei arrosionsgefährdeten Strukturen

Spülkatheter

- **Tenckhoff-Katheter**
  - zweilumiger Silikonkautschukkatheter (ursprünglich zur kontinuierlichen ambulanten Peritonealdialyse, CAPD) zum Einbringen zytotoxischer Medikamente, z.B. bei Peritonealkarzinose
  - als Komplikationen: Sepsis, Peritonitis

▶ **Pflegerische Maßnahmen, Überwachung**
- einmal täglich aseptischer Verbandwechsel, bei Bedarf häufiger, dabei Kontrolle der Punktionsstelle auf Entzündungszeichen
- Manipulationen jeglicher Art nur unter streng aseptischen Bedingungen
- Kontrolle von Sog oder Vakuum
- Überwachung des Sekrets auf Menge, Aussehen, Geruch sowie Dokumentation
- bei der postoperativen Übernahme Drainagen markieren und Sekretflaschen leeren

 Der Patient muß so gelagert sein, daß der freie Sekretabfluß gewährleistet ist. Die Schläuche dürfen nicht knicken und nicht durchhängen, es darf kein Zug auf die Drainagen entstehen.

- Auffangbehälter unterhalb des Patientenniveaus, kein Bodenkontakt
- kein routinemäßiger Wechsel
- geschlossene Schlauchsysteme nicht anspülen, da Infektionsgefahr

Komplikationen bei liegenden Drainagen
- Arrosionsblutung
- aufsteigende Infektionen

6.4 Katheter zur Urinableitung

Auf Intensivstationen ist der exakten stündlichen Bilanzierung der Urinausscheidung große Bedeutung beizumessen, da die Nierenfunktion ein wichtiger Parameter ist. Eine genaue Bilanzierung ist nur durch eine Blasendrainage möglich.

6.4.1 Transurethrale Blasendrainage

Der Vorteil an transurethralen Blasendrainagen ist, daß sie ein schnelles und unkompliziertes Legen ermöglichen.
Der Nachteil ist die Gefahr der aufsteigenden Harnwegsinfektion besonders bei immobilen, stuhlinkontinenten Patienten. 40% der nosokomialen Infektionen im Krankenhaus stellen Harnwegsinfektionen, aufgrund von Blasenkathetern, dar.

Liegedauer
- je nach Katheterart, Herstellerangaben beachten
- silikonisierte Latexkatheter sieben bis zehn Tage
- 100%ige Silikon-Verweilkatheter bis zu sechs Wochen

▶ **Pflegerische Maßnahmen, Überwachung**
- Blockung nur mit Aqua dest. NaCl kann kristallisieren, wodurch evtl. nicht mehr entblockt werden kann
- einmal täglich Inspektion der Urethraöffnung auf Entzündungen, Ausfluß, Borken, Verkrustungen
- einmal pro Schicht Intimtoilette mit Wasser und Seife oder mit antiseptischer Lösung (z.B. Octenisept®) und sterilen Tupfern
- nach jeder Stuhlentleerung Katheterpflege

Komplikationen
- Druckgeschwüre in der Harnblase und Harnröhre
- Harnröhrenstrikturen durch vernarbende Ulzerationen
- Ballon zum Blocken kann nicht mehr entblockt werden
- aufsteigende Harnwegsinfektionen

6.4.2 Suprapubische Blasenfistel

Die suprapubische Blasenfistel eignet sich, wenn es absehbar ist, daß die Blase über längere Zeit drainiert werden muß.

Vorteile
- geringeres Infektionsrisiko als bei transurethraler Blasendrainage
- spontane Blasenentleerung möglich, auch ohne vorheriges Entfernen des Katheters
- bessere Toleranz

Nachteile
- vereinzelt Makrohämaturie mit nachfolgender Blasentamponade
- Verstopfung des Katheters (dünneres Lumen)

Kontraindikationen
- Gerinnungsstörungen, Verwachsungen im Unterbauch
- Ileus, Aszites, Schwangerschaft

Vorbereiten des Materials
- Einmalpunktionsset
- steriler Kittel, Mundschutz, Haube, sterile Handschuhe
- sterile Abdecktücher
- Hautdesinfektionsmittel, Lokalanästhesie
- Spritzen und Kanülen in verschiedenen Größen
- zur Probepunktion Kanüle Größe 1 und 10-ml-Spritze
- Skalpell, geschlossenes Urindrainagesystem
- Verbandmaterial, Rasierer

Vorbereitung des Patienten
- Information des Patienten
- Rückenlage
- Unterbauch rasieren
- für eine volle Blase sorgen, Flüssigkeitszufuhr oral, intravenös oder retrograd

Vorgehen
- Punktionsstelle durch Palpation und Perkussion bestimmen
- Desinfektion
- Lokalanästhesie
- evtl. Probepunktion
- Punktion knapp oberhalb der Symphyse bei voller Harnblase durch Metallführungszylinder
- Katheter über diesen Trokar einführen (Abb. 6-14)
- Trokar entfernen
- Katheter durch Naht fixieren
- Urinablaufsystem anbringen

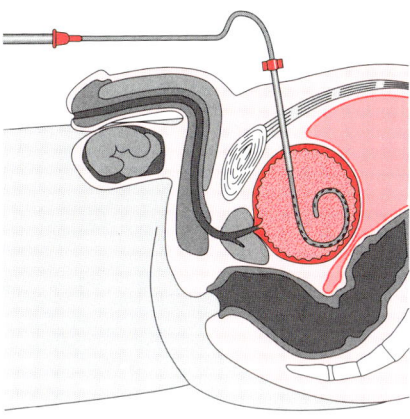

Abb. 6-14
Suprapubische
Blasendrainage

– sterilen Verband anbringen
– Katheter außerhalb des Verbandes sicher mit Pflaster fixieren
– Liegedauer sechs bis acht Wochen

▶ **Pflegerische Maßnahmen, Überwachung**
– einmal täglich Verbandwechsel unter streng aseptischen Kautelen, dabei
  Inspektion und anschließende Dokumentation der Einstichstelle
– sichere Fixierung des Katheters, um ein Herausrutschen zu verhindern
– Anspülen des Katheters bei Verstopfung mit NaCl 0,9%
– allgemeine hygienische Aspekte beim Umgang mit Blasenkathetern
  (Kap. 13.1.1)
– Auslaßventil darf nicht den Boden berühren
– Entleerung des Urinbeutels mit unsterilen Einmalhandschuhen, Aus-
  laßventil anschließend desinfizieren
– Urinrückfluß in die Blase vermeiden, der Urinbeutel darf nie über
  Blasenniveau hängen
– Schlauch darf nicht durchhängen (Keimansammlung)
– geschlossenes System muß bestehenbleiben
– gute Fixierung des Ablaufbeutels, um Zug am Katheter zu vermeiden
– Wechsel des Urinablaufsystems alle 14 Tage

7 Stoffwechsel

7.1 Wasser- und Elektrolythaushalt

Störungen des Wasserhaushaltes treten meist in Verbindung mit Störungen im Elektrolythaushalt auf. Die osmotischen Verhältnisse in den jeweiligen Körperflüssigkeiten sind für die Verteilung des Wassers in den verschiedenen Räumen im Körper verantwortlich.

Elektrolyte
– sind Salze, Säuren, Basen, die in wäßriger Lösung in elektrisch geladenen Teilchen (**Ionen**) vorliegen
– Kationen (positiv geladene Teilchen) oder Anionen (negativ geladene Teilchen)

Molekulargewicht
– Abkürzung ist mol (mmol)
– international gültige Berechnungsbasis für alle Elemente
– 1 mol (1 mmol) entspricht der relativen Atom- oder Molekülmasse in g (mg)
– 1 mol enthält stets die gleiche Anzahl von Teilchen (Atome, Ionen, Moleküle)

Osmose
– Übergang einer Lösung, z.B. Wasser, durch eine semipermeable Membran. Diese ist durchlässig für Wasser, aber nicht für die festen, in der Lösung befindlichen Teilchen

Osmotischer Druck
– ist abhängig von der Anzahl der aktiven gelösten Teilchen in einer Flüssigkeit
– entspricht der Konzentration aller gelösten Ionen und Moleküle
– die Einheit ist Osmol (osm) bzw. Milliosmol (mosm)

Osmolarität
– entspricht der Molkonzentration aller in einem Liter Flüssigkeit osmotisch wirksamen Teilchen

Die Plasmaosmolarität liegt bei etwa 300 mosm/l.

Kolloidosmotischer Druck
– entspricht dem Anteil von Proteinen an der Plasmaosmolarität
– einzelne Proteinmoleküle sind im Vergleich zu Ionen sehr groß, hierdurch ist deren verursachte Osmolarität sehr gering

Wegen ihrer Größe können diese Proteine den Intravasalraum nicht verlassen und haben so eine wichtige Funktion bei der Regulation der Wasserverteilung zwischen dem Plasma und dem interstitiellen (zwischen den Zellen) Raum.

Isotonische Lösungen
– entsprechen einer Lösung mit einer Teilchenkonzentration von 270 bis 300 mmol/l

– haben eine Osmolarität von 270 bis 300 mosm/l
– hypertonische Lösungen haben eine höhere Gesamtosmolarität
– hypotonische Lösungen haben eine niedrigere Gesamtosmolarität

Diffusion
– Elektrolyte wandern durch Membranen und versuchen so Konzentrationsdifferenzen auszugleichen
– Wasser bewahrt das osmotische Gleichgewicht im ganzen Körper, innerhalb der Flüssigkeitsräume strebt es immer zum Ort mit höherer Konzentration von Elektrolyten

7.1.1 Wasserhaushalt

Der Mensch besteht zu etwa **60%** aus **Wasser.** Im **intrazellulären Raum** (Flüssigkeit innerhalb der Zelle) sind es 40%, im **extrazellulären Raum** (Flüssigkeit außerhalb der Zelle) 20%.
Der extrazelluläre Raum teilt sich auf in den **intravasalen Raum** (Flüssigkeit innerhalb der Herz-, Blut- und Lymphgefäße) mit 5% und den **interstitiellen Raum** (Flüssigkeit zwischen den Zellen) mit 15% Wasser (Abb. 7-1).

Besonderheiten
– der relativ kleine intravasale Raum reguliert als Haupttransportsystem die Gesamtkörperflüssigkeit
– durch pathologische Verluste von Flüssigkeiten nach innen (Körperhöhlen, z.B. Pleura, Bindegewebe, Gastrointestinaltrakt) kann es zur Ausbildung eines „dritten Raumes" kommen

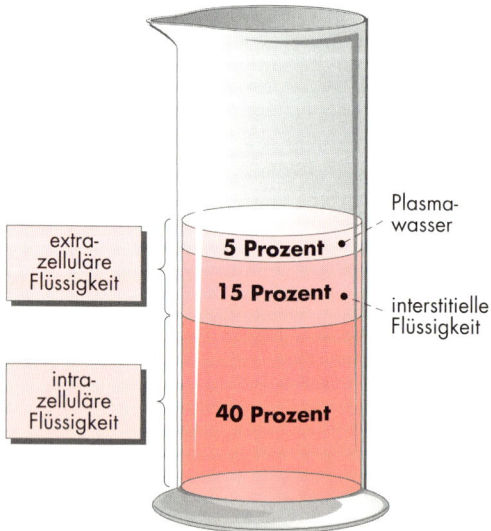

extra-
zelluläre
Flüssigkeit

intra-
zelluläre
Flüssigkeit

5 Prozent

15 Prozent

40 Prozent

Plasma-
wasser

interstitielle
Flüssigkeit

Abb. 7-1 Wasserverteilung im Körper

Wasserbedarf

- beim gesunden erwachsenen Menschen etwa 2500 ml/Tag
- der Wasserbedarf beim Intensivpatienten unterliegt großen Schwankungsbreiten und ist abhängig vom jeweiligen Krankheitsbild
- er richtet sich u.a. nach Kontrollparametern wie ZVD und Diurese und wird täglich individuell neu festgelegt

▶ **Pflegerische Maßnahmen, Überwachung**

- ZVD
- Pulmonalisdruck
- Blutdruck: systolisch, diastolisch, Mitteldruck

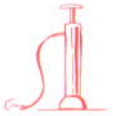

- Atmung: Rasselgeräusche, Giemen, Einziehungen, Atemnot, Thoraxbewegungen (paradox?)

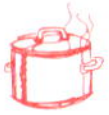

- Appetit, Durst

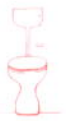

- Kontrolle und Dokumentation von Ein- und Ausfuhr
- exakte Bilanzierung
- Kontrolle der Ausscheidungen (Menge, Konzentration)
- Verluste aus Drainagen und Fisteln berücksichtigen
- hohen Elektrolytverlust bei Erbrechen und Durchfällen beachten
- Kontrolle der Körpertemperatur

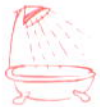

- Haut und Schleimhäute beobachten, Turgor, Ödeme, Farbveränderungen, Schwitzen

- Bewußtseinslage, Verwirrtheit, Unruhe

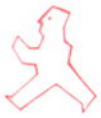

- Kontrolle des Körpergewichts

7.1.2 Elektrolythaushalt

Kationen

- **Natrium (Na^+)**
- Normwert im Blut 135 bis 145 mmol/l
- häufigstes Kation im Extrazellulärraum
- beeinflußt dort den osmotischen Druck
- **Kalium (K^+)**
- Normwert im Blut 3,6 bis 4,8 mmol/l
- wichtigstes intrazelluläres Kation
- Mitbeteiligung an der Reizübertragung
- 90% des Gesamtkaliumbestandes im Körper sind intrazellulär, 5% extrazellulär
- **Calcium (Ca^{++})**
- Normwert im Blut 2,1 bis 2,6 mmol/l (8,5 bis 10,5 mg/100 dl)
- liegt in gebundener und in freier Form vor
- biologisch wirksam ist jedoch nur Calcium in freier Form, es entspricht 50% des Gesamtkörpercalciums
- Baustein der Knochen
- beeinflußt die Erregbarkeit der Nerven und Muskeln
- Mitwirkung bei der Blutgerinnung

- **Magnesium (Mg⁺⁺)**
- Normwert im Blut 0,66 bis 1,07 mmol/l (1,6 bis 2,6 mval/l)
- Cofaktor zahlreicher Enzyme
- dämpft die neuromuskuläre Erregbarkeit
- fördert die Fibrinolyse

Anionen
- **Clorid (Cl⁻)**
- Normwert im Blut 87 bis 108 mmol/l
- **Hydrogencarbonat (HCO₃⁻) („Bikarbonat")**
- Normwert im Blut 21 bis 27 mmol/l
- **Hydrogenphosphate (H₂PO₄⁻, HPO₄⁻)**
- **Sulfat (SO₄⁻)**

7.1.3 Störungen im Wasser- und Elektrolythaushalt

7.1.3.1 Hypertone Dehydration
Bei der hypertonen Dehydration kommt es zu einem **Wassermangel** im **Intra- und Extrazellulärraum.**

Ursachen
- unzureichende Aufnahme von Flüssigkeit, zu konzentrierte Sondennahrung
- Verlust von Flüssigkeit, z.B. Fieber, Diarrhö, Schwitzen, Polyurie

Kontrollparameter
- Plasmaosmolarität erhöht, Plasmanatrium erhöht
- relative Erhöhung von Hämatokrit und Hämoglobin
- Urinkonzentration erhöht

Symptome und Überwachungskriterien
- Trockenheit von Haut und Schleimhäuten
- allgemeine Schwäche bis Bewußtseinstrübung
- Durst, Fieber
- sinkende Urinausscheidung

7.1.3.2 Isotone Dehydration
Wasser- und Elektrolytmangel im Extrazellulärraum (Blutvolumen und Interstitium).

Ursachen
- Verlust von Flüssigkeiten aus dem Magen-Darm-Kanal durch Erbrechen, Durchfall, Sonden, Drainagen, Diuretika
- Verluste aus dem „dritten Raum", z.B. Aszites, Peritonitis, Pleuraerguß

Kontrollparameter
- Plasmaosmolarität normal, Plasmanatrium normal
- Urinmenge vermindert, Natrium im Urin niedrig
- Urinkonzentration erhöht

Symptome und Überwachungskriterien
- Tachykardie, Hypotonie, Schockgefahr
- sinkende Urinausscheidung, Apathie und Erbrechen

7.1.3.3 Hypotone Dehydration

Bei der hypotonen Dehydration kommt es zu einem **Mangel an Wasser und gelösten Stoffen.** Der Extrazellulärraum ist verkleinert, die Zellen relativ überwässert.

Ursachen
– Spülungen von Magen und Darm mit elektrolytfreien Lösungen
– Salzverluste, z.B. chronische Niereninsuffizienz, Nebenniereninsuffizienz, natriumarme Diät

Kontrollparameter
– Plasmaosmolarität erniedrigt, Plasmanatrium erniedrigt
– Urinkonzentration erhöht

Symptome und Überwachungskriterien
– Kreislaufstörungen, Hypotonie, Tachykardie, Schock
– kalte, zyanotische Haut, schlechte Füllung der Venen
– abdominale Krämpfe
– Benommenheit, Fieber
– Urinmenge vermindert, **kein Durst**

7.1.3.4 Hypotone Hyperhydration

Betroffen ist bei der hypotonen Hyperhydration durch einen **Wasserüberschuß** vor allem das **Zellinnere.** Man spricht auch von Wasservergiftung.

Ursachen
– die Nieren sind nicht in der Lage, das Wasserangebot ausreichend auszuscheiden
– Kohlenhydratinfusionen ohne gleichzeitig ausreichendes Angebot von Elektrolyten
– zerebrale Ursachen, z.B. erhöhte Freisetzung von ADH (antidiuretisches Hormon), intrakranielle Blutungen
– nach Behandlung von Ödemen

Kontrollparameter
– Plasmaosmolarität vermindert, Plasmanatrium vermindert
– Gesamtprotein erniedrigt
– erhöhte Urinmenge bei erniedrigter Urinkonzentration

Symptome und Überwachungskriterien
– zerebrale Zeichen, z.B. Kopfschmerzen, Verwirrung, Benommenheit, gesteigerte Reflexe, Krämpfe
– Tränen und Speichelfluß
– Verstärkung von bestehenden Ödemen

7.1.3.5 Isotone Hyperhydration

Bei einer isotonen Hyperhydration liegt ein **Überschuß an isotoner Flüssigkeit** in allen Verteilungsräumen des Körpers vor.

Ursachen
– übermäßige Infusion von isotonen Elektrolytlösungen bei beeinträchtigter Nierenfunktion
– kardiale, renale, hepatische Insuffizienz
– Eiweißmangel

Kontrollparameter
- Plasmaosmolarität normal, Plasmanatrium normal
- Gesamteiweiß erniedrigt, Hämatokrit erniedrigt

Symptome und Überwachungskriterien
- Gewichtszunahme, periphere Ödeme
- verstärkter Hautturgor
- Lungenödem mit rasselnden Atemgeräuschen, Kurzatmigkeit
- Aszites, evtl. Pleuraerguß

7.1.3.6 Hypertone Hyperhydration
Durch einen Anstieg der Osmolarität im Extrazellulärraum wird vermehrt Wasser aus den Zellen entzogen, es kommt zu einem Überschuß an Wasser und gelösten Stoffen.

Ursachen
- Zufuhr von hypertonen Infusionslösungen
- Zufuhr von isotonen Lösungen bei reduzierter Nierentätigkeit
- Natriumüberschuß infolge erhöhter Rückresorption
- enterale Zufuhr von Meerwasser (selten)

Kontrollparameter
- Plasmaosmolarität erhöht, Plasmanatrium erhöht
- ZVD erhöht, Urinmenge gering
- Gesamteiweiß erniedrigt, Hämatokrit erniedrigt

Symptome und Überwachungskriterien
- gesteigerte Reflexe, Unruhe, Erregung
- Durst
- Urinkonzentration erhöht
- Lungenödem
- Hautrötung
- Gefahr des Herzversagens

7.1.3.7 Störungen des Kaliumhaushaltes
Ursachen
- **Hypokaliämie**
- Kortison-, ACTH- oder Saluretika-Therapie
- Verluste über Magen-Darm und Niere
- Kaliumeinstrom in die Zelle (z.B. bei Glukose-Insulintherapie)
- Verteilungsstörungen in den Flüssigkeitsräumen: bei Katabolie, metabolischen Azidosen, nach diabetischer Azidose, durch kohlenhydratreiche parenterale Ernährung
- nach Streßreaktionen
- **Hyperkaliämie**
- akutes oder chronisches Nierenversagen
- kaliumhaltige Infusionen bei reduzierter Ausscheidung
- Aldosteronantagonisten, Massentransfusionen

 Bei der Lagerung von Blutkonserven tritt Kalium aus den Erythrozyten aus.

- Verteilungsstörung in den Flüssigkeitsräumen bei Azidose, Verbrennungen, Trauma, Verbrühungen (Gewebezerstörungen führen zu Zelluntergang mit Freisetzung von K^+-Ionen aus dem Zellinnern)

Kontrollparameter

- **Hypokaliämie**
– Plasmakalium unter 3,6 mmol/l, dieser Wert umfaßt nicht den Gesamt-
  bestand, Vorsicht bei der Interpretation
– Kaliumkonzentration im Blut ist pH-Wert-abhängig (Azidose – Hyper-
  kaliämie, Alkalose – Hypokaliämie, vgl. Kap. 7.2.5)
– Parameter des Säure-Basen-Haushaltes
– Kaliumausscheidung im Urin
- **Hyperkaliämie**
– Plasmakalium über 5,5 mmol/l

Symptome und Überwachungskriterien

- **Hypokaliämie**
– Schwäche, Lethargie, Muskelatonie und intestinale Atonie
– die Erregbarkeit des Herzens ist gesteigert, es besteht eine besondere
  Empfindlichkeit für Herzrhythmusstörungen
– EKG-Veränderungen: Depression der T-Welle und des ST-Segmentes,
  Verlängerung des QT-Intervalles (Abb. 7-2)
– Verschlechterung der Glukosetoleranz
- **Hyperkaliämie**
– Muskelschwäche, Bewußtseinsstörungen, Verwirrtheit
– Durchfälle
– EKG-Veränderungen: erhöhte, spitze T-Welle, Depression des ST-Seg-
  mentes, QRS-Verbreiterung bis zum Schenkelblock (Abb. 7-2)

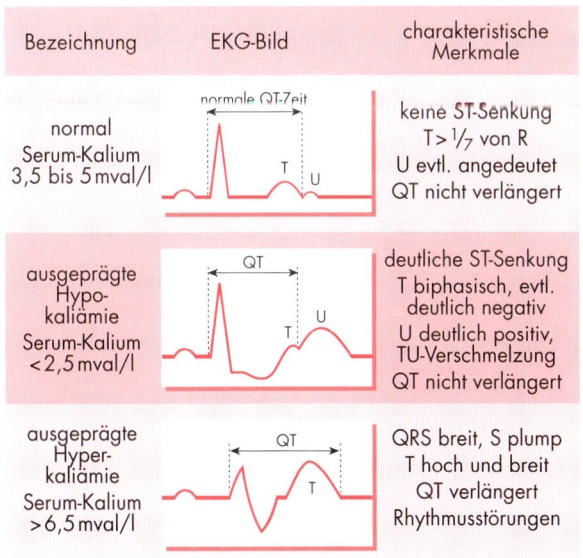

Bezeichnung	EKG-Bild	charakteristische Merkmale
normal Serum-Kalium 3,5 bis 5 mval/l	normale QT-Zeit T U	keine ST-Senkung T > 1/7 von R U evtl. angedeutet QT nicht verlängert
ausgeprägte Hypo-kaliämie Serum-Kalium < 2,5 mval/l	QT T U	deutliche ST-Senkung T biphasisch, evtl. deutlich negativ U deutlich positiv, TU-Verschmelzung QT nicht verlängert
ausgeprägte Hyper-kaliämie Serum-Kalium > 6,5 mval/l	QT T	QRS breit, S plump T hoch und breit QT verlängert Rhythmusstörungen

Abb. 7-2 EKG-Veränderungen durch Störungen im Kaliumhaushalt

Therapie
- **Hypokaliämie**

 Elektrolytkonzentrate nur verdünnt verwenden. Gefahr von Kammerflimmern bei schneller und unverdünnter Injektion.

- Ausgleich erfolgt nach ärztlicher Anordnung
- Kaliumkonzentrat der Trägerlösung zusetzen oder Perfusorapplikation
- Infusionen mit einer Kaliumkonzentration über 40 mmol/l nur über zentralen Zugang infundieren (Venenreizung)
- Azidosen zuerst ausgleichen
- in der ersten Stunde maximal 20 mmol, danach 10 mmol pro Stunde, pro Tag maximal 2 mmol/kgKG

- **Hyperkaliämie**
- Ausgleich erfolgt nach ärztlicher Anordnung
- Anregung der Diurese durch kaliumfreie Infusionen
- Absetzen der Kaliumzufuhr
- antagonistische Ionen: Calciumchlorid 10%
- Natriumbikarbonat 8,4% langsam injizieren, das Anheben des Blut-pH-Wertes bewirkt eine Kaliumaufnahme in die Zelle
- Glukose-Insulin-Therapie unter ständiger Kontrolle von Serumkalium, Blutzucker und Säure-Basen-Status (vgl. Kap. 7.1.3.7)
- bei Nierenversagen Hämodialyse
- Kationenaustauscher (Resonium®, per os oder rektal)

7.1.3.8 Störungen im Calciumhaushalt
Ursachen
- **Hypocalciämie**
- Nierenschädigungen, Vitamin-D-Mangel
- Operationen mit der Herz-Lungen-Maschine
- akute Pankreatitis (Absorptionsstörungen)
- Massentransfusionen (Zitratblut bindet ionisiertes Calcium)
- Hypoparathyreoidismus, Entfernung der Nebenschilddrüsen
- **Hypercalciämie**
- Vitamin-D-Überdosierung
- Dialyse mit zu hohem Calcium in der Spülflüssigkeit
- Hyperparathyreoidismus

Kontrollparameter
- **Hypocalciämie**
- Gesamtcalcium im Plasma unter 2,2 mmol/l
- **Hypercalciämie**
- Gesamtcalcium im Plasma über 3 mmol/l

Symptome und Überwachungskriterien
- **Hypocalciämie**
- erhöhte neuromuskuläre Erregbarkeit bis zur Tetanie
- Hyperreflexie
- Pelzigkeitsgefühl und Kribbeln der Haut, meist um den Mund
- Pfötchenstellung der Hände, Spitzfußstellung der Füße
- Sprachschwierigkeiten

- **Hypercalciämie**
- – neuromuskuläre Erregbarkeit herabgesetzt
- – Übelkeit, Erbrechen

Therapie
- **Hypocalciämie**
- – Ausgleich erfolgt nach ärztlicher Anordnung
- – Calciumglukonat, Calciumchlorid i.v.

 Bei Tetanie Rückatmung über einen Beatmungsbeutel. Hieraus resultiert eine respiratorische Azidose, das freie Calcium steigt.

- **Hypercalciämie**
- – Ausgleich erfolgt nach ärztlicher Anordnung
- – forcierte Diurese, bei Bedarf Hämodialyse (Kap. 21.2.3)
- – Behandlung des Grundleidens

7.1.3.9 Störungen des Magnesiumhaushaltes
Ursachen
- **Hypomagnesiämie**
- – ungenügende Zufuhr
- – Nieren- und Lebererkrankungen, Alkoholismus
- – akute Pankreatitis (Resorptionsstörungen)
- **Hypermagnesiämie**
- – diabetische Azidose, Niereninsuffizienz
- – übermäßige Zufuhr

Kontrollparameter
- **Hypomagnesiämie**
- – Plasma-Magnesium unter 0,7 mmol/l
- **Hypermagnesiämie**
- – Plasma-Magnesium über 1,5 mmol/l

Symptome und Überwachungskriterien
- **Hypomagnesiämie**
- – Muskelkrämpfe, zerebrale Störungen
- – Nervosität, intestinale Störungen
- – Herzrhythmusstörungen
- **Hypermagnesiämie**
- – verminderte neuromuskuläre Erregbarkeit
- – Übelkeit, Erbrechen
- – Magen-Darm-Atonie bis zum paralytischen Ileus
- – bei toxischen Dosen Atemlähmung bis Herzstillstand

Therapie
- **Hypomagnesiämie**
- – Ausgleich erfolgt nach ärztlicher Anordnung
- – parenterale Zufuhr von 10 bis 20 mmol/Tag
- **Hypermagnesiämie**
- – Ausgleich erfolgt nach ärztlicher Anordnung
- – Antidot Calciumglukonat 10% langsam i.v.
- – Glukose-Insulin-Therapie
- – Dialyse

7.2 Säure-Basen-Haushalt

Aufgaben der Puffersysteme

Unter einem Puffersystem versteht man die Mischung einer schwachen Säure mit deren Salz (konjugierte Base).

– Konstanthalten des **pH-Wertes** des Blutes in engen physiologischen Grenzen von **7,36 bis 7,44** (Mittelwert 7,40), trotz permanenter Zufuhr von Säuren oder Basen
– Konstanz ist Voraussetzung für das Aufrechterhalten eines geregelten Stoffwechselablaufs in den Körperzellen
– die Aktivitäten aller am Stoffwechsel beteiligten Enzyme sind stark pH-Wert-abhängig
– Abweichungen vom Normbereich führen zu Beeinträchtigungen der einzelnen Enzymsysteme mit Störungen im Ablauf des Stoffwechsels

An der Regelung des Säure-Basen-Status (Konstanthalten des Blut-pH-Wertes) sind außer den Puffersystemen des Blutes der Gasaustausch in der Lunge und die Ausscheidungsmechanismen der Niere beteiligt.

7.2.1 Physiologie des Säure-Basen-Status

Eine Säure ist eine Substanz, die in wäßriger Lösung Protonen (Wasserstoffionen, H^+) freisetzen kann (Protonendonator).
Eine Base ist eine Substanz, die in wäßriger Lösung Wasserstoffionen aufnehmen kann (Protonenakzeptor).

Ablauf
– durch den Metabolismus der Körperzellen kommt es laufend zur Produktion von sauren flüchtigen Metaboliten (CO_2) im Gewebe
– gleichzeitig erfolgt die Aufnahme von nichtflüchtigen Säuren
– die Elimination von flüchtigen Säuren geschieht durch das Abatmen von CO_2 über die Lungen
– die Ausscheidung von nichtflüchtigen Säuren erfolgt über die Nieren
– beide Stoffwechselprodukte stehen über das Kohlensäure-Bikarbonat-Puffersystem in enger Verbindung

Stoffwechsel der nichtflüchtigen Substanzen
– bei ausgewogener Ernährung nimmt der Körper einen Überschuß an Säureäquivalenten auf
– die Größe des Überschusses richtet sich nach der Nahrung. Bei ausgewogener Ernährung mit Eiern, Fisch, Fleisch und Getreideprodukten: Säureüberschuß etwa 50 mmol/24 Stunden
– Bildung zusätzlich im Kohlenhydrat-, Fett- und Eiweißstoffwechsel
– außerdem durch Hormonstoffwechselprodukte, Oxal- und Harnsäure
– Säureüberschuß durch körpereigenen Stoffwechsel etwa 10 mmol/24 Stunden
– die Gesamtmenge von etwa 60 mmol/24 Stunden wird durch die Niere ausgeschieden und ist quantitativ unbedeutend

Transport und Ausscheidung von Kohlendioxid
In Ruhe entstehen durch Verbrennung von Kohlenhydraten und Fetten etwa 200 ml Kohlendioxid pro Minute in den Zellen. Es wird im Blut zur Lunge transportiert und dort abgeatmet.

- der Transport im Blut erfolgt in Form von gelöstem Kohlendioxid (pCO_2), Kohlensäure (H_2CO_3), Karbamino-Verbindung am Hämoglobinmolekül ($NHCOO$), Bikarbonat (HCO_3) und Karbonat (CO_3)
- Kohlendioxid diffundiert aus den Zellen in die Kapillaren und von dort über das Plasma in die Erythrozyten
- in den Erythrozyten befindet sich das Enzym Carboanhydrase, das folgende Reaktion beschleunigt:
  $$CO_2 + H_2O \longleftrightarrow H_2CO_3 \longleftrightarrow H^+ + HCO_3^-$$
  (Carboanhydrase)

- **Im Gewebe**
- Reaktion verläuft von links nach rechts
- Bikarbonat (HCO_3^-) diffundiert in das Plasma, H^+-Ionen werden vom Hämoglobin gepuffert
- ein Teil des Kohlendioxids wird an Hämoglobin gebunden, ein Teil bleibt physikalisch gelöst

- **In der Lunge**
- obige Reaktion läuft von rechts nach links ab
- Bikarbonationen treten in die Erythrozyten ein, H^+-Ionen werden vom Hämoglobin abgegeben
- durch das Enzym Carboanhydrase entsteht Kohlendioxid, welches über das Plasma in die Lungenalveolen diffundiert

 Quantitativ erfolgt der Kohlendioxid-Transport im Blut zu 70% als Bikarbonat im Blutplasma gelöst, zu 20% an Hämoglobin gebunden und zu 10% physikalisch gelöst.

7.2.2 Puffersysteme des Blutes

Im Blut stehen mehrere Systeme zur Pufferung von anfallenden Säuren oder Basen zur Verfügung.

Anteile an der Pufferkapazität des Blutes
- Bikarbonat etwa 75%
- Hämoglobin, andere Proteine und Phosphate etwa 25%

7.2.2.1 Bikarbonat
Bikarbonat (H_2CO_3) spielt eine große Rolle beim **Aufrechterhalten des pH-Wertes,**
- über die Kohlendioxidproduktion in den Geweben
- über die Kohlendioxidelimination in Lungen und Nieren

Kohlendioxid reagiert mit Wasser
- $CO_2 + H_2O \longleftrightarrow H_2CO_3$ (Bikarbonat)
  das Gleichgewicht dieser Reaktion liegt auf der linken Seite
- das Bikarbonat dissoziiert weiter:
  $$H_2CO_3 \longleftrightarrow H^+ + HCO_3^-$$
- daraus folgt: $CO_2 + H_2O$ **(Abgabe über Gewebe und Lunge)**
  $$\updownarrow H_2CO_3$$
  $$H^+ + HCO_3^-$$ **(Abgabe über Niere)**

7.2.2.2 Hämoglobin
Hämoglobin enthält eine große Zahl an **Aminosäuren,** die als Puffer fungieren und damit Schwankungen der H^+-Ionen-Konzentration (pH) im Erythrozyten minimieren.

93

Hämoglobin stellt sowohl in seiner **reduzierten Form** (R-Hb, ohne Sauer-stoffbindung) als auch in seiner **oxygenierten Form** (O_2-Hb) einen Puffer dar. Hämoglobin fungiert als Base, O_2-Hb als Säure.

Wichtig ist die enge Verknüpfung von Sauerstofftransport und Säure-Basen-Haushalt. Die Sauerstoffaufnahme und -abgabefähigkeit des Blutes ist abhängig von pH und p_aCO_2 (Verschiebung der Sauerstoffbindungs-kurve).

Haldane-Effekt
– wirksam in der Lunge
– die H^+-Ionen-Dissoziation vom Hämoglobinmolekül wird durch die Besetzung des Hämoglobins mit Sauerstoff gefördert

Bohr-Effekt
– wirksam im peripheren Gewebe
– H^+-Ionen-Anlagerung am Hämoglobinmolekül im Gewebe fördert die Sauerstoffabgabe

7.2.3 Meßgrößen im Säure-Basensystem

Alle Parameter des Säure-Basen-Haushaltes werden zusammen mit den Oxymetrieparametern in einem **Blutgas-Analysegerät** bestimmt. Hierbei werden pH-Wert, p_aCO_2, p_aO_2 sowie die Elektrolyte (Natrium, Kalium, Cal-cium, Chlorid) direkt gemessen. Die aktuelle und die Standard-Plasma-bikarbonatkonzentration, der Basenüberschuß, die Sauerstoffsättigung sowie der Sauerstoffgehalt des Blutes werden errechnet. Die Normwerte sind der Tabelle 7-1 zu entnehmen.

Orientierung für die Umrechung:
0,1 pH entspricht p_aCO_2 12 mmHg entspricht – 6 mmol/l BE

pH-Wert
– die saure (pH unter 7,36) oder alkalische (pH über 7,44) Reaktion des Blutplasmas hängt von der Konzentration der freien Wasserstoffionen ab

Tab. 7-1 Normalwerte des Säure-Basen-Haushaltes

Parameter	Normalwert
pH	7,40 (7,36 bis 7,44)
p_aCO_2	40 (35 bis 45) mmHg oder 5,3 (4,7 bis 6,0) kPa
p_aO_2	70 bis 100 mmHg
Standard-Plasmabikarbonat (HCO$_3^-$ stand.)	24 (22 bis 27) mmmol/l
aktuelles Plasmabikarbonat (HCO$_3^-$ akt.)	25 (23 bis 29) mmol/l
Basenüberschuß (BE$_{vv}$, BE$_{vt}$)	0 (–2, +3) mmol/l

– der pH-Wert ist der negative dekadische Logarithmus der H^+-Ionenkonzentration und somit der wichtigste Parameter zur Beurteilung des Säure-Basen-Status des Organismus

 Der pH-Wert ist von der Körperlage und vom Lebensalter unabhängig. Eine Ausnahme bilden Neugeborene, deren pH-Wert etwas niedriger liegt.

Kohlendioxid-Partialdruck (p_aCO_2)
– ein normaler Wert liegt vor, wenn Kohlendioxid-Produktion und Elimination in gleichem Maße erfolgen
– Verschiebungen zeigen eine Störung des Säure-Basen-Haushaltes oder Schwierigkeiten des pulmonalen Gasaustausches an
– der p_aCO_2 ist im Sitzen und Stehen etwas niedriger als im Liegen
– Neugeborene haben einen erhöhten Wert, mit steigendem Alter fällt er leicht ab

 Anstieg des p_aCO_2: verminderte Ventilation und/oder erhöhte Produktion von Kohlendioxid.
Abfall des p_aCO_2: verstärkte Ventilation und/oder verminderte Produktion von Kohlendioxid.

Metabolische Komponente
Siehe Kapitel 7.2.4 (Niere)

Standard-Plasmabikarbonat
– die Menge Plasmabikarbonat (mmol/Plasma) im Blut, die bei 37 °C, einem Kohlendioxid-Partialdruck von 40 mmHg und einer vollständigen Sättigung des Hämoglobins mit Sauerstoff vorliegt
– respiratorische Komponente ist bei diesem Wert nicht berücksichtigt
– ein Großteil des im Blut transportierten Kohlendioxids liegt in Form von Bikarbonat-Ionen vor
– das Verhältnis von Bikarbonat-Ionen zum pCO_2 im Blut hängt vom Säure-Basen-Gleichgewicht ab
– in Kombination mit anderen Parametern kann man das Ausmaß der metabolischen und renalen Beteiligung an einer Störung des Säure-Basen-Haushaltes einschätzen

Aktuelles Plasmabikarbonat
– zeigt die bei den vorliegenden Bedingungen von S_aO_2, p_aCO_2 und Temperatur tatsächlich gemessene Menge an Plasmabikarbonat (mmol/Plasma)
– es wird hier nicht Bezug genommen auf die Normalwerte dieser Parameter
– Änderungen der metabolischen und respiratorischen Komponente des Säure-Basengleichgewichts bewirken eine Änderung der aktuellen Plasmabikarbonat-Konzentration

Basenabweichung
– die Basenabweichung (**BE: B**ase-**E**xzeß: Basen-Überschuß) gibt die Konzentration der Basen im Blut bei 37 °C, einem p_aCO_2 von 40 mmHg und vollständiger Sättigung des Hämoglobins mit Sauerstoff an
– man ermittelt, wieviel Säure oder Base einem Liter Blut (mmol/l Vollblut) bei 37 °C und einem pCO_2 von 40 mmHg zugegeben werden muß, um einen pH-Wert von 7,40 zu erreichen
– zum Ausgleich einer metabolischen Azidose zieht man den BE als Berechnungsgrundlage heran

Ein positiver Basenüberschuß zeigt einen Mangel an Wasserstoff-Ionen an. Ein negativer Basenüberschuß zeigt einen Überschuß an Wasserstoff-Ionen an.

7.2.4 Aufgaben der Nieren

Neben der Lunge ist auch die Niere an der Regulation des Säure-Basen-Gleichgewichts beteiligt.

Aufgaben
– die nichtflüchtigen Säuren liefern zusammen etwa 60 mmol Wasserstoff-Ionen in 24 Stunden
– die Säuren werden fast ausschließlich in Form von NH_4^+, Phosphat und Sulfat ausgeschieden
– die Niere kann bei verstärktem Anfall von nichtflüchtigen Säuren die Ausscheidungsrate der Wasserstoff-Ionen auf maximal 1000 mmol/ 24 Stunden steigern und den zunächst abgefallenen pH-Wert des Blutes wieder normalisieren
– die überwiegende Säuremenge (etwa 20 000 mmol/24 Stunden) entsteht im Intermediärstoffwechsel als Kohlendioxid und wird abgeatmet
– bei einem pH-Anstieg reduziert sich die renale H^+-Ausscheidung und kompensiert so die Störung des Säure-Basen-Gleichgewichts
– Bikarbonat muß nach der Filtration aus dem Primärharn rückresorbiert werden: bei einer Konzentration von etwa 24 mmol/l im Blut und einem Primärharnvolumen von 180 l/24 Stunden gingen sonst mehr als 4 mol Alkaliäqivalente pro Tag dem Körper verloren
– die vollständige Reabsorption des Bikarbonats erfolgt im proximalen und distalen Tubulus
– das Enzym Carboanhydrase spielt auch hier eine wichtige Rolle
– da der Bikarbonattransport durch die Zellmembran natriumabhängig ist, kommt es gleichzeitig mit der Resorption von Bikarbonat zu einer Wiederaufnahme von filtriertem Natrium

Die komplexen renalen Gegenregulationsmechanismen werden erst Stunden bis Tage nach dem Beginn einer Störung ausgebildet und kommen damit verzögert zum Tragen.

7.2.5 Störungen des Säure-Basen-Gleichgewichts

Einteilung der Störungen
nach
– pH-Wert in Azidose oder Alkalose
– respiratorischen oder metabolischen Störungen
– akuten oder chronischen Veränderungen

7.2.5.1 Respiratorische Azidose
Stets liegt bei der respiratorischen Azidose eine unangemessene Einschränkung der alveolären Ventilation vor.

Laborkonstellation: pH-Wert unter 7,36. Anstieg von p_aCO_2 und K^+.

Ursachen
● **Pulmonale Störungen**
– Asthma bronchiale, Emphysem, Lungenödem, ARDS

- **Zentrale Störungen durch Beeinträchtigung des Atemzentrums**
  - Schädel-Hirn-Trauma, Tumoren
  - Atemdepression als Nebenwirkung von Opiaten, Hypnotika, Sedativa, Alkoholintoxikation
- **Neurologische Erkrankungen**
  - Apoplexie, Querschnittslähmung
  - neurologische Systemerkrankungen, z.B. Guillain-Barré-Syndrom, N.-phrenicus-Parese
  - Myasthenia gravis
- **Mechanische Probleme**
  - Verlegung der oberen und unteren Atemwege z. B. durch Fremdkörper oder zurückfallende Zunge
  - Zwerchfellhernie
  - Schwäche der Atemmuskulatur (z.B. Muskelrelaxansüberhang)
  - Thoraxtrauma, Pneumo- und Hämothorax
- **Stoffwechselentgleisungen**
  - Sepsis, maligne Hyperthermie
- **Sonstiges**
  - inadäquates Atemminutenvolumen bei kontrollierter Beatmung
  - Asthma cardiale

Auswirkungen
- Hyperkaliämie mit Herzrhythmusstörungen, Kammerflimmern
- Rechtsverschiebung der Sauerstoff-Bindungskurve
- negativ inotrope Wirkung am Herzen, z.B. Abnahme des HZV
- verminderte Ansprechbarkeit von Gefäßmuskelzellen auf Katecholamine (Hypotonie)

 Besteht die respiratorische Azidose über längere Zeit, entstehen Kompensationsmechanismen, welche die pH-Verschiebung weitgehend aufheben. Dies geschieht zum Großteil über eine verringerte Ausscheidung von Basen (Bikarbonat) über die Nieren.

Therapie
- Beseitigung der Ursache, z.B. kontrollierte Beatmung bei respiratorischer Insuffizienz oder Beseitigung von Opiat- und Muskelrelaxansüberhang

 Der Atemantrieb bei Patienten mit chronisch erhöhtem p_aCO_2 aufgrund pulmonaler Erkrankungen wird nicht über den p_aCO_2, sondern über den arteriellen pO_2 gesteuert. Sauerstoffgabe kann bei solchen spontanatmenden Patienten zur Abnahme des Atemminutenvolumens und zu einer zunehmenden Hyperkapnie führen.

7.2.5.2 Respiratorische Alkalose
Eine respiratorische Alkalose ist die Folge einer zu starken Abatmung (Hyperventilation) von Kohlendioxid. Dies führt u.a. zu einer Übererregbarkeit des peripheren Nervensystems mit Tetanie.

 Laborkonstellation: pH-Wert über 7,44, Abfall von p_aCO_2 und K^+.

Ursachen
- unkontrollierte und kontrollierte alveoläre Hyperventilation
- pulmonal-vaskuläre Erkrankungen
- Hirnstammerkrankungen mit Beeinträchtigung des Atemzentrums

97

– inadäquate Einstellung des AMV am Respirator
– psychische Erregungszustände wie Angst, Aufregung, Delirium tremens
– Hypoxämie (kompensatorische Hyperventilation als Folge einer Lungenerkrankung)
– Liquorazidose bei Schädel-Hirn-Trauma: durch Hypoxie entsteht eine Laktatazidose des Liquors, die zur Stimulation von Chemorezeptoren und damit zur Hyperventilation führt
– hormonell bedingt durch Schwangerschaft oder Thyreotoxikose
– physiologische Reaktion auf die bestehende Hypoxämie bei Aufenthalten in großen Höhen

Auswirkungen
– Hypokaliämie
– Linksverschiebung der Sauerstoffbindungskurve
– Tetanie durch Verminderung des ionisierten Calciums
– zerebrale Vasokonstriktion

Therapie
– Beseitigung der Ursache
– bei Hyperventilationstetanie: Kohlendioxid-Rückatmung in eine vor den Mund gehaltene Plastiktüte, bei Bedarf Sedierung des Patienten
– Anmerkung: eine therapeutische Hyperventilation findet beim SHT zur Reduzierung eines erhöhten intrazerebralen Drucks statt

7.2.5.3 Metabolische Azidose

Laborkonstellation: pH-Wert unter 7,36, negativer BE in Kombination mit einem Standard-Plasmabikarbonat unter 22 mmol/l.

Ursachen
● **Zunahme flüchtiger Säuren**
– Laktatazidose meist durch Gewebehypoxie bei Schock oder schwerer körperlicher Belastung
– Niereninsuffizienz, z.B. terminales Nierenversagen, Nebenniereninsuffizienz, renale tubuläre Azidose
– Ketoazidose, z. B. bei Diabetes mellitus, Mangelernährung, Hunger
– Vergiftung mit Methanol, Salizylsäure, Ethylenglykol
● **Verlust von Bikarbonat**
– Diarrhö
– gastrointestinaler Alkaliverlust durch Dünndarm- und Pankreassekrete
– renale Tubulusazidose
– medikamentös bedingt durch Ionenaustauscher
– Ureterosigmoidostomie

Auswirkungen
Siehe Kapitel 7.2.5.1

Therapie
– metabolische Kompensation
– Infusion von Puffersubstanzen (Natrium-Bikarbonat, Tris-Puffer)
Bikarbonatbedarf (mmol): negativer $BE \times 0,3 \times kg$ KG
Tris-Pufferbedarf (ml): negativer $BE \times kg$ KG
– Behandlung der Hyperkaliämie (Kap. 7.1.3.7)
– bei Hypernatriämie bevorzugt Tris-Puffer verwenden, da bei Verwendung von Natrium-Bikarbonat eine Zufuhr von großen Mengen Natrium resultiert

– bei nichtintubierten Patienten mit respiratorischer Insuffizienz sowie bei Patienten mit Niereninsuffizienz bevorzugt Natrium-Bikarbonat verwenden

 Da Natrium-Bikarbonat und Tris-Puffer stark hyperosmolare Lösungen sind, beide möglichst über einen zentralen Venenkatheter infundieren. Paravasale Injektionen führen zu schweren Gewebenekrosen.

7.2.5.4 Metabolische Alkalose

 Laborkonstellation: pH größer als 7,44, positiver BE in Kombination mit einem Standard-Plasmabikarbonat über 27 mmol/l.

Ursachen
- **Abnahme nichtflüchtiger Säuren**
– Verlust von saurem Magensaft durch anhaltendes Erbrechen oder Ableitung von Magensaft über eine Magensonde
– Diuretikatherapie (Thiazide)

 Magensaftverluste und Diuretikatherapie gehen mit hohen Chloridverlusten einher, eine Substitution ist meist unumgänglich.

– kontinuierliche Glukokortikoidtherapie
– Hyperaldosteronismus, Hyperparathyreoidismus
- **Zufuhr von Bikarbonat**
– Ringer-Laktat-Infusion, erhebliche Zitratzufuhr bei Massivtransfusionen (Umwandlung von Zitrat in Bikarbonat in der Leber)
– Milch-Alkali-Syndrom durch einseitige Ernährung mit Milch und Milchprodukten
– inadäquate Zufuhr von Puffersubstanzen

Auswirkungen
– Hypokaliämie
– Linksverschiebung der Sauerstoffbindungskurve

 Im Gegensatz zur respiratorischen Alkalose treten bei einer metabolischen Alkalose selten tetanische Symptome auf.

Therapie
– Säurebedarf (mmol): positiver BE $\times 0,2 \times$ kg KG
– Substitution von Wasser- und Elektrolytverlusten

7.2.6 Beurteilung des Säure-Basen-Haushalts

Beurteilung erfolgt in mehreren Schritten
- **Erster Schritt: Beurteilung des pH-Wertes**
– Aussage über Azidose oder Alkalose
– die Ursache einer Normabweichung kann respiratorisch oder metabolisch bedingt sein
- **Zweiter Schritt: Beurteilung des p_aCO_2**
– zur Klärung, ob die Störung respiratorisch bedingt ist
– p_aCO_2 über 45 mmHg und ein pH-Wert unter 7,36 sprechen für eine respiratorisch bedingte Azidose
– ein p_aCO_2 unter 35 mmHg und ein pH-Wert über 7,44 sprechen für eine respiratorische Alkalose

- **Dritter Schritt: Beurteilung des BE**
  - zur Klärung, ob die Störung metabolisch bedingt ist
  - pH-Wert unter 7,36 und Standard-Bikarbonat unter 22 mmol/l kennzeichnen eine metabolische Azidose
  - ein pH-Wert über 7,44 und ein Standard-Bikarbonat über 26 mmol/l sprechen für eine metabolische Alkalose
- **Vierter Schritt: Klärung, ob eine kombinierte Störung vorliegt**
  - durch Addition gleichsinniger respiratorischer und metabolischer Veränderungen
  - **Azidose:** pH unter 7,36, pCO_2 über 45 mmHg, Standard-Bikarbonat unter 22 mmol/l
  - **Alkalose:** pH über 7,44, pCO_2 unter 35 mmHg, Standard-Bikarbonat über 27 mmol/l
- **Fünfter Schritt: Klärung, ob eine kompensierte Störung vorliegt**
  - vollständige Kompensation, wenn trotz vorliegender Störung im Säure-Basen-Haushalt sich der pH-Wert im Normbereich befindet
  - eine primär metabolische Azidose kann z.B. durch eine respiratorische Alkalose teilweise oder vollständig kompensiert sein

Die **Anionenlücke** dient als Hilfsmittel zur Differenzierung von Azidosen. Anionenlücke: Na^+ (mmol/l) – Cl^- (mmol/l) – HCO_3^- (mmol/l). Normalwert: 8 bis 16 mmol/l

Vergrößerte Anionenlücke
- Beweis für die Existenz anderer, nicht routinemäßig bestimmter Anionen, die zu einer Additionsazidose geführt haben
- Ursache der Azidose können entweder endogene (z.B. Ketonkörper, Laktat) oder exogene (z.B. Vergiftung mit Salizylaten, Methylalkohol) Anionen sein

8 Medikamentöse Therapie

8.1 Medikamente in der Anästhesie

Nach der Mononarkose mit Äther wurden während des Zweiten Weltkrieges intravenöse Anästhetika eingeführt.

Heute wählt man eine Kombinations- oder balanzierte Anästhesie. Dies bezeichnet ein Narkoseverfahren, welches sich aus den pharmakologischen Komponenten eines hypnotischen **Inhalationsanästhetikums,** einem **potenten Analgetikum** sowie einem **nichtdepolarisierenden Muskelrelaxans** zusammensetzt. So kann individuell die jeweilig notwendige Komponente beeinflußt werden.

8.1.1 Narkosegase

Die gebräuchlichsten Inhalationsanästhetika
- Halothan, Enfluran
- Isofluran, Desfluran
- Sevofluran, Lachgas

Aggregatzustand
- der Aggregatzustand (flüssig oder gasförmig) bei Raumtemperatur ist abhängig vom Siedepunkt
- flüssig, wenn er über der Raumtemperatur liegt
- gasförmig, wenn er unterhalb der Raumtemperatur liegt
- als Gas, z.B. Lachgas
- als Flüssigkeit, z.B. volatile Anästhetika
- Lachgas wird über die Flowmeter des Narkoseapparats appliziert
- volatile Anästhetika über spezielle Verdampfer

Dampfdruck
- erreicht ein flüssiges Inhalationsanästhetikum seinen Siedepunkt, geht es vollständig in einen gasförmigen Zustand über
- jedes Narkosegas besitzt einen eigenen Dampfdruck mit einer bestimmten Sättigungskonzentration
- je höher der Dampfdruck, desto höher die Sättigungskonzentration und umgekehrt
- der Dampfdruck hängt auch ab von der Temperatur
- je höher die Temperatur, desto mehr Anästhetikum wird verdampft, dadurch erhöhen sich der Dampfdruck und die Sättigungskonzentration

Partialdruck
- der Gesamtdruck eines Gases ergibt sich aus der Summe aller im Gemisch vorhandenen Gase (Dalton-Gesetz)
- ist eine wichtige Größe bei der Aufnahme und Verteilung eines Inhalationsanästhetikums im Organismus
- bestimmt die Geschwindigkeit bis zum Erreichen eines Gleichgewichtszustands zwischen der Konzentration des Narkosegases zwischen Inspirationsluft und Blut

 Je schneller in der Einleitungsphase ein höherer Partialdruck erreicht wird, desto rascher ist eine gewünschte Narkosetiefe erreicht.

Löslichkeit

- die im Blut physikalisch gelöste Menge eines Gases ist proportional dem Partialdruck eines Narkosegases im Blut (Henry-Gesetz)
- die Löslichkeit nimmt mit steigendem Partialdruck zu
- dies hat Auswirkungen auf die Narkoseführung
- die Löslichkeit ist für einzelne Gase in bestimmten Geweben unterschiedlich

Physikochemische Eigenschaften

Sind in Tabelle 8-1 nachzulesen

Tab. 8-1 Physikochemische Eigenschaften von Narkosegasen

Narkosegas	Molekular-gewicht	Siedepunkt	Dampfdruck bei 20 °C	Sättigungs-konzentration
Halothan	197,4	50,2 °C	244,1 mmHg	32 Vol.-%
Enfluran	184,5	56,2 °C	171,8 mmHg	24 Vol.-%
Isofluran	184,5	48,5 °C	239,5 mmHg	31 Vol.-%
Desfluran	168,0	22,8 °C	669,0 mmHg	
Sevofluran	200,06	58,5 °C	175 mmHg	21 Vol.-%
Lachgas	44			

8.1.1.1 Pharmakokinetik der Narkosegase

Die Pharmakokinetik beschäftigt sich mit der Einwirkung von Aufnahme und Verteilung von Pharmaka auf den menschlichen Körper, beschreibt also die **Verteilungs- und Eliminationsvorgänge** sowie die **Transportphänomene** zum Wirkort (Abb. 8-1).
Inhalationsanästhetika setzen sich zusammen aus

- Kohlenstoff
- Sauerstoff
- Halogenen

und verbinden sich zu halogenierten Kohlenwasserstoffen oder Äthern.
Die Aufnahme geschieht ausschließlich über die Lungen, die Ausscheidung weitgehend auch. Die exspiratorische Messung läßt einen gewissen Rückschluß auf die arterielle Blutkonzentration zu. Hauptwirkungsort ist das Gehirn. Dort dämpfen sie die Erregungsübertragung und führen zu einer Allgemeinanästhesie mit Bewußtlosigkeit und bei entsprechender Tiefe zu einem chirurgischen Toleranzstadium.
Die treibende Kraft der Verteilung ist das Partialdruckgefälle, welches verantwortlich ist für den Weg des Stoffes in die verschiedenen Gewebe. Dies ist von verschiedenen Determinanten abhängig.

Konzentration vom Narkosegas im Inspirationsgemisch

ist abhängig von

- der Höhe der Verdampfereinstellung
- der Art des Narkosesystems
- der Höhe des Frischgasflows
- der Zusammensetzung des Gasgemisches

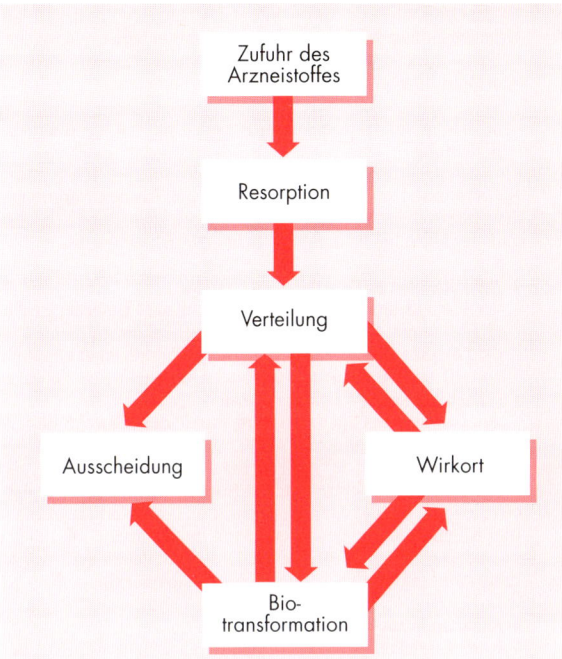

Abb. 8-1 Resorption, Verteilung, Biotransformation und Ausscheidung eines pharmakologischen Stoffes

Ein Second-Gas-Effekt tritt auf, wenn ein Inhalationsanästhetikum mit Lachgas zugeführt wird. Lachgas verkleinert das restliche Volumen, so daß hier die Konzentration des Narkosegases zunimmt. Dies beschleunigt die Narkoseeinleitung.

– dem Gummi-Gas-Verteilungskoeffizienten

Aufnahme von Narkosegas in die Lungenalveolen
ist abhängig von:
• **Funktion der Lunge**
– der alveolären Ventilation
– der Höhe der funktionellen Residualkapazität

Eine Steigerung der Ventilation verkürzt die Einleitungsphase und ist abhängig vom Blut-Gas-Löslichkeitskoeffizienten.

• **Aufnahme des Inhalationsanästhetikums ins Blut**
– der Löslichkeit von Narkosegas im Blut, angegeben als Blut-Gas-Verteilungskoeffizient

103

Ist ein Gas schlecht blutlöslich, z.B. Lachgas, schöpft das Blut nur geringe Gasmengen aus der Lungenalveole, es diffundieren nur wenige Gasmoleküle in das Lungenkapillarblut. Dies bedeutet einen schnelleren alveolären Konzentrationsanstieg des Lachgases.

– der Höhe des Herzzeitvolumens; auch hier ist die Blutlöslichkeit von Bedeutung

 Bei vermindertem HZV werden die gut blutlöslichen Narkosegase geringer aufgenommen und die alveoläre Konzentration steigt schneller an. Dies muß vor allem bei Patienten im Schock beachtet werden.

● **Aufnahme des Narkosegases ins Gewebe**
– der Partialdruckdifferenz zwischen Blut und Gewebe; ist die Differenz erhöht, nimmt das Gewebe mehr Anästhetikum auf
– der Organdurchblutung; das Gehirn gehört mit einer Durchblutungsrate von 50 ml/100 g zu den am besten durchbluteten Geweben, hier ist schnell ein Partialdruckgleichgewicht erreicht
– der Gewebelöslichkeit; sie wird durch den Gewebe-Blut-Verteilungskoeffizienten bestimmt

 Im Vergleich zum Gehirn mit dem Koeffizienten von 2,6 hat das Fettgewebe einen von 45. Bei einer Konzentration eines Narkosegases von 1 ml im Blut wären im Gleichgewichtszustand im Gehirn 2,6 ml/100 g, im Fettgewebe dagegen 45 ml/100 g gelöst. Dies erklärt auch die lange Abgabe von Inhalationsanästhetika aus dem Körper nach Beendigung der Narkose.

● **Elimination aus dem Organismus**
– beim Erreichen des Partialdruckgleichgewicht während der Narkose kann die Zufuhr reduziert oder gegen Ende der Narkose unterbrochen werden
– die Partialdruckdifferenz geht den umgekehrten Weg, hängt aber von denselben Gesetzmäßigkeiten wie die Aufnahme ab
– die Narkosegase werden zum größten Teil in veränderter Form über die Lunge und die Nieren ausgeschieden, teilweise über die Leber metabolisiert

 Das Lachgas ist schlecht blutlöslich und wird innerhalb weniger Minuten eliminiert. Volatile Anästhetika, z.B. Halothan, sind noch nach Tagen in der Exspirationsluft meßbar.

– die pulmonale Elimination wird zum größten Teil von der Ventilation bestimmt; je tiefer die Atmung, desto schnellere Elimination, je höher die **Löslichkeit**, desto langsamer die Elimination

Verteilungskoeffizienten
Sind der Tabelle 8-2 zu entnehmen

8.1.1.2 Pharmakodynamik der Narkosegase
Die Pharmakodynamik beschreibt den **Einfluß von Medikamenten** auf die **verschiedenen Organfunktionen,** versucht also die **Relation zwischen der Konzentration am Wirkort** und dem **pharmakodynamischen Effekt** herzustellen.
Das Wirkungsmaß ist der **MAC-Wert.** Saidman definierte 1963 die „minimale alveoläre Konzentration", die notwendig ist, damit 50% aller Patien-

Tab 8-2 Verteilungskoeffizienten bei 37 °C

Narkosegas	Blut/Gas	Gehirn/Blut	Muskel/Blut	Fett/Blut
Halothan	2,3	2,9	3,5	60
Enfluran	1,8	1,4	1,7	36
Isofluran	1,4	2,6	4,0	45
Desfluran	0,42	1,3	2,0	27
Sevofluran	0,63	1,7		
Lachgas	0,47	1,1	1,2	2,3

ten auf einen chirurgischen Hautschnitt keine groben motorischen Bewegungen ausüben.
Der MAC-Wert ist eine Größe, um die **anästhetische Potenz** der verschiedenen Narkosegase zu vergleichen. Er beschreibt die direkte Beziehung zwischen dem Partialdruck eines Anästhetikums in den Alveolen und im Gehirn.

 Je niedriger der MAC-Wert eines Inhalationsanästhetikums, desto größer seine Wirkungsstärke.

Der MAC-Wert beschreibt nur die makroskopischen Vorgänge, nicht z.B. die kardiovaskulären Nebenwirkungen auf Laryngoskopie oder Intubation. Neuere Definitionen wie MAC-EL$_{50}$ (Laryngoskopie) berücksichtigen diese Einflußfaktoren.
Die MAC-Potenz von Lachgas wird nur ein Drittel so potent eingestuft, wie es sich aus der MAC-Definition ableiten läßt. Der MAC-Wert ist eine statistische Wahrscheinlichkeitsaussage.

 Um den MAC-Wert als Steuerungsinstrument einsetzen zu können, muß auch die alveoläre Konzentration bekannt sein.

Einflußfaktoren auf den MAC-Wert
● **Verminderung**
– Kombination mit anderen Anästhetika, z.B. Opioiden, Sedativa und Hypnotika
– Alter, Körpertemperatur, Schwangerschaft
– Hypoxie, Anämie, Hypotension
– Medikamente mit Freisetzung von Neurotransmittern, z.B. MAO-Hemmer
● **Erhöhung**
– chronischer Alkoholabusus
– im Säuglingsalter ist er am höchsten
– Hyperthermie

Minimale alveoläre Konzentration MAC
Ist in Tabelle 8-3 nachzulesen.
Der MAC-Wert wird in **Prozent von einer Atmosphäre** angegeben, z.B. entspricht 1 MAC Halothan einer alveolären Konzentration von 0,75 Vol.-%

Tab. 8-3 Minimale alveoläre Konzentration, MAC sicher mit zunehmendem Alter (modifiziert nach Eger)

Narkosegas	100% Sauerstoff	mit 70% Lachgas
Halothan	0,75	0,29
Enfluran	1,68	0,57
Isofluran	1,15	0,50
Desfluran	6 bis 7	2,83
Sevofluran	2,05	1,1
Lachgas	105	

in Sauerstoff. Dies entspricht ungefähr der am Verdampfer eingestellten Konzentration.

In Tabelle 8-4 sind die Wirkungsweisen, Dosierungen, Nebenwirkungen, Kontraindikationen und Elimination einzelner Narkosegase nachzulesen.

8.1.2 Intravenöse Anästhetika

Intravenöse Anästhetika werden vor allem als **Einleitungsmedikamente,** als Einschlafmittel zu Beginn der Narkose verwendet. Die meisten dieser Substanzen haben keine oder nur eine geringe analgetische Komponente und sind deshalb für eine Narkose alleine nicht geeignet. Der Wirkungseintritt erfolgt im Gegensatz zu volatilen Anästhetika sehr rasch, so daß nach Wirkung injiziert werden kann.

Die **individuelle Reaktion** des Patienten ist so multifaktoriell, daß eine Standarddosis nicht voraussagbar ist. Ungünstiger ist die Steuerbarkeit der Wirkung. Nach der Injektion entziehen sie sich dem Einfluß des Anästhesisten.

 Wichtig bei der Anwendung ist, daß die Hemmung des Atemzentrums vor der Lähmung des Kreislaufzentrums eintritt, da nur diese Wirkung durch die künstliche Beatmung kompensiert werden kann.

Eine Überdosierung ist schnell erreicht, die Elimination nicht beeinflußbar und eine Antagonisierung (z.B. der Hypnotika) nicht möglich.

8.1.2.1 Barbiturate
Thiopental und **Methohexital** sind sehr ähnlich in ihren Wirkungsabläufen, unterscheiden sich aber deutlich in ihrer Wirkungsdauer und dem Wirkungseintritt.

Pharmakodynamik
– Wirkort der Barbiturate ist das ZNS
– hier führen sie zu einer absteigenden Dämpfung des ZNS, beruhend auf einer funktionellen Hemmung der Formatio reticularis im Hirnstamm
– während der Injektion erzeugen sie innerhalb von 20 Sekunden Schlaf und Bewußtlosigkeit, eine erniedrigte Schmerzschwelle (Hyperalgesie) und eine erhöhte Empfindlichkeit gegenüber Geräuschen (Hyperakusis)

Tab. 8-4 Wirkungsweisen, Dosierungen, Nebenwirkungen, Kontraindikationen und Elimination von Narkosegasen

Narkose-gas	Wirkungs-weisen	Unter-haltungs-dosis	Nebenwirkungen	Kontra-indika-tionen	Elimi-nation
Halo-than	erhöhte Hypnose keine Anal-gesie, Beeinflus-sung der Nerven-zellen im Gehirn	0,8 Vol.-%	dosisabhängig negativ inotrop, Bradykardie durch vagale Stimulie-rung, Herzrhythmus-störungen (Adrenalin), Sensibilisierung gegen-über Katecholaminen, steigende Hirndurch-blutung, dosisabhängi-ge Atemdepression, Bronchodilatation, wenig Muskelrelaxa-tion, aber Uterusrelaxie-rung, verstärkt nicht-depolarisierende Muskelrelaxanzien, Leberschäden bei wie-derholten Halothan-narkosen, erhöhtes post-operatives Schütteln, reduzierte glomeruläre Filtrationsrate	Leber-erkran-kungen, Ikterus bei wie-derholten Halothan-narkosen	60 bis 80% über die Lunge, 10 bis 20% über die Leber
Enfluran	Beeinflus-sung der Nervenzell-membranen im Gehirn	1,5 bis 3 Vol.-%	Atemdepression, muskelrelaxierende Wirkung, erhöhte EEG-Aktivitäten, Myoklonien und Dyskinesien, Leberdurchblutung ein-geschränkt, in hohen Dosen nephrotoxisch	Erkran-kungen des ZNS, Nieren-erkran-kungen	80% über die Lunge, 2 bis 5% über die Leber
Isofluran	Beeinflus-sung der Nervenzell-membranen im Gehirn	0,68 bis 1,37 Vol.-%	mäßig negativ inotrop bei Gesunden, Blutdrucksenkung durch Vasodilatation, negativ inotrop bei älteren Menschen, Verminderung der Koronardurchblutung, Gefahr der Tachy-kardie, verstärkt nicht-depolarisierende Muskelrelaxanzien, arterieller Blutdruck sinkt durch Gefäß-dilatation, sinkender peripherer Widerstand,	koronare Herz-erkran-kung bei älteren Patienten	0,2% metabo-lisiert

Tab. 8-4 (Fortsetzung)

Narkosegas	Wirkungsweisen	Unterhaltungsdosis	Nebenwirkungen	Kontraindikationen	Elimination
			stark koronardilatierend, Gefahr der Myokardischämie, sehr atemdepressiv, ZNS: Burst suppression		
Desfluran	Beeinflussung der Nervenzellmembranen im Gehirn	1 bis 3 Vol.-%	Einleitungsphase Tachykardie und Hypertonie, bei Patienten mit koronarer Herzerkrankung Ischämiegefahr, Gefahr bei Obstruktion der Atemwege, Laryngospasmen bei Kindern, Hautrötungen und verstärkte Tränensekretion	gelegentlich Blutdruckanstieg in der Einleitungsphase	0,02%
Sevofluran	Beeinflussung der Nervenzellmembranen im Gehirn	1 bis 3 Vol.-%	höhere Absorption vom Atemkalk, Atemdepression, negativ inotrop, Übelkeit und Erbrechen, Abnahme der glomerulären Filtrationsrate, reduzierte hepatische Durchblutung, Abnahme der Proteinsynthese	neurochirurgische Erkrankungen	unter 5%
Lachgas	gute Analgesie, keine Hypnose, keine Relaxierung, Beeinflussung der Nervenzellmembranen im Gehirn	etwa 70%	negativ inotrop bei Herzkranken, steigender peripherer und pulmonaler Gefäßwiderstand, bei Langzeitexposition Blutbildungsstörungen durch Inaktivierung des Vitamin B_{12}, Diffusionshypoxie, erhöhte zerebrale Durchblutung, Kombination mit volatilen Anästhetika beträchtliche Herabsetzung des MAC-Wertes durch lange Halbwertszeit (150 Jahre), steigende Ozonbelastung	luftgefüllte Räume, koronare Herzerkrankungen, hoher Hirndruck	60 bis 80% über die Lunge, 10 bis 20% diffundiert in Haut, offenes Abdomen, Magen-Darm-Trakt

Manipulationen sind deshalb zu vermeiden. Eine möglichst geringe Geräuschkulisse ist einzuhalten.

- nach der Injektion tritt eine Atemdepression bis zur Apnoe ein, die durch die manuelle Beatmung kompensiert wird
- die eintretende Tachykardie entsteht durch die negativ inotrope Wirkung und Dilatation der Gefäße mit anschließender kompensatorischer Frequenzerhöhung
- bei Allergien kann die Histaminfreisetzung zu den bekannten Zeichen führen

Da jeder Patient sein individuelles Wirkungsprofil hat, soll Thiopental nur nach Wirkung gespritzt werden. Ebenso ist es sinnvoll, das Barbiturat in eine zügig laufende Infusion zu applizieren.

- die ZNS-Wirksamkeit des Barbiturats am fehlenden Blinzelreflex prüfen

Pharmakokinetik

Die Wirkungsstärke und -dauer im ZNS wird von mehreren Faktoren bestimmt:

- **Injektionsgeschwindigkeit**
  - eine zu schnelle Injektion bedingt zwar ein rasches Einschlafen, einen schnellen Anstieg des Wirkstoffspiegels im Gehirn, aber auch eine rasche Umverteilung in schlechter durchblutete Gewebe
  - dies kann für die Intubation die Gabe einer Repetitionsdosis notwendig machen
  - ein zu langsames Injizieren kann ebenfalls höhere Dosen notwendig machen, da keine ZNS-wirksamen Spiegel im Gehirn erreicht werden und der Patient nicht einschläft
- **Proteinbindung**
  - Thiopental wie auch Methohexital werden im Blut reversibel und schnell zu etwa 84% an die Plasmaproteine, insbesondere Albumine gebunden, 16% bleiben ungebunden
  - dies hat Auswirkungen auf die Halbwertszeit bei terminaler Niereninsuffizienz und Leberzirrhose
- **Ionisation**
  - pH-Wert beeinflußt die Wirkung
  - eine Azidose wirkt verstärkend
  - eine Alkalose mindert die Wirkung
- **Distribution**
  - die Umverteilung von Barbituraten geschieht nach dem Prinzip des Konzentrationsgefälles von gut durchbluteten in weniger und schlecht durchblutete Gewebe
  - Barbiturate sind sehr lipophil und durchdringen alle Gewebe ohne Verzögerung
  - 10% der applizierten Dosis gelangen erst ins Gehirn, 70% verteilen sich zuerst auf die gut durchbluteten Gewebe Herz, Lunge, Leber, Niere und Eingeweide
  - durch Rückverteilung wird auch die Haut und die Muskulatur aufgesättigt
  - das Fettgewebe stellt keine hypnotisch wirksamen Speicher dar, ist aber für die postoperative Vigilanz von Bedeutung
  - Barbiturate sollen deshalb nicht nach Gewicht, sondern immer nach Wirkung dosiert werden

Adipöse Patienten haben keinen größeren, narkotisch wirksamen Verteilungsraum als schlanke Patienten.

● **Biotransformation**
– Methohexital wird fast vollständig in der Leber metabolisiert
– Thiopental zusätzlich zu einem geringen Teil in Niere und Gehirn metabolisiert
– die Eliminationshalbwertszeit von Thiopental liegt bei etwa 700 Minuten, von Methohexital bei etwa 240 Minuten (bedingt durch die höhere Clearance)
– Kumulationsgefahr besteht bei Gabe von hohen Repetitionsdosen in kurzen Abständen
– Abstrom aus den peripheren Geweben wird behindert, da die Gewebe gesättigt sind
– in Verbindung mit postoperativen Opiaten kann es zu atemdepressiven Phasen kommen
– Kumulationsgefahr ist bei Methohexital geringer

 Besonders in der ambulanten Anästhesie ist die 24stündige eingeschränkte Geschäftsfähigkeit des Patienten zu berücksichtigen.

Dosierung

 Dosierung immer nach Wirkung.

– Anhaltsdosen sind bei prämedizierten männlichen Patienten 300 bis 350 mg, bei weiblichen Patienten 200 bis 250 mg
– Methohexitaldosen betragen etwa 35% der Thiopentaldosen – Wirkungseintritt am Blinzelreflex der Wimpern festzustellen
● **Reduktion der Dosis**
– alte Patienten
– schwere Leber- oder Nierenfunktionsstörungen (um 50%)
– Hypovolämie, Anämie, Blutungen
– latente Herzinsuffizienz, respiratorische Insuffizienz
– Kachexie, Muskelerkrankungen, Hypothyreose

 Patienten im Schock benötigen aufgrund ihres verringerten durchbluteten Verteilungsvolumens geringere Barbituratdosen.

Nebenwirkungen
– Veränderung im EEG
– Gefahr des Laryngospasmus durch Schleim oder zu frühe Intubation
– Schmerzen (alkalischer pH-Wert) bei der Injektion in dünnlumige periphere Venen (bei Methohexital häufiger als bei Thiopental)
– subkutane Injektion kann zu brennenden Schmerzen und Gewebsnekrose führen
– exzitatorische Phänomene durch zu schnelle Injektionen, sind selten nach Thiopental, häufiger nach Methohexital (vermindert durch geeignete Prämedikation oder vorherige Fentanylgabe)
– Bronchospasmus durch Histaminfreisetzung
– bei Überdosierung gefährliche Hypotonie
– Auftreten eines Singultus meist von der Injektionsdosishöhe und -geschwindigkeit abhängig

Kontraindikationen
– jegliche Verdachtszeichen einer Porphyrie (angeborenes Enzymleiden mit Störungen der Häm-Synthese)

Medikamente in der Anästhesie **8.1**

- schwerer Schock oder Hypovolämie
- Status asthmaticus (bronchokonstriktorische Wirkung der Barbiturate)
- manifeste nicht kompensierte Herzinsuffizienz
- Myokardinfarkt

8.1.2.2 Ketamin

Ketamin erzeugt eine ausgeprägte Amnesie und Analgesie und steht chemisch den Halluzinogenen nah. Es bewirkt eine Art der Bewußtlosigkeit, bei der der Patient von seiner Umwelt getrennt ist, ohne daß ein der üblichen Narkose entsprechender Schlaf besteht. Heute wird es als Mononarkotikum nur noch in speziellen Fällen verwendet. Beispielsweise in der Katastrophen- oder Notfallmedizin (Patienten im Schock und zur Analgesie in der präklinischen Erstversorgungsphase), bei kleineren chirurgischen Eingriffen an der Körperoberfläche, bei Verbrennungen sowie zur intramuskulären Einleitung bei unkooperativen kleinen Kindern. Wegen der teilweise psychisch nachhaltigen Nebenwirkungen ist die Indikationsstellung streng anzuwenden.

Pharmakodynamik
- **Wirkungen am ZNS**

Bei intravenöser Applikation tritt die Wirkung nach 60 Sekunden, intramuskulär zwischen zwei und acht Minuten ein.
- weite, offene, stillstehende Augen
- mittelweite, auf Licht reagierende Pupillen
- Nystagmus
- Schutzreflexe und Atmung bleiben erhalten
- erhöhter Muskeltonus, ausgeprägte Analgesie

Das Wiedererlangen des Bewußtseins zeigt sich nur am plötzlichen Schließen der Augen.

- gesteigerter zerebraler Blutfluß, erhöhter Sauerstoffverbrauch und Liquordruck
- **Wirkungen am Herz-Kreislaufsystem**
- Sympathikusaktivierung, Zunahme des myokardialen Sauerstoffverbrauchs und der Koronardurchblutung
- Wirkung direkt am Herzmuskel negativ inotrop
- in den folgenden 20 bis 30 Minuten normalisieren sich die Werte wieder
- **Wirkungen am Atemsystem**
- nach zwei bis drei Minuten steigert sich die Atemfrequenz
- dosisabhängig kann es bis zum Atemstillstand kommen
- der Muskeltonus wie auch die Schutzreflexe in den oberen Atemwegen und im oberen Respirationstrakt sind intakt

Bei nicht nüchternen Patienten sollte wegen einer möglichen Aspiration nicht auf eine Intubation verzichtet werden.

Pharmakokinetik
- die Proteinbindung ist gering, die Lipidlöslichkeit hoch, deshalb dringt es nach intravenöser Gabe rasch ins Gehirn
- Wirkungseintritt und Wirkungsdauer treten 10 bis 20 Minuten später als bei den Barbituraten ein
- das volle postoperative Erwachen, besonders in der Kombination mit Benzodiazepinen, dauert etwa vier Stunden

Die Biotransformation findet in der Leber statt, die Ausscheidung über die Nieren und den Stuhl, die Eliminationshalbwertszeit beläuft sich zwischen zwei und vier Stunden.

Dosierung
- intravenöse Dosierung 0,5 bis 2 mg/kg KG
- intramuskuläre Dosierung 3 bis 8 mg/kg KG
- immer in Kombination mit einem Benzodiazepin, um die oft unangenehmen Horrorvisionen zu kupieren

Wegen der ketamininduzierten verstärkten Sekretion von Speichel- und Bronchialdrüsen sollte Ketamin immer mit Atropin kombiniert werden.

Nebenwirkungen
- zwei bis vier Minuten nach Injektion Auftreten einer Hypertension und Tachykardie
- Zunahme des myokardialen Sauerstoffverbrauchs und Koronardurchblutung über 50%
- unangenehme Alpträume, Horrorvisionen

In der Aufwachphase ist der Patient räumlich, akustisch und gegen helles Licht abzuschirmen.

Kontraindikationen
- bei Patienten, die keinen Anstieg von Herzfrequenz, arteriellem Blutdruck, Hirndurchblutung oder intrakraniellem Druck vertragen
- erhöhter Augeninnendruck, perforierende Augenverletzungen
- koronare Herzerkrankung, Herzinsuffizienz
- Hypertonie, Herzklappenstenosen
- Phäochromozytom, nicht behandelte Hyperthyreose
- Epilepsie, psychiatrische Erkrankungen
- Schwangerschaft, Geburt
- Eingriffe im Rachen-, Kehlkopf- und Bronchialbereich

8.1.2.3 Hypnotika
Etomidat (Hypnomidate®, Etomidat-®Lipuro) ist ein Hypnotikum ohne analgetische Eigenschaften und erzeugt eine Narkosedauer von drei bis fünf Minuten mit Atemstillstand.

Pharmakodynamik
- senkt in geringerem Maße als Barbiturate den Hirnstoffwechsel und die Durchblutung
- ruft dosisabhängige EEG-Veränderungen hervor
- die therapeutische Breite ist groß, die respiratorischen und kardiovaskulären Nebenwirkungen sind geringer als bei den Barbituraten
- bei herzkranken Patienten ist ein Blutdruckabfall möglich

Pharmakokinetik
- Wirkung endet vorwiegend durch Redistribution in die Körpergewebe
- Eliminationshalbwertszeit beträgt etwa 75 Minuten, wird durch die Kombination mit Opioiden verlängert

Durch eine mittlere bis hohe Clearance wird es, ähnlich wie Methohexital, in der Leber zu ausscheidungsfähigen Metaboliten biotransformiert und zum großen Teil innerhalb 24 Stunden über die Niere ausgeschieden.

Dosierung
– Dosierung ausschließlich nach Wirkung, die Dosishöhe nimmt im Alter ab
– 0,2 bis 0,3 mg/kg KG

Nebenwirkungen
– Myoklonien
– Dyskinesien (unkontrollierte Bewegungen, verringert durch Gabe von Benzodiazepinen oder Opioidanalgetika)
– verminderte Kortisolsynthese bereits nach Einleitungsdosis bis in die postoperative Phase; deutliche Abschwächung der perioperativen Streßantwort der Nebennierenrindenfunktion
– bei 25% aller Patienten treten brennende Injektionsschmerzen auf (bei Etomidat „Lipuro" keine Begleiterscheinungen)
– Thrombophlebitis
– manchmal ungenügende Dämpfung von Reflexreaktionen, vor allem bei Intubation, ungünstig bei älteren Patienten

Kontraindikationen
– nicht zur Langzeitsedierung geeignet

8.1.2.4 Propofol
Propofol (Disoprivan®) ist ein starkes Hypnotikum, aber ohne analgetische Wirkung. Es kann zur Narkoseeinleitung, in Kombination mit anderen Anästhetika und zur Aufrechterhaltung der Narkose eingesetzt werden.

Pharmakodynamik
– Einschlafzeit zwischen 20 und 40 Sekunden
– keine exzitatorischen Begleiterscheinungen, Histaminfreisetzung oder Bronchospasmus
– nach vier bis acht Minuten erwacht der Patient streßfrei
– Wirkungsmechanismus ist noch nicht ausreichend geklärt
– man nimmt eine unspezifische Wirkung auf die Lipidmembranen im ZNS-Natrium-Kanalprotein an

Pharmakokinetik
– hohe Clearance von 2000 ml/Minute
– schneller Wirkungseintritt, gute Steuerbarkeit und rasches Erwachen aus der Narkose beruhen auf der Redistribution und Biotransformation in die weniger durchbluteten, aber großen Verteilungsräume (z.B. Fettgewebe)
– schnelle und vollständige Metabolisierung, die Metabolite sind wasserlöslich und werden über die Niere ausgeschieden
– bei Anwendung über eine längere Zeit (z.B. Langzeitsedierung) sättigen sich die peripheren Speicher auf, und es ist mit einer deutlich längeren Erholungszeit zu rechnen

Dosierung
– die Einleitungszeit und Dosierung sind abhängig von der Infusionsgeschwindigkeit, die Zeit bis zum Einsetzen der Bewußtlosigkeit ist bei langsameren Infusionsraten deutlich länger, die erforderlichen Dosen aber geringer, ebenso die Nebenwirkungen (Blutdruckabfall)
– in der Einleitungsphase Gabe mit einer Geschwindigkeit von 20 bis 40 mg/10 Sekunden bis zum Eintritt der Bewußtlosigkeit

– Bedarf eines Erwachsenen bis 55 Jahre: Gesamtdosis 2,0 bis 2,5 mg/kg KG
– Dosisbedarf nimmt im Alter ab

Nebenwirkungen
– zerebrale Perfusion und intrakranieller Druck sinken

Bei erhöhtem Hirndruck kann der zerebrale Perfusionsdruck kritisch sinken.

– Blutdruck sinkt dosisabhängig deutlich ab
– kein kompensatorischer Anstieg der Herzfrequenz, daher adäquate Volumenzufuhr
– herabgesetzte sexuelle Hemmschwelle in der Aufwachphase
– Bradykardien, da keine vagolytische Wirkung
– Schmerzen in der Injektionsphase (durch Lidocaingabe gemindert)

8.1.2.5 Opioidanalgetika
Die wichtigsten Indikationen sind, neben der Prämedikation (nur noch vereinzelt), die Ergänzung anderer Anästhetika, als Narkoseanalgetikum und zur postoperativen Schmerzbehandlung.

Pharmakodynamik
– Wirkungsweise beruht auf einer Interaktion mit spezifischen Bindungsstellen (Opiatrezeptoren) im ZNS und anderen Geweben
– die höchsten Konzentrationen sind über das limbische System, Thalamus, Hypothalamus, Mittelhirn und Rückenmark verteilt (an der Leitung und Verarbeitung von Schmerzafferenzen beteiligt)

Opiatrezeptorentypen: μ (My), κ (Kappa), δ (Delta), σ (Sigma).

– eine Analgesie wird vor allem durch die μ–(My-)Rezeptoren vermittelt, welche auch für die teilweise negativen Opioideffekte verantwortlich sind.
● **Opioideffekte**
– starke Suchtgefahr
– antitussive Wirkung
– hohe Dosen von Opioiden wirken tonuserhöhend auf die Bronchialmuskulatur und erhöhen somit den Atemwegswiderstand (gelegentlich Asthmaanfall bei Asthmatikern)
– zentrale Dämpfung mit Benommenheit, Konzentrationsschwäche, Apathie und verminderter körperlicher Aktivität
– veränderte Stimmungslage
– dosisabhängig atemdepressiv durch abnehmende CO_2-Empfindlichkeit am medullären Atemzentrum
– zentrale Atemlähmung Todesursache bei Überdosierung
– Miosis (Erregung des cholinergen Anteils des N. oculomotorius)
– erhöhter Tonus des Magen-Darmtrakts, verminderte Peristaltik, Tonus des Sphinkter Oddi (Öffnung des Gallengangs in den Zwölffingerdarm) nimmt zu
– Harnverhalten durch Erhöhung des Blasensphinktertonus
– oft Übelkeit und/oder Erbrechen

Pharmakokinetik
Siehe Tabelle 8-5

Tabelle 8-5 Pharmakokinetik verschiedener Opioidanalgetika

Opioid	Indika-tionen	Eigen-schaften	Dosierung	Verteilung und Elimi-nation	Metabolis-mus
Fen-tanyl	mittellange und lange Operatio-nen	hohe Analge-sie, gute Kreis-laufstabilität, große thera-peutische Breite, geringe Histamin-ausschüttung, geringe Organtoxizität, geringer hypnotischer Effekt	0,05 bis 0,1 mg i.v.	rascher Wir-kungseintritt, Wirkungsma-ximum nach fünf Minuten, hohe Lipidlös-lichkeit und Umverteilung in gut durch-blutete Gewe-be, höhere Dosierungen verlängern die Elimina-tionsphase	80% in der Leber, Aus-scheidung über die Niere und Galle
Alfen-tanil	chirurgi-sche Ein-griffe von 5 bis 15 Minuten, z.B. in der ambulan-ten Chirur-gie	viermal schnel-lerer Wirkungs-eintritt als Fentanyl, Wirkzeit nach einer Minute erreicht, vier-mal geringere analgetische Potenz als Fentanyl	initialer Bolus: 40 ± 20 mg/kg KG i.v., Repetitions-dosis: 7 bis 10 mg/kg KG i.v. für 10 bis 15 Minuten	geringes Ver-teilungsvolu-men, geringe Affinität zum Fettgewebe, kurze Halb-wertszeit von 1,5 bis 1,6 Stunden	primär in der Leber, 90% nach vier Stunden über die Niere ausge-schieden
Sufen-tanil	lange chir-urgische Eingriffe, z.B. kar-diochirur-gische, neurochir-urgische und gefäßchir-urgische Eingriffe	große thera-peutische Breite, gute sedativ-hypno-tische Wir-kung, starke analgetische Wirkung, schneller Wir-kungseintritt durch rasches Überwinden der Blut-Liquor-Schranke	initialer Bolus: 0,5 bis 1 mg/kg KG langsam i.v. (verdünnt mit NaCl 0,9% 1:1), Repetitions-dosis: 10 bis 25 mg i.v.	rascher Wir-kungseintritt, kurze Wir-kungsdauer, kurze Elimina-tionshalb-wertszeiten und geringes Verteilungs-volumen	Biotransfor-mation vor-wiegend in Leber und Dünndarm, Ausschei-dung von 80% der Metaboliten innerhalb 24 Stunden im Urin

● **Alfentanil**
Nebenwirkungen
- Thoraxrigidität
- Bradykardie

● **Sufentanil**
Nebenwirkungen
- Atemdepression, Muskelrigidität, Übelkeit, Erbrechen
- Abfall von Blutdruck und Herzfrequenz möglich, vor allem bei Patienten, die aufgrund einer Erkrankung einen erhöhten Bedarfsdruck benötigen

Kontraindikationen
- Lebererkrankungen
- Hypothyreose und Multiple Sklerose
- Prostatahypertrophie (akute Harnsperre)

● **Remifentanil (Ultiva®)**
- erst seit kurzem auf dem klinischen Markt zugelassen
- reiner μ–(My-)Rezeptor-Agonist
- schneller Wirkungseintritt
- kurze Eliminationshalbwertszeit durch rasche Spaltung der Esterbindung durch unspezifische Gewebs- und Plasmaesterasen
- gute Steuerbarkeit
- Spaltung durch unspezifische Esterasen, so daß ein Pseudocholinesterasemangel für die Metabolisation ohne Bedeutung ist
- Ausscheidung der Metaboliten über die Niere
- fehlende postoperative Analgesie

8.1.2.6 Benzodiazepine
Benzodiazepine wirken an spezifischen **Benzodiazepinrezeptoren** auf der Zelloberfläche von Neuronen und verursachen eine Hyperpolarisation, die eine Erregung der Nervenzellen erschwert (Kap. 8.2.3).

8.1.2.7 Neuroleptika
Neuroleptika erzeugen ein **neuroleptisches Syndrom.** Die Patienten sind emotional ruhig, vermindert motorisch aktiv und benehmen sich indifferent gegenüber der Umgebung. Neuroleptika sind **primär keine Narkosemittel,** sondern eignen sich bei psychiatrischen Erkrankungen.
In der Anästhesie werden Neuroleptika zur **Neuroleptanalgesie** (NLA) eingesetzt.

Pharmakodynamik von Dehydrobenzperidol
Das neuroleptische Syndrom wird durch eine Hemmung der Erregungsübertragung zentraler Synapsen mit Überträgerstoffen (z.B. Dopamin, Noradrenalin, Serotonin) hervorgerufen. Neben der starken **antiemetischen Wirkung** können die Neuroleptika auch zur Beeinflussung der zentralen Temperaturregulation (z.B. Kältezittern bei Hypothermie) eingesetzt werden.
- jederzeit erweckbar, kann Aufforderungen nachkommen
- manche Patienten zeigen Zeichen innerer und äußerer Unruhe, Dyskinesien
- parkinsonartige Muskelrigidität
- geringe Auswirkungen auf das gesunde Herz-Kreislaufsystem
- bei Hypovolämie kann es durch die partielle α-Rezeptoren-Blockade zu starkem Blutdruckabfall kommen
- bei katecholamininduzierten Arrhythmien antiarrhythmische Eigenschaften
- Atem-, Leber- und Nierenfunktion werden nicht beeinflußt

Pharmakokinetik
– Kumulation im Gehirn
– die Halbwertszeit beträgt nur etwa 2,5 Stunden
– die biologischen Wirkungen halten bis zu 24 Stunden an
– Metabolisierung zum großen Teil in der Leber
– Ausscheidung der Metaboliten über die Nieren

Dosierung
– in niedrigen Dosen, 0,15 mg/kg KG
– keine Repetitionsdosen wegen der langen Halbwertszeit
– Dosisreduzierung bei Patienten mit erhöhtem Blutdruck, Dauermedikation mit blutdrucksenkenden Mitteln sowie Volumeninstabilität

Nebenwirkungen
– keine amnestische, hypnotische oder analgetische Wirkung
– keine situative Anxiolyse
– extrapyramidale motorische Bewegungen
– Verstimmungs-, Verwirrtheits- und Angstzustände
– lange zerebrale Halbwertszeit
– Gabe nur bei ausgeglichenem Volumenhaushalt möglich

8.1.3 Muskelrelaxanzien

Muskelrelaxanzien haben eine reversible muskelerschlaffende Wirkung. Es ist möglich, eine tiefe Relaxierung mit einem trotzdem schonenden Narkoseverfahren zu verbinden.

8.1.3.1 Nichtdepolarisierende Muskelrelaxanzien
Wirkung
– Substanzen rufen Nichtdepolarisationsblock hervor
– sie besetzen cholinerge Rezeptoren, ohne daß ein Aktionspotential ausgelöst wird
– freigesetztes Azetylcholin trifft so auf bereits besetzte Rezeptoren und wirkt daher nicht mehr
– es liegt eine kompetitive Hemmung vor, indem das nichtdepolarisierende Muskelrelaxans und das Azetylcholin um die Besetzung des postsynaptischen Rezeptors konkurrieren

Pharmakologische Auswirkungen
● **Lähmung der Muskulatur**
Nach der Injektion wird nach einer kurzen Muskelschwäche die Muskulatur vollkommen schwach und ist motorisch nicht mehr erregbar. Dies läuft in einer bestimmten Reihenfolge ab:
– Relaxierung der kleinen schnellen Muskeln an Fingern, Zehen, Augen und Ohren
– anschließend die Muskeln von Extremitäten und Stamm
– zuletzt die Interkostalmuskulatur und das Zwerchfell
– das Abklingen und die Aufhebung der Relaxation erfolgt in umgekehrter Reihenfolge
● **Autonomes Nervensystem**
– blockierender Einfluß auf die vagalen Rezeptoren des Herzens und die Erregungsübertragung auf postganglionäre adrenerge Nervenendigungen
– diese autonomen Wirkungen zeigen sich als Tachykardie und Blutdruckanstieg, der vagolytische Effekt ist gering

- **Histaminfreisetzung**
- bei schnellen Injektionen möglich, besonders bei Atracurium
- selten Rötung entlang der Injektionsvene, verbunden mit Flush, Blutdruckabfall und Tachykardie
- langsame Injektion zur Prophylaxe
- **Kardiovaskuläre Wirkungen**
- Tachykardie, Arrhythmie, Blutdruckabfall, gelegentlich auch Bradykardien
- **Magen-, Darm- und Urogenitaltrakt**
- hemmender Einfluß auf die Magen-Darmmotilität, z.B. Pancuronium
- Effekt ist perioperativ unbedeutend
- direkte Einflüsse auf das Urogenitalsystem sind nicht bekannt
- **Nierenerkrankungen**
- Niereninsuffizienz beeinflußt die Pharmakokinetik, Pancuronium vermehrt, Vecuronium geringer, Atracurium unabhängig
- **Leber- und Gallenwegserkrankungen**
- Pancuronium hat eine verlängerte Wirkzeit sowie Eliminationshalbwertszeit bei extrahepatischen Stenosen oder Verschlüssen, Atracurium Mittel der Wahl
- **Inhalationsanästhetika**
- da Inhalationsanästhetika abhängig von der Dosis die Wirkung von Muskelrelaxanzien verstärken, sind bei Kombinationsanästhesien geringere Dosen notwendig
- **Alter**
- bei Kleinkindern und bei älteren Patienten sind der Wirkungseintritt und die Erholungszeit von Vecuronium verlängert

Atracurium

- mittellang wirkend, Intubation nach etwa 2,5 Minuten
- spezieller Metabolismus
- Abbau rein chemisch, nicht enzymatisch (Hoffmann-Elimination und Esterspaltung von etwa 27%)
- Halbwertszeit etwa 20 Minuten, die chirurgisch nutzbare Relaxierungsdauer bei Intubationsdosis beträgt etwa 45 Minuten
- Nebenwirkungen, z.B. Krämpfe durch die toxischen Metaboliten Laudanosin und Monoacrylat, treten nur sehr selten auf
- im höheren Dosisbereich (0,6 mg/kg KG) Freisetzen von Histamin
- Dosierung zur Intubation 0,5 bis 0,6 mg/kg KG, Relaxationsdosis 0,3 bis 0,6 mg/kgKG, Repetitionsdosen 0,1 bis 0,2 mg/kg KG

Pancuronium

- langwirkend
- eine Dosis von 4 mg wirkt etwa 45 Minuten
- Dosis: 0,04 bis 0,1 mg/kg KG, Repetitionsdosis 0,5 bis 2 mg i.v.
- nach der Injektion tritt nach vier bis fünf Minuten die Vollrelaxation ein
- Repetitionsdosen verlängern die Wirkungsdauer erheblich
- verstärkte Wirkung durch: Inhalationsanästhetika, Antibiotika, Hypothermie, Hypokaliämie, Hypocalciämie
- Metabolismus zur Hälfte innerhalb von 24 Stunden über die Nieren, 20 bis 40% in der Leber
- Eliminationshalbwertszeit etwa 115 Minuten

8.1.3.2 Neue nichtdepolarisierende Muskelrelaxanzien

Bei den Neuentwicklungen der Muskelrelaxanzien ist vor allem zu beobachten:
– verbesserte Steuerbarkeit
– körpereigene Verstoffwechslung
– Metaboliten werden in nahezu unveränderter Form ausgeschieden

Mivacurium
– kurzwirkende, bei Raumtemperatur zu lagernde Lösung
– Metabolismus und Wirkdauer verlaufen hydrolytisch und hängen von der Aktivität der Plasma-Cholinesterase ab
– Anschlagszeit 2 bis 2,5 Minuten, durchschnittliche Wirkdauer 18 Minuten, Eliminationshalbwertszeit drei Minuten
– Zeiten verlängern sich bei Patienten mit Leber- und Niereninsuffizienz
– Kinder benötigen für eine vollständige Blockade ungefähr 30% höhere Dosen als Erwachsene, die Wirkdauer beträgt etwa neun Minuten
– nach schneller intravenöser Injektion Histaminfreisetzung

Recuronium (Esmeron®)
– mittellang wirkend, mit verkürzter Anschlagszeit von ein bis drei Minuten
– deutlich geringere Potenz, ist noch in der klinischen Prüfung
– ähnliche chemische Struktur wie Vecuronium und Pancuronium
– Metabolismus in den ersten sechs Stunden zu 50% in der Galle, 10% renale Ausscheidung
– Eliminationshalbwertszeit beträgt 70 Minuten, bei Patienten mit Leber- und Niereninsuffizienz um 30 bis 40% verlängert
– Wirkdauer 8 bis 18 Minuten
– bei älteren Patienten verlängern sich die Anschlagszeit und die Erholungsphase um etwa 30%
– bei Kindern um 30% erhöhte Injektionsdosis als bei Erwachsenen

Doxacurium
– hochpotent und langwirkend
– zwei- bis dreifach stärkere neuromuskuläre Potenz als Pancuronium
– lange Anschlagszeit von drei bis zehn Minuten
– renale unveränderte Ausscheidung von 25 bis 40% in den ersten zwölf Stunden
– Eliminationshalbwertszeit beträgt 70 bis 99 Minuten, bei Leber- und Niereninsuffizienz erhöht sie sich auf 99 bis 221 Minuten, die Wirkdauer auf 67 bis 121 Minuten
– im Alter verlängert sich die Wirkdauer zwischen 30 und 45%, bei Kindern halbiert sie sich gegenüber Erwachsenen

CIS-Atracurium (Nimbex®)
– entstand chemisch aus dem Atracurium
– der Metabolit Laudanosin ist nur in geringen Dosen nachweisbar
– vierfach größere neuromuskuläre Potenz als Atracurium, daher geringere Dosen nötig
– Anschlagszeit drei bis fünf Minuten mit guten Intubationsbedingungen
– kein Kumulationseffekt bei Repetitionsdosen
– keine Histaminausschüttung
– die Dosen zum Erreichen der Anschlagszeit, Wirkdauer und Erholungszeit unterscheiden sich nicht bei Kindern, Erwachsenen und älteren Patienten

8.1.3.3 Depolarisierende Muskelrelaxanzien
Wirkungsweise
- reagieren mit den Azetylcholinrezeptoren
- der Rezeptorbesetzung folgt eine Erhöhung der Membrandurchlässigkeit für Natrium- und Kaliumionen und somit eine Depolarisation
- haften lange am Rezeptor und bewirken eine Dauerdepolarisation der Endplatte, die neuromuskuläre Erregungsleitung ist blockiert (Phase-I-Block oder Depolarisationsblock), Block kann nicht antagonisiert werden
- bei Repetitionsdosen kann der Depolarisationsblock in einen Dualblock umschlagen, Ursache evtl. das Unempfindlichwerden der Rezeptoren durch den langen Succinylkontakt, mehr als 300 bis 400 mg (Kontakt der Rezeptoren mit Azetylcholin führt nicht mehr zur Depolarisation der Endplatte)
- Dualblock kann mit Azetylcholin-Esterase-Hemmern antagonisiert werden

Succinylcholin
- prompter Wirkungseintritt, sehr kurze Wirkungsdauer
- bevorzugt bei der Ileuseinleitung eingesetzt
- Dosierung von 1 mg/kgKG, Wirkung setzt innerhalb einer Minute ein und erreicht eine Minute später ihr Maximum
- nach etwa acht Minuten ebbt die Wirkung durch die Spaltung der unspezifischen Cholinesterasen ab, ebenso sinkt die Konzentration am Rezeptor durch Redistribution in andere Organe
- **Nebenwirkungen**
- Muskelkater, der durch die Muskelfaszikulationen während der Anflutungsphase des Succinylcholins entsteht, Präcurarisierung notwendig
- vorübergehende Hyperkaliämie, kann bei Patienten mit ausgedehnten Verbrennungen, Polytraumen, Muskelerkrankungen und Niereninsuffizienz zu Komplikationen führen
- Anstieg des Augeninnendruckes
- Erhöhung des Mageninnendruckes durch Muskelfaszikulationen
- Bradykardien durch Repetitionsdosen und vagale Reize, besonders bei Kindern

8.1.4 Antagonisierung in der Anästhesie

Die Steuerbarkeit der Narkosen wird dank der Fortschritte in der Pharmakologie immer besser. So läßt sich mit den modernen Inhalationsanästhetika eine Narkose immer schneller beenden. Bei den meisten intravenösen Medikamenten ist dies aber nur durch Antagonisten möglich.

8.1.4.1 Antagonisierung von Opiaten
Die während der Narkose gut kontrollierbare Nebenwirkung der Opiate, die Atemdepressivität, kann am Ende der Narkose, bei Rückkehr zur Spontanatmung bei einem Opiatüberhang zu respiratorischen Komplikationen führen. Hierfür stehen spezielle Antagonisten zur Verfügung.
Die Wirkung beruht darauf, daß nur ein chemisch entsprechend konfiguriertes Molekül, der Opiatantagonist, in die ganz spezielle Bindungsstelle paßt. Je vollständiger das Paßvermögen ist, desto mehr kommt es zu einer Verdrängung des Agonisten und zu einer Aufhebung des atemdepressorischen Effektes (Schlüssel-Schloß-Prinzip).

Naloxon
– synthetisches Derivat des Oxymorphins, hat gegenüber anderen Antagonisten die höchste antagonistische Potenz
– Verteilungshalbwertszeit etwa fünf Minuten, dringt rasch in das ZNS ein
– bei Opiatüberhang verdünnt man eine Ampulle (0,4 mg) Narcanti® mit NaCl 0,9% 1:10

 Wichtig ist eine titrierte Gabe, beginnend mit einem Milliliter verdünnter Lösung (0,04 mg Narcanti®). Meist ist eine sofort einsetzende oder vertiefende Eigenatmung zu beobachten.

– nur die atemdepressorische, nicht die analgetische Wirkung des Opiats aufheben

 Undifferenzierte Antagonisierung (meist Überdosierung) kann zu erheblichen Nebenwirkungen führen. Die Patienten geraten in ein akutes Entzugssyndrom mit Schmerzen, Blutdruckanstieg, Tachykardie, erhöhtem peripheren Widerstand.

– Antagonisierung bei Hypothermie (unter 34,2 °C) kann erhebliche metabolische Auswirkungen durch den erhöhten Sauerstoffbedarf haben
– Naloxon antagonisiert auch die Opiatwirkung über den Periduralkatheter applizierter Opiate
• **Wirkungsdauer**
– bei etwa 45 Minuten
– danach kann evtl. eine Atemdepression durch Rebound-Effekte des Fentanyls wieder wirksam werden

 Es empfiehlt sich, nach etwa 45 Minuten die gegebene intravenöse Menge Naloxon nochmals intramuskulär zu verabreichen.

– Metabolisierung vorwiegend in der Leber
– Ausscheidung innerhalb von zwei bis drei Tagen über die Nieren
• **Kontraindikationen**
– koronare Herzerkrankung
– Hypothermie

8.1.4.2 Antagonist von Benzodiazepinen
Flumazenil, ein Imidazolbenzodiazepinderivat, ist der Antagonist von Benzodiazepinen. Die Aufhebung der Wirkung geschieht an der **Rezeptorbindung** auf kompetitivem Weg.
– Halbwertszeit eine Stunde
– nach intravenöser Gabe verteilt es sich rasch ins ZNS
– Metabolisierung in der Leber, Ausscheidung über die Nieren
– der Antagonist wirkt kürzer als der Agonist; um eine erneute Sedierung zu vermeiden, muß man eventuell nachinjizieren
– ein bis drei Minuten nach einer Injektion sind die Benzodiazepinwirkungen aufgehoben, kardiovaskuläre Nebenwirkungen sind nicht bekannt
– es können Nebenwirkungen wie Übelkeit, Erbrechen, Kopfschmerzen, Sehstörungen, Schwitzen, Angst und emotionale Labilität auftreten

Indikationen
– Antagonisierung von Benzodiazepinen
– Differentialdiagnostik bei unklarem Koma

– postoperative Phase bei prolongierten Schlafzuständen unklarer Herkunft
– zum Unterbrechen der Sedierung in der Intensivmedizin, „diagnostisches Fenster"

8.1.4.3 Antagonisierung von nichtdepolarisierenden Muskelrelaxanzien

Ein Relaxansüberhang ist im Gegensatz zum Opiatüberhang immer mit einem großen **Hypoxierisiko** und einer **extremen Angst** des Patienten verbunden. Durch das **neuromuskuläre Monitoring** ist eine eventuelle Überdosierung gut abzuschätzen.

Der bekannteste Antagonist aus der Reihe der Cholinesterasehemmer ist das **Neostigmin,** welches über die Nieren ausgeschieden wird.
– Wirkungseintritt zwischen 7 und 10 Minuten
– Dosierung etwa 0,04 mg/kg KG bis zu einer Blockadetiefe von 90%
– vagale Nebenwirkungen wie Bradykardien oder Bradyarrhythmien, Gabe immer in Kombination mit Atropin

8.2 Medikamente auf der Intensivstation

8.2.1 Katecholamine

Katecholamine sind **Sympathomimetika,** die α-, β-, β_1-, β_2- und dopaminerge Rezeptoren besetzen und damit sympathoadrenerge Reaktionen auslösen können.

8.2.1.1 Dopamin
Wirkung
– körpereigenes Katecholamin, stimuliert dopaminerge sowie α- und β_1-Rezeptoren
– Vorstufe von Noradrenalin
– die Wirkung ist vor allem von der Dosierung abhängig (Abb. 8-2)

Nebenwirkungen
– Übelkeit, Erbrechen, da Dopamin das Brechzentrum stimuliert
– Tachykardie vor allem bei Überdosierung
– Angina pectoris durch generalisierte Vasokonstriktion

▶ **Pflegerische Konsequenzen**

Bolusgaben unbedingt vermeiden

– nicht mit alkalischen Lösungen mischen

Dopamin ist nicht kompatibel mit Natriumbikarbonat, Furosemid und Haloperidol. Bei Mischung droht ein abrupter Wirkungsverlust.

– Dopamin bei höherer Dosierung patientennah anschließen
– ausreichendes Monitoring (Herzfrequenz, Blutdruck) muß gesichert sein
– auch bei Nierendosierung muß man beim Absetzen von Dopamin auf eine akute Hypotonie achten (indirekte β_2-Stimulation)

8.2.1.2 Dobutamin
Zum Dobutamin zählt beispielsweise Dobutrex®.

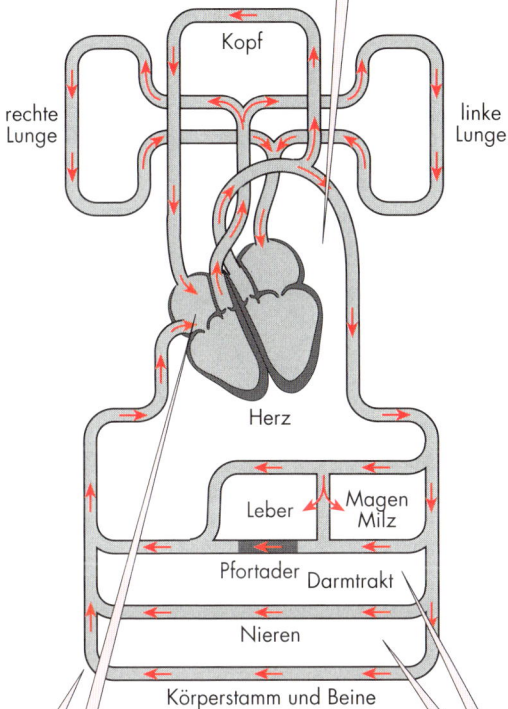

mittlerer Dosisbereich
- dopaminerge Rezeptoren
- direkte β₁-Stimulation
- indirekte β₂-Stimulation
- 4–10 µg/kg/min: 280 µg/min –700 µg/min
- Auswurfleistung und RR werden gesteigert
- keine Verbesserung der Nieren-durchblutung mehr vorhanden
- kein Einfluß auf den peripheren Gefäßwiderstand

Kopf

rechte Lunge

linke Lunge

Herz

Leber   Magen Milz

Pfortader   Darmtrakt

Nieren

Körperstamm und Beine

hoher Dosisbereich
- dopaminerge Rezeptoren
- α-Stimulation 10.5–21.5 µg/kg/min: 735 µg/min –1505 µg/min
- Auswurfleistung und RR werden gesteigert
- Nierendurchblutung nimmt ab
- der periphere Gefäßwiderstand nimmt zu
- Tachykardie bei zu hoher Dosierung

niedriger Dosisbereich
- dopaminerge Rezeptoren
- β₁-Stimulation
- indirekte β₂-Stimulation, dadurch
- Ausschüttung von Noradrenalin
- 1,5–3,5 µg/kg/min: 105–245 µg/min
- Verbesserung der Nierendurchblutung

Abb. 8-2 Wirkung von Dopamin

Wirkung
- synthetisches Katecholamin, das β_1-, β_2- und α- Rezeptoren stimuliert
- an den dopaminergen Rezeptoren keine Wirkung
- die Kontraktionskraft des Herzens wird gesteigert, der Gefäßwiderstand sinkt
- vermindertes links- und rechtsventrikuläres pre- und afterload
- Senkung des pulmonalarteriellen Drucks
- dosisabhängige Erhöhung der Herzfrequenz

Nebenwirkungen
- Tachykardie vor allem bei Überdosierung und Volumenmangel
- verstärkte Herzrhythmusstörungen bei vorbelasteten Patienten
- Bronchospasmus
- Serumkaliumspiegel sinkt
- Hypotonie bei nicht gleichzeitiger Gabe von Dopamin

▶ **Pflegerische Konsequenzen**

 Bolusgaben unbedingt vermeiden.
- nicht mit alkalischen Lösungen mischen

 Nicht kompatibel mit Natriumbikarbonat und Furosemid, sonst droht abrupter Wirkungsverlust.

- bei höherer Dosierung patientennah anschließen
- ausreichendes Monitoring (Herzfrequenz, Blutdruck) muß gesichert sein

8.2.1.3 Noradrenalin
Zum Noradrenalin zählt beispielsweise Arterenol®.

Wirkung
- durch Stimulierung der β_1- und α-Rezeptoren entsteht eine periphere Vasokonstriktion, dadurch Blutdruckanstieg

Nebenwirkungen
- Tachykardie, Herzrhythmusstörungen, bei extrem langer Anwendung Hautnekrosen möglich

▶ **Pflegerische Konsequenzen**

 Bolusgaben unbedingt vermeiden.

- Noradrenalin patientennah anschließen
- unbedingt gleichmäßiger Flow
- keine ZVD-Messung am Arterenol®-Schenkel
- am besten mit Trägerlösung infundieren

 Substanz ist lichtempfindlich, daher lichtgeschützte Spritze und Leitungen verwenden.

- ausreichendes Monitoring (Herzfrequenz, invasiver Blutdruck, Pulsoxymetrie)

 Durch die Engstellung aller peripheren Gefäße besteht eine extrem hohe Dekubitusgefahr.

8.2.1.4 Adrenalin

Zum Adrenalin zählt beispielsweise Suprarenin®.

Wirkungen

– durch Stimulation aller sympathischen Rezeptoren Blutdruckanstieg, steigende oder sinkende Herzfrequenz je nach Dosierung, steigender peripherer Gefäßwiderstand
– Medikament der ersten Wahl bei Reanimationen

Nebenwirkungen

– Tachykardie, Herzrhythmusstörungen

 Bei extrem langer Anwendung Hautnekrosen möglich.

– Abfall des Serumkaliumspiegels

▶ **Pflegerische Konsequenzen**

 Bolusgaben unbedingt vermeiden.

– Adrenalin patientennah anschließen
– unbedingt gleichmäßiger Flow
– keine ZVD-Messung am Suprarenin®-Schenkel
– am besten mit Trägerlösung infundieren

 Substanz ist lichtempfindlich, daher lichtgeschützte Spritze und Leitungen verwenden.

– ausreichendes Monitoring (Herzfrequenz, invasiver Blutdruck, Pulsoxymetrie)

 Durch die Engstellung aller peripheren Gefäße besteht eine extrem hohe Dekubitusgefahr.

8.2.2 Analgetika

8.2.2.1 Zentralwirkende Analgetika

Dazu zählt beispielsweise Fentanyl®.

Wirkung

– zentralwirkende Analgetika besetzen die Opiatrezeptoren in den Zellmembranen der Neuronen des Rückenmarks und des Gehirns, dadurch wird eine Schmerzstillung erreicht

Nebenwirkungen

– Atemdepression bis zum Atemstillstand
– extreme Hypotonie
– Übelkeit, Erbrechen

▶ **Pflegerische Konsequenzen**

 Wegen der großen atemdepressiven Wirkung sollte Fentanyl® nur auf Intensivstationen mit Beatmungsmöglichkeit angewendet werden.

– Fentanyl® kann mit Naloxon (z.B. Narcanti®) antagonisiert werden

Die Halbwertszeit von Naloxon ist kürzer als die von Fentanyl®.

– bei Bolusgaben starker Blutdruckabfall möglich
– bei Applikation mit der Spritzenpumpe auf gleichmäßigen Flow achten
– wenn möglich keine ZVD-Messung am Fentanyl®-Schenkel

Die Kombination mit Midazolam (Dormicum®) in einer Mischspritze sollte wegen Inkompatibilität vermieden werden.

8.2.2.2 Peripher wirkende Analgetika

Dabei handelt es sich um vorwiegend peripher wirkende Prostaglandinsynthesehemmer (z.B. Azetylsalizylsäure, Paracetamol, Ibuprofen).
Der Einsatz von Prostaglandinsynthesehemmern (Azetylsalizylsäure z.B. Aspirin®, Aspisol®) ist auch bei intensivpflichtigen Patienten sinnvoll, da praktisch keine Nebenwirkungen für die Atmung sowie das Herz-Kreislauf-System bekannt sind.

Wirkungen
– analgetisch, antipyretisch, antiphlogistisch
– Thrombozytenaggregationshemmer

Nebenwirkungen
– das Auslösen eines Asthmaanfalles ist bei Patienten mit einer Salizylatallergie möglich
– Gastritis
– PTT-Anstieg, allergische Hautreaktionen

▶ **Pflegerische Konsequenzen**
– auf allergische Reaktionen achten (selten)
– nach längerer Gabe auf Anzeichen einer gastrointestinalen Blutung achten

8.2.3 Sedativa

Benzodiazepine bewirken durch eine Veränderung der GABA-(γ-Aminobuttersäure-)Synthese gehemmte Erregungen von einer Nervenzelle zur anderen. Dadurch entsteht der je nach Substanz gewünschte **sedierende, anxiolytische, antikonvulsive** bzw. **muskelrelaxierende Effekt.** Unterschiede in Wirkstärke oder Halbwertszeit kommen durch Unterschiede in der Grundstruktur der Benzodiazepine zustande. Benzodiazepine können mit Flumazenil (z.B. Anexate®) antagonisiert werden. Die Halbwertszeit von Anexate® ist allerdings wesentlich kürzer als die der Benzodiazepine (Tab. 8-6).

Bei allen Angaben ist zu beachten, daß sich die Halbwertszeit und die Wirkdauer bei Langzeit-Applikation und hohen Dosen durch Kumulation erheblich verlängern kann.

Wirkungen
● **Midazolam** (z.B. Dormicum®)
– kurzwirksames Benzodiazepin
– gute Steuerbarkeit
– Wirkung tritt nach etwa drei Minuten bei i.v. Gabe ein, nach etwa zehn Minuten bei i.m. Gabe

Tab. 8-6 Halbwertszeiten von Diazepinen

Wirkstoff	Handelsname	Halbwertszeit
Diazepam	z. B. Valium®	++++, 30 bis 40 Stunden
Flunitrazepam	z. B. Rohypnol® (BtM)	++ acht bis zwölf Stunden
Midazolam	z. B. Dormicum®	+, zwei bis drei Stunden

- **Diazepam** (z.B. Valium®)
  – langwirkendes Benzodiazepin
  – schlechte Steuerbarkeit
  – zur Durchbrechung zerebraler Krampfanfälle geeignet

Nebenwirkungen
- **Midazolam und Diazepam**
  – bei Patienten mit Volumenmangel dramatischer Blutdruckabfall möglich
  – bei zu hoher Dosierung oder zu schneller Gabe Atemdepression bis zum Atemstillstand

Verabreichungsformen
- **Midazolam**
  – i.v./i.m. (z.B. Dormicum® Ampulle 3 ml/15 mg)
  – oral (z.B. Dormicum® Lacktabletten 7,5 mg)

 Für Bolusgaben empfiehlt es sich, Midazolam mit NaCl 0,9% zu verdünnen (2 ml Dormicum®: 10 mg + 8 ml NaCl 0,9%. 1 ml entspricht 1 mg).

 Fentanyl und Dormicum können zusammen injiziert werden, jedoch nicht in einer Mischspritze.

- **Diazepam**
  – i.v./i.m. z.B. Diazepam Ampullen mit 10 mg
  – rektal z.B. Diazepam rectal tube 10 mg
  – oral z.B. Diazepam 10 mg Tabletten

▶ **Pflegerische Konsequenzen**
- **Midazolam**
  – die intravenöse Gabe nur unter ausreichendem Monitoring (Herzfrequenz, Blutdruck, Pulsoxymetrie)
  – eine Beatmungsmöglichkeit sollte vorhanden sein

 Midazolam darf nicht zusammen mit alkalischen Lösungen, z.B. Natriumbikarbonat oder Lasix, gegeben werden. Gefahr der sofortigen Ausflockung mit Verschluß des intravenösen Zuganges.

  – bei der Gabe von Midazolam mit der Spritzenpumpe sind engmaschige Kontrollen des Wachheitsgrades des Patienten nötig, um frühzeitig eine Dosisanpassung vornehmen zu können
  – Dormicum® patientennah applizieren, da es sich um einen stark sauren Arzneistoff handelt, der bei pH-Verschiebungen unwirksam wird bzw. ausflockt

- ● **Diazepam**

Diazepam ist in Wasser unlöslich, deswegen nicht mit NaCl 0,9% oder Aqua dest. verdünnen.

- das Zuspritzen in die Infusionsleitung sollte, wenn möglich, wegen der Unlöslichkeit von Diazepam vermieden werden.
- nach Verabreichung Wachheitsgrad des Patienten überwachen
- bei mehrmaliger Gabe von Diazepam Kumulation des Wirkstoffes möglich

8.2.4 Barbiturate

Barbiturate wirken direkt auf den Hirnstamm und beeinflussen dort die physiologische Schlafbereitschaft (Tab. 8-7).

Tab. 8-7 Wirkungseintritt und Wirkdauer von Barbituraten

Wirkstoff	Wirkungseintritt	Wirkdauer
Thiopental (z. B. Trapanal®)	etwa 30 Sekunden	5 bis 15 Minuten
Propofol (z. B. Disoprivan®)	etwa 30 Sekunden	5 Minuten
Etomidat (z. B. Hypnomidate®)	etwa 15 Sekunden	2 bis 3 Minuten

Wirkung
- ● **Thiopental** (z.B. Trapanal®)
- kurzwirksames Barbiturat, wird meist zur Narkoseeinleitung verwendet
- senkt den intrakraniellen Druck
- Standardmedikament für geplante Intubationen
- ● **Propofol** (z.B. Disoprivan®)
- ultrakurzwirksames Hypnotikum
- bei Kurznarkosen
- ideal zur Sedierung von postoperativ nachbeatmeten Patienten
- ● **Etomidat** (z.B. Hypnomidate®)
- ultrakurzwirksames Hypnotikum
- vor allem bei Kurznarkosen
- geringe Wirkung auf den Blutdruck
- keine Histaminfreisetzung

Nebenwirkungen
- ● **Thiopental**
- bei zu hoher Dosierung oder zu schneller Gabe Atemdepression bis zum Atemstillstand
- durch Histaminfreisetzung Bronchospasmus bzw. Laryngospasmus möglich
- allergische Hautreaktionen
- Übelkeit, Erbrechen.
- Blutdruckabfall bei schneller Injektion
- ● **Propofol**
- Atemdepression bis zum Atemstillstand
- Blutdruckabfall bei schneller Injektion

- **Etomidat**
  - Atemdepression bis zum Atemstillstand
  - intravenöse Injektion ist häufig schmerzhaft
  - Übelkeit, Erbrechen

Verabreichungsformen
- **Thiopental**
  - nur intravenöse Gabe, nie mit anderen Medikamenten zusammen injizieren
  - eine Durchstechflasche Trapanal® 500 mg mit 20 ml Aqua dest. auflösen; 1 ml entspricht 25 mg Trapanal®
  - zur Narkoseeinleitung bzw. Intubation 200 bis 500 mg i.v.
- **Propofol**
  - zur Narkoseeinleitung bzw. Intubation 50 bis 200 mg i.v.; 1 ml entspricht 10 mg Disoprivan®
- **Etomidat**
  - zur Narkoseeinleitung bzw. Intubation 10 bis 20 mg i.v.; 1 ml entspricht 2 mg Hypnomidate®

▶ **Pflegerische Konsequenzen**
  - ausreichendes Monitoring (Herzfrequenz, Blutdruck, Pulsoxymetrie)
  - eine Beatmungsmöglichkeit muß vorhanden sein
- **Thiopental**

Paravasale oder intraarterielle Injektionen können zu schweren Nekrosen führen.

- **Propofol**

Bei kontinuierlicher Gabe mit der Spritzenpumpe auf zügigen Spritzenwechsel achten, da die Halbwertszeit von Propofol sehr kurz ist.

8.2.5 Antibiotika

Die unkritische Verabreichung von Antibiotika (Tab. 8-8) auf Intensivstationen zur breiten antibiotischen Abdeckung hat in den letzten Jahren zu bedrohlichen Resistenzen geführt. Zur Zeit ist der gängige Standard eine Antibiotika-Therapie nur nach Auswertung eines entsprechenden Antibiogramms zu beginnen.

Wirkungen
- die Wirkansätze sind von der Stoff- und Erregergruppe abhängig

Nebenwirkungen
- allergische Reaktionen bis zum anaphylaktischen Schock
- Asthma bronchiale
- Thrombophlebitis
- Hypertonie, Hypotonie
- Lebertoxizität, Nephrotoxizität, Ototoxizität
- Übelkeit, Erbrechen, Störungen im Magen-Darmbereich
- Kopfschmerzen

Verabreichungsformen
- bei intravenöser Anwendung unbedingt die Angaben des Herstellers für die Zubereitung beachten

Tab. 8-8 Antibiotika-Gruppen

Hauptgruppe	Wirkstoff		Handels-name	Zubereitung
Aminoglykosid-Antibiotika	Tobramycin		Gernebcin®	mit etwa 50 bis 100 ml NaCl 0,9% verdünnen In 30 bis 60 Minuten infundieren
	Gentamicin		Refobacin®	
	Streptomycin		Streptomycin®	
Ansamycine	Rifampicin		Rimactan®	
Antimykotika	Nystatin		Moronal®	
	Amphotericin B		Ampho-Moronal®	Zubereitung der Stamm-lösung: 50 mg Trocken-substanz + 10 ml Aqua dest. auflösen. Zubereitung der Infusions-lösung: Stammlösung mit Glukose 5%ig auf eine Konzentra-tion zwischen 0,01 mg bis höchstens 0,1 mg/ml verdünnen
Beta-Lactam-Antibiotika Penicilline	Benzylpenicillin		Penicillin®	
	penicillinasefeste Penicilline			
	Breitspektrum-Penicilline			
	Cephalo-sporine	Cefotiam	Spizef®	
		Ceftazidim	Fortum®	in 5 ml Aqua dest. auf-lösen, mit 50 ml NaCl 0,9% weiterverdünnen
		Cefazolin	Gramaxin®	
Chloramphenicol-Gruppe	Chloramphenicol		Paraxin®	
Linosamide	Clindamycin		Sobelin®	
Makrolid-Antibiotika	Erythromycin		Erythrocin®	
Polypeptid-Antibiotika	Polymyxin B u. E		Terracortril®	
	Teicoplanin		Targocid®	in 20 bis 50 ml NaCl 0,9% auflösen, in 20 bis 30 Minuten infundieren
	Vancomycin		Vancomycin	in 10 ml Aqua dest. auf-lösen, dann mit 100 ml NaCl 0,9% weiter-verdünnen. In 60 Minuten infundieren

Tab. 8-8 (Fortsetzung)

Hauptgruppe	Wirkstoff	Handels-name	Zubereitung
Tetracycline	Tetrazyclin	Tetracyclin®	
	Doxycyclin	Vibravenös®	
	Minocyclin	Klinomycin®	
weitere Antibiotika	Fosfomycin	Fosfocin®	
	Fusidinsäure	Fucidine®	

 Eine Verdünnung mit einem nicht geeigneten Lösungsmittel oder die Kombination mit nichtkompatiblen Medikamenten kann durch Verschiebungen des pH-Wertes eine komplette Inaktivierung des Antibiotikums verursachen.

– Angaben zur Infusionsgeschwindigkeit beachten

 Durch eine zu schnelle Infusion können Nebenwirkungen verursacht werden, die bei richtiger Infusionsdauer nicht auftreten.

– Hinweise für eine evtl. Lichtempfindlichkeit beachten

 Bei Bedarf die Infusionsflasche mit Alufolie lichtdicht verschließen und schwarze Infusionsleitungen verwenden (z.B. Amphotericin B®).

▶ **Pflegerische Konsequenzen**
– genaue Beobachtung des Patienten auf die Verträglichkeit des Antibiotikums
– bei allergischen Symptomen sofort die Zufuhr abbrechen
– genaue Inspektion von gefährdeten Haut- und Schleimhautarealen, da durch eine hochdosierte Antibiotikatherapie auch die normale Flora (z.B. Mundschleimhaut) zerstört werden kann

 Bei wiederholtem Auftreten von Fieber, Kontrolle der Antibotikatherapie (Kulturen abnehmen).

8.2.6 Heparin

Heparin wird zur Therapie bei Verbrauchskoagulopathie eingesetzt, zur Prophylaxe von Blutgefäßverschlüssen nach Operationen oder bei längerer Immobilisation.

Wirkungen
– Inaktivierung von Thrombin
– Hemmung der Thrombozytenaggregation

Nebenwirkungen
– Nachblutungsgefahr steigt erheblich
– Blutungen aus Haut und Schleimhäuten
– Hämatome, allergische Reaktionen

131

Verabreichungsformen
– intravenös mit Spritzenpumpe
– „Low-Dose"-Heparinisierung (etwa 200 bis 400 I.E./Stunde)
– „Vollheparinisierung" (PTT muß um das Zwei- bis Dreifache angestiegen sein)

▶ **Pflegerische Konsequenzen**
– auf Zeichen einer Überdosierung achten, z.B. plötzliche Blutung aus der Nase, Mundschleimhaut, Blase
– kontinuierliche Gabe

8.3 Verabreichung von Medikamenten

Grundsätzlich muß die **Einwilligung des Patienten** vorliegen.

 Prüfung des Medikaments nach Anordnung und der 5-R-Regel:
– richtiger Patient
– richtiges Medikament
– richtige Dosierung
– richtiger Zeitpunkt
– richtige Applikationsform

Lagerung
– immer in der Originalpackung
– Lagerungsprinzip: „first in, first out"
– Verfallsdatum beachten
– besondere Lagerungsbedingungen: Kühlschrank, Lichtempfindlichkeit
– Betäubungsmittel nach Betäubungsmittelgesetz (BtMG) lagern

Injektionsarten (Abb. 8-3)
● **Intramuskuläre Injektion** (i.m.)
Findet in der Intensivmedizin selten Anwendung.
– Infektionsgefahr erhöht
– Verteilungsstörungen im Gewebe
– kontraindiziert bei Gerinnungsstörungen
● **Subkutane Injektion** (s.c.)
– wenn Medikamente nicht intravenös gegeben werden dürfen, z.B. Bricanyl®
– Heparingabe teilweise subkutane Bolusgabe

 Keine subkutanen Injektionen in den Bauch bei Patienten vor abdominalen Eingriffen.

● **Intravenöse Injektion** (i.v.)
– in der Regel dürfen Krankenpflegekräfte, die in der Intensivpflege tätig sind, intravenöse Injektionen in liegende Venenkatheter nach Anordnung vornehmen

 Die intravenöse Injektion ist primär eine ärztliche Tätigkeit, die delegierbar ist.

– der Arzt trägt die **Anordnungsverantwortung** für das Medikament und muß es schriftlich verordnen
– die Pflegekraft trägt für das gesamte Ausführen der Injektion die **Verantwortung**
– zwingend erforderlich ist die Kenntnis über Verabreichung, Wechselwirkung und Nebenwirkung der Medikamente

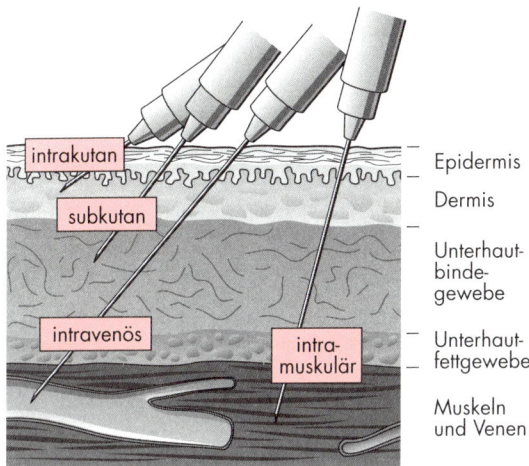

Abb. 8-3 Injektionsarten

Vorgehen
- **5-R-Regel**
- in großen Kliniken mit hauseigener Apotheke ähneln sich häufig die Etiketten der verschiedenen Lösungen
- verschiedene Handelsnamen mit identischem Inhalt
- gleiche Medikamente sind oft in verschiedenen Konzentrationen im Handel und ähnlich verpackt

 Bei mehrlumigen Kathetern und sehr umfangreichem Infusionsprogramm verbessern beschriftete Perfusorleitungen mit verschiedenfarbigen Aufklebern die Überschaubarkeit.

- **Hygiene**
- Kapitel 13
- **Regeln zum Vermeiden von technischen Problemen**
- für jeden eingesetzten Perfusor oder Infusomaten muß eine Einweisung erfolgt sein (Medizinproduktegesetz, Kap. 4.3)
- bei gleichzeitigem Gebrauch von mehreren Pumpeninfusionen kann es bei Verstopfung oder Verlegung des Katheters zu einem solch hohen Druck im System kommen, daß diese platzen können. Dies kann dazu führen, daß der Patient keine Infusionen erhält oder Blut aus dem Katheter zurückläuft
- bei gleichzeitigem Gebrauch von Schwerkraft- und Pumpeninfusion kann das gesamte Infusionsvolumen bei Verstopfung oder Verlegung zurück in die Schwerkraftinfusion laufen (Ansteigen des Spiegels in der Tropfkammer). Ein Alarm wird dabei nicht immer ausgelöst. Eine anschließende Bolusgabe beim Entfernen des Hindernisses ist möglich
- endständige Infusionsfilter zum Reduzieren von Partikel- und Bakterieneinschwemmung

Empfehlungen zum Systemwechsel und Angaben, welche Medikamente (z.B. Blut, Humanalbumin, Fette) nicht über die Filter gegeben werden dürfen, gibt der jeweilige Hersteller der Filter.

8.4 Medikamenteninkompatibilitäten

Um die Sicherheit bei der parenteralen Arzneimitteltherapie zu gewährleisten, arbeiten viele Krankenhausapotheken mit den Intensivstationen zusammen. Ziel ist es, **Komplikationen** und **Reaktionen durch gleichzeitig laufende Arzneimittel** zu **verhindern.** Da die Infusions- und Injektionsgabe meist an das Pflegepersonal delegiert ist, sind Kenntnisse über Verabreichung und Reaktionen wesentlich.

 Sichtbare Inkompatibilitätsreaktionen sind nur durch ein ausreichend langes, durchsichtiges Schlauchstück zwischen Zuspritzstopfen und Patienten erkennbar.

Reaktionen
- Ausfällung, Ausflockung
- Kristallbildung, Trübung
- Verfärbung, keine sichtbare Reaktion

 Die genannten Reaktionen können zu Verstopfung der Katheter, Unwirksamkeit der Medikamente oder zu Nebenwirkungen führen.

Auslöser der Reaktionen
- **pH-Wert**
  - Arzneimittel zeigen ganz verschiedene pH-Werte
  - Medikamente und Infusionen mit extrem verschiedenen pH-Werten können nicht kombiniert werden.
  - extrem basische oder saure Lösungen, Infusionen zugesetzt oder im gleichen Lumen laufend, können den pH-Wert und die Infusionsstabilität verändern und so zur Inaktivierung führen
  - Medikamente und Infusionen (z.B. Heparin oder Glukose) können von den Herstellerfirmen mit verschiedenen Hilfsmitteln und verschiedenen pH-Niveaus versehen sein. So kann es z.B. bei der Trägerlösung Glukose zu unterschiedlichen Reaktionen auf Zuspritzen kommen
- **Licht, Zeit**
  - manche Medikamente zersetzen sich unter Lichteinfluß
  - die Anwendung von abgedunkelten Spritzen erfolgt nach Feststellung der lichtstabilen Zeit der einzelnen Medikamente. Ausschlaggebend ist die ärztliche Verordnung über die Dauer der Applikation
  - Beispiele:
    Nifedipin: Minuten, Amphotericin B: Stunden, Vitamine C, B_2, B_6: als Kurzinfusion in der Nacht, Nimotop®: Stunden, Arterenol®: nach sechs Stunden verwerfen
- **Wirk- oder Hilfsstoffe**
  - schwerlösliche Arzneimittel mit Lösungsmittel, beim Verdünnen oder Zuspritzen verdünnt sich auch das Lösungsmittel, was nachfolgend zur Ausfällung führen kann
  - Beispiel: Diazepam®, Phenytoin®, Lasix®, Trapanal®
- **Adsorption**
  - der Gebrauch von endständigen Infusionsfiltern kann durch Verstopfung auf Inkompatibilitäten hinweisen

- Adsorption an Infusionssystemen ist z.B. bei Insulin recht hoch angegeben, die Beimischung von Humanalbumin ist umstritten, teurer und mit einer erhöhten Infektionsgefahr verbunden

Maßnahmen zum Verhüten von Inkompatibilitäten

- vor Gebrauch aufzulösende Medikamente: nur nach Angaben des Herstellers Lösungsmittel und Menge verwenden
- Zumischen in Infusionen vermeiden
- Verabreichen von Medikamenten durch patientennahes Zuspritzen oder Kurzinfusionen, wenn möglich gleichzeitig nichtkompatible Dauerinfusionen unterbrechen
- Infusionssystem nach aufgetretener Inkompatibilität verwerfen
- als Trägerlösung NaCl 0,9% verwenden
- gängige Infusionsregime mit Inkompatibilitätsprogrammen oder -listen nachprüfen oder von der Apotheke prüfen lassen
- kein Mischen von Medikamenten mit extrem unterschiedlichen pH-Werten
- mögliche Reaktionen: Gabe eines sauer reagierenden Medikaments zusammen mit einer alkalischen Arznei oder beim Zuspritzen in eine alkalische Infusionslösung (Ernährungslösung)
- bei der Kombination von mehreren Lösungen mit verschiedenen pH-Werten ist der entstehende pH-Wert schwer vorhersehbar
- **pH-Wert sauer**
  - pH 3: Dormicum®, Vancomycin®, Droperidol DHP®
  - pH 3 bis 5: Dopamin®, Dobutrex®, Suprarenin®
  - pH 4: Pancuronium®
- **pH-Wert alkalisch**
  - pH 12: Phenhydan®
  - pH 11: Zovirax®
  - pH 10: Luminal®, Bactrim®
  - pH 9: Euphyllin®, Antra®
  - pH 8: Lasix®

9 Transfusion von Blutpräparaten

Die wichtigste Aufgabe bei gravierenden Blutverlusten ist das Aufrechterhalten der Sauerstoffversorgung des Gewebes. Um das Infektionsrisiko zu mindern, wird die Indikation zur Fremdbluttransfusion zurückhaltend gestellt.

Infektionsrisiko
– Kontamination mit Bakterien während der Herstellung
– HIV, Hepatitis-B-Virus, Hepatitis-C-Virus
– Lues, Zytomegalievirus, Epstein-Barr-Virus

Aufklärung des Patienten
– Risiken, wie mögliche Verwechslung oder bakterielle Verunreinigung von Blutkonserven
– bei absehbaren Blutverlusten Aufklärung über alternative Methoden (Eigenblutspende, maschinelle Autotransfusion)

9.1 Blutpräparate

9.1.1 Erythrozytenkonzentrate

Erythrozytenkonzentrate (EK) werden aus **frischem Vollblut** hergestellt. Das **Plasma** wird **zentrifugiert** und mit einem **sterilen Stabilisator** vermischt. Die gebräuchlichsten Stabilisatoren sind **CPD** (Citrat, Phosphat, Dextrose) und CPD mit Zusatz von Adenin.

 Die Erythrozytenkonzentrate sind weitgehend frei von Leukozyten und Thrombozyten.

Indikationen
– akuter Blutverlust
– bei älteren oder intensivpflichtigen Patienten mit Hämoglobin unter 11 bis 12 g/dl
– bei jüngeren Patienten mit Hämoglobin unter 6 bis 7 g/dl

 Eine Erythrozytensubstitution ist immer vom klinischen Bild des Patienten abhängig.

Nebenwirkungen von Massivtransfusionen
– Hypothermie, Einschwemmen von Mikroaggregaten
– Sinken von 2,3-Diphosphoglyzerat
– Hyper- oder Hypokaliämie, Gerinnungsstörungen
– Hypocalciämie (Zitrat bindet Calciumionen)
– Störungen des Säure-Basen-Haushalts, Transfusionsazidose

Lagerung
– bei einer Temperatur unter 8 °C bis zu 40 Tage haltbar

Vorgehen
– Konserven anwärmen
– nach jeder fünften Konserve Gerinnungswerte, Hämoglobin, Hämatokrit und Elektrolyte bestimmen
– EKG-Veränderungen, Hypercalciämie, Hyperkaliämie beachten

9.1.2 **Thrombozytenkonzentrate**

Thrombozytenkonzentrate (TK) werden aus einer **Vollblutkonserve zentrifugiert** oder aus einer **maschinellen Zellseparation** gewonnen. Der Spender bekommt das thrombozytenfreie Vollblut retransfundiert.

Indikationen
– Therapie und Prophylaxe von thrombozytären Bildungsstörungen
– primäre oder sekundäre Knochenmarksinsuffizienz
– sich rasch entwickelnde Blutungsneigung
– große Blutverluste bei Thrombozytopenie
– selten bei aplastischer Anämie, Myelodysplasie und erworbenen Plättchenfunktionsstörungen
– bei disseminierter intravasaler Gerinnung (DIC) nur bei manifester Blutung und geklärter Ursache

Nebenwirkungen
– febrile Reaktionen durch bakterielle Verunreinigungen und leukozytäre Antikörper
– milde Hämolyse durch Inkompatibilitäten im AB0-System
– urtikarielle Reaktionen, selten anaphylaktische Reaktionen

Lagerung
– durch Zellseparation gewonnene Thrombozytenkonzentrate können bis zu fünf Tagen bei 22 °C unter gleichmäßigem Bewegen gelagert werden
– bei 4 °C maximal 24 Stunden
– im offenen System hergestellte Thrombozytenkonzentrate innerhalb zwölf Stunden verbrauchen

9.1.3 **Gerinnungspräparate**

9.1.3.1 **Gefrorenes Frischplasma**
Gefrorenes Frischplasma (FFP) wird aus einer Einzelwarmblutspende hergestellt und nach Zentrifugation im geschlossenen System tiefgefroren.

Indikationen
– manifeste Blutungsneigung
– disseminierte intravasale Gerinnung (DIC)
– Verlust und/oder Verdünnungskoagulopathie
– Substitution der Faktoren V und XI
– thrombotisch-thrombozytopenische Purpura (TIP), thrombotische Mikroangiopathie
– Austauschtransfusion

Vorgehen
– schnelles Auftauen auf 37 °C, nicht darüber
– Beutel beim Auftauen leicht schwenken, nicht schütteln
– unmittelbar nach dem Auftauen transfundieren
– Verträglichkeitsprobe ist nicht notwendig
– nach Auftauen Beutel auf Dichtigkeit prüfen
– Transfusion über einen Standardinfusionsfilter, mindestens 200 Milliliter/Stunde

Tiefgefrorene Beutel sind leicht zerbrechlich. Das aufgetaute FFP darf nicht wieder eingefroren werden.

Nebenwirkungen
- Volumenbelastung, Zitratintoxikationen
- anaphylaktoide Reaktionen
- transfusionsinduzierte akute Lungeninsuffizienz (Trali-Syndrom)

Lagerung
- ein Jahr bei mindestens –30 °C und tiefer

9.1.3.2 Prothrombinkomplex-Präparate
Prothrombinkomplex-Präparate
werden aus **Poolplasma** gewonnen und enthalten folgende Gerinnungs-
faktoren:
- ● **PPSB-Präparate**
- **P**rothrombin (Faktor II), **P**roconvertin (Faktor VII)
- **S**tuart-Faktor (Faktor X), antihämophiler Faktor **B** (Faktor IX)
- ● **Faktor VIII**
- von-Willebrand-Faktor-Konzentrate
- ● **Faktor IX**
- Vorphase der Gerinnungsaktivierungskette
- ● **Faktor XIII**
- zweite Phase, Fibrinogenbildung
- ● **Antithrombin III**
- Inhibitor von Thrombin und Faktor X a

Indikationen
- Hämophilie B (Faktor-IX-Mangel)
- in Notfällen bei Überdosierung von Kumarinderivaten

9.1.4 Humanalbumin

Albuminpräparate werden aus **humanem Poolplasma** gewonnen. Humanalbumin (HA) ist **frei von Isoagglutininen** und **Blutgruppensubstanzen**
und kann daher **blutgruppenunabhängig** verabreicht werden.

Indikationen
- Volumensubstitution akuter Blutverluste (Humanalbumin 4 bis 5%)
  wegen seiner hohen Wasserbindungskapazität und der langen intravasalen Verweildauer von etwa vier Stunden
- Erhöhung des kolloidosmotischen Drucks (Humanalbumin 20 bis 25%)
- Verbesserung der Transportfunktion für Elektrolyte, Wasser, Spurenelemente und Hormone
- akute Hypoproteinämie, Ileus
- hämolytische Erkrankungen bei Neugeborenen

Lagerung
- bei Zimmertemperatur (nicht über 25 °C) bis zu fünf Jahre

9.1.5 Immunglobulinpräparate

Immunglobulinpräparate (Ig) werden aus **menschlichem Plasma oder
Serum** durch **Äthanol-Kälte-Fraktionierung** hergestellt.

Indikationen
- primäre Immundefekterkrankungen, HIV-Infektionen
- Antikörpermangelsyndrome bei malignen Lymphomen und multiplem Myelom
- Autoimmunerkrankungen unbekannter Ätiologie
- septische Infektionen
- Prophylaxe und Therapie des Zytomegalievirus bei Transplantationen
- systemischer Lupus erythematodes, Guillain-Barré-Syndrom

Kontraindikation
- intramuskuläre (imIg) oder intravenöse (ivIg) Gabe bei Immunglobulin-mangel mit nachgewiesenen Antikörpern gegen die Immunglobuline IgA

Lagerung
- in der Regel zwischen +2 °C bis +8 °C (siehe Hinweis auf der Verpackung)

Tabelle 9-1 gibt eine zusätzliche Übersicht der Blutpräparate.

Tab. 9-1 Blutpräparate

Blutpräparate	Besonderheiten	Indikationen
Warmblut, bis zu sechs Stunden altes, nicht gekühltes Vollblut	alle Blutbestandteile sind funktionstüchtig, erhöhtes Infektionsrisiko	nur noch bei Austauschtransfusion bei Gerinnungsstörungen (Thrombozytopenie mit massiver hämorrhagischer Diathese)
Frischblut, bis zu 72 Stunden altes Vollblut	50% der Gerinnungsfaktoren sind funktionstüchtig, auf HBV getestet, Schnelltest auf Lues und HIV (nicht sicher, da Antikörper erst nach vier bis sechs Wochen auftreten)	Massivtransfusion, Gerinnungsstörungen
Erythrozytenkonzentrat	Hämatokrit etwa 70%, Leukozyten um 50%, Thrombozyten um 70% vermindert	Anämien
Buffy-coat-free Erythrozytenkonzentrate	Hämatokrit etwa 80%	Anämien
leukozytenarmes Erythrozytenkonzentrat	Leukozyten um 98%, Thrombozyten um 99% vermindert	Anämien, Immunsuppression
gewaschene Erythrozytenkonzentrate	Plasma durch Zentrifugierung und Aufschwemmen der Erythrozyten vollständig entfernt, 24 Stunden haltbar	im Notfall Konserve 0-Rhesus negativ für Patienten mit irregulären Antikörpern
tiefgefrorene Erythrozytenkonzentrate	mit Glycerin behandelt, bei über 130 °C gefroren, Lagerung mehrere Jahre, nach Auftauen sofort verwenden	bei seltenen Blutgruppen, autologe Transfusion

Tab. 9-1 (Fortsetzung)

Blutpräparate	Besonderheiten	Indikationen
plättchenreiches Plasma	aus mehreren Einzelspenden, 48 Stunden haltbar	Thrombozytopenie
Thrombozyten-konzentrat	durch Zellseparator gewonnen, drei bis fünf Stunden haltbar	Thrombozytopenie
Frischplasma	24 Stunden haltbar	Eiweißmangel, Gerinnungsstörungen
gefrorenes Plasma	12 Monate lagerbar	Eiweißmangel, Gerinnungsstörungen
lyophilisiertes Plasma	fünf Jahre haltbar, bei Zimmer-temperatur mit Lösungsmittel auf-lösen, im Wasserbad erwärmen	Eiweißmangel, Gerinnungsstörungen
Plasma-Proteinlösung	85% Albumine, 15% Globuline, im Kühlschrank aufbewahren	Eiweißmangel
Humanalbumin	lichtgeschützt lagern, 5% bei Zim-mertemperatur, 20% im Kühlschrank	Eiweißmangel
Immunglobulin-Lösung	gefriergetrocknet, gekühlt drei bis fünf Jahre haltbar	Infektabwehr
Prothrombinkomplex	Faktoren II, VII, IX, X, gefriergetrock-net, im Kühlschrank lichtgeschützt lagern	Prothrombinmangel, Hämophilie B
antihämophiler Faktor VIII	Faktor VIII, gefriergetrocknet, im Kühlschrank lichtgeschützt lagern	Hämophilie A
Fibrinogen (Cohn-Fraktion)	im Kühlschrank lichtgeschützt lagern	Fibrinogenmangel

9.2 Bluttransfusion

 Die häufigste Ursache von Transfusionsreaktionen ist die versehentliche Verwechslung von Blutkonserven.

Vorbereiten des Materials
– verordnete Blutkonserve mit Begleitpapieren
– Transfusionsbesteck mit einem Standardfilter zur Mikrofiltration, Poren-größe 170 bis 230 Mikrometer
– Bettschutz, Desinfektionsmaterial
– Fixationsmaterial, Schere
– evtl. Material zur Venenpunktion, Einmalhandschuhe

141

Vorgehen
- Kontrolle der Konserve (Kap. 9.2.1)
- Handschuhe anziehen
- Transfusionsbesteck in den Beutel stecken, Tropfkammer gut füllen
- Bedside-Test, Kontrolle, Anschluß der Transfusion und Dokumentation durch den Arzt

9.2.1 Identitätskontrolle Patient – Konserve

Bei der Identitätskontrolle von Patient und Konserve erfolgt der Vergleich des Patientennamens und der Blutgruppe mit den Angaben auf der Blutkonserve und dem Begleitschein.

Kontrollen
- Name, Vorname, Geburtsdatum des Empfängers
- Konservennummer, Konserve unversehrt
- Blutgruppe und Rhesusfaktor
- Kell-System-Antigene, sonstige Antigene
- Entnahme- und Verfalldatum
- Stabilisatorzusätze, Chargennummer

9.2.2 Bedside-Test

Der Bed-Side-Test (Abb. 9-1) **bestätigt** die **Angaben** auf der **Blutkonserve.** Dies kann durch bereits mit Antiserum beschichtete Fertigkarten oder durch Aufbringen von im Kühlschrank aufzubewahrenden Seren (Anti-A und Anti-B) vorgenommen werden.

Blut-gruppe	Iso-agglutinine	Testserum		
		Anti-A	Anti-B	Anti-A+B
A	Anti-B	Agglutination	keine	Agglutination
B	Anti-A	keine	Agglutination	Agglutination
AB	keine	Agglutination	Agglutination	Agglutination
0	Anti-A Anti-B	keine	keine	keine

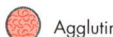 Agglutination   keine Agglutination

Vorgehen
- Handschuhe zum Eigenschutz
- Blut vom Patienten entnehmen
- Testkarte mit Name, Vorname und Geburtsdatum beschriften
- Blut des Patienten auf die vorbereitete Testkarte auftragen
- gleiche Menge Testserum darauf tropfen
- mit industriell gefertigten Stäbchen oder Einmalkanüle vermischen
- Agglutination abwarten
- Ergebnis bestätigt die Blutgruppe des Patienten
- Blut aus dem Konservensystem entnehmen
- auf Testkarte auftragen und Testserum dazugeben
- Ergebnis mit der Beschriftung der Blutkonserve und der Blutgruppe des Patienten vergleichen
- der transfundierende Arzt muß das Ergebnis der beiden Tests schriftlich bestätigen

Der erste Bedside-Test und die erste Konservenkontrolle ist notwendig, um die Sicherheit des Patienten zu gewährleisten.

Ob bei weiteren Gaben erneute Tests sinnvoll sind, entscheidet der leitende Arzt. Transfusionsmediziner sind der Meinung, daß eine von der Blutbank gesendete Konserve nach dem **Medizinproduktegesetz** ein **Medikament** darstellt, was sicherstellt, daß die Blutgruppe der Konserve und die des Empfängers übereinstimmen und geprüft wurden.

9.2.3 Umgang mit Blutkonserven

9.2.3.1 Einhalten der Kühlkette

Beim Umgang mit Blutkonserven ist vor allem darauf zu achten, daß die **Kühlkette** nicht unterbrochen wird.
- Blutkonserven generell in Kühlboxen transportieren
- in der Abteilung in einem Blutkühlschrank lagern (erschütterungsfrei, mit einer akustischen Thermostatüberwachung)

Die Kühlkette ist unterbrochen, wenn die Bluttemperatur auf über 8 °C angestiegen ist.

9.2.3.2 Anwärmen von Blutkonserven
Nach den Richtlinien der Deutschen Ärztekammer (DÄ) müssen Blutpräparate, außer bei Massentransfusionen, nicht angewärmt werden. In der Praxis empfiehlt sich jedoch das Anwärmen, um ein Auskühlen des Patienten zu verhindern.

Anwärmen mit Durchlauferhitzer
- Transfusion wird durch ein geheiztes Medium (Metall) geleitet und aufgewärmt
- **Plattenwärmer**
- Gerät mit zwei beheizten Metallplatten
- dazwischen Beutel einspannen, der mehrere Schleifen hat
- das Konservenblut läuft durch diese Schleifen zum Patienten
- das Blut wird beim Durchlaufen auf Körpertemperatur erwärmt
- **Wickelwärmer**
- Gerät mit runder Metallvorrichtung
- etwa ein Meter langes Schlauchsystem um die Vorrichtung wickeln
- Blut erwärmt sich durch das angeheizte Metall

Bei schnellem Durchlauf besteht die Gefahr, daß die Transfusion sich nur ungenügend erwärmt.

Anwärmen mit speziellem Mikrowellengerät
- Blutkonserven und FFP (Fresh Frozen Plasma) können innerhalb weniger Minuten auf Körpertemperatur erwärmt werden
- Hämolysegefahr, Vorbeugung durch makroskopische Kontrolle der Konserve nach dem Erwärmen

 Zu beachten ist, daß Metallteile der Konserve, wie mit Metallklemmen versehene Ableitungsschläuche, ohne Kontakt mit dem Innengehäuse in der Klemmhalterung befestigt sind.

9.3 Beobachten des Patienten während und nach einer Transfusion

In den ersten zehn bis zwanzig Minuten nach Transfusionsbeginn muß der Patient häufig überwacht werden, anschließend in kontinuierlichen Abständen.

Überwachung der Verträglichkeit
- Vitalparameter, Befinden (Glieder- oder Kopfschmerzen)
- Hautfarbe und -temperatur, Urinausscheidung

9.3.1 Transfusionszwischenfälle

9.3.1.1 Febrile, nichthämolytische Transfusionsreaktionen
Febrile, nichthämolytische Reaktionen zeigen sich in unmittelbaren Zusammenhang mit der Transfusion durch leukozytäre oder thrombozytäre Inhaltsstoffe bis zu einer Stunde nach Beginn.

Symptome
- kurzanhaltendes Fieber, Schüttelfrost
- Kopfschmerzen, Tachykardie

▶ **Pflegerische Konsequenzen**
- Transfusion abbrechen, Patienten beruhigen
- engmaschige Kontrollen der Vitalparameter
- kalte Wadenwickel (Zitrone) oder Teilwaschungen
- Zwischenfall dokumentieren, Arzt informieren

9.3.1.2 Urtikarielle Hautreaktionen
Urtikarielle Hautreaktionen sind meist harmlos. Sie treten statistisch bei ein bis drei Prozent aller Transfusionen auf. Das Fortführen der Transfusion hängt von der klinischen Notwendigkeit ab.

Ursachen
- Reaktionen zwischen transfundierten IGA-Antikörpern und Anti-IgA-Antikörpern
- allergische Diathese

Symptome
- Hautreaktionen, Rötung, Juckreiz
- in schweren Fällen Schüttelfrost, Fieber, Bronchospasmus, Glottisödem

Bei bekannter Allergie empfiehlt sich die prophylaktische Gabe von Antihistaminika und Kortikosteroiden.

▶ **Pflegerische Konsequenzen**
– Patienten beruhigen
– engmaschige Kontrollen der Vitalparameter
– Arzt informieren
– bei Fieber kalte Wadenwickel (evtl. mit Zitrone) oder Teilwaschungen
– Zwischenfall dokumentieren
– bei Juckreiz juckreizstillendes Puder

9.3.1.3 Hämolytische Sofortreaktion

Die hämolytische Sofortreaktion tritt meist kurz nach Transfusionsbeginn auf und beruht meist auf einer Unverträglichkeitsreaktion im AB0-System (falsch transfundierte Blutgruppe).

Symptome

Die Intensität der Reaktion hängt von der Antikörperart und der Menge des fehltransfundierten Blutes ab.
● **Beim wachen Patienten**
– brennendes Gefühl in der Transfusionsvene
– Unruhe, Übelkeit
– Frösteln, Fieber, Schweißausbruch
– Kopfschmerzen, Tachykardie, Tachypnoe
– Blutdruckabfall
– Brust-, Bauch- oder Flankenschmerzen
– evtl. Schock, DIC, akutes Nierenversagen
● **Beim narkotisierten Patienten**
– Blutdruckabfall, Hämolyse
– Hämoglobinurie, Blutungsneigung

Therapie

– sofortiger Transfusionsstop
– Gabe von Katecholaminen und Kortikosteroiden
– Steigerung der Nierenfunktion (Furosemid, Dopamin)
– evtl. Austauschtransfusion
– intensivmedizinische Weiterbehandlung

 Blutprobe des Empfängers und des Spenders müssen an die Blutbank zum Überprüfen weitergeleitet werden. Die Blutkonserve ist aufzubewahren.

▶ **Pflegerische Konsequenzen**
– engmaschige Vitalzeichenkontrolle
– Patienten beruhigen
– bei Fieber kalte Wadenwickel
– bei Frösteln Patienten gut zudecken
– bei Schweißausbruch Teilwaschungen (evtl. mit Salbei)
– beim Erbrechen unterstützen
– bei Bauchschmerzen evtl. warme Bauchwickel

 Noch nach Tagen kann eine verzögerte hämolytische Transfusionsreaktion auftreten. Nach Übertragung von antigentragenden Erythrozyten kommt es zur verstärkten Antikörperbildung, die diese Reaktionen verursacht.

10 Erstversorgung im Schockraum

Im folgenden Kapitel wird die Erstversorgung eines Notfallpatienten, insbesondere des polytraumatisierten Patienten, behandelt. Es geht dabei mehr um die prinzipielle und exemplarische, als um die bis aufs Detail bedachte Behandlung und Pflege.

Erstmaßnahmen in der Notfallmedizin bedeuten die **Einleitung** einer **intensiven Therapie,** mit eingeschränkten diagnostischen, therapeutischen und personellen Möglichkeiten unter erschwerten Bedingungen und möglichst kurzfristig nach Eintritt des Geschehens.

Die Ursachen sind häufiger bedingt durch das Fehlen der Leistungsbedingungen, z.B. eine ausreichende Blutmenge oder Sauerstoff, als durch eine primäre Organinsuffizienz, wie einen Herzinfarkt.

Die **gestörte Sauerstoffbilanz** hat einerseits ihre Ursachen im **verminderten Herzzeitvolumen**, dem beim Polytrauma **erniedrigten Hämoglobingehalt** sowie der **abnehmenden Sauerstoffsättigung** des Blutes (gesenktes Sauerstoffangebot), anderseits durch **Streß, Angst, Schmerz** und **Unterkühlung** (erhöhter Sauerstoffbedarf).

10.1 Schockraum

10.1.1 Organisation im Schockraum

Der Schockraum ist meist organisatorisch und personell der zentralen Notaufnahme zugeordnet.

Das spezialisierte Personal, das in einem Schockraum arbeitet, sollte regelmäßig in **Trockenübungen die Notfallversorgung** durchsprechen und planen. Es muß sichergestellt sein, daß ein erfahrener Arzt (Anästhesist oder Chirurg) und ihm zugeordnetes Anästhesie-/Intensiv-/Ambulanzpersonal für die geordnete Erstversorgung zur Verfügung steht. Diesem Leiter muß sich das beteiligte Personal für diese Phase zum Wohl des Patienten unterordnen. Je nach Schwerpunktdisziplin, internistisch oder chirurgisch, sollte immer neben dem Internisten oder Chirurgen dem Anästhesisten eine zentrale Rolle zufallen. Er kann parallel zur Diagnostik und der Patientenerstversorgung für die Aufrechterhaltung und Therapie der Vitalfunktionen, Atmung, Herz, Kreislauf sorgen und so eine schnellstmögliche **Stabilisierung sicherstellen.**

10.1.2 Einrichtung des Schockraums

In einem Schockraum (Abb. 10-1) müssen **sämtliche Geräte,** die zur Behandlung notwendig sein könnten, **einsatzbereit vorbereitet** sein.

Notwendige Geräte
– Narkosegerät mit Absaugvorrichtung
– Perfusoren, Infusomaten mit Transportakku
– Monitore: EKG, Körpertemperatur, noninvasive und invasive Blutdruckmessung
– transportables Beatmungsgerät mit Sauerstoffflasche
– fahrbares Röntgengerät
– Vakuummatratzen
– Defibrillator

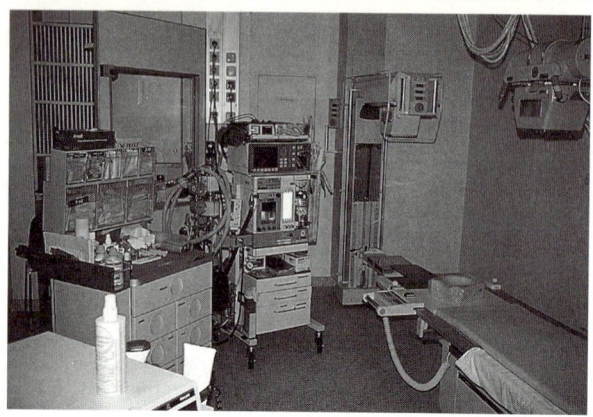

Abb. 10-1 Schockraum

In der Regel steht in jedem Schockraum ein **Notfallwagen** (evtl. Narkosewagen), in dem alle zur Behandlung notwendigen Medikamente und Materialien einsatzbereit gerichtet sind (Kap. 12.1). Der Notfallwagen wird nach jeder Behandlung und routinemäßig einmal pro Tag geprüft und aufgefüllt. Dafür ist eine Pflegeperson eingeteilt und zuständig, die diese Tätigkeit auf einem Kontrollblatt unterzeichnet.
Bei der Gabe von Medikamenten in der Notfallmedizin ist aufgrund der meist vorhandenen Zentralisation die **intravenöse Verabreichung** immer der intramuskulären vorzuziehen. Auch ist dem verminderten Herzzeitvolumen, dem Volumenmangel und der damit veränderten Pharmakodynamik und -kinetik Rechnung zu tragen. Um nicht in die hausspezifischen Erwägungen einzugreifen, sind anschließend nur die Hauptgruppen der im Schockraum vorrätigen **Notfallmedikamente** aufgeführt. Sie unterscheiden sich nur wenig von den sonst in der Anästhesie und Intensivmedizin verwendeten Pharmaka (Kap. 8 und 12.1).

10.1.3 Alarmierungsphase vor Eintreffen des Notfallpatienten

Um dem Patienten eine adäquate Versorgung zu sichern, ist es wichtig, daß sein Eintreffen an der dafür zuständigen Stelle gemeldet wird. Nur so kann das Notfallteam rechtzeitig bereitstehen, der Schockraum vorbereitet sowie notwendige Spezialdisziplinen (Neurochirurgen, Internisten, Traumatologen) informiert werden. In der Regel benachrichtigt das zuständige Notaufnahmepersonal die Anästhesie.

Standardvorbereitungen durch das Pflegepersonal
Die anschließenden Vorbereitungen sind abhängig vom Informationsstand über die Erkrankung des erwarteten Patienten.
– Aufziehen der wichtigsten Narkosemedikamente wie Analgetikum, Hypnotikum, Barbiturat, Muskelrelaxans
– Infusionen (kristalloide, kolloidale) vorbereiten
– Narkosegerät nach dem Medizinproduktegesetz prüfen

- Defibrillator kontrollieren
- Funktionsprüfung der Monitore, Elektroden vorbereiten
- Absauggerät prüfen, Absaugsonden bereitlegen
- Intubationsbesteck mit Zubehör (Kap. 11.1.1)
- steriles, ungeöffnetes Abwaschset
- großlumige Venenverweilkatheter, evtl. Blutbank benachrichtigen

10.2 Klinische Versorgung

10.2.1 Ankunft des Notfallpatienten

Wichtig ist die **nahtlose Übernahme** des Patienten aus den Händen des Rettungspersonals, um den Erfolg der Maßnahmen vom Unfallort zu erhalten.
Bei der Ankunft und der Erstversorgung ist es wichtig zu wissen, welche Lebensbeeinträchtigung beim Patienten im Vordergrund steht. Das Rettungspersonal muß folgende Fragen klären:

Übergabe durch das Rettungspersonal
- Unfallhergang, erfolgte Befragung am Unfallort
- neurologischer Status, evtl. Blutstillung
- Medikation, Sauerstoffgabe
- Intubation
- Verschlechterung während des Transports
- evtl. Reanimation

10.2.2 Erstversorgung im Schockraum

Der Versuch einer differenzierten Diagnostik bedeutet in der Akutsituation oft Zeitvergeudung.

 Nicht die Diagnose des Grundleidens, sondern die Analyse der Lebensbedrohung stehen im Vordergrund.

Die Behandlung steht vor der Diagnose, deshalb ist es wichtig, sich einen **ersten Überblick** zu verschaffen. Man geht nach folgendem Prinzip vor (modifiziert nach Schwartz):

Reihenfolge
- ● **Inspektion**
- Atmung
- Herz, Kreislauf
- äußere Verletzungen
- Ansprechbarkeit
- Einschätzung des Bewußtseins
- ● **Vorgehen**
- Patienten vollständig entkleiden
- nicht vom gesamtdesolaten (blutverschmierten) Eindruck ablenken lassen (z.B. Kopfschwartenverletzungen)
- ● **Setzen von Prioritäten**

Monitoring
Zur Basisüberwachung benötigt der Patient folgendes Monitoring:
- Pulsoxymeter, EKG-Ableitung (Thoraxwandableitungen)
- noninvasive Blutdruckmessung, evtl. Körpertemperatur
- Magensonde, Harnblasenverweilkatheter

Einschätzung des Bewußtseins

Zur Ersteinschätzung eines Notfallpatienten hat sich die **Glasgow Coma Scale** bewährt (Tab. I 22-1). Die Summe der einzelnen Beobachtungen (Augen, verbale Reaktionen und motorische Antworten) ergibt den Coma-Score und ermöglicht eine **standardisierte Einschätzung des Schweregrades.** Je kleiner die Punktzahl ausfällt, desto wahrscheinlicher ist eine Schädigung des Nervensystems.

Zur differenzierten Diagnostik bedarf es weiterer Untersuchungen, wie CT oder Angiographie.

10.2.3 Diagnostik im Schockraum

Zur **Diagnostik** im Schockraum gehören:
- abdominelle Sonographie
- Röntgen von Thorax und seitlicher Halswirbelsäule
- CT-Schädel

Die **Computertomographie,** besonders im Schädelbereich, hat sich neben der Röntgendiagnostik und der Sonographie einen festen Platz in der Erstdiagnostik erobert. Die intensive Entwicklung von röntgenfähigen Unterlagen oder Vakuummatratzen erleichtert oder macht es unnötig, den Notfallpatienten mehrmals umzulagern.

Eine **Röntgenuntersuchung** beginnt nach der ersten operativen Versorgung lebensbedrohlicher Verletzungen. Idealerweise sollten im Schockraum alle notwendigen Röntgenersuntersuchungen möglich sein, um dem Patienten eine aufwendige Verlegung in Diagnostikräume und meist mehrfaches Umlagern zu ersparen.

10.3 Generelle Therapie des Notfallpatienten

10.3.1 Legen von Zugängen

Ein traumatisierter Patient befindet sich meist im **hypovolämischen Schock** und benötigt mehrere dicklumige Zugänge.

Bei Punktionen von Halsvenen ist zum Vermeiden einer Luftembolie eine **Kopftieflage** obligatorisch.

10.3.1.1 Wahl des Punktionsortes

Limitierend für die Durchflußrate einer Flüssigkeit ist nicht die Venengröße, sondern der Durchmesser und die Länge des intravasalen Katheters (Kap. 6.1).

Da bei zentralen Venen der Durchmesser immer größer als der des Katheters ist, sind die Maße des Katheters entscheidend für die Durchflußrate.

Zentralvenöse Katheter sind für die reine Volumentherapie ungeeignet, da sie meist dünner und länger als periphere Verweilkanülen sind.

Nach dem **Hagen-Poiseuille-Gesetz** erhöht sich die Durchflußrate mit dem Druckverlust entlang dem Katheterweg und der Größe des Katheterdurchmessers; also wird er limitiert durch die Katheterlänge und die Viskosität der Volumenlösung.

10.3.1.2 Wahl des Einführungsbesteckes

Idealerweise sollten bei maximaler Infusionszufuhr innerhalb kürzester Zeit entweder dicklumige periphere Braunülen, besser jedoch sogenannte

Einführungsbestecke (Schleusen) verwendet werden. Sie dienen primär zum Einbringen von Multilumen- oder Pulmonaliskathetern. Sie zeichnen sich durch einen **großen Innendurchmesser** (F 9: ID 3,2 mm) und eine **geringe Länge** aus und eignen sich für eine **große Durchflußrate.**

10.3.2 Endotracheale Intubation und Beatmung

Da beim traumatisierten Patienten immer mit **respiratorischen Problemen** zu rechnen ist, sollte die Indikation zur Beatmung in der Initialphase der Behandlung großzügig gehandhabt werden. Zusätzlich muß der Notfallpatient als **nicht nüchtern** gelten, was ohne Intubation eine erhebliche **Aspirationsgefahr** mit sich bringt.
Eine zurückhaltende Applikation von Anästhetika bei Patienten im Schock ist wegen einer drohenden Vasodilatation angebracht. Ein **Regime der Analgosedierung** ist deshalb zu bevorzugen.

Vorbereitung und Vorgehen
Kapitel 11.1.2

10.3.3 Labordiagnostik

Notwendige Diagnostik
– Blutgruppe mit Kreuzblut
– Elektrolyte, Gerinnungsstatus
– Gesamteiweiß, Glukose
– Harnstoff und Kreatinin, Hämoglobin (Hb), Hämatokrit (Hk)

Der Hämatokrit ist kein sicheres Maß für einen Blutverlust, er gibt nur die Volumensubstitution für kristalloide oder kolloidale Lösungen wieder. Der Hämatokritabfall kann aber als Zeichen einer erfolgreichen Volumentherapie gewertet werden, da das Plasmavolumen infolge der Volumensubstitution zunimmt.

10.3.4 Volumenersatz

Hypovolämische Patienten benötigen nicht primär Blut (Sauerstoffträger), sondern die Volumengabe zum Erhöhen des Herzzeitvolumens. Die fehlende Sauerstofftransportkapazität durch das erniedrigte Hämoglobin kann in der Erstversorgungsphase durch Gabe von **reinem Sauerstoff** kurzfristig kompensiert werden. Wichtig ist die primäre Aufrechterhaltung einer **Makro- bzw. Mikrozirkulation** durch Volumen.

Autotransfusionen
– zur Erhöhung des venösen Rückstroms und damit des Herzzeitvolumens (HZV)
– Entnahme von Blut aus der unteren Körperhälfte
– die Wirksamkeit dieser Manöver wird diskutiert, da sie nach neueren Untersuchungen (Marino 1994) keine Zunahme des Blutvolumens oder eine Erhöhung des HZV bewirkt (z.B. Trendelenburg-Lage und pneumatische Schienen)
– die Voraussetzung für eine Zunahme des HZV ist das Vorhandensein eines **Druckgradienten** zwischen den herzfernen und herznahen Gefäßen, dies ist aber nur bei einem normovolämischen Gefäßsystem möglich, welches aber im Schock nicht gegeben ist

10.3.5 Blutersatz

Nach der ersten Stabilisierungsphase und der ausreichenden **Wiederherstellung des Herzzeitvolumens** ist zum Aufrechterhalten der Sauerstoff-Versorgung und der gestörten Mikrozirkulation eine **Hämoglobinkonzentration von 10 g/dl** anzustreben.

Die Hämoglobinkonzentration allein ist kein sicherer Wert zur Indikationsstellung einer Bluttransfusion.

Neuere Ergebnisse favorisieren die **Sauerstoffaufnahme** als geeigneteren Parameter zur Gabe von Erythrozytenkonzentraten (Kap. 9.1.1). Dies ist neben dem Alter und den bestehenden Erkrankungen auch eine Entscheidung, die abhängig von der Anzahl und der Schwere der Verletzungen ist.

Im Notfall eignet sich die Gabe von Blut mit der Universalblutgruppe 0 Rhesus-negativ.

10.3.6 Analgosedierung

Analgesie und Sedierung sind ein wichtiger Bestandteil der Akutbehandlung des Notfallpatienten.

Viele Notfallpatienten befinden sich in einem **Schockzustand.** Eine vorhandene **Zentralisation** bedeutet eine **verminderte periphere Resorption** bei **intramuskulärer Analgetikagabe.** Aus diesem Grund sollte ausschließlich eine **intravenöse** Gabe bevorzugt werden. Durch den Schockzustand ist ebenfalls das **intravasale Verteilungsvolumen eingeschränkt,** so daß übliche Normdosen bereits eine **relative Überdosierung** darstellen.
Neben einer durch titrierte Analgetikagabe meist suffizienten Analgesie sind aber auch die **Ansprechbarkeit** und die **Befragungsmöglichkeiten eingeschränkt.** Dies kann die wichtige neurologische Diagnostik beeinträchtigen.

10.3.7 Wärmeregulation

Viele Notfallpatienten, insbesondere polytraumatisierte Unfallopfer werden mit hypothermen Körpertemperaturen in die Klinik eingeliefert.

Es muß bereits bei der Erstversorgung am Unfallort daran gedacht werden, daß Maßnahmen zur Wärmeerhaltung nur den Wärmeverlust verzögern, nie die schon verlorene Wärme ersetzen können (Kap. A 17.8.5.1).

▶ **Pflegerische Konsequenzen**
  – Temperatur im Schockraum erhöhen
  – angewärmte Infusionslösungen (elektrische Wärmegeräte)
  – Heizdecken oder Heizmatten
  – kontinuierliche Kontrolle der Körpertemperatur
  – Patienten soweit wie möglich zudecken

10.4 Versorgung von Patienten mit Schock-symptomatik

Ein Schock ist ein lebensbedrohliches Kreislaufversagen mit kritischer Minderversorgung des Gewebes mit Sauerstoff und metabolischer Azidose, die zur Schädigung der Zellfunktionen führt.

Auf den Sauerstoffmangel im Gewebe und die Anhäufung toxischer Abbaustoffe reagiert der Organismus mit **Kompensationsmechanismen,** die zum großen Teil auf einer Aktivierung des sympathischen Nervensystems beruhen (Abb. 10-2).

Der Schock ist kein eigenständiges Krankheitsbild. Eine Vielzahl von Erkrankungen können in einen Schockzustand führen, deren Pathophysiologie einem von drei grundlegenden Mechanismen oder einer Kombination daraus zugeordnet werden kann:

– vermindertes Herzminutenvolumen
– vermindertes Blutvolumen
– erniedrigter Gefäßtonus

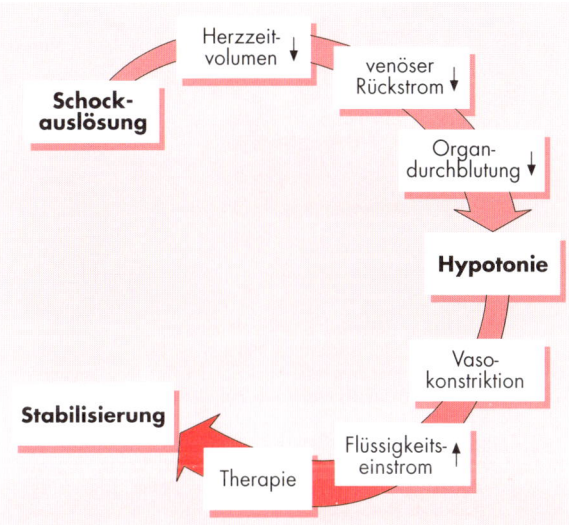

Abb. 10-2 Regulationsmechanismen zur Kompensation eines Kreislaufschocks

Schockindex

Über den Schockindex (nach Allgöwer und Burri benannter Quotient aus Pulsfrequenz und systolischem Blutdruck, vor allem beim hypovolämischen Schock angewandt) kann ein **drohender Schock erkannt** und später der Erfolg der Therapie verfolgt werden. Der Blutdruck ist durch den erhöhten peripheren Widerstand, bedingt durch die **Zentralisation** (Abb. 10-3), ein unzuverlässiges Meßinstrument.

Schockindex: Puls/systolischer Blutdruck
0,5: „physiologischer Wert"
über 1: Schockgefahr
über 1,5: manifester Schock

Die Zahl 0,5 ergibt sich aus dem physiologischen Verhältnis einer Pulsfrequenz von 60/Minute und einem systolischen Blutdruck von 120 mmHg.

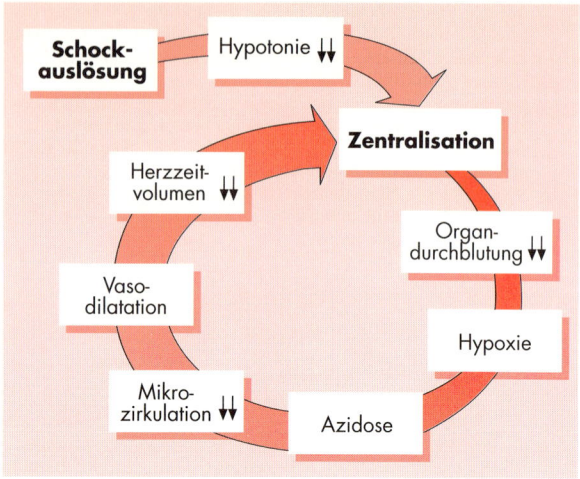

Abb. 10-3 Zentralisation im Schock

Schocksymptome
- Tachykardie (über 100 Schläge/Minute)
- systolischer Blutdruck unter 100 mmHg (kein sicheres Zeichen)
- Tachypnoe, Hyperventilation, kalte, feuchte Extremitäten
- veränderte Bewußtseinslage, verminderte Urinausscheidung

Therapieprinzip bei allen Schockformen
- eine schnelle Behandlung ist entscheidend für die Prognose
- Autotransfusion durch Anheben der Beine, Kopftieflage oder Antischockhose (Kap. 10.3.4)

 Die ausgeprägte kardiale Insuffizienz bildet eine Ausnahme, hier lagert man den Oberkörper hoch.

- Sicherung der Atmung, evtl. Intubation und Beatmung
- Sauerstoffgabe (vier bis sechs Liter/Minute)
- Legen von zwei bis drei großlumigen venösen Zugängen
- Volumenzufuhr
- Schmerzbekämpfung, Sedierung

10.4.1 Hypovolämischer Schock durch Blut- und Flüssigkeitsverlust

Symptome
- zyanotische Akren, fahle, blasse Haut
- schwacher Puls, kollabierte Halsvenen
- ZVD erniedrigt (ungenau), Durst
- Tachykardie mehr als 100 Schläge/Minute
- Blutdruck unter 100 mmHg (kein sicheres Zeichen)

▶ **Therapie und pflegerische Assistenz**
  – Schocklagerung
  – Bereitstellen angewärmter kolloidaler Infusionen
  – Überwachung der Volumengabe, Sauerstoffgabe
  – bei Blutungsschock Vorbereitung der Bluttransfusion (Kap. 9.2)

10.4.2 Kardiogener Schock

Das Schocksyndrom ist durch Pumpversagen des Herzens und somit verringerte linksventrikuläre Auswurfleistung hervorgerufen (Kap. I 20.2).

Symptome
  – blasse, zyanotische, feuchte und kühle Haut
  – Tachykardie (mehr als 100 Schläge/Minute)
  – Hypotonie (systolischer Wert unter 80 mmHg)
  – gestaute Halsvenen, ZVD erhöht
  – Unruhe und Somnolenz, Angstgefühle
  – infarkttypische EKG-Registrierung (oft erst nach 24 Stunden sichtbar)

▶ **Therapie und pflegerische Assistenz**
  – Lagerung mit erhöhtem Oberkörper
  – Sauerstoffgabe, Schmerzmittel
  – peripher vasoaktive Substanzen
  – broncho- und koronardilatierende Substanzen (Nitrospray)
  – Antiarrhythmika
  – Überwachung der Diurese
  – intensive psychische Betreuung

10.4.3 Anaphylaktischer Schock

Ursachen
  – Folge einer fulminanten **anaphylaktischen Sofortreaktion**
  – oder einer **anaphylaktoiden Reaktion,** der allergischen Reaktion muß keine allergische Antigen-Antikörperreaktion vorausgegangen sein
  – manche Medikamente können diese Interaktion von Antigenen und zirkulierenden Antikörpern hervorrufen
  – Freisetzung von Mediatorsubstanzen, die die Durchlässigkeit der Gefäßwände erheblich steigern
  – dadurch gehen große Mengen intravasaler Flüssigkeit in das umgebende Gewebe verloren
  – andere Mediatoren lösen eine Bronchokonstriktion aus, die evtl. zum Status asthmaticus führen kann (Kap. A 15.1.4.2)

Symptome
  – retrosternale Schmerzen durch Bronchokonstriktion
  – Bronchospasmus
  – Tachypnoe, Tachykardie
  – akute Erstickungsgefahr durch Larynxödem
  – Hypovolämie durch venöses Pooling
  – Hypotonie, Hypoxämie
  – Hautveränderungen, wie Hautrötung und Urtikaria
  – Schüttelfrost, Erbrechen, Rückenschmerzen
  – Angst, Agitation, Bewußtseinsverlust

Medikamentöse Therapie
– Katecholamine, Kortikosteroide
– Theophyllin, Antihistaminika

▶ **Therapie und pflegerische Assistenz**
– Zufuhr der wahrscheinlich auslösenden Substanz sofort unterbrechen (Medikamente, Antibiotika, Kontrastmittel)
– Überwachung von Herz, Kreislauf und Atmung
– Beruhigung, Sauerstoffgabe
– Volumengabe
– Atemwege freihalten, evtl. Intubation

10.4.4 Septischer Schock

Bei der Sepsis wird der Schock im Mikrozirkulationsgebiet ausgelöst. Die kapilläre Gefäßweitstellung bewirkt eine relative Hypovolämie im Körper (Kap. I 14.5}.

10.4.5 Neurogener Schock

Der neurogene Schock wird durch eine **traumatische oder pharmakologische Blockade** des **sympathischen Nervensystems** ausgelöst. Die neurale Kontrolle der Kreislaufregulation und des Gefäßtonus ist schwer beeinträchtigt. Teilweise wird dieses Krankheitsbild nicht sofort richtig erkannt.

Ursachen
– schweres Schädel-Hirn-Trauma
– Reaktion auf ein plötzliches, überwältigendes Erlebnis (emotionelles Syndrom) oder ein Emotionsstupor, begleitet von vegetativen Symptomen, bei stärkerer Wirkung Zeichen des echten Schocks ähnlich dem primär-neurogenen
– hohe Spinal- oder Periduralanästhesie

Folgen
– Weitstellung der Gefäße
– Versacken eines großen Teils des Blutvolumens
– Entwicklung eines schweren Schocks

▶ **Therapie und pflegerische Assistenz**
– intensive psychische Betreuung
– sonstige Behandlungsprinzipien wie Volumenmangelschock (Kap. 10.4.1)

10.5 Versorgung eines Patienten mit Polytrauma

Ein Polytrauma ist primär eine **lebensbedrohliche Kombination von Verletzungen.**

Das Ganze (Polytrauma) wiegt schwerer als die Summe seiner Teile (Einzelverletzungen).

Nur das konsequente Vorgehen und die optimal angepaßte Behandlung in der Initialphase am Unfallort oder im Schockraum reduziert die spätere Gefahr des sekundären oder septischen Multiorganversagens.

Initialbehandlung am Unfallort

– Frühintubation
– Frühdefibrillation
– Thoraxdrainage
– Schienung der Halswirbelsäule
– Lagerung auf Vakuummatratze

Prioritätensystem

– klinisch sind die ersten 24 Stunden nach der Traumatisierung von großer Bedeutung
– innerhalb der ersten sechs Stunden verstirbt mehr als ein Drittel, innerhalb von 24 Stunden mehr als die Hälfte der eingelieferten Patienten

- **Reanimationsphase**
– Stufe I am Unfallort oder in der Notaufnahme
– lebensrettende Sofortmaßnahmen
- **Diagnostik**
– im Schockraum oder der Intensivstation
– Orientierung: Kreislauf, Atmung, Bewußtsein, neurologischer Status
– Inspektion: Verletzungen von Kopf bis Fuß
– Sicherstellen der Atmung und Herz-Kreislauf-Funktion
- **Erste Operationsphase**
– Stufe I a, Operationssaal
– operative Versorgung akut lebensbedrohlicher Verletzungen, z.B. Beckenfrakturen, Massenblutungen aus Milz und Leber

Die weitere Behandlung und Pflege ist in Kapitel I 24.3 zu finden.

11 Intubation, Tracheotomie und Notkoniotomie

11.1 Intubation

Bei einer Intubation wird ein Tubus über den Mund oder die Nase in den Kehlkopf bis zur Bifurkation in die Trachea eingeführt (Abb. 11-1).

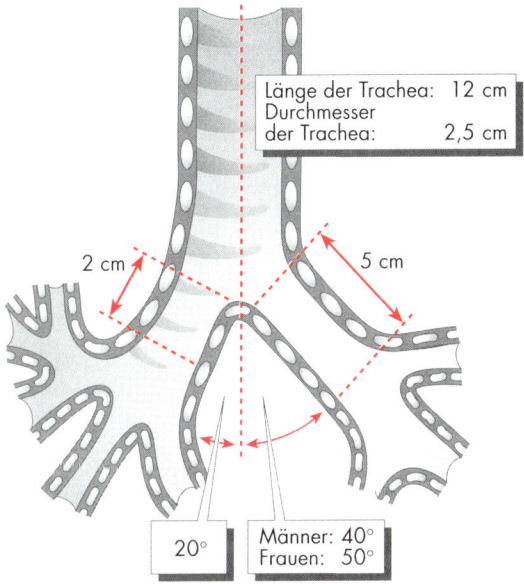

Länge der Trachea: 12 cm
Durchmesser der Trachea: 2,5 cm

2 cm

5 cm

20°

Männer: 40°
Frauen: 50°

Abb. 11-1 Bifurkation der Trachea

Indikationen
- Schaffen freier Luftwege, Schutz vor Aspiration
- maschinelle Beatmung
- kardiopulmonale Reanimation
- Operationen bei nicht nüchternen Patienten
- nicht mögliche Maskennarkose
- Operationen mit ungünstiger Lagerung, z.B. Bauchlage, sitzend, Seitenlage
- Muskelrelaxierung

11.1.1 Material zur Intubation

11.1.1.1 Laryngoskop und Spatel
Ein Laryngoskop besteht aus einem **Batterie- oder Akkugriff** (Abb. 11-2) und einem **Spatel mit Kaltlichtquelle.** Mit dem Laryngoskop kann der

159

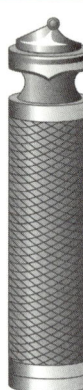

Abb. 11-2 Laryngoskopgriff

Tubus unter Sicht in den Larynxeingang, erkennbar an den Stimmritzen, eingeführt werden.

Mit dem Spatel schiebt man die Weichteile des Mundbodens zurück, zieht den Unterkiefer herunter, schiebt die Zunge zur linken Seite und erhält so einen direkten Einblick zum Kehlkopf.

Klassifikationsmerkmale der Spatelformen
(nach de Biro und Pasch)
– Winkel zwischen Handgriff und Spatelblatt
– Form des Spatelquerschnitts
– Höhe und Breite des Spatelquerschnitts
– Krümmungsradius des Spatels
– Spatellänge
– Spatelbreite

Gerader Spatel nach Miller (Abb. 11-3 a)
– vorwiegend bei Neugeborenen und Kleinkindern
– Kinder haben eine lange und leicht verformbare Epiglottis, die nicht aufgerichtet werden kann
– der Miller-Spatel richtet die Epiglottis direkt auf
– Vorteile des geraden Spatels sind ein besserer Zugangsweg zur Epiglottis, der Weg des Tubus kann so besser verfolgt werden

Bei den geraden Spateln gibt es verschiedene Abwandlungen, z.B. Foregger, Snow oder Bennett.

Gebogener Spatel nach Macintosh (Abb. 11-3 b)
– am häufigsten zur endotrachealen Intubation verwendet
– ist leicht gebogen, Zunge kann dadurch nach links verschoben werden
– vor der Epiglottis eingeführt, diese durch Zug aufgerichtet und so die Stimmritzen sichtbar gemacht
– Erwachsenenspatel in Größe 3, Überlänge Größe 4
– Vorteile des gebogenen Spatels sind eine geringere Gefahr von Zahnverletzungen, keine Quetschungsgefahr der Epiglottis

Spatel nach Saling
– für Neugeborene und Kinder

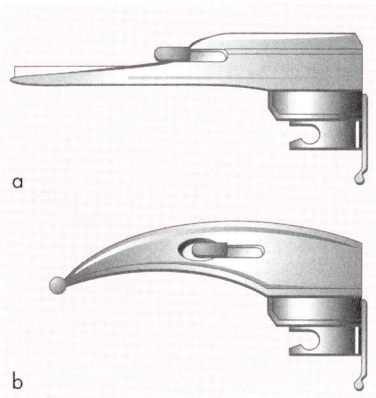

Abb. 11-3 a und b Spatelformen **a** gerader Spatel **b** gebogener Spatel

– breiter Spatelquerschnitt, gerade Spatelform, links erhöhter, schmaler, rechts niedriger Spatelrand
– Spatelmodifikation bringt große Erleichterungen bei der Intubation

Bullard-Laryngoskop
– Kombination eines üblichen Laryngoskops mit einer Fiberglasoptik und einem Zusatzkanal für Spülen, Saugen und Sauerstoffinsufflation
– die Fiberglasbeleuchtung befindet sich an der Unterseite des Spatels, der anatomisch so geformt ist, daß er sich mit seiner Krümmung dem Mundhöhlen- und Oropharynxbereich anpaßt
– der Tubus wird an einem am Ende des Spatels beginnenden Metallbügel aufgezogen
– nach dem Einführen und dem Auffinden des Larynxeingangs kann der Tubus unter Sicht plaziert werden
– vorteilhaft ist die geringe Mundöffnung, die nur so groß wie der Tubusdurchmesser sein muß
– Einführung auch bei eingeschränkter HWS-Streckung möglich

11.1.1.2 Endotrachealtuben
Aus hygienischen Gründen verwendet man heute meist nur noch sterile Einmaltuben, vorwiegend aus PVC (Polyvinylchlorid).
Die Aufschrift IT oder Z-79 auf der Verpackung garantiert, daß der Tubus getestet und frei von toxischen Substanzen ist. Tuben sind im allgemeinen rund, das distale Ende ist abgeschrägt und, mit Ausnahme der kleinen Größen (Kinder), mit einem blockbaren Ballon **(Cuff)** zum Abdichten der Luftröhre versehen.

Eigenschaften der Endotrachealtuben
– weiche Oberfläche
– rufen keine Irritationen an der Schleimhaut hervor
– geringe Abknickgefahr, gewebefreundlich
– durchsichtig, Exspiration durch Beschlagen sichtbar
– glatte Innenfläche gestattet das Einführen eines Absaugkatheters

- **Tubusgröße**
- meistens in mm (innerer Durchmesser) angegeben
- andere Größenbezeichnungen, die den äußeren Umfang angeben: French (Fr.) oder Charrière (Charr)
- 1 Charr entspricht 1,3 mm
- der **innere Durchmesser** ist wichtig für den Widerstand gegen Atmung und Beatmung
- das Ohm-Gesetz (I = U : R) beschreibt den Durchfluß in einem Rohrsystem. Je weiter das Rohr, desto niedriger ist der Widerstand gegen den Fluß und desto höher ist der Wasserfluß und umgekehrt
- der **äußere Durchmesser** ist wichtig für die Passage durch die Stimmritze; zu groß gewählte Tuben können den Larynx und die Trachea beschädigen
- **Tubuslänge**
- steht in Relation zum inneren Durchmesser und variiert zwischen 10 und 35 cm Länge
- nasale Tuben sind immer länger als orale Tuben
- **Cuff**
- hat die Aufgabe, die Luftröhre abzudichten, Schutz vor Aspiration von Blut, Sekreten oder Magensaft
- der notwendige Cuffdruck kann durch Blähen des Beatmungsbeutels und durch Hören (fehlende Nebengeräusche) bestimmt werden
- auf Intensivstationen erfolgt die Druckmessung mindestens einmal pro Schicht, während einer Exspiration
- Standard ist die kontinuierliche intraoperative Bestimmung des Cuffdrucks mit einem Cuffdruckregler
- durch die Affinität des Lachgases zu luftgefüllten Räumen kann während einer Narkose durch die gut durchblutete Trachealschleimhaut Lachgas in den Cuff diffundieren und den Druck bedenklich erhöhen
- meist werden in der Anästhesie als Cuff-**Hochdruckmanschetten** verwendet, das notwendige Cuffvolumen und die Auflagefläche sind gering, der Druck aber hoch (Druck ist Kraft : Fläche)
- bei **Niederdruckmanschetten,** vorwiegend in der Intensivpflege verwendet, verhält es sich umgekehrt. Das zur Abdichtung notwendige Füllvolumen ist hoch, der Trachealdruck aber gering
- durch den größeren Cuff verteilt sich der Druck auf eine größere Fläche und schädigt durch den niedrigeren Druck die Trachealschleimhaut weniger

Tubusarten

Die gängigsten Endotrachealtuben sind der **Magill-Tubus** und der **Woodbridge-Tubus.** Der **Doppellumentubus** wird vorwiegend in der Thorax- und Lungenchirurgie eingesetzt.

- **Magill-Tubus**
- aus Kunststoff, leicht gekrümmt geformt
- für Erwachsene immer mit Blockmanschette ausgestattet
- **Woodbridge-Tubus**
- aus Latex, eingearbeitete Metallspirale, kein Abknicken möglich
- besonders für extreme Lagerungen während einer Operation geeignet, z.B. alle Operationen, bei denen nach Beginn das Gesicht nicht mehr zugänglich ist (z.B. Neurochirurgie, HNO- und Kieferchirurgie, Bauchlage)
- zur Intubation ist immer ein Mandrin notwendig
- **Doppellumentubus**
- vorwiegend in der Thorax- und Lungenchirurgie (Kap. A 14.4.1.2)

- **Lanz-Tubus**
- am Ende der Cuffzuleitung befindet sich ein Ausgleichsventil in Form eines Latexballons mit Außenhülle
- zum Blocken sind 30 ml Luft nötig
- Cuffdruck kann durch das Ausgleichsventil immer auf maximal 25 mmHg gehalten werden
- benötigt der Cuff mehr Luft, fließt ohne Zeitverzögerung Luft vom Ballon in den Cuff
- bei zu hohem Cuffdruck fließt mit einer Verzögerung von zwei bis fünf Minuten Luft in den Ballon
- gleichbleibende Schonung der Trachea, Cuffdruckmessung unnötig
- **Kamen-Wilkinson-Tubus**
- der Cuff ist aus schwammartigem Polyurethangewebe, die Cuffzuleitung ist mit dem Tubusansatzstück verbunden
- aufgrund der Eigenelastizität entfaltet sich der Schaumstoff in der Trachea und übt einen Druck von 20 mmHg auf die Schleimhaut aus
- sind Cuffzuleitung und Konnektor verbunden, wird der Ballon mit der Inspirationsluft zusätzlich geblockt und schont bei der Exspiration die Trachea
- minimale Druckausübung auf die Trachea, Cuffdruckmessung unnötig
- die Intubation meist schwierig, da zuerst Luft aus dem Ballon gezogen und die Cuffzuleitung abgeklemmt werden muß

 Bei einer befeuchteten Inspirationsluft wird der Schaumgummi naß, das Wasser muß von Zeit zu Zeit mit einer Spritze abgezogen werden, dies entblockt den Cuff.

11.1.1.3 Intubationshilfen

Um eine Intubation zu erleichtern, können verschiedene Hilfen eingesetzt werden.

Führungsstäbe

- zum Verstärken der instabilen Einmaltuben, besonders des Woodbridge-Tubus (Kap. 11.1.1.2) und zur Erleichterung der oralen Intubation
- um ein Herausrutschen aus dem Tubus zu verhindern, Mandrin am Tubusansatzstück rechtwinklig umbiegen

Mandrins

- können auch als Führungshilfe bei uneinsehbarer Stimmritze durch die nicht aufgerichtete Epiglottis eingesetzt werden
- diese Mandrins sind etwa 80 Zentimeter lang, aus weichem Material mit einem Plastik- oder Metallkern und am Ende kernlos, um Verletzungen zu vermeiden
- ein über das Tubusende wenige Zentimeter vorgeschobener Plastikmandrin kann so in die Stimmritze eingeführt werden, die Epiglottis unterfahren, anheben und die Sicht auf die Stimmritze freigeben
- anschließend Tubus, wie bei der Seldinger-Technik, darüber in die Trachea schieben
- auch möglich bei Tubuswechsel
- verbesserte Sonderformen dieser Mandrins sind unter dem Namen „Airway Exchange Catheter" oder „Patil Two-part Intubation Catheter" erhältlich
- sie unterscheiden sich in der engeren Längenmarkierung, der größeren Steifheit sowie der Möglichkeit der Sauerstoffinsufflation über das Innenlumen

– von anderen Firmen gibt es Führungsmandrins, an deren Ende eine Glühlampe sitzt, die mit der Fiberglasoptik über einen durchsichtigen Tubus gefädelt wird. Durch die Lichtquelle ist die Tubuslage von außen erkennbar und die tracheale Lage identifizierbar

 Wegen der hohen Verletzungsgefahr sollten keine Mandrins aus Metall verwendet werden.

Intubationszangen und Führungshaken
● **Magill-Zange**
– die häufigst verwendete Intubationszange ist die Magill-Zange
– zum Weiterschieben des Tubus bei nasaler Intubation

 Es empfiehlt sich, die Spitzen der Magill-Zange mit weißem Pflaster zu versehen, um eine Verletzung des weichen Cuffs zu verhindern.

– die Magill-Zange kann zur Führungskorrektur und zum Vorschieben bei dorsal oder nicht mittig liegenden Tuben verwendet werden
● **Führungshaken**
– zum Korrigieren und der Stützung von Tuben, die damit die gewünschte Richtung beeinflussen können, z.B. Führungshaken von Bearman und die Kunststoffintubationshilfe nach Haindl

Lagerungshilfen
● **Verbesserte Jackson-Position oder Schnüffelstellung**
– Anheben des Kopfes des Patienten mit einem sieben bis acht Zentimeter hohen Polster
– anschließend Kopf seitlich lagern
– es sieht aus, als wenn der Patienten an einem Gegenstand riechen würde
– Mundhöhle, Pharynx und Kehlkopfeingang mit Trachea kommen so in eine optische Achse zur Laryngoskopie
– verbesserte Sicht durch Nackenrolle

 Beim Vorliegen von anatomischen Veränderungen ist jedoch keine Sicht auf die Stimmbänder möglich, man sieht nur die Epiglottisspitze.

11.1.2 Orale Intubation
Vorbereiten des Materials
– funktionstüchtiges Beatmungsgerät, in der Anästhesie Narkosegerät
– funktionstüchtiges Absauggerät
– Absaugkatheter verschiedener Größe
– Laryngoskopspatel nach Macintosh (gebogen) Größen 3 und 4
– Laryngoskopgriff
– Lichtquelle nach Zusammensetzen von Laryngoskopgriff und Spatel prüfen
– orotracheale Tuben nach Magill, Wahl der Tubusgröße siehe Tabelle 11-1, Konnektoren sind bei den üblichen Einmaltuben integriert
– Cuff mit Raumluft füllen, Dichtheit prüfen
– eingeschweißter Führungsstab
– Blocker-Spritze 10 ml, bei Lanz-Tubus 20-ml-Spritze
– Guedel-Tuben verschiedener Größen
– Xylocain-Gel
– schmales Pflaster zum Fixieren des Tubus
– breites Pflaster zum eventuellen Verkleben von Konnektionsstellen

Tab. 11-1 Wahl der Tubusgröße bei orotrachealer Intubation (modifiziert nach Larsen)

Alter	Innerer Durchmesser (mm)	Umfang, Charrière (mm)
Frühgeborene	2,5	10 bis 14
Neugeborene	3,0	12 bis 14
ein bis sechs Monate	3,5	16
sechs bis zwölf Monate	4,0	18
ein bis zwei Jahre	3,4 bis 4,5	16 bis 20
zwei bis drei Jahre	4,0 bis 5,0	18 bis 22
drei bis vier Jahre	4,5 bis 5,5	20 bis 24
vier bis fünf Jahre	5,0 bis 6,0	22 bis 26
fünf bis sechs Jahre	5,5 bis 6,5	24 bis 28
sechs bis sieben Jahre	6,0 bis 6,5	26 bis 28
sieben bis neun Jahre	6,5	28
zehn bis elf Jahre	6,5 bis 7,0	28 bis 30
zwölf Jahre	7,5	32
Jugendliche	8,0	34
Frauen	7,0 bis 8,0	30 bis 34
Männer	8,0 bis 9,0	34 bis 36

- Einmalhandschuhe
- Stethoskop
- eingeschweißte Magill-Zange
- verschiedene Lagerungskissen
- Hypnotika, Muskelrelaxanzien, Notfallmedikamente
- Abwurfschale
- Masken verschiedener Größen
- Beatmungsbeutel

Vorbereitung des Patienten
- Patienten wenn möglich informieren
- bei Bedarf Zahnprothesen entfernen
- Lagerung: flache Rückenlage, Kopf auf Kissen lagern, bei Bedarf Arme fixieren
- Überwachung: EKG, Blutdruck, Pulsoxymetrie

Vorgehen
Arzt (A), Pflegekraft (**P**)
- (A) Prüfen, ob Nüchternheitskarenz eingehalten
- (A) Händedesinfektion
- (A) Mund öffnen lassen, Inspektion der Mundhöhle
- (A) Einmalhandschuhe anziehen
- (**P**) Händedesinfektion
- (A) Präoxygenierung mit Beatmungsbeutel über die Maske
- (**P**) Blutdruckkontrolle
- (**P**) Einleitungsmedikament injizieren, z.B. Barbiturat
- (A) bei Bewußtseinsverlust und Apnoe mit der Maske beatmen
- (**P**) Blutdruckkontrolle
- (A) Kopf überstrecken (Schnüffelposition)
- (A) Spreizen des Ober- und Unterkiefers mit den Fingern, Lippen von den Zahnreihen lösen

- **(P)** Anreichen des eingerasteten Laryngoskopgriffes mit Spatel in die linke Hand
- **(A)** Laryngoskop mit Spatel mit der linken Hand in den rechten Mundwinkel einführen
- **(P)** rechten Mundwinkel etwas wegziehen, um Verletzungen zu vermeiden
- **(A)** Laryngoskop über die Mundhöhlenmitte zur linken Seite vorschieben
- **(A)** Zunge nach links schieben, dadurch freie Sicht
- **(P)** bei Bedarf Sellick-Handgriff zum Verschieben der Trachea (meist nach rechts)
- **(A)** Einstellen der Stimmritze durch Aufrichten der Epiglottis. Ist die Epiglottis nicht einsehbar, ist der Spatel meist zu tief eingeführt
- **(A)** Laryngoskop behutsam in Griffrichtung ziehen, Epiglottis richtet sich auf
- **(P)** Anreichen des Tubus in die rechte Hand
- **(A)** Einführen des Tubus in den rechten Mundwinkel
- **(A)** Vorschieben des Tubus, bis Cuff zwischen Stimmritze verschwindet
- **(A)** Laryngoskop entfernen
- **(P)** Tubuscuff blocken
- **(P)** Tubus festhalten, unbedingt Kontakt mit Wange des Patienten, um Verrutschen zu vermeiden
- **(A)** manuelle Beatmung und Kontrolle der Tubuslage
- **(P)** Guedel-Tubus oder Binde einführen
- **(P)** Tubus fixieren
- **(P)** Blutdruckkontrolle
- **(P)** Dokumentation

Gebrauchte Materialien nicht auf dem Patienten, sondern in einer Nierenschale ablegen.

Feststellen der Tubuslage

Da bei der Intubation immer die Gefahr besteht, daß der Tubus zu tief liegt, ist es wichtig, die **Tubusmarkierungen** genau zu beachten. Bei Männern beträgt der Abstand von den Lippen bis zur Tracheamitte etwa 21 cm, bei Frauen etwa 19 cm. Der Tubus ist bei dieser Länge zu fixieren.

● **Weitere Möglichkeiten**
- Tubus unter Sicht hinter die Stimmritze schieben
- Heben und Senken des Thorax oberhalb der Mamillarlinie beobachten: zwischen Klavikula, Schultergelenk und infraklavikulärem Dreieck (Verbindung zwischen medialer Klavikula und vorderer Axillarfalte)
- bei unsicherer Lage kurzer Druck auf das Sternum
- Beschlagen des Plastiktubus durch exspiratorischen Wasserdampf
- bei Auskultation mit dem Stethoskop an fünf Punkten gleichmäßiges Atemgeräusch: Magengegend, rechte und linke Thoraxseite am Rippenrand, rechte und linke Lungenspitze (Abb. 11-4)

Der Anstieg des exspiratorischen Kohlendioxids ist das sicherste Zeichen, daß der Trachealtubus richtig liegt.

Komplikationen
- Zahnschäden
- Verletzungen der Hornhaut durch Abstützen des Intubierenden
- Verletzungen durch herausragende Metallmandrins
- ösophageale Intubation

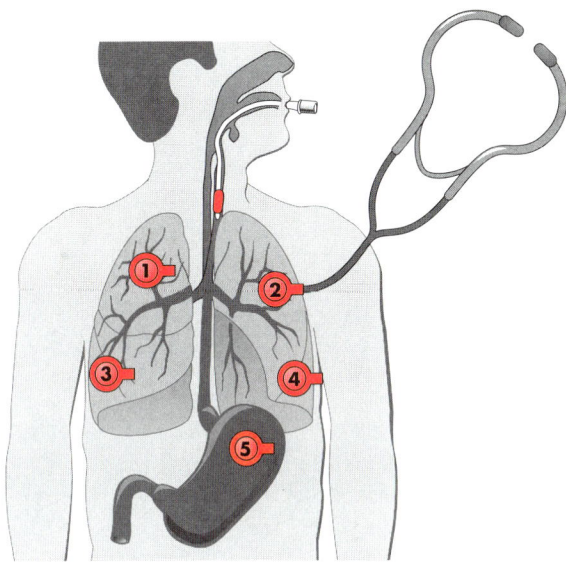

Abb. 11-4 Lagekontrolle des Tubus

– zu tiefe, einseitige Intubation
– durch unphysiologische Lagerung des Kopfes mögliche Blockierungen der Halswirbelsäule
– Tubusobstruktion bei erwachenden Patienten
– Larynxverletzungen
– Stimmbandirritationen, z.B. Heiserkeit, Larynxhämatome, Glottisödeme

11.1.3 Nasale Intubation

Indikationen
– voraussehbare Beatmung nach einer Narkose
– Eingriffe im Mund-Kiefer-Bereich

Kontraindikationen
– Anomalien in den Nasengängen
– Operationen im Nasenbereich
– Gerinnungsstörungen
– Gesichtsverletzungen im Nasenbereich
– Sinusitis maxillaris, Liquorrhö
– offene Schädelbasisfraktur

Vorbereiten des Materials
– Material wie in Kapitel 11.1.2 beschrieben
– zusätzlich nasale Tuben (etwas länger als orale), eine oder zwei Größen kleiner als bei der oralen Intubation
– für die Beatmung nach Operationen eignet sich ein Lanz-Tubus

Vorgehen (Abb. 11-5 a und b)

Arzt (A), Pflegekraft **(P)**

– (A) Prüfen, ob Nüchternheitskarenz eingehalten
– (A) Händedesinfektion
– (A) Inspektion der Mundhöhle (Zähne, Prothesen) und Nasenlöcher (Durchgängigkeit, Größe)
– (A) Einmalhandschuhe anziehen
– **(P)** Händedesinfektion
– (A) Lokalanästhetikumspray in Nasen-Rachen-Raum sprühen

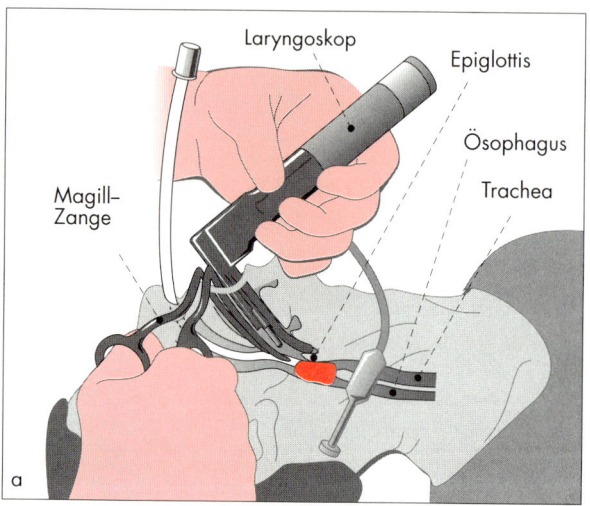

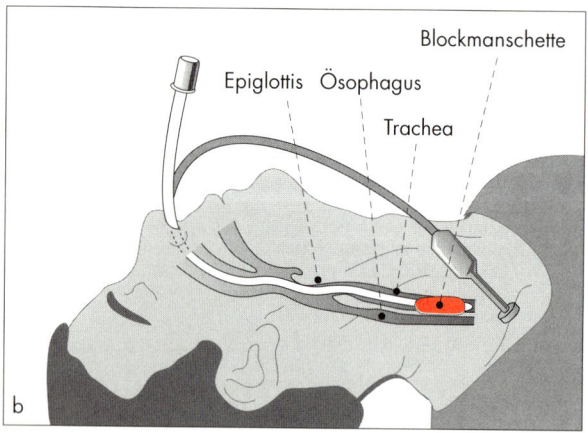

Abb. 11-5 a und b Nasale Intubation **a** Intubation mit Laryngoskop und Magill-Zange **b** korrekte Lage der Blockmanschette

- (A) Nasenlöcher mit Xylocain-Gel eincremen zur verbesserten Gleitfähigkeit des Tubus
- (A) Präoxygenierung mit Maske und hohem Sauerstoffflow
- (P) Einleitungsmedikamente spritzen, z.B. Barbiturate
- (A) bei Bewußtseinsverlust und Apnoe mit der Maske beatmen
- (P) Blutdruckkontrolle
- (A) Kopf überstrecken, auf Kissen lagern (Schnüffelstellung)
- (P) vollständig entblockten Tubus anreichen
- (A) Tubus vorsichtig einführen bis in den Hypopharynx (wegen seiner günstigeren anatomischen Bedingungen in das rechte Nasenloch)
- (P) eingerastetes Laryngoskop mit Spatel anreichen
- (A) Laryngoskopgriff mit Spatel mit der linken Hand in den rechten Mundwinkel einführen
- (P) rechten Mundwinkel zum Vermeiden von Verletzungen etwas wegziehen
- (A) Laryngoskop über die Mundhöhlenmitte zur linken Seite schieben
- (A) Zunge nach links schieben, dadurch freie Sicht
- (P) bei Bedarf Sellick-Handgriff zum Verschieben der Trachea (meist nach rechts)
- (A) Stimmritze durch Aufrichten der Epiglottis einstellen
- (P) Anreichen der Magill-Zange in die rechte Hand
- (A) Tubus mit Magill-Zange oberhalb des Tubuscuffs vorschieben (sonst Verletzungsgefahr des Cuffs), bis Cuff zwischen der Stimmritze verschwindet
- (P) Tubus am Naseneingang zum Unterstützen vorschieben
- (A) Laryngoskop entfernen
- (P) Tubuscuff mit etwa 20 ml Raumluft füllen
- (P) Tubus festhalten, unbedingt Kontakt mit Nasenrücken des Patienten, um Verrutschen zu vermeiden
- (A) manuelle Beatmung und Kontrolle der Tubuslage
- (P) Tubus am Nasenrücken fixieren
- (P) Blutdruckkontrolle
- (P) Dokumentation

Komplikationen
- Nasenbluten
- Verletzungen von Conchae, Rachenwand, Rachenmandeln
- Drucknekrosen im Nasenbereich bei längerer Liegedauer
- Verletzungen der Hornhaut durch Abstützen des Intubierenden
- Stimmbandirritationen, z.B. Heiserkeit, Larynxhämatome, Glottisödeme

11.1.4 Blind-nasale Intubation

Indikation
- nicht einstellbarer Larynxbereich

Vorgehen
Die blind-nasale Intubation sollte am besten beim spontan atmenden, aber sedierten Patienten erfolgen, da seine Atemgeräusche als Kontrolle benutzt werden können.
- Tubus wie in Kapitel 11.1.3 beschrieben bis in den Oropharynx vorgeschoben
- bei Vorschieben des Tubus in Richtung des Kehlkopfes kann bei Schwierigkeiten durch Beugen oder Strecken des Kopfes oder Drehen des Tubus Abhilfe geschaffen werden

– auf die Atemgeräusche des Patienten achten
– Tubus so lange vorschieben, bis Atemgeräusche maximal zu hören sind
– bei Inspiration Tubus durch die Stimmritze schieben
– Patienten husten meist, danach sind am Tubusansatzstück kräftige Luftströmungen zu spüren
– sorgfältigstes Feststellen der sicheren Tubuslage

11.1.5 Fiberglasoptische Intubation

Mit der fiberglasoptischen Intubation läßt sich jeder Patient ohne Risiko intubieren. Sie sollte, wie bei der blind-nasalen Intubation, am spontan atmenden, aber sedierten Patienten, meist nasal, vorgenommen werden.

Indikationen
– übliche orale oder nasale Intubation nicht möglich
– Anamnese läßt auf Schwierigkeiten während der Intubation schließen
– angeborene Fehlbildungen und Erkrankungen im Kopf-Hals-Bereich
– Tumoren oder Verletzungen im Gesichts-Hals-Bereich
– eingeschränkte Kieferbeweglichkeit
– eingeschränkte Beugung der Halswirbelsäule z.B. bei Morbus Bechterew
– mehrere ergebnislose Intubationsversuche
– Intubationen mit Doppellumentubus in der Thoraxchirurgie

Vorbereiten des Materials
– Material entspricht der Vorbereitung bei blind-nasaler Intubation, Kapitel 11.1.4
– Lichtquelle und eingeschweißtes Endoskop, meist Größe 3,5 oder weniger
– Absauggerät
– Antibeschlagmittel
– Oberflächenanästhetikum
– Beatmungsgerät

Vorgehen
Arzt (A), Pflegekraft (P)
– (A) Information des Patienten
– (A) Prüfen, ob Nüchternheitskarenz eingehalten
– (P) Rückenlage, Bauchgurt, bei Bedarf Arme fixieren
– (A) Händedesinfektion
– (A) Inspektion der Mundhöhle (Zähne, Prothesen) und der Nasenlöcher (Durchgängigkeit, Größe)
– (A) Einmalhandschuhe anziehen
– (P) Händedesinfektion
– (A) Nasen-Rachenraum mit Lokalanästhetikum besprühen
– (A) Nasenlöcher mit Xylocain-Gel eincremen, verbessert die Gleitfähigkeit des Tubus
– (A) während der Wirkungszeit des Lokalanästhetikums Präoxygenierung mit Maske und Sauerstofffflow
– (P) Einleitungsmedikamente spritzen, z.B Barbiturate
– (P) Blutdruck messen
– (A) intubationsgerechte Lagerung des Kopfes wie bei nasaler Intubation; z.B. verbesserte Jackson-Position oder Schnüffelstellung
– (A) sterile Handschuhe anziehen
– (A) Bronchoskop unter sterilen Kautelen aufnehmen
– (P) Optik mit Antibeschlagmittel benetzen und Bronchoskop mit Gleitmittel einreiben

- (P) vollständig entblockten Tubus anreichen
- (A) Tubus über die Fiberglasoptik bis ans proximale Ende vorschieben
- (A) Bronchoskopspitze vorsichtig einführen, wegen der günstigeren anatomischen Bedingungen in das rechte Nasenloch, bis in den Hypopharynx und Einstellen des Larynx
- (A) Insufflation von Sauerstoff über zusätzlichen Bronchoskopkanal
- (A) Einsprühen der Glottis mit Lokalanästhetikum, Sauerstoffinsufflation abbrechen, überschüssiges Lokalanästhetikum absaugen, Wirkungseintritt abwarten
- (A) Bronchoskop bis zu Stimmbändern vorschieben, mit Lokalanästhetikum einsprühen, Absaugen
- (A) Tubus bis in die Stimmritze und Trachea bis zur Karina vorschieben
- (A) erneute bronchoskopische Lagekontrolle
- (P) Tubuscuff mit mehr als 20 ml Raumluft blocken
- (P) Tubus festhalten; unbedingt Kontakt mit Nasenrücken des Patienten, um Verrutschen zu vermeiden
- (A) manuelle Beatmung und Kontrolle der Tubuslage
- (P) Guedel-Tubus oder Binde einführen
- (P) Tubus fixieren
- (P) Blutdruckkontrolle
- (P) Dokumentation

11.1.6 Die schwierige Intubation

Das Freihalten der Atemwege und das Aufrechterhalten einer suffizienten Ventilation und Oxygenierung gehören zu den Hauptaufgaben des ärztlichen und pflegerischen Anästhesie- und Intensivpersonals. Dabei geht es generell um das Vermeiden einer Hypoxie.
Voraussehbare und durch eine ausführliche Anamnese und Untersuchung entdeckte Intubationsschwierigkeiten gefährden den Patienten weniger. Es gibt aber immer noch keine spezifischen Tests zur Früherkennung eventueller Intubationsschwierigkeiten.

Ursachen für Intubationsschwierigkeiten
- keine ausreichende Mundöffnung
- Veränderungen im Mund- und Halsbereich
- keine gerade Sichtlinie bei der Laryngoskopie
- Larynxeingang nicht einstellbar
- Blutungen und Erbrechen

Allgemeine Regeln
- Früherkennung von schwierigen Intubationen
- rechtzeitiges Überlegen von alternativen Methoden
- grundsätzliche Präoxygenierung zur Vergrößerung eines möglichen Hypoxieintervalls
- Oxygenierung geht vor allen anderen Möglichkeiten
- Festlegen von Handlungsabläufen für den Fall der schwierigen Intubation
- adäquates Material bereitlegen
- keine ehrgeizigen fortgesetzten Intubationsversuche; rechtzeitige Übernahme der Intubation durch eine weitere erfahrene Person
- Ausschluß einer Fehlintubation
- Erlernen und Üben spezieller Techniken, z.B. bronchoskopische Intubation

171

Spezialtuben
- zweilumig, ein Lumen für den Ösophagus, das andere für die Trachea, z.B. der Ösophagusobturator nach Gordon (Kombination aus Maske und am distalen Ende blind verschlossener Ösophagustubus)
- nach bewußtem Einführen in den Ösophagus Cuff entblocken, dies verhindert eine Regurgitation des Mageninhalts
- der Patient wird durch mehrere Perforationen zwischen Cuff und Maske beatmet
- bei dem Combitube® ist der Patient über beide Lumina, tracheal oder ösophageal, zu beatmen, je nachdem ob der Tubus ösophageal oder tracheal plaziert ist

11.2 Tracheotomie

Unter Tracheotomie versteht man einen Luftröhrenschnitt im unteren Bereich des Kehlkopfes mit anschließender Kanülierung.

Indikationen
- **Sekundäre Tracheotomie**
- nach vorausgegangener Langzeitintubation
- Extubation ist nach zehntägiger Intubation nicht in Sicht
- Lungenpflege steht im Vordergrund (ARDS, Lungenkontusion)
- fehlender Hustenreiz (Bewußtlosigkeit, Wachkoma)
- Kehlkopfläsionen
- **Primäre Tracheotomie**
- Glottisödem, Tumor, Stenose
- massive Verletzungen im Schädel-Gesichts-Bereich
- unfallbedingte Kehlkopfverletzungen
- bei Schädelbasisfraktur hohe Infektionsgefahr durch nasalen Tubus

Trachealkanülen
- **Kanülen mit Cuff**
- Tracheoflex-Kanüle mit Drahtskelett, formstabil
- Krümmung je nach Hersteller rechtwinkelig oder kreisbogenförmig
- variabel verstellbare Fixationsplatte für den Hals, wird über ein Schraubgewinde fixiert
- **Kanülen ohne Cuff**
- Kunststoffkanülen, bei Dauergebrauch später Silberkanülen
- Außenkanüle mit Innenkanüle (Seele)
- Sprechaufsatz oder Hustenkappen erhältlich

Vorteile
- Totraumverkleinerung um etwa 50 %
- geringerer Atemwegswiderstand, da Trachealkanülen großlumiger als Tuben sind
- erleichterte Bronchialtoilette
- keine mechanischen Irritationen wie bei einer Intubation
- Mund-Nasen-Rachen-Pflege ist einfacher möglich
- bessere Toleranz vom Patienten
- Sprechaufsatz erhältlich
- orale Nahrungsaufnahme möglich
- einfacher Kanülenwechsel
- Entlastung des Larynx

Komplikationen
– Blutungen, intraoperativ, postoperativ, Errosionsblutungen großer Gefäße
– lokale Infektionen bis zur Erweiterung des Tracheostomas
– absteigende Infektionen
– Hautemphysem durch Fehllage beim Einführen oder durch Vorbeiströmen von Luft am nicht geblockten Cuff beim noch nicht granulierten Tracheostoma
– tracheoösophageale Fistel
– Trachealstenose durch Druckschäden

Pflege des Tracheostomas und Kanülenwechsel
Kapitel I 9.3.1

11.3 Notkoniotomie

Ein unmittelbar **drohender Erstickungstod** nach mehreren **Intubationsversuchen** kann eine Notkoniotomie erforderlich machen.
Alle Ausführungen von Minitracheotomiebestecken arbeiten nach dem Prinzip der „Punktion mit einer Nadel und einer darüber geschobenen Kanüle" (z.B. Nu-Trake® und Quicktrach®) und werden in die Trachea appliziert. Bestecke mit Dilatatoren brauchen längere Zeit zur Tracheotomie und sind mit einem erhöhten Blutungsrisiko behaftet. Durch Adapter ist es nach geglückter Trachealpunktion möglich, Sauerstoff zuzuführen oder mit einer Jet-Beatmung eine effektive Ventilation zu gewährleisten. Über diesen dünnen Zugangsweg ist es nicht möglich, durch Spontanatmung, Ruben-Beutel oder ein übliches Beatmungssystem Sauerstoff zu insufflieren und Kohlendioxid zu eliminieren. Hier empfiehlt sich die Jet-Ventilation.

Vorbereiten des Materials
– Notkoniotomieset
– Desinfektionsmittel, sterile Handschuhe

Vorgehen (nach Otteni)
– Rückenlage, Kopf streng in Mittelstellung überstrecken
– Palpation des krikothyreoidalen Raumes und der Kehlkopffixierung
– Koniotomiebesteck öffnen, sterile Handschuhe anziehen
– Desinfektion, Haut auf ein bis drei Zentimeter Länge quer inzidieren, die Subkutis und die Oberfläche verdrängen und das Ligamentum einschneiden (Abb. 11-6)
– Dilatator in die Trachea schieben (Abb. 11-7)
– Trachealkanüle über den Dilatator in die Trachea schieben (Abb. 11-8)
– Kanüle festhalten und Dilatator entfernen (Abb. 11-9)
– Kanüle fixieren

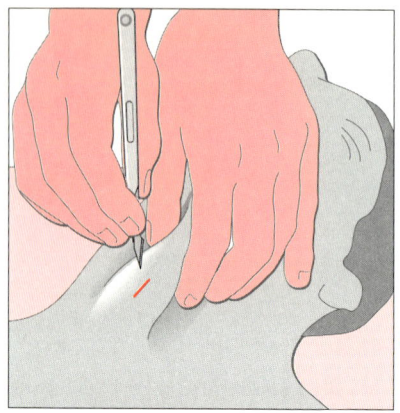

Abb. 11-6 Vertikale Stich-inzision in der Mittellinie durch das Ligamentum cricothyroideum

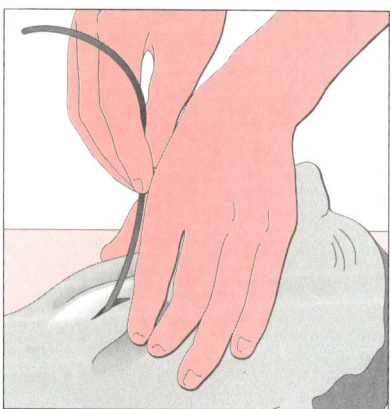

Abb. 11-7
Vorschieben des Dilata-tors in die Trachea

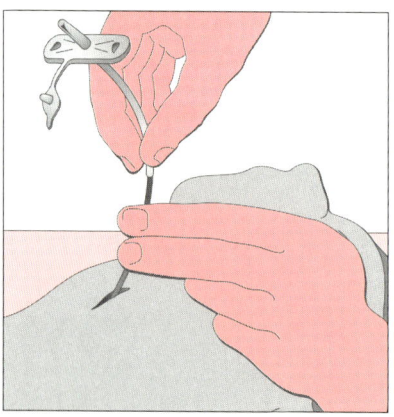

Abb. 11-8
Trachealkanüle über den Dilatator in die Trachea vorschieben

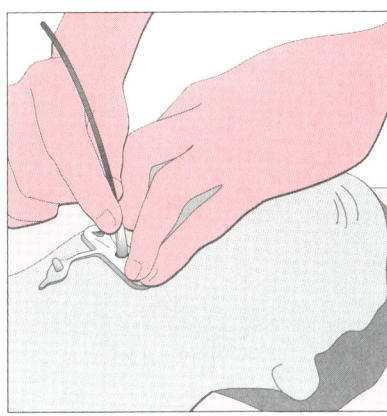

Abb. 11-9
Kanüle festhalten und
Dilatator entfernen

▶ **Pflegerische Maßnahmen, Überwachung**
– Monitoring überwachen, Sauerstoffquelle bereitstellen
– Assistenz
– nach erfolgter Notkoniotomie sterilen Verband anlegen
– Dokumentation

12 Reanimation

Der **Herz-Kreislauf-Atemstillstand** ist das **plötzliche und unerwartete Aufhören der Atem- und Herz-Kreislauf-Funktion** eines Menschen. Ein Stillstand der Atmung und des Herzens sind untrennbar miteinander verbunden; hört die Atmung auf, so bleibt das Herz spätestens nach etwa sechs bis zehn Minuten stehen. Tritt der Herzstillstand zuerst ein, so folgt innerhalb von einer Minute der Atemstillstand.

 Herz- und/oder Atemstillstand führen rasch zum Funktionsausfall der Organe und schließlich zur irreversiblen Schädigung.

Die Wiederbelebungszeit
Unter der Wiederbelebungszeit versteht man die **Zeitspanne zwischen** dem **Herz-Kreislauf-Atemstillstand** und der **irreversiblen Schädigung der Organe.** Diese Zeit ist von unterschiedlicher Bedeutung für die einzelnen Organe. Besonders empfindlich reagieren das Gehirn (drei bis fünf Minuten) und das Herz (15 bis 30 Minuten). Die Wiederbelebungszeit hängt ebenfalls ab von Alter, Stoffwechselintensität, Körpertemperatur, Organschäden.

Ursachen für einen Herzstillstand
Meistens sind es **kardiovaskuläre Ursachen,** die zum plötzlichen Herzstillstand führen:
- Rhythmusstörungen wie Kammerflattern, Kammerflimmern, Asystolie
- verschiedene Schockarten, Intoxikationen
- Elektrounfälle, Verletzungen mit großem Blutverlust
- Nebenwirkungen von Medikamenten z.B. Beta-Blocker, Antiarrhythmika

Ursachen für einen Atemstillstand
- Verlegen der Atemwege durch die Zunge, Erbrochenes, Zahnprothesen, Schleim
- Ertrinkungsunfall, neurologische Erkrankungen
- Lungenembolie, Laryngo- oder Bronchospasmus
- Nebenwirkungen von Medikamenten z.B. Anästhethika, Opiate, Muskelrelaxanzien

Erkennen eines Herzstillstands

 Jeder Reanimation geht die Sofortdiagnose Herzstillstand voraus. Niemand darf den Gefahren der Reanimation ausgesetzt werden, ohne daß ein funktioneller Herzstillstand vorliegt.

- Pulskontrolle an den großen Arterien (Arteria carotis, Arteria femoralis) für fünf Sekunden auf jeder Seite
- beim Säugling Puls an der Oberarmschlagader kontrollieren
- EKG-Ableitung: Kammerflimmern, Null-Linie (immer eine zweite Ableitung wählen)
- bei Ableitung über zwei Paddles (Defibrillationselektroden) und Null-Linie Cross-Check vornehmen

Beim Cross-Check soll, wenn die Elektroden auf dem Thorax plaziert sind und eine Null-Linie vorherrscht, die Ableitung oder die Position der Elektroden nochmals ausgetauscht werden, um somit eine zweite Kontrollableitung zu haben.

– Bewußtlosigkeit tritt nach sechs bis zwölf Sekunden ein, Blässe des Patienten, Atemstillstand und weite, lichtstarre Pupillen nach 60 Sekunden

Erkennen eines Atemstillstands
Die Beurteilung der Atmung erfolgt durch **Sehen, Hören, Fühlen.** Eine partielle Verlegung der Atemwege erkennt man durch geräuschvolle Luftströmung.

Bei einer kompletten Verlegung der Atemwege kann der Patient nicht beatmet werden.

– keine sichtbaren Atembewegungen
– keine hör- oder fühlbare Luftströmung an Mund oder Nase
– Zyanose des Patienten

Das Feststellen der Bewußtlosigkeit erfolgt durch gezieltes **Ansprechen** und **Berühren** des Patienten. Die Bergung ist in der Klinik von unterschiedlicher Bedeutung, je nach Gefahrenbereich.

12.1 Alarmierung des Reanimationsteams

Die Alarmierung ist in den Kliniken unterschiedlich geregelt. Hausintern ist aber eine **Vereinheitlichung** sinnvoll, z.B. eine allgemein gültige **Notfallnummer** für das Reanimationsteam.

Das Reanimationsteam
– erfahrene Ärzte und Krankenpflegepersonen, die auf einer Intensivstation oder in der Anästhesie tätig sind
– es ist von Vorteil, wenn das Team aufeinander eingespielt ist, um in Notfallsituationen sicher und ruhig handeln zu können
– das Team ist je nach Organisation der Klinik auf Abruf per Telefon oder Funk bereit, bei Notfällen auf der Allgemeinstation oder in Funktionseinheiten die weiterführenden Wiederbelebungsmaßnahmen vorzunehmen
– alle dazu wesentlichen Instrumente, Medikamente und Lösungen können, übersichtlich angeordnet und jederzeit griffbereit, in einem speziellen Notfallkoffer oder -wagen zusammengefaßt werden

Inhalt des Notfallkoffers
● **Medikamente**
– Epinephrin (Suprarenin®)
– Atropin, Lidocain
– Isoptin®, Diazepam
– Etomidat, Furosemid, Theophyllin, Dormicum®
– Urbason 1 Gramm, 20-ml-Ampullen Glukose 50%
● **Infusionslösungen**
– 100-ml-Flaschen NaCl 0,9%
– 100-ml-Flaschen NaHCO$_3$
– 500-ml-Flaschen HAES 10%®

- **Material für venöse Zugänge**
  - Braunülen, Butterflykanülen, Kanülen Nr. 1 und Nr. 2
  - Spritzen 2 ml, 5 ml, 10 ml, 20 ml, Dreiwegehähne
  - dicklumige Kanülen, Überleitungsgeräte für Infusionen
  - Braunülenpflaster, zentralvenöse Katheter
- **Absaugzubehör**
  - Absaugeinheit (Fußpumpe)
  - Absaugkatheter verschiedene Größen (auch für die endobronchiale Medikamentenapplikation)
  - Xylocain-Spray
- **Sauerstoffzubehör**
  - Sauerstoffflasche, Ambubeutel mit Reservoirbeutel – Beatmungsmasken, verschiedene Größen – Sauerstoffverbindungsschlauch mit Schlauchverbinder (Adapter)
  - Sauerstoffbrille und -sonde
- **Intubationszubehör**
  - Laryngoskopgriff (Glühbirne im Griff)
  - verschiedene Größen gebogene Laryngoskopspatel, am besten mit Kaltlichtquelle
  - Magill-Zange
  - Klemme, Mundkeil, Guedel-Tuben verschiedene Größen
  - 10-ml-Spritze zum Blocken
  - Endotrachealtuben Größe 7,0 bis 8,5 I.D.
  - Xylocain-Gel, Mullbinde oder Pflaster zum Tubusfixieren
  - Mandrin (Führungsstab)
  - Ersatzbatterien und Ersatzbirnen für das Laryngoskop
- **Sonstiges**
  - Ampullenfeilen
  - Blutdruck-Meßgerät, Stethoskop, Pupillenlampe
  - Nahtmaterial mit Nadel und Nadelhalter
  - Kompressen, Skalpell, Pflaster
  - Handschuhe, Desinfektionsspray, Schere
  - Trachealkanüle und Trachealspreizer

 Der Inhalt des Koffers muß schriftlich definiert sein. Die Mitarbeiter, die ihn benutzen, müssen ihn in regelmäßigen Abständen kontrollieren und für den korrekten Inhalt unterschreiben.

 Die notwendigen Bedingungen für eine erfolgreiche Reanimation sind die frühe Alarmierung eines geübten Reanimationsteams und das zeitige Einsetzen aller lebensrettenden Maßnahmen.

Inhalt der Meldung
Eine exakte Meldung beschleunigt das Eintreffen der Hilfspersonen. Daher muß auch hier ein standardisierter Plan bestehen.
- wer meldet
- was ist geschehen
- wo ist es passiert

12.2 Basismaßnahmen

Vorbereitung des Patienten
- Patienten flach auf dem Rücken lagern
- für eine harte Unterlage sorgen (Brett in das Bett einbringen, Patienten auf den Boden legen)

– bei Luftstromtherapie-Betten den „CPR"-Schalter für eine schnelle Luftentleerung betätigen
– A-B-C-Maßnahmen (Atemwege freimachen, Beatmung, Zirkulation) einleiten

12.2.1 Atemwege freimachen

Vorgehen
– Mundhöhle und Rachenraum reinigen
– Erbrochenes, Blut oder Fremdkörper entfernen
– Absaugen, wenn Absauggerät initial vorhanden
– Esmarch-Handgriff eignet sich zum Mundöffnen, um lockere Zahnprothesen zu entfernen (Abb. 12-1)
– wenn möglich, Mund und Rachen unter Laryngoskopeinstellung säubern
– hören, sehen und fühlen, ob die Atmung wieder einsetzt

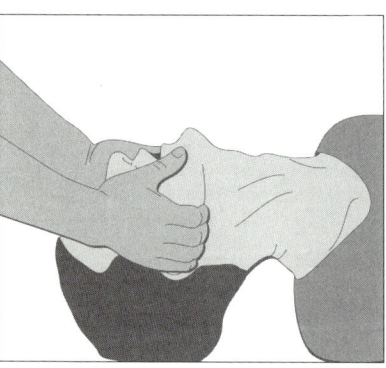

Abb. 12-1 Esmarch-Handgriff. Der Helfer umgreift mit seinen Fingern die beiden Kieferwinkel, seine Daumen liegen am Kinn. Der Unterkiefer wird so weit nach vorne geschoben, bis die untere Zahnreihe vor die obere gelangt. Der Mund öffnet sich durch das Herabziehen der Unterlippe mit dem Daumen

Falls die Atmung nicht einsetzt, werden initial zwei Atemspenden verabreicht.

12.2.2 Beatmen

Beatmungsformen
– Mund zu Mund, Mund zu Nase, Mund zu Tracheostoma
– Mund zu Tubus (Safar-Tubus, Lifeway®)
– Maskenbeatmung, Mund zu Maske
– Beatmungsgerät zu Tubus

Bei der Maskenbeatmung mit Beutel ist es sinnvoll, einen Sauerstoffreservoirbeutel zu verwenden, der eine inspiratorische Sauerstoffanreicherung bis 95 Prozent ermöglicht.

Die Beatmung

Die Beatmung ist nur wirksam, wenn der Helfer mit einem Atemzugvolumen von rund **800 Milliliter pro Atemspende** beatmet. Beim Kind ist das Zugvolumen dem Alter bzw. der Größe anzupassen. Die inspiratorische Sauerstoffkonzentration beträgt bei der Mund-zu-Mund- oder Mund-zu-Nase-Beatmung 16 Prozent.

 Beatmungen mit Hilfsmitteln sind für die Soforttherapie nicht essentiell, deshalb darf man mit dem Beginn der Maßnahmen nicht warten, bis geeignete Hilfsmittel zur Verfügung stehen.

– Kopf überstrecken
– die Beatmung sollte mit einem nicht zu hohen Beatmungsdruck erfolgen
– Insufflation von Luft in den Magen ist kaum zu verhindern, aber durch korrekte Technik zu reduzieren
– beim Kind erfolgt die Beatmung über Mund zu Mund **und** Nase, dabei ist auf eine **leichte** Überstreckung des Halses zu achten
– der Helfer prüft die Wirksamkeit der Beatmung, der Brustkorb muß sich heben, die Luft muß wieder entweichen (hören, fühlen)

 Wenn sich der Brustkorb bei der Luftinsufflation nicht hebt, können noch Fremdkörper in den Atemwegen sein, der Kopf ist nicht ausreichend überstreckt oder der Einblasdruck muß erhöht werden.

 Bei Kontaktgiften oder Blausäure kann eine Gefahr für den Helfer bei der Mund-zu-Mund- oder Mund-zu-Nase-Beatmung bestehen.

– nach den ersten zwei Atemspenden erfolgt eine Pulskontrolle an einer großen Arterie (Arteria carotis, Arteria femoralis) von jeweils fünf Sekunden Dauer nacheinander auf jeder Seite

 Ist ein Puls vorhanden, so beatmet man zwölfmal pro Minute weiter. Besteht Pulslosigkeit, ist mit der externen Herzdruckmassage zu beginnen.

12.2.2.1 Mund-zu-Nase-Beatmung

Bei der Mund-zu-Nase-Beatmung wird eine gute Abdichtung erreicht, der

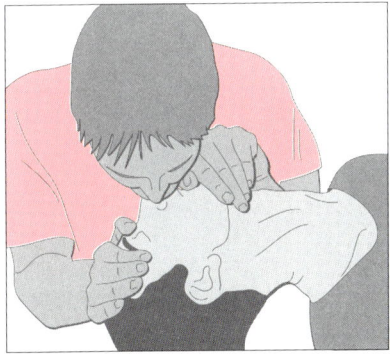

Abb. 12-2
Mund-zu-Nase-Beatmung 181

Beatmungsdruck ist geringer als bei der Mund-zu-Mund-Beatmung.

Vorgehen
- eine Hand des Helfers liegt flach auf der Stirn-Haar-Grenze
- andere Hand unter das Kinn legen
- Unterkiefer vorschieben, Mund mit dem zwischen Unterlippe und Kinn liegenden Daumen verschließen
- Kopf des Patienten überstrecken
- tief einatmen
- Nase dicht umschließen (Abb. 12-2)
- Ausatemluft in die Nase des Patienten blasen, bei zu hohem Beatmungsdruck besteht die Gefahr, daß Luft vermehrt in den Magen gelangt und somit die Aspirationsgefahr steigt
- am Ende der Atemspende Mund des Patienten öffnen (Entweichen der Ausatemluft)

12.2.2.2 Mund-zu-Mund-Beatmung
Bei der Mund-zu-Mund-Beatmung ist häufig ein etwas höherer Beatmungsdruck erforderlich.

Vorgehen
- eine Hand auf die Stirn des Patienten legen

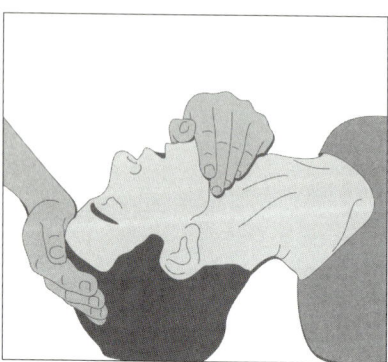

Abb. 12-3
Kopfhaltung des Patienten bei der Mund-zu-Mund-Beatmung

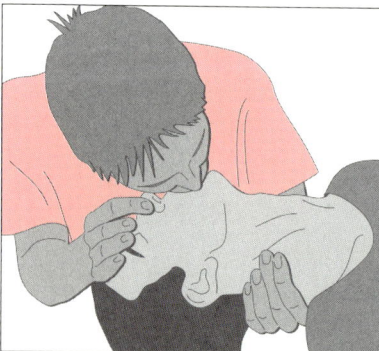

Abb. 12-4
Mund-zu-Mund-Beatmung

- andere Hand am Kinn, der Daumen befindet sich über der Kinnspitze und öffnet den Mund (Abb. 12-3)
- der Daumen der an der Stirn liegenden Hand verschließt die Nase
- Helfer atmet ein
- Mund dicht auf den Mund des Bewußtlosen setzen (Abb. 12-4)
- Atemluft einblasen
- Helfer beobachtet das Heben des Thorax beim Patienten
- bei der Exspiration Kopf zur Seite drehen, Wirksamkeit der Atemspende kontrollieren
- beim Kind etwa 25- bis 30mal pro Minute beatmen, Beatmungsstärke dem geringeren Aufnahmevermögen der kindlichen Lunge anpassen; mit einem Atemzug etwa drei bis vier leichte Beatmungen vornehmen

12.2.2.3 Mund-zu-Tubus-Beatmung
Vorgehen
- S-förmigen Safar-Tubus (Lifeway®) einsetzen
- über den Tubus beatmen

 Der direkte Kontakt mit dem Mund des Patienten wird durch den Einsatz dieser Tuben vermieden.

12.2.2.4 Beatmung mit Atemmaske und Beutel
Zu dieser Form der Beatmung benötigt man einen Atembeutel mit Nichtrückatmungsventil (z.B. Ruben-Beutel, Ambu-Beutel). Der Beutel ist an eine Sauerstoffquelle anzuschließen.

Vorgehen
- Kopf überstrecken, Kinn anheben
- Maske über Mund und Nase des Patienten stülpen, fest andrücken (Abb. 12-5)
- Atembeutel zusammendrücken, bis sich der Thorax hebt

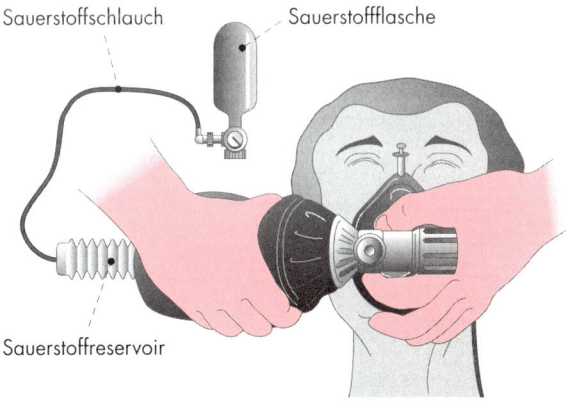

Sauerstoffschlauch   Sauerstoffflasche

Sauerstoffreservoir

Abb. 12-5 Beatmung mit Atemmaske und Beutel

Komplikationen bei der Beatmung
- Luftinsufflation in den Magen, anschließendes Erbrechen und Aspiration
- Auslösen von Würgen durch zu große Pharyngealtuben

12.2.3 Kompression

Die **kardiopulmonale Reanimation** (CPR) durch einen Helfer ist schwierig und anstrengend. Eine CPR durch zwei Helfer ist wesentlich effektiver, besonders wenn beide gut aufeinander eingespielt sind.

Vorgehen (Abb. 12-6 a bis c)
- Druckpunkt beim Erwachsenen und Kind im unteren Sternumdrittel aufsuchen (Abb. 12-6 a)
- zwei Finger der anderen Hand in Richtung Hals danebenlegen (Abb. 12-6 b)

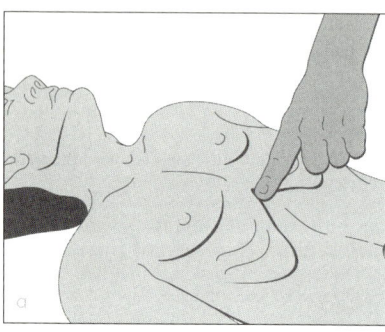

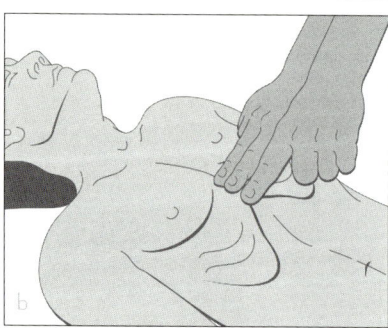

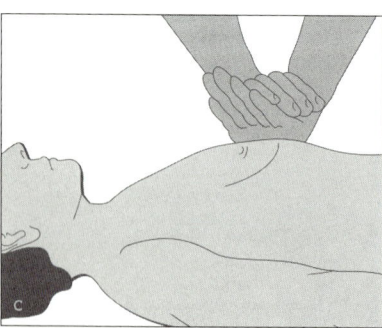

Abb. 12-6 a bis c
Aufsuchen des Druckpunktes **a** Suchen des Druckpunktes am Sternum **b** zwei Finger über den Punkt Richtung Hals setzen **c** Herzdruckmassage mit den Handballen, mit gestreckten Fingern

- Handballen aufsetzen (Abb. 12-6 c)
- Finger nach oben strecken
- Handballen der zweiten Hand mit gestreckten Fingern auf das Handgelenk aufsetzen
- Arme in den Ellenbogengelenken strecken
- Druck senkrecht auf den Druckpunkt ausüben, Gewichtsverlagerung über die gestreckten Arme
- **Drucktiefe bei jeder Kompression**
- beim Erwachsenen 3,5 bis 5 Zentimeter
- beim Kind 1,25 bis 1,8 Zentimeter
- **Frequenz**
- 80 bis 100 Kompressionen in der Minute
- bei Säuglingen und Kindern immer über 100 Kompressionen
- nach einer Sequenz von zehn Zyklen Pulskontrolle von mindestens fünf Sekunden auf jeder Seite

Vorgehen bei Säuglingen und Kleinkindern bis zwei Jahre
- **Erste Methode**
- Spitzen des Zeige- und Mittelfingers der rechten Hand auf die Mitte des Sternums aufsetzen
- mit dem erforderlichen Druck das Sternum komprimieren
- **Zweite Methode**
- beide Hände des Reanimators umfassen den Brustkorb des Neugeborenen von kranial her, so daß die Handflächen seitlich und von vorne am Thorax aufliegen
- mit den Daumen, die sich über der Sternummitte berühren, komprimieren

Bei Kindern ab zwei Jahren erfolgt die Herzdruckmassage wie beim Erwachsenen, jedoch nur mit einer Hand. Die Stärke der Massage ist dem Alter bzw. der Größe des Kindes anzupassen.

Es ist darauf zu achten, daß die **Herzdruckmassage während der Beatmung unterbrochen** wird. Ist der Patient intubiert, so bereitet die interponierte Beatmung in der Regel keine Probleme. Beatmung und Herzdruckmassage können somit auch zeitgleich erfolgen.

Ein-Helfer-Methode
- zwei Atemspenden und anschließend 15 Herzkompressionen   **2:15**

Zwei-Helfer-Methode
- eine Atemspende und anschließend fünf Herzkompressionen   **1:5**

- bei Säuglingen und Kindern bis zu acht Jahren beträgt das Verhältnis immer 1:5

Erfolgskontrolle
- Pulse sind bei jeder Kompression tastbar (Arteria carotis, Arteria femoralis)
- Hautfarbe zunehmend rosig, Pupillen werden eng

Fehler und Komplikationen
- falsche Position der Hände auf dem Sternum
- Rippenfrakturen durch zu starke Kompression oder falschen Druckpunkt
- Hände werden nach der Kompression vom Thorax genommen

– die Finger berühren bei der Herzdruckmassage den Thorax
– die Wirksamkeit der Reanimation wird nicht überprüft
– unwirksame Massage (zu leichte Kompression, zu langsame Frequenz)
– Arme des Helfers nicht durchgestreckt
– unvollständige Entlastung

12.2.4 Präkordialer Faustschlag

Bei einem direkt beobachteten Herzstillstand oder Kammerflimmern (Monitorüberwachung) kann die Reanimation innerhalb der ersten Minute durch einen Faustschlag auf den Thorax eingeleitet werden.

Vorgehen
– einmaliger Schlag mit der Unterkante der Hand, aus 20 bis 30 Zentimeter Höhe auf die Mitte des Brustbeins
– kommt die Herzaktion nicht in Gang, Beginn der Herzdruckmassage

Die frühe Herz-Lungen-Wiederbelebung ist die einzig wirksame Möglichkeit, die Zeit bis zu den weiterführenden Maßnahmen zu überbrücken.

12.3 Erweiterte Maßnahmen

Neben den Sofortmaßnahmen stehen auch noch weiterführende Möglichkeiten der Reanimation zur Verfügung.

Intubation
– möglichst rasche Intubation (Kap. 11.1.2)
– der endotracheale Tubus schafft einen sicheren Luftweg und ermöglicht eine effektive Beatmung
– Sauerstoff kann in hoher Konzentration zugeführt werden

Venöser Gefäßzugang
– zu Beginn der Reanimation ist ein peripherer Venenzugang hilfreich
– bevorzugte Lage an einer Unterarmvene, da während der Kanülierung die Herzdruckmassage weitergeführt werden kann
– zentralvenöse Zugänge haben in der Initialphase an Bedeutung verloren, sind aber für die weitere Therapie zu einem späteren Zeitpunkt wichtig

Arterieller Gefäßzugang
– so bald wie möglich
– zur Blutgasanalyse und Überwachung des Blutdrucks

EKG-Monitor
– nach Beginn der Basis-Reanimationsmaßnahmen den Patienten so schnell wie möglich an einen EKG-Monitor anschließen
– EKG-Analyse über die Art des Herzstillstandes
– moderne Defibrillatoren haben in den Elektroden auch EKG-Elektroden eingebaut, es empfiehlt sich jedoch, mit Klebeelektroden eine feste Ableitung zu schaffen

12.4 Medikamente zur Reanimation

Zu den wichtigsten Medikamenten (Kap. 8.2) zählen Sauerstoff, Adrenalin, Atropin, Lidocain und Natriumhydrogenkarbonat 8,4%.

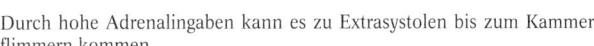

Reanimation

Sauerstoff
– bei jeder Herzmassage tritt unweigerlich eine **Hypoxämie** auf – deshalb führt man bei der CPR so früh wie möglich **100 Prozent Sauerstoff** zu, um das Angebot für Gehirn und Herz zu verbessern

Adrenalin
– das Katecholamin der Wahl
– es stimuliert den Sinusknoten und erhöht den peripheren Widerstand, dadurch kommt es zu einer Zunahme des systemischen arteriellen Druckes
– es erhöht die Kontraktionskraft, dadurch Zunahme des myokardialen Sauerstoffverbrauchs

 Durch hohe Adrenalingaben kann es zu Extrasystolen bis zum Kammerflimmern kommen.

Atropin
– vermindert den Vagotonus
– verbessert die atrioventrikuläre Überleitung
– beschleunigt die Herzfrequenz bei Sinusbradykardie durch vagale Stimulation

Lidocain
– erhöht die Flimmerschwelle des Herzens
– setzt die Erregbarkeit der Kammern herab
– Gabe vor allem bei Kammerflimmern

 Bei einer Überdosierung kommt es zur Vasodilatation und zu einer erschwerten Defibrillation.

Natriumhydrogenkarbonat 8,4%
– durch einen Herzstillstand tritt innerhalb weniger Minuten eine metabolische Azidose auf
– sie steigert die Erregbarkeit des Herzens und erniedrigt die Flimmerschwelle
– die Kontraktilität, die Ansprechbarkeit auf Defibrillation und auf Katecholamine vermindern sich
– Ausgleich der metabolischen Azidose mit Natriumhydrogenkarbonat
– Gabe soll nur über einen zentralvenösen Zugang erfolgen

 Der Natriumhydrogenkarbonatgabe sollte immer eine Blutgasanalyse vorausgehen.

 Berechnungsgrundlage für die Dosierung:
$0,3 \times BE$ (negativer Base Excess) $\times$ kg KG = ml Natriumhydrogenkarbonat 8,4%

Applikationswege für Notfallmedikamente
– intravenöse oder endobronchiale Gabe
– während einer Reanimation sollten kardiovaskuläre Medikamente nie subkutan oder intramuskulär injiziert werden

Eine intrakardiale Injektion erfolgt nur in Ausnahmefällen, da diese zu Komplikationen führen kann. Gleichzeitig muß dabei die Herzdruckmassage unterbrochen werden. Eine intravenöse Gabe der Medikamente ist bei erfolgreicher Herzdruckmassage genauso effektiv.

187

Endobronchiale Medikamentenapplikation

– falls keine Kanülierung möglich ist, zunächst endobronchiale Applikation der Medikamente
– die Dosierung wird gegenüber der intravenösen Applikation um das Zwei- bis Dreifache gesteigert
– Medikament mit 10 ml NaCl 0,9% verdünnen
– in einer 20-ml-Spritze aufziehen
– die restlichen 10 ml sind Luft
– Medikament vollständig über einen abgeschnittenen Absaugkatheter oder eine Magensonde, die über den Tubus eingeführt ist, verabreichen

Anschließend müssen mindestens zwei Atemhübe erfolgen, damit das Medikament tief in die Alveolen gelangt.

Medikamente für die endobronchiale Applikation

– **N**aloxon
– **A**tropin
– **D**iazepam
– **E**pinephrin
– **L**idocain
Eselsbrücke: **N A D E L**

12.5 Defibrillation

Mit Hilfe der Defibrillation werden die im völlig unkoordinierten elektrischen Zustand befindlichen, verschiedenartigen Myokardfasern durch einen gerichteten **Gleichstromstoß** gemeinsam depolarisiert, anschließend über ihre gemeinsame Repolarisation in die synchronisierte Aktion zurückgeführt.
Alle Myokardfasern befinden sich im gleichen elektrischen Zustand. Der Sinusknoten kann anschließend die Rhythmusführung wieder übernehmen.

Bei frühzeitiger Defibrillation kann oft eine spontane Herzaktion wiederhergestellt werden. Sie entscheidet häufig über Leben und Tod des Patienten. Jede Verzögerung stellt eine Verminderung der Überlebenschancen dar.

Indikation

– Kammerflimmern

Den Erfolg beeinflussende Faktoren

– Dauer des Kammerflimmerns, verabreichte Stromstärke
– Zusatzmedikamente
– Azidose, Hypoglykämie, Hypoxie
– Elektrolytimbalance, Impedanz des Patiententhorax

Frühdefibrillation

– beim direkt beobachteten Kreislaufstillstand sollte innerhalb von 30 bis 60 Sekunden nach Beginn des Kammerflimmerns defibrilliert werden, also bevor das Herz ischämisch und azidotisch ist
– eine erfolgreiche Defibrillation mit Wiederaufnahme der spontanen Herzaktion ist sonst nur noch schwer möglich
– eine sofortige Schockabgabe noch vor Aufnahme der Schritte A-B-C ist anzustreben

– beim nicht direkt beobachteten Kreislaufstillstand für zwei Minuten die CPR Schritte A-B-C einleiten, um das Myokard zu reoxygenieren, bevor ein Defibrillationsversuch Erfolgschancen hat

Vorbereitung
– selten eine geplante Maßnahme, daher geht die Vorbereitung bereits in die Maßnahme über
– tägliche Kontrolle des Defibrillators und Ladezustands der Akkus (Abb. 12-7)
– Pflegekräfte müssen mit der Anwendung vertraut sein und sicheres Handeln aufweisen, besonders in Notfallsituationen

Empfohlene Energiemengen für die externe Defibrillation
– Erwachsene 200 bis 400 Joule
– Kinder 100 bis 200 Joule
– Säuglinge 50 bis 100 Joule

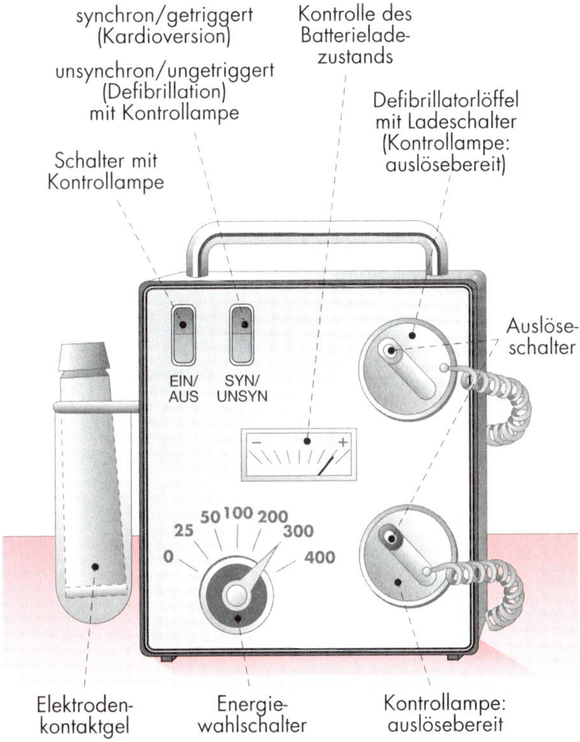

synchron/getriggert
(Kardioversion)

Kontrolle des
Batterielade-
zustands

unsynchron/ungetriggert
(Defibrillation)
mit Kontrollampe

Defibrillatorlöffel
mit Ladeschalter
(Kontrollampe:
auslösebereit)

Schalter mit
Kontrollampe

Auslöse-
schalter

EIN/
AUS

SYN/
UNSYN

50 100 200
25   300
0   400

Elektroden-
kontaktgel

Energie-
wahlschalter

Kontrollampe:
auslösebereit

Abb. 12-7 Defibrillator

Technik der Defibrillation (Abb. 12-8 a und b)
– Defibrillator einschalten, gegebenenfalls den Schalter „synchron" am Gerät ausschalten
– gewünschte Energiemenge einstellen (initial 200 Joule beim Erwachsenen)
– der optimale Elektrodendurchmesser für Erwachsene beträgt zehn Zentimeter
– Elektroden mit Gel bestreichen (Abb. 12-8 a), ohne das Gel entstehen Verbrennungen auf der Haut, und der elektrische Widerstand ist erhöht
– Elektroden auf den Brustkorb setzten, negative Elektrode rechts vom Brustbein, unterhalb des Schlüsselbeins, positive Elektrode unterhalb und links der Mamille (Abb. 12-8 b)
– Elektroden fest auf den Thorax drücken, um Lungenvolumen und elektrischen Widerstand zu reduzieren, dabei beachten, daß die Paste der beiden Elektroden nicht zusammenfließt

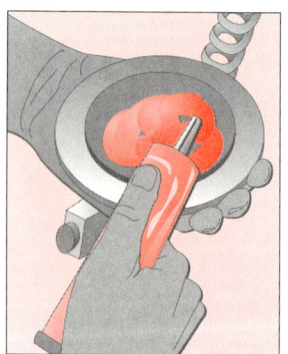
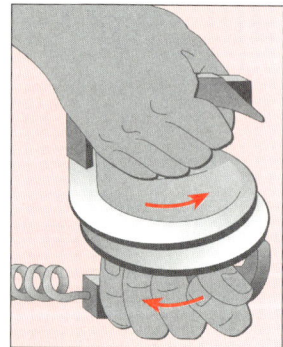
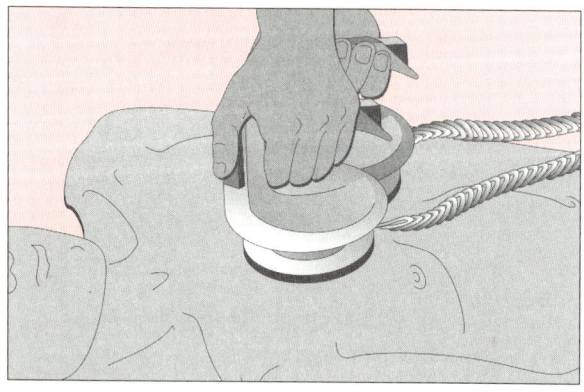

Abb. 12-8 a und b Defibrillation **a** Bestreichen der Elektroden mit Gel **b** Defibrillation

Die Hände des Hilfeleistenden dürfen den Patienten bei der Defibrillation nicht berühren.

– Defibrillator mit der gewünschten Energiemenge aufladen
– wenn die Ladung erreicht ist, nochmalige Kontrolle des aktuellen Herzrhythmus, ob die Indikation für eine Defibrillation noch besteht

 Abstand vom Patienten und Bett halten, und nach Kommando den Schock durch gleichzeitiges Drücken der beiden Tasten auslösen.

– nach erfolgter Defibrillation Herzrhythmus auf dem EKG-Monitor feststellen
– wenn kein Puls tastbar, Basismaßnahmen der Reanimation beginnen

 Bei anhaltendem Kammerflimmern kann die Defibrillation mit ansteigenden Energiemengen wiederholt werden, in der Regel mit 300 Joule und anschließend mit 360 Joule.

– bei wiederholt erfolgloser Defibrillation evtl. Azidoseausgleich vornehmen
– bei fortbestehendem Kammerflimmern kann zusätzlich Lidocain zugeführt werden

Überwachung des Patienten
– kontinuierliche Kontrolle von EKG, Atmung und Kreislauffunktion

Komplikationen und Gefahren
– Verbrennungen am Thorax
– Stromschlag von Beteiligten, Bedienfehler in der Streßsituation

Dokumentation der Maßnahmen
– Anzahl der Defibrillationen, Stromstärke
– Vitalzeichen, verabreichte Medikamente

13 Hygiene in der Anästhesie und Intensivpflege

Laut Schätzungen sterben in Deutschland jährlich 50 000 Patienten an **nosokomialen Infektionen** (Krankenhausinfektion), mit steigender Tendenz. Das Robert-Koch-Institut geht davon aus, daß etwa 50 Prozent der Todesfälle verhindert werden könnten. Prinzipiell trägt der ärztliche Leiter einer Intensivstation die Verantwortung für die Hygiene. Aber gerade die oben angegebenen Zahlen fordern eine Reflexion und eine eventuelle Veränderung des Verhaltens von allen.

Jeder Mitarbeiter im Team der Intensivstation und der Anästhesie muß in diesem Bereich eigenverantwortlich, diszipliniert und fortschrittlich im Sinne der Patienten arbeiten.

13.1 Nosokomiale Infektionen

Der Anteil der Infektionen, die auf **endogenem** Weg entstehen (patienteneigene Keime), ist größer als der **exogenen** (von außen) **Infektionen.** Das Verhüten exogener Infektionen ist für das Intensivpersonal elementar.

Besonders gefährdete Personen
– sehr junge (Frühgeborene) und sehr alte Menschen
– Menschen mit chronischen Erkrankungen (z.B. Diabetes mellitus, Dialyseabhängigkeit)
– immunsupprimierte Patienten, Verbrennungspatienten

13.1.1 Infektionen der Harnwege

Studien ergaben, daß die häufigste nosokomiale Infektion, mit etwa 40 Prozent, die der Harnwege ist. Die Indikation für eine transurethrale Dauerdrainage muß jeden Tag neu gestellt werden.

Infektionsrisiko
● **Steigt bei**
– transurethralen Dauerdrainagen zeitabhängig (Abb. 13-1)
– offenen Systemen
– Traumatisierung der Harnröhrenschleimhaut beim Legen von Blasenkathetern durch unsachgemäße Behandlung und falsches Material
● **Sinkt bei**
– aseptischem Einmalkatheterismus
– geschlossenen Urinableitungssystemen

Das niedrigste Infektionsrisiko ist bei suprapubischer Zystostomie und geschlossenen Urinableitungssystemen zu beobachten.

Vermeiden von Infektionen
– Händedesinfektion vor und nach Manipulationen am Blasenkatheter
– aseptisches und atraumatisches Legen von Blasenkathetern
– standardisierte Blasenkathetersets
– geschlossene Systeme dürfen nicht diskonnektiert werden

193

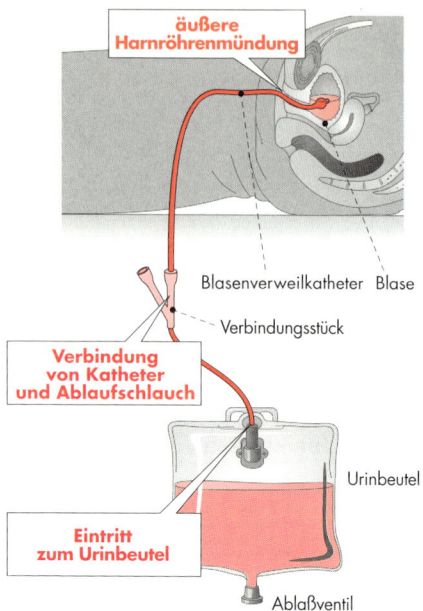

äußere
Harnröhrenmündung

Blasenverweilkatheter Blase

Verbindungsstück

Verbindung
von Katheter
und Ablaufschlauch

Urinbeutel

Eintritt
zum Urinbeutel

Ablaßventil

Abb. 13-1 Eintrittspforten für Bakterien

– ein Rückfließen des Urins innerhalb des Systems zur Blase ist zu vermeiden
– der Auffangbeutel darf nie über dem Niveau der Blase liegen
– eingebaute Filter dürfen nicht naß werden
– Abnahme von Urin zur Untersuchung nur an der vorgegebenen Einstichstelle und nach vorheriger Desinfektion vornehmen
– bei versehentlicher Diskonnektion: Desinfektion der Konnektionsstellen, Erneuern des Schlauchsystems
– Durchhängen des Verbindungsschlauches vermeiden, da es zu einer Stagnation des Urins im System kommt
– Urinbeutel vor Mobilisation oder Transport entleeren
– keinen Zug auf Blasenverweilkatheter ausüben, Katheter am Oberschenkel fixieren
– bei Verkrustungen und Stuhlgang zusätzlich reinigen
– Alternativen (z.B. Urinar) auf Anwendbarkeit prüfen
– Pflege des Verweilkatheters mindestens einmal pro Schicht
– Entleeren des Urinauffangbeutels mit Einmalhandschuhen

13.1.2 **Wundinfektionen**

Ein erhöhtes Risiko, daß Keime in Wunden eindringen, besteht bei offenen, sezernierenden, unter Spannung stehenden Wunden und bei liegenden Drainagen.

Gefahr der Kontamination
bei
– Tracheostoma, Verbrennungen
– Anus praeter, Verletzungswunden
– bereits infizierten Wunden

Infektionsrisiko
● **Steigt bei**
– offenen Drainagesytemen
– unsachgemäßer Haarentfernung vor Operationen
– Spül-Saug-Drainagen
● **Sinkt bei**
– geschlossenen Drainagesystemen
– aseptischer Technik und hygienischem Verhalten

Vermeiden von Infektionen
– Art der Wunde berücksichtigen (Kap. I 6)
– vor und nach Manipulationen hygienische Händedesinfektion
– Verband dem Heilungsstadium der Wunde anpassen
– Probeentnahmen für die Mikrobiologie
– Verbände gut fixieren, Patient darf nicht mit den Händen unter den Verband greifen können
– bei sezernierenden Wunden den durchnäßten Verband wechseln
– ein Verbandwechsel sollte möglichst von zwei infektfreien Personen vorgenommen werden
– Schutzkleidung und Handschuhe zum Verbandwechsel
– bei großen Wunden Haar- und Mundschutz tragen
– Kontamination von Drainagesystemen beim Wechseln vermeiden
– beim Verbandwechsel keine andere Arbeiten im Zimmer verrichten (z.B. Bodenreinigung)
● **Material**
– Verband-Sets bevorzugen
– Material und Instrumente gemeinsam verpacken
– keine Verbandtrommeln
– benötigte Materialien im reinen Arbeitsraum auf ein Tablett richten
– Tablett vorher desinfizieren, Einwirkzeit beachten
– Entsorgungsbehälter
– Verbandzimmer
– sterile Sekretauffangsysteme
– Einwegsysteme (z.B. Thoraxdrainageeinheit) abwägen

13.1.3 Infektionen der Atemwege

Um exogene Infektionen der Atemwege zu vermeiden, muß das **Absaugen der Atemwege** (oral, nasal, endotracheal) unter **aseptischen Bedingungen** geschehen. Die Infektionsquellen **Beatmung, Befeuchtung** und die dafür notwendigen Geräte sind hygienisch einwandfrei anzuwenden.

Infektionsrisiko
– Beatmungssystem, Befeuchtung der Atemluft
– Verkeimung oberhalb der geblockten Cuffs bei Tuben und Trachealkanülen
– das Absaugen, Intubation, Tracheotomie
– unzureichende Mundpflege, Kolonisierung des Magens oder Oropharynx können zur Aspiration von Keimen führen

Vermeiden von Infektionen
- Händedesinfektion vor und nach Manipulationen am Atemtherapiesystem
- aseptisches Vorgehen beim Absaugen (Kap. I 9.2.1)
- geplantes Absaugen mit zwei Personen
- Cuff entblocken, um angestautes Sekret abzusaugen
- sterile Absaugkatheter nur einmal verwenden
- Lavage nur wenn nötig, steriles Kochsalz 0,9% nur aus Portionspackungen
- Bronchialtoilette alternativ mit doppellumigem Absaugkatheter
- Rückfluß von Kondenswasser im Beatmungsschlauch vermeiden

Der Inhalt der Wasserfallen ist kontaminiert und darf nicht im Waschbecken, sondern in einem Abfallbehälter mit Zellstoff entsorgt werden.

- Beatmungssystemwechsel mindestens alle 48 Stunden und nach jedem Patienten
- sterilisierbare luft- und wasserführende Systeme
- Beatmungsbeutel täglich wechseln und desinfizieren, keine manuelle Desinfektion, Lagerung am Bett im Staubbeutel
- Aufbereitung des Beatmungsgerätes
- sterile Flüssigkeit zum Durchspülen des Absaugsystems
- Absaugsystem alle acht Stunden auswechseln, evtl. mit desinfizierender Lösung versehen
- Wechsel von Sekrettöpfen und Verbindungsschläuchen alle 24 Stunden
- Einmaltuben verwenden
- sterilisiertes oder desinfiziertes Intubationszubehör
- Atemtherapiematerialien einmal täglich thermisch desinfizieren und im Waschautomaten trocknen
- konsequente Mundpflege und Pneumonieprophylaxe
- für Sekretproben sterile, verschließbare Schleimprobenbehälter verwenden (Abb. 13-2)

Steriles Oberflächenanästhetikum zur verbesserten Gleitfähigkeit von Absaugkathetern nur anwenden, wenn es unbedingt nötig ist.

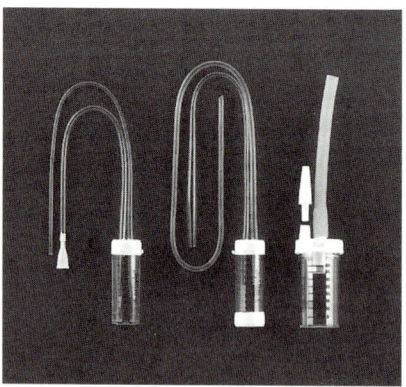

Abb. 13-2 Schleimprobenbehälter

13.1.4 **Sepsen**

Bei etwa 20 Prozent der Intensivpatienten treten Septikämien auf. Verursacht werden sie durch **Beatmung, operative Eingriffe** und **liegende Katheter.** Auch hier stellt die Liegedauer einen großen Risikofaktor dar. Es sollte jeden Tag neu über das Nutzen-Risiko-Verhältnis von zentralen, peripheren, intraarteriellen und Pulmonaliskathetern entschieden werden.

Infektionsrisiko
– lange Liegedauer von Kathetern
– Mischen von verschiedenen Infusionen
– Zuspritzen von Medikamenten in Infusionen oder Katheter
– Medikamentengabe über Hahnenbank oder Infumix-Beutel
– Diskonnektion bei ZVD-Messung, viele Dreiwegehähne

 Das Infektionsrisiko ist auch abhängig von der Lage venöser Katheter. Basilikakatheter haben die höchste Infektionsrate, dann Jugularis-, anschließend Subklaviakatheter.

Vermeiden von Infektionen
– sorgfältiges Fixieren der zentralen Katheter
– einmal täglich Kontrolle der Punktionsstelle, Palpation durch den Verband
– ab dem dritten Tag einmal täglich Einstichstelle des Katheters auf Entzündungszeichen kontrollieren
– keine antiseptischen Salben verwenden
– Infusionssysteme dürfen nicht in der Nähe des Bodens, der Analregion oder eines Tracheostomas liegen

 Vor allen Manipulationen am zentralen Venenkatheter ist eine Händedesinfektion notwendig.

– keine Diskonnektion von ZVD-Systemen, die zu zentralen Venenkathetern führen
– so wenig wie möglich Zugänge oder Abzweigungen des Infusionssystems benutzen
– die ZVD-Messung bei mehrlumigen Kathetern nur an einem Schenkel vornehmen
– periphere Katheter nicht abstöpseln
– maximale Liegedauer von peripheren Kathetern 72 Stunden
– zentrale Venenkatheter nie abstöpseln
– bei Zuspritzen über Dreiwegehähne immer neuen sterilen Verschluß anbringen
– Blutabnahmen über venöse Katheter vermeiden, nach Blutabnahme Katheter mit NaCl 0,9% durchspülen, da verbleibende Reste idealen Nährboden für Keime ergeben
– bei Injektion über Gummistopfen Einwirkzeit von Desinfektionsmittel einhalten
– alle anzustechenden Flaschen sind vorher zu desinfizieren (Einwirkzeit beachten)
– bei Verdacht auf Thrombophlebitis oder Infektionen sind Katheter zu entfernen und mikrobiologisch zu untersuchen
– kombinierte Gabe von verschiedenen Medikamenten und Infusionen auf ein Minimum reduzieren
– bei mehrlumigen Kathetern prüfen, welche Medikamente miteinander kompatibel sind (Kap. 8.4)

● **Material**
- Wechsel von Infusionssystemen auf Intensivstationen alle 48 bis 72 Stunden
- Wechsel sollte mit Beginn des neuen Infusionsprogramms einhergehen
- generell Systemwechsel nach dem Legen eines neuen Katheters
- Wechsel alle 24 Stunden bei Blutprodukten und Lipidlösungen
- Wechsel von ZVD-Systemen alle 24 Stunden
- festsitzende Schraubverschlüsse nur mit bezogenen Klemmen öffnen, da nach Haarrissen Keime eindringen können
- Spüllösungen für Druckmessungen alle 72 Stunden erneuern

 Für den Umgang mit intrakraniellen und lumbalen Drainagen sind absolut sterile Bedingungen zu fordern, da die Infektionsabwehrmöglichkeiten des Liquors sehr schwach sind.

● **Verbandwechsel**
- sterile Verbände alle 48 Stunden wechseln, sofort bei Verunreinigung und Durchnässen
- hygienische Händedesinfektion
- Verband mit Einmalhandschuhen entfernen
- Inspektion der Einstichstelle
- Verkrustungen mit 0,9%igem NaCl-getränkten sterilen Tupfern oder sterilen Watteträgern entfernen
- evtl. vorhandene Pflasterreste mit Wundbenzin entfernen
- Einstichstelle mit Hautdesinfektionsmittel desinfizieren
- sterilen Verband nach Stationsstandard anlegen (steriler Wundauflagenverband oder sterile, saugfähige Kompressen und Fixierungsmaterial)
- Zugang mit Pflasterstreifen fixieren
- Verbandwechsel, Beschaffenheit der Einstichstelle und der umliegenden Haut oder evtl. aufgetretene Komplikationen dokumentieren

13.1.5 Haut- und Schleimhautdesinfektion

Bei allen Eingriffen, bei denen die **Haut verletzt** wird, ist eine **Hautdesinfektion** notwendig. Vor einer intravenösen, intramuskulären oder subkutanen **Injektion** reicht das Aufsprühen eines **Hautdesinfektionsmittels** mit Einhaltung der **Einwirkzeit** (je nach Mittel 15 Sekunden bis eine Minute) aus. Bei drüsenreicher Haut, Punktionen von Gelenken und sterilen Körperhöhlen gelten die gleichen Maßstäbe wie bei einem **operativen Eingriff.**

Vermeiden von Infektionen
- schonende Haarentfernung, wenn unbedingt nötig (es entstehen kleinste Verletzungen)
- Desinfektionsmittel auf der Wirkstoffbasis von Alkohol und Jod/Octenidin
- Desinfektionsmittel frei von Keimen und bakteriellen Sporen
- Haut zehn Minuten feuchthalten, von peripher nach zentral wischen

Schleimhautdesinfektion
Beim Legen eines Blasenkatheters, zur Desinfektion des Mund-Nasen-Rachen-Raums.
- Schleimhautareal der Einwirkzeit entsprechend mit sterilen Tupfern und Desinfektionslösung behandeln
- Präparate mit der Bezeichnung Schleimhautdesinfektionsmittel Jod/Octenidin verwenden
- für die Behandlung des Mundes Chlorhexidin

13.1.6 Infektionen durch enterale und parenterale Ernährung

Um den Patienten die lebensnotwendigen Nährstoffe zukommen zu lassen, ist es je nach Krankheitsbild nötig, sie parenteral, enteral über Sonden oder beidem parallel zu ernähren. Da es sich in jedem Fall um **kalorische Substanzen** handelt, ist dies ein idealer **Nährboden für Keime.** Um bei beiden Methoden ein Infektionsrisiko zu vermeiden, müssen nachfolgende Richtlinien eingehalten werden (Kap. I 13).

Vermeiden von Infektionen
● **Bei parenteraler Ernährung**

Händedesinfektion vor dem Herrichten der Infusionen.

– auf Ausfällungen und Trübungen beim Herrichten der Infusionen achten
– aseptische Medikamentenzumischung erst kurz vor Gebrauch
– Desinfektion des Gummistopfens bei Durchstechflaschen
– Lagerungszeit und -ort bei Durchstechflaschen beachten
– Verfallsdatum kontrollieren
– nur Entnahmespikes (Kanülen mit Bakterienfilter) für Durchstechflaschen benützen, eignen sich zum mehrmaligen Entnehmen
– Herrichten der Infusionen in einem reinen Arbeitsraum
● **Bei enteraler Ernährung**

Händedesinfektion vor dem Herrichten der Sondenkost.

– Schnittstellen desinfizieren
– Pulver mit sterilem Wasser anrühren (kein Leitungswasser)
– für die Mundpflege kein Leitungswasser benutzen
– angebrochene Nahrungsflaschen im Kühlschrank aufbewahren (mit Datum und Uhrzeit)
– Magensonden mindestens alle sieben Tage wechseln

Sondenkost ist ein idealer Nährboden für Keime.

– bei Applikation mit einer Wund- und Blasenspritze diese jeweils frisch aufbereiten
– keine Überleitungssysteme verwenden, die versehentlich an ein Infusionssystem angeschlossen werden könnten

Gültigkeit haben die aktuellen Hygienepläne der Klinik bzw. der jeweiligen Abteilung.

13.2 Hygiene des Personals

13.2.1 Hygienische Händereinigung

Es ist bewiesen, daß der exogene Übertragungsweg von Keimen in erster Linie über die Hände des ärztlichen und pflegerischen Personals erfolgt. Händewaschen bei **Dienstbeginn,** nach **Verschmutzungen** und **nach Ende des Dienstes** muß eine Grundregel sein. Bei der Gefahr einer **Kontamination** sollten immer **Schutzhandschuhe** getragen werden. Der häufigste **Fehler** bei der Händehygiene ist das **Waschen vor der Desinfektion.** Keime können so im Waschbecken verteilt werden.

Trockene, rissige, rauhe Haut entsteht durch häufiges Waschen. Die Haut quillt auf und bietet so einen idealen Nährboden für Keime.

Vorbeugung von Hautirritationen
- Indikationen zum Händewaschen oder zur Händedesinfektion klar stellen
- Hände mit kaltem Wasser waschen
- pH-neutrale Waschlotionen verwenden
- mehrmals täglich eine spezielle Schutzcreme auftragen

 Die hygienische Händedesinfektion ist die wichtigste Hygienemaßnahme.

13.2.2 Händedesinfektion

13.2.2.1 Hygienische Händedesinfektion
Eine hygienische Händedesinfektion ist **vor** und **nach allen Tätigkeiten am Patienten** und **die den Patienten betreffen** vorzunehmen. Dabei werden die auf die Hände und Handgelenke gelangten Keime inaktiviert.

Vorgehen
- trockene Hände (Verdünnungseffekt bei nassen Händen)
- genügend Desinfektionsmittel (etwa drei Milliliter) auf die Handflächen geben
- besonders Handgelenke, Fingerkuppen und Zwischenfingerräume einreiben
- Einwirkzeit beachten, Desinfektionslösung verdunsten lassen
- bei Verunreinigung die Hände mit Desinfektionsmittel getränktem Tuch abwischen, dann waschen

 Eine gute Pflege der Hände mit Handcremes reduziert Hauterscheinungen.

13.2.2.2 Chirurgische Händedesinfektion
Anwendung
- vor operativen Eingriffen (z.B. Venae sectio)
- zur maximalen Keimreduktion
- zusätzlich Langzeitwirkung erwünscht

Vorgehen
- Hände und Unterarme mit Flüssigseife (Spender) waschen
- Handbürste, wenn notwendig, nur für die Nägel
- Hände mit Einmalpapiertüchern abtrocknen
- Desinfektionsmittel auf die Handflächen geben
- fünf Minuten Desinfektionsmittel kontinuierlich zugeben und Hände und Unterarme einreiben

13.2.3 Kleidung

Die **persönliche Hygiene** (Körperpflege, kein Schmuck an den Händen, kurze, gepflegte Fingernägel, kein Nagellack und zusammengebundenes Haar) dient dazu, die Übertragung von Keimen zu verhindern.
- die Bereichskleidung pro Schicht und bei Verschmutzung wechseln
- Schutzkleidung über der Bereichskleidung bei infizierten oder infektionsgefährdeten Patienten (bei jedem Patienten wechseln)
- die einem Patienten zugeordneten Überkittel sind von allen Mitarbeitern (z.B. Röntgen, Konsilien) überzuziehen

– flüssigkeitsundurchlässige Schürzen sind bei allen Tätigkeiten zu tragen, bei denen es zu einer Verunreinigung der Kleidung kommen könnte
– Besucher müssen nur bei übertragbaren Krankheiten Schutzkittel anziehen

13.2.4 Eigenschutz des Personals

Das Risiko einer Infektion ist bei einwandfreiem hygienischem Arbeiten nach RKI-Richtlinien (Robert-Koch-Institut-Richtlinien) von minderer Bedeutung.

In der Hauptsache handelt es sich um Infektionen durch **Hepatitis-B- und -C-Viren, Tuberkulose, nosokomiale Keime** (z.B. hämolysierende Streptokokken, pathogene Staphylokokken) und möglicherweise durch **HIV.** Für einen ausreichenden Impfschutz ist jeder Mitarbeiter selbst verantwortlich.

Verhalten bei Stichverletzungen
Zu den häufigsten Unfallursachen im klinischen Bereich gehören **Kanülenstichverletzungen.** Dabei wiederum am häufigsten beim Versuch, die Kanüle in die Kappe zurückzustecken.

Spitze Gegenstände müssen in dafür vorgesehenen Behältern gesammelt und entsorgt werden.

– Blutung der Wunde anregen (evtl. chirurgisch)
– Desinfektion der Einstichstelle (fünf Minuten mit einem virusinaktivierenden Desinfektionsmittel)
– Betriebsarzt aufsuchen
– besondere Sofortmaßnahme bei bekanntem Infektionsrisiko: Versuch, die Infektionsgefahr, z.B. bei Hepatitis B, durch zügige passive und aktive Impfung zu vermindern
– Blutentnahme (serologischer Ausgangsstatus des Betroffenen und evtl. des Patienten)
– Dokumentation des Vorgangs, Patientendaten und Verlauf der Behandlung

Eine Kanülenstichverletzung ist keine Bagatelle.

13.3 Bauliche hygienische Ansprüche

Die Richtlinien für Krankenhaushygiene und Infektionsprävention des Robert-Koch-Instituts unterscheiden aus krankenhaushygienischer Sicht folgende Patientengruppen.

Gruppeneinteilung nach RKI
● **Gruppe A 1, Intensivbehandlungspatienten**
– in hohem Maße besonders infektionsgefährdet
– unabhängig davon, ob sie selbst eine Infektionsquelle sein können
– Unterbringung in fachspezifischen Sondereinheiten
– Einzelzimmer mit Vorraum
– Vorraum dient zum An- und Ablegen der patientenbezogenen Schutzkleidung, für unreine Arbeiten und zur Entsorgung

– z.B. Patienten nach Transplantationen, mit Verbrennungen oder schweren Immundefekten, Frühgeborene
- **Gruppe A 2, Intensivbehandlungspatienten**
– in hohem Maße infektionsgefährdet und/oder eine Infektionsquelle darstellend
– Unterbringung in fachspezifischen Sondereinheiten
– Einzelzimmer mit Vorraum
– Vorraum dient zum An- und Ablegen der patientenbezogenen Schutzkleidung, für unreine Arbeiten und zur Entsorgung
– z.B. tracheotomierte oder langzeitbeatmete Patienten
- **Gruppe A 3, Intensivbehandlungspatienten**
– weder infektionsgefährdet noch eine Infektionsquelle darstellend
– Mehrbettzimmer, möglichst zugeordnete unreine Arbeitsräume
– z.B. Patienten mit Kurzzeitbeatmung unter 24 Stunden
- **Gruppe B 1, Intensivüberwachungspatienten**
– infektionsgefährdet und/oder eine Infektionsquelle darstellend
– **keine Infektionsquelle:** Mehrbettzimmer, möglichst zugeordnete unreine Arbeitsräume
– **Infektionsquelle:** Einzelzimmer, zugeordnete unreine Arbeitsräume
- **Gruppe B 2, Intensivüberwachungspatienten**
– weder infektionsgefährdet noch eine Infektionsquelle
– Mehrbettzimmer, möglichst zugeordnete unreine Arbeitsräume

Da verschiedene Forderungen der RKI-Richtlinien in bestehenden Kliniken nicht realisiert sind, müssen entsprechende Maßnahmen ergriffen werden, um Infektionen von einem Patienten zum anderen zu vermeiden.

Da Intensivstationen häufig keine Einzelzimmer mit Schleuse haben, muß die Isolierungsmaßnahme „im Kopf des Personals" stattfinden (Infektionsquelle–Infektionsweg–Infektionsziel).

13.3.1 Bauliche Voraussetzungen auf Intensivstationen

Bauliche Voraussetzungen:
– abwasch- und desinfizierbare Böden, Wände und Decken
– unter Putz gelegte Leitungen
– keine Teppichböden
– Klimaanlage nach DIN-Anforderung für Raumlufttechnik

Eine besonders große Keimquelle sind Waschbecken, die für Naßkeime (z.B. Escherichia coli, Klebsiellen, Proteus, Pseudomonas) ein optimales Milieu darstellen.

Anforderungen an Waschbecken
– ohne Überlauf und ohne Stöpsel
– es sollten nur Sternperlatoren (Siebe am Wasserhahnausgang) benutzt werden, regelmäßig desinfizieren
– Wasserstrahl darf nicht in den Siphon geleitet sein (Spritzgefahr), da kontaminiertes Wasser wieder hochspritzen kann
– Armaturen ohne Handkontakt bedienbar

13.3.2 Hygienische Voraussetzungen für eine Intensivstation

Voraussetzungen
– der Eingang einer Intensivstation muß gekennzeichnet sein, um den unerlaubten Zugang zu vermeiden

– Umkleidemöglichkeit für das Personal in der Nähe der Intensivstation
– genügend Arbeits- und Ablageflächen
– Spender für Waschlotion, Desinfektion und Einmalhandtücher
– Trennung von reinen und unreinen Arbeiten im Arbeitsablauf
– Möglichkeit, sterile Arbeiten in reinem Arbeitsraum vorzubereiten
– Tablettsysteme pro Patient sind dem Verbandwagen vorzuziehen
– nach Möglichkeit reine und unreine Arbeitsseite am Intensivplatz
– Respirator, Beatmungsbeutel, Infusionen, Monitoring und Pflegesets auf der reinen Seite plazieren
– Absaugvorrichtung, Ablaufsysteme, Abwurfbehälter auf der unreinen Seite

13.3.3 Flächen, Material, Geräte

Vor dem Verwenden von Flächendesinfektionsmitteln ist es unbedingt erforderlich, die **Gebrauchsanweisung** zu lesen. Außer von der Firma beschrieben, dürfen keine Reinigungsmittel der Lösung zugegeben werden. Dezentrale Desinfektionsmittelmischgeräte sind vorzuziehen. Bei allen Tätigkeiten sind **Schutzhandschuhe** zu tragen.

Vermeiden von Infektionen
– Reinigung und Desinfektion der Einrichtungsgegenstände und Flächen mindestens einmal pro Tag (besonders der patientennahen Gegenständen)
– einmal täglich das Bettgestell des Patienten abwaschen und desinfizieren
– Scheuerdesinfektion (Wischdesinfektion), keine Sprühdesinfektion

 Das zu behandelnde Material oder die Fläche mit einem in gebrauchsfertiger Desinfektionslösung getränkten Tuch mit leichtem Druck abreiben. Verunreinigungen müssen vorher entfernt werden. Die Flüssigkeit muß die ganze Fläche befeuchten.

– grobe Verunreinigungen vor der Desinfektion entfernen
– desinfizierte Flächen nicht nachtrocknen
– Bodenreinigung erfolgt durch Zwei-Eimer-System oder Einweg-Mop-Verfahren
Bei den verwendeten Desinfektionsmitteln sind verschiedene Richtlinien zu beachten. Beim Wechsel eines Artikels muß der **Beipackzettel** gelesen werden.

Richtlinien
– Art der Bestimmung des Desinfektionsmittels: Haut, Schleimhaut, Instrumente, Flächen
– vorgeschriebene Konzentration und Einwirkzeit beachten
– nach der Desinfektion Mittel antrocknen lassen, nicht nachtrocknen
– Einmalhandschuhe beim Umgang mit Flächendesinfektionslösungen verwenden

 Lösungen immer mit kaltem Wasser ansetzen, da sich bei warmem Wasser Dämpfe entwickeln können.

Ein Beispiel eines Hygieneplans für Personal und Patienten auf einer Intensivstation ist der Tabelle 13-1 zu entnehmen.

Tab. 13-1 Beispiel eines Hygieneplans für Personal und Patienten auf einer Intensivstation

Maßnahme	Häufigkeit	Tätigkeit
hygienische Händedesinfektion	vor Arbeitsbeginn, vor allen Tätigkeiten am Patienten, nach Entsorgungs- und Reinigungsarbeiten	drei Milliliter des Desinfektionsmittels in die trockenen Hände geben und verreiben, Einwirkzeit einhalten, Fingerkuppen und Nagelfalz beachten
Händedesinfektion nach Verunreinigung mit Körperflüssigkeiten	bei Bedarf	mit Desinfektionslösung getränktem Einmaltuch die Hände von Verschmutzung reinigen, danach zweimal hygienische Händedesinfektion
Hände waschen	nach Toilettenbesuch, bei Verschmutzungen, nach Naseputzen	Waschlotion aufschäumen und mit kaltem Wasser nachspülen
Hände- und Hautpflege	bei Bedarf, mehrmals täglich	Pflegefilm nach dem Eincremen einziehen lassen
Schutzkleidung	täglich und nach Verschmutzung wechseln	Wäscheentsorgung
Hautdesinfektion am Patienten vor Injektionen	Injektionen i.v., i.m., s.c., vor Blutentnahmen	mit sterilem Tupfer Desinfektionsmittel auftragen
Schleimhautdesinfektionen	Katheterpflege, vor Blasenkatheterismus	mit sterilem Tupfer Desinfektionsmittel auftragen
Monitore, Geräte, Inventar, Flächen	einmal täglich, bei Bedarf nach Benutzung	desinfizierende Feucht-Wisch-Methode, trocknen lassen
Instrumente	nach Gebrauch, unmittelbar nach groben Verschmutzungen	vollständig benetzt in Lösung legen, nach Einhalten der Desinfektionszeit und Reinigung: Sterilisation
Blutdruckgeräte, Stethoskope	nach Kontamination mit Blut, bei Bedarf	desinfizierende Feucht-Wisch-Methode, trocknen lassen
Bronchoskop, Endoskope	nach Gebrauch	chemothermische Waschmaschinen oder Endoskopwaschmaschinen, einmal jährlich Kontrolle des Desinfektionserfolges
Waschschüsseln	nach Gebrauch	Feucht-Wisch-Methode, trocknen lassen, vor Gebrauch mit klarem Wasser ausspülen, thermische Waschmaschine

13.4 Mikrobiologisches Monitoring auf der Intensivstation

Ausscheidungen und Sekrete müssen beim Intensivpatienten nach einem festgelegten Schema untersucht werden, um bei einer Infektion frühzeitig die Therapie einleiten zu können.

Grundsätzlich ist auf eine absolut **korrekte Abnahme** und **Behandlung des Materials** zu achten. **Materialart** und **Entnahmeort** sind genau aufzuführen. Das für die jeweilige Probeentnahme bestimmte **Transportgefäß** oder Transportmedium ist zu verwenden. Für einen jeweils zügigen bis sofortigen Transport in das zuständige Labor ist Sorge zu tragen (Tab. 13-2).

13.5 Hygiene in der Anästhesie

13.5.1 Prinzipielle Maßnahmen

Die grundsätzlichen Maßnahmen zum Schutze des Patienten, des Anästhesiepersonals und zum Vermeiden nosokomialer Infektionen unterscheiden sich nicht von den Anforderungen in der Intensivpflege (Kap. 13.1).

13.5.2 Hygienische Voraussetzungen für eine Anästhesieabteilung

Personalschleusensystem
- getrennte Möglichkeit für das Ein- und Ausschleusen (geschlechtergetrennt)
- Wasch- und Duschmöglichkeiten
- desinfizier- und abwaschbare Schuhe
- ausreichende und in allen Größen vorhandene Schutzkleidung

Reiner Geräteraum
- ● Lagerung aller sterilen oder gereinigten Anästhesiematerialien
- Laryngoskopspatel, Guedel-Tuben
- Narkoseschläuche, Atemkalkbehälter, Kreislaufarme

Unreiner Geräteraum
- ● **Kliniken mit Geräteaufbereitung im Operationstrakt**
- alle gebrauchten Mehrweg-Materialien werden hier in Waschmaschinen gereinigt, desinfiziert und eingeschweißt
- ● **Kliniken mit Zentralsterilisation**
- Gitterkörbe für gebrauchte Materialien
- Korb beispielsweise für Masken und Schläuche
- Korb mit verschiedenen Desinfektionsschalen für mit Blut und Schleim kontaminierte Materialien, z.B. Laryngoskopspatel, Guedel-Tuben
- Korb für Desinfektionssets für invasive Eingriffe, z.B. Venenkatheter
- die gebrauchten Materialien werden am Abend in die Zentralsterilisation gebracht

Aufwachraum
- ist keine unreine Arbeitsecke vorhanden, können die gebrauchten Materialien in einem unreinen Gerätewagen entsorgt werden
- zusätzlich ist eine räumlich getrennte Fäkalienentsorgung notwendig, um Kreuzinfektionen zu vermeiden

Tab. 13-2 Mikrobiologisches Monitoring

Material	System	Häufigkeit	Lagerung, Ort	Lagerung, Zeit
Trachealsekret	Absaugset	einmal pro Woche	Kühlschrank	zwei bis drei Stunden
Urin	sterile Monovetten	einmal pro Woche	Kühlschrank	zwei bis drei Stunden
Stuhl	Probenversandröhrchen mit Schraubverschluß	bei Verdacht an drei aufeinanderfolgenden Tagen entnehmen	Raumtemperatur, bei Viren Kühlschrank	Untersuchung wenn möglich am körperwarmen Stuhl
Wundsekret, Eiter von Abszessen	Entnahmespritze oder Anaerobier-Transportgefäß	einmal pro Woche	Raumtemperatur	maximal 48 Stunden
Wundsekret, Eiter von offenen Wunden	Applikatoren, Entnahmespritze	einmal pro Woche	Raumtemperatur	maximal 48 Stunden
Gasbrand	Gewebeprobe in sterilem Gefäß	bei Verdacht		umgehender Transport
Blut für Kulturen	Blutkulturmedien	bei Verdacht zwei bis drei Kulturen alle 24 Stunden	Brutschrank 37 °C	umgehender Transport in Wärmebox
Blut für Serologie, Virologie	sterile Monovetten	bei Verdacht	Raumtemperatur oder Kühlschrank	umgehender Transport
Liquor	sterile Monovetten	bei liegender Liquordrainage bei Verdacht		umgehender Transport
Pleuraflüssigkeit	Entnahmespritze oder Anaerobier-Transportgefäß	bei Verdacht	Brutschrank 37 °C	umgehender Transport
Schleimhautsekret oral, rektal, vaginal	Tupferapplikator	bei Virusverdacht mehrere Abstriche gleichzeitig	Kühlschrank	umgehender Transport
Gallensekret	sterile Monovetten	drei Proben gleichzeitig	Kühlschrank	umgehender Transport
Katheterspitzen	sterile Monovetten	bei Entfernen von intravasalen Kathetern	Raumtemperatur	Labor im Hause
	Port-a-cult		Raumtemperatur	längerer Transport

Aseptische, septische Operationssäle

– eine funktionale Trennung ist nicht unbedingt erforderlich (Daschner 1990)
● **Gemeinsam genützte Operationssäle**
– zuerst aseptische Operationen, anschließend septische
– das eingeteilte Operations- und Anästhesiepersonal darf nicht in andere Säle wechseln, der Saal muß mit einem Schild „septisch" gekennzeichnet sein
– bei Verlassen des Operationssaals Schuhe und Überkittel wechseln
– nach Ende des OP-Programms intensive Zwischenreinigung im Saal mit verlängerter Einwirkzeit

13.5.3 Besonderheiten im Operationstrakt

Bereits im Operationssaal oder Aufwachraum können erste Schritte für eine nosokomiale Infektion gelegt werden, wenn während eines Eingriffs beispielsweise Katheter nicht steril gelegt werden. Alle Bemühungen des Intensivpersonals, den Patienten unter strengen hygienischen Bestimmungen zu betreuen und zu pflegen, sind davon abhängig, welche hygienischen Bedingungen intraoperativ vorlagen.

Die Praxis zeigt, daß in Notfallsituationen, z.B. der Erstversorgung eines polytraumatisierten Patienten, Hygieneprinzipien nicht immer konsequent eingehalten werden können. Postoperative Wundinfektionen treten bei Notfalleingriffen doppelt so häufig auf wie bei elektiven Eingriffen.

 Alle Bemühungen müssen darauf gerichtet sein, auch bei elektiven invasiven Eingriffen die erforderliche Hygiene einzuhalten.

 Das Anästhesiepersonal muß grundsätzlich die Hände vor und nach jeder Tätigkeit am Patienten desinfizieren (Kap. 13.2.2.1).

13.5.4 Hygienebewußtes Verhalten

Grundsätzlich sind folgende Regeln im Operationsbereich zu beachten.

Hygieneregeln

– das Tragen von Schmuck und Uhren ist nicht gestattet
– sämtliche Türen im Operationssaal sind stets geschlossen zu halten

 Springer, die nicht steril angekleidet sind, müssen genügend Abstand zu den sterilen Bereichen halten. Beim versehentlichen Berühren von sterilem Material dieses unbedingt melden.

– während der Zwischenreinigung im laufenden OP-Programm darf kein steriles Material ausgelegt werden
– unnötige hastige Bewegungen, Hin- und Herlaufen und Sprechen während der Operation vermeiden
– nach Tätigkeiten im septischen OP-Saal muß die Kleidung vor Betreten der anderen Bereiche komplett gewechselt werden

 Bei Entzündungen der Haut oder Schleimhäute, bei Furunkel, Eiterpickel oder Herpes labialis, muß der leitende Abteilungsarzt abklären, ob das Arbeiten im Operationssaal möglich ist.

- **Hose und Hemd**
- OP-Kleidung einmal täglich und bei Bedarf wechseln
- bereichsgebundene OP-Kleidung
- das Tragen der Kleidung außerhalb des Operationsbereichs ist nur im Notfall erlaubt
- **Schuhe**
- OP-Schuhe nur im Operationsbereich tragen
- nach dem Ausschleusen und vor dem Wiedereinschleusen Schuhe wechseln
- Schuhe einmal täglich desinfizierend reinigen
- **Gesichtsmasken**
- alle Personen im Operationssaal tragen eine Gesichtsmaske, die Mund und Nase bedeckt
- mehrmals täglich, in der Regel zweistündlich wechseln
- Masken verlieren durch die Feuchtigkeit der Ausatmung ihre Filterfunktion
- Gesichtsmasken gehören nicht auf die Stirn oder ans Kinn, auch nicht im Pausenraum
- **Haarschutz**
- **Haarhauben** bedecken vorwiegend die Kopfhaare (Abb. 13-3)
- **Helmhauben** bedecken neben den Haaren auch die Wangen und das Kinn, sie eignen sich für Bartträger (Abb. 13-4)

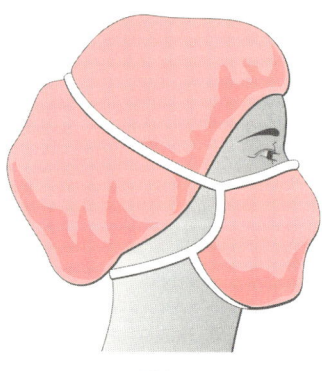

Abb. 13-3 Haubenschutz

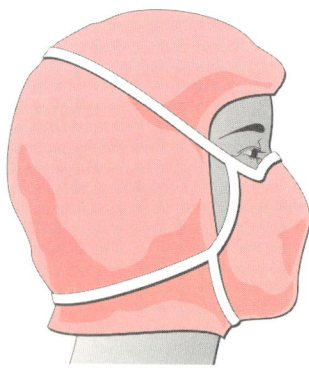

Abb. 13-4 Helmschutz

13.5.5 Entsorgen des Anästhesiematerials

Anästhesiematerialien werden in der Regel in einer **Zentralsterilisation** aufbereitet. Dazu gehören Beatmungsmasken, Laryngoskopspatel, Guedel-Tuben, Desinfektionssets für invasive Maßnahmen.

Einmalmaterial wird in die entsprechenden Behälter entsorgt.

Besonders muß noch einmal auf die einschlägigen Vorschriften für die **Resterilisation und Aufbereitung von Einmalmaterialien** hingewiesen werden. Durch die RKI-Richtlinie zur Aufbereitung von Medizinprodukten ist die Resterilisation verboten.

14 Alternative und komplementäre Pflegemethoden

Das veränderte Selbstbewußtsein in der Pflege sowie der Wunsch der Pflegenden, dem Menschen und seiner Gesundheit in einem ganzheitlichen Verständnis zu begegnen, ist der Grund zur häufigeren Anwendung von alternativen, ganzheitlichen Heil- und Pflegemethoden auch in der Intensivmedizin.

14.1 Basale Stimulation®

Der Sonderpädagoge **Andreas Fröhlich** entwickelte dieses Kommunikationskonzept, um mehrfachbehinderten Kindern grundlegende basale Angebote und Anregung als Stimulation für die eigene Entwicklung zu geben. Zusammen mit Christel Bienstein übertrug er das Konzept auch in die Pflege.

Als zwei wesentliche Gedanken stehen die Verknüpfung von **Wahrnehmung** und **Bewegung** sowie der Anspruch auf **Ganzheitlichkeit** im Vordergrund.

Wertvoll ist dieses Konzept, da es in unterschiedlichen Disziplinen anwendbar ist sowie von Angehörigen, individuell auf die Entwicklung des einzelnen Menschen angepaßt werden kann. Ziel ist es, über verschiedene Angebote in **Interaktion** mit dem Patienten zu treten. So kann die Umwelt auch mit Schwerstkranken, Behinderten und Verwirrten kommunizieren und umgekehrt. Sehr wertvoll ist die Zusammenarbeit und die Unterstützung durch Angehörige. Sie sind Vermittler zwischen Patient und Pflegenden, sie kennen Vorlieben und Abneigungen des Betroffenen.

14.1.1 Somatische Stimulation

Lange **Bewegungslosigkeit** bewirkt eine drastische **Veränderung der Selbstwahrnehmung.** Die eigene Körperwahrnehmung reduziert sich auf Schmerzen. Der Patient erlebt bei der somatischen Stimulation **positive Erfahrungen durch Berühren** und wird sich so wieder seines Körpers bewußt.

▶ **In die Pflege integrierbar**

- bewegt man in angemessenem Tempo den Waschlappen, erhält der Patient Informationen über Größe und Form seines Körpers
- sichere Berührungen (flächig, fest, für den Patienten vorhersehbar)
- kontinuierliche Berührungskontakte
- somnolente oder bewußtseinseingeschränkte Patienten zur Begrüßung zentral am Brustkorb oder der Schulter berühren
- ansprechbare Patienten zur Begrüßung peripher am Arm oder an der Hand berühren
- bei der Ganzwaschung nicht mit dem Gesicht anfangen, sondern erst über Hände und Arme Kontakt zum Patienten herstellen

14.1.2 Taktile Stimulation

Der taktile Sinn ist neben dem kinästhetischen Sinn beim ungeborenen Menschen als erster entwickelt. Das Kind erfährt seine Umwelt am Anfang über die **Informationen,** die es **über** seine **Haut** bekommt (Abb. 14-1). 211

Auch bewußtseinseingeschränkte Patienten erfahren ihre Welt durch ihren Tastsinn.

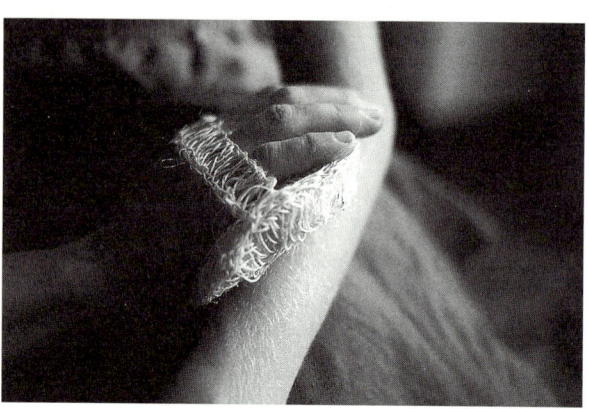

Abb. 14-1 Taktile Stimulation

▶ **In die Pflege integrierbar**
 – Massagetechniken bei den Einreibungen
 – basalstimulierende Ganzwaschungen, gegen oder mit der Haarwuchsrichtung (Abb. 14-2)

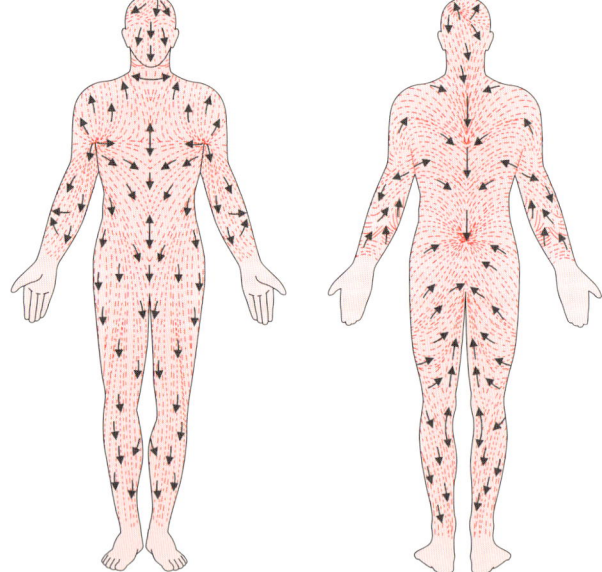

Abb. 14-2 Haarwuchsrichtungen am menschlichen Körper

– Zwischenschaltung von Material (z.B. Handtuch) bei Berührung der Haut
– Aktivitätsmöglichkeiten für die Hände (Waschlappen selbst in die Hand nehmen lassen)
– Einbeziehen von verschiedenen Materialien (Fell, Anfassen von Sand, Schaumstoff, Gegenstände des täglichen Lebens, Nahrungsmittel)

 Immer darauf achten, daß der Patient Gegenstände berührt, die er kennt und einordnen kann.

14.1.3 Vibratorische Stimulation

Durch **Bewegen** und **Vibration** erfährt der Mensch sein **Knochensystem.** Besonders gehörlose Menschen können diese Schwingungen aufnehmen. Durch die fast auf ein Minimum reduzierte Bewegungsfähigkeit beim intensivpflichtigen Menschen, nimmt dieser diese Reize kaum noch wahr.

▶ **In die Pflege integrierbar**
– Vibrationen mit elektrischer Zahnbürste, Vibrationsgerät oder Rasierapparat
– wenn die Köpfe von Kommunikationspartnern (Pflegende, Angehörige) nebeneinanderliegen, übertragen sich so Schwingungen durch die Knochenleitung
– Vibrationen an den Unterschenkeln und Füßen schaffen ein Zugehörigkeitsgefühl zum Körper
– Vibrationen an den Füßen erleichtern später die ersten Gehversuche

14.1.4 Vestibuläre Stimulation

Der mobile Mensch verändert ständig seine Lage im Raum. Das vestibuläre System im Innenohr verarbeitet diese Informationen. Durch eine vestibuläre Stimulation wiederum erfährt der bewußtseinseingeschränkte Patient die Lage seines Körpers im Raum. Dies wirkt normalisierend auf seinen Tonus und auf seine Haltung. Er entspannt sich und fühlt sich wohl.

▶ **In die Pflege integrierbar**
– langsame Schaukelbewegungen längs oder quer der Körperachse
– Bewegungen auf der Therapierolle oder dem Therapieball
– Patient sitzt mit seinem Rücken der Pflegenden zugewandt und wird leicht gewiegt
– Lageveränderungen
– Nahrungsaufnahme im Sitzen

 Das rasche Umlagern und Aufsetzen stimuliert das Innenohr negativ, da es nicht ausreichend Zeit hat, die Reize zu verarbeiten. Das Drehen sollte deshalb langsam und behutsam erfolgen.

14.1.5 Orale und olfaktorische Stimulation

Wiederkehrende vertraute und **anregende Gerüche** und Geschmacksproben ermöglichen eine positive orale und olfaktorische Orientierung.

 Die Düfte oder Geschmacksproben müssen sich von den Krankenhausgerüchen abheben und konstant angeboten werden.

▶ **In die Pflege integrierbar**
- anregende Mundpflege
- behutsam Lippen mit Geschmacksstoff berühren
- Hände in Aktivitäten miteinbeziehen
- bekannte, beliebte Präparate auswählen, z.B. Getränke zur Mundpflege, Rasierwasser, Deo, Hautlotion

 Schwerstkranke brauchen viel Zeit, um Gerüche zu differenzieren.

14.1.6 Visuelle und akustische Stimulation

Die Sinne Hören und Sehen sind sehr komplex. Um mit ihnen Informationen zu verarbeiten, benötigt der Mensch eine sehr **hohe Bewußtseinsebene.** Um mit schwer beeinträchtigten Menschen in diesem Bereich zu kommunizieren, braucht man **entwicklungsangepaßte** und sehr **einfache Strukturen.**

▶ **In die Pflege integrierbar**
- Bilder so anbringen, daß der Patient sie sehen kann (z.B. Zimmerdecke)
- deutliche, helle und dunkle Kontraste, Grundfarben
- deutliche, große Zeichen, einfache Symbole
- Mobile, über dem Patienten angebracht, mit Blickreiz von unten
- keine dauernde Geräusch- und Musikberieselung
- Musik anbieten (Kopfhörer), die der Betreffende bevorzugt
- Stille als Kontrast, Alltagsgeräusche
- Familie zum Sprechen (bekannte Stimmen) auffordern

14.1.7 Kommunikative und sozial-emotionale Stimulation

Die verschiedenen Formen der Kommunikation werden unterstützt durch **Mimik, Gestik, Aussehen** und **spezielle Stimmgebung.** Die wechselseitige Stimulation reduziert sich durch Krankheit und Behinderung. Maximale Schwierigkeiten entstehen bei bewußtseinseingeschränkten Patienten, die von der Umgebung als „Nicht-ansprechbar" interpretiert werden. Dies kann bis zum völligen Erliegen der Kommunikation führen. Ohne Kommunikation aber degeneriert pflegerisches Handeln zur rein technisch-sachlichen Bearbeitung.

 „Man kann nicht nicht kommunizieren" (Watzlawik).

▶ **In die Pflege integrierbar**
- miteinander agieren
- Stimme der Situation und dem Patienten anpassen
- berühren
- Bewegung anpassen

Die verschiedenen Anregungen bei der Basalen Stimulation® müssen **klar** und **einfach strukturiert** angewandt werden. Dem schwerstkranken Menschen muß **soviel Zeit** zur Verfügung stehen, **wie er braucht.** Sehr viele Stimulationsformen eignen sich zum gegenseitigen **Kombinieren.** Bei einer Massage können Düfte in Form von ätherischen Ölen beigegeben werden, bei der taktilen Stimulation kann man gleichzeitig sprechen. Jedoch muß man darauf achten, daß **nicht zu viele Reize gleichzeitig** gesetzt werden, da dies den Patienten wiederum verwirrt.

14.2 Aromatologie

In der Aromatologie verwendet man ätherische Öle zur **Regeneration** und **Heilung** des Körpers. Sie können in Form von Massagen, Wickel, Auflagen, Bäder, Tees, Spülungen und Inhalationen (Dampfbad, Duftlampe), nur nach **Rücksprache mit dem Arzt,** eingesetzt werden. Ätherische Öle sind riechende, ölige Produkte, die durch **Wasserdampfdestillation** von Pflanzen und Pflanzenteilen oder durch **Pressen der äußeren Fruchtschalen** gewonnen werden (nach ISO, Internationale Standard-Organisation).

Wirkung ätherischer Öle
– Aufnahme durch die Haut und Schleimhaut
– teilweise desinfizierend, wundheilend, pilztötend
– Geruchsrezeptoren leiten Düfte in das limbische System
– beeinflussen Stimmungen und Gefühle
– Stimulation des Endokriniums, beeinflussen Psyche und Körper
– Ausscheidung durch Lunge, Niere, Haut, Galle, Schweiß

 Ätherische Öle sind Heilmittel und starke Essenzen.

Anwendung
Wichtig ist, daß der Anwender über die verwendeten Aromastoffe genau Bescheid weiß und sich in entsprechenden **Kursen** weitergebildet hat.
– Patienten vorher informieren
– Duftprobe vor der ersten Anwendung, Allergien (natürlicher Stoff) sind möglich oder Patient lehnt einen Duft ab
– die Verdünnung richtet sich nach der Anwendungsart (z.B. Inhalation, Badewasser) und nach dem speziellen Öl
– auf Naturreinheit und Qualität achten
– nach den Angaben der Hersteller aufbewahren (z.B. licht- oder lufttempfindlich)
– für Bäder Emulgator verwenden, da Öle in Wasser nicht löslich sind (z.B. Sahne, Avocadool, Kondensmilch, Joghurt)

 Bei gleichzeitiger homöopathischer Behandlung dürfen Minze, Rosmarin und Basilikum nicht angewandt werden.

Zu beachten
– eine innerliche Anwendung darf nur ein erfahrener Therapeut anordnen
– bei allen ätherischen Ölen sind Allergien und Unverträglichkeiten möglich
– bei Erstverwendung Verträglichkeits- und Geruchstest
– Dosierung beachten
– bei Überdosierung Gefahr von Reizungen, Ausschlägen und Allergien
– manche Öle verursachen starkes Brennen an den Schleimhäuten
– Zitrusöle haben eine photosensibilisierende Wirkung, Gefahr von Sonnenbrand und Blasenbildung
– ätherische Öle dürfen in Duftlampen nicht kontinuierlich verdampft werden, da dies zu Überdosierungen führt, gleichzeitig nimmt der Mensch den Geruch dann nicht mehr wahr

14.3 Kinästhetik

Entwickelt wurde das Kinästhetik-Programm von Dr. Frank Hatch und Dr. Lenny Maietta unter Mitarbeit der Schweizer Krankenschwester Suzanne Schmidt-Bernhard. Kinästhetik beschreibt sich selbst als junge Bewegungslehre, entstanden aus Einflüssen der Human-Psychologie, Kybernetik und dem modernen Tanz. Die Basis bildeten Untersuchungen im Bereich der **Wahrnehmung,** des **Lernens,** der **Interaktion,** der **Bewegung.** Einen besonderen Schwerpunkt bildet dabei der Aspekt, den Menschen als Ganzheit zu betrachten unter Einbezug seines Rechtes auf **Selbstbestimmung.** Berührung und Bewegung am eigenen Körper zu erfahren ist Voraussetzung, um Handlungsfähigkeiten zu entwickeln. Um dieses Wissen in den Pflegealltag zu integrieren, ist es unabdingbar, **Grundkurse** und Aufbaukurse für **Kinästhetik in der Krankenpflege** zu besuchen.

Die **sechs Konzepte der Kinästhetik** werden hier im einzelnen vorgestellt.

14.3.1 Interaktion

Interaktion ist Informationsaustausch.
- zur Interaktion stehen dem Menschen alle **Sinne** zur Verfügung, einschließlich dem **kinästhetischen Sinn** (Bewegungssinn)
- alle Sinne funktionieren nur durch **Bewegung**
- für den Patienten ist die Interaktion am klarsten und eindeutig verständlich, wenn sie nur durch eine Pflegeperson erfolgt (Ganzkörperwäsche durch mehrere Personen verwirrt)
- auf akustische Anweisungen Bewegungen auszuführen ist sehr schwierig, da jeder Mensch eine andere Vorstellung davon hat
- Berührung ist das wichtigste Mittel, um Bewegung zu führen oder ihr zu folgen

Bewegungselemente
- Bewegung ist die Kombination von **Zeit, Raum** und **Anstrengung**
- die Interaktion kann durch Veränderung der Bewegungselemente immer an den Patienten angepaßt werden (z.B. Geschwindigkeit reduzieren, Patient kann an der Bewegung teilnehmen, Pflegende benötigt weniger Kraft)

Interaktionsformen
- mehrere Interaktionsformen sind möglich, u.a. **einseitige Interaktion** (einer führt aus ohne Rücksicht auf die Reaktion, Patient ist passiv), **schrittweise Interaktion** (einer macht vor und wartet ab, bis der andere reagiert), **gleichzeitig-gemeinsame Interaktion** (setzt Berührung und Bewegung voraus, unmittelbarer Austausch, Patient folgt Bewegungsimpuls)

Einschränkungen beim Patienten führen oft zu einseitiger Interaktion. Gerade für diese Patienten ist es wichtig, durch Berühren und Bewegen eine gleichzeitig-gemeinsame Interaktion zu erleben.

- die Voraussetzung für die Beteiligung des Patienten an der Interaktion ist der Respekt vor seiner Selbstbestimmung

Das Fundament in der Pflege muß die Fähigkeit zur gleichzeitig-gemeinsamen Interaktion sein. Nur durch die Erfahrung am eigenen Körper kann diese Fähigkeit entwickelt werden.

14.3.2 Funktionale Anatomie

In der Kinästhetik betrachtet man den Menschen nach seinen **Funktionen.** Diese Kenntnisse helfen den Pflegenden, Tätigkeiten schonender auszuführen und eigene Überbelastung zu vermeiden.

– Knochen tragen Gewicht des Körpers und geben dieses an die Unterstützungsfläche ab
– Muskeln bewegen die Knochen und unterstützen das Skelett, Gewicht tragen zu können

 Das zu bewegende Gewicht des Patienten muß über seine Knochen organisiert werden, sonst trägt der Pflegende das Gewicht.

– Gewicht führen, nicht tragen

Massen und Zwischenräume
– Einteilung des Körpers in **Massen** (Kopf, Brustkorb, Becken, zwei Arme, zwei Beine) und **Zwischenräume** (Hals, Taille, Leisten, Achseln) (Abb. 14-3)

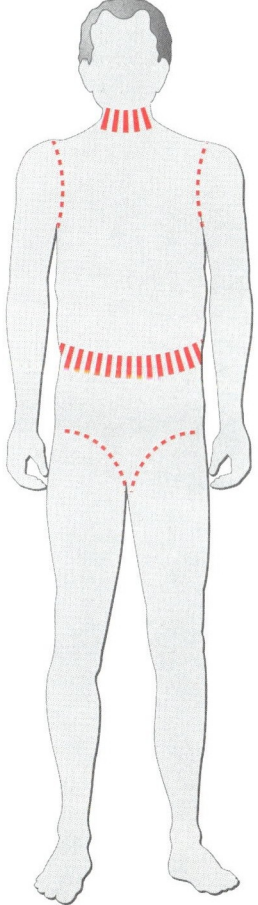

Abb. 14-3
Massen (Kopf, Brustkorb, Becken, Arme und Beine) und Zwischenräume (Hals, Achseln, Taille, Leisten)

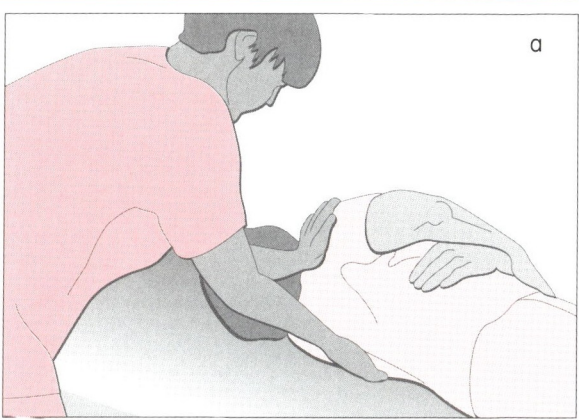

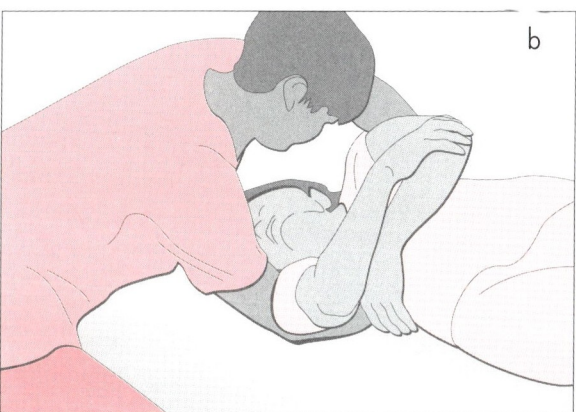

Abb. 14-4 a und b Bewegen des Patienten zu einer Bettseite **a** Arm und Hand flach unter den Brustkorb legen **b** vorsichtig Gewicht verlagern, Arm herausziehen, dabei Brustkorb drehend bewegen

- **Instabile Bewegungen**
  - Transportbewegungen, verändern die Beziehung der Massen zueinander

 Bei jeder Bewegung sind beide Bewegungsformen integriert.

Bewegungsmuster
- **Paralleles Bewegen**
  - zweidimensional, geschieht durch Beugen oder Strecken einer Masse
  - beide Körperseiten sind gleichzeitig beteiligt am Bewegen und Gewichttragen

219

● **Spiraliges Bewegen**
- dreidimensional, geschieht durch Beugen und Drehen oder Strecken und Drehen einer Masse
- eine Körperseite trägt Gewicht, die andere paßt sich an

Spiralige Bewegungen benötigen werden Maukelkraft Konnal man er tlenlen mit dassung WISSEn int et ja nla me s Munanlwann grunger.

Aufstehen aus dem Bett

Dieses Beispiel ist ebenfalls nur exemplarisch, das konkrete Vorgehen muß sich immer **am Patienten orientieren.**
- Patienten behutsam zur Seite drehen (Massen)
- Beine nacheinander aus dem Bett organisieren (Abb. 14-5)

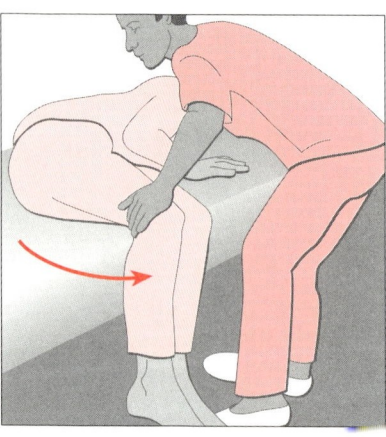

Abb. 14-5
Patienten in Seitenlage bringen, Beine behutsam aus dem Bett herausnehmen

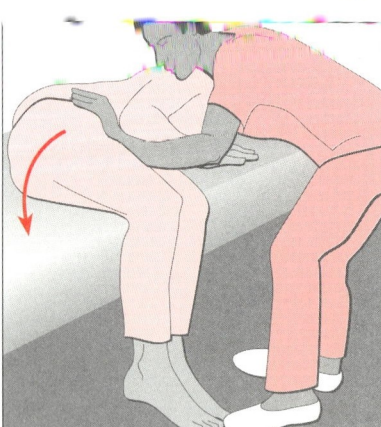

Abb. 14-6
Patienten am Becken zur Gewichtsverlagerung unterstützen

- Patient am Becken unterstützen, damit er über die Bewegung orientiert ist (Abb. 14-6)
- gemeinsame dreidimensionale Bewegung mit dem Patienten (Abb. 14-7), damit dieser zum Sitzen kommt; Gewichtsverlagerung auf das Becken (Abb.14-8)
- Patient dreht sich etwas zur Seite und stützt sich ab

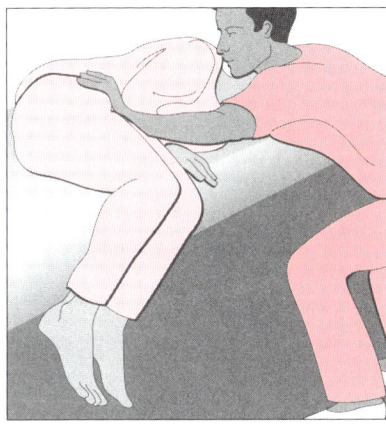

Abb. 14-7
Gemeinsame dreidimensionale Bewegung, damit Patient zum Sitzen kommt

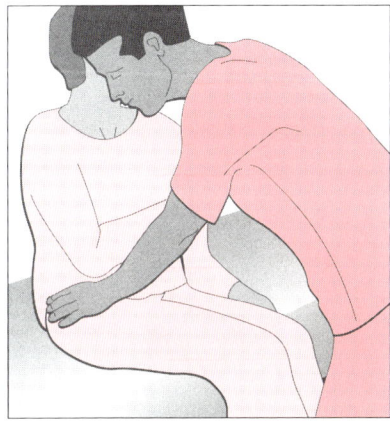

Abb. 14-8 Patient sitzt

– Hände des Pflegenden asymmetrisch an Becken und Brustkorb (Abb. 14-9)
– Hand am Becken in eigene Richtung ziehen, Hand an den Schulterblättern gibt leichten Druck
– durch die Hände erhält der Patient den Impuls, sich durch eine drehende Bewegung aufzurichten, bis er steht (Abb. 14-10)

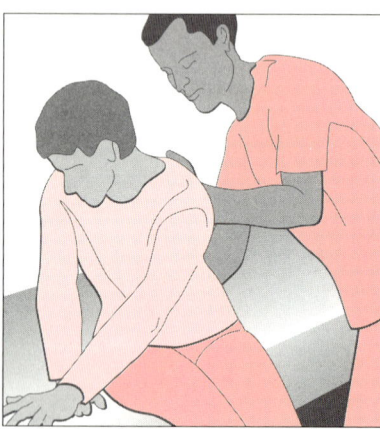

Abb. 14-9
Patient erhält durch asymmetrisch aufgelegte Hände an Becken und Brustkorb den Impuls, sich durch eine drehende Bewegung aufzurichten

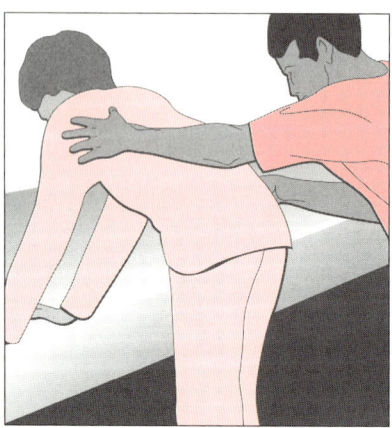

Abb. 14-10
Patient steht und stützt sich am Bett ab

14.3.4 Menschliche Funktionen

Allen menschlichen Bewegungen liegen **Bewegungsmuster** zugrunde, die bis zum Tod erhalten bleiben. Der Mensch lernt in seinem ersten Lebensjahr, sich **gegen die Schwerkraft** zu bewegen. Er bewegt sich idealtypisch durch sieben Positionen, die er bereits im Uterus erlebt hat. Diese **Grundpositionen** sind **Rückenlage, Bauchlage, Schneidersitz, Vierfüßler-Stand, Einbein-Kniestand, Einbeinstand, Zweibeinstand.**

Grundpositionen
– das Verbleiben in einer Grundposition ist die einfachste menschliche Funktion
– wird eine Masse dreidimensional (spiralig) bewegt, folgen die anderen Massen nach
– in der Rückenlage gibt der Körper über alle Massen Gewicht an den Boden ab
– je höher der Mensch im Raum kommt, desto kleiner wird seine Unterstützungsfläche für sein Gewicht (im Stehen nur über die Füße)
– Pflegende müssen darauf achten, daß das Gewicht des Patienten entsprechend geführt wird

14.3.5 Anstrengung als Kommunikationsmittel

Anstrengung ist nötig, um eine Bewegung empfinden zu können. Jede Bewegung hat als **Beziehungselemente** Zug, Druck und Kontakt.

Zug
– hält man einen anderen Menschen an den Händen und hängt nur ein wenig weg, so entsteht Zug
– Gewicht läuft von der Kontaktstelle weg

Druck
– stehen zwei Personen sich beispielsweise mit dem Rücken zugewandt und verlagern ihr Gewicht auf diesen Punkt zu, dann entsteht Druck
– Gewicht läuft zur Kontaktstelle zu

Kontakt
– jede Berührung setzt einen Kontakt voraus, dieser entsteht durch Zug oder Druck
– um einem Patienten seine Bewegung bewußtzumachen, kann der Pflegende z.B. beim Drehen von Rücken- in Bauchlage durch Zug und Druck Impulse geben

14.3.6 Gestaltung der Umgebung

 Die Umgebung soll dem Patienten angepaßt sein, nicht der Patient der Umgebung.

Beispiele der Klinikumgebung
– auf Superweichmatratzen sinkt der Patient ein, seine Zwischenräume sind blockiert, ihn zu bewegen ist daher erschwert
– soll der Patient mobilisiert werden, kurzfristig ein gefaltetes Handtuch oder Bettlaken unter die Massen legen, er sinkt weniger ein und kann leichter bewegt werden
– beim Aufsetzen im Bett braucht der Patient mit Bettbügel mehr Kraft als mit einer Strickleiter; beim Bettbügel braucht er viel Kraft in den Armen, um seinen Körper höher in den Raum zu bringen; bei der Strickleiter kann er seine Massen langsam nacheinander aufrichten, das Gewicht verläuft nach unten in seinem Körper

14.4 Fußreflexzonenmassage

Bei den Reflexzonen handelt sich um **definierte Hautsegmente** an Händen und Füßen, die eine **reflektorische Beziehung** zu **Körper- und Organ-** 223

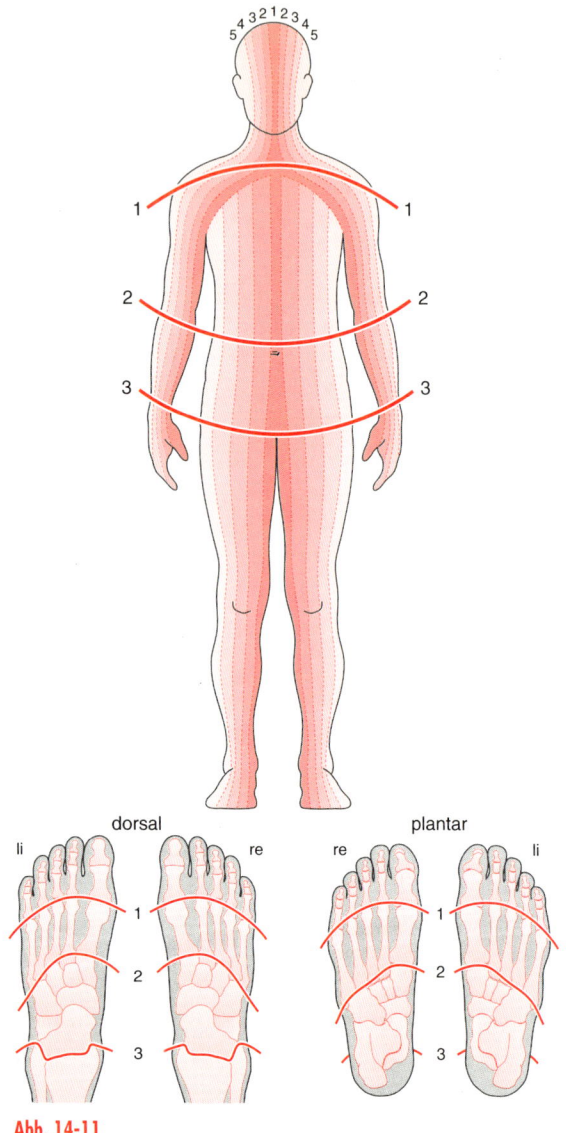

Abb. 14-11
Körperzonen nach William Fitzgerald

funktionen haben. Sie stellen eine Reflexion des ganzen Körpers auf kleineren Flächen an Händen und Füßen dar.

Von William Fitzgerald (1872 bis 1942) stammen die ersten Dokumentationen über die Methode. Er ist der Begründer der Zonen-Therapie, bei der er den Menschen in zehn Längszonen einteilt (Abb. 14-11).

Hanne Marquardt, welche die Methode im deutschsprachigen Raum etabliert hat, wählt zum Verständnis die **Formenanalogie** zwischen Mensch und Fuß. Zwischen der Form des Fußes und des sitzenden Menschen besteht offensichtlich eine Ähnlichkeit (Abb. 14-12). Die Füße sind das energetische Abbild des Menschen.

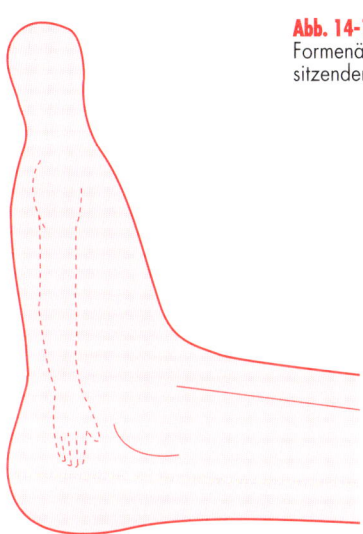

Abb. 14-12
Formenähnlichkeit zwischen Fuß und sitzendem Menschen

Um die Methode adäquat anwenden zu können, ist es unbedingt erforderlich, sich das Wissen in einem speziellen Kurs anzueignen.

Wirkung

Der Patient wird unterstützt, seine eigenen Heilkräfte zu mobilisieren und das Gleichgewicht von Körper, Seele und Geist wiederherzustellen.
– bessere Durchblutung der Organe und Organsysteme
– Regeneration der Organe und Organsysteme
– Entspannung, Ausgeglichenheit und Wohlbefinden
– verbesserte Stoffwechselaktivität

Indikationen

– Bewegungseinschränkung der Gelenke, muskuläre Verspannungen
– Verdauungsbeschwerden wie Obstipation, Meteorismus, Hämorrhoiden
– Entspannung (Sedierung, Schlafanbahnung, Streßabbau)

- Entlastung von Stauungen (Lymphsystem)
- Schmerzlinderung, Kopfschmerzen

Kontraindikationen
- Entzündungen im Venen- und Lymphsystem (mögliche Thrombuslösung)
- Infektionen (mögliche Ausbreitung eines Entzündungsherdes über die Lymphbahnen)
- hohes Fieber, Morbus Sudeck, Gangrän
- Psychosen
- Aneurysma (mögliche Ausweitungen in arterielle Blutgefäße)

II

Pflege in der Anästhesie

A 1 Organisation einer Anästhesieabteilung

A 1.1 Ablauforganisation

In moderneren Krankenhäusern gibt es meist eine **zentrale Operations-abteilung,** in der sich die wichtigsten anästhesiologischen Arbeitsplätze befinden. In älteren Kliniken mit mehreren operativen Disziplinen, die auf verschiedene Gebäude verteilt sind, spricht man von einer **dezentralen Organisation.** Dies bedeutet einen personellen Mehraufwand, der in der Stellenberechnung berücksichtigt werden muß.

Prinzipiell durchläuft der zu betreuende Patient perioperativ folgende Abteilungsräume:
– Vorraum der Operationsabteilung
– Schleuse
– Einleitungsraum
– Operationssaal
– Ausleitung
– Aufwachraum

Die für den Operationssaal zuständige Anästhesiepflegekraft sollte den **Patienten** im **Vorraum** der Operationsabteilung vom Stationspflegeperso-nal in Empfang nehmen. Ist dies nicht möglich, schleust ihn das zuständi-ge OP-Personal ein und fährt ihn in den Operationssaal (Kap. A 8).

Für die **Einleitung,** während der **Operation** und der **Ausleitung** ist eine eingeteilte Anästhesiekraft für den Patienten zuständig. Sie und der Anästhesist übergeben ihn an das Pflegepersonal des Aufwachraums.

A 1.2 Personelle Organisation

Im Idealfall ist jeder Operationssaal mit einem ärztlichen und einem pfle-gerischen Anästhesiemitarbeiter besetzt. Dies ermöglicht schnelle Wechsel, da die Pflegekraft den nächsten Patienten vorbereiten kann, während der Anästhesist die laufende Narkose im Saal beendet. Stellenschlüssel werden in der Anästhesie nach dem **Narkoseplatzschlüssel** berechnet. Hier geht man von den tatsächlich vorhandenen Anästhesiearbeitsplätzen aus. Da diese nicht alle gleichzeitig genutzt werden, ergibt sich ein Personalschlüs-sel, der die betriebsbedingten Fehlzeiten wie Krankheit, Urlaub, Mutter-schutz und Fortbildung berücksichtigt.

Der **Echtzeitschlüssel** wird durch die Narkoseprotokolle nachgewiesen. Dies setzt eine **lückenlose Dokumentation** aller am Patienten vorgenom-men Tätigkeiten voraus.

Den **Dienstplan** erstellt meist die leitende Pflegekraft der Abteilung in Absprache mit den Mitarbeitern. Da sich der Operationsplan sehr schnell ändern kann, erfordert dies eine große Flexibilität vom Personal.

In der Regel wird am Nachmittag vor dem nächsten Operationstag eine grobe Saaleinteilung vorgenommen.

A 1.2.1 Springerpool

Gut ausgebildetes und eingearbeitetes Pflegepersonal erlaubt die Einrich-tung eines Springerpools. Die Springer werden **bedarfsgerecht** in den **ver-**

schiedenen Disziplinen eingesetzt. Die Voraussetzung ist, daß sich alle in der Anästhesieabteilung Tätigen in allen anästhesiologisch-operativen Disziplinen auskennen. Dies erleichtert die tägliche Personaleinteilung bei Ausfällen durch Krankheit, Urlaub oder Nachtdienstfrei.

A 1.2.2 Außenbereiche

Zu den Außenbereichen zählen anästhesiologische Arbeitsplätze, die außerhalb des zentralen Operationssaales lokalisiert sind. Dazu gehören der **Schockraum, Eingriffsräume von Tageskliniken** oder **ambulanten Fachdisziplinen** wie auch die Schmerzambulanz. Ihre dezentrale Lage erfordert den Einsatz besonders geschulten ärztlichen und pflegerischen Personals, da bei Zwischenfällen oder Komplikationen diese nicht in die personelle und materielle Sicherheit eines zentralen Operationssaales eingebettet sind. Die Arbeitsplätze gehören zum zentralen Personalpool des Operationssaales.

A 1.2.3 Reanimationsdienst

Die Einrichtung eines zentralen Reanimationsdienstes durch die häusliche Anästhesieabteilung hat sich besonders in großen Kliniken etabliert. Die Einteilung erfolgt bei der morgendlichen Übergabe in der zentralen Anästhesieabteilung. Es hat sich bewährt, anästhesiologische Mitarbeiter einzuteilen, die im Zentraloperationssaal arbeiten. Hier ist es möglich, in kürzester Zeit eine **Vertretung** für den eigenen Operationssaal zu organisieren.

Organisation
– zuständig sind je ein ärztlicher und ein pflegerischer Mitarbeiter
– hausspezifisches Alarmsystem gibt über den Ort des Notfalls Bescheid
– es ist sinnvoll, daß das Reanimationsteam nicht im selben Saal eingeteilt ist, um die Sicherheit einer laufenden Narkose nicht zu gefährden und damit keine unnötige Zeit bei der Suche nach einer Vertretung verstreicht
– häufig betreut die Anästhesieabteilung zentral die auf den Stationen deponierten Notfallkoffer (Kap. 12.1)

 Alle im Reanimationsdienst tätigen Mitarbeiter sollten neben der Fachweiterbildung an regelmäßigen Reanimationsschulungen teilnehmen und die Grundlagen der Wiederbelebung beherrschen.

A 1.3 Operations-Koordinator

In großen Anästhesieabteilungen hat sich in den letzten Jahren durchgesetzt, daß ein OP-Koordinator die verschiedenen Probleme aufeinander abstimmt.

Aufgaben des OP-Koordinators
– Leerlaufzeiten durch Absprachen vermeiden
– Weiterleiten von nachgemeldeten Narkosen, zu prämedizierenden Patienten, Notfällen im Schockraum, abgesetzten Operationen

 Die OP-Koordination übernimmt meist ein ärztlicher Mitarbeiter. Es ist sinnvoll, wenn zusätzlich eine Pflegekraft mit der Aufgabe betraut ist, Veränderungen im pflegerischen Organisationsablauf umzusetzen.

A 1.4 Erstellen von Standards

Jeder zu anästhesierende Patient ist abhängig von seiner physischen und psychischen Befindlichkeit **individuell** zu **betreuen.** Der grundsätzliche **Ablauf einer Narkose** ist **standardisierbar.**
Standards erleichtern nicht nur die Anleitung und das Einarbeiten von neuen Mitarbeitern und Kursteilnehmern der Fachweiterbildung, sondern auch die Dokumentation ärztlicher und pflegerischer Tätigkeiten.
Die fortschreitende EDV-Dokumentation und die Anforderungen an die Qualitätssicherung sind ohne einheitliche Standards nicht möglich.

A 1.5 Delegation von ärztlichen Aufgaben

Gerade in einem Gebiet, wo ärztliche und pflegerische Aufgaben eng verzahnt und nur im Team suffizient zu erfüllen sind, ist eine genaue **Arbeitsteilung nicht mehr abgrenzbar.** Deshalb ist es möglich, ärztliche Tätigkeiten wie das Legen eines venösen Zugangs, die intravenöse Applikation von Medikamenten und das Überprüfen von Narkoseapparaten an nichtärztliches Personal zu delegieren.

 Die Narkose ist laut Rechtsprechung eine ärztliche Tätigkeit.

Die Anforderungen an anästhesiologisches Assistenzpersonal umfassen einen hohen Wissensstand über die Narkosevorgänge. Die damit verbundene Verantwortung steigt mit dem Ausbildungs- und Erfahrungsstand des Assistenzpersonals.

 Die kurzfristige Delegation einer Narkose an eine Anästhesieschwester ist möglich, wenn es eine besondere Situation erfordert. Dies entbindet den Anästhesisten nicht von seiner Anordnungsverantwortung.

Eine Parallelnarkose ist nur in Notfällen erlaubt. Der zuständige Anästhesist muß in Rufweite erreichbar sein.

 Geplante Parallelnarkosen, z.B. um personelle Engpässe im ärztlichen Bereich zu kompensieren, sind nicht erlaubt.

A 2 Prämedikation des Patienten

Trotz der großen technischen Fortschritte kommt es auch heute noch immer wieder zu Zwischenfällen bei Narkosen. Ein Teil der Narkosezwischenfälle kann darauf zurückgeführt werden, daß vermehrt Patienten in **höherem Lebensalter** und auch in **schlechterem Allgemeinzustand** eine Anästhesie erhalten.
Nicht ausreichende Voruntersuchungen und **Vorbereitung** sind eine wesentliche **Ursache von Komplikationen** während der Narkose.

 Bei Notfallpatienten ist das Komplikationsrisiko drei- bis zehnmal höher als bei geplanten Eingriffen.

Die Bedeutung einer intensiven, individuellen und nicht unter Zeitdruck vorgenommenen **Prämedikationsvisite** ermöglicht größere Sicherheit durch Erkennen von **Risikofaktoren.**

Ausgleich von Risikofaktoren
durch
– veränderte Narkoseführung
– moderne Intubationshilfen, z.B. Larynxmaske
– erweitertes Monitoring
– präoperative Medikation

A 2.1 Prämedikationsvisite des Arztes

Die präoperative Anästhesievisite wird bei elektiven Eingriffen am **Tag vor der Operation** von einem **Anästhesisten** vorgenommen. Sie dient der medizinischen und psychologischen Vorbereitung des Patienten und der juristischen Absicherung des Arztes.

Inhalte der Visite
– Kontaktaufnahme zum Patienten
– vollständige Erhebung der Anamnese (Fragebogen) über Vorerkrankungen, Operationen, Allergien, eingenommene Medikamente, Familienerkrankungen
– klinische Untersuchung
– Einschätzung des körperlichen und seelischen Zustandes
– Festlegen des Narkoserisikos mittels der ASA-Tabelle und Auswahl des geplanten Narkoseverfahrens
– Verordnung der Prämedikation
– Weitergabe bzw. Absetzen von Dauermedikation
– psychische Vorbereitung des Patienten
– Aufklärung
– Einholen der Einverständniserklärung des Patienten
– evtl. Anordnung weiterer Untersuchungen
– Bestellen von Blutkonserven
Die Erfahrung zeigt, daß nicht nur **Narkosemittel gespart,** die **Narkoseeinleitung erleichtert** und die **postoperative Phase verkürzt** wird, sondern der Patient auch postoperativ in besserem Zustand verlegt werden kann, wenn im Rahmen der Prämedikationsvisite eine **ausführliche Aufklärung** stattgefunden hat. Nach Möglichkeit sollte der prämedizierende Anästhesist auch die Narkose führen.

A 2.1.1 Aufklärung des Patienten

Der Umfang der Aufklärung ist abhängig von der Dringlichkeit des Eingriffs; bei Notoperationen ist meist keine Aufklärung möglich.

A 2.1.1.1 Rechtswirksame Einwilligung

Jede invasive Handlung am Patienten ist laut Strafgesetzbuch (StGB) eine **Körperverletzung.** Die **Unterschrift** der **Einwilligungserklärung** macht diesen Strafbestand unwirksam und muß deshalb **vor jedem Eingriff** eingeholt und der Patient über die ärztliche Maßnahme aufgeklärt werden.

Bei der Anästhesie für einen Notfalleingriff ist eine Aufklärung unter Umständen nicht mehr möglich, die Einwilligung kann entfallen.

Bei Wahleingriffen muß, nach einem Urteil des Bundesgerichtshofes, die Prämedikationsvisite „früher als am Abend vorher" stattfinden, um dem Patienten eine längere **Bedenkzeit** zuzugestehen.

 Die Einwilligungserklärung ist nur wirksam, wenn sie vor Einnahme der Prämedikation unterschrieben wurde.

Bei Kindern müssen die Eltern oder Erziehungsberechtigten diese Einwilligung unterschreiben.

A 2.1.1.2 Ärztliche Aufklärung

Der Anästhesist muß dem Patienten die **Art des Anästhesieverfahrens** erklären und darüber hinaus auf **allgemeine** und **seltene, typische Narkoserisiken** hinweisen. Er kann davon ausgehen, daß der Patient über das Operationsverfahren aufgeklärt ist.

 Der Wunsch des Patienten nach dem Umfang der Aufklärung muß, soweit möglich, respektiert werden.

Inhalte der Aufklärung

– typische Risiken des vorgeschlagenen Narkoseverfahrens unter Einbeziehung der Wünsche des Patienten
– unbedingte Einhaltung der präoperativen Nahrungskarenz (Rauchen und Trinken)
– ungefährer Beginn der Narkose und der Operation
– Ablauf des Schleusenvorgangs, Maßnahmen im Einleitungsraum
– Erwachen aus der Narkose, Maßnahmen im Aufwachraum
– mögliche Nachbeatmung
– Möglichkeit der postoperativen Analgesie mittels PCA-Pumpe

A 2.1.2 Klinische Beurteilung des Patienten

Zahnstatus

– Vollständigkeit
– Beweglichkeit der Kiefergelenke
– lockere Zähne

 Eine Dokumentation über lockere Zähne ist erforderlich, denn diese können bei der Intubation durch den Spatel beschädigt werden.

Atmung

– Perkussion und Auskultation von Lunge und Herz

Herz und Puls

– Frequenz, Geräusche
– Rhythmus, Venen und Arterienstatus

Blutdruck
– Hypertonie bzw. Hypotonie

Körpergewicht
– Untergewicht
– Übergewicht

 Das Gewicht ist ein grober Anhaltspunkt für die Dosierung der Narkose-medikamente.

Körpergröße
– im Verhältnis zum Gewicht zu beurteilen

Vigilanz und Bewußtseinslage
– Ansprechbarkeit
– Kommunikationsfähigkeit
– Kooperationsfähigkeit

Haut
– Durchblutung
– Zyanose

A 2.1.3 Apparative Untersuchung

Die apparativen Untersuchungen dienen zum **Abschätzen der pulmona-len und kardialen Leistungsfähigkeit** des Patienten. Im allgemeinen sind ein Röntgenbild des Thorax und ein EKG aus den letzten sechs Monaten ausreichend, die Untersuchungen werden bei klinischem Bedarf wieder-holt. Die Befunde sollten bereits zu Beginn der Prämedikationsvisite vor-liegen.

 Je nach Anamnese und klinischem Befund des Patienten erweitert sich die Zahl der notwendigen Untersuchungen, z.B. Lungenfunktionsprüfung, Digitalisspiegel.

Viele Kliniken verfügen über **Anästhesiesprechstunden,** in denen bei elek-tiven Eingriffen einige Wochen vor dem Operationstermin die notwendigen Untersuchungen, evtl. eine medikamentöse Umstellung oder die Behand-lung bestehender Vorerkrankungen durch den Hausarzt eingeleitet werden. In diesem Rahmen kann der zukünftige Patient auch eine Eigenblutspende abgeben (Kap. A 12.1).

Röntgen-Thorax
– obligat ab 60 Jahre
– Herzgröße
– Lungenstruktur und Lungenerkrankungen (Emphysem, Stauungen, Atelektasen, Ergüsse)
– Verdrängung der Trachea, Zwerchfellhochstand

 Bei Thoraxoperationen ist eine Lungenfunktionsprüfung notwendig.

EKG
– obligat ab 20 Jahre
– ST-Veränderungen, AV-Blöcke
– unerkannte, symptomlose Infarkte

A 2.1.4 **Laboruntersuchungen**

Die Laborwerte sollten **nicht älter als zwei bis sieben Tage** sein und ebenfalls zur Prämedikationsvisite vorliegen.

Hämoglobin, Hämatokrit
– Blut- und Volumenhaushalt, Hydratationszustand
– Anämie, Polyzythämie

Elektrolyte
– Kalium, bei Hyper- oder Hypokaliämie Gefahr von Herzrhythmusstörungen, besonders bei Digitalismedikation
– Natrium zur Beurteilung des Wasserhaushalts des Organismus
– Calcium nur bei Patienten mit Hyperthyreose

Gesamteiweiß, Albuminkonzentration
– Wasserhaushalt
– Eliminations- bzw. Bindungsfähigkeit von Narkosemedikamenten

Kreatinin
– Nierenerkrankungen
– Ausscheidungstätigkeit der Nieren

Transaminasen
– lassen Rückschlüsse über vergangene Hepatitiden oder aktuelle Lebererkrankungen zu

Blutzucker
– Hyper- und Hypoglykämien
– Diabetes mellitus

Gerinnungsstatus
– Blutungsneigung
– wichtig bei Regionalanästhesien

Blutgruppenbestimmung
– Blutkonserven bei zu erwartendem intra- oder postoperativem Blutverlust bestellen

A 2.2 Narkoserisiko

Das größte Risiko sind nach wie vor die Vorerkrankungen eines Patienten, nicht die Narkose selbst (Kap. A 13).

A 2.2.1 **Einschätzung des Narkoserisikos**

Die Ergebnisse aus Anamnese und Untersuchung erlauben eine Einschätzung des Narkoserisikos. Zur Objektivierung hat sich eine Eingruppierung der Patienten nach ihren Vorerkrankungen bewährt.

Internationale Einteilung der American Society of Anesthesiologists (ASA)
● **Gruppe 1**
– gesunder Patient
● **Gruppe 2**
– leichte Allgemeinerkrankung ohne Leistungseinschränkung
● **Gruppe 3**
– schwere Allgemeinerkrankung mit Leistungseinschränkung

- **Gruppe 4**
- schwere Allgemeinerkrankung, die mit oder ohne Operation das Leben des Patienten bedroht
- **Gruppe 5**
- moribund, Tod innerhalb von 24 Stunden mit oder ohne Operation zu erwarten

A 2.2.2 Einstufung der Dringlichkeit operativer Eingriffe

Die präoperative Befunderhebung hängt im Einzelfall von der Dringlichkeit des operativen Eingriffs ab.
Die **Indikation** zur Operation stellt der **Operateur in Absprache** mit dem **Anästhesisten**.

 Bei vitaler Indikation ist der Anästhesist zur Narkose verpflichtet.

Entspricht der körperliche Zustand der Stufe I in Tabelle A 2-1, kann vor der Operation nur eine minimale Notfalluntersuchung stattfinden. Entspricht der Zustand Stufe II, ist eine eingeschränkte, entsprechend bei den Stufen III und IV eine ausführliche Diagnostik möglich.

Tab. A 2-1 Einstufung der Dringlichkeit operativer Eingriffe nach Kutz

Stufe	Eingriff	Indikation
Stufe I	Soforteingriffe	hämorrhagisches oder ischämisches Ereignis, intrakranielle Drucksteigerungen, Lungenverletzungen
Stufe II	dringliche, nicht geplante Eingriffe	Ileus, stammnahe Frakturen, penetrierende Verletzungen ohne Blutungen
Stufe III	bedingt dringliche, geplante Eingriffe (elektiv)	Malignome, diagnostische Eingriffe, Probeexzisionen
Stufe IV	nicht dringliche, geplante Eingriffe (elektiv)	kosmetische Operationen, Gallensymptomatik ohne Verschluß, Hernien ohne Stenosesymptomatik

A 2.2.3 Auswahl des Narkoseverfahrens

Bei der Auswahl des Narkoseverfahrens gibt es keinen allgemeingültigen Standard. Sie erfolgt nach dem Abwägen des individuellen präoperativen Zustandes und der anstehenden Operation.

Grundsätze
- Narkosen bei Kinder bevorzugt in Allgemeinnarkose
- kurze Eingriffe in Larynx- bzw. Maskennarkose
- bei schweren koronaren Vorerkrankungen Kombinationsnarkose aus Regional- und Allgemeinanästhesie, evtl. hohe Regionalanästhesie
- bei Gerinnungsstörungen, neurologischen Erkrankungen, Infektionen im Punktionsbereich oder unkooperativen Patienten keine Regionalanästhesie

A 2.3 **Medikamente zur Prämedikation**

Der Patient sollte **entspannt, angstfrei, sediert,** aber **erweckbar** und **kooperativ** in den Einleitungsraum gebracht werden. Aus diesem Grund erhält er mindestens 60 Minuten vor dem Bestellen in den Operationstrakt eine Prämedikation, am Vorabend der Operation ein leichtes Schlafmittel.

Erwünschte Wirkungen
- Anxiolyse, Sedation
- Schmerzfreiheit, verminderte Reflexe
- Hemmung des Vagusreizes
- reduzierte Speichel- und Bronchialsekretion
- antiemetische Wirkung, zur Verhütung postoperativen Erbrechens
- Wartezeit zur Operation subjektiv verkürzen

Mittlerweile ist neben der herkömmlichen **Dreierkombination** zur Prämedikation – Atropin, Atosil und Dolantin i.v. – die orale Monogabe eines Benzodiazepins mit etwas Flüssigkeit verbreitet.

Das absolute **Nüchternheitsgebot** von **sechs Stunden** ist dadurch aufgehoben, da diese kleine Flüssigkeitsmenge vor Beginn der Intubation sicher den Magen passiert hat.

 Bei Magenentleerungsstörungen ist Vorsicht geboten.

Die gebräuchlichen Medikamente sind der Tabelle A 2-2 zu entnehmen.

Tab. A 2-2 Medikamente zur Prämedikation

Medikament	Wirkung	Neben-wirkungen	Kontra-indikationen
• **Benzo-diazepine** – Rohypnol® (Flunitrazepam); Dosis ca. 1 bis 2 mg p.o. – Dormicum® (Midazolam); Dosis ca. 0,05 bis 0,1 mg/kg i.m.	sedierend, leicht relaxierend, angst-lösend, antikonvul-siv	verlängerte Elimina-tion im Alter und bei Leberschäden, paradoxe Wirkung bei Kindern und geriatrischen Patien-ten (starke Erregung mit Bewußtseins-trübung)	
• **Phenothiazine** Nicht mehr routinemäßig – Atosil® (Promethazin); Dosis bei Erwachsenen ca. 25 bis 50 mg	sedierend, para-sympathikolytisch, mäßig antiemetisch	Hypotension, Poten-zierung von Barbitu-raten und Muskelre-laxanzien, extrapy-ramidalmotorische Störungen	

Tab. A 2-2 (Fortsetzung)

Medikament	Wirkung	Neben-wirkungen	Kontra-indikationen
• **Anticholiner-gika** Kein obligater Bestandteil der Prämedikation – Atropin; Dosis bei Erwachsenen ca. 0,5 mg i.m.	Hemmung von Azetylcholin, ver-minderte Drüsense-kretion, Bronchio-spasmolyse und Hemmung der Bron-chialsekretion, redu-zierte vagale Reize	trockene Mund-schleimhaut, Durst, erhöhte Herzfre-quenz, motorische Erregung	akuter Glaukoman-fall, Hyperthyreose mit Tachykardie, massive Koronar-sklerose, Mitral- und Aorten-stenosen, Fieber bei Kindern
• **Opioide** Nur bei prä-operativen Schmerzen – Dipidolor® (Piritramid); Dosis bei Erwachsenen ca. 0,1 bis 0,3 mg/kg i.m. – Dolantin® (Pethi-din); Dosis bei Erwachsenen ca. 0,6 bis 1,2 mg/kg i.m.	analgetisch, sedierend, antitussiv	Atemdepression bei zu schneller i.v. Gabe, Blutdruckabfall, Übelkeit und Erbre-chen, Spasmen der glatten Muskulatur (bei längerer Anwendung)	Somnolenz, Drogen-abhängigkeit (Suchtgefahr)

A 2.4 Präoperatives Absetzen von Dauermedikationen

Bis vor einigen Jahren wurden Dauermedikationen wie Antihypertensiva, Beta-Blocker und Antidiabetika vor einer Narkose abgesetzt. Die Erfah-rung hat gezeigt, daß medikamentös gut eingestellte Patienten wenig Anlaß zu Zwischenfällen bieten, wenn sie am Vorabend noch die gewohnte Medi-kation einnehmen.

 Unbehandelte Hypertoniker sollten präoperativ eine blutdrucksenkende Medikation erhalten.

A 2.5 Pflegerische Aufgaben vor der Narkose

A 2.5.1 Präoperative Pflegevisite

Um dem ganzheitlichen Gedanken in der Pflege des kranken Menschen Rechnung zu tragen, wird auch in der Anästhesie eine vermehrte Hinwen-dung zum Patienten gefordert.

Dies ist aber nur im **Dialog** möglich, der erfahrungsgemäß erst mit dem prä-medizierten Patienten im Einleitungsraum beginnt. Viele Fragen bleiben dem Pflegepersonal unbeantwortet, wenn es ihn in dieser wichtigen Phase betreut.

Eine präoperative Pflegevisite **erweitert diesen Handlungsspielraum** und dient nicht nur der Sicherheit und dem Wohlbefinden des Patienten.

 Auch der Krankheitsverlauf kann positiv beeinflußt werden, denn Angst und Streß wirken sich in der perioperativen Phase negativ auf das ZNS und das Immunsystem aus.

In einem präoperativen Gespräch über soziale, körperliche und psychische Belastungen durch die Operation entsteht eine persönliche Beziehung zwischen dem Patienten und der betreuenden Pflegekraft. Dieses Gespräch stellt einen wirksamen **Schutz gegen Angstreaktionen** im Umfeld von Anästhesie und Operation dar.

A 2.5.2 Pflegerische Aufgaben auf der Station

Am Abend vor der Operation

- angemessene Information über den Ablauf
- einfühlsame Kommunikation
- Ängste akzeptieren und besprechen
- präoperative Atemgymnastik
- Entfernen von Nagellack
- Darmspülung bei Eingriffen im Magen-Darmtrakt
- Anti-Thrombose-Strümpfe anpassen
- Aufklärung über Nahrungskarenz, Nüchternheitsgebot und Rauchverbot, leichte Mahlzeit, z.B. Suppe
- Flüssigkeitsaufnahme möglich bis Mitternacht
- bei Bedarf leichtes Schlafmittel

Am Morgen der Operation

- auf Nahrungskarenz achten
- Gabe der Prämedikation, Patienten danach nicht mehr unbeaufsichtigt lassen
- Vollständigkeit der Operationsunterlagen prüfen
- Patienten beruhigen

 Nach der Prämedikationsgabe darf der Patient keine Einwilligung zu Operation und Anästhesie mehr unterschreiben, er darf sie aber widerrufen.

A 2.6 Umgang mit Ängsten

Die Ängste, die einen Menschen vor einer Operation beunruhigen können, sind vielfältig.

 Der Patient wacht in der Regel mit der Angst auf, mit der er eingeschlafen ist.

Ängste des Patienten

- vor dem Eingriff, vor der Narkose
- vor Entstellungen, vor der Zukunft
- vor dem, was mit den Angehörigen wird
- vor der zukünftigen sozialen Situation, um eine Partnerbeziehung
- vor den postoperativen Schmerzen
- vor der Institution Krankenhaus, vor der medizinischen Terminologie
- nicht mehr aus der Narkose zu erwachen, während der Narkose zu reden
- die volle Wahrheit gesagt zu bekommen und sie nicht zu ertragen

Lösungsstrategien

Es gibt verschiedene Möglichkeiten, Angst und die daraus entstehende Unsicherheit zu mindern.

- Angst eingestehen
- Gespräche, Einbindung der Angehörigen
- Geduld, bessere Aufklärung durch die behandelnden Ärzte
- verständliche Informationen über die Krankheit, die Narkose und die Operation
- allgemeinverständliche Begriffe verwenden, Fachterminologie vermeiden
- Pflegevisiten

A 3 Der Anästhesiearbeitsplatz

Das Narkosegerät ist das tägliche und zentrale Handwerkszeug der Änästhesiepflegekräfte, deshalb ist die genaue Kenntnis über Aufbau und Funktion der einzelnen Teile Voraussetzung, um Fehler am Patienten zu vermeiden und bei Fehlfunktionen die Ursachen rasch zu erkennen.

Vorbereitung des Anästhesiearbeitsplatzes zur Basisnarkose
– Narkosegerät auf Vollständigkeit und Funktion prüfen
– notwendige Geräte anordnen (Abb. A 3-1)
– Medikamente (Kap. 8.1)
– Intubationszubehör (Kap. 11.1.1)
– Zubehör für die Übernahme des Patienten (Kap. A 5, A 8)

A 3.1 Narkosegase

Zur Applikation der Anästhetika am Patienten werden **Sauerstoff** und **Lachgas** als **Trägergase** verwendet. Sie haben neben ihren stoffeigenen Wirkungen bei der Inhalationsanästhesie die Aufgabe, die volatilen (verdunstenden) Anästhetika in die Lungen zu transportieren.
In Ausnahmefällen verwendet man Sauerstoff auch zum Antrieb der Beatmungselemente. Kostengünstiger als Sauerstoff ist Druckluft, die daher in der Regel zum Betrieb der druckgesteuerten, volumenkontrollierten Beatmungselemente (Kap. A 5.1.1) verwendet wird.

A 3.1.1 Gasversorgung

Die Frischgaszufuhr zum Narkosegerät erfolgt über eine zentrale Gasversorgung oder über Gasflaschen, die an das Narkosegerät angeschlossen sind.

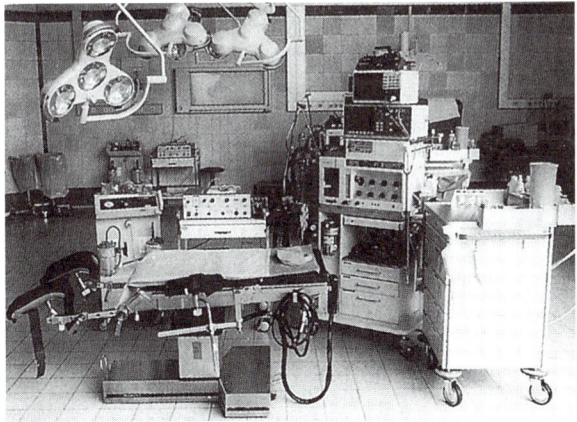

Abb. A 3-1 Mögliche Geräteanordnung im Operationssaal

243

A 3.1.1.1 Zentrale Gasversorgung

Eine zentrale Gasversorgung ist in den meisten Kliniken fester Bestandteil der technischen Ausstattung.

Die **Entnahmestellen,** Steckkupplungen, sind an den Wänden oder Deckenampeln des Operationssaales angebracht. Um die Sicherheit zu erhöhen, hat **jeder Gasanschluß** eine **bestimmte Form,** die nur zu einer Wandkupplung paßt (Abb. A 3-2 a bis d). Zusätzlich ist jedes Gas mit einer bestimmten Farbe gekennzeichnet.

Markierungen
– Sauerstoff Blau
– Lachgas Grau
– Druckluft Gelb
– Vakuum Weiß

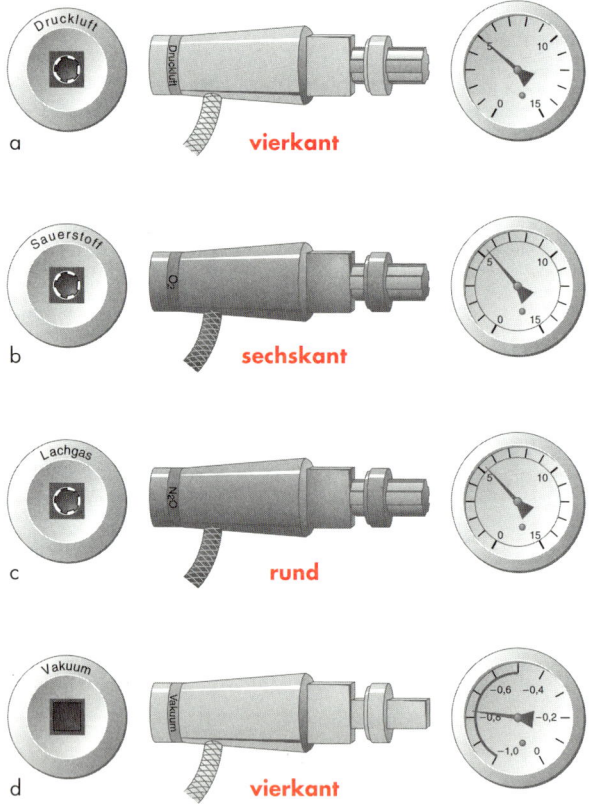

a   **vierkant**

b   **sechskant**

c   **rund**

d   **vierkant**

Abb. A 3-2 a bis d Gasversorgung, Wandanschluß, Kontrollmanometer und Stecker einer zentralen Gasversorgung **a** Druckluft **b** Sauerstoff **c** Lachgas **d** Vakuum

Da Störungen auch in der zentralen Gasversorgung auftreten können, ist eine **Kontrolle** notwendig. Dies geschieht über **Druckanzeiger,** die an zentralen Stellen im Operationssaal montiert sind. Hier kann auch der **Einspeisungsdruck** abgelesen werden. Er liegt bei 5 bis 6 bar (71 bis 86 PSI, pounds per square inch).

1 bar entspricht 14,3 PSI.

Die Gase aus der zentralen Anlage müssen vor Gebrauch auf den notwendigen **Arbeitsdruck** am Narkosegerät gemindert werden. Diese Aufgabe erfüllen die **Druckminderer,** die den eingespeisten Druck von etwa 5 bar auf etwa 1,5 bar reduzieren.
Bei Narkoseapparaten sind der **Sauerstoff-Bypass** (Sauerstoff-Flush), die **Lachgassperre** und die **Injektoreinrichtung der Absaugung** von der Druckminderung ausgenommen (Kap. A 5.1).

Über eine DIN-Norm ist vorgeschrieben daß ein Druckabfall in der Sauerstoffzuleitung unter 1,5 bar (150 kPa) am Narkosegerät ein **Sauerstoffmangel-Signal** auslöst, das über mindestens sieben Sekunden anhält und nicht abschaltbar ist.

Auch wenn die Gasversorgung über eine zentrale Anlage erfolgt, sollten für jedes Narkosegerät für den Notfall Reserveflaschen vorhanden sein.

A 3.1.1.2 Gasflaschen
Die Alternative zu einer zentralen Gasversorgung ist eine **dezentrale Zufuhr** über Gasflaschen.
Gasflaschen stehen unter hohem Druck, so daß externe **Reduzierventile** notwendig sind, um den Druck auf Werte von rund 5 bar (500 kPa) zu senken und einen gleichmäßigen Gasfluß zum Narkosegerät zu gewährleisten.

Inhaltsberechnung der Gasflaschen
● **Sauerstoff**
– blaue Flasche
– gasförmiger Aggregatzustand
– Inhalt der Flasche errechnet sich nach dem **Boyle-Mariotte-Gesetz,** unter der Voraussetzung einer konstanten Temperatur, aus der Multiplikation des Rauminhalts mit dem am Manometer ablesbaren Druck der Flasche

Volumen × Druck entspricht dem Inhalt der Flasche in Litern.

● **Lachgas**
– graue Flasche
– da Lachgas (N_2O) im unteren Teil der Flasche in flüssiger und im oberen Teil in gasförmiger Form vorliegt, ist der Flascheninhalt nicht über den Flascheninnendruck bestimmbar
– der Vorrat kann nur durch Wiegen exakt bestimmt werden

Gesamtgewicht der Flasche minus Leergewicht der Flasche × 500 entspricht dem Inhalt der Flasche in Litern.

Da das Wiegen der Flaschen nicht praktikabel ist, richtet man sich in der Praxis nach der Manometeranzeige, die im grün markierten Bereich liegen muß. Sobald die Anzeige diesen Bereich verläßt, muß die Flasche innerhalb der nächsten zehn Minuten gewechselt werden.

▶ **Pflegerische Aufgaben im Umgang mit Gasflaschen**
- stehende Flaschen müssen gegen Umfallen gesichert sein
- Gasflaschen niemals werfen oder rollen
- Rauchverbot in Nähe der Gaszylinder
- bei Transport muß die Schutzkappe montiert sein
- Gasflaschen vor direkter Wärmeeinwirkung schützen (Heizkörper, Sonnenlicht)
- das Handrad nur 360 Grad öffnen, weiteres Aufdrehen erbringt nicht mehr Durchfluß, bei Aufdrehen bis zum Anschlag ist der Füllungszustand der Flasche nicht klar erkenntlich
- alle Teile, die mit Sauerstoff in Berührung kommen, dürfen wegen Explosionsgefahr nicht mit Fetten oder Ölen behandelt werden
- nach der Prüfung des Füllungszustandes die Flaschen immer verschließen, da sie im offenen Zustand durch die Sogwirkung der zentralen Anlage geleert werden
- intervallmäßige Kontrolle des Füllungszustandes und evtl. notwendiger Wechsel der Gasflaschen

A 3.1.2 Meß- und Dosierungseinrichtungen

A 3.1.2.1 Rotameter

Rotameter oder Gasflußmesser messen den Durchfluß von Lachgas, Sauerstoff und Druckluft auf dem Weg von der Gasquelle durch das Narkosesystem zum Patienten (Abb. A 3-3 a und b).

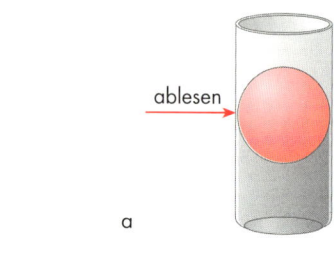

ablesen

a

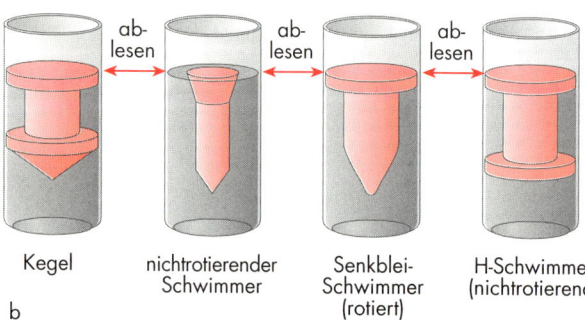

| ab-lesen | ab-lesen | ab-lesen |

Kegel   nichtrotierender   Senkblei-   H-Schwimmer
          Schwimmer   Schwimmer   (nichtrotierend)
                             (rotiert)

b

Abb. A 3-3 a und b Rotameter zur Dosierung des Gasflusses **a** Kugelform **b** Kegelform

Der Gasfluß kann über Feinregulierventile in Liter/Minute eingestellt werden. Rädchen bewegen die Ventile, die sich farblich und haptisch (in ihrer Oberfläche) unterscheiden.

Farben der Ventile
– Sauerstoff Blau
– Lachgas Grau
– Druckluft Gelb

Messung
– erfolgt in senkrecht stehenden Plastikröhren, die sich nach oben konisch erweitern
– in den Röhren strömt ein Gasstrom von unten nach oben und hebt einen freibeweglichen Schwebekörper (Schwimmer) an
– die eingestellte Flußmenge (in Litern) ist am oberen Rand des Schwimmers, bei älteren Modellen mit Kugelschwimmer in der Kugelmitte abzulesen
– in der Regel sind zwei Meßröhren zur Messung eines Gases hintereinandergeschaltet, ein Röhrchen zur Feineichung kleinerer Volumina und eine zweite Röhre, um größere Volumina zu bestimmen

 Da sich die einzelnen Gase in Dichte und Viskosität unterscheiden, ist jedes Röhrensystem auf ein bestimmtes Gas geeicht.

A 3.1.2.2 Narkosemittelverdunster
Volatile Anästhetika (z.B. Halothan, Enfluran, Isofluran) liegen bei Raumtemperatur und Atmosphärendruck in **flüssiger Form** vor. Sie werden mit Hilfe von **Verdunstern** oder **Verdampfern** in einen gasförmigen Zustand überführt (Abb. A 3-4). Zusammen mit den Frischgasen leitet man sie dann in die Lunge des Patienten.
Die volatilen Anästhetika verfügen über **unterschiedliche Dampf- und Sättigungsdrucke**. Daher benötigt jedes Anästhetikum einen **spezifischen Verdampfer.** Um Verwechslungen zu vermeiden, sind die Geräte zusätzlich mit einer **Warneinrichtung für den Fall der gerätebedingten Fehldosierung** ausgestattet. Der Meßort ist nicht vorgeschrieben.

 Bei der Verwendung von Nicht-Rückatmungssystemen ist die Messung tubusnah anzubringen, z.B. mit Meßverfahren nach dem Nebenstromverfahren.

Die verwendeten **variablen Flow-Verdampfer** arbeiten nach dem **Bypass-Prinzip** (z.B. Vapor 19 N®).

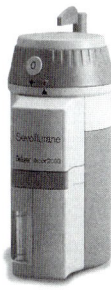

Abb. A 3-4 Verdampfer (Beispiel Vapor 2000)   247

Funktionsweise eines variablen Flow-Verdampfers (Abb. A 3-5)
– nur ein kleiner Teil des gesamten Frischgasflows wird direkt durch die
  Verdunsterkammer geleitet und dort mit dem Narkosegas vermischt
– der größere Teil des Frischgasgemisches wird im Bypass an der Verdunsterkammer vorbeigeleitet
– das gesättigte Trägergas und die Frischgase vermischen sich nach der
  Mischkammer und gelangen über den Frischgasauslaß zum Patienten

Während der Narkosebeatmung, besonders in der **Ein- und Ausleitungsphase, ändern sich Druck, Flow, Temperatur** und die **Zusammensetzung
der Narkosegase.** Dadurch wird auch die Konzentration des abgegebenen
volatilen Anästhetikums und somit die Steuerung beeinflußt. Aus diesem
Grund sind alle modernen Verdampfer mit **Kompensationseinrichtungen**
ausgestattet, die die Konstanz dieser Parameter garantieren.

Da die Kompensationseinrichtungen genaue Dosierungen zulassen müs-
sen, darf der Verdampfer auf keinen Fall gekippt werden.
Läuft Anästhetikum in diese Regulierungseinrichtungen hinein, kann die
Meßgenauigkeit nicht mehr gewährleistet werden.

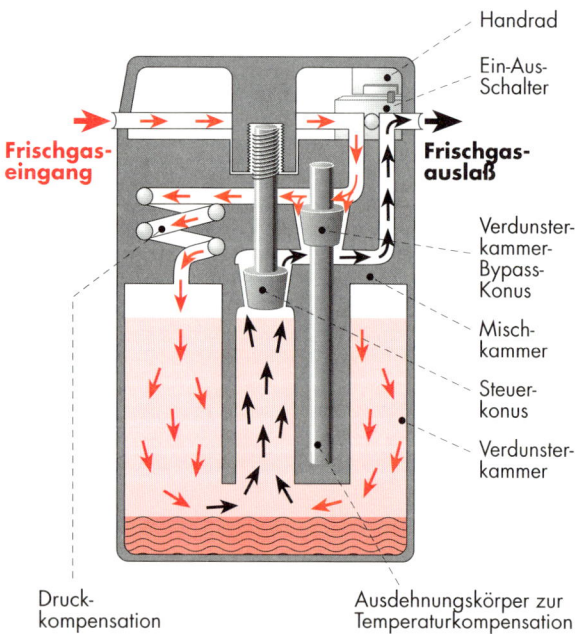

Abb. A 3-5 Funktionsprinzip eines Verdampfers

Flow-Kompensation
– wird über einen Docht (durch volatile Anästhetika aufgesättigt) erreicht
– der Docht garantiert durch die vergrößerte Verdunstungsoberfläche auch bei wechselnden Flowhöhen eine strömungsunabhängige Sättigung der Narkosegase
– besonders wichtig bei hohen Flows, da diese mehr Anästhetika benötigen

Temperaturkonstanz
– die konstante Verdampfungstemperatur wird über eingebaute Bimetall- elemente selbständig reguliert (mit steigender Außentemperatur würde sonst mehr Anästhetikum verdampfen)
– die massive Metallkonstruktion gleicht entstehende Außentemperatur- schwankungen aus

Druckkonstanz
– unterschiedlicher Druck beeinflußt die Konzentrationsabgabe des vola- tilen Anästhetikums (Pumping-Effekt)
– eine im variablen Flow-Vernebler befindliche enge Spiral-Kapillare gewährleistet gleichbleibenden Druck und die konstante Konzentration

Damit sichergestellt ist, daß nur Frischgas in den Verdampfer gelangt, darf dieser ausschließlich zwischen Rotameterblock und dem eigentlichen Kreisteil montiert sein.

A 3.2 Schutz vor Narkosegasen am Arbeitsplatz

Volatile Anästhetika und Lachgas gefährden bei chronischer Exposition die Gesundheit des Anästhesie- und Operationspersonals.

Gesundheitsrisiken
– erhöhte Mißbildungs- und Abortrate
– Nieren- und Lebererkrankungen
– erhöhte Malignomrate
– Veränderungen der psychischen und geistigen Fähigkeiten
Besonders exponierte Stellen lassen sich nur sehr schwer nachweisen. Ori- entierungswerte über die zulässige **maximale Arbeitsplatzkonzentration (MAK)** am anästhesiologischen Arbeitsplatz sind spärlich und stammen meist aus dem europäischen Ausland, z.B. Skandinavien. In Deutschland existieren keine gesetzlichen Grenzwerte.

Erhöhte Exposition
– Einleitungsphase
– Aufwachraum
– Maskennarkosen
– Kindernarkosen

Besonders wichtig ist es, darauf zu achten, daß der Arbeitgeber gegenüber schwangeren Arbeitnehmerinnen eine besondere Fürsorgepflicht hat. Das bedeutet, daß er für Schwangere eine Tätigkeit außerhalb der maximal exponierten Bereiche anbieten muß.

A 3.2.1 Narkosegaselimination

Die **Entsorgung** überschüssiger Narkosegase und -dämpfe durch **Absaug- vorrichtungen** und **Narkotikafilter** sind Bestandteil eines jeden Narkose- arbeitsplatzes.

A 3.2.1.1 **Zentrale Gasabsaugung**

Die wirksamste Methode der **Atemgaselimination** ist eine **zentrale Absauganlage,** an die die meisten Narkosegeräte angeschlossen sind.

A 3.2.1.2 **Narkotikafilter**

Ist ein Narkoseapparat nicht an eine Absauganlage angeschlossen (z.B. Ambulanz, Endoskopie), müssen **Narkotikafilter** in den Exspirationsschenkel des Narkosegerätes eingesetzt werden.

Dafür eignen sich **Kohlefilter,** welche die volatilen Anästhetika, nicht jedoch das Lachgas absorbieren.

Die **maximale Benutzungszeit** eines Narkotikafilters beträgt bei Dauerbetrieb **fünf Stunden.** Besonders bei seltener Nutzung ist trotz genauer Dokumentation die Gefahr der Überschreitung der Filterkapazität sehr groß.

▶ **Pflegerische Konsequenzen**
   – Aufkleber am Narkotikafilter über gelaufene Betriebszeiten anbringen
   – keine Schwangere mit dieser Aufgabe betrauen

 Die subjektive Methode, am Filter zu riechen (riecht der Filter nach Narkosemittel, dann ist seine Filterkapazität erschöpft), erfüllt die schützende Aufgabe unzureichend.

A 4 Narkosesysteme

Der Patient erhält über die Narkosesysteme die Inhalationsnarkotika und die Narkosegase. Da der narkotisierte Mensch nicht spontan atmet, ist allen Narkosesystemen ein Beatmungsgerät angeschlossen.

Die **ISO-Norm 4135** (von 1986) unterscheidet zwischen Systemen **ohne Rückatmung, mit teilweiser Rückatmung** und **vollständiger Rückatmung.** Die alte Unterscheidung „offene", „halboffene" und „geschlossene" Systeme ist nicht mehr üblich. Da sie jedoch in der Literatur und im alltäglichen Sprachgebrauch etabliert ist, werden die Begriffe zum besseren Verständnis auch hier aufgeführt.

Jedes Narkosegerät, unabhängig von System oder Hersteller, besteht aus einer **Gasquelle** (zentral oder Flaschen), einer **Gasdosierung** (z.B. Rotameter, Verdampfern) und **Applikationssystemen** (z.B. Kreisteilen), die dem Patienten über einen Beatmungsschlauch die Gase zuführen.

A 4.1 Systeme ohne Rückatmung

Bei diesen Systemen sind **Inspiration und Exspiration vollständig getrennt.** Der Patient atmet bei jedem Atemzug ausschließlich Frischgas ein, und die gesamte Exspirationsluft wird an die Absaugung abgeführt. Die Frischgaszufuhr (uptake, Aufnahme) ist sehr viel größer als der zur Beatmung und Narkose notwendige Gasverbrauch. Dieses Verfahren ist sehr sicher und benötigt kein aufwendiges Monitoring.

A 4.1.1 Offene Narkosesysteme

Prototyp eines offenen Narkosesystems ist die **Schimmelbuschmaske** der Äther-Tropfnarkose. Die Maske besteht aus einem dem Gesicht angepaßten Metallrahmen, auf dem einige Mullagen befestigt sind.

Ein Nachteil bei dieser Methode ist, daß die Konzentration der Narkosegase in der Einatemluft nicht kontrollier- und steuerbar ist. Aus diesem Grund haben offene Systeme heute nur noch **historische Bedeutung.**

A 4.1.2 Halboffene Narkosesysteme

Im halboffenen Narkosesystem sind **Ein- und Ausatemluft über Nicht-Rückatmungsventile vollständig voneinander getrennt.** Da die gesamte Exspirationsluft an die Raumluft abgegeben und über die Absaugung eliminiert wird, ist **keine Kohlendioxidabsorption** notwendig.

Halboffene Systeme finden beim **Servo 900 D®** der Firma Siemens und bei verschiedenen **Langzeitrespiratoren** Verwendung.

 Der Frischgasfluß muß gleich oder größer sein als das Atemminutenvolumen.

Ein weiterer Vertreter der halboffenen Systeme ist z.B. das **Kuhn-System** (Abb. A 4-1), bekannt als Handbeatmungssystem. Es wird teilweise in der Kinderanästhesie verwendet, da es durch fehlende Ventile einen geringen Atemwegswiderstand aufweist. Man nennt sie auch **flowgesteuerte Nicht-Rückatmungssysteme,** da durch einen zwei- bis dreifachen Frischgasflow die ausgeatmete Luft aus dem System verdrängt und eine Rückatmung vermieden wird.

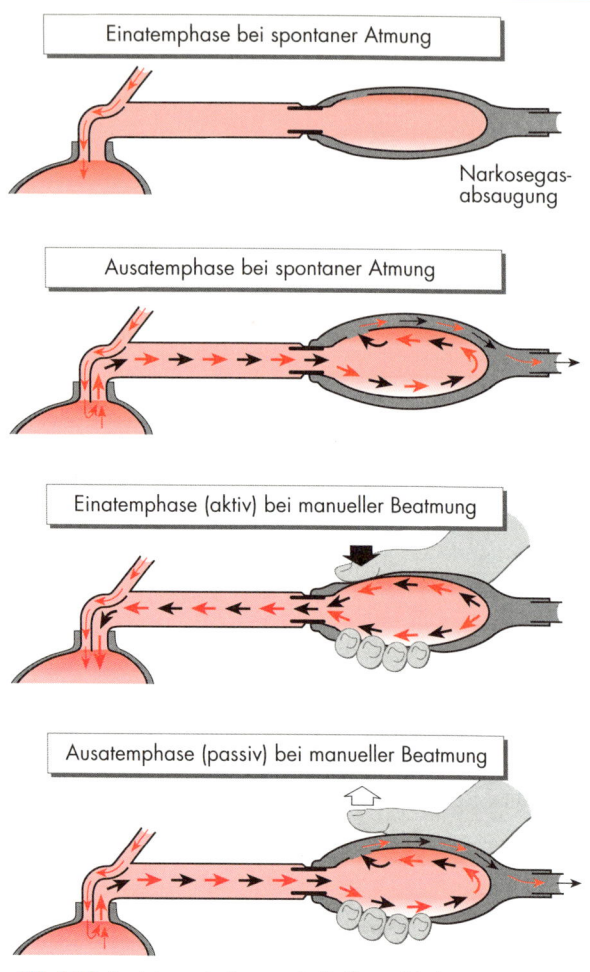

Einatemphase bei spontaner Atmung

Narkosegas-
absaugung

Ausatemphase bei spontaner Atmung

Einatemphase (aktiv) bei manueller Beatmung

Ausatemphase (passiv) bei manueller Beatmung

Abb. A 4-1 Funktionsprinzip eines halboffenen Narkosesystems

Der **Ruben- oder Ambubeutel** trennt dagegen durch Ventile die Exspirationsluft von der Inspirationsluft. Die Ventile schalten bei der Ausatmung
in Richtung Außenluft, bei der Einatmung zur Gasquelle.

Vorteile
– Rückatmung von Kohlendioxid ist ausgeschlossen
– Zusammensetzung des Atemgases ist bekannt

Nachteile
– Verlust von Feuchtigkeit und Wärme durch trockene und kalte Atemgase
– hoher Frischgasverbrauch

A 4.2 Rückatmungssysteme

Rückatmungssysteme (Abb. A 4-2) sind Kreissysteme, in denen eine partielle oder totale Beimengung des ausgeatmeten Gasgemisches zum Frischgas stattfindet.

 Deshalb ist eine Eliminierung von Kohlendioxid in der Exspirationsluft
notwendig.

Der Anteil der Rückatmung an der Gesamtventilation wird durch die Höhe
des Frischgasflusses bestimmt. Das Volumen des zusätzlich beigemengten
Frischgases ist kleiner als das inspiratorische Minutenvolumen, aber größer
als der Gasverbrauch in der Lunge und Verluste, die durch Systemleckagen
entstehen.

 Je höher der Frischgasfluß, desto kleiner ist der rückgeatmete Anteil.

Moderne Narkoseapparate sind in der Regel als Rückatmungssysteme konzipiert.

 Es besteht keine vollständige Trennung zwischen Exspirations- und Inspirationsschenkel und damit keine mechanische Wahlmöglichkeit zwischen
halboffenen und halbgeschlossenen Systemen.

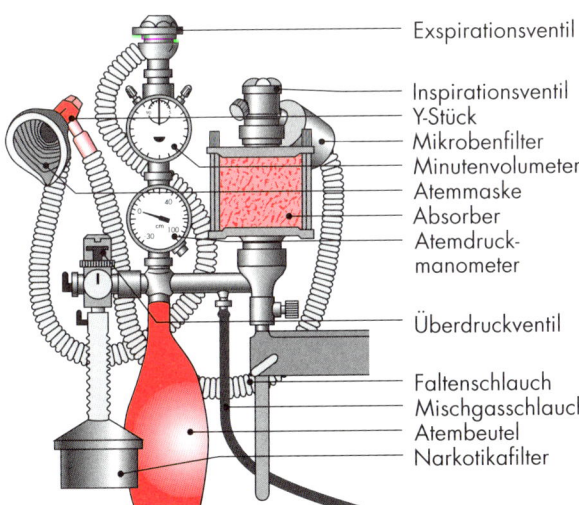

Exspirationsventil

Inspirationsventil
Y-Stück
Mikrobenfilter
Minutenvolumeter
Atemmaske
Absorber
Atemdruck-
manometer

Überdruckventil

Faltenschlauch
Mischgasschlauch
Atembeutel
Narkotikafilter

Abb. A 4-2 Rückatmungssystem

Der Anteil der Rückatmung wird von der Höhe des Frischgasflusses bestimmt.

A 4.2.1 Halbgeschlossene Systeme

Das halbgeschlossene System soll am Beispiel des Kreislaufarms erklärt werden. Das Kreissystem wird durch eine kreisförmige Anordnung von Schläuchen und Ventilen gebildet, die den Gasfluß immer in eine Richtung lenken.

Inspirationsschenkel
– Frischgasstrom (besteht aus den Trägergasen Sauerstoff und Lachgas) wird vor Einspeisung mit volatilem Anästhetikum angereichert
– danach geht es über den Kohlendioxid-Absorber und das Inspirationsventil durch den Inspirations-Faltenschlauch zum Patienten

Exspirationsschenkel
– nach der Ausatmung geht das Atemgas durch den Exspirations-Faltenschlauch vom Patienten zum Exspirationsventil und zum Volumen- und Druckmesser
– ein Teil des Exspirationsgases wird abgesaugt (abhängig von der Höhe des Frischgasflusses) bzw. gelangt zum Überdruckventil
– der restliche Teil des Ausatmungsgases gelangt zum Inspirationsschenkel und wird mit Frischgas vermischt

A 4.2.2 Geschlossene Systeme

In einem geschlossenen Narkosesystem (Abb. A 4-3) wird das **gesamte Exspirationsgas** an den Patienten **zurückgeführt.**

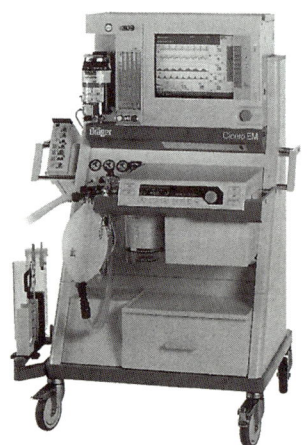
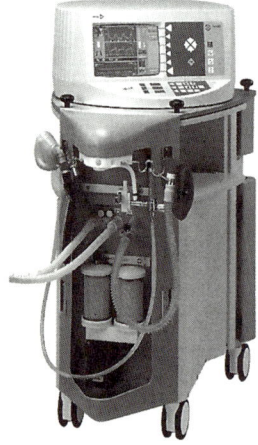

Abb. A 4-3 Geschlossene Narkosesysteme am Beispiel Cicero EM und PhysioFlex

Die vollständige Entfernung von Kohlendioxid aus dem Gasgemisch ist notwendig.

Das Volumen des Frischgasflows setzt sich lediglich aus Systemleckagen und dem konstanten Narkosemittel- und Gasverbrauch des Patienten zusammen (Gleichgewichtssystem).

Vorteile
– geringerer Narkosemittelverbrauch und dadurch geringere Kosten
– reduzierte Umweltbelastung
– besseres Befeuchten und Erwärmen der Narkosegase

Nachteile
– großer technischer Aufwand
– keine optimale Steuerbarkeit der Narkosegaskonzentration
– aufwendiges Monitoring, da nicht die exakte Frischgasmenge kontrolliert werden kann

A 4.2.3 Absorption in Rückatmungssystemen

Bei den Rückatmungssystemen (halbgeschlossenes und geschlossenes Narkosesystem) wird dem Patienten **ein Teil der Exspirationsluft vermischt mit unverbrauchtem Frischgas** zugeführt. Das macht die Elimination des anfallenden Kohlendioxids durch einen **Absorber** nötig.

Funktion des Absorbers (Abb. A 4-4)
– das ausgeatmete Kohlendioxid wird an einen **Atemkalk,** bestehend aus **Calcium-, Natrium-** oder **Bariumhydroxid,** gebunden
– der basische Atemkalk neutralisiert die Kohlensäure
– die Reaktion ist exotherm, Wasser und Wärme werden frei, feuchten die zirkulierenden Atemgase an und erwärmen sie
– ein **Farbindikator,** der dem Absorberkalk zugesetzt ist, zeigt durch Verfärbung von Weiß nach Blau an, wann der Kalk verbraucht und auszuwechseln ist
– in geschlossenen Systemen mit fast vollständiger Rückatmung verbraucht sich der Atemkalk schneller

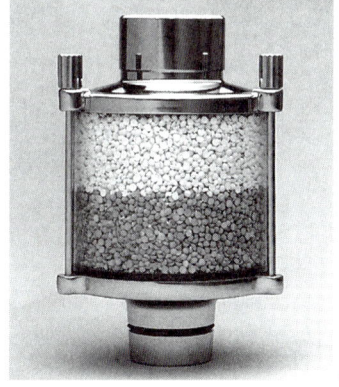

Abb. A 4-4 Atemkalkbehälter   255

Der Farbindikator ist besonders bei seltener Nutzung eines Narkosegerätes z.B. im anästhesiologischen Außenbereich, kein zuverlässiger Parameter da verfärbter, aber nicht ausgewechselter Atemkalk nach einiger Zeit seine Blaufärbung verliert.

Die Unsicherheit bei seltener Nutzung kann durch **Kapnometrie** ausgeglichen werden.
Aus Sicherheitsgründen werden häufig zwei Absorber hintereinander geschaltet, sog. **Doppelabsorber**, um bei Verfärbung des Kalkes und Wechsel des ersten Behälters die Elimination des Kohlendioxids durch den zweiten Behälter zu gewährleisten.

 Die Gebrauchsdauer von Absorberkalk in Doppelabsorbern beträgt etwa vier bis fünf Stunden.

Umgang mit Absorberkalk
– Austrocknung vermeiden (Staubentwicklung)
– Kalk aus angebrochenen Kanistern zügig verbrauchen, Wassergehalt konstant halten
– Granula locker in den Absorber einfüllen, denn nur lockere Füllung (größere Oberfläche) ermöglicht die vollständige Bindung des Kohlendioxids an den Kalk
– gebrauchter Atemkalk ist trocken und hart
– bei nachlassender Kohlendioxid-Absorption schlägt die Farbe von weiß nach blau um

 Atemkalk zeitig auswechseln, um eine Rückatmung von Kohlendioxid zu verhindern.

A 4.2.4 Atemgasanfeuchtung

In den oberen Atemwegen wird die Luft erwärmt, angefeuchtet und gefiltert. Ein ausreichender Selbstreinigungsmechanismus im Respirationstrakt über das Flimmerepithel ist nur bei ausreichender Luftfeuchte und -temperatur möglich.

 Die Zufuhr trockener Gase schädigt innerhalb von einer Stunde das Flimmerepithel im Respirationstrakt.

Da Narkosegase wasserfrei sind und bei der endotrachealen Intubation die oberen Atemwege funktionell ausgeschaltet werden, ist eine künstliche **Anfeuchtung** der Atemluft erforderlich.

Indikationen
– bei Nicht-Rückatmungssystemen, da jeder Atemzug neu aufbereitet wird
– bei Rückatmungssystemen, um Wärme- und Feuchtigkeitsverluste im System auszugleichen

Eine Möglichkeit der Luftaufbereitung ist die Verwendung künstlicher Nasen, auch **Heat and moisture exchanger** (HME) genannt. Über ein Filtermedium werden Wärme und Feuchtigkeit der Ausatemluft zurückgehalten und an die trockene Inspirationsluft abgegeben.
Neuere Filter dienen nicht nur dem Erwärmen und Anfeuchten der Luft sondern auch der **Filtration von Bakterien.** Die bakterienretentive Komponente soll die aufwendige tägliche Reinigung der Einzelteile des Narkosesystems und den Schlauchwechsel nach jedem Patienten überflüssig machen.

Im Anästhesiebereich steht die Bakterienretention der HME vor dem Anfeuchtungseffekt im Vordergrund.

Wegen des großen Totraumes von etwa 30 bis 40 ml sind HME-Filter für Erwachsene in der Kinderanästhesie nicht geeignet.

A 4.3 Sekretabsauger

Das Absaugen von Sekreten wie Mundschleim, Mageninhalt und Bronchialsekret aus Nase, Mund, Rachen und Luftröhre dient der Atemerleichterung und dem geminderten Aspirationsrisiko.

Betriebsmöglichkeiten

● **Wasserstrahl- oder Injektorprinzip**
– Betrieb mit Druckluft oder Sauerstoff (kostenintensiver)
– das Gas fließt in einer engen Röhre mit großem Druck
– durch eine enge seitliche Bohrung entsteht ein Sog, der den notwendigen Unterdruck, mindestens 0,4 bar, zum Absaugen von flüssigen Sekreten liefert
– die Austrittsstelle des Betriebsgases ist grundsätzlich mit Bakterienfiltern auszustatten
● **Vakuum**
– Voraussetzungen sind lange Rohrleitungen und ein leistungsfähiger Kompressor
– bei vakuumbetriebenen Anlagen besteht in den Rohrleitungen Kontaminationsgefahr durch Sekret; auch vorgeschaltete Filtersiebe schließen eine Verunreinigung nicht aus

A 5 Narkosegeräte und -beatmung

Der Ausfall der Spontanatmung während einer Vollnarkose ist medikamentös bedingt. Daher hat die künstliche Beatmung unter der Narkose bei den meisten Patienten keine atemtherapeutische Aufgabe.

Bei der **Einleitung** wird eine **assistierte bzw. kontrollierte,** während der **Narkose** eine **kontrollierte** Beatmung eingestellt, in der **Ausleitungsphase** eine spontane (assistierte) Atmung zugelassen.

Um eine ausreichende **Ventilation der Lunge** und **Sauerstoffanreicherung** des Blutes zu gewährleisten, werden dem Patienten in der Ein- und Ausleitungsphase die Gase im Überschuß zugeführt, das Angebot übersteigt die Nachfrage.

A 5.1 Narkosebeatmungsgeräte

Mit Ausnahme kurz dauernder Eingriffe ist die maschinelle Beatmung im Rahmen einer Allgemeinanästhesie das Verfahren der Wahl. Die Beatmung erfolgt mit Narkoserespiratoren, die idealerweise fester Bestandteil des Narkoseapparates sind und über welche auch das Narkosegasgemisch zugeführt werden kann.

A 5.1.1 Druckgesteuerte Respiratoren

Druckgesteuerte Respiratoren werden über einen vorher **definierten Beatmungsdruck** gesteuert. Sobald dieser erreicht ist, wird die Inspirationsphase beendet und durch Unterbrechung des Gasflusses die Exspiration eingeleitet. Die **Ausatmung** erfolgt **passiv.**

Beim Umgang zu beachten

– der maximale Beatmungsdruck ist durch den eingestellten Umschaltdruck limitiert
– nimmt der Widerstand im System schneller zu, z.B durch veränderte Lungencompliance, Tubusverlegung oder Spontanatmung, wird der Umschaltdruck schneller erreicht und verringert das eingestellte Atemzugvolumen
– da die Maschine das verminderte Atemzugvolumen nicht durch höhere Atemfrequenz ausgleicht, ist eine neue Einstellung des Beatmungsgerätes notwendig
– druckgesteuerte Respiratoren erfordern eine genaue Überwachung der Atemvolumina

A 5.1.2 Volumengesteuerte Respiratoren

Volumengesteuerte Respiratoren werden über ein vorher **definiertes Volumen gesteuert.** Sobald dieses Volumen den Respirator verlassen und die Lunge des Patienten erreicht hat, leitet sich die Exspiration ein, und der Gasfluß wird unterbrochen. Die **Ausatmung** erfolgt **passiv.**

Die volumenkontrollierte Beatmung wird üblicherweise mit einem konstanten Fluß vorgenommen. Einen niedrigeren Atemwegsspitzendruck erzeugt man im allgemeinen mit einem dezelerierenden Fluß (langsam aufsteigende Beatmungskurve).

Beim Umgang zu beachten

– bei Lecks ist nicht gewährleistet, daß das gesamte Volumen die Lunge erreicht
– es ist die exakte Überwachung des Volumens im Exspirationsschenkel notwendig
– an diesem Parameter ist abzulesen, wieviel Luft der Patient tatsächlich eingeatmet hat

Im Unterschied zu den druckgesteuerten können über volumengesteuerte Respiratoren eine veränderte Compliance oder erhöhte Atemwegswiderstände in den Lungen kompensiert werden.

Komplikationen

Bei der volumengesteuerten Beatmung ist eine **Druckbegrenzung** auf **50 cmH$_2$O** notwendig. Beim Überschreiten dieser Grenze können Alveolen zerreißen und ein Pneumothorax entstehen.

A 5.1.3 Zeitgesteuerte Respiratoren

Zeitgesteuerte Respiratoren geben das Gasgemisch innerhalb einer **definierten Zeit** ab. Danach schaltet das Gerät auf die Exspirationsphase um. Durch veränderte Lungenverhältnisse wird die zeitabhängige Steuerung nicht beeinflußt, daher können Atemzugvolumen, Gasfluß und Beatmungsdruck variieren.

A 5.1.4 **Kombinationsformen**

Die verschiedenen Steuermechanismen können untereinander kombiniert werden. Damit ist es möglich, die Beatmungsform den individuellen Verhältnissen des Patienten anzupassen. Die kombinierten Beatmungsformen werden vor allem in der Intensivtherapie (Kap. I 8.1), seltener unter der Narkose angewendet.

A 5.2 Techniken der Narkosebeatmung

A 5.2.1 Kontrollierte Beatmung

Prinzip

– Narkosebeatmung ist zumeist eine kontrollierte Beatmung
– sie ist nur möglich, wenn der natürliche Atemantrieb des Patienten durch Narkosemedikamente ganz ausgeschaltet ist
– der Respirator übernimmt alle Atemphasen

A 5.2.2 Assistierte Beatmung

Prinzip

– Patient verfügt noch über eine eigene Atmungsaktivität, es sind spontane Atembewegungen erkennbar
– eine Inspirationsbewegung des Patienten löst einen Sog auf den Respirator aus, der mit einem Beatmungshub reagiert
– mit manchen Narkosemaschinen, z.B. Servo 900 D, kann so die Ausleitungsphase gesteuert werden
– die assistierte Beatmungsform wird in der Anästhesie nur selten, häufiger bei der Beatmung des Intensivpatienten (Weaning-Phase) angewandt

A 5.2.3 Beatmung mit positivem endexspiratorischem Druck (PEEP)

Prinzip
- Überdruckbeatmung
- über den ganzen Atemzyklus, einschließlich dem Ende der Exspirationsphase, wird ein positiver Druck auf die Atemwege aufrechterhalten (positive endexpiratory pressure, PEEP)
- bei einer Beatmung mit PEEP sollte in kleinen Schritten einer Erhöhung des PEEP eine Reduzierung der inspiratorischen Sauerstoffkonzentration (F_iO_2) folgen, sofern die Blutgasanalyse eine Erhöhung der arteriellen Sauerstoffkonzentration (p_aO_2) bestätigt

Kontrolle des PEEP
- die Manometeranzeige fällt am Ende der Exspiration nicht auf den Nullwert ab, sondern zeigt den eingestellten PEEP-Wert an

Normeinstellung
- 5 bis 20 cmH$_2$O
- unter 5 cmH$_2$O zeigt sich keine Verbesserung
- über 20 cmH$_2$O überwiegen die hämodynamischen Nebenwirkungen

Wirkungen des PEEP
- vermindert den Verschluß der kleinen Atemwege („airway closure")
- eröffnet kollabierte Alveolen
- verbessert die funktionelle Residualkapazität (FRC)
- verbessert den pulmonalen Gasaustausch bei Vorliegen einer Hypoxie durch Rechts-links-Shunt

 Der Einsatz von PEEP läßt keine Verbesserungen bei schon bestehender Erhöhung der FRC erkennen, z.B. bei chronisch obstruktiven Lungenerkrankungen.

Indikationen
Die Beatmung mit PEEP gehört nicht zur Routinebeatmung
- keine Besserung des p_aO_2 trotz Erhöhung des F_iO_2
- trotz sonstiger Maßnahmen keine Verbesserung des Rechts-links-Shunts
- Lungenvolumina erniedrigt
- verminderte Lungencompliance

Nebenwirkungen
- Überblähung der Alveolen
- Behinderung des venösen Rückstroms, dadurch Abfall des Herzzeitvolumens, der Leber- und Nierendurchblutung

 PEEP nur anwenden, wenn keine Hypovolämie vorliegt.

A 5.3 Sicherheitsprüfung des Narkosegerätes

Die meisten technischen Fehler an Narkosegeräten entstehen durch unsachgemäße Bedienung.

 Die größte Aufmerksamkeit ist deshalb dem **sachgerechten Bedienen** und der **exakten Funktionsüberprüfung** vor Beginn der Narkose zu widmen.

Die Überprüfung eines Narkosegerätes wird exemplarisch am Sulla 808 V® mit Anemone (Anzeige des Volumens, Druck und exspiratorische Sauerstoffkonzentration) erläutert.

Gas- und Stromversorgung
- Gasversorgung (Sauerstoff, Druckluft, Lachgas) anschließen
- Narkotikaabsaugung (grüne Scheibe muß sichtbar sein) und Stromversorgung anschließen, einschalten
- Füllungsgrad der Reserveflaschen überprüfen, anschließend Druckentlastung
- Funktion des Volumensensors am Kreisteil prüfen und eichen
- Funktion und Eichung des Sauerstoffsensors prüfen

Dichtigkeits- und Funktionsprüfung
● **Grobtest**
- Anemone durch Drücken der P-Taste in den Druckprüfungszustand umschalten
- Y-Stück am Schlauchsystem verschließen und Kreissystem bei verschlossener Ventilstellung durch Sauerstoff-Flush auf einen Druck von 40 mbar füllen
- Inspektion des Atembeutels (Haarrisse an Aufhängung), kein wesentlicher Druckabfall erlaubt
- durch Kompression des Atembeutels Heben der Glimmerplättchen am Inspirations- und Exspirationsventil prüfen

Der aufgebaute Druck muß beim Umstellen des Ventils auf Spontanatmung schlagartig abfallen.

● **Feintest**
- Beatmungsbeutel vom Kreissystem entfernen
- Schlauch auf Y-Stück stecken
- Ventil auf „geschlossen" stellen
- System durch Rotameter auf etwa 40 mbar Druckanzeige füllen
- Flow langsam reduzieren bis 0,4 Liter/Minute bei Kreislaufarm ISO 8, bei ISO 9 0,1 Liter/Minute (Flow ist zur Kompensation von undichten Stellen notwendig), Druck muß gehalten werden
- Beatmungsbeutel wieder an manuellen Beatmungsschlauch anschließen
● **Ventilogtest**
- Ventilog einschalten
- Y-Stück am Beatmungsschlauch verschließen
- Ventilstellung „geschlossen"
- nach Einschalten des Ventilogs muß Druck von 70 mbar aufgebaut werden
- nach Öffnen des Y-Stücks muß Druck sofort entweichen
- nach Ende der Inspiration Y-Stück verschließen
- Aufbau eines Sogs über –10 mbar, Atembalg darf nicht mehr absinken
- Kontrolle des Atemzugvolumens, Abweichung mehr als 10% bei Einstellung von 500 ml erlaubt

Weitere Kontrollen
- Saugertest: Sog über 0,4 bar
- freie Dosierbarkeit der Trägergase am Rotameterblock
- Durchgängigkeit und Füllungszustand der Vaporen

A 5.4 Moderne Narkoseapparate

Moderne Narkoseapparate (z.B. Cicero®) sind als Einheit konzipiert und bestehen aus einem Gerät. Dies erhöht die Übersichtlichkeit deutlich, da alle Monitore integriert sind. Auf einem Bildschirm werden alle Parameter des invasiven, noninvasiven und hämodynamischen Monitorings sowie der Narkosegase angezeigt.

Beatmungsgerät
– Wahlmöglichkeit zwischen Rückatmungs- oder Nicht-Rückatmungs-systemen (Kap. A 4.2)

Angeschlossene Funktionen
– automatische Blutdruckmessung
– invasive Blutdruckmessung
– Pulsoxymeter
– Thermometer
– alle respiratorischen Parameter werden über das Nebenstromverfahren aus dem Atemgas entnommen und gemessen

Die meisten modernen Narkoseapparate verfügen über gerätespezifische Verfahren, um eventuelle Lecks im Narkosesystem zu suchen. Der **Selbst-Test** des Narkosegeräts erfolgt in mehreren Schritten, dabei muß jeder durch das Gerät „positiv" gemeldete Prüfschritt manuell bestätigt werden.

 Im Notfall kann der Selbst-Test übergangen oder unterbrochen werden, dann ist sofort eine manuelle Beatmung möglich.

Bei diesen Narkosegeräten ist zukünftig die Erstellung eines **kontinuier-licher Narkoseprotokolls über EDV** möglich. Allerdings hat bis jetzt nur ein handgeschriebenes Narkoseprotokoll Gültigkeit vor Gericht.

A 5.4.1 Low-flow- oder Minimal-flow-Anästhesie

Prinzipiell sind auch bei den gebräuchlichen Narkosegeräten im halbge-schlossenen Narkosesystem **Niedrigflußnarkosen** möglich.

Technische Voraussetzungen für Niedrigflußnarkosen
– schwankungsfreie Frischgasdosierung im niedrigen Flowbereich
– elektronische Überwachung des Frischgasflows
– Verdampfer, die auch im niedrigen Flowbereich genau zu dosieren sind
– mögliche inspiratorische und exspiratorische Narkosemittelmessung
– volumenkonstante Narkoseapparate
– Leckagen dürfen nicht mehr als 0,1 Liter Flow betragen

Gasaufnahme
• **Sauerstoff**
– Patient entnimmt entsprechend seinem metabolischen Verbrauch nahe-zu kontinuierlich Sauerstoff aus dem Frischgasfluß (konstante Menge)
– Ausnahmen beim kontinuierlichen Verbrauch sind schwere Vorerkran-kungen oder ein manifester Schock
• **Lachgas**
– pharmakologisch wirksam, aber nicht metabolisiert und von der alveolo-arteriellen Partialdruckdifferenz bestimmt
– in der Einleitungsphase ist die alveolo-arterielle Partialdruckdifferenz hoch, bis zur vollständigen Sättigung der Gewebe nimmt sie kontinuier-lich ab
– im Gleichgewichtszustand (Steady state) kann die Sättigung nach der Gleichung nach Severinghaus berechnet werden
– in der Ausleitungsphase nimmt die alveolo-arterielle Partialdruckdiffe-renz wieder zu, da kein Lachgas mehr zugeführt wird

263

Nachdem die vollständige Sättigung erreicht ist, kann die Frischgaszufuhr auf die reine Metabolisierungsrate des Patienten reduziert werden.

● **Inhalationsanästhetika**
– sie werden ebenfalls nach der Lowe-Exponentialfunktion aufgenommen und abgegeben
– im Narkoseverlauf verhalten sie sich proportional zur angestrebten Konzentration, der Löslichkeit des Anästhetikums und des HZV

Vorgehen
● **Einleitungsphase**
– wie gewohnt
● **Initialphase**
– Verkürzung möglich durch einen sehr hohen Frischgasflow von acht bis zwölf Litern und die hochkonzentrierte Gabe eines hochpotenten Inhalationsanästhetikums mit niedriger Blutlöslichkeit
● **Steady state**
– Flow vermindern und die inspiratorische Sauerstoffkonzentration erhöhen, um zu verhindern, daß sich durch die fast vollständige Rückatmung zu niedrige Sauerstoffkonzentrationen ergeben.
– Veränderungen der Narkosetiefe (lange Zeitkonstante) sind erst nach längeren Konzentrationsänderungen in der Zusammensetzung des Minimal-Flow und nur durch Erhöhung der Frischgaszufuhr und der Vaporkonzentration möglich
– bei einer raschen Veränderung der Narkosetiefe muß das System geöffnet, die Frischgaszusammensetzung angepaßt und diese Konzentration mit hohem Flow in das System eingespeist werden
● **Ausleitungsphase**
– beginnt etwa 15 Minuten vor Operationsende durch Schließen des Verdampfers
– am Ende der Operation wird die Narkose mit einem hohen Frischgasflow beendet
Frischgasflows für verschiedene Narkosesysteme sind der Tabelle A 5-1 zu entnehmen.

Bei reduziertem Frischgasfluß nimmt die inspiratorische Sauerstoffkonzentration immer weiter ab. Aus Sicherheitsgründen muß die inspiratorische Sauerstoffkonzentration erhöht werden.

Tab. A 5-1 Frischgasflows für verschiedene Narkosesysteme

Frischgasflow	Gesamt Liter/Minute	Sauerstoff	Stickstoff
halboffen	9	3	6
halbgeschlossen	3	1	2
low-flow	1	0,5	0,5
minimal flow	0,5	0,3	0,2
total geschlossen	0,4	0,3	0,1

A 6 Lungenfunktion in Narkose

A 6.1 Physiologische Grundlagen

Hauptfunktionen der Lunge
– Gasaustausch
– Aufnahme von Sauerstoff in den Körper
– Abgabe von Kohlendioxid

Aufgaben der Lunge
– Synthese von Phospholipiden (Surfactant)
– Synthese von Strukturproteinen (Kollagen und Elastin)
– Metabolisierung vasoaktiver Substanzen (Bradykinin, Serotonin, Prostaglandine)
– Sekretion von Immunglobulinen
– Blutreservoir

Der pulmonale Gasaustausch findet in den **Alveolen** statt, den kleinsten Aufzweigungen der Luftwege. Die menschliche Lunge enthält ungefähr 300 Millionen Alveolen mit einem Durchmesser von je 0,3 Millimeter. Damit beträgt die Fläche, die zum Gasaustausch zur Verfügung steht, zwischen 50 und 100 m².

Die Blutgefäße der Lunge teilen sich in sehr viele **Kapillaren** auf, welche die Alveolen einhüllen.

Durch die Aufzweigung in kleinste Luftwege und Kapillaren wird der Abstand zwischen Atemluft und Blut so klein (0,3 bis 1,7 μm), daß Sauerstoff und Kohlendioxid durch **Diffusion** an einer Membran ausgetauscht werden können (Blut-Luft-Schranke) (Abb. A 6-1).

A 6.1.1 Ventilation

Mit jedem Atemzug nimmt der Mensch etwa 500 ml Luft auf. Bei 15 Atemzügen in der Minute ist dies ein **Atemminutenvolumen von 7500 Millilitern.**

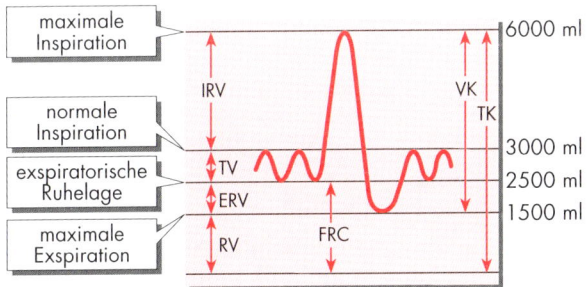

Abb. A 6-1 Lungenvolumina (mit dem Spirometer meßbar) und Lungenkapazitäten (mit dem Spirometer nicht meßbar). TV: Tidalvolumen (Atemzugvolumen), IRV: Inspiratorisches Reservevolumen, ERV: Exspiratorisches Reservevolumen, RV: Residualvolumen, VK: Vitalkapazität, FRC: Funktionelle Residualkapazität, TK: Totalkapazität

Nicht das ganze Atemminutenvolumen erreicht die Alveolen, den Ort des Gasaustausches. Von 500 ml Atemzugvolumen bleiben etwa 150 ml im **anatomischen Totraum** ($V_T$anat: Volumen der zuführenden Atemwege). Somit stehen zum Gasaustausch 5250 ml zur Verfügung. Dies entspricht der **alveolären Ventilation.**

Da nicht alle Teile der Lunge gleich gut ventiliert und perfundiert werden, findet **nicht überall ein Gasaustausch** statt. Den Anteil des Alveolarraums, der zwar belüftet wird, aber bei verringerter Durchblutung nicht am Gasaustausch teilnimmt, nennt man **alveolären Totraum** ($V_T$alv).

Der physiologische Totraum (V_T) entspricht der Summe aus anatomischem Totraum ($V_T$anat) und alveolärem Totraum ($V_T$alv):

$V_T$anat + $V_T$alv = V_T

Der Anteil des physiologischen Totraumes am Atemzugvolumen ist beim gesunden Menschen etwa 30 Prozent.

Die basalen Anteile der Lunge werden besser belüftet als die oben liegenden.

In **Rückenlage** sind die dorsalen Anteile besser belüftet als die ventralen, in **Bauchlage** die ventralen Anteile besser als die dorsalen.

A 6.1.2 Diffusion

Für den Gasaustausch gilt das **Fick-Diffusionsgesetz.**

Die pro Zeiteinheit durch eine Schicht diffundierende Stoffmenge ist proportional dem Druckgradienten und der Fläche der Schicht. Sie ist umgekehrt proportional der Schichtdicke.

– die Passagezeit eines Erythrozyten durch eine Kapillare an der Alveolarwand beträgt etwa **0,75 Sekunden**
– diese Zeit steht zum **Gasaustausch** zur Verfügung
– nach ungefähr einem Drittel der Passagezeit bzw. -strecke ist der Erythrozyt bereits mit Sauerstoff gesättigt

Daher ist auch bei starker Lungendurchblutung und verkürzter Passagezeit (z.B. beim Sport) die Diffusion von Sauerstoff und Kohlendioxid gesichert.

A 6.1.3 Pulmonaler Blutfluß und Shunt

Fast das ganze **Herzzeitvolumen** (HZV) passiert die Lungenstrombahn. Wie bereits erwähnt, gibt es regional unterschiedlich durchblutete Areale, also ein Mißverhältnis zwischen Belüftung und Durchblutung. Bei einem gesunden Menschen ergibt sich ein natürlicher Shunt von ein bis drei Prozent des Herzzeitvolumens.

Der **Blutdruck** im **Lungenkreislauf** ist wesentlich **niedriger** als im systemischen Kreislauf.

Die Lungendurchblutung ist in den unteren Partien besser als in den oberen.

In **Rückenlage** sind die dorsalen Abschnitte besser durchblutet als die ventralen.

Die ungleiche Verteilung von Ventilation und Perfusion in der Lunge führt auch bei Gesunden zu einer **physiologischen Differenz** des **Sauerstoffpartialdruckes** zwischen Alveolarraum und arteriellem Blut (**A**rterio-**a**lveoläre **S**auerstoff-**D**ifferenz: AaDO$_2$).

Die Differenz zwischen Sauerstoffpartialdruck im Alveolarraum und im arteriellen Blut ist von der Menge des Shuntblutes abhängig.

Shuntblut
– Blut, welches das linke Herz erreicht, ohne durch belüftete Teile der Lunge geflossen zu sein
– es setzt sich zusammen aus: nur **gering oxygeniertem Blut,** das kaum oder wenig belüftete Lungenanteile durchflossen hat, und einer venösen Beimischung aus den **Vv. Thebesii** des Sinus coronarius (echte Shunts) und aus direkten arterio-venösen Shunts innerhalb der Lunge
Alle diese Effekte führen zu einer **Erhöhung der Differenz** des **Sauerstoffpartialdruckes** zwischen **Alveolarraum** und **arteriellem Blut** (AaDO$_2$).

A 6.1.4 Hypoxische pulmonale Vasokonstriktion

Ein Teil der AaDO$_2$ wird durch die **hypoxische pulmonale Vasokonstriktion** (HPV) ausgeglichen.

Eine Hypoxie der Wand einer Lungenkapillare (pO$_2$ im Alveolus sinkt) führt zu einer Vasokonstriktion der Kapillare.

Die verminderte Durchblutung eines schlecht belüfteten Lungenbezirks verringert den arterio-venösen Shunt.
Die **hypoxische pulmonale Vasokonstriktion** wird durch eine intravenöse Narkose nur **unwesentlich beeinflußt**. Inhalationsanästhetika reduzieren sie in Abhängigkeit von der Dosis.

Ventilations-Perfusionsverhältnis
– physiologisch ist ein Verhältnis von Belüftung zu Durchblutung von 0,8 (Ventilations-Perfusionsverhältnis V$_A$/Q)
– dieses Verhältnis gilt für die ganze Lunge, einzelne Abschnitte der Lunge weisen zum Teil erheblich abweichende Ventilations-Perfusionsverhältnisse auf

A 6.1.5 Funktionelle Residualkapazität und Atelektasenbildung

Die funktionelle Residualkapazität (FRC) ist das am Ende eines normalen Atemzuges **nach** der **Exspiration** in der Lunge v**erbleibende Luftvolumen.** Sie verringert sich in Rückenlage (Druck der Baucheingeweide) um etwa 20 Prozent.

Auswirkungen
– der Thoraxraum wird verkleinert und die Luftwege zusammengepreßt, dadurch steigt der Atemwegswiderstand
– die elastischen Rückstellkräfte des Thorax und damit die Compliance sinken (verminderter Tonus der Atemmuskulatur)
– rasche Bildung von Kompressionsatelektasen in abhängigen Lungenpartien; diese können postoperativ bis zu 24 Stunden fortbestehen

Atelektasen sind durch Applikation von PEEP nur gering beeinflußbar. In Seitenlage oder Bauchlage entwickeln sich Atelektasen in den jeweils unten liegenden (abhängigen) Teilen der Lunge.

A 6.2   Veränderungen der Lungenfunktion bei Allgemeinanästhesie

Beim narkotisierten Patienten treten sowohl bei Spontanatmung als auch bei Beatmung Veränderungen der Lungenfunktion auf.

Auswirkungen auf den Organismus
– direkte und indirekte Wirkung der Anästhetika auf die Atemmuskulatur
– Kontraktilität der Atemmuskulatur ist herabgesetzt
– Tonus der Atemmuskulatur sinkt
– Atemzentrum (Mittelhirn) wird gehemmt
– Rückenlage beeinflußt die Lungenfunktion

A 6.2.1   Airway Closure

Airway Closure ist der **plötzliche Verschluß terminaler Luftwege.** Der Verschluß tritt auf, sobald der intrapulmonale Druck unter einen kritischen Wert abfällt.

Auswirkungen
– Teile der Lunge stehen nicht mehr für den Gasaustausch zur Verfügung
– veränderte Ventilations-Perfusionsverhältnisse
– Zunahme der alveolär-arteriellen Sauerstoffdifferenz
– Vergrößerung des intrapulmonalen Shunts

Closing Volume (CV)
– Lungenvolumen, bei dem sich die kleinen Atemwege in der Lunge verschließen und nicht mehr am Gasaustausch beteiligt sind

Closing Capacity (CC)
– **Summe** aus **Closing Volume** und **Residualvolumen** (RV)
– beim Gesunden liegt die Closing Capacity zwischen FRC und RV
– bei gesunden Jugendlichen liegt die CC nahe am RV, die Airway Closure ist erst bei maximaler Inspiration bedeutsam

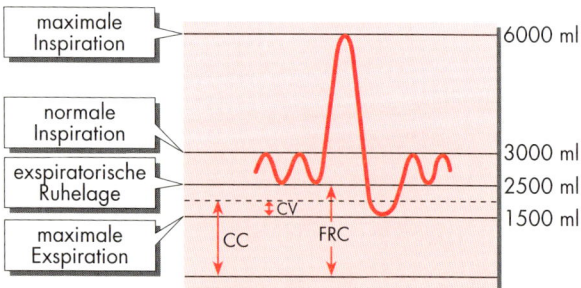

Abb. A 6-2 Closing Capacity (CC), Closing Volume (CV) und FRC. Die Closing Capacity ist das Lungenvolumen, bei dem kleine Atemwege sich in der Lunge verschließen und nicht mehr für den Gasaustausch zur Verfügung stehen. Das Closing Volume ist die Differenz von Closing Capacity und Residualvolumen

- ab 60. Lebensjahr erreicht normalerweise die Closing Capacity beim Stehen die funktionelle Residualkapazität, dann erst spielt die Airway Closure auch bei normaler Atmung eine Rolle
- die wahrscheinliche Ursache für die Zunahme von CC und CV im Alter ist der Rückgang der Gewebeelastizität
- im Liegen tritt dieselbe Situation schon mit ungefähr 40 Jahren auf, da die FRC von der Körperlage abhängig ist (Abb. A 6-2)

Die Closing Capacity ist unabhängig von der Körperlage.

A 6.2.2 Shunts und alveolo-arterielle Sauerstoffdifferenz

Durch die Bildung von **Atelektasen** werden Teile der Lunge nicht mehr belüftet, jedoch immer noch durchblutet.
Dies führt zu einer **Erhöhung** des **Shunts** und zu einer **Verringerung** der **alveolo-arteriellen Sauerstoffdifferenz** (AaDO$_2$).
Zusätzlich ist bei Inhalationsnarkosen die **Gegenregulation** über die hypoxische pulmonale Vasokonstriktion stark **eingeschränkt**.

A 6.2.3 Zunahme des alveolären Totraums

Der Anteil des Totraums am Atemzugvolumen beträgt etwa 30 Prozent, unter Narkose steigt dieser Wert auf 40 Prozent. Auch wenn eine Intubation den anatomischen Totraum verringert, so nimmt während Allgemeinanästhesie der gesamte Totraum zu (Zunahme des alveolären Totraums)

- eine Tonusminderung der Atemmuskulatur, speziell des Zwerchfells, hat zur Folge, daß die abhängigen Lungenanteile nicht mehr besser belüftet werden
- die in Narkose besser belüfteten oberen Anteile sind schwerkraftabhängig schlechter perfundiert als die abhängigen Partien

In Narkose werden oben liegende Lungenanteile besser belüftet und schlechter durchblutet als im Wachzustand. Ein großer Teil des Atemzugvolumens steht nicht für den Gasaustausch zur Verfügung (Totraumerhöhung).

Bei **Erhöhung** des **alveolären Totraumes** ist eine **Hyperkapnie** zu erwarten. Sie tritt aufgrund des in Narkose verringerten Kohlendioxid-Anfalls klinisch nicht in Erscheinung. Der Hyperkapnie kann durch eine **Hyperventilation** entgegengewirkt werden.

In der Abbildung A 6-3 sind die Auswirkungen der Narkose auf die Lungenfunktion zusammengefaßt.

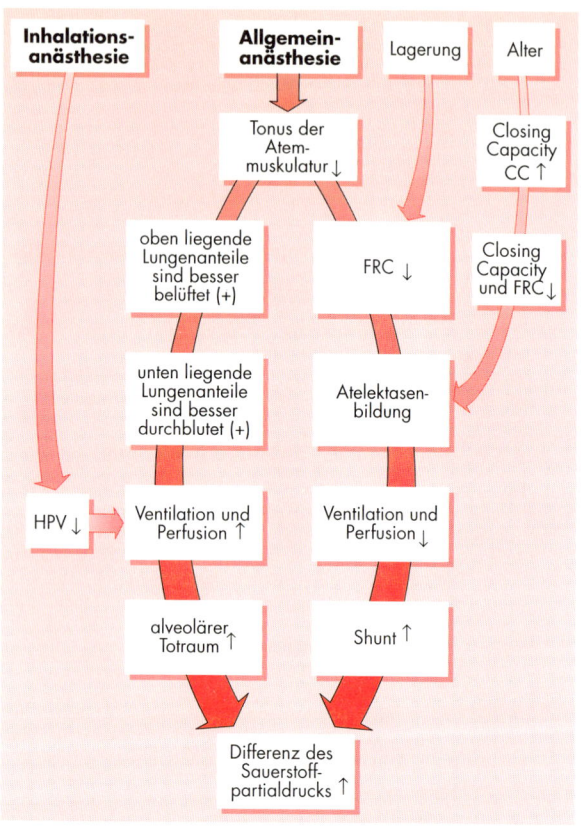

Abb. A 6-3 Auswirkungen der Narkose auf die Lungenfunktionen

A 7 Vorbereitungen vor der Übernahme des Patienten

Die Sicherheit einer Narkose hängt großenteils von der **vollständigen** und **sorgfältigen Vorbereitung** des notwendigen Zubehörs durch das Anästhesiepflegepersonal ab.

Der narkoseführende Anästhesist muß sich nach dem **Vertrauensgrundsatz** durch **Delegation** und nach mündlicher **Rückfrage** darauf verlassen können, daß die **Funktionstests** korrekt vorgenommen worden, und alle vorbereiteten **Materialien vollständig** sind.

Die **Anordnungsverantwortung** bleibt beim Anästhesisten, die Verantwortung für das Vorgehen liegt beim Anästhesiepflegepersonal.

Bevor der Patient eingeschleust wird, sind unabhängig von der Operation folgende Vorbereitungen zu treffen.

 Ergänzungen, wie das Bereitstellen eines erweiterten Monitorings, zentralvenöse Zugänge oder spezielle Medikamente, sind vom Gesundheitszustand des Patienten und der geplanten Operation abhängig.

Vorbereitungen im Einleitungsraum und Operationssaal

- **Gasquellen**
- Drucke der zentralen Gasversorgung überprüfen
- Kontrolle des Gasdrucks in den Reserveflaschen (Kap. A 3.1.1)
- **Narkoseapparat**
- Kontrolle der Geräte, Funktions- und Dichtigkeitsprüfung
- funktionsfähiger Beatmungsbeutel
- **Standardmonitoring**
- Blutdruckmanschette
- EKG-Monitor, EKG-Elektroden, Pulsoxymeter
- **Narkosewagen**
- auf Vollständigkeit prüfen
- Spritzen und Kanülen in verschiedenen Größen
- Fixier- und sterile Abdeckpflaster
- Blutdruckmanschette und Stethoskop
- Desinfektionsmittel, sterile und unsterile Tupfer
- Druckbeutel für Massivtransfusionen
- orale Tuben verschiedener Größe, Intubationsbesteck
- Dreiwegehähne, verschiedene Verschlußstopfen
- Magensonden und -ablaufbeutel
- Infusions- und Transfusionsbestecke, Infusionsverlängerungen
- Venenverweilkanülen
- sterile und unsterile Handschuhe, Klemmen, Scheren
- Notfallmedikamente, Narkosemedikamente, die nicht im Kühlschrank gelagert werden müssen

Vorbereitungen im Einleitungsraum

- **Intubationsbesteck mit Zubehör**
- Intubationsbesteck (Abb. A 7-1), Intubationstuben (Kap. 11.1.1)
- **Zubehör für die Maskenbeatmung**
- Guedel-Tuben, Masken

271

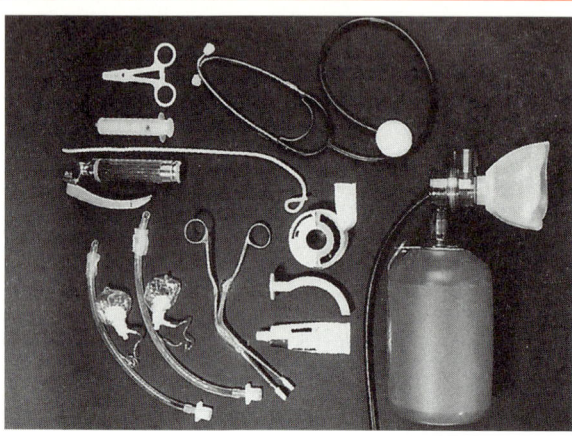

Abb. A 7-1 Vorbereiten des Intubationszubehörs

- **Narkosemedikamente**
  – mit Aufkleber und Datum beschriften, z.B. Barbiturate, Hypnotika, Analgetika, Muskelrelaxanzien (Kap. 8.1)
- **Notfallmedikamente**
  – mit Aufkleber und Datum beschriften, z.B. Atropin
- **Materialien zum Legen eines venösen Zugangs**
  – Desinfektionslösung, Stauschlauch
  – Tupfer, Verweilkanülen
  – sterile Abdeckpflaster
  – Infusionen mit gefüllten Bestecken (Kap. 6.1.1)
- **Defibrillator**
  – Funktionskontrolle (Kap. 12.5)

A 8 Übernahme und Vorbereitung des Patienten

A 8.1 Übernahme des Patienten in der Schleuse

Für das Anästhesiepersonal ist die Übernahme eines Patienten von einer Allgemeinstation ein Teil der **präoperativen Aufgaben.** Für den Patienten ist dieser Moment von persönlicher Bedeutung. Meist ist die anxiolytische und sedierende Wirkung der Prämedikation noch nicht eingetreten.

 Der Patient erlebt das Einschleusen, verbunden mit seinen natürlichen Operationsängsten, in der Regel als kalt. Idealerweise sollte ihn die Anästhesiepflegekraft an der Schleuse in Empfang nehmen (Abb. A 8-1 a und b).

Es empfiehlt sich, bereits vorher die Vollständigkeit der **Laborunterlagen** sowie die eingehaltene **Nüchternheitskarenz** zu überprüfen, um dem Patienten eine eventuelle Verzögerung auf dem unbequemen Operationstisch zu ersparen. Bei fehlenden Unterlagen kann er die Wartezeit im eigenen Bett verbringen.

A 8.2 Vorbereitung des Patienten im Einleitungsraum

Hier beginnt eine wichtige **pflegerische Domäne** des Anästhesiepersonals.

 Bis zur Injektion der Einleitungsmedikamente kann das Anästhesiepflegepersonal mit Einfühlungsvermögen dem Patienten einen großen Teil seiner Ängste nehmen oder mindern.

Falls die folgenden Aspekte nicht schon in der Schleuse berücksichtigt wurden, übernimmt die Anästhesiepflegekraft folgende Aufgaben.

Kontakt mit Patient
– Feststellen der Identität
– Begrüßung des Patienten mit Namen
– eigene Vorstellung mit Namen und Funktion

Überprüfen
– Übereinstimmung von geplanter Operation und Patientenidentität
– Narkoseeinwilligung
– Nüchternheitskarenz eingehalten?
– Rauchverbot eingehalten?
– Zahnprothesen entfernt?
– Schmuck entfernt?

Kontrolle der Dokumentationsunterlagen
– Prämedikation in der Dokumentation abgezeichnet
– Vollständigkeit der Laborunterlagen
– bei Blutwerten außer der Norm Kontrolle, ob sie wiederholt wurden
– anhand des Prämedikationsfragebogens Vorerkrankungen eruieren
– Allergien, ansteckende Krankheiten, z.B. HIV-Infektion oder Hepatitis
– Narkoseform (Regional- oder Allgemeinanästhesie)

273

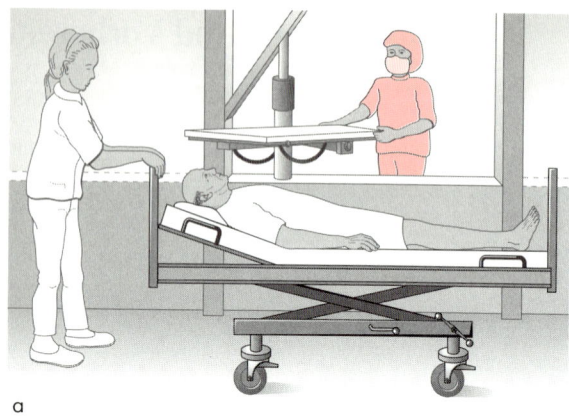

a

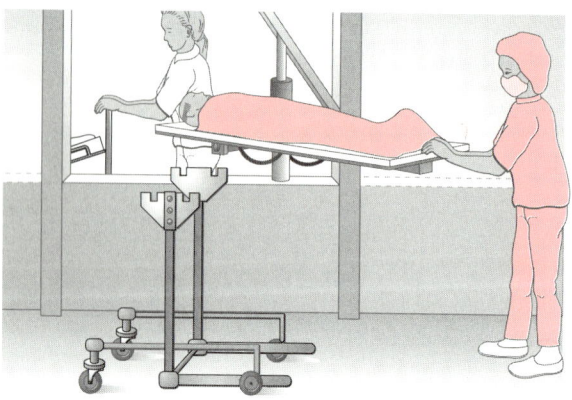

b

Abb. A 8-1 a und b Übernahme des Patienten **a** Patient wird auf einer nach außen geschwenkten OP-Tischplatte gelagert **b** OP-Tischplatte in den OP-Bereich schwenken und auf einem Transportgestell arretieren

Weiteres Vorgehen
– bei größeren Eingriffen bestellte Blutpräparate aus Blutbank abrufen
– Patienten Mut zusprechen, Zuwendung
– wärmeerhaltende Maßnahmen, z.B. angewärmte OP-Decken
– bequeme Rücken- und Armlagerung
– EKG-Thoraxwandableitung (Abb. A 8-2)
– Pulsoxymetrie (Sauerstoffsättigung)
– erstmaliges Blutdruckmessen (Ausgangsblutdruck)
– evtl. Sauerstoffgabe
– peripheren Zugang legen

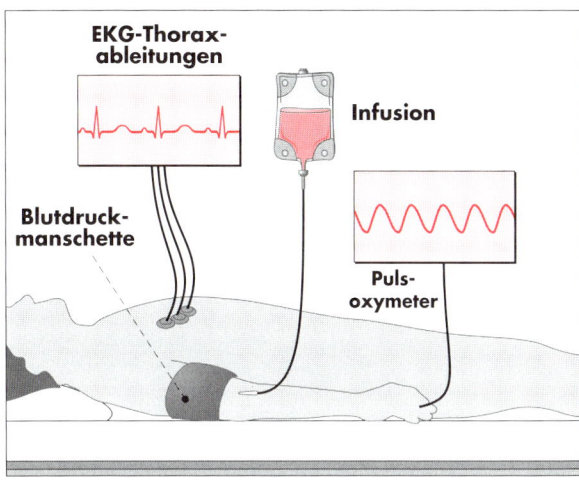

Abb. A 8-2 Standardmonitoring zur Narkose

– Anschluß der Infusion; bei Regionalanästhesien Vorlauf von über 500 ml
– auf Anordnung präoperative Gabe von Antibiotika
– Dokumentation der pflegerischen Tätigkeiten im Narkoseprotokoll

 Der prämedizierte Patient darf trotz lockerer Fixierung mit Bauchgurten im Einleitungsraum nicht mehr alleine gelassen werden.

A 8.3 Anästhesiebezogene Lagerung des Patienten

Die Lagerung des Patienten vor und während der Narkose geschieht in Absprache zwischen Operateur und Anästhesist bzw. **Anästhesiepersonal.** Dieses ist zuständig für die Gebiete, deren **sicherer Zugang** während der Narkose gewährleistet sein muß:
– der Kopfbereich
– die Hals- und Schulterpartien
– der Thoraxbereich oberhalb der Mamillen
– die oberen Extremitäten
Der **Operateur** ist für die **spezifische Operationslagerung** zuständig. Die **Einleitung** der Narkose erfolgt immer in **Rückenlage,** abgesehen von der Einleitung bei Ileus. Erst nach erfolgter Intubation werden die Speziallagerungen vorgenommen.

A 8.3.1 Rückenlage

Die Rückenlage (Abb. A 8-3) gehört zu den Standardlagerungen.

 Die zur Seite gelagerten Arme des Patienten sind bei der Rückenlage für Druckschäden prädisponiert.

275

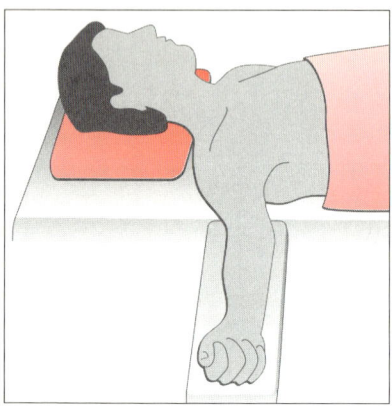

Abb. A 8-3 Rückenlage

Besonders gefährdet sind die Nerven des **Plexus brachialis** und hier vor allem der **Nervus ulnaris** am Ellenbogen, der durch **Polstermaterial** geschützt werden muß.

Vorgehen
– Arme nicht über 90 Grad überstrecken, um einen Zug am Plexus zu vermeiden
– Arm auf Armstütze bis in Thoraxhöhe anheben
– Arm im Schultergelenk nach innen rotieren
– Arm im Ellenbogengelenk leicht beugen
– Handrücken nach oben drehen
– Arme leicht fixieren, um sie vor Herunterfallen zu schützen
– angelagerten Arm mit einer etwa 40 Zentimeter langen Polsterung zirkulär fixieren

A 8.3.2 Bauchlage

Die Bauchlage (Abb. A 8-4) ist die bevorzugte Lagerung für Operationen an der **Wirbelsäule** und wird erst beim **intubierten Patienten** vorgenommen.

 Durch die Relaxierung ist besonders auf Luxationen der Gelenke beim Umlagern zu achten.

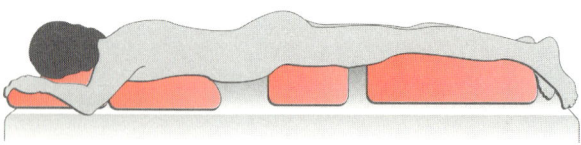

Abb. A 8-4 Bauchlage

Vorgehen
- Patienten in flacher Narkose mit mindestens drei Personen umlagern
- Anästhesist steht am Kopf und ist für den Tubus zuständig
- alle Infusionen und Zugänge sichern
- in der Bauchlage Lagerungsmittel unter Hüften und Thorax plazieren (Massen unterstützen, Kap. 14.3.2)

 Damit die Beweglichkeit des Zwerchfells nicht eingeschränkt ist und kein Druck auf die Bauchorgane und Blutgefäße entsteht, Bauchwand frei lagern.

- stabile Lagerung des Kopfes in Seitenlage
- Druck auf die Augenpartie vermeiden
- Anschluß der Beatmung und des Monitorings
- Anschluß der Infusionen
- Tubus auf korrekte Lage prüfen
- Nervus ulnaris unterpolstern
- Unterpolsterung der Fußrücken
- Schutz des Nervus femoralis cutaneus durch Kissen unter dem Oberschenkel

A 8.3.3 Seitenlage

Die Seitenlage (Abb. A 8-5 a und b) wird bei thoraxchirurgischen und urologischen, aber auch bei Wirbelsäulenoperationen angewandt.

Vorgehen
- Patienten auf entsprechende Seite drehen
- Kopf unterpolstern
- Lagerungsmittel zur Druckentlastung der unteren Extremität zwischen die Knie
- oberen Arm auf eine Armstütze lagern
- Polster unter die obere Thoraxhälfte legen, um Plexusschäden zu vermeiden

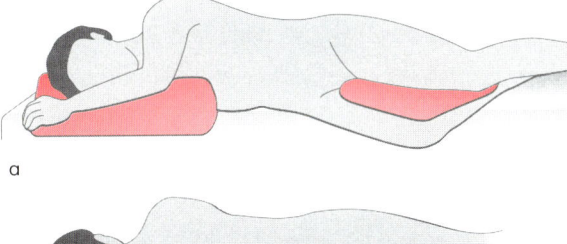

a

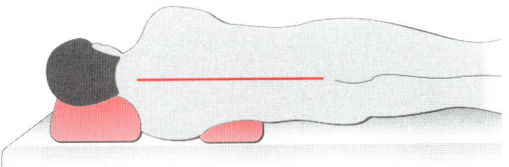

b

Abb. A 8-5 a und b Seitenlagerung **a** Kissen zwischen Knien und Ellenbogen zum Verhindern von Druckschäden **b** ein Kissen unter dem Kopf vermeidet Druckschäden an der unten liegenden Extremität

A 9 Anästhesieverfahren

A 9.1 Intubationsnarkosen

Die meisten Anästhesien erfolgen in Intubationsnarkose. Die **Vorbereitung des Materials** ist in Kapitel 11.1.1 nachzulesen.

Vorgehen bei der oralen Intubation
Arzt **(A)**, Pflegekraft **(P)**
- **(A)** Information des Patienten
- **(P)** Rückenlage, Bauchgurt, Arme fixiert
- **(A)** Händedesinfektion
- **(A)** Mund öffnen lassen, Inspektion der Mundhöhle (Zähne, Prothesen)
- **(A)** Anziehen von Einmalhandschuhen
- **(P)** Händedesinfektion
- **(A)** Präoxygenierung über Maske durch Sauerstoffflush am Narkosegerät
- **(P)** Einleitungsmedikamente injizieren
- **(A)** bei Eintreten von Bewußtseinsverlust und Apnoephase mit Maske beatmen
- **(P)** Messung des Blutdrucks
- **(P)** Relaxierung
- **(A)** intubationsgerechte Lagerung des Kopfes, z.B. Reklinierung des Kopfes (verbesserte Jackson-Position oder Schnüffelstellung)
- **(A)** Spreizen des Ober- und Unterkiefers mit den Fingern, Lippen von den Zahnreihen lösen
- **(P)** Anreichen des eingerasteten Laryngoskopgriffes mit Spatel in die linke Hand
- **(A)** führt Laryngoskop mit Spatel mit der linken Hand in den rechten Mundwinkel
- **(P)** rechten Mundwinkel etwas wegziehen, um Verletzungen zu vermeiden
- **(A)** Vorschieben des Laryngoskops über die Mundhöhlenmitte zur linken Seite
- **(A)** Zunge nach links schieben, dadurch freie Sicht
- **(P)** bei Bedarf Sellick-Handgriff zum Verschieben der Trachea (meist nach rechts)
- **(A)** Einstellen der Stimmritze durch Aufrichten der Epiglottis. Ist die Epiglottis nicht einsehbar, ist der Spatel meist zu tief eingeführt
- **(A)** Laryngoskop behutsam in Griffrichtung ziehen, Epiglottis richtet sich auf
- **(P)** Anreichen des Tubus in die rechte Hand
- **(A)** Einführen des Tubus in den rechten Mundwinkel
- **(A)** Vorschieben des Tubus, bis Cuff zwischen Stimmritze verschwindet
- **(A)** Laryngoskop entfernen
- **(P)** Tubuscuff blocken
- **(P)** Tubus festhalten, unbedingt Kontakt mit Wange des Patienten, um Verrutschen zu vermeiden
- **(P)** Anschluß an das Narkosegerät
- **(A)** manuelle Beatmung und Kontrolle der Tubuslage
- **(P)** Guedel-Tubus oder Binde einführen
- **(P)** Tubus fixieren
- **(P)** Anschluß an die exspiratorische Kohlendioxid-Messung
- **(P)** Blutdruckkontrolle

– **(A)** Narkose mit volatilen oder intravenösen Anästhetika vertiefen
– **(P)** Dokumentation im Narkoseprotokoll

A 9.2 Larynxmaskennarkose

Wenn eine Intubation wegen ungenügender Mundöffnung nicht möglich ist, kann auch eine **Larynxmaske als Intubationsersatz** eingesetzt werden. Die Kehlkopfmaske (Abb. A 9-1) besteht aus einer ovalen Maske, die den Raum um und hinter dem Kehlkopf mit einem „low pressure cuff" ausfüllt. Das sichere Freihalten der Atemwege, aber ohne Durchbrechen der Stimmbänder, ist dadurch garantiert.

Die Larynxmaske liegt mit ihrer Spitze im Bereich des oberen ösophagealen Sphinkters. Die Seitenteile zielen in die Recessus piriformes, der obere Maskenteil schließt mit der Zungenwurzel ab. Die Epiglottis ist entwede aufgerichtet oder liegt an der Innenseite der Maske. In der richtigen Position befinden sich die Glottis und die Öffnung der Maske gegenüber.

Vorteile
– der große Cuff macht eine Passierung der Glottis unmöglich, dies verhindert eine einseitige oder endobronchiale Intubation
– Stimmbänder werden geschont
– inspiratorische Atemarbeit erniedrigt, dies wirkt sich positiv auf die funktionelle Residualkapazität aus
– guter Sitz, auch bei älteren, zahnlosen Patienten oder Kindern
– gegenüber der Maskennarkose geringere Leckagen und somit weniger Narkosegasbelastung

Indikationen
– reduzierte Mundöffnung , kleiner als 1,5 Zentimeter
– instabile Frakturen der HWS ohne Lageveränderung des Kopfes
– in der Notfallmedizin und Reanimation mit der **Abwägung des Aspirationsrisikos**
– Intubationshilfe zur fiberoptischen Intubation
– bei Trachealstenosen, Asthma bronchiale
– Kinderanästhesie (Kap. A 14.14.5)

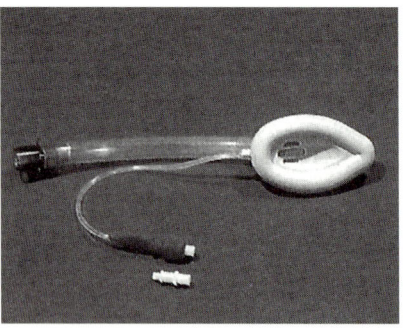

Abb A 9-1 Cuff und Tubus einer Kehlkopfmaske

- Augenanästhesie, Augendruck ist niedriger
- flachere Narkose bei diagnostischen Eingriffen
- Alternative zum Masken-CPAP in der Intensivtherapie während der Weaningphase

Kontraindikationen
- Patient ist nicht nüchtern
- starke Adipositas
- Hiatushernie
- verminderte Lungencompliance (höherer Beatmungsdruck erforderlich)
- extreme Lagerungen
- eingeschränkte Streckung der Halswirbelsäule
- Operationsdauer über drei Stunden
- geplante Nachbeatmung
- Eingriffe im Oberbauchbereich
- nicht einsehbarer Kopfbereich

Vorbereitung
- vor Anwendung Larynxmaske bei 143 °C sterilisieren
- vor der Sterilisation Cuff vollständig entleeren; Luft erweitert den Cuff, schädigt ihn und das Ventil
- hält der Cuff den Druck nicht, Ventil herausdrücken und auswechseln
- nach der Sterilisation mit einer 20- oder 50-ml-Spitze Cuff vollständig füllen und wieder entleeren
- nach der vollständigen Entleerung sollte der Cuff die Form einer flachen ovalen Scheibe haben, deren Rand von der Öffnung weg weist; dies wird unterstützt, wenn man die gewölbte Seite auf eine flache Unterlage preßt und mit dem Finger auf die Cuffspitzenrückseite drückt
- kurz vor Gebrauch Larynxmaske mit klarem Leitungswasser abspülen

 Die Auswahl der Maskengröße hängt vom Körpergewicht ab: für Kinder über 30 Kilogramm oder untergewichtige Erwachsene Größe 3, für normalgewichtige Erwachsene Größe 4, für Erwachsene über 90 Kilogramm Größe 5.

Vorgehen
- Reklination des Kopfes mit der linken Hand
- Larynxmaske wie einen Stift mit dem Zeigefinger so nah wie möglich am Ende halten (Bleistiftgriff)
- äußere Maskenspitze mit der Öffnung nach vorne gegen die Innenseite der Schneidezähne legen
- Unterkiefer mit dem Mittelfinger herausdrücken
- Maske mit flachem Anliegen am harten Gaumen vorschieben, wobei der Mittelfinger als eine Art Führungsschiene dient
- Maske bis in die endgültige Position weiterschieben (Abb. A 9-2); zur Orientierung hat die Maske an ihrer konvexen Tubusseite einen schwarzen Streifen, der nach dem Fixieren gegenüber der Oberlippe sichtbar sein sollte
- Cuff füllen: Größe 4 bis 30 ml, Größe 5 bis 40 ml
- das Füllen sollte bei unfixierter Maske erfolgen, da sie sich während der Blockung selbst positioniert
- ein Aufwärtssteigen bis 1,5 cm während der Blockung ist normal
- Auskultation beider Lungen

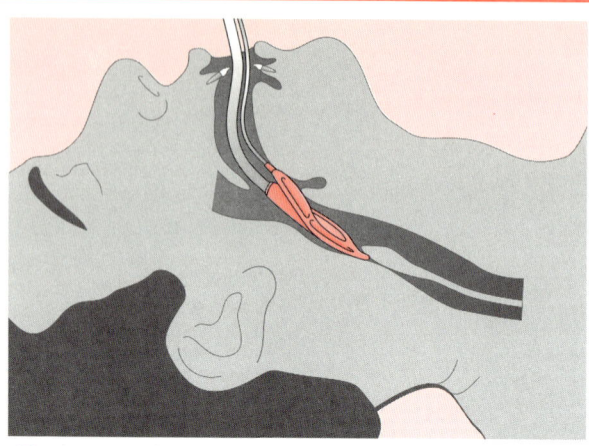

Abb. A 9-2 Lage der Kehlkopfmaske

 Bei Narkosen sollten Guedel-Tuben wegen der mittigen Positionierung der Maske und der Reflexirritation in der Ausleitungsphase durch Mullbinden ersetzt werden.

Komplikationen
– falsche Position, Obstruktion
– bei hohen Beatmungsdrücken kann es zu Mageninsufflation und zur Maskenundichtigkeit führen
– Regurgitation, trockener Hals
– Sprechschwierigkeiten bei zu starker Cuffblähung
– Laryngospasmus

A 9.3 Maskennarkose

Die Maskennarkose im klassischen Sinn ist durch die Narkose mit der Larynxmaske (Kap. A 9.2) äußerst selten geworden.

Indikationen
– zur Supplementierung unvollständiger Regional- und Leitungsanästhesien
– kurze Eingriffe, z.B. Verbandwechsel, Abszeßspaltung
– voraussehbare Intubationsschwierigkeiten

Voraussetzungen
– nüchterner Patient
– keine Veränderungen im Nasen-Rachen-Raum

Kontraindikationen
– längere Eingriffe
– Patient ist nicht nüchtern
– kardiale Risikopatienten

Komplikationen
_ durch undichten Maskensitz Kontaminierung der Umgebungsluft durch Narkosegase

Vorgehen (Abb. A 9-3)
– mit Krallenhand sichern, dichten Sitz der Maske garantieren
– mit dem Daumen und Zeigefinger Druck auf den Nasenrücken ausüben, mit den restlichen Fingern Unterkiefer an die Maske drücken

Bei älteren, zahnlosen Patienten (eingefallene Wangen) ist selbst mit dem Guedel-Tubus keine suffiziente Beatmung zu erreichen (undichte Maske). Eine zweite Person kann über das Narkosegerät vermehrt Sauerstoff zuführen, um diese Insuffizienz zu überbrücken.

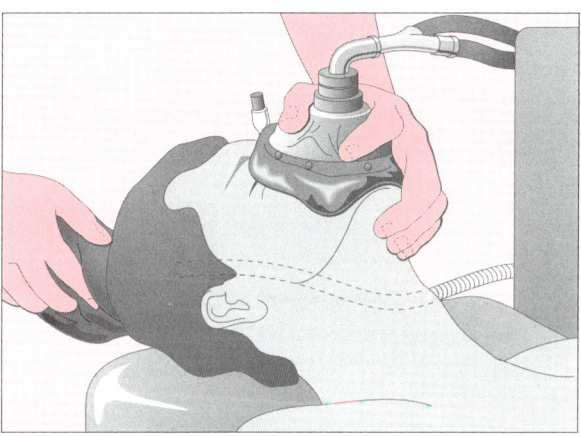

Abb. A 9-3 Halten der Maske

A 9.4 Reine intravenöse Narkosen

Die totale intravenöse Anästhesie (TIVA) ist eine Narkoseform, bei der **ausschließlich intravenöse Anästhetika** verwendet werden. Dies bedeutet, daß die intravenösen Anästhetika in höherer Dosierung appliziert werden müssen.

Vorteile
– keine Umweltbelastung durch fluoreszierende Kohlenwasserstoffe (FCKW), die teilweise in den volatilen Anästhetika enthalten sind
– keine Kontamination der Raumluft im Operationssaal und im Aufwachraum
– keine Belastung des Operations- und Anästhesiepersonals
– geringere kardiovaskuläre Nebenwirkungen
– Antagonisierung fast aller verwendeten Medikamente ist möglich
– die verschiedenen Kontraindikationen von Lachgas entfallen

Nachteile
- höhere Kosten
- Kumulationsgefahr der einzelnen Medikamente

Verwendete Medikamente
- Barbiturate, Etomidat, Propofol
- Benzodiazepine
- Analgetika, z.B. Fentanyl, Alfentanil, Sufentanil
- nichtdepolarisierende Muskelrelaxanzien, z.B. Atracurium, Vecuronium, Pancuronium

Indikationen
- Abrasio, Kürettage, Bartholin-Abszeß
- Abszesse, Reponierungen, Wundversorgungen
- Ileus
- Pneumothorax
- aortokoronare Bypassoperationen
- Senkung des intrakraniellen Drucks

Zusätzliches Material
- Infusionsspritzenpumpen mit Einstellmöglichkeiten für das Körpergewicht, die Dosis, eine Zeiteinheit, die Geschwindigkeit und die Konzentration
- Infusionsspritzen 50 ml
- Infusionsständer mit mehreren Spritzenpumpen und Mehrfachsteckdose
- Hahnenbank für mehrere Perfusorleitungen

A 9.5 Neuroleptnarkose

Unter dem Begriff Neuroleptnarkose werden Neuroleptanalgesie und Neuroleptanästhesie zusammengefaßt.

Neuroleptanalgesie
- Zustand einer ausgeprägten Neurolepsie und Analgesie
- erreicht durch die Kombination eines Neuroleptikums mit einem Opioid
- die gebräuchlichsten Medikamente sind Fentanyl und DHB

Neuroleptanästhesie
- Kombination von Neuroleptanalgesie (DHB und Fentanyl), Lachgas und einem Muskelrelaxans
- ist in ihrer klassischen Form inzwischen kaum noch üblich

Vorteile
- **Neuroleptanalgesie**
- Patienten sind ruhig, angstfrei, ansprechbar
- verminderte motorische Aktivität
- Patienten sind indifferent gegenüber Außeneinflüssen
- erhaltene Spontanatmung
- ermöglicht kleinere diagnostische Eingriffe, z.B. Bronchoskopien, Zystoskopien, Verbandwechsel
- **Neuroleptanästhesie**
- geringe kardiovaskuläre Nebenwirkungen

Nachteile
- **Neuroleptanalgesie**
- bei höherer Dosierung Gefahr der Atemdepression
- Blutdruckabfall
- lange postnarkotische Wirkung der Sedierung
- größere chirurgische Eingriffe sind wegen der ungenügenden analgetischen und reflexdämpfenden Wirkung nicht möglich
- **Neuroleptanästhesie**
- höhere Dosen von DHB bewirken bei Hypovolämien oder Herzerkrankungen teilweise einen erheblichen Blutdruckabfall
- nicht immer ausreichende Reflexdämpfung bei chirurgischer Stimulation und endotrachealer Intubation; Folgen sind ein starker Blutdruckanstieg und Erhöhung der Herzfrequenz
- postoperativ längere Überwachungszeiten erforderlich durch erhöhte Gefahr der Atemdepression

Nebenwirkungen
- keine anamnestische und hypnotische Wirkung
- kein anxiolytischer Effekt
- extrapyramidale Bewegungsstörungen
- nicht selten Verstimmungszustände, Verwirrtheit und Angst
- lange Halbwerts- und somit Wirkungsdauer
- erheblicher Blutdruckabfall

A 9.6 Narkose „Stand by"

Der Krankenhausträger delegiert alle anästhesiologischen Aufgaben des Krankenhauses an den Leitenden Anästhesisten. Das Verabreichen einer Narkose ist allein seine originäre Aufgabe.

Übernimmt ein Operateur aber operationsnahe Regional- und/oder Infiltrationsanästhesien, fallen diese in sein Verantwortungsgebiet; er übernimmt eine Doppelverantwortung für den Patienten.

Dies kommt häufig bei Patienten vor, deren Allgemeinzustand keine Vollnarkose gestattet (z.B. Augenheilkunde, Kiefer-Gesichts-Chirurgie). Auf Wunsch des Operateurs überwacht der Anästhesist die Vitalfunktionen und betreut den Patienten psychisch.

◀ **Anästhesiologische Aufgaben**
- Prämedikationsvisite mit Aufklärung, Einwilligung und Kontrolle der Nüchternheitskarenz
- Vorbereitung einer Vollnarkose
- Führen des Narkoseprotokolls
- Anschluß an das Standardmonitoring
- Legen eines venösen Zugangs mit laufender Infusion
- evtl. Komplementierung durch Sedativa

A 10 Regionalanästhesie

Die Unterschiede zwischen Allgemein- und Regional-(Lokal-)anästhesien sind aus der Tabelle A 10-1 ersichtlich.

Tab. A 10-1 Unterschiede zwischen Allgemein- und Regionalanästhesien

Allgemeinanästhesie	Regionalanästhesie
globale Anästhesie	regionale Schmerzausschaltung
schneller Eintritt der Wirkung	langsamer Eintritt der Wirkung, eine Ausnahme bildet die Spinalanästhesie
Dauer der Wirkung beliebig	Dauer der Wirkung substanzspezifisch und verfahrensabhängig begrenzt, Ausnahmen bilden die kontinuierlichen Verfahren
fehlendes Bewußtsein	ungestörtes Bewußtsein
assistierte bzw. kontrollierte Beatmung	Spontanatmung
unterschiedlich ausgeprägte Atemdepression	keine Atemdepression
Schutzreflexe gedämpft bzw. erloschen	Schutzreflexe erhalten
dosisabhängige Kreislaufwirkung	Hypotonie bei rückenmarksnahen Verfahren, sonst keine Beeinträchtigung
kurze Analgesie	postoperative Ausschaltung des Schmerzes, bei kontinuierlichen Verfahren ist die Analgesie beliebig verlängerbar

A 10.1 Pflegerische Aufgaben bei der Regionalanästhesie

Vorbereiten des Materials für alle Regionalanästhesien (Abb. A 10-1)
– Hautdesinfektionsmittel, gefärbt und ungefärbt
– Spritzen, Kanülen zur Infiltrationsanästhesie
– kurzwirkendes Lokalanästhetikum, z.B. Scandicain®
– sterile Handschuhe, sterile Abdecktücher, sterile Lochtücher
– sterile Klebetücher, saugfähige Unterlage
– sterile Tupfer und Kompressen
– evtl. steriler Kittel und Mundschutz
– Schale für Desinfektionsmittel

Komplikationen oder das Nachlassen der Analgesie können jederzeit die Einleitung einer **Allgemeinanästhesie** notwendig machen, daher muß das entsprechende Material ebenfalls vorbereitet werden.

287

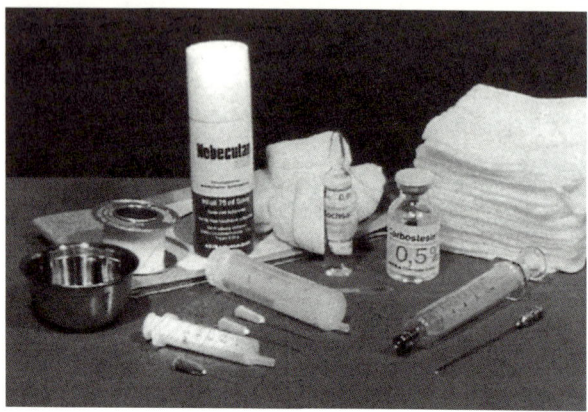

Abb A 10-1 Material zur Lokalanästhesie

- **Zur Allgemeinanästhesie**
- funktionsfähiger Narkoseapparat
- vollständiges Intubationsbesteck
- Basismedikamente zur Narkose
- Notfallmedikamente
- erreichbarer Defibrillator

▶ **Pflegerische Betreuung und Vorbereitung des Patienten**
Die Vorbereitung des Patienten ist in Kapitel A 8.2 nachzulesen. Für die Regionalanästhesie ist besonders zu beachten:
- für ruhige Umgebung sorgen
- Überprüfen der Identität des Patienten, geplante Operation
- Vollständigkeit der Laborwerte prüfen (Gerinnung)
- EKG- und Blutdrucküberwachung anschließen
- Pulsoxymetrie
- venösen Zugang legen
- bei älteren Patienten Sauerstoff-Nasensonde, Durchfluß drei Liter/Minute
- bei Spinalanästhesien 500 ml Volumen infundieren, z.B.Kolloide, Ringer

 Vorsicht bei koronarer Herzerkrankung.

- wärmeerhaltende Maßnahmen
- bequeme, entspannte Lagerung
- ständige Betreuung, da der Patient wach ist, er sollte positiv eingestellt sein
- bei sehr großer Angst vor Injektionen oder Unruhe leichte Sedierung vorschlagen

  Der Patient darf nicht zu stark sediert sein, da seine Mitarbeit notwendig ist bei eventuell ausgelösten Parästhesien und bei der sitzenden Position.

▶ **Pflegerischen Aufgaben während der Regionalanästhesie**
– ständige Informationen des Patienten vor jeder Handlung
– bei Spinal- und Regionalanästhesie in sitzender Position oder Seitenlage
  ständiger Stützkontakt, um dem Patienten Sicherheitsgefühl und dem
  Anästhesisten die erforderliche Punktionsfreiheit zu ermöglichen
– Ablenkung, z.B. Musik über Kopfhörer nach Operationsbeginn
– Beobachten des Patienten und Monitoring
– Anreichen des benötigten Materials
– bei Bedarf Einstellung des Nervenstimulators (Kap. A 10.3.2.1) bei Leitungsblockaden verändern
– Lokalanästhetikum injizieren unter häufiger Aspiration, z.B. bei Plexus-
  blockaden

Abschluß
– leichte Fixierung des Patienten, besondere Aufmerksamkeit bei Plexusblockaden, motorische Erschlaffung des Armes
– Verband auf Punktionsstelle
– Material entsorgen
– bei Sympathikusblockaden enge Blutdrucküberwachung

 Die Patienten nach Abschluß der Regionalanästhesie nie alleine lassen.

A 10.2 Pharmakologie der Lokalanästhetika

A 10.2.1 Wirkweise der Lokalanästhetika

Der spezifische Wirkort der Lokalanästhetika ist die **Nervenmembran.** Sie
blockieren **reversibel** die Weiterleitung des Aktionspotentials über die Nervenfasern und verhindern so die Schmerzwahrnehmung. Das **Bewußtsein**
bleibt **erhalten**.
In der Nervenfaser kommt es zu einer Hemmung des Aktionspotentials,
indem der Einstrom von Na^+-Ionen blockiert wird.
Die **Ionenpumpe** erhält die intrazelluläre Kaliumkonzentration aufrecht.

 Je dicker eine Nervenfaser ist, desto unempfindlicher reagiert sie auf das
Anästhetikum.

Die **Lipidlöslichkeit** (bestimmt die analgetische Potenz) und das **Protein-
bindungsvermögen** (bestimmt den Konzentrationsanstieg) des Lokalanästhetikums spielen eine wichtige Rolle bei seiner Reaktion.
Höchstdosis und Wirkungsstärke sowie die Wirkungslänge häufiger Lokalanästhetika sind aus Tabellen A 10-2 und A 10-3 zu entnehmen.

Pharmakokinetik
Die Absorption der Lokalanästhetika ist von verschiedenen Kriterien
abhängig:
– Dosis (Volumen und Konzentration)
– pharmakologischen Eigenschaften
– physikochemischen Eigenschaften
– Einsatz von Vasokonstriktoren
– Injektionsort
● **Verteilung (Amide)**
– von den stark durchbluteten Geweben (Gehirn, Leber, Niere, Herz) in
  die weniger stark durchbluteten Organe (Muskel, Darm)

Tab. A 10-2 Höchstdosis und Wirkungsstärke der Medikamente

Medikament	Höchstdosis	Wirkungsstärke	Wirklänge
Bupivacain	150 mg	stark	lang
Etidocain	300 mg	stark	lang
Lidocain	200 mg	mittelstark	mittellang
Mepivacain	300 mg	mittelstark	mittellang
Prilocain	400 mg	mittelstark	mitellang
Procain	500 mg	schwach	kurz

Tab. A 10-3 Wirkungsstärke einzelner Medikamente

Generic Name	Handelsname	Wirkungsbeginn (Minuten)	Dauer (Stunden)
Procain (Estertyp)	Meaverin-Ultra	fünf bis zehn	eine
Tetracain (Estertyp)	Pantocain	drei bis sechs	ein bis zwei
Lidocain (Amidtyp)	Xylocain	vier bis acht	eine
Mepivacain (Amidtyp)	Scandicain	zwei bis vier	ein bis zwei
Prilocain (Amidtyp)	Xylonest	vier bis acht	ein bis zwei
Bupivacain (Amidtyp)	Carbostesin	zwei bis drei	acht
Etidocain (Amidtyp)	Duranest	zwei bis drei	acht

- **Metabolismus**
- die Lokalanästhetika des Estertyps werden durch die Cholinesterasen abgebaut, die vom Amidtyp in der Leber metabolisiert
- Folge: bei Patienten mit eingeschränkter Leberfunktion oder Hepatitis kann die Lidocainausscheidung erheblich verzögert sein

Zusätze zu Lokalanästhetika sind der Tabelle A 10-4 zu entnehmen.

A 10.2.2 Nebenwirkungen und Komplikationen

Zwischenfälle bei der Verwendung von Lokalanästhetika entstehen nicht nur durch die **Substanzen** und die **Dosierung,** sondern auch durch die Wahl des **Applikationsortes.**

Tab. A 10-4 Zusätze zu Lokalanästhetika

Präparate	Prinzip	Indikationen	Kontraindikationen	Nebenwirkungen
Adrenalin (Suprarenin®) Verdünnung 1:200 000 Grenzdosis: bei 50 ml Lokalanästhetikum nicht über 0,25 mg Adrenalin	gedrosselte Durchblutung verringerte Resorption erhöhte Diffusion in die Nerven	zur Wirkungsverlängerung erhöhte Erfolgsrate Verminderung der Toxizität	Hypertonie kardiovaskuläre Erkrankungen, Gefäßerkrankungen, Diabetes mellitus, Injektion in Finger oder Ohren	Gangrängefahr bei intravasaler Injektion, Tachykardie, Blutdruckanstieg, Nervosität
Phenylephrin (Neo-Synephrin®) 1%ige Lösung in 0,5 ml	wie Adrenalin	wie Adrenalin	koronare Herzerkrankungen Hypertonie	Blutdruckanstieg
Ornipressin (POR 8®) Höchstdosis 2,5 IE 1 E/6 ml Lokalanästhetikum	wie Adrenalin	Eingriffe im Zahn-Mund-Kiefer-Bereich	schwerer Hypertonus koronare Herzerkrankungen	lebensbedrohlicher Herz-Kreislaufstillstand bei Überschreiten des Grenzwertes

A 10.2.2.1 Kardiovaskuläres System
Ursachen
- Ausmaß des Konzentrationsanstiegs, abhängig von der Resorptionsgeschwindigkeit und Dosis
- intravasale Applikation
- Sympathikolyse (PDA, SPA)

Symptome
- zuerst Tachykardie, später Bradykardie
- Abfall des Herzzeitvolumens und Blutdrucks
- Minderperfusion von Gehirn, Herz und Leber
- Störung des Reizleitungssystems

Therapie
- Schocklagerung, Volumensubstitution
- Gabe von 100%igem Sauerstoff und Atropin
- Gabe von Vasokonstriktoren
- Maskenbeatmung, Intubation

A 10.2.2.2 Zentrales Nervensystem
Ursachen
- abhängig von resorbierter Gesamtmenge, Konzentration, Resorptions- und Eliminationsgeschwindigkeit
- intravasale Injektion
- Hemmung der inhibitorischen Neurone durch intravasale Resorption und ungehindertes Erreichen der Blut-Hirn-Schranke

291

Symptome
- motorische Ruhelosigkeit, Schwindelgefühle
- Logorrhö, Euphorie
- Seh- und Hörstörungen, Tinnitus, Tremor
- Angstzustände, Shivering (Schütteln), klonische Krämpfe
- Koma, zentrale Atemlähmung, metabolische Azidose

Therapie
- Injektion sofort abbrechen
- Gabe von 100%igem Sauerstoff
- Sedierung (Thiopental, Benzodiazepine)
- Korrektur der metabolischen Azidose
- Maskenbeatmung und Intubation

A 10.2.2.3 Allergische Reaktionen
Ursachen
- Lokalanästhesie vom Estertyp (Ursache Metabolit Paraaminobenzoesäure)
- seltener vom Amidtyp (Ursache Stabilisator Methylparaben)
- Wechselwirkungen von Lokalanästhetika mit Barbituraten und halogenierten Kohlenwasserstoffen (volatile Anästhetika)
- Gabe von Katecholaminzusätzen unter trizyklischer Antidepressivatherapie
- angeborene oder erworbene Hypersensibilisierung gegenüber Lokalanästhetika

Symptome
- akuter Blutdruckabfall, Tachykardie, Somnolenz
- Blässe, asthmaähnliche Anfälle
- Juckreiz an den Fußsohlen, Handtellern, generalisierte Urtikaria
- Quincke-Ödem, Exantheme, Nausea

Therapie
- Gabe von 100%igem Sauerstoff
- evtl. Beatmung
- Adrenalin, Kortikosteroide, Antihistaminika

A 10.2.2.4 Mechanische Verletzungen
Neben den pharmakologisch bedingten Nebenwirkungen sind mechanisch bedingte Begleiterscheinungen möglich.

Ursachen
- Gefäßverletzungen, Blutungen, Hämatome
- Nervenläsionen, Infektionen
- Liquorverluste, Rückenschmerzen
- Kanülen- und Katheterbrüche, Abscherungen

A 10.2.2.5 Prophylaxen
Um die Komplikationen und Nebenwirkungen auf ein Mindestmaß zu reduzieren, ist es notwendig, prophylaktisch zu arbeiten.

Maßnahmen
- genaue Anamneseerhebung
- abwägende Indikationsstellung
- Voraussetzungen wie für eine Vollnarkose schaffen

- Vorgehen unter sterilen Kautelen
- Aspiration vor Injektion des Lokalanästhetikums (Vermeiden von intra-vasalen Injektionen)
- genaue Kenntnis des Präparates mit Wirkung und Nebenwirkung
- mehrfache Kontrolle der Konzentration
- Wahl der niedrigsten Konzentration und des geringsten Volumens
- Vorsicht bei gefäßreichen Gebieten
- Prämedikation mit Antikonvulsiva (Heraufsetzen der Krampfschwelle)
- ständige Kommunikation und Beobachtung des Patienten zum Erkennen von Warnzeichen

A 10.3 Verfahren der Regionalanästhesie

A 10.3.1 Rückenmarksnahe Anästhesieverfahren

Bei den rückenmarksnahen Anästhesietechniken unterscheidet man nach Ort der Injektion die peridurale und die spinale Anästhesie.

A 10.3.1.1 Periduralanästhesie
Eine Peri-(Epi-)duralanästhesie **(PDA)** stellt die Injektion eines Lokal-anästhetikums in den **Periduralraum** dar.
Der Periduralraum erstreckt sich im Bereich der Wirbelsäule zwischen der Dura mater und dem äußeren Durablatt.

Indikationen
- zu erwartende Intubationsschwierigkeiten
- Operationen an der unteren Extremität
- Unterbaucheingriffe
- kardiale und pulmonale Erkrankungen
- Stoffwechselerkrankungen
- geburtshilfliche Eingriffe
- Schmerztherapie
- Sympathikolyse zur Durchblutungsförderung

Kontraindikationen
- Schockzustände, Gerinnungsstörungen
- neurologische Erkrankungen, Wirbelsäulenveränderungen
- Sepsis, Darmperforationen, dekompensierter Ileus
- nicht kooperativer Patient

Vorbereiten des Materials
- siehe Kapitel A 10.1
- Periduralnadeln (Crawford, Tuohy-Nadel 17/18 G)
- Glas- oder andere leicht gängige Spritzen
- Lokalanästhetikum nach Wahl
- Periduralkatheter

Lagerung des Patienten (Abb. A 10-2 a und b)
- **Sitzende Position** (Abb. A 10-2 a)
- Patient macht einen „Katzenbuckel"
- immer Unterstützung durch eine zweite Person notwendig
- Stuhl oder Fußbank unter die Füße
- für den Patienten unbequemer

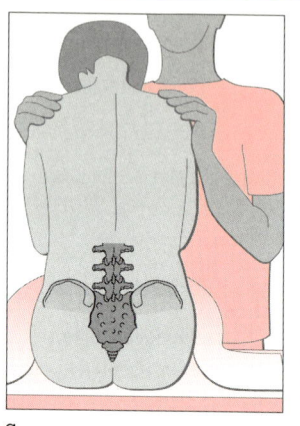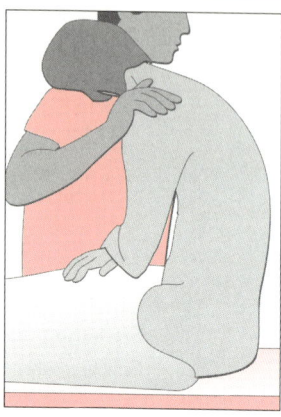

a

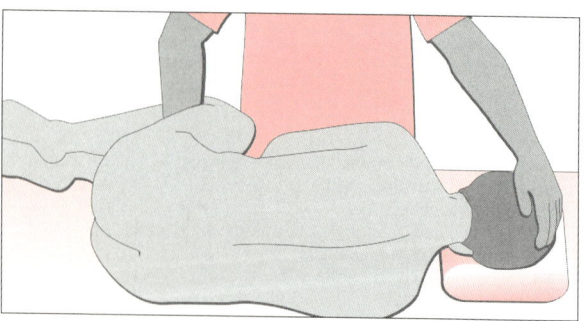

b

Abb. A 10-2 a und b Halten zur periduralen Anästhesie **a** Im Sitzen **b** In Seitenlage, Hüften und Schultern vertikal, Rücken rechtwinklig zur Tischkante

● **Seitenlage** (Abb. A 10-2 b)
– Patient macht einen „Katzenbuckel"
– für Patienten bequemer
– keine Kollapsgefahr
– Punktionstechnik schwieriger

Auffinden des PDA-Raumes
– der häufigste gewählte Punktionsort ist der Bereich L3/L4
– spürbarer Widerstand (loss of resistance method) beim Durchstechen des Ligamentum flavum und dann Nachlassen des Widerstands
– an der Punktionsnadel wird ein hängender Tropfen sichtbar (negativer Druck im Periduralraum)

Ausdehnung der Blockade
ist abhängig von

- Volumen und Konzentration des Lokalanästhetikums (etwa 1,5 ml pro Wirbelsäulensegment)
- Injektionshöhe und Geschwindigkeit
- Größe, Gewicht und Alter

Vorgehen bei der kontinuierlichen PDA
(Katheter-PDA, Abb. A 10-3 a bis c)
- Auffinden des Periduralraums mit der Nadel (Abb. A 10-3 a)
- Drehen der Nadel nach kranial (Abb. A 10-3 b)
- Katheter in den Periduralraum zwei bis drei Zentimeter vorschieben (Abb. A 10-3 c)
- **Vorteile**
- steuerbare Dosierung
- Nachspritzen bei langen Operationen möglich
- postoperative Analgesie
- Liegedauer ein bis zwei Wochen

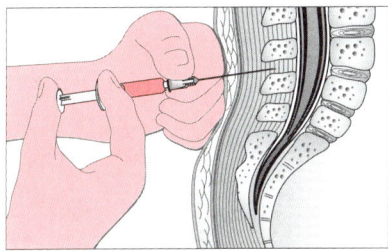

a

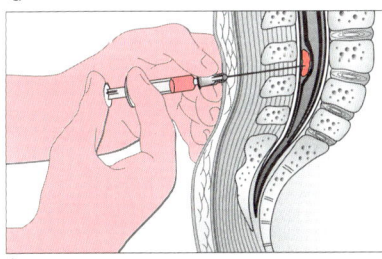

b

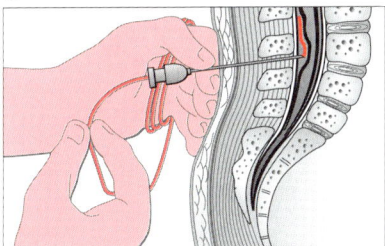

c

Abb. A 10-3 a bis c
Einführen eines Katheters zur kontinuierlichen Periduralanästhesie **a** Hoher Widerstand beim Einstechen **b** Plötzlicher Widerstandsverlust beim Eindringen der Nadel in den Periduralraum **c** Vorschieben des Katheters

Komplikationen
– Blasenentleerungsstörungen, Katheterabriß
– Rückenmarksverletzungen, epidurales Hämatom
– Infektionen, Sympathikolyse
– Atemlähmung durch aufsteigendes Lokalanästhetikum, ab C4 Zwerchfellähmung

A 10.3.1.2 Kaudalanästhesie
Die Kaudalanästhesie ist eine Sonderform der PDA. Dabei injiziert man das Lokalanästhetikum in den Sakralraum des Kreuzbeins.

Indikationen
– geburtshilfliche Eingriffe, vaginale Operationen
– perianale Operationen
– Kinderanästhesien in Kombination mit Vollnarkose

Kontraindikationen
– siehe Kapitel A 10.3.1.1, A 10.3.1.3

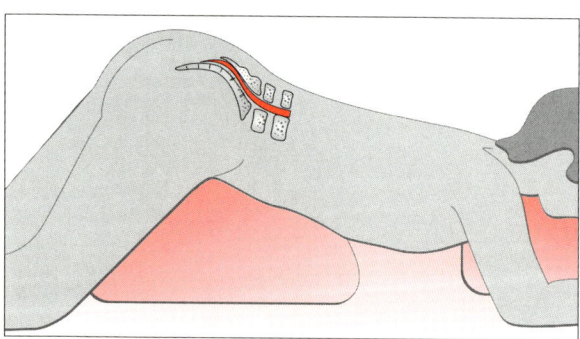

a

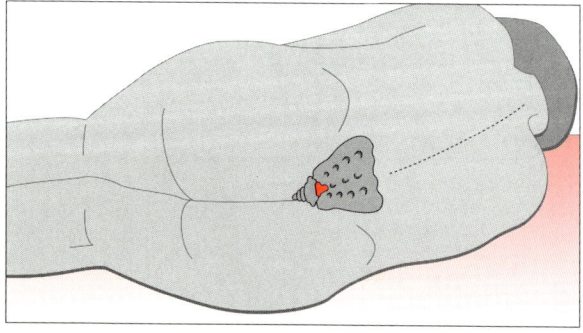

b

Abb. A 10-4 a und b Lagerung zur Kaudalanästhesie **a** Bauchlage **b** Seitenlage

Vorbereiten des Materials
– siehe Kapitel A 10.1
– stumpfe Nadeln mit Leitungsverlängerung
– Lokalanästhetikum

Lagerung des Patienten (Abb. A 10-4 a und b)
– Bauchlage, Beckenbereich erhöht (Abb. A 10-4 a)
– Seitenlage, oben liegendes Bein etwas nach vorne gezogen (Abb. A 10-4 b)

Vorgehen
– Lokalanästhesie der Einstichstelle
– Sakralkanüle in den Hiatus sacralis einführen
– nach Knochenkontakt Kanüle etwas zurückziehen
– Kanüle senken, in den Sakralkanal weiterschieben (Abb. A 10-5)

Komplikationen
– siehe Kapitel A 10.3.1.1, A 10.3.1.3

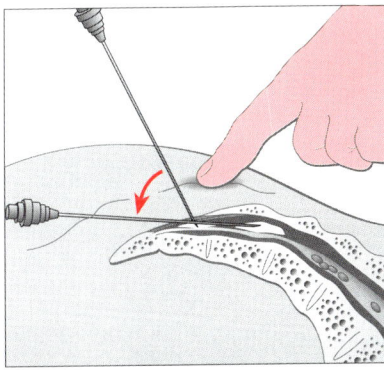

Abb. A 10-5 Punktion des Sakralkanals bei der Kaudalanästhesie

A 10.3.1.3 Spinalanästhesie
Bei der Spinalanästhesie (SPA) wird Lokalanästhetikum in den Subarachnoidalraum zwischen Arachnoidea und Pia mater injiziert. Er erweitert sich nach kranial in die Cisternae pontocerebellaris und cerebellomedullaris, er steht über die Foramina Magendii, Luschkae und Monroi mit den Hirnventrikeln in Verbindung. Das Narkosemittel wird in den Subarachnoidalraum gespritzt.

Vorteile gegenüber der PDA
– einfachere Technik, geringere Versagerquote
– schnellere Anschlagszeit, erhöhte Muskelrelaxierung
– geringere Dosen Lokalanästhetikum notwendig

Nachteile gegenüber der PDA
– postspinaler Kopfschmerz
– ausgeprägte Sympathikolyse
– segmentale Ausbreitung nicht gut steuerbar

Indikationen
– akute chirurgische Eingriffe
– Eingriffe bei nicht nüchternen Patienten
– Eingriffe bei alten Patienten mit eingeschränkten kardialen und respiratorischen Funktionen
– Stoffwechselkrankheiten
– Sectio caesarea
– Eingriffe an der unteren Körperhälfte (unter Nabelhöhe)
– zu erwartende Intubationsschwierigkeiten
– verdrahteter Kiefer

Kontraindikationen
– Eingriffe unter zehn Minuten und über vier Stunden
– erhöhte Blutverluste
– lokale Infektionen und Ödeme an der Punktionsstelle
– dekompensierter Schockzustand
– Erkrankungen des ZNS und der Wirbelsäule
– anatomische Veränderungen der Wirbelsäule und vorausgegangene Laminektomie
– Gerinnungsstörungen, antikoagulative Therapie
– Sepsis
– Allergien gegenüber Lokalanästhetika
– unkooperativer Patient
– chirurgische Umgebungssituationen, die unangenehm für einen wachen Patienten sein können
– Kopfschmerzanamnese (postspinaler Kopfschmerz)

Vorbereiten des Materials
– siehe Kapitel A 10.1
– Spinalkanülen (25/26 G mit Mandrin, Abb. A 10-6 a bis c)
– Lokalanästhetikum

Lagerung
● **Sitzend mit gekrümmtem Rücken**
– Sattelblock bei Applikation von hyperbarer Lösung
– Frakturen im Oberschenkel oder -hals

 Nicht anzuwenden bei hypovolämischen und graviden (Kavakompression) Patienten.

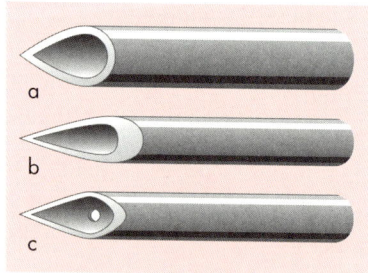

Abb. A 10-6 a bis c
Spinalkanülen **a** Quincke-Babcock-Kanüle
b Greene-Kanüle
c Whitacre-Kanüle

● **Seitenlage mit gekrümmtem Rücken**
– bei einseitiger Spinalanästhesie (Abb. A 10-7)

Vorgehen
– bei Oberbaucheingriffen Punktion bei L2/L3
– bei Unterbauch- und Beineingriffen Punktion bei L3/L4
– für perineale Eingriffe Punktion bei L4/L5
– Perforation des Ligamentum flavum mit der Nadel
– der Liquorraum ist erreicht, wenn ein „hängender Tropfen" an der Kanüle sichtbar wird
– Aspiration von etwa 0,2 ml Liquor
– bei klarem Tropfen Injektion des Lokalanästhetikums in den Subarachnoidalraum, es blockiert im Ausbreitungsbereich des Liquors die Erregungsleitung der Nervenwurzeln

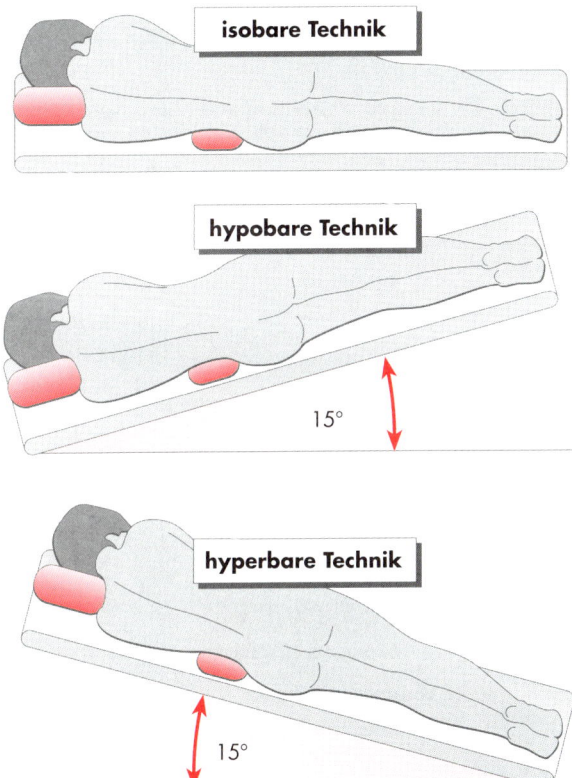

isobare Technik

hypobare Technik

15°

hyperbare Technik

15°

Abb. A 10-7 Lagerungsformen bei der Spinalanästhesie

- **Isobare Technik**
  – Lokalanästhetikum besitzt das gleiche spezifische Gewicht wie der Liquor, bleibt am Injektionsort
  – Steuerung durch Injektionsvolumen und Punktionshöhe
  – vier bis fünf Milliliter wirken bis Th 10
- **Hyper- (schwerer als Liquor) und hypobare (leichter als Liquor) Technik**
  – Steuerung durch Neigung der Wirbelsäule nach der Injektion
  – Punktionshöhe
  – Volumen des Lokalanästhetikums
  – Seitenlage bedingt einseitige Ausbreitung

Reihenfolge des Ausfalls
  – Zunahme der Hauttemperatur
  – Ausfall der dünnen sympathischen Nervenfasern
  – Blutdruckabfall
  – Ausschaltung des Wärmeempfindens und des Schmerzes
  – Abnahme der Kraftentwicklung, Unterbrechung der motorischen Nervenfasern
  – reduzierte Tiefensensibilität
  – Ausfall der Kälteempfindung
  – Ausfall der Sensibilität

 Beim Nachlassen der Wirkung des Lokalanästhetikums nehmen die einzelnen Einschränkungen in umgekehrter Reihenfolge wieder ab.

Wirkzeichen
  – Wärmeempfindung schon während der Injektion
  – Ausbreitungsmaximum nach 15 bis 20 Minuten
  – weitere Ausbreitung danach ist unwahrscheinlich

Komplikationen
- **Blutdruckabfall**
  – durch Blockade sympathischer Wurzelfasern
  – je mehr geblockte Segmente, desto höher der Blutdruckabfall
  – **Prophylaxe:** präoperative Volumengabe, engmaschige Blutdruckkontrolle, bis Ausbreitungsmaximum erreicht ist
- **Postspinaler Kopfschmerz**
  – Schmerz ist stärker beim Aufrichten, schwächer im Liegen
  – subarachnoidales Duraleck, dadurch Liquorverlust
  – Patienten unter 40 Jahren sind häufiger betroffen
  – **Therapie:** Volumen- und Analgetikagabe, Bettruhe, Duraverschluß durch Eigenblutpropf
  – **Prophylaxe:**
  – dünnste Lumbalnadeln (22 bis 31 G)
  – großzügige präoperative Volumengabe

 Bei Patienten mit koronarer Herzkrankheit Vorsicht bei der Volumengabe.

A 10.3.2 Leitungsanästhesie

A 10.3.2.1 Plexusanästhesie
Methoden
- **Axilläre Blockade**
  – einseitige Blockade des Plexus brachialis in der Regio axillaris

- **Intraskalenäre Methode nach Winnie**
- Blockade des Plexus cervicobrachialis im Bindegewebe des intraskalenären Raums in Höhe C6
- **Supraklavikuläre Plexusblockade nach Kulenkampff**
- Blockade des Plexus brachialis in der Regio colli lateralis im Bereich der Fossa supraclavicularis major

Indikationen
- **Axilläre Blockade**
- operative Eingriffe am Ober- und Unterarm
- ambulante Operationen
- **Intraskalenäre Methode nach Winnie**
- Operationen an der Klavikula, im Schulter-Arm-Bereich (nicht Oberarminnenseite)
- Analgesie bei Schulterrepositionen
- Schmerztherapie im Schulter-Arm-Bereich
- **Supraklavikuläre Plexusblockade nach Kuhlenkampff**
- Handchirurgie
- Eingriffe am Unter- oder Oberarm
- Eingriffe am Schultergelenk

Kontraindikationen
- **Axilläre Blockade**
- Lymphangitis
- Nervenläsionen
- **Intraskalenäre Methode nach Winnie**
- Rekurrens- oder Phrenikusparese
- Nervenläsionen im Plexusbereich
- **Supraklavikuläre Plexusblockade nach Kuhlenkampff**
- keine tastbare Anatomie
- pulmologische Erkrankungen
- hämorrhagische Diathesen (Gerinnungsstörungen)
- kontralaterale Gefäßläsionen
- kontralateraler Pneumothorax
- ambulante Eingriffe

Vorbereiten des Materials
- siehe Kap. A 10.1
- spezielle stumpfe Nadeln mit Leitungsverlängerung
- Nervenstimulator
- Lokalanästhetikum

Lagerung
- **Axilläre Blockade**
- Rückenlage
- betroffenen Oberarm um 100 Grad abwinkeln
- Unterarm rechtwinklig zum Oberarm beugen
- **Intraskalenäre Methode nach Winnie**
- Kopf liegt flach zur kontralateralen Seite gedreht
- Anlegen des Armes zur Kopfseite
- Schultern leicht nach unten gedrückt
- **Supraklavikuläre Plexusblockade nach Kuhlenkampff**
- Rückenlage
- Kopf ist zur kontralateralen Seite gedreht
- unter leichtem Zug Arm parallel zur Körperachse legen

301

Vorbereitung des Patienten
– Rasur des Axillabereiches
– Anlegen von Klebeelektroden im Bereich der A. radialis für Nervenstimulator
– Punktionsstelle steril abdecken

Vorgehen
– Rasur und Desinfektion der Punktionsstelle
– Punktionsstelle mit sterilem Lochtuch abdecken
– Punktionsstelle nach der Injektion etwa fünf Minuten mit sterilem Tupfer komprimieren, um Hämatome zu vermeiden
– sind nach fünf Minuten keine Zeichen einer sensiblen Blockade zu erkennen, ist keine zunehmende Analgesie zu erwarten
– Allgemeinnarkose einleiten und auf Nebenwirkungen achten
● **Axilläre Blockade**
– Lokalisationleitpunkte sind der Musculus pectoralis major und der Musculus coracobrachialis sowie die Pulsation der Arteria axillaris in der Achselhöhlenfurche (Abb. A 10-8)
– über dem tastbaren Arterienpuls Hautquaddel legen (Abb. A 10-9)
– stumpfe Kanüle mit Verlängerung in das Unterhautfettgewebe einführen

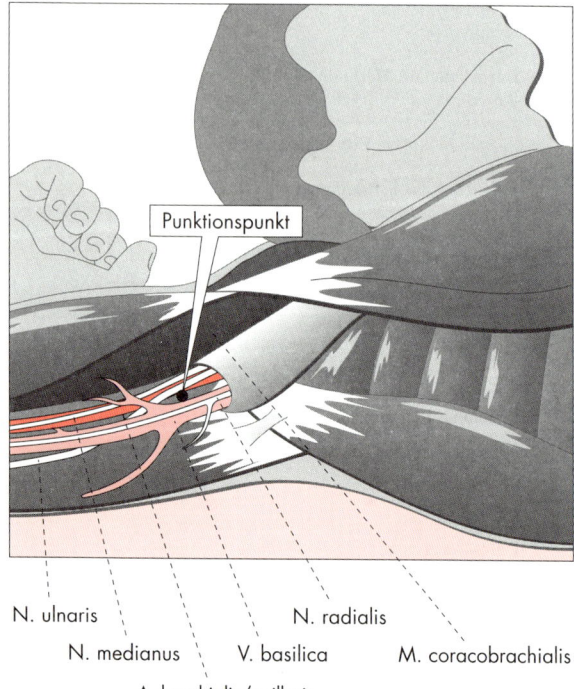

N. ulnaris

N. medianus

A. brachialis/axillaris

N. radialis

V. basilica

M. coracobrachialis

Punktionspunkt

Abb. A 10-8 Lokalisation bei der Plexusanästhesie

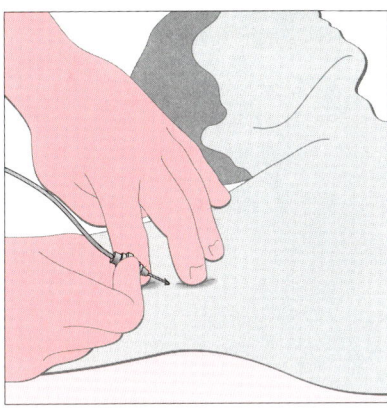

Abb. A 10-9 Punktionstechnik bei der Plexusanästhesie

– auf das tastbare Gefäßnervenbündel vorschieben, bei deutlich federn-
  dem Widerstand einige Millimeter vorschieben
– aspirieren
– 10 bis 15 ml Lokalanästhetikum injizieren (Anästhesiepflegekraft)

 Die Faszienhülle setzt der Injektion einen Widerstand entgegen. Bei zu
leichter Injektion ist die Kanüle aus der Nervenscheide herausgerutscht.

– gleiche Menge kaudal der Arterie injizieren
– weiteres Vorgehen wie oben beschrieben
● **Intraskalenäre Methode nach Winnie**
– Lokalisationleitpunkt ist der interskalenäre Raum, hier treten die ventra-
  len Spinaläste des Plexus cervicobrachialis ein. Die Primärstränge des
  Plexus brachialis verlassen zusammen die hintere Skalenuslücke und
  legen sich dorsolateral der A. subclavia an
– Fingerkuppen tasten den M. scalenus anterior, Punktionsstelle liegt in
  der Höhe des Krikoids an der intraskalenären Furche (Abb. A 10-10)
– Hautquaddel setzen (Abb. A 10-11)
– Kanüle vorschieben, bis Parästhesien an Schulter oder Oberarm aus-
  gelöst werden
– Aspiration in zwei Ebenen
– Fingerkuppen bleiben in der interskalenären Furche
– Injektion von etwa 30 ml Lokalanästhetikum (Anästhesiepflegekraft)
● **Supraklavikuläre Plexusblockade nach Kuhlenkampff**
– Leitpunkte sind die Klavikula, die V. jugularis externa und die A. subcla-
  via, die gut über dem Schlüsselbein tastbar sind
– Punktionsstelle befindet sich etwa einen Zentimeter oberhalb des Ober-
  randes der Klavikula und etwa eineinhalb Zentimeter seitlich des Mus-
  kelansatzes
– Kanüle senkrecht zur Haut Richtung erste Rippe vorschieben
– nach dem Auslösen von Parästhesien Aspiration
– etwa 30 ml Lokalanästhetikum injizieren (Anästhesiepflegekraft)

303

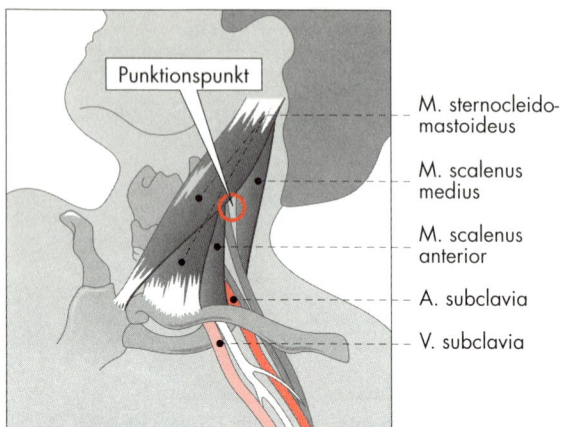

Abb. A 10-10 Lokalisation beim Winnie-Block

Punktionspunkt

M. sternocleido-
mastoideus

M. scalenus
medius

M. scalenus
anterior

A. subclavia

V. subclavia

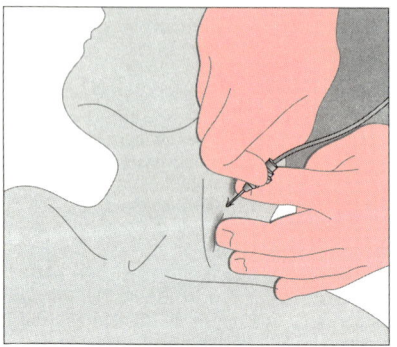

Abb. A 10-11 Punktionstechnik beim Winnie-Block

Elektrischer Nervenstimulator

Ein elektrischer Nervenstimulator erleichtert das Auffinden der korrekten
Lage in der Gefäßnervenscheide. Dafür benötigt man **spezielle Kanülen**
(ähnlich Venenverweilkanülen), die mit einer Kunststoffisolierung überzo-
gen sind, welche die Kanülenspitze ausspart.
– die Geräte besitzen zwei Anschlußleitungen
– ein Pol wird über die Klebeelektrode an den Nervenversorgungsbereich,
  der zweite Pol an die Punktionskanüle angeschlossen
– die Geräte haben meist eine Stimulationsfrequenz von 1 Hz und eine veränderte Stromstärke (0,1 bis 10 mA)
– liegt die Kanüle in der Nähe eines Nerven, können schon kleinste Strom-
  stärken rhythmische Kontraktionen in dessen Versorgungsbereich auslösen

– so erkennt man auch bei stärker sedierten Patienten die richtige Nadellage

Keine Leitungsblockaden ohne Auslösen von Parästhesien.

Komplikationen
● **Axilläre Blockade**
– Hämatome
– Nervendruckschäden
● **Intraskalenäre Methode nach Winnie**
– Bereiche des Nervus ulnaris werden nicht analgesiert
– intravasale Injektion
● **Supraklavikuläre Plexusblockade nach Kuhlenkampff**
– Pneumothorax, Phrenikusparese
– Nervenläsionen, Hämatome

A 10.3.2.2 Blockade des Plexus lumbalis (3-in-1-Block)
Darunter versteht man die **Blockade dreier Nerven durch eine Injektion** in die Nervenfaszienscheide des Nervus femoralis dicht unterhalb des Leistenbandes.
– N. femoralis (L1 bis L4)
– N. cutaneus femoralis lateralis (L2 bis L3)
– N. obturatorius (L2 bis L4)

Indikationen
– Ausschaltung des Obturatoriusreflexes bei transurethralen Eingriffen
– Wundversorgung im Oberschenkelbereich
– Schmerztherapie
– Hüftgelenksfrakturen, Hüftgelenksmobilisation
– Stumpfschmerz nach Amputation

Vorbereiten des Materials
– siehe Kapitel A 10.1
– stumpfe Injektionskanüle mit Schlauchverlängerung
  Lokalanästhetikum
– Nervenstimulator

Lagerung
– Rückenlage
– Oberschenkel um 15 Grad abwinkeln

Vorgehen
– an der Punktionsstelle (Abb. A 10-12) Stimulationskanüle in einem Winkel von etwa 40 Grad fast parallel zur A. femoralis langsam kraniodorsal

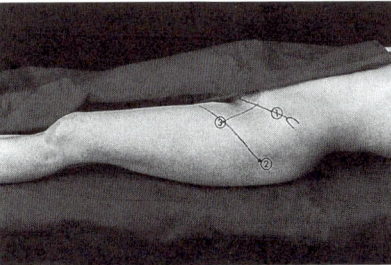

Abb. A 10-12
Blockade des Plexus lumbalis (3-in-1-Block)

in die Tiefe vorschieben
- treten im Gebiet des N. femoralis rhythmische Zuckungen auf, ist die richtige Position erreicht
- Teflonkanüle über Stahlkanüle zwei bis drei Zentimeter weiterschieben
- Aspiration
- Injektion von 30 ml Lokalanästheikum (Anästhesiepflegekraft)

A 10.3.3 Intravenöse Regionalanästhesie

Bei einer intravenösen Regionalanästhesie erzeugt man eine Analgesie bzw. motorische Blockade durch Injektion eines Lokalanästhetikums in eine Vene einer nicht mehr durchbluteten Region.

Indikationen
- Eingriffe an Unterarm und Hand
- Repositionen von Unterarmfrakturen

Kontraindikationen
- Epilepsie
- Herzerkrankungen
- Dauer des Eingriffs

Vorteile
- einfache Technik, sofortiger Wirkungseintritt
- Wirkungsdauer steuerbar, kontrollierte Ausdehnung
- schnelle Rückkehr der Sensibilität

Nachteile
- Patienten empfinden die Staumanschette als unangenehm
- manchmal zweite proximale Manschette erforderlich
- keine postoperative Analgesie

Vorbereiten des Materials
- zwei Staumanschetten
- Polstermaterial
- Pflaster zur zusätzlichen Manschettenfixierung

Lagerung
- Rückenlage
- Arm oder Bein auslagern

Vorgehen
- Venenverweilkanüle am Hand- oder Fußrücken der zu operierenden Extremität legen
- zwei Staumanschetten distal und proximal des Operationsgebietes anlegen
- Extremität auswickeln
- Staumanschette oberhalb des Operationsgebietes aufblasen
- Druck muß 100 mmHg höher als der systolische Druck des Patienten sein
- Wickelbandage entfernen
- niederprozentiges Lokalanästhetikum in die Verweilkanüle injizieren
- durch streichende Massage verteilen
- Kanüle entfernen
- distale Druckmanschette nach Erreichen der Analgesie 10 bis 15 Minuten später aufblasen

- proximalen Manschettendruck ablassen
- Operationsbeginn
- nach Operationsende Manschette intermittierend über drei bis vier Minuten öffnen: fünf Sekunden offen, 30 Sekunden geschlossen

 Die Wirkung des Lokalanästhetikums hält so lange an, bis die Stauung beendet wird.

Komplikationen
- durch plötzliches Ablassen der Staumanschette Gefahr der systemischen Ausbreitung
- Nervenschäden durch Staumanschette

Abschließende Betreuung des Patienten
- auf Zeichen einer systemischen Einschwemmung von Lokalanästhetikum achten

A 11 Intraoperatives Flüssigkeits- management

Mit geringen Unterschieden beeinflußt jede Allgemeinnarkose den Flüssigkeitshaushalt (Kap. 7). Es kommt zu einer **Antidiurese** durch eine **ADH-Ausschüttung** und einer **vermehrten Natriumretention** in den Nierentubuli mit erhöhter Sekretion von Mineralokortikoiden (z.B. Aldosteron). Die ADH-Ausschüttung wird unter anderem durch **Osmolaritätserhöhung** und **Hypovolämie** provoziert. Der operative Eingriff beeinflußt zusätzlich den Wasser-Elektrolythaushalt (Kap. 7).

Jede Operation wirkt **aggressiv** auf den Organismus und führt zu Angst, Schmerzen, Gewebszerstörung, Volumenverlust und Veränderungen der Körpertemperatur.

Der Körper reagiert darauf mit einer **Adaptation,** die dazu dient, ein adäquates **extrazelluläres Flüssigkeitsvolumen** (EZFV) aufrechtzuerhalten.

Wichtig ist es, den präoperativen Flüssigkeitszustand bei älteren Menschen und Patienten mit reduziertem Allgemeinzustand sowie im Schock oder bei Verbrennungen zu berücksichtigen. Hier ist mit einer Dehydratation zu rechnen. Die Patienten benötigen bereits vor der Narkoseeinleitung Volumen.

Folgen von operativem Streß
– Erhöhung der Sympathikusaktivität
– Aktivierung des Renin-Angiotensin-Aldosteron-Systems
– Stimulation der ADH-(antidiuretisches Hormon-)Sekretion
– Hemmung der natriumausschüttenden Hormone

A 11.1 Intraoperative Flüssigkeitszufuhr

A 11.1.1 Kristalloide Lösungen

Kristalloide Lösungen sind **Elektrolytlösungen.** Sie diffundieren frei durch die Kapillarmembranen und verbleiben nur kurz im Gefäßsystem. Die Indikationsbreite beschränkt sich auf den **Erhaltungsbedarf** während der Narkose, zur **Korrektur** von Störungen und dem **Ersatz von Flüssigkeitsverlusten**.

Vollelektrolytlösungen
– enthalten die wichtigsten Elektrolyte
– entsprechen der Plasmaosmolalität
– für den Erhaltungsbedarf während der Narkose
– nur für den kurzfristigen Ersatz von Volumenverlusten

Isotone Kochsalzlösung (0,9%)
– plasmaisoton
– Natrium: 154 mval/l
– Chlorid: 154 mval/l
– bei extrazellulären Volumendefiziten
– bei Patienten mit kontinuierlicher Magensaftabsaugung

Vorsicht bei Patienten mit Herzinsuffizienz.

Ringer-Laktatlösung
– Natrium: 130 mval/l
– Chlorid: 108 mval/l
– Laktat: 28 mval/l
– zum Ersatz präoperativer gastrointestinaler Verluste

Ringer-Laktat mit Glukose 5%
– hypertoner als Plasma, 545 mosmol/l
– enthält Wasser, Elektrolyte und Kalorien in Form von Glukose
– bei langsamer Zufuhr keine osmotische Diurese

Glukoselösung 5%
– 50 Gramm Glukose in einem Liter Wasser
– zur Kalorienzufuhr benötigt man mehrere Liter
– nicht für den Ersatz isotoner Flüssigkeitsverluste
– Ersatz von insensiblen Verlusten

A 11.1.2 Kolloidale Volumenersatzmittel

Es gilt der Grundsatz, daß unter einem Hämatokrit von 30% eine Volumensubstitution mit Blut erfolgen soll.

Ausnahmen
– jüngere Patienten haben eine größere Toleranzbreite bei Unterschreiten des genannten Hämatokritwertes
– Dialysepatienten mit chronischer Niereninsuffizienz sind an niedrige Hämatokritwerte gewöhnt, so daß die untere Grenze 20% beträgt
– ältere Patienten mit eingeschränkter Koronarreserve durch koronare Herzerkrankung benötigen bei einem Hämatokrit unter 35% und einem Hämoglobin unter 12 eine Bluttransfusion

Eigenschaften
– bestehen aus hochmolekularen Substanzen
– Plasmaersatzmittel bei Volumenverlusten
– zur Verbesserung der rheologischen Eigenschaften (Fließgeschwindigkeit)
– antithrombotische Therapie
– üben über einen erhöhten onkotischen Druck eine Wasserbindungskapazität für Wasser aus
– verweilen aufgrund der höhermolekularen Bestandteile länger im Gefäßsystem
– Plasmaexpander bewirken durch ihren erhöhten kolloidosmotischen Druck einen Flüssigkeitseinstrom aus dem Interstitium in das Gefäßsystem, der Volumeneffekt ist größer als die verabreichte Infusionsmenge (z.B. HAES und Dextrane)

A 11.1.2.1 Dextrane
Eigenschaften
– aus Glukosemolekülen, ähnlich wie Stärke und Glykogen

Je niedriger das Molekulargewicht, desto größer der Plasmaexpandereffekt und desto niedriger die Plasmahalbwertszeit.

– Molekulargewicht von 40 000 Dalton (niedermolekulare Dextrane) bis 70 000 Dalton (hochmolekulare Dextrane)

- Ausscheidung innerhalb von zehn Tagen über die Niere
- von allen kolloidalen Volumenersatzmitteln die größte Steigerung der rheologischen Eigenschaften
- Steigerung der hämodynamischen Eigenschaften (Erhöhung des preload/afterload)
- gleichzeitige Infusion von Elektrolytlösungen zum Vermeiden einer Dehydrierung des Extrazellulärraumes
- Adhäsionsneigung der Thrombozyten
- Aggregationsneigung der Erythrozyten
- Dosierung 1,5 g/kg KG/Tag

Indikationen
- Volumenverluste
- reduzierte Fließgeschwindigkeit
- antithrombotische Therapie

Kontraindikationen
- erhöhte Blutungsneigung, eingeschränkte Nierenfunktion
- bestehende Dehydratation, Dextranallergie
- intrakranielle Blutung, Hypervolämie
- Anämie, Hyperlaktatämie

Nebenwirkungen
- allergische Reaktionen

 Aufgrund möglicher allergischer Reaktionen sollte immer ein monovalentes Dextran (Promit®) vorgespritzt werden. Liegen zwischen der Erst- und der Wiederholungsgabe mehr als 48 Stunden, muß die Promit®-Gabe wiederholt werden.

- Beeinflussung klinisch-chemischer und klinisch-physikalischer Untersuchungsergebnisse, z.B. Glukose, Cholesterin, BSG, spezifisches Gewicht des Urins, möglich

A 11.1.2.2 Hydroxyäthylstärke
Hydroxyäthylstärke (HAES) ist ein künstliches Kolloid, hergestellt aus der Stärke von Mais und Getreide. Es besteht fast vollständig aus **Amylopektin.**

Eigenschaften
- Molekulargewicht (MG) zwischen 40 000 und 450 000 Dalton
- die Höhe des Molekulargewichts und der Substitutionsgrad bestimmen die Volumenwirksamkeit zwischen zwei und acht Stunden
- hämodynamische Wirkungen wie Dextrane (Kap. A 11.1.2.1)
- als Alternative zu dextran- und gelatinehaltigen Präparaten
- Kolloide mit weniger als 5000 Dalton Molekulargewicht werden über die Nieren ausgeschieden
- die Galle spaltet Kolloide über 5000 Dalton Molekulargewicht und scheidet sie dann über den Darm aus
- Gerinnungsstörungen sind bei einer Dosierung unter 1500 ml/Tag nicht zu erwarten
- keine Nierenfunktionsstörungen

Indikationen, Kontraindikationen und Nebenwirkungen
Siehe Kapitel A 11.1.2.1

Anaphylaktoide Reaktionen sind weniger bekannt als bei Dextranen und werden mit einer Häufigkeit von 0,1% angegeben.

A 11.1.2.3 Gelatinelösungen

Gelatinelösungen werden aus dem Kollagen von Rinderknochen und Kalbshäuten hergestellt. Klinische Verwendung findet hauptsächlich **Oxypolygelatine,** die Konzentration und das Molekulargewicht sind gegenüber den anderen kolloidalen Volumenersatzmitteln herstellungsbedingt geringer. Gelatinelösungen sind im Vergleich zu Dextraninfusionen keine Plasmaexpander.

Eigenschaften

– nur vorübergehende Hypovolämiebehandlung möglich, da Volumeneffekt und Verweildauer gering sind, Volumenzunahme entspricht der zugeführten Menge
– die intravasale Verweildauer beträgt zwei bis drei Stunden
– 1,5- bis 2fache Infusionsmenge des Blutverlustes infundieren
– kein Einfluß auf die Blutgerinnung und die Nierenfunktion
– Dosierung bis 20 ml/kg KG/Tag

Indikationen

– präoperative isovolämische Hämodilution

Kontraindikationen

– Gelatineallergie, Hypervolämie
– Hyperhydration, schwere Herzinsuffizienz

Nebenwirkungen

– die anaphylaktoide Häufigkeit liegt bei 0,8%

A 11.2 Intraoperatives Vorgehen

Die Flüssigkeitszufuhr während der Operation setzt sich zusammen aus Erhaltungsbedarf und Ersatzbedarf (Menge der während der Operation verlorenen Flüssigkeit).

 Der Flüssigkeitsverlust sollte immer sofort ausgeglichen werden.

A 11.2.1 Erhaltungsbedarf

Der Erhaltungsbedarf ist vom **Alter** des Patienten **abhängig.**

Neugeborene:	3 ml/kg KG/Stunde
Kleinkinder:	4 bis 6 ml/kg KG/Stunde
Kinder:	2 bis 4 ml/kg KG/Stunde
Erwachsene:	1,5 bis 2 ml/kg KG/Stunde

◀ **Anästhesiologische Konsequenzen**
– präoperatives Flüssigkeitsdefizit berücksichtigen; eine mögliche Dehydratation muß bereits präoperativ diagnostiziert und therapiert werden
– die prä- und intraoperative Nierenfunktion beeinflußt entscheidend die Infusionstherapie

- Beginn der Infusionstherapie (Erhaltungsbedarf) bei bestehender Nüchternheitskarenz bereits im Einleitungsraum, mindestens 500 ml innerhalb 30 Minuten
- keine Glukoselösungen bei transurethralen und intrakraniellen Eingriffen

Patienten ohne präoperative Hydratationsstörungen und mit geringfügigen intraoperativen Flüssigkeitsverlusten erhalten bei einer ein- bis zweistündigen Operation etwa 600 bis 1000 ml Flüssigkeit, davon ein Drittel Elektrolyt- oder Kochsalzlösung 0,9%.

A 11.2.2 Ersatzbedarf bei großen Operationen

Die Flüssigkeitsverluste bei ausgedehnten Operationen sind nur sehr grob zu berechnen. Über eröffnete Körperhöhlen (z.B. bei abdominellen oder thorakalen Eingriffen) entstehen Verluste durch **Verdampfung** oder **Sequestration von Extrazellulärflüssigkeit** durch chirurgisch traumatisiertes Gewebe.

Bei Lungeneingriffen und neurochirurgischen Operationen ist eine **intraoperative restriktive Flüssigkeitszufuhr** anzustreben.

◀ **Anästhesiologische Konsequenzen**
- der Ersatz durch Flüssigkeitstherapie sollte am Anfang der Operation beginnen
- die Infusionen sollten aus bilanzierten Elektrolytlösungen bestehen
- quantitative Einschätzung des Verlustes durch die Beobachtung des Saugers und der OP-Tücher
- Änderungen der üblichen Vitalparameter, z.B. Diurese, ZVD, Blutdruck, Herzfrequenz sowie Laborparameter wie Hämoglobin, Hämatokrit und Elektrolyte helfen beim Einschätzen des Verlustes

Richtwerte für Flüssigkeitsersatz
- **Leichtes Trauma**
  - 2 ml/kg KG/Stunde **Erhaltungsbedarf**
  - bei Tonsillektomien und plastischen Operationen:
    plus 4 ml/kg KG/Stunde **Ersatzbedarf**
- **Mäßiges Trauma**
  - 2 ml/kg KG/Stunde **Erhaltungsbedarf**
  - bei Leistenhernie und Appendektomie:
    plus 6 ml/kg KG/Stunde **Ersatzbedarf**
- **Schweres Trauma**
  - 2 ml/kg KG/Stunde **Erhaltungsbedarf**
  - bei Thorakotomie, Darmresektion nach Ileus, Totalendoprothese, radikaler Prostatektomie:
    plus 8 ml/kg KG/Stunde **Ersatzbedarf**

Die Erfahrung zeigt, daß es gerade bei größeren Operationen trotz rechnerisch genügender Volumenzufuhr nicht gelingt, eine Normovolämie aufrechtzuerhalten, auch wenn der Blutverlust mit Blutkomponenten und/oder kolloidalen Lösungen ersetzt wurde. Oft kommt es intraoperativ oder im postoperativen Verlauf zu einer **Hypovolämie mit Hämatokritanstieg**. Dies ist dadurch zu erklären, daß ein Teil der interstitiellen Flüssigkeit in den „dritten Raum" (Kap. 7.1.3) gelangt und damit als Reservoir zur Auffüllung des Plasmaraumes nicht mehr zur Verfügung steht. Der „dritte

313

Raum" setzt sich vermutlich aus Wundödemen und Flüssigkeitsansammlungen im Magen-Darm-Kanal und im Peritoneum zusammen und ist von der Größe des Eingriffs und der chirurgischen Gewebstraumatisierung abhängig. Er tritt vorwiegend bei Eingriffen an großen Körperhöhlen auf. Nur wenn dieses Volumen zusätzlich zum Blutverlust mit Elektrolytlösung aufgefüllt wird, ist eine Normovolämie herzustellen.

A 12 Intraoperative fremdblut-
sparende Maßnahmen

Die bekannten Risiken der Bluttransfusion, die sinkende Spenderzahl bei steigendem Bedarf und damit die sinkende Verfügbarkeit von Blutpräparaten führen zu einem vermehrten Einsatz von fremdblutsparenden Maßnahmen.

Es stehen verschiedene Formen der **autologen Transfusion** (AT) zur Verfügung, in jedem Fall sind Spender und Empfänger identisch.

Autologe Transfusionen
– präoperative Eigenblutspende
– intraoperative maschinelle Autotransfusion
– präoperative isovolämische Hämodilution

Unterstützende Maßnahmen
– blutsparendes Operieren
– strenge Indikationsstellung zur Transfusionsgabe
– Akzeptieren erniedrigter Hämoglobinwerte
– veränderte Narkoseverfahren, kontrollierte Hypotension
– spezielle Lagerungstechniken

Rechtliche Grundlagen
– die Eigenblutspende gilt als risikoärmste Methode der Blutübertragung
– bei elektiven Eingriffen mit einem Transfusionsrisiko über fünf Prozent ist der Patient über diese Methode aufzuklären
– der Chirurg klärt den Patienten über eine Bluttransfusion auf (Vereinbarung des Verbandes Deutscher Anästhesisten und Chirurgen), entfällt dieses, ist der Anästhesist zuständig
– bei vermeidbarem Zwischenfall (durch Eigenblutspende), bei einer perioperativen Fremdblutgabe kann der Arzt zur Verantwortung gezogen werden
– der Patient muß die Einwilligung zur Eigenblutspende unterschreiben
– die Herstellung der Blutkonserven ist nur einem Transfusionsmediziner erlaubt, geschieht dies zum Zweck der Eigenblutspende unter ärztlicher Aufsicht, entfällt diese Erlaubnis

Die Arbeitsgruppe „Autologe Transfusion" der Deutschen Gesellschaft für Fachkrankenpflege (DGF) gibt Empfehlungen zum Umgang mit Eigenblutpräparaten heraus (**CAT**: **C**oncept **A**utologer **T**ransfusionen).

Verantwortlichkeitsbereich
– autologe Transfusionen sind ärztliche Therapiemaßnahmen und gehören in den ärztlichen Verantwortungsbereich
– nach Weisung und unter ärztlicher Aufsicht können Aufgaben an qualifiziertes Pflegepersonal delegiert werden
– die Aufgaben sind klinikspezifisch angeordnet und sind schriftlich zu dokumentieren

Nichtdelegierbare ärztliche Aufgaben
– Indikation
– Untersuchung des Patienten und Feststellen der Tauglichkeit
– Terminierung (Blutabnahme etc.)

315

– Anordnungsverantwortung des technischen Ablaufs
– Verantwortung für die erzeugten Blutpräparate (Anästhesist, Transfusionsmediziner)
– Sicherstellen der Patientenidentität
– Kontrolle der Konservenidentität vor der Retransfusion

▶ **Pflegerische Maßnahmen**
– Übernahme der möglichen Verfahren der autologen Transfusion
– Überwachung und Betreuung des Patienten
– Verarbeiten und Kodierung der erzeugten Blutpräparate
– Verwahren und Verwalten der Blutkonserven
– Dokumentation
– Bedienen und Überwachen der erforderlichen Geräte nach dem Medizinproduktegesetz (MPG)
– Vorbereiten der Retransfusion

A 12.1 Präoperative Eigenblutspende und Plasmapherese

Je nach Indikation wird vor einer elektiven Operation mit voraussichtlich großem Blutverlust patienteneigenes Vollblut oder Plasma gewonnen und dem Patienten bei Bedarf retransfundiert.

Eigenblutspende
– Vorgehen wie bei Blutspende
– in einem Monat sind bis zu vier Eigenblutspenden (à 500 ml) möglich (Hämoglobin- und Hämatokritkontrolle)
– Lagerung 30 bis 40 Tage möglich
– orale Eisenprophylaxe empfohlen

Plasmapherese
– Vorgehen wie bei perioperativer Hämodilution (Kap. A 12.3)
– Eigenblut wird durch Zentrifugation vom Plasma getrennt
– zelluläre Blutbestandteile, mit Kochsalzlösung aufgeschwemmt, retransfundieren
– das Plasma wird tiefgefroren
– Lagerung bis zu einem Jahr möglich
– dem Patienten werden zwischen 600 bis 900 ml Plasma abgenommen

 Dies kann innerhalb von 14 Tagen dreimal mit je 1000 ml Vollblut wiederholt werden, innerhalb eines Jahres darf es die Plasmamenge von 25 Litern nicht überschreiten.

Spenderkriterien
– zu erwartende Blutverluste bei elektiven Eingriffen
– Hämoglobinwert von 11 g/dl, Hämatokrit über 34%
– guter Allgemeinzustand
– keine dekompensierte Herzinsuffizienz
– kein Myokardinfarkt innerhalb der letzten drei Monate
– keine schweren pulmonalen Erkrankungen und Lungenfunktionsstörungen
– keine akuten oder chronischen Infektionskrankheiten
– bei Patienten mit gerinnungsfördernden Medikamenten evtl. Therapie ändern

Patienten mit Dauereinnahme von Beta-Blockern und Diuretika sowie Durchblutungsstörungen gelten als Risikospender.

Vorbereitung des Materials
– Material zum Legen eines peripheren Zugangs
– Mischschaukel mit Wiegevorrichtung
– Monitor zur Vitalüberwachung

Vorgehen
Es ist wichtig, daß ein **Ruheraum** vorbereitet ist und **ausgebildetes Pflegepersonal** zur Verfügung steht. Die Abnahme von sechs Konserven Eigenblut erfolgt maximal im Wochenrhythmus bis drei Tage präoperativ.

Der Patient sollte zur Eigenblutspende nicht nüchtern sein.

– großvolumigen peripheren Zugang legen (Sterilität beachten)
– bei Fehlpunktion Entnahmesystem verwerfen
– Flüssigkeitsersatz per os oder per infusionem
– Vitalzeichen überwachen
– die Abnahmedauer ist abhängig von der Fließgeschwindigkeit, etwa 15 Minuten
– Blutbeutel mit Zusatz SAG-Mannitol, dies verlängert die Haltbarkeit der Konserven von 35 auf 42 Tage
– zusätzlich Antikoagulans-Stabilisator, z.B. 70 ml CPDA
– Eisensubstitution mit 300 mg Eisensulfat per os
– Trennen der Konserve in Erythrozytenkonzentrat und FFP
– Eigenblutkonserven exakt beschriften (Name, Blutgruppe, Abnahme)
– Patient muß nach der Blutabnahme noch eine Stunde überwacht werden (Vitalwerte)
– Entlassungsindikation durch den Anästhesisten mit dem Hinweis auf eingeschränkte Verkehrstauglichkeit

Bei weniger als 400 ml abgenommenem Vollblut sollte eine sofortige Retransfusion erfolgen. Das Verhältnis der Zusätze stimmt dann nicht mehr mit der erforderlichen Vollblutmenge (500 ml) überein. Bei längerem Liegen kann es z.B. zu Gerinnungsstörungen kommen.

Komplikationen bei Retransfusion der Eigenblutkonserve
– Fehlpunktion von Gefäßen, hypotone Dysregulationen
– vagotone Reaktionen, Arrhythmien
– Verwechseln oder Vertauschen von Blutkonserven
– Verunreinigung

A 12.2 Intraoperative Autotransfusion

Bei der maschinellen Autotransfusion wird Blut aus dem Operationsgebiet über einen speziellen Sauger abgesaugt, in einer Zellzentrifuge gewaschen und anschließend retransfundiert. Die Dauer des Spülvorgangs beträgt etwa drei bis acht Minuten und ist abhängig von der Qualität des abgesaugten Blutes.

Indikationen
– bei zu erwartenden Blutverlusten von mehr als 1000 ml
– herz- und leberchirurgische Operationen
– gefäßchirurgische Eingriffe

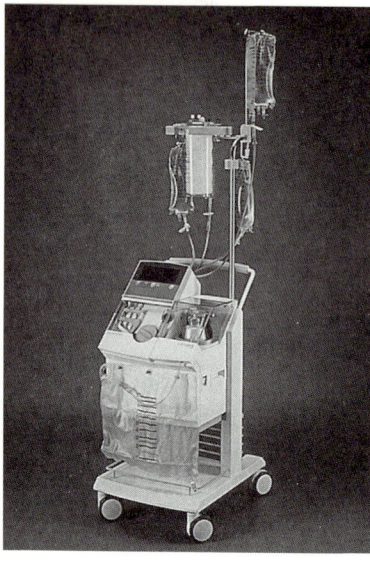

Abb. A 12-1 Maschinelles Autotransfusionsgerät

– orthopädische (Endoprothetik, Wirbelsäuleneingriffe), traumatologische Eingriffe (Polytrauma)
– Transplantationen

Kontraindikationen
– Operationen an Tumoren (außer bei bestrahltem Zentrifugeninhalt)
– infizierte Wundgebiete, Sepsis
– offene Darmoperationen

Vorbereiten des Materials
– Autotransfusionsgerät (Abb. A 12-1)
– sterile Zentrifugenglocke
– steriles Schlauchsystem
– steriler Abfallbehälter
– Beutel mit NaCl 0,9% à 1000 ml, 30000 I.E. Heparin zugeben

Bestandteile des maschinellen Systems
– Ansaugeinheit mit Antikoaguliereinrichtung
– Reservoir mit Filter
– Schlauchsystem
– Zentrifugenglocke
– Rollenpumpe
– Reservoirbeutel für Spüllösung (Abfallbeutel)
– Retransfusionsbeutel

Funktionsweise der Rückgewinnung (Abb. A 12-2)
– Aufsaugen des Blutes aus dem Operationsgebiet
– Antikoagulans an der Saugerspitze hinzugeben

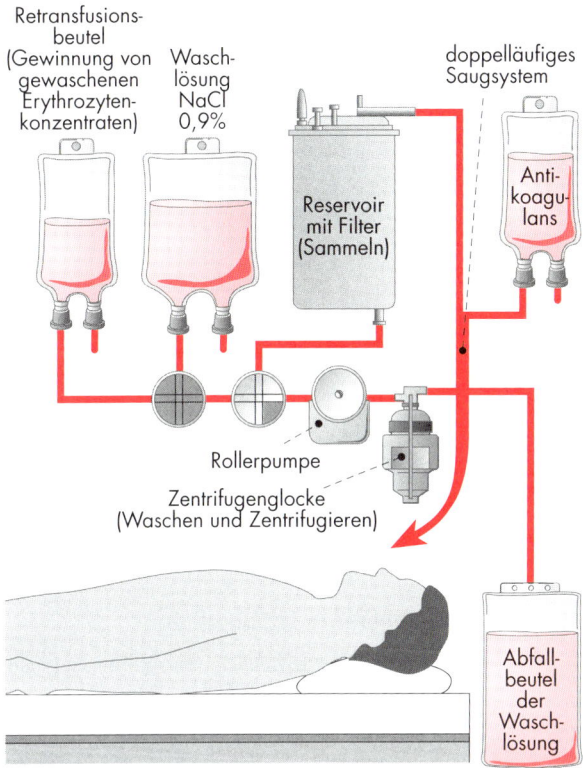

Abb. A 12-2 Funktionsprinzip der maschinellen Autotransfusion

– Saugflüssigkeit in einem Filterreservoir sammeln (Filtern und Entschäumen)
– Blut über Rollenpumpen in die Zentrifugenglocke saugen
– Trennung der Erythrozyten in der Zentrifuge
– Plasma und Spülflüssigkeit fließen in den Abfallbeutel
– Erythrozyten werden mit 1000 bis 1500 ml NaCl 0,9% gewaschen
– gewaschene Erythrozyten werden anschließend in den Retransfusionsbeutel gepumpt
– Retransfusion

Vorgehen
– nach der Indikationsstellung dem OP-Personal sterile Doppellumenabsauger übergeben
– Absauggefäß (Reservoir mit Filter) am Infusionsständer befestigen
– Doppellumensauger und Absauggefäß nach Saugeranschluß mit heparinisierter Kochsalzlösung füllen (etwa 100 ml)

- Tropfgeschwindigkeit nach dem Prinzip höhere Blutung – höhere Heparinisierung und umgekehrt regulieren
- bei Füllung des Reservoirs mit etwa 1000 ml (aus dem Operationsgebiet abgesaugtes Blut) Maschine zum Spülen vorbereiten. Falls die 1000 ml überproportional viel Spülflüssigkeit enthalten, die Anhaltszahl auf mehr als 1500 ml erweitern
- Saug- und Spülvorgang einschalten
- nach Füllen des Retransfusionsbeutels innerhalb von sechs Stunden Rückgabe an den Patienten
- Dokumentation (abrufbares Display im Gerät)

 Bei großen operativen Eingriffen ist es möglich, die postoperativen Blutungen in die Drainagen mit demselben Autotransfusionssystem zu retransfundieren.

Qualität des retransfundierten Blutes
- gewaschene Erythrozytenkonzentrate in einer NaCl-Suspension
- Hämatokrit 45 bis 60%
- physiologischer 2,3-DPG-Gehalt
- pH-Wert im Gegensatz zu homologem Blut alkalisch
- Kaliumgehalt normal

Nebenwirkungen
- bei großen aufbereiteten Mengen Störungen der Blutgerinnung durch Verdünnungskoagulopathie

A 12.3 Perioperative Hämodilution

Bei der perioperativen Hämodilution wird unmittelbar präoperativ Vollblut entnommen und simultan im Verhältnis 1:1 durch kolloidale Lösungen ersetzt. Das Vollblut wird bei Bedarf retransfundiert, um den Einsatz homologer Blutpräparate zu reduzieren.

Indikation und Spenderkriterien
- bei einem Blutverlust von mehr als einem Liter
- Skoliose-Operationen nach Harrington
- Polycythaemia vera
- sekundäre Polyglobulien

Kontraindikationen
- entsprechen der Eigenblutspende
- Blutgerinnungsstörungen

Auswirkungen der akuten Hämodilution
- verbesserte rheologische (Fließ-)Eigenschaften des Blutes
- Abfall des peripheren Widerstandes
- Zunahme des venösen Rückstromes
- Zunahme des Herzzeitvolumens (HZV)
- verminderter Erythrozytenverlust während der Operation
- Thrombose- und Embolieprophylaxe durch Senken der Viskosität
- geringere Wundheilungsstörungen

 Bei Patienten mit eingeschränkter Koronarreserve können bei übermäßiger Hämodilution Myokardischämien auftreten.

Vorgehen
– großvolumigen peripheren Zugang legen
– Entnahmezeitpunkt (Einleitungsphase bis zum Hautschnitt) bei stabilen hämodynamischen Verhältnissen
– bei rückenmarksnahen Regionalanästhesien sollte die Hämodilution nicht zum Zeitpunkt der eintretenden Sympathikolyse vorgenommen werden
– bei Entnahme in Narkose auf eine flache Narkoseführung achten (eingeschränkte Kompensation des Gefäßsystems)
– während der Entnahme, meist zwei Vollblutkonserven, ist eine lückenlose Überwachung der Vitalparameter notwendig
– Entnahmemenge ist abhängig vom Ausgangshämatokrit, dem geschätzten Blutverlust und beträgt 7,5 bis 20 ml/kg KG
– der Hämoglobinwert fällt in der Regel pro 500 ml um etwa 1 g/dl ab
– die Abnahme sollte in weniger als 15 Minuten erfolgen, um Gerinnselbildungen zu vermeiden
– simultaner Ersatz des entnommenen Blutes durch Kolloide
– Konserve durch Schaukelwaage oder manuell gut mischen
– Schlauch nach Abnahme verplomben, nicht verknoten
– Konserven beschriften (standardisierte Aufkleber)
– Konserven bei Raumtemperatur aufbewahren
– falls die Retransfusion nicht innerhalb von sechs Stunden erfolgt, Konserven im Kühlschrank aufbewahren (auf keinen Fall in einem anderen OP-Saal oder in einem externen Blutkühlschrank)
– vor der Retransfusion Bedside-Test (Kap. 9.2.2)
– Retransfusion so spät wie möglich nach Stillung größerer Blutungen und in umgekehrter Reihenfolge (letzte Konserve hat den höchsten Verdünnungsgrad durch Infusionen)
– Grenze des intraoperativen Hämoglobins ist 5 bis 8 g/dl, abhängig vom Gesundheitszustand des Patienten

 Es sollten keine Mikrofilter verwendet werden.

Komplikationen
– Myokardischämie und Hirnischämie bei koronar eingeschränkten Patienten
– Tachykardie (Hypovolämie)
– Gerinnungsstörungen

A 13 Anästhesie bei Patienten mit Begleiterkrankungen

Das perioperative Risiko wird für den Patienten, der sich einer Operation unterziehen muß, im wesentlichen von zwei Faktoren bestimmt:
– seinen Begleiterkrankungen
– von der Art und Umfang des chirurgischen Eingriffes
Aufgabe und Ziel der präoperativen Vorbereitung ist es, den Gesundheitszustand des Patienten einzuschätzen und zu optimieren.

Die Vorerkrankungen des Patienten haben einen entscheidenden Einfluß auf das intraoperative Management, auf das Anästhesieverfahren, die Medikamentenauswahl und das Monitoring.

Die **postoperative Überwachung** im Aufwachraum oder auf der Intensivstation ist für Patienten mit Begleiterkrankungen von zentraler Bedeutung, da sie in dieser Phase besonders gefährdet sind.

A 13.1 Patienten mit Erkrankungen des Herz-Kreislauf-Systems

A 13.1.1 Hypertonie

Erhöhte Blutdruckwerte sind Folgen eines erhöhten Herzzeitvolumens und/oder eines erhöhten peripheren Widerstands.

Hypertonieformen
– essentieller Hypertonus ohne bekannte Ursache (90%)
– sekundäre Hypertonie (10%), z.B. renovaskulär, endokrin, neurogen

Organmanifestationen
– Linksherzinsuffizienz, Retinopathie
– zerebrale Komplikationen, Niereninsuffizienz

◄ **Anästhesiologische Konsequenzen**

Patienten mit Hypertonie haben perioperativ häufiger einen Blutdruckanstieg und ausgeprägtere Blutdruckabfälle als normotensive Patienten. Größere Blutdruckschwankungen, insbesondere Hypotonien sind zu vermeiden.

– bestehende antihypertensive Therapie nicht absetzen
– hypertensive Blutdruckwerte werden bei der Einleitung von Narkosetiefe und Dauer der Laryngoskopie entscheidend beeinflußt
– intraoperative Hypertension kann auftreten durch: Schmerz, Hypoxie, Hyperkapnie, volle Harnblase
– zur Narkoseführung eignen sich volatile Anästhetika

A 13.1.2 Koronare Herzerkrankung, Myokardinfarkt

Grundlegender Mechanismus der **koronaren Herzerkrankung** ist die Einengung oder der **Verschluß von Koronargefäßen** und das daraus resultierende **Mißverhältnis** zwischen **Sauerstoffbedarf** und **Sauerstoffangebot im Herzmuskel.**

Der **Myokardinfarkt** ist eine schwere **ischämische Schädigung** eines Herz-muskelbezirkes mit **Myokardnekrose,** meist bedingt durch eine koronare Herzerkrankung mit hochgradiger Stenose einer Koronararterie.

Determinanten der Sauerstoffbilanz des Herzmuskels
- **Abnahme des myokardialen Sauerstoffangebotes**
  – Abnahme der Koronardurchblutung bedingt durch diastolischen Blut-druckabfall, Preload-Zunahme, Tachykardie, Koronarspasmus, Hypo-kapnie
  – Anämie, Hypoxie
  – Linksverschiebung der Sauerstoffdissoziationskurve
- **Zunahme des myokardialen Sauerstoffverbrauches**
  – Tachykardie
  – Zunahme der Wandspannung (Afterload- und Preload-Zunahme) und Kontraktilität

Symptome
- **Koronare Herzerkrankung**
  – Angina pectoris: meist retrosternal lokalisierte, ausstrahlende Schmer-zen, die durch körperliche und psychische Belastungen ausgelöst werden und von kurzer Dauer sind
- **Bei Myokardinfarkt**
  – lang anhaltende Angina pectoris, die durch Ruhe oder Nitrogaben kaum beeinflußbar ist
  – stummer Myokardinfarkt: 15 bis 20 % der Infarkte ohne Schmerzen, ins-besondere bei Diabetikern und alten Patienten
  – Schwächegefühl, Angst, vegetative Begleitsymptomatik wie Übelkeit, Erbrechen, Schwitzen
  – Herzrhythmusstörungen, z.B. Tachykardie oder Bradykardie
  – Linksherzinsuffizienz, Blutdruckabfall

◀ Anästhesiologische Konsequenzen

 In den ersten drei bis sechs Monaten nach einem Infarkt sollte kein elek-tiver Eingriff vorgenommen werden.

  – Optimierung und Beibehaltung der präoperativen medikamentösen Therapie: z.B. Nitrate, Calciumantagonisten, Beta-Blocker
  – gute anxiolytische und sedierende Prämedikation
  – bei Narkoseeinleitung Medikamente mit geringen Nebenwirkungen auf Herz-Kreislauf-System verwenden, z.B. Hypnomidate® (Etomidat)
  – ggf. invasives Monitoring mit arterieller Blutdruckmessung und Pulmo-nalarterienkatheter

 Bei ausreichendem Sauerstoffangebot sollte der myokardiale Sauerstoffver-brauch so niedrig wie möglich gehalten werden.

  – Herzfrequenz und Blutdruck sollten nicht mehr als 20 % von den Aus-gangswerten des wachen Patienten abweichen
  – Zunahme von Ischämiezeichen im EKG bei Patienten mit einer Herzfre-quenz über 110/Minute (ischämische Schwelle)

 Tachykardie, Hypertension, Hypotension, Hypoxie, Arrhythmie, Schmer-zen und Kältezittern sind zu vermeiden.

A 13.1.3 Herzinsuffizienz

Bei der Herzinsuffizienz besteht eine akute oder chronische **ventrikuläre Funktionsstörung,** die eine **verminderte körperliche Leistungsfähigkeit** bedingt.

Symptome
● **Linksherzinsuffizienz**

Vorwärtsversagen und low output und/oder Rückwärtsversagen mit Lungenstauung
- Dyspnoe, Orthopnoe
- Lungenödem, Zyanose

● **Rechtsherzinsuffizienz**

Rückwärtsversagen mit Rückstauung in den großen Kreislauf
- sichtbare Halsvenenstauung, Gewichtszunahme und Ödeme
- Stauungsleber, Stauungsgastritis, Stauungsnieren

● **Gemeinsame Symptome**
- Nykturie, sympathikotone Überaktivität, z.B. feuchte Haut, Tachykardie
- Herzvergrößerung, Pleuraerguß

Ursachen
- Druckbelastung, Volumenbelastung, Hypoxie, Hypovolämie
- Anämie, koronare Herzkrankheit, Kardiomyopathien, Myokarditis
- Herzrhythmusstörungen, Perikarderguß

◀ **Anästhesiologische Konsequenzen**

Bei Herzinsuffizienz sind eine ausreichende Herzfüllung und ein nicht zu hoher peripherer Widerstand anzustreben. Elektive Eingriffe sollten bei dekompensierter Herzinsuffizienz nicht vorgenommen werden.

- präoperative Therapie der Herzinsuffizienz
- bei größeren Eingriffen und ausgeprägter Herzinsuffizienz invasives Monitoring mit arterieller Blutdruckmessung und Pulmonalarterienkatheter
- Medikamente mit geringer Kreislaufnebenwirkung bevorzugen: Hypnomidate® (Etomidat), Opioide, Benzodiazepine
- bei volatilen Anästhetika dosisabhängige myokarddepressive Wirkung beachten
- ggf. Herzminutenvolumen durch Dopamin oder Dobutamin steigern, Steuerung von preload und afterload

A 13.1.4 Herzrhythmusstörungen

Herzrhythmusstörungen können kardial oder extrakardial bedingt sein. Auch beim organisch Gesunden können Herzrhythmusstörungen auftreten.

Der Schweregrad der Herzrhythmusstörungen wird beurteilt in bezug auf die akute kardiale Gefährdung des Patienten (Herzstillstand, Flimmern), die Auswirkungen der Rhythmusstörungen auf das Herzminutenvolumen und auf die Sauerstoffbilanz des Herzens.

Ursachen
● **Myokardial**
- koronare Herzerkrankung, Herzinfarkt
- Myokarditis, Kardiomyopathien

- **Hämodynamisch**
  - Volumenbelastung des Herzens
  - Druckbelastung des Herzens durch arteriellen oder pulmonalen Hypertonus
- **Extrakardial**
  - psychovegetative Faktoren wie Schmerz, Angst
  - Elektrolytstörungen (Kalium), Hypoxie
  - Medikamente, z.B. Herzglykoside, Beta-Blocker, Succinylcholin
  - endokrin (Schilddrüse, Phäochromozytom)

◀ **Anästhesiologische Konsequenzen**

Bei Tachykardien vor der Therapie unbedingt Ursache klären: Angst, Schmerz, zu flache Narkose, Hypovolämie, Hypoxie, Herzinsuffizienz, Fieber, Sepsis, Hypoglykämie, Hyperthyreose, maligne Hyperthermie.

- Normbereich von Sauerstoff- und Kohlendioxidpartialdruck, pH-Wert und Kalium anstreben
- medikamenteninduzierte Rhythmusstörungen beachten: Digitalis, Katecholamine, volatile Anästhetika
- Bradykardie bei ausreichender Auswurfleistung ist für das Herz ökonomisch, z.B. Sportlerherz (niedriger Sauerstoffverbrauch und lange Phase der Koronardurchblutung)
- bei Dissoziation von Vorhof-/Ventrikelaktion: die Vorhofkontraktion ist um so wichtiger, je geringer die Ventrikelleistung ist (Ausfall der Vorhofpumpfunktion kann das Herzzeitvolumen bis zu 20% vermindern)

A 13.1.5 Herzklappenfehler

Durch die stärkere mechanische Beanspruchung sind meist die Klappen des linken Herzens (Mitral- und Aortenklappe) betroffen.
Klappenstenosen mit Druckbelastung sind in der Prognose ungünstiger als eine Insuffizienz mit Volumenbelastung (Kap. A 14.5.2.1).

Herzklappenfehler begünstigen Bakterienansiedlungen. Zur Endokarditisprophylaxe wird präoperativ eine Antibiotikagabe empfohlen.

◀ **Anästhesiologische Konsequenzen**
- **Mitralstenose**
  - Tachykardie und Vorhofflimmern sind zu vermeiden, da durch schlechtere Ventrikelfüllung das Herzzeitvolumen weiter vermindert wird
  - die Patienten tolerieren Volumenüberladung und peripheren Widerstandsverlust sehr schlecht
- **Mitralinsuffizienz**
  - durch Steigerung der Herzfrequenz kann das linksventrikuläre Auswurfvolumen zunehmen
  - Bradykardie, Volumenüberlastung und Zunahme des peripheren Gefäßwiderstandes wirken sich hämodynamisch ungünstig aus
- **Aortenstenose**
  - Stabilisierung des niedrigen Herzzeitvolumens durch einen normofrequenten Sinusrhythmus mit zeitlich richtig koordinierter Vorhofkontraktion
  - Tachykardie (verkürzte Füllungszeit) und Bradykardie (Überdehnung des linken Ventrikels) sind hämodynamisch ungünstig
  - ein ausreichender peripherer Gefäßwiderstand ist notwendig, um den koronaren Blutfluß sicherzustellen

- **Aorteninsuffizienz**
- leichte erhöhte Herzfrequenz und mäßigen Abfall des peripheren Widerstandes anstreben, um ein effektives Schlagvolumen aufrechtzuerhalten

A 13.2 Patienten mit pulmonalen Erkrankungen

A 13.2.1 Chronisch obstruktive Lungenerkrankungen

Unter **COLD** (chronic obstructive lung disease) versteht man eine irreversible oder nur minimal reversible exspiratorische Atemwegsobstruktion.

Häufige Ursachen
- **Chronische Bronchitis**
- Husten und Auswurf während mindestens drei Monaten in zwei aufeinanderfolgenden Jahren
- **Lungenemphysem**
- irreversible Erweiterung der Lufträume distal der terminalen Bronchiolen infolge der Zerstörung des Lungenparenchyms und des Verlustes der elastischen Fasern
- **Nikotinabusus**
- Hauptursache für die Entwicklung einer COLD (Risiko etwa dreißigfach erhöht)

Symptome
- Dyspnoe, Orthopnoe, Husten und Auswurf, eingeschränkte körperliche Belastbarkeit, trockene und/oder feuchte Rasselgeräusche
- forciertes exspiratorisches Volumen in der ersten Sekunde (FEV1) vermindert
- Atemwegswiderstand erhöht
- respiratorische Partialinsuffizienz, pO_2 vermindert
- respiratorische Globalinsuffizienz, pO_2 vermindert und CO_2 erhöht

◀ **Anästhesiologische Konsequenzen**

Elektive Eingriffe sollten im infektfreien Intervall bei optimaler Lungenfunktion erfolgen. Die Überempfindlichkeit der Atemwege ist bei der Narkoseführung zu beachten.

- Regionalanästhesieverfahren sind beim kooperativen Patienten zu empfehlen
- volatile Anästhetika sind aufgrund ihrer bronchodilatatorischen Wirkung günstig

A 13.2.2 Asthma bronchiale

Asthma bronchiale ist definiert als eine akute, anfallsweise, reversibel auftretende Atemnot aufgrund einer **Obstruktion** hyperreaktiver Atemwege. Auslösend können **exogene oder endogene Reize** sein.

Ursachen
- **Allergisches Asthma**
- Sensibilisierung der Atemwege durch Umweltallergene
- **Nichtallergisches Asthma**
- Infektion, Reizeinfluß ohne Allergisierung
- körperliche Anstrengung

327

Symptome
– anfallsweise reversibel auftretende Atemwegsobstruktion
– chronisch entzündliche Veränderungen von Schleimhaut und Atemwegen
– exspiratorischer Stridor, verlängertes Exspirium
– trockene Rasselgeräusche, Giemen, Brummen

◄ **Anästhesiologische Konsequenzen**

Elektive Eingriffe sollten im infektfreien Intervall vorgenommen werden. Mechanische Irritationen der Atemwege und Medikamente mit broncho-konstriktiver Wirkung können einen Asthmaanfall auslösen.

– Anästhetika bevorzugen, die bronchodilatatorisch wirken oder die Atemwegsreflexe abschwächen
– Regionalanästhesien sind zu empfehlen und sollten möglichst streß- und angstfrei erfolgen
– bei Allgemeinanästhesie ist auf eine ausreichende Narkosetiefe zu achten

Ein asthmabedingter Bronchospasmus bessert sich durch Vertiefung der Narkose, nicht aber durch Gabe von Muskelrelaxanzien.

A 13.2.3 Cor pulmonale

Unter Cor pulmonale wird eine Hypertrophie und/oder Dilatation des rechten Ventrikels aufgrund einer chronischen Lungenerkrankung mit pulmonaler Hypertonie verstanden.

Symptome
– Belastungsdyspnoe, Tachykardie
– verminderte Leistungsfähigkeit
– Zeichen einer Rechtsherzinsuffizienz, Belastungssynkopen

◄ **Anästhesiologische Konsequenzen**

Bei Patienten mit Cor pulmonale ist der pulmonalvaskuläre Widerstand möglichst niedrig zu halten, um eine Rechtsherzbelastung zu vermeiden.

– ausreichenden Sauerstoffpartialdruck anstreben
– Normalisierung von CO_2 und pH-Wert
– Verschiebung von elektiven Eingriffen bei pulmonalen Infekten

A 13.3 Patienten mit nephrologischen Erkrankungen

Akutes Nierenversagen
– akut auftretende, in der Regel reversible Niereninsuffizienz mit Oligurie oder Anurie (weniger als 500 bzw. 200 ml Harn in 24 Stunden)
– Anstieg der Retentionswerte (Kreatinin und Harnstoff)

Chronische Niereninsuffizienz
– irreversible Abnahme des Glomerulumfiltrates bei progressivem Untergang von funktionsfähigem Nierengewebe

Ursachen
● **Akutes Nierenversagen**
– prärenal: Blutdruckabfall, Hypoxie, Schock, toxisch, z.B. Hämolyse
– renal: entzündliche oder vaskuläre Nierenerkrankungen
– postrenal: durch Abflußbehinderung der ableitenden Harnwege

- **Chronische Niereninsuffizienz**
  - Glomerulonephritis, diabetische Nephropathie
  - Pyelonephritis, interstitielle Nephritis
  - toxische Nephropathie (z.B. Analgetika), Nephrosklerose

Symptome
- Flüssigkeitsretention, Hyperkaliämie
- Hypertonie, Linksherzbelastung, Perikarditis, Lungenödem
- renale Anämie, gesteigertes Herzminutenvolumen
- Bewußtseinsbeeinträchtigung bis Koma, Krämpfe, Polyneuropathie
- Gerinnungsstörungen (Thrombozyten)

◀ **Anästhesiologische Konsequenzen**

Anästhetika entsprechend der verminderten renalen Medikamentenclearance dosieren.

- Bewertung der Niereninsuffizienz (stabil, progredient, verbessert)
- präoperativ Kaliumwert überprüfen (Hyperkaliämie)
- niedrige Dosen an Opioiden können außerordentlich starke Wirkungen auf das ZNS oder auf die Atmung haben
- Muskelrelaxanzien verwenden, die möglichst keiner renalen Elimination unterliegen, z.B. Atracurium (Tracrium)
- der intravasale Volumenstatus ist oft schwer einzuschätzen

Patienten mit Niereninsuffizienz neigen intraoperativ verstärkt zur Hypotension.

A 13.4 Patienten mit Leberfunktionsstörungen

Hepatitis
- akute entzündliche Erkrankung der Hepatozyten
- chronische Verlaufsform, wenn die Erkrankung länger als sechs Monate anhält

Leberzirrhose
- Zerstörung der Läppchen- und Gefäßstruktur der Leber mit ausgedehnter Fibrose und Knötchenbildung

Ursachen
- **Hepatitis**
  - Infektion mit Hepatitisviren A, B, C, D oder E
  - medikamenteninduziert oder toxisch
- **Leberzirrhose**
  - meist Spätfolge verschiedener Lebererkrankungen wie Alkoholabusus (50%) oder Virushepatitis (40%)

Symptome
- **Hepatitis**
  - Müdigkeit, Appetitlosigkeit, Übelkeit, Erbrechen
  - Kopfschmerzen, Fieber, Bauchbeschwerden, dunkler Urin
- **Leberzirrhose**
  - Abgeschlagenheit, Leistungsminderung, Druckgefühl im Oberbauch
  - Spider naevi (Gefäßspinnen), Palmarerythem

329

– Komplikationen: portale Hypertension, Ösophagusvarizen, Aszites, Gerinnungsstörungen, Kardiomyopathie, arterielle Hypoxämie, Hypoglykämie, hepatorenales Syndrom, hepatische Enzephalopathie, erhöhte Infektanfälligkeit

◄ **Anästhesiologische Konsequenzen**

Pathologische Stoffwechselleistungen (Hypoglykämie, Gerinnung) und ein veränderter Medikamentenmetabolismus sind zu berücksichtigen.

– Medikamentenmetabolismus kann durch die Abnahme enzymhaltiger Hepatozyten oder durch einen erniedrigten hepatischen Blutfluß verlangsamt sein
– evtl. gesteigerter Medikamentenbedarf durch Enzyminduktion, insbesondere bei alkoholkranken Patienten
– inadäquate Oxygenierung der Hepatozyten ist der Hauptmechanismus für postoperative Leberfunktionsstörungen. Seltene, lebensbedrohliche Form der Leberfunktionsstörung ist die Halothanhepatitis, vermutlich durch immunvermittelte Leberzellschädigung
– Hygienemaßnahmen: Handschuhe, Einmalmaterial
– Hepatitis-B-Impfung für Anästhesiepersonal wird empfohlen

A 13.5 Patienten mit endokrinologischen Erkrankungen

A 13.5.1 Diabetes mellitus

Beim Diabetes mellitus führt eine **gestörte Glukoseverstoffwechslung** zu unangemessen hohen Blutglukosespiegeln.

Einteilung
– **Typ I:** insulinabhängiger oder juveniler Diabetes (10%)
– **Typ II:** insulinunabhängiger oder Altersdiabetes (90%)

Symptome
– Müdigkeit, Leistungsminderung
– Hypoglykämie: Heißhunger, Schwitzen, Kopfschmerzen
– Hyperglykämie: Durst, Polyurie, Gewichtsverluste

Komplikationen
– Typ-I-Diabetes: ketoazidotisches Koma
– Typ-II-Diabetes: hyperosmolares Koma

◄ **Anästhesiologische Konsequenzen**

Bei Patienten mit Diabetes mellitus ist ein ausgeglichener Glukosestoffwechsel anzustreben.

– präoperativ gezielt auf Herz-, Nieren- und zerebrovaskuläre Erkrankungen achten
– Nüchtern-Blutzucker vor Narkose
– Blutzuckerwerte sollten im Bereich von 120 bis 180 mg/dl liegen
– engmaschige perioperative Kontrolle von Blutzucker (Hypo- bzw. Hyperglykämien) und Elektrolyten (Kalium) und entsprechende Therapie

– diätetisch gut eingestellte Patienten bedürfen meist keiner speziellen Therapie
– perioperatives Vorgehen beim insulinpflichtigen Diabetiker unterschiedlich: Viertel bis Hälfte der üblichen Tagesdosis am Operationstag oder alternativ entsprechend der aktuellen Blutzuckerkonzentration Gabe von Glukose oder Altinsulin

A 13.5.2 Hyperthyreose

Hyperthyreose: Überfunktion der Schilddrüse mit erhöhter Produktion von Thyroxin (T4) und/oder Trijodthyronin (T3).

Symptome
– Struma
– Tachykardie, Angstzustände
– Tremor, Hitzeintoleranz
– leichte Ermüdbarkeit, Gewichtsverlust

Thyreotoxische Krise
– schwere Exazerbation einer Hyperthyreose
– ausgelöst durch Operationen, Traumen, Infektionen, Streß
– Hyperthermie, Tachykardie, Herzinsuffizienz
– Dehydratation, Schock

◀ **Anästhesiologische Konsequenzen**

Patienten mit Hyperthyreose haben einen gesteigerten Grundumsatz. Eine weitere Stimulation des Stoffwechsels durch Streß, zu flache Anästhesie oder Medikamente, die den Sympathikotonus erhöhen, sollte vermieden werden.

– elektive Eingriffe nur, wenn der Patient euthyreot ist
– Hyperthyreose verändert oder beschleunigt den Medikamentenmetabolismus und kann eine Organtoxizität begünstigen (halothaninduzierte Leberfunktionsstörung)
– frühzeitiges Erkennen einer beginnenden thyreotoxischen Krise durch Überwachen der Körpertemperatur und Herzfrequenz
– bei Struma oder Trachealstenosen muß mit einer erschwerten Intubation gerechnet werden

A 13.5.3 Hypothyreose

Hypothyreose: Mangel an Schilddrüsenhormonen (T3/T4), verursacht durch einen genetischen Defekt, Jodmangel, Thyreoidektomie, Radiojodtherapie oder Erkrankungen der Hypophyse.

◀ **Anästhesiologische Konsequenzen**

Bei Patienten mit Hypothyreose ist der Anästhetikabedarf dem erniedrigten Stoffwechsel anzupassen. Opiate, Sedativa und Muskelrelaxanzien wirken verstärkt.

– Patienten mit geringer oder mittelschwerer Hypothyreose haben kein erhöhtes perioperatives Risiko
– elektive Eingriffe bei schwerer Hypothyreose verschieben
– perioperative Überwachung der Körpertemperatur (Hypothermie)

– erhöhtes Risiko: Kreislaufdepression, Herzinsuffizienz, vermindertes Herzzeitvolumen, Bradykardie, verminderte Ansprechbarkeit auf Katecholamine
– verlängerte Aufwachzeit

A 13.5.4 Phäochromozytom

Phäochromozytome sind katecholaminproduzierende Tumore, die zu 85 % im Nebennierenmark lokalisiert sind.

Symptome
– Schwitzen, Tachykardie und Kopfschmerzen
– paroxysmale Hypertonie
– Schwindel, Angst, Übelkeit, Erbrechen
– Oberbauchschmerzen, blasse Haut, Gewichtsverlust

◀ **Anästhesiologische Konsequenzen**

Intraoperative Komplikationen: hypertensive Krise und Arrhythmien vor allem bei Intubation, Manipulationen am Tumor; Hypotension nach venöser Unterbindung der Tumorgefäße.

– Therapie mit Alpharezeptorenblockern bis zum Operationstag fortführen
– zur Narkoseführung sollten Medikamente genommen werden, die zu keiner Stimulation des sympathischen Nervensystems führen
– der Blutdruck ist schon bei Narkoseeinleitung kontinuierlich invasiv zu überwachen
– Kontrolle der arteriellen Blutgase, pH-Wert, Blutzuckerspiegel und Elektrolyte
– 50 Prozent der Patienten bleiben in der postoperativen Phase trotz Exstirpation des Phäochromozytoms hypertensiv

A 13.5.5 Diabetes insipidus

Beim Diabetes insipidus werden durch den Mangel an antidiuretischem Hormon (ADH) große Mengen verdünnten Urins ausgeschieden. Zentrale Form: Mangel an ADH durch Zerstörung des Hypophysenhinterlappens. Periphere Form: fehlendes Ansprechen der Nierentubuli auf ADH.

Symptome
– hohe Ausscheidung (5 bis 25 Liter/24 Stunden) von kaum konzentriertem Urin
– zwanghafter Durst

◀ **Anästhesiologische Konsequenzen**
– Voraussetzung zur Operation und Narkose ist eine Analyse und eine entsprechende Therapie des Volumen- und Elektrolytstatus
– meist ist eine Substitutionstherapie mit Vasopressin (Minirin) erforderlich

A 13.6 Patienten mit Stoffwechselerkrankungen

A 13.6.1 Porphyrien

Unter Porphyrien werden enzymbedingte **Störungen der Häm-Biosyn-these** verstanden, die zu Überproduktion und erhöhter Ausscheidung von Porphyrinkörpern oder deren Vorstufen führen. Häm ist Bestandteil von Hämoglobin und eisenhaltigen Zellenzymen.

Anästhesierelevant sind vor allem die **akuten hepatischen Formen:**
- akut intermittierende Porphyrie
- hereditäre Koproporphyrie
- Porphyria variegata

Symptome
- kolikartige Bauchbeschwerden, Übelkeit, Erbrechen
- Verwirrtheit, Psychose, Krampfanfälle
- sensorische und motorische Neuropathie
- Tachykardie, Hypertension

◄ **Anästhesiologische Konsequenzen**

Die Anästhesie muß triggerfrei erfolgen. Zur Anästhesie sollten Medikamente verwendet werden, die nicht im Verdacht stehen, einen akuten Schub einer Porphyrie auslösen zu können (Kap. 8).

- als sicher gelten: Propofol, Lachgas, Fentanyl
- lebensgefährlich sind z.B. Barbiturate, Etomidat, Enfluran, Pancuronium

A 13.6.2 Adipositas

Als Grenzwert für Adipositas wird ein Überschreiten des Idealgewichtes von über 20 Prozent angegeben.

Häufige Begleiterkrankungen
- Hypertension, erhöhtes Herzzeitvolumen, koronare Herzkrankheit, Herzinsuffizienz, erhöhtes Thromboserisiko
- erhöhte Atemarbeit, restriktive Lungenveränderungen
- Diabetes mellitus, Leberverfettung

◄ **Anästhesiologische Konsequenzen**

Bei adipösen Patienten ist mit einer erschwerten Beatmung, Intubation und erhöhtem Aspirationsrisiko zu rechnen.

- Peridural- und Spinalraum können verkleinert sein
- bei der Periduralanästhesie geringe Initialdosis und langsame Titration entsprechend der Wirkung

Die Wirkung von Medikamenten, die im Fettgewebe gespeichert werden, z.B. volatile Anästhetika, Opioide und Barbiturate, kann verlängert sein.

A 13.7 Patienten mit neurologischen Erkrankungen

A 13.7.1 Myasthenia gravis

Myasthenia gravis ist eine Autoimmunerkrankung gegen Azetylcholinrezeptoren an der postsynaptischen Membran der motorischen Endplatte.

Symptome
- belastungsabhängige, teilweise mit wechselnder Intensität auftretende Muskelschwäche
- Doppelbilder, Ptose, Schluckstörungen, Zungenschwäche
- deutliche Besserung nach Gabe eines Cholinesterasehemmers

◄ **Anästhesiologische Konsequenzen**

Bei Patienten mit Myasthenia gravis steht die extreme Empfindlichkeit gegen Muskelrelaxanzien, Sedativa und Opioide im Vordergrund.

- perioperative Planung: Patientengespräche, postoperative Beatmungsmöglichkeit, Intensivstation
- entsprechend dem Schweregrad der Myasthenia gravis optimale therapeutische Einstellung mit Cholinesterasehemmer
- zurückhaltende bis keine Prämedikation
- Wirkung von nichtdepolarisierenden Muskelrelaxanzien nicht vorhersehbar, extrem niedrige Dosierung bis 1/10 bis 1/20 des üblichen Wertes
- **Alternative:** Allgemeinanästhesie ohne Muskelrelaxation
- Muskelkraft ist in der frühen postoperativen Phase oft ausreichend, kann sich aber im weiteren Verlauf verschlechtern

A 13.7.2 Morbus Parkinson

Der Morbus Parkinson beruht auf einem Dopaminmangel in den Basalganglien durch Verlust dopaminerger Neuronen.

Symptome
- Hypokinesie, Rigor, rhythmischer Ruhetremor
- autonome Dysregulation: Obstipation, Hypersalivation, orthostatische Hypotension

◄ **Anästhesiologische Konsequenzen**
- Therapie mit Levodopa bis zum Operationstag weiterführen
- die Dopaminkonzentration ist durch die Levodopatherapie im ganzen Körper erhöht
- Gabe von Dopaminantagonisten (Neuroleptika z.B. Droperidol) ist nicht sinnvoll
- bis auf Neuroleptika keine spezifischen Einschränkungen bei der Wahl der Anästhetika oder des Anästhesieverfahrens

A 13.7.3 Epilepsie

Grand mal
- tonisch-klonischer Krampfanfall mit Bewußtseinsverlust
- Inkontinenz, Zungenbiß
- Somnolenz, Nachschlaf

Petit mal
– kurzfristige Absencen
– leichte motorische Sensationen

◀ **Anästhesiologische Konsequenzen**

Die verwendeten Anästhetika bei Patienten mit Krampfleiden sollten eine dämpfende und keine krampfverstärkende Wirkung auf das zentrale Nervensystem haben.
– bei Grand-mal-Anfällen optimale antikonvulsive Einstellung
– geeignete Medikamente: Thiopental (Trapanal), Opioide und Benzodiazepine
– Propofol bei Krampfleiden mit Vorsicht einsetzen
– kritisch bewertet werden: Etomidat (Myokloni) Methohexital (provoziert Krämpfe) und Enfluran (Krampfpotentiale)
– Antikonvulsiva und Anästhetika können eine additive Wirkung haben

A 13.8 Patienten mit psychiatrischen Erkrankungen

Depression
Die Diagnose einer schweren Depression kann gestellt werden, wenn mindestens fünf Merkmale der Depression vorhanden und organische Ursachen oder normale Reaktionen auf eine psychisch belastende Lebenssituation ausgeschlossen sind.

Merkmale einer Depression
– depressive Stimmung
– mangelndes Interesse an den Aufgaben des täglichen Lebens und am eigenen Erscheinungsbild
– Schwankungen im Körpergewicht
– Schlaflosigkeit oder übermäßiger Schlaf
– Erschöpfung
– mangelnde Konzentrationsfähigkeit
– wiederkehrende Suizidgedanken

◀ **Anästhesiologische Konsequenzen**

Bei Patienten mit Depression muß auf die Medikamenteninteraktion zwischen Anästhetika und trizyklischen Antidepressiva und MAO-Hemmern geachtet werden (erhöhte Konzentration an Neurotransmittern).

– bei elektiven Eingriffen Behandlung mit trizyklischen Antidepressiva nicht unterbrechen
– unter antidepressiver Therapie treten vermehrt auf: Herzrhythmusstörungen, orthostatische Hypotonien und überschießende Blutdruckreaktionen
– Wechselwirkung zwischen MAO-Hemmern und Opioiden: verminderte Metabolisierung und überschießende sympathikotone Reaktion möglich; Pethidin (Dolantin) ist kontraindiziert, Fentanyl kann gegeben werden
– das Absetzen von MAO-Hemmern wird kontrovers diskutiert

A 13.9 Patienten mit Suchterkrankungen

A 13.9.1 Alkoholerkrankung

Alkoholkonsum, der zu körperlichen und/oder psychosozialen Schäden führt, wird als Alkoholkrankheit bezeichnet.

Symptome
– Rausch bis Koma mit Atemdepression, erhöhte Krampfneigung, Polyneuropathie, bei Entzug Delir
– Fettleber, Alkoholhepatitis, Zirrhose, Pfortaderhochdruck mit Umgehungskreisläufen, Abnahme von Syntheseleistung
– bei Zirrhose mit Aszites und pulmonaler Stauung Abnahme aller Lungenvolumina, chronische Hypoxämie, Hyperventilation, gehäufte bronchopulmonale Infekte
– gastrointestinale Blutungen, Ulzera, Gastritis, Pankreatitis, gestörte Magen-Darm-Motorik, Mangelernährung
– Kardiomyopathie, Arrhythmien, Hypotonieneigung
– Zunahme vom Gesamtkörperwasser, Hypokaliämie

◄ **Anästhesiologische Konsequenzen**

Bei Patienten mit Alkoholerkrankung ist mit einem erhöhten Anästhetikabedarf (z.B. Kreuztoleranz Barbiturate) zu rechnen.

– die gestörte Magen-Darm-Motorik und der oft nicht nüchterne Patient bedingen ein erhöhtes Aspirationsrisiko
– Alkohol und Narkotika haben einen additiven Effekt
– die Entzugssymptomatik beginnt mit Abfall des Blutalkoholspiegels nach sechs bis acht Stunden

A 13.9.2 Opiatabhängigkeit

Die chronische Einnahme von Opioiden führt zu Toleranzentwicklung und körperlicher und psychischer Abhängigkeit.

Überdosierung
– niedrige Atemfrequenz bei normalem oder erhöhtem Atemzugvolumen, Miosis

Entzugssyndrom
– exzessive Aktivitätssteigerung des sympathischen Nervensystems
– Hypertension, Tachykardie, Schwitzen, Mydriasis
– Angstzustände, Erregbarkeit, Unruhe
– Gähnen, Tränenfluß, laufende Nase, Gänsehaut, Zittern
– Muskel- und Knochenbeschwerden

◄ **Anästhesiologische Konsequenzen**

– Opioide mit agonistisch/antagonistischer Wirkung sind bei Opiatabhängigen kontraindiziert
– bei Opiatabhängigen ist perioperativ mit einem hohen Opiatbedarf und erhöhter Schmerzempfindlichkeit zu rechnen
– bei ehemals Opiatabhängigen sollten Regionalverfahren und Nichtopioid-Analgetika bevorzugt werden
– bei ehemals Opiatabhängigen kann während einer Allgemeinanästhesie ein Opiat gegeben werden; sinnvoll sind Substanzen mit langer Wirkdauer bis in die postoperative Phase

A 13.10 Patienten mit HIV-Infektion oder Aids

Unter Aids-Erkrankung wird das Auftreten lebensbedrohlicher Infektionen und/oder eines Kaposi-Sarkoms bei Patienten mit einer ausgeprägten erworbenen **Immunsuppression** verstanden.

Symptome
– persistierende Lymphknotenschwellung, Unwohlsein, Fieber
– opportunistische Infektionen (Lunge, Schleimhäute, Gastrointestinaltrakt)
– neurologische Störungen (Enzephalitis, Meningitis, periphere Neuropathie, Myelopathie)

◀ **Anästhesiologische Konsequenzen**

Medikamente, Anästhesieverfahren und Monitoring richten sich nach dem Schweregrad der Aids-Erkrankung. Kontakt mit Blut oder Sekret ist zu vermeiden.

– Sicherheitsmaßnahmen wie das Tragen von Handschuhen, Gesichtsmaske und Augenschutz sind je nach Arbeitsbereich zu treffen.
– Injektionsnadel nach dem Gebrauch nicht wieder in die Schutzhülle stecken, dabei geschehen die meisten Stichverletzungen

A 13.11 Patienten im hohen Alter

Mit steigender Lebenserwartung nimmt in den Industrienationen der Anteil der älteren Menschen zu.

Altersphysiologie
● **ZNS**
– Abnahme von Neuronenzahl, Reizleitungsgeschwindigkeit, zerebraler Autoregulation
● **Herz-Kreislaufsystem**
– Herzzeitvolumen nimmt parallel zum abfallenden Sauerstoffbedarf ab
– körperlich aktive ältere Patienten können ein konstantes Herzzeitvolumen aufweisen
– Herzfrequenz nimmt mit zunehmendem Alter ab
– Blutdruck steigt
● **Lunge**
– die mechanische Atemfunktion und die Effizienz des Gasaustausches verschlechtern sich
● **Niere**
– Abnahme von renalem Blutfluß und glomerulärer Filtrationsrate
● **Pharmakologie**
– Änderung der Verteilungsvolumina: Fettanteil des Körpers nimmt zu, Wasserkompartiment nimmt ab
– Bildung von Albumin ist vermindert
– erniedrigte renale Clearance
– verminderte hepatische Metabolisierung

◀ **Anästhesiologische Konsequenzen**

Bei der Auswahl der Medikamente und des Narkoseverfahrens müssen die altersbedingten Organveränderungen, der meist reduzierte Anästhetika-bedarf, der häufig verzögerte Wirkungseintritt und die möglicherweise ver-längerte Wirkungsdauer berücksichtigt werden.

– das Anästhesierisiko des alten Menschen wird nicht durch sein Alter, sondern im wesentlichen durch seine Vorerkrankungen und die Größe des chirurgischen Eingriffes bestimmt.
– große individuelle Unterschiede: biologisches und chronologisches Alter müssen nicht übereinstimmen
– die Kompensationsbreite von Organfunktionen ist eingeschränkt

A 14 Anästhesie in operativen Disziplinen

A 14.1 Basisnarkose und spezielle Verfahren

Das folgende Konzept soll bei einem Wechsel in einen anderen Arbeitsbereich die Einarbeitung erleichtern. Ausgenommen sind die Herz- und Kinderanästhesie, da sie andere Voraussetzungen beinhalten.

A 14.1.1 Vorbereitungen und Tätigkeiten bei einer Standardnarkose

Da sich bestimmte Maßnahmen zur Vorbereitung einer Operation oder Anästhesie eines Patienten wiederholen, ist das Konzept nach einem Bausteinsystem aufgebaut, das die wichtigsten Komponenten der Anästhesie enthält.
Die Standardvorbereitungen, auch **Basis** genannt, sind in Tabelle A 14-1 zusammengestellt.

A 14.1.2 Vorbereitungen und Tätigkeiten in Spezialdisziplinen

Bei der Vorbereitung von Spezialoperationen und -anästhesien sind weitere Maßnahmen notwendig. Die in Tabelle A 14-1 zusammengefaßten Bausteine werden als Raster weiterverwendet und dem Spezialgebiet angepaßt (Tab. A 14-2).
Hier gilt der Grundsatz: **Basis plus Spezialität.**
Bei der Anästhesie bei ambulanten Patienten benötigt man z.B. weniger zusätzlichen Aufwand an Monitoring etc. Es ist jedoch bei den verwendeten Medikamenten daran zu denken, daß der Patient am Abend nach Hause geht, und sich in der Regel selbst überlassen ist. Die Halbwertszeiten der intravenösen Anästhetika sind deshalb genau zu beachten, wie auch mögliche Komplikationen (z.B. Pneumothorax bei einer supraklavikulären Plexusblockade).

A 14.2 Anästhesie in der Abdominalchirurgie

A 14.2.1 Präoperative Überlegungen

Vor jeder Anästhesie müssen folgende Parameter überprüft werden.

A 14.2.1.1 Flüssigkeitsverluste
Ursachen einer Hypovolämie
- Blutung, z.B. durch Bauchtrauma, Ulkus, Ösophagusvarizen
- Erbrechen, z.B. Magensaftverluste über Sonde
- Diarrhö
- Sequestrierung in den „dritten Raum" bei Ileus, Peritonitis oder Aszites

Konsequenzen
- präoperativer Ausgleich eines intravasalen Volumenmangels
- je nach Art des Verlustes Infusion von kristalloiden oder kolloidalen Volumenersatzmitteln über großlumige, periphere Venenverweilkanülen

Tab. A 14-1 Vorbereitungen zur Standardnarkose

Narkose-gerät	Monitoring	Zugänge	Medikamente	Infusionen	Intubation	Narkose-führung	Lagerung	Komplika-tionen	Regional-anästhesie
• **Dichtig-keit**	EKG-Monitor	• **Brau-nüle** peripher	• **Barbiturate** – Trapanol	• **Kristalloide**	Masken	Präoxyge-nierung	Rücken-lage	• **Hypoxie**	**SPA**
• **Voll-ständig-keit**	RR-Messung		• **Hypnotika** – Etomidat – Propofol	• **Kolloidale**	Guedel	Analgesie-rung	Abpol-stern	Hyper-kapnie	**PDA**
Vaporen	Pulsoxymetrie		• **Neuro-leptika** – DHB	• **Erhaltungs-bedarf**	Pflaster	Relaxierung	Gefahr von Nerven-schäden	Erbrechen	Plexus
Gase	Kapnometrie		• **Analgetika** – Fentanyl	• **Verlust-bedarf** kleine OP 1000 ml	Laryngoskope	Intubation		Überhänge schwierige	3 : 1-Block
Schläu-che	Stethoskop		• **Relaxan-zien** – NDMR – DMR	große OP >1000 ml	Spatel	Vol. Anäs-thetika		Intubation	Sedierung
Absorber-kalk	• **Überwachung**		• **Volatile Anästhetika** – Halothan – Enfluran – Isofluran	Infusionen an-wärmen bei großen Ein-griffen	• **Oraler Tu-bus**	Analgesie-rung		Hypotonie	• **Regional-anästhe-sieset**
Befeuch-tung	Herzfrequenz		• **Benzo-diazepine**		Larynxmaske	Relaxierung		para-venöse In-jektion	Abwasch-sets
Rotameter	Rhythmus		• **Notfall-medika-mente**		Blocker-Spritze	Extubation		Anaphy-laxie	• **Medika-mente**
	Atmung				Lagekontrolle	Antagoni-sierung			kurzwir-kende LA
	Augen				Cuffdruck				langwir-kende LA
	Hautfarbe								
	Blutgasanalyse								
	Hauttemperatur								
	Reflexe								

Vorbereitung des Patienten
Vollständigkeit: Labor, Papiere, Röntgen
Transfusionen nowendig, evtl. Bestellung
Prämedikation erhalten, nüchtern?
• **Psychologische Zuwendung**
 • Lagerung
 • Basismonitoring
 • periphere Kanüle
 • wärmeerhaltende Maßnahmen
 • Hygiene

– bei hämorrhagischen Schockzuständen Transfusion von Erythrozyten-konzentraten, Frischplasma oder Thrombozytenkonzentraten (Kap. 9)

Beurteilung des Flüssigkeitsstatus
– sorgfältige Anamnese
– Krankenakte: Drainagenverluste, Häufigkeit von Erbrechen bzw. Durch-fällen
– körperliche Untersuchung: Schockzeichen (Kreislaufparameter, Be-wußtseinszustand, Hautbeschaffenheit)

Zeichen für eine Dehydratation finden sich nicht nur an der Haut, sondern ebenso an den Schleimhäuten (Durstgefühl).

Zur Überwachung eines ausreichenden Flüssigkeitsstatus geeignet
– adäquate Urinmenge (Blasenkatheter)
– zentralvenöser Druck (zentraler Venenzugang)
Bei normaler Nierenfunktion ist die **Oligurie** Leitsymptom einer Dehy-dratation.
Der zentrale Venendruck dient nicht nur der Diagnose einer Hypovolämie, sondern auch der Abschätzung des Schweregrades des intravasalen Flüs-sigkeitsmangels sowie der Therapiekontrolle bei Substitution.

Nur niedrige ZVD-Werte sind verläßliche Parameter für einen intravasalen Volumenmangel, dagegen repräsentieren hohe Werte nur bedingt eine Hy-pervolämie und sind meist Zeichen für eine insuffiziente Herzleistung.

Die Messung der pulmonalarteriellen Druckwerte ist nur in Ausnahme-fällen (gleichzeitig bestehende Herzinsuffizienz, differenzierte Katechol-amintherapie, ARDS) indiziert.
Laborchemisch ist meist die Trias **Hypernatriämie, Hypokaliämie** und **scheinbare Polyglobulie** (Hämoglobinwerte über 15 g/dl) zu beobachten.

Substitution
Die perioperative Flüssigkeitssubstitution spielt in der Abdominalchirurgie eine wesentliche Rolle. Zahlreiche gastrointestinale Erkrankungen gehen mit beträchtlichen Flüssigkeitsverlusten und/oder -verschiebungen einher.
– der Flüssigkeitsersatz erfolgt prinzipiell möglichst in dem Zeitraum, in dem die Störung entstanden ist
– ein Flüssigkeitsdefizit, welches durch einen Ileus in einem Zeitraum von mehreren Tagen entstanden ist, soll nicht innerhalb von Stunden ausge-glichen werden

Zu schnelle Flüssigkeitszufuhr führt zu Herzinsuffizienz und interstitiellem Ödem mit Darmschwellung und Lungenfunktionsstörung.

A 14.2.1.2 Der volle Magen
Ein voller Magen bedeutet immer ein hohes **Aspirationsrisiko** mit nachfol-genden **lebensbedrohlichen Komplikationen.**

Patienten in der Abdominalchirurgie sind besonders aspirationsgefährdet, weil die Entleerungszeit des Magens aus verschiedensten Gründen verzö-gert sein kann oder gar nicht möglich ist.

Bei allen Notfällen muß damit gerechnet werden, daß der Patient nicht nüchtern ist.

341

Tab. A 14-2 Spezielle Narkosen

	Thorax-chirurgie	Gefäß-chirurgie	Neuro-chirurgie	Gyn./Ge-burtshilfe	Augen-chirurgie
Narkose-gerät	**Basis** Peep-Ventil Zweiseiten-beatmung	**Basis** L. Schläuche Konnektionen flaches Y-Stück	**Basis** L. Schläuche Konnektionen flaches Y-Stück	**Basis**	**Basis** Schläuche Konnektio-nen flaches Y-Stück
Monito-ring	**Basis** DK Blutgase FiO_2 ↑ ZVD Temperatur $ET CO_2$ Art. RR Pulmonalis	**Basis** DK Blutgase ZVD Temperatur EEG Pulmonalis Art. Kanüle	**Basis** Doppler Ösophagus-stethoskop $ET CO_2$ ZVD Pulmonalis Temperatur DK ICP Art. Kanüle	**Basis** nach Eingriff CTG Dauerkath. Magensonde	**Basis** $ET CO_2$
Zugänge	**Basis** 2 dickere Braunülen ZVD Pulmonalis	**Basis** 2 dickere Braunülen ZVD Pulmonalis	**Basis** 2 dickere Braunülen ZVD	**Basis** nach Eingriff	**Basis**
Medika-mente	**Basis** Vasoaktive Substanzen Vasodilatato-ren Antiarrhyth-mika Tiefe Anal-gesie	**Basis** Vasoaktive Substanzen Vasodilatato-ren Antiarrhyth-mika Etomidat Heparin Protamin	**Basis** Barbiturate Antihyper-tensiva	**Basis** Propofol ↑ Oxytocin Tokolytika Barbiturate ↓ Opioide ↓ Muskelrela-xanzien → Benzodi-azepine ← Volatile An-ästhetika ↓	**Basis** Diamox Mannit Physostigm Adrenalin Atropin!
Infusionen	**Basis** Restriktive Flüssigkeits-zufuhr Transfusion	**Basis** Transfusion Intraopera-tive Auto-transfusion	**Basis** Transfusion	**Basis**	**Basis**
Intubation	**Basis** Doppellumen Bronchoskop Carlens links White rechts Fixierung	**Basis** Woodbridge bei Carotisop. Mandrin orale Tuben nasale Tuben	**Basis** Woodbridge Mandrin orale Tuben	**Basis** Immer ITN Mandrin	**Basis** Woodbridge Mandrin

HNO	Kiefer-chirurgie	Abdominal-chirurgie	Urologie	Ambulante Eingriffe
Basis Schläuche Konnektionen Jet-Ventilat.	**Basis** Schläuche Konnektionen flaches Y-Stück	**Basis** Ileussauger Perfusor	**Basis**	**Basis**
Basis ET CO_2 Tu-Chirurgie	**Basis** ET CO_2 Tu-Chirurgie	**Basis** DK Blutgase ZVD Temperatur Relaxometer Art. RR Magensonde	**Basis** ZVD Alkoholmes-sung (Spontan-atmung) Temperatur Eingriff Diurese	**Basis**
Basis (Tumorchirurgie) 2 dickere Braunülen ZVD	**Basis** Tumorchirurgie 2 dickere Braunülen ZVD	**Basis** nach Eingriff ZVK, Art. RR	**Basis** 2 dickere Braunülen ZVD	**Basis**
Basis Adrenalin (Cave: Vol. Anästhetika) Cortison Voltaren	**Basis** Adrenalin Cave: Vol. Anästhetika	**Basis** Vasoaktive Substanzen Vasodilatatoren Antiarrhythmika Antibiotika Ileus (Lachgas) Mikroskopische OP: Lachgas!	**Basis** Spasmolytika	**Basis** Barbiturate ↓ Propofol Ketanest ↓ Vol. Anästhetika Alfentanil Fentanyl ↓
Basis	**Basis**	**Basis** erhöhter Flüssig-keitsbedarf große Volumen-verschiebung 5–15 ml Kg/h	**Basis** nach Eingriff	**Basis**
Basis Oxford Woodbridge Erschwerte ITN/Extub. Nasale Tuben Lasertuben	**Basis** Woodbridge Mandrin Nasale ITN Schwier. ITN Tracheotomie	**Basis** Oral Nasal Magillzange Ileus-ITN	**Basis**	**Basis** Larynxmaske

343

Tab. A 14-2 (Fortsetzung)

	Thoraxchirurgie	Gefäßchirurgie	Neurochirurgie	Gyn./Geburtshilfe	Augenchirurgie
Narkose	**Basis** Peep ↑ FiO_2 Vermeidung hoher Drucke Tiefe Analgesie	**Basis** Clamping, z. B. BAA Neurologie z. B. Carotis ↑ F_iO_2 Cave: wechselnder RR	**Basis** Hyperkapnie kein Lachgas ↓ Vol. Anästh. Hyperventilat. Balanzierte Anästhesie TIVA	**Basis** ↑ O_2-Verbrauch ↑ Einleitung ↑ Ausleitung ↑ HZV Ileuseinleitung ↑ Präoxygenierung	**Basis** ↓ Lachgas Schonende Einleitung Ausleitung
Lagerung	Seitenlage Rückenlage	Rückenlage Kopfseitenlage	Bauchlage Sitzend Rückenlage	Trendelenburg Steinschnitt	Rücken
Komplikationen	**Basis** Pul. Shunt Blutung Pulmonale Störungen	**Basis** Ischämien Neurolog. Ausfälle Nierenperfusion bei BAA	**Basis** Luftembolie ICP Ischämien	**Basis** Aspiration V.-cava-Syndrom Eklampsie EPH-Gestose schwierige Intubation	**Basis** Vagusreiz Bradykardi Bulbusdruc AV-Block Bigeminus
Regionalanästhesie	**Basis** Thorakale PDA	**Basis** PDA SPA Heparin?	**Basis**	**Basis** PDA vom Estertyp	**Basis** evtl. Lokalanästh.

Die Menge des Mageninhalts, sein Säuregehalt und die Funktion des unteren Ösophagussphinkters sind für das Aspirationsrisiko entscheidend.

Wenn der Mageninhalt mehr als 0,4 ml/kg Körpergewicht (etwa 25 ml) beträgt und der pH-Wert kleiner als 2,5 ist, soll sowohl das Risiko für eine Magensaftaspiration als auch für einen letalen oder zumindest schwerwiegenden Verlauf deutlich erhöht sein.

Gründe für einen vollen Magen
- Nichteinhaltung der klassischen „Nüchternheitskriterien"
- Abdominaltrauma
- Ileus und andere Darmobstruktionen
- obere gastrointestinale oder pharyngeale Blutungen
- abdominelle Tumoren

HNO	Kiefer-chirurgie	Abdominal-chirurgie	Urologie	Ambulante Eingriffe
Basis ↓ Lachgas	**Basis**	**Basis** ↑ Muskelrelax. ↑ Reflexdämpf. Ileuseinleitung	**Basis**	**Basis**
Überstreckter Kopf	Überstreckter Kopf	Rücken Steinschnitt	Seitenlage Nierenlage Steinschnitt	Rückenlage
Basis Atemwege Vagale Reize Erbrechen postop. Aspiration Laser/Verbrennungen ITN erschwert	**Basis** Atemwege Vagale Reize Erbrechen postop. Aspiration ITN erschwert	**Basis** Hypovolämie Bradykardie bei Peritonealzug Wärmeverluste Hoher Blutverl. Maschinelle Autotransfusion Hoher Flüssigkeitsverlust	**Basis** Luftembolie TUR-Syndrom	**Basis** Übelkeit Erbrechen Kopfschmerz Aspiration
Basis Lokalanästh.	**Basis** Lokalanästhesie	**Basis** PDA SPA	**Basis** PDA SPA	**Basis** keine supraklavikulären Blockaden PDA SPA

- Schwangerschaft, zweites Trimenon bis 24 Stunden post partum
- Adipositas
- insuffizienter unterer Ösophagussphinkter und Magensaftreflux (z.B. Hiatushernie)

Komplikationen
- **Säureaspiration**
- es kommt innerhalb von Minuten zu Atelektasen und dann zur Zerstörung der alveolo-kapillären Einheit mit Hypoxämie
- im weiteren klinischen Verlauf evtl. ARDS
- wenn der pH-Wert der aspirierten Flüssigkeit über 2,5 liegt, sollen die pathologischen und funktionellen Veränderungen weniger schwerwiegend sein

- **Speisepartikel**
  - mögliche akute Bronchialobstruktion und damit eine lebensbedrohliche Situation („Bolustod")
  - Fremdkörperreaktion mit Entzündungszeichen

Prophylaxen
- **Regional- oder Lokalanästhesie**
  - vermindern die Aspirationsgefahr, sind jedoch nur für elektive Eingriffe geeignet
- **Anhebung des pH-Wertes**
in den alkalischen Bereich und somit Reduktion des Säuregehaltes
  - durch die enterale Gabe von 20 bis 30 ml 0,3molarem Natriumzitrat per os (15 bis 20 Minuten vor Narkoseeinleitung)
  - enterale oder intravenöse Gabe von Histamin$_2$-Rezeptorblockern (Cimetidin 300 mg, Ranitidin 150 mg etwa 60 Minuten vor Operationsbeginn)
- **Verringerung des Mageninhaltes**
  - großlumige Magensonde zur Entleerung
  - bei Dünndarmileus oder oberer gastrointestinaler Blutung obligat; präoperativ legen und nach Absaugen zur Intubation wieder in den Pharynx zurückziehen, um nicht als „Leitschiene" bei jetzt insuffizientem unteren Ösophagussphinkter zu fungieren

Auf keinen Fall ist eine liegende Magensonde als Garant für einen leeren Magen anzusehen.

- **Bronchoskopische Wachintubation**
  - in Lokalanästhesie (Kap. A 11.1.5)
  - ist beim nicht nüchternen Patienten und bekannt schwieriger Intubation (Anamnese) das Verfahren der Wahl

Ein **Verschieben** der **Operation** ist beim nicht nüchternen Patienten nicht immer sinnvoll. Es ist daher wichtig, exakt zwischen dem Aspirationsrisiko und dem durch die Wartezeit erhöhten operativen Risiko abzuwägen. Im Zweifelsfall ist dem operativen Eingriff der Vorzug zu geben.

Einleitung bei nicht nüchternen Patienten
- Ileuseinleitung (Kap. A 15.1.4.3) mit Schnellintubation (rapid sequence induction)
- Verzicht auf Zwischenbeatmung per Maske

A 14.2.1.3 Metabolische Veränderungen
Metabolische Abweichungen
- **Hypokaliämie mit metabolischer Alkalose**
  - durch Magensaftverluste (Erbrechen, Magensonde) sowie durch Verschiebung in den Intrazellulärraum bei Ileus – verstärkt durch den erhöhten Sympathikotonus
  - mögliche Herzrhythmusstörungen
  - verstärkte toxische Wirkung von Digitalis

Vor Narkoseeinleitung muß das Serumkalium annähernd normalisiert sein.

- **Metabolische Azidose mit Laktaterhöhung**
  - häufig bei Patienten mit Sepsis oder septischem Schock
  - Ausdruck einer ungenügenden Gewebeperfusion

– dieser Zustand führt unbehandelt zum Multiorganversagen
– konsequente großzügige Gabe von Flüssigkeit und Katecholaminen

 Die alleinige Pufferung mit Natriumbikarbonat verstärkt die intrazelluläre Azidose und führt zu einer vermehrten Abatmung von Kohlendioxid (Zunahme des endexspiratorischen CO_2).

A 14.2.2 Intraoperatives Management

Unterbaucheingriffe können, wenn keine Kontraindikationen vorliegen, in **Spinal- oder Periduralanästhesie** (single-shot oder Kathetertechniken) vorgenommen werden, wobei das sensible Anästhesieniveau bei Th 4 bis Th 6 liegen sollte.
Oberbaucheingriffe sollten jedoch wegen möglicher Komplikationen immer in **Allgemeinanästhesie** mit **endotrachealer Intubation** und **kontrollierter Beatmung** erfolgen.

Komplikationen bei Oberbaucheingriffen
– die erforderliche Regionalanästhesiehöhe liegt bei Th 2 bis Th 4, dies führt zu Vasodilatation, Hypotension und Reflextachykardie
– eine Blockade oberhalb von Th 2 führt zur Sympathikolyse des Herzens und zu einer therapeutisch schwer beeinflußbaren Sinusbradykardie
– freie Luft im Abdomen oder intraoperative Exploration des Bauchraumes kann zu Schmerzen im Segment C 5 (über der Schulter) führen
– der Hustenreflex ist durch die motorische Blockade der Bauchmuskulatur und die tiefe Inspiration durch die Blockade der Atemhilfsmuskulatur eingeschränkt, das Zwerchfell bleibt hingegen unbeeinflußt

◀ **Anästhesiologische Konsequenzen**
– in Lokalanästhesie ist z.B. eine Gastrostomie (PEG) oder eine Herniotomie möglich
– Eingriffe in der Analregion können, insbesondere unter dem postoperativen Analgesieaspekt, vorteilhaft in Sattelblockanästhesietechnik erfolgen

A 14.2.3 Allgemeinanästhesie bei Abdominaleingriffen

◀ **Anästhesiologische Konsequenzen**
– eine Vollnarkose bereitet keinerlei zeitliche Zwänge und führt meist zu guten Explorationsbedingungen intraoperativ durch Reflexdämpfung und Muskelrelaxierung
– balanzierte Anästhesietechniken kommen ebenso wie reine Inhalationsanästhesien oder intravenöse Anästhesietechniken zur Anwendung

 Bei Ileus mit luftgeblähten Darmschlingen sollte kein Lachgas verwendet werden.

– gut bewährt haben sich Kombinationsverfahren aus Allgemeinanästhesie und Regional- bzw. Lokalanästhesie zur postoperativen Schmerztherapie; die Kombination Vollnarkose und Periduralanästhesie ist bei einer totalen Gastrektomie, Vollnarkose und Infiltration bei einer Leistenhernie gängiges Verfahren

 Bei Kombinationsverfahren addieren sich nicht nur die Vorteile der beiden Techniken, sondern ebenso die Komplikationen.

347

Flüssigkeitsverluste
- viele gastrointestinale Erkrankungen gehen mit erheblichen Flüssigkeitsverlusten oder -verschiebungen einher
- chirurgische Blutverluste können im Sauger und durch Wiegen von Bauchtüchern gemessen werden
- die Blutmenge in und unter den Abdecktüchern kann dagegen nur geschätzt werden
- ein retroperitoneales Hämatom beim Abdominaltrauma kann nur aufgrund des Verletzungsmusters (Beckenfrakturen) vermutet werden
- beim polytraumatisierten Patienten sind „verborgene" Blutverluste in den Thorax und in lange Röhrenknochen möglich

A 14.2.3.1 Optimierung der operativen Bedingungen
Lagerung und Haken
- Bauchtücher, Haken und Rahmengestelle sind unentbehrlich
- zusammen mit der Trendelenburg-Lage (Oberkörper tief) kommt es zur Verdrängung des Zwerchfells nach kranial und damit zu Atelektasen, einer verminderten funktionellen Residualkapazität (FRC) und zur Hypoxämie
- **Anästhesiologische Konsequenzen**
- pulsoxymetrisch überwachte Sauerstoffsättigung
- es empfiehlt sich das manuelle, langsame Überblähen der Lunge in regelmäßigen Abständen

Der „vergrößerte" Darm
- Ödeme, Flüssigkeitssequestration und Luftfüllung (Lachgas) führen zu einer Vergrößerung der Darmschlingen
- Lachgas ist besser luft- als blutlöslich, daher kann es zu grotesken Darmüberblähungen kommen, welche die Operation erschweren oder gar unmöglich machen
- **Anästhesiologische Konsequenzen**
- bei jeder Obstruktion (Volvulus, inkarzerierte Hernie) oder bei allen Darmresektionen mit Anastomosen (Bauchtrauma) möglichst auf den Einsatz von Lachgas verzichten

Gallenwegsspasmus
- Opiate, besonders Morphin und Dolantin, führen zur Kontraktion der gallenableitenden Wege
- eine Prämedikation mit Opiaten kann bei prädisponierten Patienten zu kolikartigen Schmerzen führen
- intraoperativ kann theoretisch ebenfalls ein Spasmus des Sphincter Oddi oder des Ductus hepaticus communis ein Cholangiogramm erschweren
- **Anästhesiologische Konsequenzen**
- Antagonisierung des Opiates oder die Gabe eines Spasmolytikums (z.B. Buscopan)
- Fentanyl ist ohne Einschränkung verwendbar

Muskelrelaxierung
- für alle intraabdominellen Eingriffe ist eine gute Muskelrelaxierung notwendig
- besonders beim Verschluß des Abdomens ist eine optimale Muskelentspannung notwendig, da sich dieser wegen der intraabdominellen Massen häufig als schwierig erweist
- **Anästhesiologische Konsequenzen**
- **Überwachung der neuromuskulären Blockade** mit einem peripheren Nervenstimulator (Relaxationsgrad ist quantitativ gut abzuschätzen);

die jeweilige Kontraktionsantwort auf die perkutane Stimulation eines peripheren Nerven gibt den Grad der neuromuskuären Blockade an (Kap. 5.3)

– **Vertiefung der Anästhesie** mit gut muskelrelaxierend wirkenden volatilen Inhalationsanästhetika (Isofluran, Desfluran); Inhalationsanästhetika und Muskelrelaxanzien wirken synergistisch und potenzieren sich in ihrer Wirkung
– **leerer Magen** (großlumige Magensonde, Absaugen)
– **Positionsänderung des OP-Tisches** zur verbesserten Übersicht

Schluckauf
– periodische Zwerchfellkontraktionen sind bei intraabdominellen Eingriffen häufig und stören das chirurgische Vorgehen
● **Anästhesiologische Konsequenzen**
– Vertiefung der Narkose
– Entfernen der zwerchfellirritierenden Quelle (Haken, Bauchtücher, Hämatome)
– Erhöhung der Atemfrequenz
– weitere Muskelrelaxierung, die nur den Grad der Ausprägung des Schluckaufs vermindert; eine komplette Zwerchfellparalyse ist fast nie durch Muskelrelaxanzien zu erreichen
– Injektion von Promethazin oder Lidocain

A 14.2.4 Extubation

A 14.2.4.1 Wachextubation nach Ileuseinleitung
Die Extubation nach Ileuseinleitung erfordert die gleiche Aufmerksamkeit wie eine Intubation. Hauptvorteil der Extubation eines wachen Patienten ist das Vorhandensein der **Schutzreflexe.** Laryngospasmus und Aspiration sind unter diesen Umständen unwahrscheinlich.

Kriterien zur Extubation
– adäquate Spontanatmung mit einer Atemfrequenz von mindestens acht Atemzügen pro Minute
– Atemzugvolumen größer als 5 ml/kg KG
– inspiratorische Kraft höher als 15 cmH$_2$O

Ursachen einer insuffizienten Spontanatmung
– reduzierter Atemantrieb durch Anästhetika (Barbiturate, Benzodiazepine) oder eine vorangegangene Hyperventilation (es dauert Stunden, bis die CO$_2$-Speicher wieder äquilibriert sind)
– noch vorhandene Muskelrelaxierung durch Hypothermie, eine respiratorische Azidose oder ungenügende Antagonisierung
– inadäquate Lungenfunktion bei bestehenden Lungenerkrankungen, Atelektasen, Aspiration oder Pneumothorax
– Atemwegsobstruktion durch Bronchospasmus, Sekrete, Tubusverlegung

◄ **Anästhesiologische Konsequenzen**
Eine adäquate Oxygenierung bei adäquatem F$_i$O$_2$ ist eine weitere Voraussetzung für eine erfolgreiche Spontanatmung.
– die vollständige Wiederherstellung der Atemwegsschutzreflexe hängt von der Restanästhesietiefe und der noch vorhandenen neuromuskulären Blockade ab
– Hustenattacken am Tubus sind kein Hinweis auf eine komplette Erholung

– erst das Wiedererlangen des Bewußtseins und eine sinnvolle Spontan-
motorik weisen auf das Vorhandensein von Schutzreflexen hin
– eine stabile Hämodynamik ist die unabdingbare Voraussetzung für eine
erfolgreiche Extubation

A 14.2.4.2 Extubation in tiefer Narkose
Vorteile
Alle Vorteile einer Extubation in tiefer Narkose hängen mit dem fehlenden
Stimulus des Endotrachealtubus zusammen
– es ist unerwünscht, daß ein Patient nach Herniotomie hustet
– bei Patienten mit chronisch obstruktiver Lungenerkrankung und sehr
empfindlichen Atemwegen sinkt die Wahrscheinlichkeit für einen Bronchospasmus, Tachykardie und Hypertension werden vermieden

Der Reiz durch einen Trachealtubus kann durch Endolaryngealanästhesie
vor der Intubation ebenfalls sehr zuverlässig ausgeschaltet werden.

Nachteile
– erhöhte Gefahr für einen Laryngospasmus und eine Aspiration

Patienten nach Wachintubation oder Ileuseinleitung sind keine Kandidaten
für eine Extubation ohne Schutzreflexe. Ebenso können operative Umstände (überblähter Darm, Notwendigkeit einer Magensonde) Kontraindikationen für eine Extubation in tiefer Narkose darstellen.

A 14.2.5 Anästhesiologische Überlegungen bei speziellen Eingriffen

Die folgenden Eingriffe und Situationen sind alphabetisch geordnet.

Analfistel, Hämorrhoidektomie, Sinus pilonidalis
– Bauchlage bei Sinus pilonidalis (Kap. A 8.3.2)
– Steinschnittlage bei Analfisteln und Hämorrhoiden (Kap. A 14.10.2.2)
• **Anästhesiologische Konsequenzen**
– Maskennarkose (auch Larynxmaske): möglich bei kurzer Operations-
dauer, nüchternen Patienten und nicht extremer Kopftieflagerung
– Spinalanästhesie (Sattelblock durch hyperbare Lokalanästhetika) mög-
lich

Bei Eingriffen im Analbereich ist ein tiefes Anästhesiestadium oder eine
Supplementierung mit Muskelrelaxanzien notwendig.

Appendektomie
– auch laparoskopisch möglich
– kurze Operation
– Patienten können durch Fieber oder Erbrechen dehydriert sein
• **Anästhesiologische Konsequenzen**
– auch in Spinal- oder Epiduralanästhesie möglich

Cholezystektomie mit laparoskopischem Verfahren
• **Pneumoperitoneum**
– Übersicht im Operationsfeld, kontrollierter Einsatz (Kamera) der Instru-
mente
– Kohlendioxidgas (drei bis fünf Liter) wird über einen Trokar (Bauch-
nabel) druckkontrolliert in das Abdomen insuffliert

– Druckbegrenzung liegt bei 10 bis 15 mmHg, der erzeugte intraabdominelle Druck erreicht dabei Werte zwischen 10 und 20 mmHg (am Insufflationsgerät abzulesen)
- **Auswirkungen auf die Ventilation**
– extreme Oberkörpertieflagerung führt zum Höhertreten des Zwerchfelles und zum Anstieg des intrathorakalen und damit des Beatmungsdruckes
– Resorption des Kohlendioxidgases über das Peritoneum intraoperativ (20 Prozent) und postoperativ (30 Prozent), muß abgeatmet werden

Vor einer Verlegung aus dem Aufwachraum ist eine arterielle Blutgasanalyse (Hyperkapnie) erforderlich.

- **Auswirkungen auf den Kreislauf**
– Herzzeitvolumen nimmt ab
– ZVD steigt
– peripherer Widerstand verdoppelt sich

Da der intraabdominelle und der intrathorakale Druck ansteigen, ist eine PEEP-Beatmung (weitere Zunahme der Füllungsbehinderung des Herzens) vorsichtig anzuwenden.

– Vagusstimulation mit Bradykardie und im Extremfall Asystolie möglich
– kardiale Rhythmusstörungen bei fünf bis zehn Prozent
- **Sonstige Auswirkungen**
– Gasembolie mit den klinischen Symptomen: Mühlradgeräusch, Kreislaufzusammenbruch und endexspiratorischer Kohlendioxidabfall
– postoperative Übelkeit und Erbrechen (etwa 50 Prozent), Therapie mit DHB (1 mg) oder Verwendung von Propofol zur Anästhesie
– Gefahr der Tubusfehllage (endobronchial durch Lagerung)
- **Anästhesiologische Konsequenzen**
– Magensonde ist obligat
– Pulsoxymetrie
– Kapnographie
– Atemminutenvolumen um etwa 20 Prozent erhöhen (Normokapnie)
– tiefe Narkoseführung mit guter Muskelrelaxierung
– Lunge des Patienten in regelmäßigen Abständen „blähen"
– Extubation erfolgt wach

Das laparoskopische Verfahren eignet sich nicht für Risikopatienten (kardiopulmonale Funktionseinschränkungen). Im Extremfall muß auf ein konventionelles Verfahren übergegangen werden.

Dünndarmresektion

– traumatische Dünndarmperforationen, Morbus Crohn, Verwachsungen oder Dünndarmdurchblutungsstörungen
– hypovoläme Patienten (Diarrhö, Erbrechen, Ileuserkrankung und Flüssigkeitsverlust in den dritten Raum)
- **Anästhesiologische Konsequenzen**
– großzügiger Volumenersatz vor Anästhesiebeginn
– Magensonde immer vor Narkoseeinleitung legen und absaugen
– großzügiges invasives Monitoring: arterielle Kanüle, ZVK, Blasenkatheter
– Eventeration des Dünndarms oder beeinträchtigte intestinale Durchblutung kann vasoaktive Substanzen (Prostaglandine) freisetzen
– Vasodilatation mit Hypotension und Tachykardie
– Zunahme des intrapulmonalen Rechts-links-Shunts mit Hypoxämie

Heterotope Pankreastransplantation
– gewöhnlich zusammen mit einer Nierentransplantation bei Diabetes mellitus
– Pankreas des Empfängers bleibt in situ
– Ableitung der exogenen Pankreasenzyme in die Harnblase
- **Anästhesiologische Konsequenzen**
– Narkoseführung wie bei Nierentransplantation
– häufige Blutzuckerkontrolle (sinkt mit Perfusion des neuen Organs schnell ab)

Ileusoperation
– Hypokaliämie mit metabolischer Alkalose wird durch Magensaftverluste (Erbrechen, Magensonde) sowie durch Verschiebung in den Intrazellulärraum verursacht und durch den erhöhten Sympathikotonus verstärkt
– Hypokaliämie prädisponiert zu Herzrhythmusstörungen und verstärkt die toxische Wirkung von Digitalis; dies führt zu metabolischen Veränderungen
- **Anästhesiologische Konsequenzen**
– das Serumkalium muß vor Narkoseeinleitung annähernd normalisiert sein

Intraoperative Bestrahlungstherapie
– Pankreas- und Kolonkarzinome
- **Anästhesiologische Konsequenzen**
– nach Laparotomie im Operationssaal Patienten steril abdecken
– Patienten beatmet in nuklearmedizinische Abteilung bringen
– Narkoseaufrechterhaltung mit intravenösen Anästhetika
– Beatmung mit 100%igem Sauerstoff, um die Sensitivität des Tumors für die Strahlentherapie zu erhöhen
– in der Strahlenabteilung ist, vor Verlassen des Raumes, für eine ordentliche und von außen sichtbare Patientenüberwachung zu sorgen
– Bestrahlungszeit 5 bis 20 Minuten
– Rücktransport in den Operationssaal
– Verschluß des Abdomens

Konventionelle Cholezystektomie (Laparotomie)
– Vitamin-K-Mangel (extrahepatische Cholestase) kann zu einem Mangel der Gerinnungsfaktoren II, VII, IX und X mit erniedrigten Quick-Werten führen
– Leberhaken verursachen evtl. Unterlappenatelektase der rechten Lunge
– postoperative Schonatmung (Oberbaucheingriff) prädisponiert zu Atelektasenbildung und Pneumonie
- **Anästhesiologische Konsequenzen**
– Vollnarkose für die konventionelle und die laparoskopische Operation

Leberteilresektion
– bei Lebertumoren, Gefäßmißbildungen, Lebermetastasen oder Echinokokkuszysten
– hoher intraoperativer Blutverlust (mehr als sechs Erythrozytenkonzentrate vorbestellen)
- **Anästhesiologische Konsequenzen**
– postoperativ meist intensivpflichtig
– Echinokokkuszysten: Verwendung von NaCl 10% (Elektrolytbilanz)

- bei Zystenpräparation kann mit allergischen Reaktionen bis anaphylaktischem Schock gerechnet werden
- enorme Parenchymreserve (Prometheussage), Leberfunktionseinschränkung erst bei Resektionen über 80 Prozent zu erwarten

Leistenhernie, Schenkelhernie, Bauchwandhernie
- nicht selten kommt es bei Operation von großen Bauchwandhernien zu einer respiratorischen Insuffizienz mit protrahiertem Verlauf auf der Intensivstation
- **Anästhesiologische Konsequenzen**
- Lokalanästhesie, Spinal- oder Epiduralanästhesie sowie Allgemeinanästhesie möglich
- Faszienverschluß und große Hernien erfordern gute Muskelrelaxierung, besonders durch rückenmarksnahe Regionalanästhesieverfahren ermöglicht
- Allgemeinanästhesie mit Extubation in tiefer Narkose (Hustenattacken)
- adipöse Statur der Patienten und die ehemals eventerierten Organe führen zum intraabdominellen Druckanstieg und zur pulmonalen Atelektasenbildung

Ösophaguskarzinom
- bei infraaortal gelegenen Karzinomen: Resektion des distalen Ösophagus, Magenhochzug (Ösophagogastrostomie) über Laparotomie und rechtsseitige Thorakotomie
- bei im mittleren Drittel gelegenen Karzinomen: subtotale Entfernung des Ösophagus nach Laparotomie und rechtsseitiger Thorakotomie, Ausleitung des proximalen Ösophagus als zervikales Ösophagostoma, danach zweiseitige Überbrückung oder (häufiger) einseitige intrathorakale Ösophagogastrostomie
- zum großen Teil alkoholkranke Patienten in reduziertem Allgemeinzustand, Immunsuppression und Gefahr eines postoperativem Entzugsdelirs
- **Anästhesiologische Konsequenzen**
- zur Operationserleichterung ist die Verwendung eines Doppellumentubus zur seitengetrennten Ventilation empfehlenswert (Kap. A 14.4.1.2)

Orthotope Lebertransplantation
- große Lebertumoren ohne Metastasen, Gallengangsatresie, Morbus Wilson, primär biliäre Zirrhose, chronisches bzw. akut fulminantes Leberversagen
- **Chirurgisches Vorgehen**
- totale Hepatektomie mit Cholezystektomie beim Empfänger
- Transplantation der Spenderleber mit Reanastomosierung der supra- und infrahepatischen V. cava inferior, der Pfortader, der Leberarterie sowie des Ductus hepaticus (ersatzweise Choledochojejunostomie)
- temporärer Shunt zwischen Pfortader und Vv. femorales zur V. axillaris, während die V. cava inferior und die Pfortader des Empfängers abgeklemmt sind
- **Komplikationen**
- intraoperative Blutung (mehr als zehn Erythrozytenkonzentrate vorbestellen)
- ausgeprägte Hypothermie
- metabolische Azidose (vermehrter Anfall von Laktat und Zitrat)
- Abfall des ionisierten Calciums

- Hyperkaliämie durch Massentransfusion und aus der transplantierten Leber
- Hyperglykämie
- Hypoxämie (intrapulmonale Shunts, Atelektasen)
- Immunsuppression (Steroide und Ciclosporin A)
- **Anästhesiologische Konsequenzen**
- Lebertransplantationen sind nicht planbar, da das Organ nicht konservierbar ist
- Patienten sind nicht nüchtern (Ileuseinleitung)
- niedrige Konzentrationen eines volatilen Anästhetikums
- Supplementierung durch Opiate, Lachgas und Muskelrelaxanzien
- rechtsseitiger Pneumothorax durch Leberpräparation möglich
- Spenderleber häufig größer als die (meist zirrhotische) Empfängerleber, deshalb Bauchdeckenverschluß oft schwierig

Pankreatektomie
- hämorrhagische Pankreatitis oder Pankreaspseudozyste
- heftige Blutungen und große Flüssigkeitsverluste in den dritten Raum
- entzündliche Ursache prädisponiert zu Peritonitis, Ileus und Multiorgandysfunktion
- pankreatische Lipasen führen zu Fettgewebsnekrosen
- freigesetzte Fettsäuren erniedrigen den Serumcalciumspiegel
- totale Pankreatektomie führt zu Diabetes mellitus und exokriner Pankreasinsuffizienz
- postoperativ Gefahr der respiratorischen Insuffizienz oder des multiplen Organversagens
- **Operation nach Whipple**
- Pankreaskopfprozesse (überwiegend Karzinome)
- Pankreatikojejunostomie mit Gastrojejunostomie und Choledochojejunostomie
- **Anästhesiologische Konsequenzen**
- Operationszeit gewöhnlich mehrere Stunden
- postoperative Nachbeatmung wegen Hypothermie

Peritonitis (Etappenlavage)
- die chirurgische Peritonitisbehandlung beinhaltet die Etappenlavage
- geplante Spülbehandlung des offenen Abdomens im OP
- meistens septische Intensivpatienten mit Multiorgandysfunktion und entsprechender Medikation
- **Anästhesiologische Konsequenzen**
- Patienten sind immer beatmet und intensivpflichtig; den Transport in und aus dem Operationssaal übernimmt das Anästhesiepersonal, er erfordert ein klares Management und genaue Planung und Absprachen
- intraoperativ weitere Kreislaufeinschränkung sowie Verschlechterung der pulmonalen Situation wahrscheinlich
- vordringlich sind weitere Schockbehandlung (Volumensubstitution), Ausgleich von Elektrolytverlusten, Beseitigung von Störungen des Säure-Basen-Gleichgewichts und der differenzierte Einsatz von Katecholaminen
- invasives Vorgehen (ZVK, arterielle Kanüle, Blasenkatheter, ggf. Pulmonaliskatheter) sowie häufige Kontrollen von Laborparametern erforderlich

Splenektomie
- häufig als Notfalleingriff bei Abdominaltrauma
- elektiv bei thrombozytopenischer Purpura, Morbus Hodgkin

- **Anästhesiologische Konsequenzen**
- bei größerem Blutverlust genügend Blutkonserven bereitstellen
- Allgemeinanästhesie mit endotrachealer Intubation
- transthorakales Vorgehen manchmal notwendig

A 14.3 Anästhesie in der Gefäßchirurgie

Die Zahl der gefäßchirurgischen Eingriffe (Abb. A 14-1) hat in den letzten Jahren deutlich zugenommen. Eine Ursache liegt im wachsenden Anteil älterer Menschen in unserer Gesellschaft. Bedingt durch verbesserte Narkose- und Operationsverfahren werden vermehrt ältere Personen mit erhöhten Risikofaktoren operativ behandelt. Nach einer Studie der Ludwig-Maximilians-Universität in München treten postoperative Komplikationen bei gefäßchirurgischen Eingriffen um etwa 20 Prozent häufiger auf als bei anderen Operationen. Die **hohe Komplikationsrate** erfordert ein **herzschonendes Anästhesieverfahren** mit **erweitertem Monitoring.**

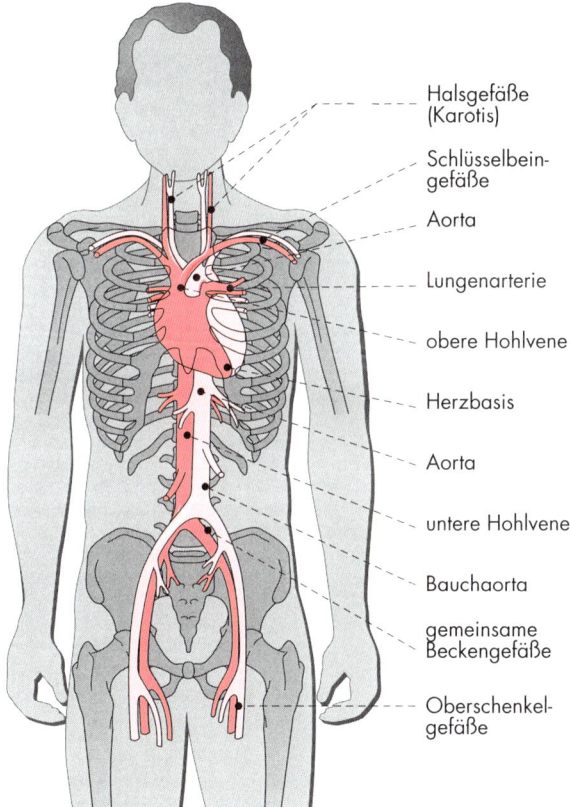

Halsgefäße
(Karotis)

Schlüsselbein-
gefäße

Aorta

Lungenarterie

obere Hohlvene

Herzbasis

Aorta

untere Hohlvene

Bauchaorta

gemeinsame
Beckengefäße

Oberschenkel-
gefäße

Abb. A 14-1 Gefäße, an denen die häufigsten Eingriffe erfolgen

Monitoring
– EKG: Thorax- und Extremitätenableitung (Rhythmusstörungen, Myo-
  kardischämien)
– Pulsoxymetrie, Temperatursonde
– Beginn der invasiven arteriellen Druckmessung vor der Einleitungsphase
– Rechtsherzkatheter
– Pulmonaliskatheter (Swan-Ganz-Katheter)
– transösophageale Echokardiographie

A 14.3.1 Anästhesie bei Bauchaortenaneurysmen

Die häufigsten Risikofaktoren und Begleiterkrankungen sind der Tabelle A
14-3 zu entnehmen.

Präoperative Vorbereitung
– optimale medikamentöse Einstellung der kardialen, pulmonalen und re-
  nalen Begleiterkrankungen
– Legen von mehreren großlumigen peripheren Venenverweilkanülen
  (Blutungsgefahr, schnelle Transfusion möglich)
– Rückenlagerung

Wahl des Narkoseverfahrens
– balancierte Anästhesie mit Kombination von Opioiden und volatilen
  Anästhetika
– Kombination mit Regionalanästhesie selten angewandt wegen der Sym-
  pathikusblockade und den verminderten kardialen Kompensationsmechanismen

 Pressen und Husten sind während der Intubationsphase wegen der Gefahr
der Aneurysmaruptur unbedingt zu vermeiden.

Tab. A 14-3 Die häufigsten Risikofaktoren und Begleiterkrankungen für ein Bauchaortenaneurysma (nach Larsen)

Risikofaktoren	Wahrscheinlichkeit einer Erkrankung
koronare Herzerkrankung	60 Prozent
Herzinsuffizienz und Herzrhythmusstörungen	30 Prozent
Hypertonie	30 Prozent
periphere Gefäßerkrankungen	30 Prozent
Lungenerkrankungen	30 Prozent
Nierenerkrankungen	20 Prozent
zerebrovaskuläre Insuffizienz	13 Prozent
Leber- und gastrointestinale Erkrankungen	13 Prozent
Diabetes mellitus	7 Prozent

Kritische intraoperative Phasen
● **Abklemmen der Bauchaorta**

Während der Implantation des Gefäßersatzes und der folgenden Naht wird die Bauchaorta unter- oder oberhalb der Nierenarterien kurzfristig abgeklemmt. Folgende Mechanismen können zur akuten Dekompensierung des Herzens führen:

– Anstieg des arteriellen Drucks proximal der Arterienklemme
– Zunahme der Nachlast des linken Ventrikels
– Gefahr der Myokardischämie
– verminderte Durchblutung der nichtperfundierten Region im Gefäßgebiet unterhalb der Klemme
– Therapie der akuten Hypertonie bei Abklemmen der Aorta durch vasodilatierende Substanzen (Nitroglyzerin, Nitroprussid) und volatile Anästhetika
– bei infrarenalem Abklemmen reduzierter venöser Rückstrom und beeinträchtigte Nierenfunktion
– Einsatz von Vasodilatatoren
– vorher ausreichende Volumengabe

● **Öffnen der Aortenklemmen**
– Abfall der Nachlast des linken Ventrikels, des arteriellen Blutdrucks und des peripheren Gefäßwiderstandes
– Zunahme des Herzzeitvolumens (HZV)
– reaktive Hyperämie durch plötzliche Wiederdurchblutung
– verminderter venöser Rückstrom, wenn das Blut in die Peripherie unterhalb der geöffneten Aortenklemme strömt, dadurch Abfall des HZV und des arteriellen Blutdrucks
– Blutdruckabfall durch rechtzeitige Volumengabe vorbeugen
– Kontrolle des Säure-Basen-Status (Azidose in den vorher nichtperfundierten, abgeklemmten Körperarealen)

◄ **Anästhesiologische Konsequenzen**

Die akute Ruptur eines Bauchaortenaneurysmas ist ein Notfall und muß sofort chirurgisch versorgt werden.

– mehrere großlumige periphere Venenverweilkanülen legen
– Schleuse in einem herznahen Gefäß plazieren (großlumiger Zugang zum späteren Positionieren von Rechtsherzkathetern)
– großzügige Volumengabe
– Punktion der A. radialis zur kontinuierlichen Blutdruckmessung

Blutdruckerhöhungen über 90 mmHg vermeiden, da dies die Rupturgefahr erhöht.

– Ileuseinleitung am besten am wachen Patienten
– Narkoseeinleitung Kap. A 14.3.1

Postoperative Komplikationen
– Arrhythmien, Myokardischämie
– Sekretretention, Atelektasen, Pneumonie
– akutes Nierenversagen, Ileus
– Ischämie der A. mesenterica inferior
– Infektionen, Embolie
– Anämie bei Blutungen und ungenügendem Blutersatz

A 14.3.2 Anästhesie bei Karotisstenosen

Die zerebrovaskuläre Insuffizienz zählt zu den dritthäufigsten Todesursachen in Deutschland.

Risikofaktoren und Begleiterkrankungen

– Hypertonie, koronare Herzerkrankung
– Hyperlipidämie, Diabetes mellitus
– Hyperurikämie, Adipositas
– chronisch obstruktive Lungenerkrankung
– hohes Alter, Nikotinkonsum
– Kontrazeptiva

Neurologische Störungen

● **Transitorische ischämische Attacke (TIA)**
– einseitige Blindheit
– Sprachstörungen
– Taubheit
– Schwächegefühl
– Störungen bilden sich innerhalb weniger Stunden aus
● **Prolongiertes reversibles ischämisches neurologisches Defizit (PRIND)**
– morphologische Gehirnveränderungen
– Entwicklung innerhalb einer Woche
● **Hirninfarkt (Schlaganfall)**
– teilweise irreversible neurologische Ausfälle
– keine Indikation für eine operative Intervention

Lagerung

– Rückenlage
– Kopf 30 bis 45 Grad zur gegengesetzten Operationsseite lagern (erleichtert den Operationszugang)

Erweitertes Monitoring

– 8- bzw. 16-Kanal-EEG anlegen (auch intraoperativ anwendbar)
– dadurch Lokalisation des Ischämiebezirkes
– das Ausmaß der EEG-Veränderungen korreliert mit der Abnahme der Hirndurchblutung

Wahl des Narkoseverfahrens

– balancierte Anästhesie mit Opioiden und Inhalationsnarkotika
– die Wahl des Narkoseverfahrens ist von untergeordneter Bedeutung, solange der p_aCO_2 und der MAP im Normbereich sind

◀ **Anästhesiologische Konsequenzen**

   – auf ausreichende Hirndurchblutung und ausreichenden zerebralen Perfusionsdruck achten (Autoregulation der Hirndurchblutung häufig nicht gewährleistet)
   – arteriellen Mitteldruck (MAD) im Bereich des Ausgangswertes des Patienten halten, in der Abklemmphase 15 bis 20 Prozent darüber
   – hypotensive intraoperative Phasen unbedingt vermeiden (Gefahr der Hirnischämie)
   – p_aCO_2 im Normbereich halten; weder durch Hyper- noch durch Hypokapnie ist ein positiver Effekt auf die Hirndurchblutung zu erzielen

A 14.4 Anästhesie in der Thoraxchirurgie

A 14.4.1 Besonderheiten der Lungenfunktion bei Thorax-eingriffen

Die antero- bzw. postero-laterale Thorakotomie stellt in der Thoraxchirurgie den operativen Standardzugang dar.

Ursachen für verschlechterten Gasaustausch in Seitenlage

– Abnahme des Lungenvolumens in beiden Lungenflügeln, besonders in den unten liegenden Lungenabschnitten
– wesentlich stärker ausgeprägte Verlagerung des Zwerchfells nach kranial in der oben liegenden Lunge
– Druck des Mediastinums auf die abhängige Lunge
– Auftreten von Resorptions- und Kompressionsatelektasen in der abhängigen Lunge bei Beatmung mit einem höheren F_iO_2; deutliche Abnahme der Lungencompliance
– Verschiebung des Ventilations- und Perfusionsverhältnisses der abhängigen Lunge auf 30% des Atemminutenvolumens und 70% des Herzminutenvolumens, während das Verhältnis in der nicht abhängigen, oben liegenden Lunge umgekehrt ist

 Durch die Seitenlagerung und die Knickung des OP-Tisches ist mit einer weiteren Abnahme der funktionellen Residualkapazität (FRC) und der Compliance zu rechnen.

– Beeinträchtigung des pulmonalen Gasaustausches durch die Manipulationen des Operateurs mit Kompression des Lungenparenchyms; gravierende Störungen des Ventilations- und Perfusionsverhältnisses, Zunahme der Totraumventilation, Anstieg des Rechts-Links-Shunts und Abfall des p_aO_2

◀ **Anästhesiologische Konsequenzen**
- **Beatmung**
– Erhöhung der inspiratorischen Sauerstoffkonzentration auf 50%
– druckgesteuerte Optimierung des Atemzugvolumens
– PEEP auf die abhängige und/oder nicht abhängige Lunge
– CPAP der nicht abhängigen Lunge durch Sauerstoff-Insufflation über ein PEEP-Ventil
- **Lagerung**
– Seitenlage bei postero-lateraler Thorakotomie (Abb. A 14-2)
– Rückenlage bei anteriorer Thorakotomie (Abb. A 14-3)
– Bauchlage bei posteriorer Thorakotomie (Abb. A 14-4)
– Rückenlage bei medianer Sternotomie (Abb. A 14-5)
- **Monitoring**

 Bei jungen gesunden Patienten ohne intraoperativ zu erwartende Besonderheiten reicht das normale Basismonitoring aus.

Patienten mit mäßigen Risikofaktoren oder einem speziellen intraoperativen Vorgehen mit typischen Komplikationen benötigen:
– arterielle Kanüle zur kontinuierlichen Blutdruckmessung
– zentralen Venenkatheter zur ZVD-Messung
– Blasenkatheter zur Überwachung der Urinausscheidung
– Kapnometrie/-graphie
– arterielle und venöse Blutgasanalysen

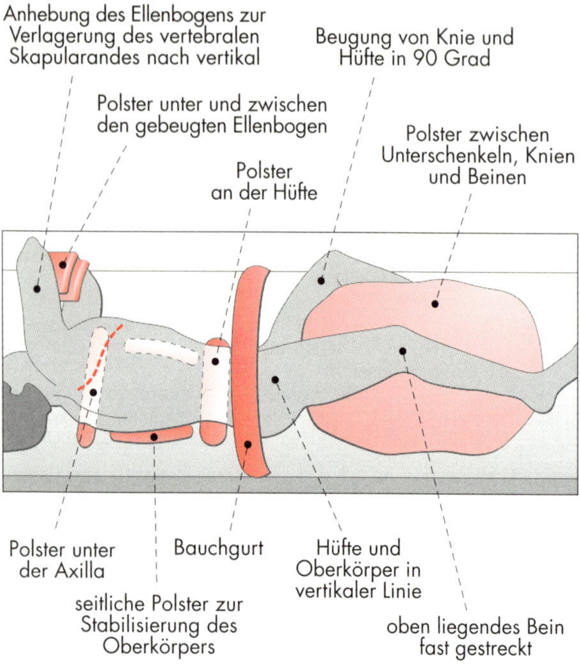

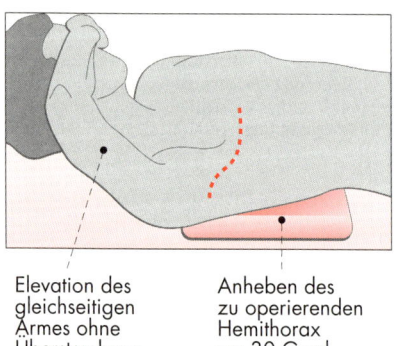

Anhebung des Ellenbogens zur Verlagerung des vertebralen Skapularandes nach vertikal

Beugung von Knie und Hüfte in 90 Grad

Polster unter und zwischen den gebeugten Ellenbogen

Polster zwischen Unterschenkeln, Knien und Beinen

Polster an der Hüfte

Polster unter der Axilla

Bauchgurt

Hüfte und Oberkörper in vertikaler Linie

seitliche Polster zur Stabilisierung des Oberkörpers

oben liegendes Bein fast gestreckt

Abb. A 14-2 Lagerung bei postero-lateraler Thorakotomie

Elevation des gleichseitigen Armes ohne Überstreckung in der Axilla

Anheben des zu operierenden Hemithorax um 30 Grad durch Polster

Abb. A 14-3 Lagerung bei anteriorer Thorakotomie in Rückenlage

Schwere respiratorische Erkrankungen bei Risikopatienten mit speziellen intraoperativen Maßnahmen und/oder typischen Komplikationsmöglichkeiten setzen ein **Maximalmonitoring,** z.B. einen Pulmonaliskatheter voraus.

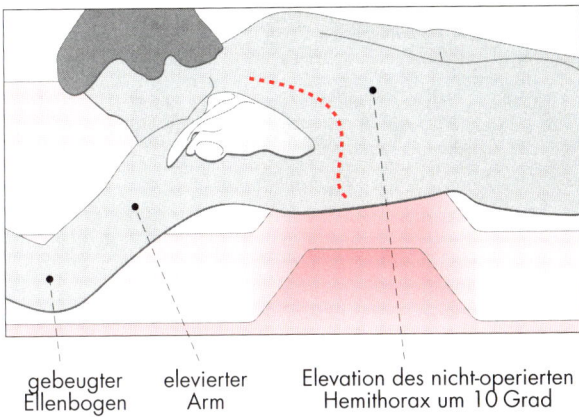

gebeugter   elevierter   Elevation des nicht-operierten
Ellenbogen   Arm   Hemithorax um 10 Grad

Abb. A 14-4 Lagerung bei posteriorer Thorakotomie in Bauchlage

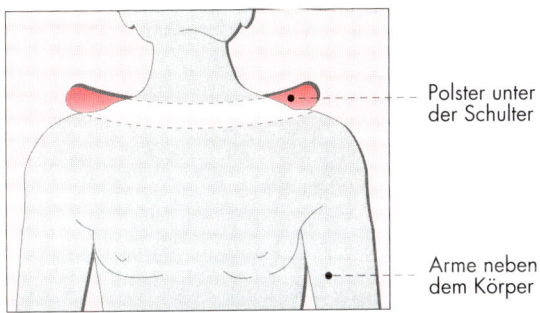

Polster unter
der Schulter

Arme neben
dem Körper

Abb. A 14-5 Lagerung bei Sternotomie in Rückenlage

A 14.4.1.1 Narkosetechniken
Anästhesieverfahren
- **Kombinationsanästhesie**
- – Isofluran-Opioid-Relaxans
- **Totale intravenöse Anästhesie (TIVA)**
- – Siehe Kapitel A 9.4
- **Kombinationsanästhesie mit kontinuierlicher Periduralanästhesie (PDK)**

Vorteil:
- – effiziente intraoperative und auch postoperative Analgesie durch PDK bei geringerem Opioidverbrauch

Nachteil:
- – aufwendig und mit den spezifischen Nebenwirkungen bzw. Komplikationen beider Anästhesieverfahren verbunden

A 14.4.1.2 Ein-Lungen-Ventilation

Operative Eingriffe an der Lunge, Aorta, Wirbelsäule oder am Ösophagus werden häufig unter seitengetrennter Beatmung mit Hilfe eines **Doppellumentubus** (DLT) oder (seltener) eines Bronchialblockers vorgenommen. Der wesentliche **Vorteil** einer **seitengetrennten Beatmung** mit einseitigem Lungenkollaps auf der zu operierenden Seite besteht in der besseren Darstellung des Operationsfeldes.

Indikationen
- **Absolute Indikationen**

Eingriffe, bei denen durch die Seitenlage mit einer Kontamination der gesunden Lunge durch Pus, Sekret oder Blut zu rechnen ist:
  - Lungenabszesse
  - einseitige Bronchiallavage
  - massive einseitige intrapulmonale Blutungen
  - große unilaterale Lungenzysten oder Bullae, bei denen intraoperativ die Gefahr einer Zystenruptur mit einem lebensbedrohlichen Pneumothorax besteht
  - bronchopleurale und -kutane Fisteln
- **Relative Indikationen**
  (mit hoher Priorität für den Chirurgen)
  - Eingriffe an der thorakalen Aorta (Aortendissektion, Aortenisthmusstenose)
  - Pneumonektomie (besonders medianer Zugang nach Sternotomie) und Oberlappenresektion, aber auch Unter- bzw. Mittellappenresektionen
  - Thorakoskopie
  - Thrombendarteriektomie der Pulmonalarterien im Anschluß an rezidivierende Lungenembolien, die postoperativ eine differenzierte seitengetrennte Beatmung erforderlich machen

Aufbau des Doppellumentubus
- 28 French geeignet für Kinder von 10 bis 14 Jahren bzw. ein Gewicht von 35 bis 40 Kilogramm (interner Durchmesser 4,5 mm)
- 35, 37, 39 und 41 French für Erwachsene (interner Durchmesser von 5,0, 5,5, 6,0 bzw. 6,5 mm)
- sie bestehen aus zwei verschweißten Tuben, über die jeweils einer der beiden Lungenflügel beatmet werden kann
- es gibt rechtsseitige und linksseitige Tuben, je nachdem, in welchem Hauptbronchus die Tubusspitze und damit das distale Lumen zu liegen kommt
- proximaler, trachealer Cuff zum Abdichten der Trachea
- endobronchialer Cuff zum Abdichten des jeweiligen Hauptbronchus; erst durch das Blähen beider Cuffs ist eine seitengetrennte Beatmung möglich
- zwei jeweils um 90 Grad zueinander versetzte Krümmungen erleichtern das Einführen des Tubus und die anatomisch exakte endobronchiale Plazierung
- starrer Führungsstab
- blaue Kennzeichnung des endobronchialen Cuffs und des endobronchialen Tubusansatzes soll das seitengetrennte Abklemmen erleichtern

Verschiedene Doppellumentuben
- fast ausschließlich durchsichtige PVC-Tuben mit oder ohne (seltener) Carina-Sporn

– der Sporn erfordert eine besonders atraumatische Technik beim Einführen des Tubus (evtl. Stimmband- und Trachealwandläsionen)
– der Sporn erlaubt eine exaktere Positionierung im Bereich der Carina
– der Sporn bietet bei der Lagerung des Patienten zusätzliche Sicherheit, da er das Verrutschen und die endobronchiale oder endotracheale Dislokation des Tubus verhindert

- **Linksseitige Endotrachealtuben**
– in den meisten Fällen für rechts- und linksseitige Thorakotomien geeignet
– der linksseitige Tubus ist leichter zu plazieren, das endobronchiale Ende (blaue Markierung) liegt im linken Hauptbronchus, während die tracheale Öffnung in der Trachea liegt

- **Rechtsseitige Endobronchialtuben**
– eignen sich für linksseitige Thorakotomien mit rechtsseitiger Ventilation und Kollaps der linken Lunge, bei denen eine Kontamination der abhängigen, beatmeten Lunge mit Sekret, Pus (linkspulmonaler Lungenabszeß) oder Blut (Aortenaneurysma, intrapulmonale Einblutung) zu befürchten ist
– auch für carinanahe Eingriffe im Bereich des linken Hauptbronchus
– das endobronchiale Ende findet sich beim rechtsseitigen Tubus im rechten Hauptbronchus und das tracheale Ende in der Trachea

Nachteil
– vergleichsweise carinanaher Abgang des rechten Oberlappenbronchus erfordert eine exakte Plazierung des Tubus im rechten Hauptbronchus
– bei der Seitenlagerung des Patienten auf dem OP-Tisch oder späteren Veränderungen der Lagerung besteht die Möglichkeit einer endobronchialen Dislokation mit Verschluß des rechten Oberlappenbronchus (ausreichend evtl. eine Flexion oder Extension des Kopfes im Bereich der Halswirbelsäule)
– Lage sollte bronchoskopisch abgesichert werden

Sichere Tubuslage
– radiologische Kontrolle durch röntgendichte Streifen am Ende jedes Lumens möglich
– bronchoskopische Lagekontrolle (4,5-mm-Optik)
– alternierendes Abklemmen des trachealen und endobronchialen Lumens mit Auskultation der beiden Lungenhälften

Komplikationen
- **Fehlposition**
– während der Lagerung sicherstellen, daß der Tubus sich in Achsenrichtung nur gering verschieben kann
- **Verletzungen der Tracheobronchialschleimhaut und -wand**
– Endobronchialtuben werden von Herstellern mit einem starren Führungsdraht geliefert

 Nach Einführen der Tubusspitze durch den Kehlkopf in die Trachea den starren Führungsdraht vor dem Vorschieben entfernen.

– vor dem Drehen des Patienten auf dem OP-Tisch endobronchialen Cuff entblocken
- **traumatische Laryngitis**
- **akzidentelles Annähen des Tubus an intrathorakale Strukturen durch den Operateur**

A 14.4.1.3 Alternative Beatmungsformen bei Trachearesektionen

Das Ziel alternativer Beatmungsverfahren bei rekonstruktiven Trachealeingriffen ist es, dem Operateur ein übersichtlicheres Arbeitsfeld zu verschaffen und die Beeinträchtigung durch Atemexkursionen so gering wie möglich zu gestalten, ohne den intraoperativen Gasaustausch in der Lunge zu gefährden.

Neben den verschiedenen, technisch eher aufwendigen und belastenden Formen der **Hochfrequenzbeatmung** (HFPPV: Hochfrequenz-Positive-Pressure-Ventilation, HFJV: Hochfrequenz-Jet-Ventilation, HFOV: Hochfrequenz-Oszillations-Ventilation), die vor allem bei bronchopleuralen Fisteln, aber auch Trachealresektionen oder carinanahen Bronchialresektionen eingesetzt werden, gibt es die apnoische Ventilation.

Apnoische Ventilation

– Gasaustausch basiert auf der Molekulardiffusion von Sauerstoff bei einem niedrigen Gasflow von 0,2 l/kg/min
– durch einen CPAP von 5 bis 10 cmH$_2$O läßt sich eine ausreichende Oxygenation über 20 Minuten aufrechterhalten
– das Kohlendioxid steigt in der ersten Minute der Apnoe um 6 mmHg und in jeder folgenden Minute um 3 bis 4 mmHg an
– trotz vorangegangener Hyperventilation (zehn Minuten) ist nach einer Apnoe mit einem p_aCO_2 von 60 bis 75 mmHg zu rechnen
– Patienten in gutem Allgemeinzustand tolerieren Apnoephasen von 20 bis 40 Minuten trotz der progredienten respiratorischen Azidose erstaunlich gut
– eine Erhöhung des intrapulmonalen Gasflows auf 1,0 bis 1,2 l/kg/min hat einen CO_2-Auswascheffekt zur Folge

Indikationen

– Trachea- oder Bronchusmanschettenresektionen
– Carinaresektionen

Vorgehen

– Intubation mit einem Ein- oder Doppellumentubus
– unter bronchoskopischer Kontrolle dünnen Endotrachealkatheter (2 bis 6 mm ID) in die distale Trachea oder den distalen Hauptbronchus einführen, über den die Insufflation erfolgt
– durch eine intermittierende, rhythmische Unterbrechung des Gasflows bei der High-Flow-Apnoischen-Ventilation können einzelne Atemzüge imitiert werden, um eine Anhäufung von Kohlendioxid zu verhindern

A 14.4.2 Thoraxchirurgische Operationen

Folgende Operationstechniken stehen in der Thoraxchirurgie zur Verfügung.

Operationstechniken

● **Klemmenresektion**
– vergleichsweiser kurzer Eingriff mit Entfernung eines umschriebenen, peripher sitzenden Herdes
● **Segmentresektion**
– trotz segmentaler Begrenzung des Herdes können Präparation und Resektion zeitaufwendiger sein
– Komplikationen: Infektion, broncho-pleurale Fistel

- **Lobektomie**
  - bei einem Bronchialkarzinom mit Befall des Lappenbronchus ist die Entfernung des ganzen Lungenlappens notwendig
  - Doppellumentubus indiziert
  - Komplikationen: Infektion, broncho-pleurale Fistel
- **Pneumonektomie**
  - bei Bronchialkarzinom mit Befall des Hauptbronchus
  - relativ hohe Mortalität (7 bis 10%)
  - Komplikationen: broncho-pleurale Fistel, Infektion, Blutung, postoperative pulmonale Insuffizienz

Vorbereitung des Patienten
Siehe Monitoring Kapitel A 14.4.1.1
  - bei schlechtem Allgemeinzustand des Patienten arterielle Kanüle in Lokalanästhesie einführen und eine Blutgasanalyse bei Raumluft abnehmen (ansonsten nach Narkoseeinleitung)

Narkoseeinleitung
  - Präoxygenation des Patienten
  - Narkoseeinleitung mit Hypnotikum, Opioid, Relaxans; Vertiefung der Narkose mit volatilem Anästhetikum (z.B. Isofluran)
  - Laryngoskopie und Intubation mit Doppellumentubus

Je nach Tubustyp (rechts- oder linksseitig) sind die typischen Drehbewegungen des Tubus zum Einführen in den Larynx und zur korrekten Plazierung im Bereich der Carina zu beachten.

  - Blockade des bronchialen (2 bis 5 ml), dann des trachealen Cuffs (5 bis 7 ml)
  - Ansatz der Konnektoren und des Y-Stücks mit Tülle
  - Beginn der Ventilation
  - auskultatorische Verifizierung der regelrechten Tubuslage unter wechselseitigem Abklemmen der beiden Lumina mit einer Klemme
  - evtl. bronchoskopische Kontrolle der Tubuslage mit einem dünnen Bronchoskop (4,5-mm-Optik), danach Entblocken des bronchialen Cuffs, da zu diesem Zeitpunkt keine seitengetrennte Beatmung geplant oder notwendig ist
  - Einführungstiefe mit einem Filzstift auf der Tubusgraduierung kennzeichnen, um bei einem Herausrutschen des Tubus die ursprünglich exakte Tubuslage nachvollziehen zu können
  - Tubus mit Mullbinde oder Stülpa fixieren

Keine Tubusfixation mit Pflaster, da bei einer späteren Tubuskorrektur dieses erst entfernt und dann möglicherweise in Seitenlage unter erschwerten Bedingungen neu angelegt werden muß.

Nach Narkoseeinleitung
  - Legen einer dünnen Magensonde
  - Ösophagusstethoskop obligatorisch, wenn keine bronchoskopische Überprüfung der Tubuslage möglich ist; bei Verdacht auf intraoperative Tubusfehllage wird anhand des Auskultationsbefundes über das Stethoskop eine Replazierung erleichtert
  - Blasenverweilkatheter (14 bis 16 Charr) mit integrierter Temperatursonde
  - zweiter großlumiger Venenzugang

– Einführen des ZVK (ein-, zwei- oder dreilumig) mit oder ohne Schleuse für Pulmonaliskatheter in die V. jugularis interna
– arterielle Kanüle

Lagerung zur Operation
– Seitenlage im OP
– bronchialen Cuff wegen der Gefahr einer Verletzung des Tracheobronchialbaumes während der Lagerung entblocken

Besonders zu beachten ist eine synchrone Drehung des Kopfes im Verhältnis zum Rumpf, um Tubusdislokationen zu vermeiden.

– erneute auskultatorische und/oder bronchoskopische Überprüfung der Tubuslage
– Blutgasanalyse

Vorgehen während der Narkose und Operation
– vor Eröffnen des Thorax Übergang auf seitengetrennte Ventilation der abhängigen Lunge mit Kollaps der oben liegenden Lunge
– Blockade des endobronchialen Cuffs
– FiO_2: 1.0
– Abklemmen der Beatmung am proximalen (meist) endotrachealen Tubusansatz (abhängig von der Art des verwendeten Tubus)
– Eröffnen des (nicht mehr beatmeten) endotrachealen Lumens zum Zwecke des Lungenkollaps, optimale Darstellung des Operationsgebietes möglich
– arterielle Blutgasanalyse alle zehn Minuten
– Übergang auf beidseitige Beatmung: abgeklemmtes Tubusende erneut an die Beatmung anschließen, Inspektion der vollständigen Lungenentfaltung (persistierende Atelektasen? Leckage? bronchopleurale Fistel?), Entblocken des endobronchialen Cuffs
– erneute Blutgasanalyse, Adjustierung der Ventilationsparameter
– Einführen und Plazieren der Thoraxdrainagen
– Verschluß der Thoraxwand

Narkoseausleitung
– Patienten in Rückenlage umlagern
– Thoraxdrainagen anschließen (Unterdruck: –20 mmHg)
– orales und endotracheales Absaugen
– erneutes Blähen der Lungen
– Extubation oder Umintubation auf oralen oder nasalen Standardtubus

A 14.4.2.1 **Trachealresektion**
Indikationen
– traumatische oder tumorbedingte Lumeneinengung der Trachea auf einen Innendurchmesser unter 5 bis 6 mm
– je nach Höhe der Obstruktion zervikale Inzision (sehr hoch sitzende Obstruktion), postero-laterale Inzision (mittleres Drittel) oder mediane Sternotomie (carinanahe Obstruktion)

Eingriffe dieser Art sind nicht indiziert bei Patienten, bei denen aufgrund von Begleiterkrankungen eine postoperative Nachbeatmung zu erwarten oder notwendig ist.

◀ **Anästhesiologische Konsequenzen**
- möglichst frühzeitige Spontanatmung und Extubation des Patienten, um den Atemwegsdruck auf die Anastomosen gering zu halten
- erweitertes Monitoring
- enge Kommunikation zwischen Operateur und Anästhesist
- der Operateur erhält ein komplettes Set steriler Beatmungsschläuche sowie normaler und spiralverstärkter Tuben zum Einführen in die distale Trachea bzw. Hauptbronchien zur zeitweiligen intraoperativen Beatmung des Patienten

A 14.4.2.2 Proximale Trachearesektion
Indikationen
- proximale Obstruktion der Trachea

◀ **Anästhesiologische Konsequenzen** (Abb. A 14-6 a bis d)
- konventionelle Intubation mit einem nicht zu großen Tubus – Tubus bis knapp oberhalb der Obstruktion vorschieben (Abb. A 14-6 a)
- nach operativem Absetzen der Trachea distal der Obstruktion führt der Operateur einen zweiten Tubus in das distale Tracheallumen ein (Abb. A 14-6 b), über den der Patient nach Anschluß an ein steriles Y-Stück und separate, sterile Beatmungsschläuche beatmet wird
- Resektion der Obstruktion und Mobilisation der Trachea
- nach Setzen der dorsalen Trachealnähte an der Anastomose (Abb. A 14-6 c) distalen zweiten Tubus entfernen
- ersten, proximalen Tubus mit Hilfe des Operateurs über die geplante Anastomose in die distale Trachea vorschieben, blocken und den Patienten wieder über den ersten Tubus beatmen (Abb. A 14-6 d)
- die ventralen Anastomosennähte setzen und die Operation normal zu Ende führen

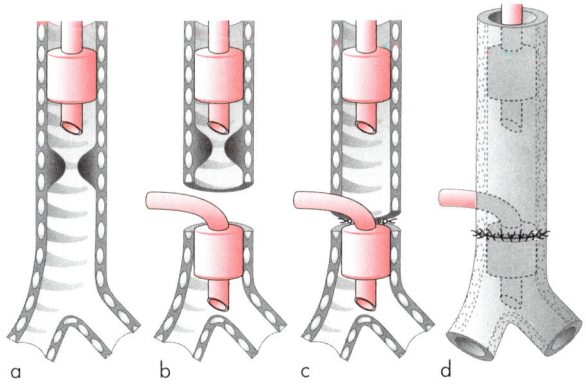

a   b   c   d

Abb. A 14-6 a bis d Vorgehen bei proximaler Trachearesektion
a Intubation bis knapp oberhalb der Obstruktion **b** Einführen eines zweiten Tubus in das distale Tracheallumen **c** Entfernen des zweiten Tubus **d** Vorschieben des ersten Tubus über die geplante Anastomose in die distale Trachea

A 14.4.2.3 Carinanahe Tracheamanschettenresektion
Indikation
– carinanahe Obstruktion der Trachea

◀ **Anästhesiologische Konsequenzen** (Abb. A 14-7 a bis d)
 – konventionelle Intubation des Patienten und Vorschieben des Tubus bis knapp oberhalb der Obstruktion (Abb. A 14-7 a)
 – evtl. kann der Operateur nach Absetzen der Trachea distal der Obstruktion einen kurzen Foley-Katheter in den distalen Trachealstumpf einführen und fixieren, über den eine beidseitige Ventilation möglich ist
 – andernfalls einseitige Ventilation, indem der Operateur einen Spiraltubus in den linken Hauptbronchus einführt (Abb. A 14-7 b), über den der Patient einseitig beatmet wird
 – nach Resektion der Trachealstenose und Setzen der dorsalen Anastomosennähte Tubus wieder entfernen (Abb. A 14-7 c)
 – Trachealtubus mit Hilfe des Operateurs über die Anastomose in den linken Hauptbronchus vorschieben (Abb. A 14-7 d)
 – Anastomose unter einseitiger Ventilation beenden
 – Tubus unter visueller Kontrolle zurückziehen
 – am Operationsende Extubation

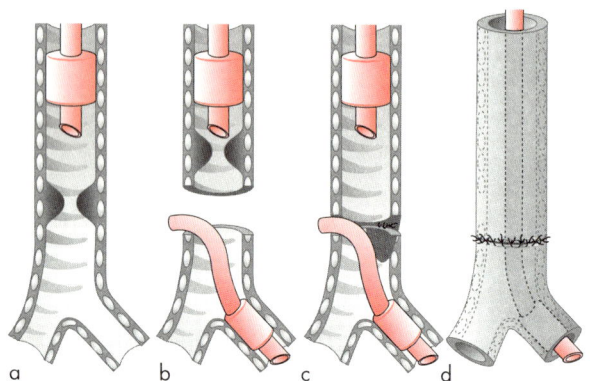

a b c d

Abb. A 14-7 a bis d Vorgehen bei carinanaher Tracheamanschettenresektion **a** Vorschieben des Tubus bis knapp oberhalb der Obstruktion **b** Einführen eines Spiraltubus in den linken Hauptbronchus **c** Entfernen des Tubus **d** Vorschieben des Trachealtubus über die Anastomose in den linken Hauptbronchus

A 14.4.2.4 Carinaresektion
Indikation
– unmittelbarer Tumorbefall der Carina

◀ **Anästhesiologische Konsequenzen** (Abb. A 14-8 a bis d)
 – konventionelle Intubation
 – Tubus in die distale Trachea vorschieben (Abb. A 14-8 a)
 – Absetzen des linken Hauptbronchus
 – Operateur führt einen zweiten Spiraltubus in den linken Hauptbronchus ein (Abb. A 14-8 b)

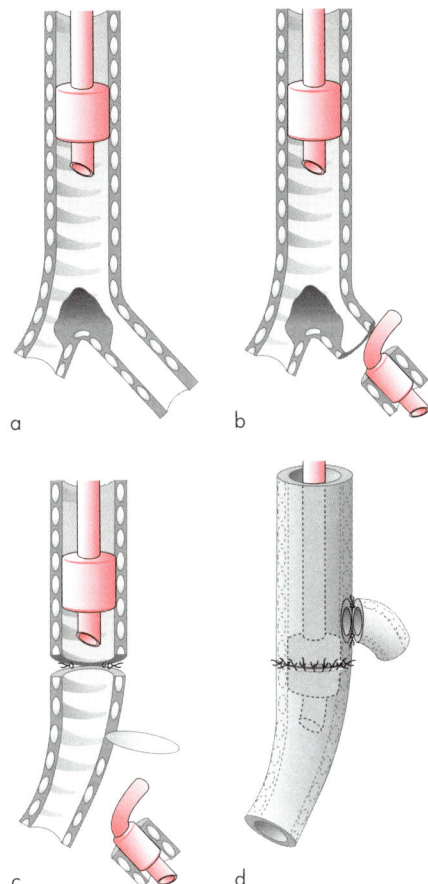

a

b

c

d

Abb. A 14-8 a bis d Vorgehen bei Carinaresektion **a** Tubus in die distale Trachea vorschieben **b** Einführen eines Spiraltubus in den linken Hauptbronchus **c** Beatmung über diesen Tubus **d** rechtsbronchiale Beatmung bei Reanastomosierung des linken Hauptbronchus mit der distalen Trachea

– Patient wird bis zur Resektion der Carina und der Anastomosierung des rechten Hauptbronchus mit dem Trachealstumpf über diesen Tubus beatmet (Abb. A 14-8 c)
– linken endobronchialen Tubus entfernen
– Trachealtubus mit Hilfe des Operateurs in den rechten Hauptbronchus vorschieben
– rechtsbronchiale Beatmung bei Reanastomosierung des linken Hauptbronchus mit der distalen Trachea (Abb. A 14-8 d)
– am Ende der Operation Tubus in die Trachea zurückziehen

A 14.4.2.5 Thorakoskopie
Indikationen
- differentialdiagnostische Abklärung eines Pleuraergusses
- Entnahme von Biopsien zur Abklärung von pleuralen und parenchymalen Erkrankungen

Operatives Vorgehen
- kleine Inzision der lateralen Thoraxwand in Höhe des 6. ICR
- Thorakoskop in den Interpleuralspalt einführen
- Inspektion des Pleuraraumes

◀ **Anästhesiologische Konsequenzen**
- Intubation mit normalem Spiraltubus oder Doppellumentubus, da sich das Operationsgebiet nach Kollaps der ipsilateralen Lunge und seitengetrennter Beatmung wesentlich besser darstellt (relative Indikation)
- Basismonitoring (kurze seitengetrennte Beatmung bei einem F_iO_2 von 1,0, trotz Pneumothorax)
- bei längeren Eingriffen oder schlechtem Allgemeinzustand invasives Monitoring

A 14.4.2.6 Laserbronchoskopie
Indikationen
- partiell obstruierendes Tumorwachstum in den großen Atemwegen (Erfolgsrate 85%) mit progredienter Asphyxie des Patienten
- Erfolg der Chemo- oder Strahlentherapie kann nicht abgewartet werden

Technik und anästhesiologisches Vorgehen
- entweder ein starres Bronchoskop oder eine flexible Fiberoptik verwenden
- die starre Bronchoskopie setzt eine Vollnarkose voraus
- Laserresektion via Fiberoptik evtl. in Lokalanästhesie

Voraussetzung ist in beiden Fällen das absolute Ruhigstellen des Operationsgebietes und der Ausschluß unkontrollierter Spontanbewegungen des Patienten, um eine exakte Plazierung des Laserstrahls zu gewährleisten. Dies gelingt meist nur unter vollständiger Relaxierung des Patienten in Narkose.

- das starre Bronchoskop ermöglicht dem Operateur eine bessere Übersicht, eine bessere Blutstillung und bessere Absaugmöglichkeiten
- Oberlappensegmente erreicht man ausschließlich mit der Fiberoptik
- ● **Laserresektion mit starrem Bronchoskop**
- Einleitung und Vertiefung der (Inhalationsbasis-)Narkose
- Einführen des Bronchoskops in vollständiger Relaxierung und Schleimhautanästhesie des Pharynx bzw. Larynx und Tracheobronchialbaumes
- Beatmungsteil seitlich anschließen
- Bronchoskop mit feuchten Kompressen abdichten, dadurch im Bereich des Pharynx und Kehlkopfeinganges wesentlich geringeres Leck und leichtere Beatmung
- ● **Fiberoptische Laserresektion**
- Standardmonitoring, Pulsoxymetrie
- in Narkose muß der Tubus einen Innendurchmesser von mindestens 8 mm aufweisen, um die Passage der Fiberoptik und eine ausreichende Beatmung zu gewährleisten
- Anstiege des p_aCO_2 auf 60 mmHg sind keine Seltenheit

Während der intermittierenden Beatmung zwischen zwei Resektionen ist trotz intensivem Absaugen ein Verschleppen von Debris in die distalen Atemwege mit Abfall der arteriellen Sauerstoffsättigung möglich.

– bei einem Sättigungsabfall unter 90% Laserresektion umgehend unterbrechen und Patienten mit einem F_iO_2 von 1,0 bis zu einem erneuten Anstieg der arteriellen Sauerstoffsättigung auf 100% zwischenbeatmen
– Atemwege in dieser Phase intensiv lavagieren und absaugen
– während einer Laserresektion darf der F_iO_2 0,5 nicht überschreiten, da O_2 im Inspirationsgemisch die Gefahr eines Tubusbrandes begünstigt

Wegen der **Gefahr** einer **Beschädigung von Cuff oder Tubus** durch den Laserstrahl werden entweder mit **Metallinefolie überzogene flexible Tuben** oder **starre Metalltuben** verwendet. Es gibt auch spezielle Lasertuben aus schwer entflammbarem Material, die jedoch keine vollständige Sicherheit bieten. Darüber hinaus dient eine **Abdeckung des Cuffs** mit **feuchten Kompressen** oder ein **Aufblasen** des Cuffs mit NaCl 0,9% anstatt mit Luft dem Schutz des Tubus.

A 14.4.2.7 Thorakales Aortenaneurysma, Dissektion

Während es sich beim echten **Aortenaneurysma** nur um eine **Aussackung aller drei Wandschichten** mit Dilatation des Gefäßes handelt, liegt bei der **Dissektion** ein **Einriß der Intima** vor, durch den sich das Blut in die Media wühlt und damit zwischen den Wandschichten ein neucs Lumen schafft. Es droht eine **Aortenruptur** mit meist **letaler Hämorrhagie** und eine **Ischämie** durch Minderperfusion der unteren Körperhälfte bzw. Kompression der von der Aorta abgehenden Gefäße.

Ursachen
Degeneration der Aortenwand durch
– Arteriosklerose, Hypertonus
– stumpfes Thoraxtrauma, Turner-Syndrom

Einteilung der Dissektion (Stanford-Klassfikation) (Abb. 14-9)
● **Typ A** (70%)
– entspricht De Bakey I und II
– Beginn der Dissektion in der Aorta ascendens mit Ausbreitung in den Aortenbogen oder evtl. in den Bauchraum
– sofortige operative Intervention
● **Typ B**
– entspricht De Bakey III
– Dissektionsbeginn unmittelbar distal der linken V. subclavia mit wechselnd langer Ausbreitung in den Bauchraum
– konservative Therapie durch Analgesie und Einstellung des Hypertonus (NPN, β-Blocker)
– Operation bei unkontrollierbarem Hypertonus, persistierenden schweren Schmerzen, neurologischem Defizit

Operatives Vorgehen
● **Typ A**
– Operation meist in Rückenlage unter konventioneller extrakorporaler Zirkulation (EKZ)
● **Typ B**
– Rechtsseitenlage

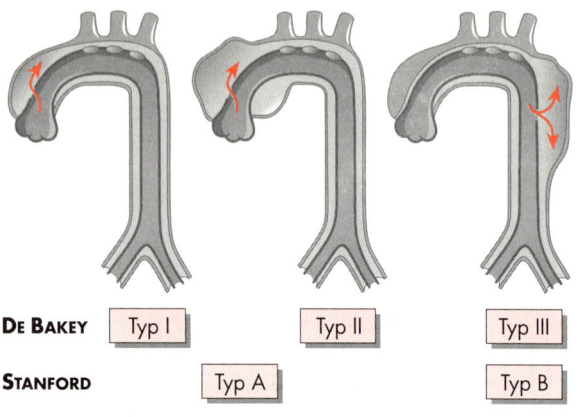

| DE BAKEY | Typ I | | Typ II | | Typ III |
| STANFORD | | Typ A | | | Typ B |

Abb. A 14-9 Klassifikation der Aortendissektion

Vorbereitung des Patienten
Elektive Patienten werden in der Regel von einer internistisch-kardiologischen Intensivstation vorbereitet:
– großlumiger venöser Zugang
– zentraler Venenkatheter (ein- oder mehrlumig)
– arterielle Kanüle
– transurethraler Dauerkatheter
– Natriumnitroprussid-Perfusor oder Adalat-Perfusor oder Dihydralazin-(Nepresol-)Perfusor
– β-Blocker-(Esmolol-)Perfusor
– Nasensonde mit 4 Liter Sauerstoff/Minute
● **In der Anästhesie**
– eingeleitete antihypertensive Therapie fortführen
– mindestens zwei großlumige Kanülen zur Volumensubstitution
– EKG (vier oder sieben Ableitungen)
– Pulsoxymetrie
– Pulmonalarterienkatheter
– fakultativ: lumbaler Spinalkatheter zur intraoperativen Überwachung des spinalen Liquordruckes als Hinweis für eine spinale Minderperfusion während der Abklemmphase.
– fakultativ: Ableitung somatosensorisch evozierter Potentiale (SEP) vom Bein als Hinweis für eine spinale Minderperfusion während der Abklemmphase (Kap. A 14.6.4.2)

Narkoseeinleitung
– mit Opioid, Hypnotikum, Relaxans, volatilem Anästhetikum
– Intubation mit rechts- oder linksseitigem Doppeltubus mit oder ohne Sporn
– bronchoskopische Lagekontrolle
– danach endobronchialen Cuff entblocken
– zunächst beiderseitige Beatmung
– Ösophagusstethoskop, Magensonde und Dauerkatheter mit integrierter Temperaturmessung, Relaxometrie
– Gerinnungskontrolle

Narkoseführung
- Anschluß ans Narkosegerät
- Rechtsseitenlage
- auskultatorische und bronchoskopische Lagekontrolle des Doppellumentubus nach Blocken des endobronchialen Cuffs
- sechs bis zehn Blutkonserven bereitstellen (evtl. FFP und Thrombozytenkonzentrat) und zwei Infusionswärmer
- intraoperative Autotransfusion (IAT) vorbereiten (Kap. A 12.2), Sammelreservoir muß mindestens drei Saugeranschlüsse haben, 1000 ml NaCl 0,9% und 20 000 I.E. Heparin
- mindestens drei Perfusoren bereitstellen (z.B. NPN, Esmolol, Arterenol, Kalium)
- vor Hautschnitt Narkosevertiefung, zurückhaltende bedarfsadaptierte Volumensubstitution
- vor Thorakotomie Übergang auf seitengetrennte Beatmung mit Kollaps der linken Lunge und Ventilation der rechten Lunge zur optimalen operativen Darstellung des Operationssitus
- vor Abklemmen der Aorta Blutdruckniveau auf systolisch 110 mmHg einstellen

 Beim Abklemmen der Aorta kann es zu einer Hypertension der oberen Körperhälfte mit drohendem Linksherzversagen (Vasodilatation) bzw. einer kritischen Hypotension der unteren Körperhälfte kommen mit Minderperfusion des Rückenmarks, der Nieren und des Gastrointestinaltraktes.

- evtl. forcierte Volumenzufuhr oder Gabe von Vasopressoren
- Kontrolle einer evtl. Blutdruckdifferenz zwischen oberer und unterer Körperhälfte
- wiederholte Blutgasanalysen

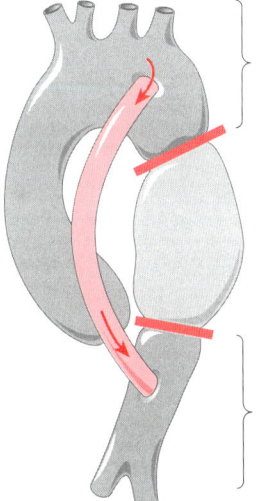

Perfusion über
das Herz
mit pulmonal
oxygeniertem Blut

Perfusion
über den Shunt
Oxygenation des Blutes
in der Lunge

Abb. A 14-10 Gott-Shunt vom Aortenbogen zur Aorta abdominalis. Die Perfusion erfolgt mit pulmonal arterialisiertem Blut

- je nach Operateur entweder kein Shunt oder Gott-Shunt (Abb. A 14-10) zur besseren Perfusion der unteren Körperhälfte und des Rückenmarks
- Gott-Shunt: Aortenbogen – Aorta abdominalis oder
- EKZ unter systemischer Heparinisierung femoro-femoral (V. femoralis – A. femoralis), ventrikulo-femoral (linker Ventrikel – A. femoralis), atrio-femoral (linker Vorhof – linke A. femoralis, Abb. A 14-11)
- wiederholt ACT bestimmen
- neurologisches Monitoring als Hinweis für eine spinale Ischämie (intra-spinaler Liquordruck? SEP?)
- wiederholte Blutgasanalysen, Kontrolle der Diurese
- vor Öffnen der Aortenklemme: Blutdruckniveau auf 160 mmHg anheben durch Abflachen der Narkose und Transfusion von mindestens zwei Erythrozytenkonzentraten unter Überwachung des links-kardialen Füllungsdrucks (PCWP)

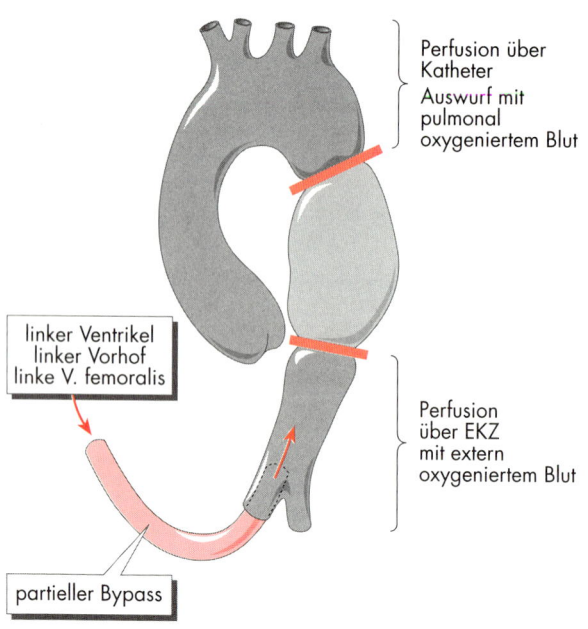

Abb. A 14-11 Partieller Bypass ventrikulo-femoral, atrio-femoral, femorio-femoral über V. und A. femoralis

 Tritt beim Öffnen der Aortenklemme ein Blutdruckabfall auf, Volumensubstitution, evtl. Vasopressoren (Arterenol), Blutstillung.

- Einführen der Pleuradrainagen
- Übergang auf beidseitige Beatmung
- bronchialen Cuff entblocken
- linke Lunge blähen

Narkoseausleitung
– Thoraxverschluß
– Rückenlage
– Blähen der Lunge
– Pleuradrainagen an Reservoir anschließen, Sog: – 20 mmHg
Im Operationssaal oder auf Intensivstation nasale oder orale Umintubation mit normalem Endotrachealtubus.

Der intubierte und beatmete Patient wird unter laufendem hämodynamischem Monitoring (EKG, art. Blutdruck, SaO_2) auf eine Intensivstation verlegt.

A 14.4.2.8 Ösophagusresektionen
Ösophagusresektionen sind wegen der Größe des Eingriffs und dem meist schlechten Allgemeinzustand der Patienten mit einer **hohen perioperativen Mortalität** von 20% belastet. Aus diesem Grunde empfiehlt sich eine **optimale präoperative Vorbereitung** des Patienten inklusive parenteraler Ernährung. Auch im Hinblick auf die postoperative Versorgung der Patienten auf der Intensivstation ist deshalb ein **Maximalmonitoring** erforderlich.

◄ Anästhesiologische Konsequenzen
In der Regel ist nach einer zunächst medianen Laparotomie und operativer Vorbereitung des abdominellen Situs eine Umlagerung in Linksseitenlage mit rechtsseitiger Thorakotomie erforderlich.
– arterielle Kanüle in der linken A. radialis plazieren
– mehrlumiger ZVK bzw. Pulmonaliskatheter über die rechte V. jugularis interna

Zentrale Venenkatheter sollten nicht auf der linken Halsseite plaziert werden, da in manchen Fällen eine linksseitig zervikale Inzision notwendig ist, um den proximalen Ösophagus zu anastomosieren.

– Intubation mit Doppellumentubus und seitengetrennte Beatmung zur besseren Darstellung des rechtsthorakalen Situs
Manche Anästhesisten plazieren zur besseren postoperativen Analgesie beim wachen Patienten präoperativ einen thorakalen Periduralkatheter. Die Narkose erfolgt als Kombination einer thorakalen Periduralanästhesie mit einer Allgemeinanästhesie.

A 14.4.2.9 **Mediastinoskopie**
Indikationen
– direkte Inspektion und Biopsieentnahme im Bereich der oberen mediastinalen Lymphknoten hinter dem Aortenbogen zum Beurteilen der Malignität und Operabilität eines Lungentumors

Kontraindikationen
– V.-cava-superior-Syndrom, schwere Trachealdeviation
– Aortendissektion, zerebrovaskuläre Insuffizienz.

Operatives Vorgehen
– suprasternale Inzision
– stumpfe retrosternale Untertunnelung entlang der Vorder- oder Seitenwand der Trachea bis ins Mediastinum

Narkoseführung
– Intubation mit Woodbridge-Tubus
– kurzwirksames Muskelrelaxans zum Unterdrücken von Hustenattacken mit Pressen
– die Wahl der Anästhetika richtet sich nach dem Allgemeinzustand des Patienten

Postoperativ wird der Patient oral oder nasal mit einem konventionellen Single-lumen-Tubus umintubiert.

Komplikationen
– Blutung aus großen venösen, evtl. arteriellen Gefäßen
– Pneumothorax
– Luftembolie durch Eröffnung venöser Gefäße bei Oberkörperhochlage
– Kompression der Trachea
● **Kompression großer Gefäße**
– Aorta: Reflexbradykardie
– Truncus brachiocephalicus, rechte A. carotis: Hemiparese
– rechte A. subclavia: Pulsverlust der rechten A. radialis

A 14.5 Anästhesie in der Kardiochirurgie

Besondere Umstände während einer Herzoperation erfordern zusätzliches Wissen und Erfahrung. In diesem Kapitel sollen die speziellen Aspekte im herzanästhesiologischen Management erläutert werden.

A 14.5.1 Anatomische und physiologische Grundlagen des Herz-Kreislauf-Systems

Anatomische, physiologische und pathophysiologische Grundlagen sind Voraussetzung, um die Vorgänge während einer herzchirurgischen Narkose zu verstehen.

A 14.5.1.1 Anatomie des Herzens

Anatomisch werden **rechtes** und **linkes Herz** unterschieden. Beide bestehen aus **Vorhof** und **Kammer** (Abb. A 14-12).
Der Herzmuskel wird über die **Herzkranzgefäße** mit **arteriellem** Blut versorgt (Abb. A 14-13).
– die Koronargefäße haben ihren Ursprung in der Aorta unmittelbar oberhalb der Aortenklappe **(Koronarostien)**
– die **rechte Koronararterie** (RCA) versorgt den rechten Vorhof und rechten Ventrikel
– die **linke Koronararterie** (LCA) verzweigt sich nach einem kurzen Hauptstamm in den Ramus circumflexus (RCX) und den Ramus interventricularis anterior (RIVA, oder engl.: „left anterior descending": LAD); sie führt das Blut zum linken Vorhof und linken Ventrikel
– das venöse Blut der Herzkranzgefäße sammelt sich im **Sinus coronarius** im rechten Vorhof

A 14.5.1.2 Physiologie des Herz-Kreislauf-Systems

Über das Herz-Kreislauf-System erhält der Körper sauerstoffreiches Blut, Stoffwechselprodukte werden zu den Ausscheidungsorganen transportiert. Die Kontraktion des Herzmuskels wird, wie die Zellen der übrigen Körpermuskulatur, durch **elektrische Erregung** in Gang gesetzt.
Ein gesundes Herz ist in der Lage, angepaßt an den körperlichen Bedarf das **Herzzeitvolumen** von wenigen Litern auf ein Vielfaches zu steigern.

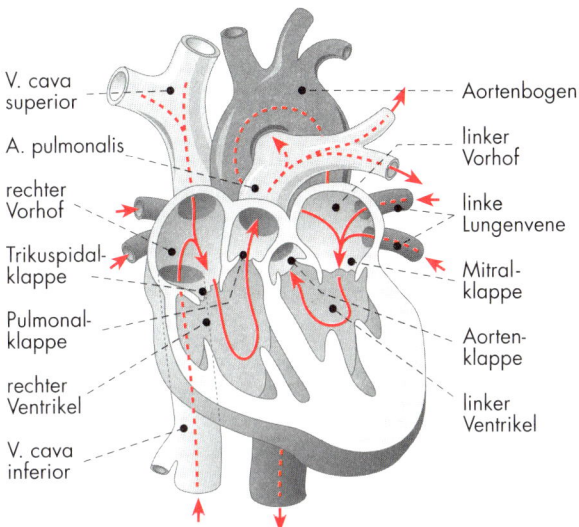

Abb. A 14-12 Anatomie des Herzens

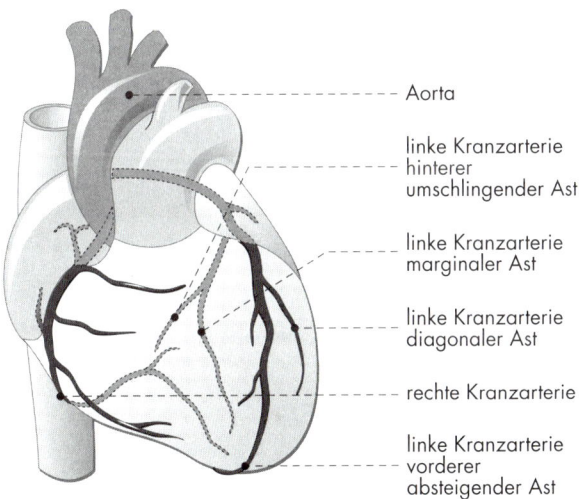

Abb. A 14-13 Schematische Darstellung der Herzkranzgefäße

Faktoren, welche die Leistungsfähigkeit des Herzens bestimmen

● **Vorlast (Preload)**
– ist die passive Vorspannung der Herzmuskelfasern in der Diastole
– nur wenn diese durch **optimale Füllung** gewährleistet ist, kann der Herz-muskel seine maximale Kontraktionskraft erreichen
– bei Volumenmangel oder Überfüllung des Herzens nimmt die Aufwurf-leistung des Herzens signifikant ab (Frank-Starling-Gesetz)

● **Nachlast (Afterload)**
– ist der Widerstand, gegen den das Herz das Blut auswerfen muß
– vereinfacht kann sie mit dem diastolischen Aortendruck oder dem syste-mischen Widerstand der Gefäße gleichgesetzt werden

● **Kontraktilität des Herzmuskels**
– ist die Kraft, mit der ein bestimmtes Blutvolumen gegen einen Wider-stand ausgeworfen wird
– ist bestimmt von der Verkürzungsgeschwindigkeit der kontraktilen Ele-mente des Myokards
– kann in der klinischen Routine nicht direkt gemessen werden

● **Herzfrequenz**
– geht direkt in die Bestimmung des Herzzeitvolumens ein
– schlägt das Herz so schnell, daß die Diastole für eine ausreichende Fül-lung und Vordehnung der Muskeln zu kurz wird, sinkt das Auswurf-volumen

Die **Koronardurchblutung** paßt sich physiologisch dem **Sauerstoffbedarf** des Herzens an. Schon in Ruhe wird das Sauerstoffangebot aus dem arte-riellen Koronarblut weitgehend ausgeschöpft.

Ein Mehrbedarf an Sauerstoff, z.B. bei körperlicher Belastung oder Streß, muß durch eine Zunahme der Durchblutung gedeckt werden.

Die Blutversorgung des Myokards findet vor allem in der Diastole statt. Der **myokardiale Sauerstoffbedarf** hängt ab von Herzfrequenz, Kontraktilität und Wandspannung des Ventrikels.
Das **myokardiale Sauerstoffangebot** hängt ab von Koronardurchblutung, Diastolendauer und dem Sauerstoffgehalt des arteriellen Blutes.

A 14.5.2 Spezielle Anästhesieaspekte bei Herz-erkrankungen

Mit Kenntnis der Pathophysiologie der verschiedenen Herzerkrankungen ergeben sich besondere Gesichtspunkte für das **Narkosemanagement**.

A 14.5.2.1 Patienten mit koronarer Herzkrankheit
Wichtige Zielgröße des Narkosemanagements bei einem Patienten mit koronarer Herzkrankheit ist die hämodynamische Beeinflussung der **myo-kardialen Sauerstoffbilanz**.

Bei Vorliegen von Koronarstenosen kann ein erhöhter Sauerstoffverbrauch oder ein vermindertes Sauerstoffangebot nur unzureichend kompensiert werden.

– das **Sauerstoffangebot** hängt weitgehend linear vom Perfusionsdruck und von der Diastolendauer ab
– der **Perfusionsdruck** ist abhängig vom mittleren arteriellen Blutdruck
– Patienten mit koronarer Herzkrankheit tolerieren einen Druckabfall un-terschiedlich, so daß keine generelle „Ischämiegrenze" definierbar ist

– da die koronare Durchblutung überwiegend in der Diastole stattfindet, wird der Herzmuskel bei langsamer Herzfrequenz (lange **Diastolendauer**) besser perfundiert

 Niedriger Blutdruck und hohe Herzfrequenz können zu einer gefährlichen Ischämie des Myokards führen.

– der **Sauerstoffverbrauch** steigt mit Tachykardie und hoher ventrikulärer Wandspannung, adrenerger Stimulation (exogene Katecholamingabe, aufgeregte Patienten)

 Bei Patienten mit koronarer Herzerkrankung sind während der Narkose ein erhöhter Sauerstoffbedarf (Tachykardie, erhöhte Wandspannung, gesteigerte Kontraktilität) und ein erniedrigtes Sauerstoffangebot (kurze Diastole, niedriger Perfusionsdruck) des Herzmuskels unbedingt zu vermeiden.

A 14.5.2.2 Patienten mit Aortenklappenvitien
Aortenklappenstenose
Ein Patient mit einer hochgradigen Aortenklappenstenose hat ein **niedriges Herzzeitvolumen** bei bestehender **Linksherzinsuffizienz.**
– ein ausreichender Perfusionsdruck ist nur durch einen erhöhten peripheren Widerstand aufrechtzuerhalten
– sinken die Widerstände, z.B. durch eine forsche Narkoseeinleitung, droht ein Kreislaufversagen
– da die Koronarreserve häufig schon in Ruhe ausgeschöpft ist, können z.B. eine Tachykardie oder zusätzliche Drucksteigerungen im linken Ventrikel zur Dekompensation führen

Aortenklappeninsuffizienz
Bei Patienten mit einer Aortenklappeninsuffizienz muß eine Erhöhung der Regurgitationsfraktion vermieden werden. Dies geschieht bei
– Anstieg der peripheren Widerstände
– Bradykardie

 Abfall der peripheren Widerstände und Tachykardie verschlechtern den Zustand von Patienten mit Aortenstenosen. Bei Aorteninsuffizienzen gilt dies umgekehrt für den Anstieg der Widerstände und Bradykardien.

A 14.5.2.3 Patienten mit Mitralklappenvitien
Mitralklappenstenose
Bei Patienten mit einer Mitralklappenstenose müssen sämtliche Umstände vermieden werden, die die Ventrikelfüllung zusätzlich verschlechtern:
– Anstieg der Herzfrequenz
– Vorhofflimmern
– Steigerung der pulmonalen Widerstände (zusätzliche Rechtsherzbelastung)

Mitralklappeninsuffizienz
Patienten mit einer Mitralklappeninsuffizienz haben einen volumenbelasteten und dilatierten linken Ventrikel. Daher sollte
– Volumen zurückhaltend zugeführt werden
– Anstieg der peripheren Widerstände vermieden werden

Tachykardien und Vorhofflimmern sind bei Mitralstenosen ungünstig. Mitralinsuffizienzen reagieren auf übertriebene Volumengabe und steigende Widerstände mit möglicher Dekompensation.

A 14.5.3 Medikamente zur Unterstützung des Herz- und Kreislaufsystems

Die wichtigsten Effekte der kardiovaskulär wirksamen Substanzen sind die **Unterstützung eines insuffizienten Myokards** und die **Korrektur des peripheren Gefäßwiderstandes.** Daneben kann das **Stabilisieren des Herzrhythmus** zur verbesserten Herzleistung führen.

A 14.5.3.1 Katecholamine

Katecholamine wirken über das adrenerge Rezeptorsystem (Kap. 8.2.1).
– der Herzmuskel ist vor allem mit **β₁-Rezeptoren** ausgestattet, deren Aktivierung die Synthese von cAMP (zyklisches Adenosinmonophosphat) induziert. cAMP führt zu einer Erhöhung der Calciumionen-Konzentration und steigert so die Kontraktilität
– das Gefäßsystem wird von den Katecholaminen über **α- und β₂-Rezeptoren beeinflußt;** α-Rezeptoren bewirken unter Stimulation eine Gefäßverengung, β₂-Rezeptoren eine Gefäßerweiterung
– die **Dopaminrezeptoren** (DA-Rezeptoren) sitzen am Gefäßbett verschiedener Organsysteme; D₁-Rezeptoren dilatieren vor allem die **Nierengefäße** und steigern dadurch die Diurese
– durch chronische Stimulation der β-Rezeptoren ist eine Abnahme der Rezeptorendichte und -sensibilität möglich **(Down-Regulation)**

 Das Phänomen der Down-Regulation tritt bei einem kontinuierlich erhöhten endogenen Katecholaminspiegel (chronische Herzinsuffizienz) oder bei anhaltender exogener Katecholaminzufuhr auf.

– entsprechend wird bei längerfristiger Therapie mit β-Blockern eine **Up-Regulation** beobachtet: die andauernde Blockade der Rezeptoren bewirkt eine Zunahme der Rezeptorendichte und -sensibilität

 Bei plötzlichem Absetzen der β-Blocker sind überschießende Kreislaufreaktionen möglich (Kap. 8.1).

Zu unterscheiden sind **körpereigene** (Adrenalin, Noradrenalin und Dopamin) und **synthetisierte Katecholamine** (z.B. Isoprenalin, Dobutamin). Jede Substanz weist ein eigenes Wirkungsprofil auf, das sich **dosisabhängig** ändert.
In der Herzanästhesie werden Katecholamine vor allem im Hinblick auf die Wirkungen am insuffizienten Herzen ausgewählt.

Adrenalin
– niedrige Dosierung führt zu einer hochpotenten β-Stimulation (positiv inotrop)
– die Steigerung der Herzfrequenz begrenzt den Einsatz des stark inotropen Medikaments
– mit höherer Dosierung nimmt die α-stimulierende Wirkung zu
• **Noradrenalin**
– im niedrigen Dosisbereich überwiegen die α-erregenden Effekte (Vasokonstriktion)

– gleichzeitig bewirkt es eine β_1-Stimulation, die jedoch im Vergleich zu Adrenalin geringer ausgeprägt ist
– Hauptindikation ist das Anheben eines niedrigen peripheren Gefäßwiderstands; seltener Einsatz in der Herzanästhesie.

Dopamin
– erregt in niedriger Dosierung die D_1-Rezeptoren
– im höheren Dosisbereich werden zunächst die β_1-Rezeptoren und dann die α-Rezeptoren stimuliert
– in der Herzanästhesie gibt man Dopamin überwiegend in Nierendosis, da durch die Steigerung der Herzfrequenz und der Nachlast eine negative Sauerstoffbilanz des Herzens die Folge wäre

Dobutamin
– stimuliert hauptsächlich die β_1-Rezeptoren (schwächer als Adrenalin)
– besitzt zusätzlich vasodilatatorische Wirkung (β_2)

Isoprenalin
– ist ein starker β_1- und β_2-Agonist
– wegen überwiegend positiver chronotroper Wirkung häufig bei Bradykardien nach Herzlungenmaschine eingesetzt
In Tabelle A 14-4 sind die Katecholamine, ihre Rezeptoren und die übliche Dosis zusammengefaßt.

A 14.5.3.2 Vasodilatatoren
In der Behandlung der **perioperativen Herzinsuffizienz** stellt das Senken des Preloads und des Afterloads aus folgenden Gründen ein wichtiges Therapieprinzip dar:
– die Pumpleistung eines insuffizienten Ventrikels hängt in hohem Maße vom Auswurfwiderstand ab
– die Herzarbeit und damit der Sauerstoffbedarf des Myokards sind bei erhöhtem Afterload gesteigert
– der Füllungsdruck des Ventrikels nimmt bei eingeschränkter Kontraktionsleistung zu
– die Schlagleistung wird bei Überdehnung der Herzmuskelfasern verschlechtert
– eine Senkung des Preloads und des Afterloads führt bei überlastetem Ventrikel zur Verbesserung der Pumpfunktion

Tab. A 14-4 Katecholamine und ihre Dosierung

Katecholamin	Rezeptoren	Dosis
Adrenalin	α, β_1 und β_2	10 bis 200 ng/kg KG/min
Noradrenalin	α und β_1	10 bis 200 ng/kg KG/min
Isoprenalin	β_1 und β_2	1 bis 5 µg/min
Dopamin	D_1, α und β_1	2 bis 20 µg/kg KG/min
Dobutamin	β_1, 1 und β_2	2 bis 10 µg/kg KG/min

Es gibt **reine Vasodilatatoren**, die mit unterschiedlichem Schwerpunkt an **venösen** und **arteriellen Gefäßen** wirken
– die venöse Dilatation führt zu einer Vorlastsenkung
– die arterielle Dilatation führt zu einer Abnahme der Nachlast
Zusätzlich stehen noch einige Substanzen zur Verfügung, die außer der gefäßerweiternden Wirkung noch andere (z.B. positiv inotrope) Effekte haben. Dazu zählen z.B. Calcium-Antagonisten und Phosphodiesterasehemmer. Soll nur die Vor- und/oder Nachlast reduziert werden, ist den in Tabelle A 14-5 genannten Vasodilatatoren der Vorzug zu geben.

Tab. A 14-5 Vasodilatatoren und ihre Wirkungen auf Arterien und Venen

Vasodilatatoren	Wirkung auf Arterien	Wirkung auf Venen
Nitroglycerin	+	+++
Nitroprussid	+++	++
Phentolamin	+++	+

A 14.5.3.3 Antiarrhythmika
Herzrhythmusstörungen treten bei kardiochirurgischen Eingriffen häufig auf. Die Ursachen der Arrhythmien sind vielfältig (Elektrolyte, Hypothermie), ihre Therapie ist nicht immer notwendig (Kap. 8.6.2). Nur wenige Antiarrhythmika werden in der perioperativen Therapie eingesetzt.

Lidocain (Xylocain)
– Behandlung von ventrikulären Tachyarrhythmien und Kammerflimmern
– bremst die ventrikuläre Erregungsausbreitung im Leitungssystem, Myokarddepression ist möglich
– Initialgabe Bolus von 1 bis 1,5 mg/kg KG
– Dauertherapie mit 10 bis 50 ug/kg KG/min

Verapamil (Isoptin)
– gehört zur Substanzgruppe der Calcium-Antagonisten
– Gabe hauptsächlich bei supraventrikulären Arrhythmien
– wirkt durch Verlangsamung der Depolarisation und Verzögerung der Erregungsüberleitung vom Vorhof in den Ventrikel
– Dosierung 0,1 mg/kg KG, hat einen gefäßdilatierenden und negativ inotropen Effekt (möglicher Abfall des arteriellen Druckes)

A 14.5.3.4 β-Rezeptorenblocker
Die β-Rezeptorenblocker hemmen kompetitiv die adrenergen β-rezeptorvermittelten Wirkungen. Durch Hemmung der β_1-Rezeptoren des Herzens führen die β-Blocker zu einer **Verlangsamung der Frequenz**, einer **Abnahme des Herzzeitvolumens** sowie des **Blutdrucks** (negativ inotrop und chronotrop). Daraus folgt
– reduzierter Sauerstoffbedarf des Herzens
– reduzierte Gefahr einer Myokardischämie

A 14.5.3.5 Phosphodiesterasehemmer
Die Phosphodiesterase ist ein Enzym, das das cAMP in der Zelle abbaut. Wird dieses Enzym gehemmt, kommt es über die Erhöhung des cAMP-

Spiegels zu einer Steigerung der Calciumionenkonzentration. Im Unterschied zu Adrenalin ist diese Wirkung jedoch **nicht β-rezeptorvermittelt.**

– Phosphodiesterasehemmer wirken noch, wenn durch endogen oder exogen erhöhte Katecholaminspiegel die β-Rezeptoren nur noch vermindert stimulierbar sind
– Indikation vor allem in der Weaning-Phase der extrakorporalen Zirkulation bei einem low cardiac output
– Nebenwirkung: eine mehr oder weniger ausgeprägte Vasodilatation

A 14.5.4 Extrakorporale Zirkulation

Die meisten herzchirurgischen Eingriffe, wie aortokoronarer Venenbypass oder Herzklappenersatz, können nicht am schlagenden Herzen vorgenommen werden. Die **Herzlungenmaschine** (HLM) übernimmt für den Zeitraum der Herzoperation die **Kreislauffunktion** und den **Gasaustausch** im Blut. Dieser Vorgang wird als **extrakorporale Zirkulation (EKZ)** bezeichnet.
Ein ausgebildeter **Kardiotechniker** bedient die Herz-Lungen-Maschine.

 Der Patient wird während der extrakorporalen Zirkulation in enger Zusammenarbeit von Kardiotechniker, Anästhesist und Herzchirurg betreut.

A 14.5.4.1 Die Herzlungenmaschine
Zusammensetzung
– Schlauchsystem, Filter, Reservoir
– Pumpen
– Wärmeaustauscher, Oxygenator

Funktionsprinzip (Abb. A 14-14)
– das Herz wird über dicke venöse (rechter Vorhof) und arterielle (Aorta) Kanülen mit dem **Schlauchsystem** der Maschine verbunden
– das gesamte venöse Blut fließt passiv durch die Schwerkraft in einen tiefer gelegenen Sammelbehälter **(Kardiotomiereservoir)** – von dort kommt es in den **Oxygenator** (Anreicherung mit Sauerstoff, Elimination von Kohlendioxid)
– und wird mit Hilfe einer **Rollerpumpe** aktiv in den arteriellen Kreislauf zurücktransportiert
● **Rollerpumpen**
– erlauben entweder einen **kontinuierlichen oder pulsatilen Fluß**
– eine zusätzliche Rollerpumpe erzeugt einen Sog, um Blut über einen Sauger aus dem Operationsfeld zu entfernen und in den extrakorporalen Kreislauf zurückzuführen
– über eine dritte Rollerpumpe wird das sich ansammelnde Blut aus dem linkenVentrikel abgesaugt und so eine Schädigung des Myokards durch Überdehnung vermieden. Dazu führt man einen dünnen Schlauch, den sogenannten Vent, in den Ventrikel ein
Die meisten Operationen am Herzen finden in **Hypothermie** statt. Vor dem Beenden der extrakorporalen Zirkulation muß der Körper wieder **vollständig erwärmt** werden.
– das Abkühlen oder Erwärmen des Blutes mit einem **Wärmeaustauscher** ist eine weitere Funktion der Herz-Lungen-Maschine
– dazu fließt kaltes oder warmes Wasser durch den Innenraum eines Zylinders, an dessen Außenfläche der Blutstrom vorbeigeleitet wird

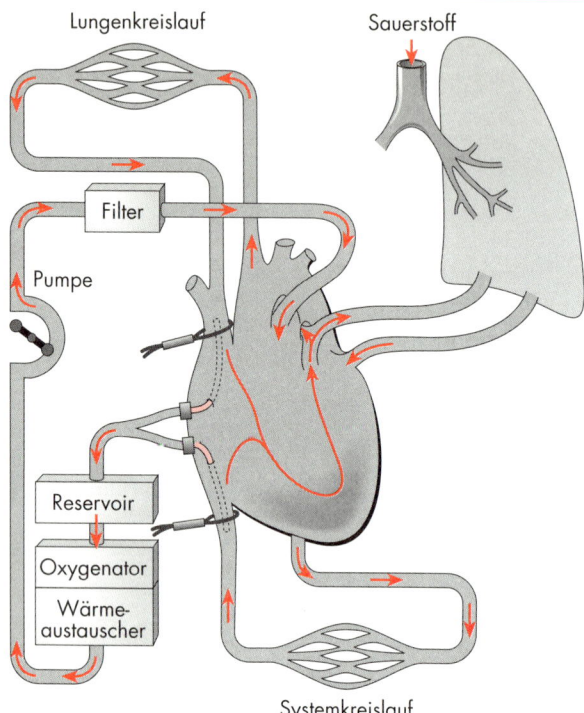

Lungenkreislauf   Sauerstoff

Filter

Pumpe

Reservoir

Oxygenator

Wärme-
austauscher

Systemkreislauf

Abb. A 14-14 Gasaustausch bei der Herz-Lungen-Maschine

Oxygenator

Das Kernstück der Herzlungenmaschine ist der **Oxygenator.**

● **Bubbleoxygenator**
– das Blut kommt in direkten Kontakt mit Sauerstoff und Kohlendioxid
– entstehender Blutschaum muß mit einem Entschäumerteil entfernt werden
– der direkte Kontakt der Gasbläschen mit den Blutkörperchen führt bei
  langen Maschinenzeiten zu einer Schädigung der Blutbestandteile
– Einsatz vorzugsweise bei **kurzen Eingriffen**
– **Vorteil:** sehr effektiver Gasaustausch

● **Membranoxygenator**
– Gasaustausch findet, ähnlich wie in der Lunge, über eine semipermeable
  Membran indirekt statt
– um die Gasaustauschfläche möglichst groß zu gestalten, wird die Membran in feinen Kapillaren oder Platten angeordnet
– bei langen Maschinenzeiten kann es zu Fibrinbelägen auf der Membran-
  oberfläche und dadurch zu verminderter Effektivität des Gasaustausches
  kommen
– **Vorteil:** reduzierte Traumatisierung des Blutes

Eine Herz-Lungen-Maschine besteht aus dem Schlauchsystem, Rollerpumpen, einem Wärmeaustauscher und einem Oxygenator.

A 14.5.4.2 Besonderheiten der extrakorporalen Zirkulation
Hypothermie
Die **Perfusion des Gewebes** während der extrakorporalen Zirkulation kann nicht die Qualität der physiologischen Durchblutung durch das Herz-Kreislauf-System erreichen. Um die Gefahr einer **Organischämie** zu vermindern, wendet man während den meisten Herzoperationen eine **mäßige** (32 bis 28 °C) oder **tiefere** (28 bis 18 °C) Hypothermie an.
- das Senken der Körpertemperatur bewirkt eine deutliche **Reduktion des Sauerstoffbedarfes** der Organe
- bei 30 °C sinkt der Sauerstoffbedarf auf 50 Prozent des Ausgangswertes, bei 25 °C auf 25 Prozent und bei 15 °C auf 10 Prozent
- **Nachteile:** verschlechterte Blutgerinnung, Verschiebung der Sauerstoffbindungskurve, erhöhte Blutviskosität, Zunahme der Gaslöslichkeit

Blutgerinnung
Durch den Kontakt des Blutes mit dem Schlauchsystem der Herz-Lungen-Maschine würde die Blutgerinnung sofort einsetzen. Daher ist unbedingt vor Beginn der extrakorporalen Zirkulation das Blut zu heparinisieren.
- Initialdosis: 300 E Heparin/kg KG
- Heparin wird vom Körper durch das Enzym Heparinase abgebaut; die Halbwertszeit beträgt 60 bis 120 Minuten
- verlängerte Heparinwirkung bei eingeschränkter Leber- und Nierenfunktion, Hypothermie und angeborenem Heparinasemangel
- intraoperative Kontrolle der Gerinnung über einen unspezifischen Gerinnungstest, die **activated coagulation time (ACT)**
- der Normalwert der ACT eines nichtheparinisierten Menschen beträgt 90 bis 130 Sekunden, nach Gabe der Heparindosis soll die ACT über 400 Sekunden liegen

 Vor dem Einsatz der Herzlungenmaschine muß das Blut mit Heparin ungerinnbar gemacht werden. Der Effekt von Heparin wird mit der activated coagulation time (ACT) kontrolliert.

Nach der extrakorporalen Zirkulation wird die physiologische Gerinnung durch die Gabe des **Heparinantidots Protamin** wiederhergestellt.
- Protamindosis: 1mg Heparin wird durch 1 bis 1,3 mg Protamin neutralisiert
- Kontrolle der Antagonisierung mit dem ACT-Test

 Protamin kann zu unerwünschten Kreislaufreaktionen führen und muß deshalb langsam über einen Perfusor appliziert werden.

Kardioprotektion
Das **Myokard** ist während des Herzstillstandes nicht durchblutet und deshalb **ischämiegefährdet.** Ein zeitlich limitierter Schutz ist durch die kardioprotektiven Maßnahmen möglich
- **Kardioprotektive Maßnahmen**
- direktes Abkühlen der Herzoberfläche mit Eiswasser
- elektromechanische Lähmung des Herzens durch Spülen der Koronarien mit Kardioplegielösung
- **Kardioplegielösungen**
- unterschiedliche Elektrolytzusammensetzung (z.B. hoher Kaliumgehalt oder niedriger Natriumgehalt ohne Calcium)

– verhindern Erregungspotential
– führen zu einem diastolischen Stillstand

 Bei ausgeprägten Koronarstenosen ist es möglich, daß nicht alle Myokardgebiete von der Kardioplegie erreicht werden. Ein unvollständiger Herzstillstand ist die Folge.

A 14.5.4.3 Ablauf der extrakorporalen Zirkulation
Vor Beginn der extrakorporalen Zirkulation wird der **Sollfluß** aus der Körperoberfläche des Patienten an der Herzlungenmaschine errechnet (2,2 bis 2,4 l/min/m²).

 Der Sollfluß liegt zwischen zwei und fünf Litern pro Minute und damit unter dem normalen Herzzeitvolumen.

Ablauf
– das Schlauch- und Reservoirsystem wird mit zwei bis drei Litern „**Priming volume**" (Gemisch aus kristalloiden und kolloiden Lösungen) gefüllt
– nach dem Starten der Herzlungenmaschine vermischt sich das Blut mit dem Priming volume (Blutverdünnungseffekt)
– durch diese **Hämodilution** werden die Fließeigenschaften des Blutes verbessert, die Sauerstofftransportkapazität verringert
– im Verlauf der EKZ entfernt man einen Teil des Priming volume nach Bedarf und Möglichkeit mit einem Hämofilter

 Durch das Vermischen des Butes mit dem Priming volume verbessert sich die Fließeigenschaft des Blutes. Die Reduktion der Sauerstofftransportkapazität wird durch einen erniedrigten Sauerstoffbedarf des Gewebes bei Hypothermie kompensiert.

Um die Gewebeperfusion zu sichern, ist ein ausreichender arterieller Mitteldruck (60 bis 80 mmHg) notwendig. Der Blutdruck des Patienten wird während der extrakorporalen Zirkulation von zwei Faktoren bestimmt:
– dem von der Herz-Lungen-Maschine erzeugten Blutfluß
– dem peripheren Gefäßwiderstand des Patienten
Durch Steuern der Pumpengeschwindigkeit (Anzahl der Umdrehungen pro Minute) beeinflußt der Kardiotechniker den mittleren arteriellen Blutdruck des Patienten während der Maschinenzeit. Eine zusätzliche Gabe von vasodilatatorischen (Nitro) oder vasokonstriktiven (Noradrenalin) Medikamenten kann notwendig werden.

 Der Blutdruck des Patienten wird während der extrakorporalen Zirkulation über den Blutfluß an der Maschine und den Gefäßwiderstand gesteuert.

Vor dem Abgehen von der Herzlungenmaschine muß der Patient rechtzeitig wieder aufgewärmt und das Herz mit warmem und oxygeniertem Blut versorgt werden. In dieser **Reperfusionsphase**
– muß das Herz kaum Pumparbeit leisten; es findet eine sogenannte Luxusperfusion statt
– dabei regenerieren sich Herzgewebe und Gefäßendothel weitgehend von den Schäden, die durch Hypothermie, Stillstand und Kardioplegie entstanden sind
Nach ausreichend langer Reperfusionszeit (mindestens 15 Minuten) beginnt das **Abgehen von der Herz-Lungen-Maschine.**

– der Kardiotechniker reduziert die Pumpenumdrehungen der Maschine
– der venöse Abfluß aus dem rechten Vorhof wird vermindert, so daß sich das Herz mit Blut füllt
– bei stabilen Kreislaufverhältnissen wird die Herz-Lungen-Maschine gestoppt

A 14.5.5 Herzanästhesiologisches Monitoring

Der herzchirurgische Patient erhält für die Narkose ein Standardmonitoring mit einigen Besonderheiten.

A 14.5.5.1 Das EKG

Das frühzeitige **Erkennen von Ischämien** und die **Charakterisierung von Rhythmusstörungen** sind im einfachen Extremitäten-EKG häufig nicht möglich. Daher wird in der Herzanästhesie ein EKG mit einer Fünf-Kanal-Ableitung verwendet.
– zu den üblichen drei Kabeln (rot, gelb, grün) kommen noch eine weiße und eine schwarze Elektrode
– die weiße Elektrode wird auf der Position V5 plaziert (vordere Axillarlinie und fünfter Interkostalraum) und registriert so eine zusätzliche unipolare Brustwandableitung
– auf dem Monitor sollten beide Ableitungen gleichzeitig zu sehen sein

Mit der Fünf-Kanal-Ableitung des EKGs registriert man zu der üblichen Extremitäten- eine unipolare Brustwandableitung. So können Myokardischämien im Vorderwand- (Ableitung V5) und Hinterwandbereich (Ableitung II) erkannt werden.

Mangeldurchblutung des Herzmuskels wird vor allem an Veränderungen der ST-Strecke erkannt.
– horizontale, muldenförmige oder desczendierende ST-Senkungen von mehr als 0,1 mV gelten als Zeichen einer **subendokardialen Ischämie**
– ST-Hebungen von mehr als 0,1 mV weisen auf eine **transmurale Ischämie** hin

A 14.5.5.2 Hämodynamische Überwachung

In keinem anderen operativen Fach kommt es zu so einschneidenden Veränderungen im Herz-Kreislauf-System. Das **invasive Kreislaufmonitoring** und vor allem die richtige **Interpretation der Meßwerte** spielen deshalb eine zentrale Rolle beim Management der herzchirurgischen Narkose.
Zum invasiven Monitoring zählen arterielle Druckmessung (Kap. 5.4.4), zentraler Venenkatheter (ZVK, Kap. 6.1.2) und Pulmonaliskatheter (Kap. 5.4.5).

Bei Patienten mit eingeschränkter linksventrikulärer Funktion ist der Pulmonaliskatheter eine unerläßliche Voraussetzung für eine differenzierte Therapie.

A 14.5.5.3 Die Körpertemperatur

Da der Körper an der Herz-Lungen-Maschine über die Temperatur des Blutes gekühlt oder gewärmt wird, findet die Änderung der Körpertemperatur von innen nach außen statt. Der **Körperkern** erreicht schneller die Zieltemperatur als die **Körperperipherie.**
Für das Abgehen von der extrakorporalen Zirkulation ist eine möglichst **gleichmäßige Normothermie** (36 bis 37,5 °C) wünschenswert, da eine peri-

phere Hypothermie zu Vasokonstriktion und Durchblutungsmangel führen kann.

 Da während einer Herzoperation Temperaturdifferenzen zwischen Körperkern und Körperperipherie auftreten, muß die Temperatur im Ösophagus (zentral) und in der Harnblase (peripher) gemessen werden.

A 14.5.5.4 Urinausscheidung
Bei gesunder Niere bietet die Urinausscheidung einen hervorragenden Parameter für die **intravasale Volumenfüllung** und die **Herzleistung.**
Während des Einsatzes der Herz-Lungen-Maschine
– kommt es häufig zu überschießender Urinproduktion (Hämodilution, erhöhtes Flüssigkeitsangebot, Mannit im Priming volume)
– kann bei längeren Maschinenzeiten oder starker Benutzung der Blutsauger evtl. eine Schädigung der Erythrozyten mit folgender Hämolyse (rot gefärbter Urin) einsetzen

 Die Urinausscheidung dient als Parameter der intravasalen Volumenfüllung und der Herzleistung. Während der HLM kommt es durch die Hämodilution häufig zu überschießender Diurese.

A 14.5.6 Ablauf einer herzchirurgischen Narkose

A 14.5.6.1 Präoperative Vorbereitung
Neben einer gründlichen Prämedikationsvisite (Kap. A 2.1.2) sind beim kardiochirurgischen Patienten die Befunde der **Herzkatheteruntersuchung** von zentraler Bedeutung.

Informationen aus der Herzkatheteruntersuchung
– Funktion des linken Ventrikels, gemessen an der Ejection Fraction (EF), dem linksventrikulären enddiastolischen Druck (LVEDP) und dem Herzzeitvolumen (HZV)
– Ausmaß und Lage der Stenosen in den Koronarien
– Ausmaß der Klappenschäden, gemessen an dem Druckgradienten und der Klappenöffnungsfläche bei Stenosen oder dem Reflux bei Insuffizienzen
– Vorliegen einer pulmonalen Hypertonie

Präoperative Medikamente
Jeder kardiochirurgische Patient ist präoperativ mit verschiedenen Medikamenten eingestellt. Sämtliche Herz-Kreislauf-wirksamen Medikamente werden in der Regel **bis zum Morgen des Operationstages** weitergegeben. Beim Herzpatienten (speziell beim Koronarpatienten) muß man einen erhöhten Sympathikotonus durch Angst und Aufregung sicher verhindern. Zu diesem Zweck wird häufig ein Benzodiazepin, z.B. 0,5 bis 2 mg Rohypnol, gegeben.

 β-Blocker und Nitrate sollten auf keinen Fall abgesetzt werden, da es sonst zu unerwünschten „rebound"-Phänomenen mit Tachykardien, Hypertonien und Rhythmusstörungen kommen kann.

A 14.5.6.2 Narkoseeinleitung
Bevor der Patient in den OP kommt, wird neben den üblichen Vorbereitungen ein Spritzentablett gerichtet. Darauf liegen Medikamente für die Narkoseeinleitung und -aufrechterhaltung, sowie Notfallsubstanzen.

Notfallsubstanzen
Vorbereitung in standardisierter Konzentration von
– Adrenalin (0,1 mg), Dopamin (1 mg)
– Nitroglycerin (0,1mg), Atropin (0,1 mg)
– Lidocain (10 mg)
– Calcium (0,1g)

Vorgehen
– Pulsoxymetrie, die nichtinvasive Blutdruckmessung und das EKG werden angeschlossen

Nach Anlegen der EKG-Kabel ist es ratsam, sich den aktuellen EKG-Befund einzuprägen. Kommt es zu neu auftretenden Zeichen einer Myokardischämie oder Rhythmusstörungen, kann auf die Veränderungen rechtzeitig und adäquat reagiert werden.

– Sauerstoffsonde anlegen, um Sättigungsabfälle zu vermeiden
– eine kontinuierliche Blutdrucküberwachung schon **während der Narkoseeinleitung** ist von Vorteil. Dazu wird bereits am wachen Patienten die arterielle Kanüle gelegt; um schmerzbedingte Blutdruckspitzen zu vermeiden, die Haut mit einem Lokalanästhetikum unterspritzen (Punktionsort ist die Arteria radialis oder femoralis)
– möglichst großlumigen venösen Zugang unter örtlicher Betäubung plazieren

Einleitung
– Einleitung nach ausreichender Präoxygenierung z.B. mit Fentanyl, Etomidat und Pancuronium (geringe kreislaufdepressive Wirkung)
– zwei bis drei Minuten vor Intubation evtl. Lidocain intravenös zur Unterdrückung des sympatho-adrenergen Intubationseffekts
– Zwischenbeatmung
– anschließend Intubation des relaxierten Patienten
– Legen einer Magensonde und ösophagealen Temperatursonde
– Blasenverweilkatheter mit Temperaturmessung (Kap. 5.1.4)
– Legen eines ZVK und evtl. Pulmonaliskatheters (Kap. 6.1.2 und 5.4.5)

Besonderheiten bei kardiovaskulären Medikamenten
– über den ZVK applizieren, da nur über die großen Gefäße eine gleichmäßige und herznahe Gabe gewährleistet ist
– nicht mit anderen Substanzen mischen
– separater Katecholaminschenkel am ZVK

Kurzwirksame Herz- und Kreislaufmedikamente sollten mit einem Perfusor in einen separaten Schenkel des zentralen Venenkatheters gegeben werden.

Lagerung des Patienten
– es gelten die allgemeinen Richtlinien zur Verhütung von Lagerungsschäden
– Hypothermie (durch extrakorporale Zirkulation) verschlechtert die Durchblutung des Gewebes und der Schleimhäute, so daß es leichter zu Druckstellen und Nekrosen kommen kann

Um Drucknekrosen während der Hypothermiephase zu vermeiden, den Kopf des Patienten auf einen Ring lagern. Zur Intubation eignet sich ein Tubus mit Low-pressure-Cuff (Lanz-Tubus).

A 14.5.6.3 Phase vor der Herz-Lungen-Maschine (Prä-Bypass)

In der Kardioanästhesie wird eine balanzierte Anästhesie mit Isofluran, einem Sauerstoff-Lachgas-Gemisch und Fentanyl vorgenommen. Die Zeitspanne vor dem Hautschnitt zählt zu den **streßarmen** Phasen mit **geringem Narkosebedarf.**

Ablauf

Rechtzeitig zum Operationsbeginn muß die Narkose ausreichend vertieft werden, um schmerzbedingte Blutdruckspitzen zu vermeiden.

– während der **Sternotomie** (Eröffnen des Brustbeins mit einer Säge) wird der Tubus vom Beatmungsgerät diskonnektiert, um Verletzungen der Pleura und des Lungenparenchyms vorzubeugen
– Ventrikel oder Aorta können bei der Sternotomie verletzt werden. Dies kommt vor allem bei voroperierten Patienten vor und führt zu plötzlichem, starkem Blutverlust. Daher muß man in dieser Phase auf **schnelle Volumengabe** oder eine **Transfusion** vorbereitet sein
– bei der **Kanülierung der Aorta** treten evtl. erneute Blutdruckspitzen durch Stimulation des umgebenden Geflechtes aus sympathischen Fasern auf
– bei verkalkten und starren Gefäßwänden kann die Aorta bei der Kanülierung einreißen
– deshalb muß der Blutdruck in dieser Phase niedrig sein (evtl. medikamentöse Senkung)
– während der **Kanülierung des rechten Vorhofes** bewirken chirurgische Manipulationen häufig ausgeprägte Rhythmusstörungen, die meist nicht therapiebedürftig sind

 Besondere Aufmerksamkeit gilt der Sternotomie (Unterbrechung der Beatmung), der Kanülierung der Aorta (ggf. Senken des Blutdruckes, möglicher Blutverlust) und der Kanülierung des rechten Vorhofes (Auftreten von Rhythmusstörungen).

A 14.5.6.4 Phase während der Herz-Lungen-Maschine (Bypass)

Nach der Gabe von Heparin und Kontrolle seiner Wirkung (ACT-Wert) beginnt der Kardiotechniker mit der extrakorporalen Zirkulation.

– solange das Herz noch schlägt, ist auch die Lunge durchblutet
– eine **reduzierte Ventilation** anstreben
– bei stillgelegtem Herzen erfolgt der komplette Gasaustausch über die Maschine; eine minimale Ventilation wird fortgesetzt, da sonst die kollabierte Lunge Schaden erleidet (extravasales Lungenwasser, Atelektasen)

 Um mögliche Nebenwirkungen einer unterbrochenen Atmung zu vermeiden, sollte während der EKZ eine Minimalbelüftung der Lunge erfolgen.

Zufuhr von Anästhetika

– während der extrakorporalen Zirkulation auf keinen Fall unterbrechen
– bei Inhalationsanästhesie wird ein Isofluranverdampfer in die Herz-Lungen-Maschine integriert
– durch die Hypothermie kommt es zu einer Verlangsamung der Stoffwechselabläufe und damit auch des Abbaus der Substanzen, zusätzlich ist die Hirnfunktion reduziert
– mit der Wiedererwärmung des Patienten steigt der Narkosebedarf wieder an

 Der Bedarf an Narkosesubstanzen sinkt in Hypothermie und steigt bei Wiedererwärmung an.

Aufgabe des Anästhesieteams
Überwachen und bei Bedarf korrigieren:
– Blutdruck, Urinausscheidung
– Heparinisierung, Säure-Basen-Haushalt
– Hämoglobinwert, Elektrolyte
– Körpertemperatur
Dabei ist eine gute **Zusammenarbeit** mit dem Kardiotechniker **wichtig.**

A 14.5.6.5 Phase des Abgehens von der Herz-Lungen-Maschine (Weaning)
Nach abgeschlossener operativer **Korrektur**, angemessener **Reperfusionszeit** und ausreichender **Wiedererwärmung** beginnt das **Weaning** von der Herz-Lungen-Maschine (Kap. A 14.5.4.1).

Vorgehen
– Kardiotechniker reduziert allmählich den Fluß der Maschine, das Herz übernimmt die Pumpfunktion
– vollständige Ventilation der Lunge, evtl. entstandene Atelektasen durch manuelles Blähen beseitigen
– Laborparameter, wie pH-Wert und Elektrolyte, sollten im Normbereich liegen
Voraussetzung für eine gute Auswurfleistung des Herzens ist das Vordehnen der Herzmuskelfaser durch optimale **Volumengabe.** Bei der Volumengabe müssen die gemessen **Füllungsdrucke (PCWP, ZVD)** berücksichtigt werden, da eine Überdehnung des Myokards eine deutliche Verschlechterung der Pumpfunktion nach sich zieht.
Neben der Volumengabe kann die **medikamentöse Unterstützung** (Katecholamine) des Myokards vonnöten sein.

 Der Anästhesist steuert in dieser empfindlichen Phase die Hämodynamik des Patienten, indem er durch Beachten der Füllungsdrucke und durch direkte Sicht auf das Kontraktionsverhalten des Herzens das Gleichgewicht zwischen Volumengabe und Medikamentenwahl findet.

A 14.5.6.6 Phase nach der Herz-Lungen-Maschine (Post-Bypass)
Der arterielle Blutdruck des Patienten kann in dieser Zeit noch sehr labil sein. **Mangelnde Pumpkraft des Herzens** (Linksherzversagen) oder das Auftreten von **Rhythmusstörungen** stellen die Hauptursachen von Blutdruckabfällen in dieser Phase dar.

Linksherzversagen (low cardiac output)
– der linke Ventrikel ist nicht mehr in der Lage, ein ausreichendes Schlagvolumen zu fördern
– Abfall des Herzzeitvolumens
– Anstieg des Füllungsdruckes (PCWP)
– Abfall des arteriellen Blutdruckes
– am Entstehen des perioperativen low cardiac output sind beteiligt: **schlechte Kontraktilität des Myokards, erhöhter peripherer Gefäßwiderstand** (Nachlaststeigerung)
– einer drohenden Linksdekompensation geht ein hoher Wedge-Druck bei konstantem arteriellem Blutdruck voraus
● **Therapie**
– erste Priorität hat die **Unterstützung der Inotropie** durch Zufuhr eines Katecholamins
– dabei muß der **periphere Widerstand** beachtet werden: bei normalen   391

Widerständen ist Adrenalin das Katecholamin der Wahl; bei erhöhtem Widerstand muß die Nachlast gesenkt werden (Dobutamin, Phosphodiesterasehemmer, Nitro); bei stark erniedrigtem Widerstand ist die Zufuhr von Noradrenalin angezeigt.

– **restriktive Volumentherapie,** Kontrolle über den Wedge-Druck. Ein linker Ventrikel mit schlechtem Kontraktionsverhalten kann schon bei einer Volumenzufuhr von 50 bis 100 Milliliter dekompensieren

 Neben medikamentöser Behandlung des Herzmuskels bei Linksherzversagen besteht die Möglichkeit der mechanischen Unterstützung mit einer intraaortalen Ballonpumpe.

Herzrhythmusstörungen

Sind häufig und haben nicht immer therapeutische Konsequenzen.

 Bei postoperativen Rhythmusstörungen muß zunächst eine Hypoxie oder eine operative Ursache ausgeschlossen werden. Vor der medikamentösen Therapie steht die Korrektur der Elektrolyte und des Volumenstatus.

Nach Abschalten der Herzlungenmaschine wird der größere Teil des Herzzeitvolumens von der Frequenz und der kleinere Teil von der Kontraktionskraft des Ventrikels bestimmt. Deshalb wird eine Frequenz von 80 bis 100 Schlägen pro Minute angestrebt.

A 14.5.7 Transport auf die Intensivstation

Nach der Operation erfolgt der Transport des noch narkotisierten Patienten auf die Intensivstation. Der Patient wird dabei beatmet **(Beatmungsgerät)** und überwacht **(Monitor).**

Übergabe auf Intensivstation

an den weiterbehandelnden Arzt und die **Pflegekräfte**
– kurze Anamnese des Patienten
– intraoperative Besonderheiten und Ereignisse
– aktueller Zustand
– laufende Medikation

 Der Transport des Patienten auf die Intensivstation verlangt erhöhte Aufmerksamkeit, da die Überwachungsmöglichkeit in dieser Phase reduziert ist und auftretende Komplikationen schlechter behandelt werden können.

A 14.6 Anästhesie in der Orthopädie

Da die Anästhesie in der Orthopädie vorwiegend ältere Patienten betrifft, sind Operations- und Narkoserisiko häufig durch Begleiterkrankungen erhöht (Kap. A 13).
Orthopädische Operationen gehen oft mit erhöhten Blutverlusten einher (Kap. A 12.1).

Risikofaktoren für die Anästhesie
● **Erhöhter Blutdruck**
– häufig reduzierte Anpassungsmechanismen durch eingeschränkte Autoregulation des Herzens
● **Abnahme der Herzfrequenz**
– intraoperative Bradykardien durch zentrale Dämpfung der Sympathikusaktivität

- **Eingeschränkte Myokardfunktion bei Belastung**
- eingeschränkte Funktion des linken Ventrikels
- Steigerung des Auswurfvolumens ist durch vermehrte Faservorspannung und somit erhöhte Kontraktionskraft des Herzens nicht mehr erreichbar (Frank-Starling-Mechanismus eingeschränkt)
- **Verminderter Atemantrieb**
- der Atemantrieb über Hyperkapnie ist bei vielen älteren Menschen vermindert (konstant hohe Kohlendioxid-Werte im Blut)
- Anästhetika wirken zusätzlich atemdepressiv, daher Gefahr einer respiratorischen Insuffizienz (Konsequenz für Ausleitung und postoperative Überwachung)
- **Eingeschränkte Nierenfunktion**
- im Alter vermindertes Herzzeitvolumen und reduzierte Nierenrindendurchblutung werden durch Anästhetika verstärkt
- **Verminderte Durchblutung im ZNS**
- erhöhte Empfindlichkeit auf zentralwirksame Pharmaka

A 14.6.1 Begleiterkrankungen bei orthopädischen Patienten

Die beschriebenen Begleiterkrankungen sind sehr häufig bei Patienten in der Orthopädie zu beobachten.

A 14.6.1.1 Arthritis

Unter einer Arthritis versteht man eine akute, reaktive oder chronische Gelenkentzündung mit unterschiedlichen Ursachen.

Symptome

Die Symptome sind abhängig von der Verlaufsform. Häufig zu beobachten:
- Schmerzen, Schwellung, Überwärmung
- Gelenkdeformierung, Instabilität
- eingeschränkte Gelenkbeweglichkeit

Anästhesiologische Probleme
- schwierige Intubation bei Veränderungen der Halswirbelsäule (HWS)
- Lagerungsprobleme bei der Operation
- Störungen der Blutgerinnung durch Schmerzmittel
- chronische Einnahme von Kortikosteroiden
- Kanülierung der Arteria radialis erschwert (eingeschränkte Beweglichkeit der Handgelenke)

A 14.6.1.2 Morbus Bechterew

Der Morbus Bechterew ist eine chronische rheumatische Erkrankung

Symptome
- Veränderungen der Kreuzdarmbeinfugen und der Wirbelgelenke
- fortschreitende Gelenkverknöcherung
- Versteifung der Wirbelsäule

Anästhesiologische Probleme
- die instabile Wirbelsäule und das Risiko von Wirbelfrakturen sind bei der Lagerung zu beachten
- schwierige Intubation, da die Wirbelsäule deformiert, unbeweglich und/oder instabil sein kann (fiberoptische Intubation)
- lumbale Spinal- und Periduralanästhesie oft erschwert

A 14.6.2 Lagerungstechniken

Bei orthopädischen Operationen spielt die Lagerung des Patienten (Kap. A 8.3) eine entscheidende Rolle. Da speziell bei Knochenoperationen schon präoperativ starke Schmerzen bestehen, muß der Patient oft schon vor der Einschleusung anästhesiert werden. Die Einleitung der Vollnarkose erfolgt im Schleusenraum, bei Regionalanästhesien wählt man den 3:1-Block (Kap. A 10.3.2.2). Die Sedierung geschieht durch Benzodiazepinderivate (Kap. 8.1.2.6)

A 14.6.2.1 Bauchlage
Die Bauchlage ist ausführlich in Kapitel A 8.3.2 beschrieben.

Indikation
– Operationen an der Wirbelsäule

Komplikationen
– Dislokation oder Abknicken des Endotrachealtubus
– Überstrecken der Halswirbelsäule
– Schädigung der Augen durch Druck auf die Netzhaut
– Schädigung des Plexus brachialis bei zu starker Halsrotation
– Nervenschäden am Plexus brachialis, N. ulnaris, N. peroneus und N. cutaneus femoris lateralis durch Druck auf den Darmbeinkamm
– erhöhter Venendruck durch abdominelle Kompression, evtl. verstärkte intraoperative Blutung

A 14.6.2.2 Seitenlage
Die Seitenlage ist in Kapitel A 8.3.3 beschrieben.

Indikationen
– vorwiegend bei Hüftendoprothesen
– gelegentlich bei Wirbelsäulenoperationen

A 14.6.2.3 Sitzende Position
Die Lagerung in sitzender Position ermöglicht einen freien Zugang zur Halswirbelsäule (Kap. A 14.7.4.2).

Indikationen
– Operationen an der Schulter
– Operationen an der Halswirbelsäule, z.B. Dens-Fraktur (Fortsatz des zweiten Halswirbels)

Vorgehen
– Einleitung der Narkose in Rückenlage
– nach Intubation Kopf des Patienten frontal in eine Klemme einspannen
– durch Operationstisch in sitzende Position bringen

Komplikationen
– Hypotonie durch Versacken des Blutes
– Luftembolie

A 14.6.3 Wahl des Anästhesieverfahrens

Bei orthopädischen Operationen kann das gesamte verfügbare anästhesiologische Spektrum eingesetzt werden.

- Allgemeinnarkose
- Periduralanästhesie (PDA)
- Spinalanästhesie (SPA)
- periphere Nervenblockaden, z.B. Plexusanästhesie, 3:1-Block
- verschiedene Verfahren der Schmerztherapie

Unter Berücksichtigung, daß vermehrt ältere Patienten diesen Verfahren unterzogen werden, ist eine Regionalanästhesie über zwei Stunden nur in Kombination mit einer Vollnarkose vorzunehmen, um den Patienten das lange Liegen zu ersparen. Dies hat u.a. den Vorteil, eine suffiziente postoperative Schmerztherapie, z.B. über einen Periduralkatheter, ohne die bekannten Nebenwirkungen einer systemischen Analgesie weiterzuführen.

Regionalanästhesien (Kap. A 10)
- **Operationen an der Schulter**
- interskalenäre Plexusblockade
- **Operationen am Arm**
- Plexusblockade
- **Operationen an den Ellenbogen**
- alle gängigen Plexusblockaden (Innenseite des Oberarms muß meist durch zusätzliche Blockade des N. intercostobrachialis blockiert werden)
- **Hüftendoprothesen**
- Spinal- oder Periduralanästhesie
- **Operationen an Unter- und Oberschenkel**
- Femoralis- und/oder Ischiadikusblockade
- **Arthroskopie des Kniegelenks**
- 3:1-Block, Spinalanästhesie
- **Operationen am Sprunggelenk**
- Spinal- oder Periduralanästhesie

A 14.6.4 Anästhesie bei speziellen orthopädischen Verfahren

A 14.6.4.1 Totalendoprothesen

Das Einsetzen von Totalhüftendoprothesen (TEP) gehört zu den häufigsten Eingriffen bei älteren Patienten. Dabei wird das gesamte Hüftgelenk plastisch ersetzt. Bei Patienten über 60 Jahren verwendet man zementfreie Prothesen, die etwa zwanzig Jahre Halt bieten. Bei jüngeren Patienten wird die Prothese zementiert.

Wegen der oft erheblichen **Blutverluste**, der **langen Operationsdauer** und der **lauten Geräusche** durch das **Ausbohren** des **Oberschenkelschaftes** ist eine **Kombination** von **Periduralanästhesie** und **Vollnarkose** zu bevorzugen. Die Operationslagerung ist meist halbseitlich.

Präoperative Vorbereitung
- meist halbseitliche Lagerung
- Volumenersatz; besonders ältere Menschen nehmen häufig zu wenig Flüssigkeit zu sich (normaler Hämoglobin-, erhöhter Hämatokritwert)
- peripher- und/oder zentralvenöser Zugang, evtl. Swan-Ganz-Katheter
- bei Regionalanästhesien Hypovolämie korrigieren
- autologe oder homologe Blutkonserven bereitstellen (Blutverluste und relative Verdünnung des Blutes durch Volumenkorrektur)
- Kanülierung der A. radialis, Blasenverweilkatheter
- kontrollierte Blutdrucksenkung

Monitoring
- Standardmonitoring
- Kapnometrie bei Intubationsnarkose, Pulsoxymetrie
- Körpertemperatur, Diurese
- Bilanzierung des Blutverlustes (oft erheblich)

Komplikationen
- **Reaktionen auf Knochenzement**

Bei fünf Prozent aller Patienten kommt es zu diesem Zwischenfall.
Zum Fixieren der Prothese wird Knochenzement unter hohem Druck in die vorgebohrte Schafthöhle eingebracht. Unmittelbar darauf kann es zu **erheblichen Gefäßreaktionen** kommen:
- bronchopulmonale Vasokonstriktionen
- Vasodilatation im restlichen Gefäßsystem
- irreversibler Herzstillstand möglich

Ursachen
sind ungeklärt, diskutiert werden:
- Einschwemmen von Fett- und Luftanteilen
- nachfolgende Luft- oder Fettembolie
- allergische Reaktion auf den Knochenzement

Diese Komplikation gilt es bei besonders gefährdeten Patienten durch erweitertes Monitoring und Bereithalten von vasoaktiven Substanzen vorzubeugen.

A 14.6.4.2 Operationen an der Wirbelsäule
Meistens handelt es sich um die Operation einer Skoliose oder bei Instabilität der Wirbelsäule. Die Wirbelsäule ist durch eine Deformierung der thorakolumbalen Bereiche sowie des knöchernen Thorax gekennzeichnet. Bevorzugte Lagerung in **Bauchlage,** seltener Rückenlage mit Thorakotomie.

Begleiterkrankungen
- Verknöcherung des Thorax
- respiratorische Globalinsuffizienz, Hypoxie und Hyperkapnie
- Cor pulmonale

Monitoring
- Standardmonitoring (Kap. 5.1)
- erweitertes Monitoring, z.B. Blasenverweilkatheter, Messen der Körpertemperatur, zentralvenöser Zugang
- **Intraoperatives Wachwerden**
- eine Minderdurchblutung des vorderen Rückenmarks kann zu motorischen Störungen der unteren Extremitäten führen – Kontrolle durch intraoperatives Aufwachenlassen
- Patienten müssen einfachen Anweisungen folgen zum Überprüfen der motorischen Funktionen, z.B. Bewegen der Füße

Die Wirkung der Muskelrelaxanzien muß dabei berücksichtigt werden.

- **Somatosensorisch evozierte Potentiale**
- dienen der intraoperativen Überwachung der Rückenmarksfunktion und dem frühzeitigen Erkennen von Rückenmarksschädigungen

Vorgehen bei den somatosensorischen evozierten Potentialen

- Reizung eines Sinnesorgans durch Abgabe von Reizströmen, z.B. am Gehirn oder Rückenmark
- durch Ableitung von Summenpotentialen am Gehirn, z.B. wie beim EEG, werden Potentialveränderungen abgeleitet
- veränderte somatosensorisch evozierte Potentiale (Amplitude, Latenz), zeigen frühzeitig eine Schädigung des hinteren Rückenmarks an
- diese Parameter werden durch volatile Anästhetika, weniger durch Opioide, am wenigsten durch Propofol verfälscht

Wahl des Narkoseverfahrens
- Vollnarkose

Komplikationen
- erhebliche Blutverluste von 1000 bis 4000 Milliliter
- Lagerungsschäden
- Schädigung der Rückenmarksfunktion
- Hyponatriämie durch Übersekretion von ADH

A 14.7 Anästhesie in der Neurochirurgie

A 14.7.1 Zerebraler Blutfluß

Obwohl der Anteil des Gehirns am Körpergewicht nur etwa 2% (etwa 1400 Gramm Hirngewebe) beträgt, durchfließen 15 bis 20% des Herzzeitvolumens das Gehirn zur Deckung seines Energiebedarfs. Die Hirndurchblutung (CBF) liegt mit 45 bis 55 ml/Minute/100 Gramm Gewebe etwa viermal so hoch wie bei der Skelettmuskulatur.

 Die Determinanten für die Hirndurchblutung sind: zerebraler Perfusionsdruck, arterieller Kohlensäurepartialdruck und zerebraler Metabolismus.

A 14.7.1.1 Zerebraler Perfusionsdruck
Der zerebrale Perfusionsdruck (CPP) wird bestimmt durch den mittleren arteriellen Blutdruck (MAP), dem der intrakranielle Druck (ICP) entgegenwirkt:

 Zerebraler Perfusionsdruck (CPP): mittlerer arterieller Blutdruck (MAP) minus intrakranieller Druck (ICP, mmHg).

Falls jedoch der zentralvenöse Druck (ZVD) den ICP übersteigt, gilt: zerebraler Perfusionsdruck: mittlerer arterieller Blutdruck (MAP) minus zentralvenöser Druck (ZVD).
- der CPP soll für eine ausreichende Sauerstoff- und Substratversorgung des Hirngewebes mindestens 50 bis 60 mmHg betragen, bei Abfall unter diesen Wert sind ischämische funktionelle Störungen des ZNS (z.B. Bewußtseinsstörungen) zu befürchten

 Unterhalb der kritischen Schwelle des CPP von etwa 30 mmHg muß man innerhalb weniger Minuten mit irreversiblen neurologischen Schäden rechnen.

Autoregulation der Hirndurchblutung
- um die Hirnperfusion unabhängig von Schwankungen des MAP sicherzustellen, wird der CBF durch Modulation des zerebralen Gefäßwiderstandes weitgehend konstant gehalten: bei einem Abfall des MAP erwei-

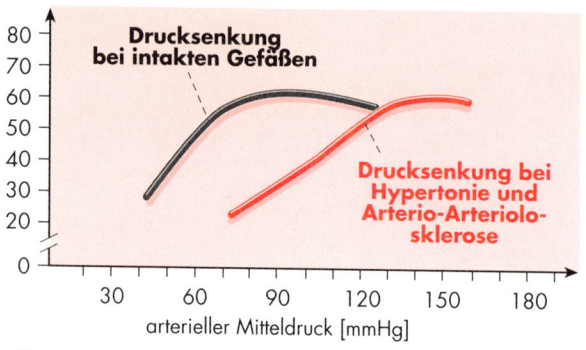

zerebraler Blutfluß
[ml/100 g Hirngewicht/Minute]

Abb. A 14-15 Autoregulation des Hirndrucks

tern sich die Hirnarterien; bei hypertonen Blutdruckwerten verengen sie sich als Schutz vor einer Hyperämie
- die Autoregulation geschieht bei intakten Hirngefäßen in einem Bereich des MAP zwischen 50 und 150 mmHg (Abb. A 14-15): unter- bzw. oberhalb dieser Grenzen ändert sich der CBF passiv mit dem MAP
- der Anpassungsprozeß vollzieht sich nicht prompt, sondern erst nach einigen Minuten

 Plötzliche starke Schwankungen des MAP können durch die Autoregulation nicht sofort ausgeglichen werden und sind daher zu verhindern.

- bei Bluthochdruck mit sklerotischer Veränderung der Gefäßwände ist infolge der eingeschränkten Vasomotion die Autoregulation in einen höheren Bereich verschoben; für einen gleichmäßigen CBF sind arterielle Mitteldrucke von 90 bis 180 mmHg erforderlich

 Patienten mit Hypertonie sind daher bei Blutdruckabfall eher ischämiegefährdet.

- die Autoregulation der Hirndurchblutung kann regional oder global infolge eines Traumas, einer Ischämie bzw. Hypoxämie oder auch durch Anästhetika eingeschränkt oder gar aufgehoben sein; der CBF folgt dann passiv dem arteriellen Blutdruck

A 14.7.1.2 Arterieller Kohlensäurepartialdruck (p_aCO_2)
Die Hirndurchblutung ändert sich linear mit dem p_aCO_2 innerhalb eines Bereichs von 20 bis 80 mmHg und hängt somit stark von der alveolären Ventilation ab (Abb. A 14-16).
- bei einem p_aCO_2 von etwa 20 mmHg sind die Hirngefäße maximal verengt, bei etwa 80 mmHg maximal erweitert
- der CBF nimmt pro mmHg p_aCO_2-Veränderung um etwa 3 bis 4% ab bzw. zu

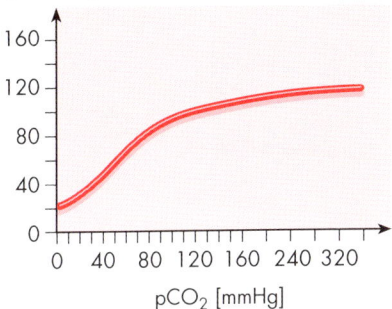

zerebraler Blutfluß
[ml/100 g Hirngewicht/Minute]

Abb. A 14-16 Beziehung zwischen Hirndurchblutung und arteriellem pCO_2

Die Effekte von p_aCO_2-Veränderungen sind zeitlich begrenzt: bei respiratorischer Alkalose bzw. Azidose stellt sich über Bikarbonatverschiebungen des Liquors der Durchmesser der Hirngefäße nach 24 bis 36 Stunden wieder auf den Ausgangswert ein.

– die Reaktion der Hirngefäße auf den p_aCO_2 kann sowohl nach traumatischen oder ischämischen Ereignissen als auch durch Anästhetika regional oder global reduziert oder aufgehoben sein

A 14.7.1.3 Zerebraler Metabolismus
Das Hirngewebe verstoffwechselt über aerobe Glykolyse fast ausschließlich Sauerstoff und Glukose.
– der Bedarf an Glukose liegt bei etwa 4,5 bis 5,5 mg/min und 100 g Hirngewebe
– der zerebrale Sauerstoffverbrauch ($CMRO_2$) beträgt etwa 3 bis 3,5 ml Sauerstoff/Minute und 100 g Hirngewebe
– bei Hypoxämie fällt durch gesteigerte anaerobe Glykolyse vermehrt Laktat an: die entstehende metabolische Azidose kann durch Vasodilatation den CBF erheblich steigern
● **Gleichsinnige Koppelung von Hirnstoffwechsel und CBF**
– gesteigerte Hirndurchblutung bei Streß, Angst, Hyperthermie, Krampfanfall
– reduzierter Hirnstoffwechsel bei Hypothermie, Narkose, Koma

A 14.7.2 Vorgehen bei intrakraniellen Eingriffen

A 14.7.2.1 Monitoring
Zur intra- und postoperativen Überwachung bei Kraniotomien (operative Eingriffe mit Eröffnung der knöchernen Schädelkapsel) sind folgende Methoden erforderlich:

Allgemeine Überwachung
● **EKG**
– zum Erkennen von zentral regulationsbedingten bzw. operativ induzierten Arrhythmien

- **Intraarterielle Druckmessung**
  - bei Verdacht auf gesteigerten intrakraniellen Druck bereits vor Narkoseeinleitung
- **Pulsoxymetrie**
  - kontinuierliche Überwachung der arteriellen Oxygenierung, dadurch ist ein ausreichendes zerebrales Sauerstoffangebot gewährleistet
- **Kapnometrie**
  - zum Vermeiden einer Hyperkapnie
  - Früherkennung einer Luftembolie
- **ZVD-Messung**
  - Kontrolle des Flüssigkeitshaushaltes
- **Blasenkatheter**
  - zur Überwachung des Flüssigkeitshaushaltes
- **Körpertemperatur**
  - Vermeiden einer Hyperthermie (CBF steigt)
  - Erkennen einer Hypothermie vor Narkoseausleitung

Spezielle Überwachung
- **Ultraschall-Doppler-Sonographie**
  - bei halbsitzender oder sitzender Lagerung
- **Somatosensorisch evozierte Potentiale (SSEP)**
  - z.B. über den N. tibialis posterior
- **Motorisch evozierte Potentiale (MEP)**
  - direkte Stimulation des motorischen Kortex und Registrierung des Elektromyogramms (EMG) am peripheren Muskel
- **Akustisch evozierte Potentiale (AEP)**
- **Fiberoptische venöse Oxymetrie**
  - im Bulbus jugularis: Hinweis auf ein reduziertes zerebrales Sauerstoffangebot bzw. Zunahme des zerebralen Sauerstoffverbrauchs
- **Transkranielle Doppler-Sonographie (TCD)**
  - Überwachung der zerebralen Perfusion, z.B. nach Subarachnoidalblutung

A 14.7.2.2 Flüssigkeits- und Elektrolythaushalt

Die Infusionstherapie bei neurochirurgischen Patienten sollte im Hinblick auf die Gefahr eines Hirnödems restriktiv gehandhabt werden.

◀ **Anästhesiologische Konsequenzen**
- bei Kraniotomien genügt neben der Zufuhr des Erhaltungsbedarfs in Form von Elektrolytlösungen (etwa 2 ml/kg KG/h) der Ersatz intraoperativer Verluste von Blut und Liquor
- Volumenersatz bevorzugt mit kolloidalen Infusionslösungen bzw. Gabe von Blutkomponenten unter engmaschiger Kontrolle des ZVD

 Der Ausgleich einer eventuellen präoperativen Dehydratation sollte vor allem vor speziellen Lagerungen zum Vermeiden einer Hypovolämie mit Abfall des CPP erfolgen.

- auf jeden Fall zu verhindern ist eine niedrige Plasmaosmolarität oder eine Hyponatriämie (z.B. bei inadäquater ADH-Sekretion)
- ein sich nach Eingriffen im Hypophysenbereich nicht selten entwickelnder Diabetes insipidus mit unzureichender ADH-Sekretion erfordert zum Ausgleich der hypertonen Dehydratation die bilanzierte Zufuhr von iso- oder hypotonen Elektrolytlösungen

A 14.7.2.3 Auswahl der Anästhetika

Essentiell für die Einleitung und das Aufrechterhalten einer Allgemeinanästhesie bei Kraniotomie ist die Sicherung einer suffizienten zerebralen Perfusion unter Vermeidung relevanter Blutdruckschwankungen.

◀ **Anästhesiologische Konsequenzen**

– zur Narkoseinduktion Gabe von Thiopental wegen der Reduktion des zerebralen Stoffwechsels und somit des CBF
– bei Einsatz von Inhalationsanästhetika wie Isofluran, Desfluran oder Sevofluran ist bis zu einer Dosis von 0,5 MAC kein negativer Einfluß auf den CBF zu erwarten
– dosisabhängige Beeinträchtigung der zerebralen Autoregulation bei allen Inhalationsanästhetika in höheren Konzentrationen
– Lachgas (N_2O) kann ab einer Konzentration über 50% zu einer milden Stimulation des zerebralen Metabolismus mit einer Steigerung des CBF führen, Ausgleich jedoch durch moderate Hyperventilation möglich

A 14.7.3 Akutversorgung schwerer Schädel-Hirn-Traumen

Jährlich erleiden in Deutschland etwa 250 000 Menschen ein Schädel-Hirn-Trauma (SHT). Neben häuslichen, Sport- und Arbeitsunfällen sind dafür vor allem Verletzungen im Straßenverkehr ursächlich. Ungefähr 75% der Unfalltoten weisen bei der Obduktion ein schweres SHT auf.
Das **primäre Schädel-Hirn-Trauma** ist bedingt durch eine **mechanische Gewalteinwirkung**, die direkt zum Zerreißen von Nervengewebe, Kontusionen oder Gefäßverletzungen führen kann und meist irreversibel ist.
Im Mittelpunkt der Akutversorgung des SHT steht das **Verhindern sekundärer Begleitschäden.** Ein Hirnödem begünstigt einen Anstieg des ICP mit konsekutiver regionaler oder globaler zerebraler Ischämie.

 Das größte Problem bei SHT-Patienten ist die Gefahr einer Hirndruckerhöhung.

Klassifizierung des Schädel-Hirn-Traumas
– offene oder geschlossene Verletzung
– isoliertes oder bei einer Mehrfachverletzung entstandenes SHT

Einteilung der Schweregrade
● **Leichtes SHT**
– Bewußtlosigkeit und Bewußtseinstrübung bis zu einer Stunde mit vollständiger Restitution
● **Mittelschweres SHT**
– Bewußtlosigkeit und Bewußtseinstrübung bis zu 24 Stunden
● **Schweres SHT**
– Bewußtlosigkeit und Bewußtseinsstörung länger als 24 Stunden bzw. länger als sechs Stunden mit Hirnstammschädigung

Neurologische Beurteilung
● **Bewußtseinslage**
– wach, somnolent oder bewußtlos
● **Pupillenweite und -reaktion**
– einseitig weite und reaktionslose Pupillen weisen auf eine intrakranielle Blutung hin
– bei beidseitig weiten und reaktionslosen Pupillen ist mit einer schweren Mittelhirnschädigung zu rechnen

401

- ● **Motorik und Sensorik**
- Streckphänomene, Hemiparesen, schlaffer Muskeltonus, Reaktion auf Schmerzreize

Zur klinischen Bewertung wird die Glasgow Coma Scale verwendet (Kap. I 22)

A 14.7.3.1 Basisversorgung nach schwerem Schädel-Hirn-Trauma
Indikation und Risiken der Intubation

- durch Schädigung des Hirnstamms kann zentral der Atemantrieb gestört sein: Risiko von Hypoxämie und Hyperkapnie
- eine reduzierte Bewußtseinslage kann die Schutzreflexe der Atemwege dämpfen: Risiko einer pulmonalen Aspiration
- ein Patient mit akutem SHT muß immer als nicht nüchtern betrachtet werden: bewußtlose Patienten daher zügig intubieren (Ileuseinleitung)
- während der direkten Laryngoskopie die HWS in Längsrichtung manuell stabilisieren: HWS behutsam überstrecken, da Gefahr der Traumatisierung des Halsmarks
- Pressen, Husten und Würgen und damit oft verbundene Blutdruckanstiege sind während der Intubation durch ausreichende Gabe von Anästhetika zu verhindern, da ein ICP-Anstieg möglich ist
- evtl. zusätzlich lokale oder systemische Applikation von Lidocain zur Dämpfung laryngotrachealer Reflexe
- bei Intubation sollte Succinylcholin nur nach vorheriger Präcurarisierung mit einem nichtdepolarisierenden Relaxans verabreicht werden, da Muskelfaszikulationen den ICP steigern können

Besonderheiten bei der Beatmung

- thorakale Begleitverletzungen, eine bereits erfolgte pulmonale Aspiration oder ein neurogenes Lungenödem komplizieren die Oxygenierung
- Einsatz von PEEP muß wegen der Gefahr eines ICP-Anstiegs mit seinem Nutzen für eine verbesserte Sauerstoffversorgung abgewogen werden
- Beatmung bei erhöhtem ICP erfordert oft ein erhöhtes Atemzeitvolumen (lineare Beziehung zwischen p_aCO_2 und CBF): eine Hyperventilation bedingt jedoch in Bezirken mit einer intakten Gefäßregulation eine Blutumverteilung in geschädigte Areale mit gestörter Autoregulation, daher moderate Hyperventilation mit p_aCO_2-Werten zwischen 32 und 35 mmHg anstreben
- die Hyperventilation ist in ihrer Wirkung jedoch zeitlich limitiert und kann eine zerebrale Ischämie verstärken

Stabilisierung der Kreislaufverhältnisse

- Hypovolämie unter Kontrolle des ZVD ausgleichen
- Anämie durch Gabe von Sauerstoffträgern zum Vermeiden einer zerebralen Hypoxie beheben
- eine weiter bestehende arterielle Hypotension ist durch Zufuhr von Katecholaminen zu behandeln

 Bei erhöhtem ICP: ausreichenden CPP über eine Steigerung des MAP aufrechterhalten.

- ein milder Blutdruckanstieg ist bei Patienten mit SHT als kompensatorische Reaktion zur Gewährleistung des CBF zu betrachten und sollte nicht pharmakologisch gesenkt werden. Dieser physiologische Mechanismus sollte vielmehr bei gesteigertem ICP durch Anheben des MAP über kontrollierte Volumengabe sowie Einsatz von Vasopressoren therapeutisch genutzt werden (Verhinderung sekundärer ischämischer Schäden)

– ein Anstieg des MAP auf mehr als 30% des individuellen Ausgangswertes birgt die Gefahr der Vermehrung des zerebralen Blutvolumens und sollte möglichst unter ICP-Monitoring vorsichtig gelenkt werden

Lagerung

– Hochlagerung des Oberkörpers begünstigt den venösen Abfluß aus dem Schädelinneren: ein erhöhter ICP kann dabei über eine Reduktion des intrakraniellen Blutvolumens suffizient gesenkt werden

 Die Hochlagerung darf zu keinem wesentlichen Abfall des MAP führen, um den positiven Effekt auf den CPP nicht zu mindern oder gar zu beseitigen. Daher sollte ein Winkel von 15 Grad bis maximal 30 Grad nicht überschritten werden.

– eine Flexion oder Rotation des Kopfes kann den zerebral-venösen Abfluß verschlechtern und so den ICP erhöhen

Kontrolle des zerebralen Stoffwechsels

 Angst, Unruhe und Schmerz steigern ebenso wie Krampfanfälle den Hirnstoffwechsel und sind bei erhöhtem ICP auf jeden Fall zu vermeiden.

– Dämpfung des zerebralen Metabolismus mit den gebräuchlichen Einleitungshypnotika (Kap. 8.1) bzw. Benzodiazepinen
– eine Kreislaufdepression durch Gabe von Sedativa kann durch Dosisreduktion in Kombination mit Opioiden (z.B. Fentanyl) vermindert werden

 Ketamin sollte wegen der Gefahr der sympatho-adrenergen Stimulation mit Steigerung des zerebralen Stoffwechsels bei erhöhtem ICP keinesfalls verabreicht werden.

Hypothermie

– febrile Temperaturen erhöhen den Hirnstoffwechsel und damit den CBF. Daher muß eine erhöhte Körpertemperatur, die oft auch durch zentrale Regulationsstörung bedingt ist, bei Patienten mit gesteigertem Hirndruck gesenkt werden
– bei Temperaturreduktion sinken der Sauerstoff- und Glukosemetabolismus und somit der ICP
– milde Hypothermie (33 bis 35 °C) führt zur zerebralen Protektion bzw. zur Begrenzung neuropathologischer Schäden bei erhöhtem ICP
– bei Hypothermie jedoch adäquate Analgosedierung zum Verhindern eines Shiverings (erhöhter Sauerstoffverbrauch)

 Körpertemperaturen unter 33 °C sollten wegen der Gefahr von Gerinnungsstörungen und des Risikos kardialer Arrhythmien vermieden werden.

A 14.7.4 Besonderheiten neurochirurgischer Eingriffe

A 14.7.4.1 Resektion von Hirntumoren

Falls bei Hirntumoren oder großen Tumormetastasen aufgrund der intrakraniellen Raumforderung die Kompensationsmechanismen erschöpft sind, kann der ICP ansteigen; es gelten daher die gleichen Grundsätze wie bei Patienten mit traumatischem Hirnödem oder intrakraniellen Blutungen.

◀ **Anästhesiologische Konsequenzen**

– Blutdruckanstiege sind wegen der Steigerung des CBF und perioperativer Blutungsgefahr zu vermeiden
– Husten und Pressen müssen insbesondere bei Narkoseein- und -ausleitung verhindert werden
– moderate kontrollierte Hyperventilation (p_aCO_2 32 bis 35 mmHg)
– eine ausreichend tiefe Anästhesie unter Wahrung stabiler Zirkulationsverhältnisse soll den Hirnstoffwechsel senken
– niedrige Dosierung von Anästhetika mit vasodilatierenden Eigenschaften, wegen der Gefahr einer CBF-Erhöhung (z.B. Isofluran bis maximal 1,0 MAC)
– die additive Gabe von Barbituraten und/oder Mannitol kann vor Eröffnung einer gespannten Dura den ICP senken und somit eine drohende Herniation des Gehirns nach außen verhindern
– ein ausreichender CPP ist zu gewährleisten, daher Blutverluste bei gefäßreichen Tumoren (z.B. Meningeome) zügig ausgleichen
– zur Prophylaxe und Therapie eines perifokalen Ödems bei Hirntumoren Gabe von Dexamethason
– zur Prävention operativ induzierter fokaler oder generalisierter Krämpfe eignet sich die Gabe von Phenytoin
– bei Eingriffen im Hypophysenbereich je nach Ausdehnung der endokrinen Dysfunktion: perioperative Substitution mit Hydrocortison (100 bis 250 mg/d). Cave: postoperativer Diabetes insipidus mit hypotoner Polyurie
– bei transsphenoidalem Zugang zum OP-Gebiet vorher den Pharynx gut tamponieren

A 14.7.4.2 Eingriffe in der hinteren Schädelgrube

In der für den operativen Zugang erforderlichen **sitzenden oder halbsitzenden Position** des Patienten können neben der besseren Exposition des OP-Feldes sowohl Blutverlust als auch ICP gesenkt werden. Bei dieser Lagerung ist jedoch meist die Hämodynamik beeinträchtigt.

◀ **Anästhesiologische Konsequenzen**

Ein Abfall des kardialen Füllungsdrucks bei Hochlagerung des Oberkörpers bewirkt eine Verringerung des Herzindex und somit einen Abfall des MAP, welcher durch vasodilatative Effekte der angewandten Anästhetika verstärkt werden kann. Trotz Senkung des ICP kann somit der CPP negativ beeinflußt werden.

– vor Hochlagerung ist die Normalisierung des intravasalen Volumens notwendig: der ZVD sollte im oberen Normbereich (5 bis 10 mmHg) liegen
– bei kardialen Risikopatienten ist die zusätzliche Überwachung der linksventrikulären Vorlast mit einem Swan-Ganz-Katheter empfehlenswert
– um den CPP in sitzender Position exakt zu ermitteln, muß als Referenzpunkt der MAP-Messung der Druckabnehmer in Kopfhöhe des Patienten angebracht werden

Der CPP sollte während des Eingriffs nicht unter 55 mmHg fallen.

– Abknicken des Kopfes vermeiden, sonst Behinderung des zerebrovenösen Abflusses möglich
– evtl. pneumatische Antischockhose zur Erhöhung des peripher-vaskulären Widerstandes zur Prävention einer lagerungsbedingten Hypovolämie anlegen

- die direkte chirurgische Stimulation des Hirnstammes in der Nähe des Pons oder der Medulla oblongata birgt die Gefahr unerwünschter kardiovaskulärer Reaktionen: neben starken Schwankungen des arteriellen Blutdruckes können sowohl Tachykardien, Bradykardien als auch ventrikuläre Arrhythmien auftreten
- postoperativ sind Schwellungen im Bereich der unteren Hirnnervenkerne möglich, mit Beeinträchtigung der Atemwegsreflexe und Störung der Atemregulation

Gefährdete Patienten sollen nachbeatmet und postoperativ erst nach Normalisierung von Atemmuster und Schutzreflexen extubiert werden.

Komplikation Luftembolie
- Häufigkeit bis 12%
- da die Sinusvenen nicht kollabieren, kann bei operativer Eröffnung dieser Hirngefäße aufgrund eines negativen Drucks bei sitzender Position Luft angesaugt werden

Das Risiko einer Luftembolie ist während der Trepanation sowie beim Wundverschluß am größten. Luft kann bei subatmosphärischem Druck in den Sinusvenen jedoch auch in liegender Position eintreten.

● **Diagnose**
- einfachster Hinweis auf eine Luftembolie ist die Auskultation eines Mühlradgeräusches (rauh, fauchend) über dem Herzen, jedoch erst im Spätstadium zu hören
- EKG-Veränderungen (Arrhythmien, P- oder ST-Streckenveränderungen), Abfall des MAP, Erhöhung des ZVD oder des pulmonalarteriellen Drucks erst nach Eintritt größerer Luftmengen
- die sensibelste Methode zum Erkennen einer Luftembolie ist die zweidimensionale transösophageale Echokardiographie,
- zweckmäßig ist die Kombination der Kapnometrie mit der präkordialen Dopplersonographie, welche nach Plazierung der Sonde über dem rechten Vorhof durch akustische Signalveränderung den Eintritt von Luftbläschen anzeigt
- Messen des endexspiratorischen pCO_2 ist während neurochirurgischer Operationen obligat

Nach Lufteintritt in die pulmonale Strombahn verringert sich die Gasaustauschfläche und führt durch erhöhte Totraumventilation zu einem **Abfall des endexspiratorischen pCO_2,** dessen Ausmaß mit der eingedrungenen Luftmenge gut korreliert; in der Blutgasanalyse ist ein **Anstieg des p_aCO_2** zu erkennen.

◀ **Anästhesiologische Konsequenzen bei Luftembolie**
- sofortige Beatmung mit 100% Sauerstoff
- manuelle Kompression der Jugularvenen kann die Eintrittsquelle der Luft in die Sinusvenen aufzeigen und den erforderlichen operativen Verschluß erleichtern
- Versuch der Luftaspiration aus dem ZVK, der möglichst ein bis drei Zentimeter oberhalb des rechten Vorhofs liegen sollte
- Stabilisierung des Kreislaufs: nach Eintritt massiver Luftmengen kann ein starker Anstieg des PAP ein Rechtsherzversagen verursachen, das HZV kann bis zum Kreislaufstillstand abfallen

Prävention der Luftembolie
– präoperativ unerläßlich bei Patienten mit Eingriffen in sitzender Position ist der Ausschluß eines offenen Foramen ovale, über welches eine paradoxe Luftembolie durch arterielle Embolisation neurologische Ausfälle induzieren kann.
– Beatmung mit PEEP
– ausreichende rechtsventrikuläre Vorlast

 Auf die Verwendung von Lachgas sollte wegen einer möglichen Diffusion in Luftbläschen verzichtet werden.

A 14.7.4.3 Zerebrales Aneurysma
Jährlich erleiden elf von 100 000 Menschen eine **Subarachnoidalblutung** aufgrund einer Gefäßmißbildung. Morbidität und Mortalität sind hoch, nur 53 bis 58% der Patienten überleben das Ereignis ohne neurologisches Defizit.

Leitsymptome der Subarachnoidalblutung
– heftiger Kopfschmerz
– Nackensteifigkeit
– evtl. Bewußtseinsverlust

Therapie
– wegen der großen Gefahr einer Nachblutung mit einer weitaus höheren Letalität (etwa 60%) wird ein frühzeitiges Clipping des angiographisch gesicherten Hirngefäßaneurysmas angestrebt
– Zeitpunkt des Eingriffs: in den meisten Zentren 48 bis 72 Stunden nach der Blutung

◀ Anästhesiologische Konsequenzen
– präoperativ vegetative Dämpfung mit Sedativa
– antihypertensive Therapie, um bis zum Clipping die Gefahr der Re-Blutung zu verringern

 Während der Narkoseeinleitung und der trachealen Intubation ist das Vermeiden eines Blutdruckanstiegs mitentscheidend für den weiteren Verlauf.

– intraoperativ kontrollierte arterielle Hypotension im unteren Grenzbereich der Autoregulation (MAP: 50 bis 60 mmHg) durch geeignete Anästhesieführung (Inhalationsanästhetika, Disoprivan)
– bei Einsatz von Vasodilatatoren Gefahr der Steigerung des CBF bzw. von Reboundeffekten mit arterieller Hypertension
– ein plötzlicher Abfall des ICP (Anästhetika, Trepanation) kann die Belastung der Gefäßwand erhöhen und eine Aneurysmaruptur begünstigen

 Für den Ausgleich gefürchteter starker Blutverluste sind rechtzeitig großlumige venöse Zugänge zu legen.

Komplikationen
– Nachblutung
– Auftreten eines zerebralen Vasospasmus (etwa 30% der Fälle), vermutlich aufgrund der lokalen Freisetzung von Hämoglobin im Blutungsbezirk nach zwei bis fünf Tagen, kann bis zu drei Wochen anhalten

 Durch die Vasokonstriktion sind die betroffenen Patienten stark ischämiegefährdet.

- zum Verhindern eines neurologischen Defizits auf einen ausreichend hohen CPP achten
- häufig Gabe von Calciumantagonisten (Nimodipin, Nicardipin) zur medikamentösen Prävention und Therapie des Vasospasmus
- eine normo- bis hypervoläme Hämodilution verbessert die Mikrozirkulation
- zur perioperativen Überwachung der zerebralen Perfusion empfiehlt sich die transkranielle Doppler-Sonographie

A 14.7.4.4 Eingriffe an Wirbelsäule und Rückenmark
Die häufigsten chirurgischen Eingriffe im Wirbelsäulenbereich sind durch Bandscheibenvorfälle bedingt.

◀ **Anästhesiologische Konsequenzen**
- lumbale Diskusoperationen in Bauchlage
- der chirurgische Zugang zur Halswirbelsäule erfolgt meist von ventral
- die Eingriffe finden bevorzugt in balancierter Anästhesie statt
- auf eine sichere Tubusfixation ist besonderer Wert zu legen

Etwa fünf bis zehn Prozent der polytraumatisierten Patienten haben eine Begleitverletzung des Rückenmarks, daher muß immer bis zum gegenteiligen Nachweis eine Instabilität der Wirbelsäule angenommen werden.

- die direkte Laryngoskopie erfolgt unter manueller Stabilisierung der Halswirbelsäule in Längsachse
- bei elektiven Eingriffen ist die fiberoptische Intubation (Kap. 11.1.5) vorzuziehen
- analog zur Behandlung beim SHT ist bei akuten Rückenmarkstraumen zur Verhinderung einer Markischämie bzw. eines Marködems auf einen ausreichend hohen Perfusionsdruck zu achten
- vor Eingriffen im Rückenmarksbereich zur Prophylaxe eines traumatischen Ödems hochdosierte Gabe von Methylprednisolon (ein bis zwei Gramm)

Bei akutem Querschnittssyndrom muß ab einer Traumatisierung oberhalb Th 7 eine Beeinträchtigung der Atemmechanik sowie ein bronchialer Sekretverhalt befürchtet werden.

- eine Sympathikolyse durch Denervation im thorakalen Bereich disponiert zu starken Blutdruckabfällen sowie zu Störungen der Wärmeregulation
- bei hohem Querschnitt mit Lähmung der sympathischen Efferenzen im Bereich Th 1 bis Th 4 ist mit ausgeprägten Bradykardien zu rechnen

Bei länger als drei Tagen bestehenden Querschnittslähmungen sollte wegen der Gefahr exzessiver Kaliumfreisetzungen auf die Gabe depolarisierender Muskelrelaxanzien verzichtet werden.
Eine autonome Hyperreflexie kann intraoperativ starke Blutdruckschwankungen begünstigen.

A 14.8 Anästhesie in der Gynäkologie und Geburtshilfe

Die Anforderungen an das anästhesiologische Vorgehen in der Gynäkologie unterscheiden sich nur wenig von denen bei operativen Eingriffen in der Viszeral- und Allgemeinchirurgie.

Gynäkologische Operationen beschränken sich auf Eingriffe an den **weiblichen Geschlechts- und Brustorganen.** Kurze Routineeingriffe an sonst gesunden Frauen mit niedrigem Operationsrisiko sind häufig.

In der **Tumorchirurgie** sind auch große, lange und belastende Operationen möglich. Hier ist eine Zunahme von **alten und multimorbiden Patientinnen** offensichtlich.

Die Behandlung von **schwangeren Frauen** im Verlauf oder am Ende der Schwangerschaft stellt hohe Forderungen an das anästhesiologische Team. Die sichere Kenntnis über die physiologischen Veränderungen am mütterlichen Organismus und über die Auswirkungen der einzelnen Medikamente auf das Kind sind notwendig, um Mutter und Kind sicher bei Operationen zu betreuen.

A 14.8.1 Besonderheiten in der Gynäkologie

Monitoring

In der Regel trifft man auf Standardsituationen, in denen die üblichen Parameter EKG, Blutdruck zur Überwachung ausreichen.

● **Bei Vorerkrankungen und bei langen Operationen**

Erweitertes Monitoring, abgestuft nach Indikation
- Kontrolle der Körpertemperatur
- zentraler Venendruck
- arterielle Blutdruckmessung

● **Bei laparoskopischen Eingriffen**
- endexspiratorischer CO_2

Narkoseführung

Es kommen alle üblichen Narkosemedikamente zum Einsatz. In der Regel wird man sich auf eine **balancierte Allgemeinanästhesie** mit einem **Opiat** und einem **volatilen Anästhetikum** stützen. Jedoch werden bei Eingriffen am Unterbauch auch **regionale Nervenblockaden** (Kap. A 10.3) in Rücksprache mit der Patientin vorgenommen.

Lagerung

Es gelten die gängigen Lagerungsregeln (Kap. A 8.3)

● **Bei vaginalen Operationen**
- Steinschnittlage, beide Beine werden in Schalen über dem Niveau des Körpers gelagert

 Übermäßige Hüftbeugung vermeiden, da sonst Probleme mit dem Hüftgelenk sowie eine Zuglast auf Nerven auftreten können.

● **Wenn die Sicht auf die Strukturen im kleinen Becken gut sein muß**
- Trendelenburg-Lage, Kopftieflage auf gerader Fläche

 Bei beiden Positionen und auch bei der Kombination von beiden ist die Folge von Volumenverschiebungen auf das Herz-Kreislauf-System zu beachten.

Komplikationen

Vorsicht ist geboten bei Patientinnen mit Herzinsuffizienz und eingeschränkter kardialer Reserve.

 Das plötzlich anflutende Blutvolumen aus der unteren Körperhälfte kann ein vorbelastetes Herz überfordern. Durch Verschieben des Bauchinhalts nach kranial nimmt die Vitalkapazität der Lunge ab. Pulmonal gesunde Patientinnen kompensieren dies sehr leicht. Gefährdet sind Frauen mit kranker Lunge und ältere Patientinnen.

– Verlagerung der Tubusspitze durch Bewegungen von Kopf und Hals
– **Luftembolie; frühe Zeichen:** Blutdruckabfall, Abfall der venösen Sauerstoffsättigung, ZVD-Erhöhung, Tachykardie, Herzrhythmusstörungen; **späte Zeichen:** Zyanose, gestaute Halsvenen

 Das Operationsgebiet liegt bei den genannten Lagerungen über der Ebene des rechten Vorhofs. Es besteht die theoretische Möglichkeit, daß über offene Venen Luft in den Kreislauf eintritt und eine Luftembolie auslöst. Jedoch ist der Höhenunterschied und damit die Gefährdung geringer als bei einer Kraniotomie in sitzender Position (Druckgradient über 5 mmHg).

 Die Beurteilung der Spätzeichen ist nicht immer einfach, weil Patienten mit Kopftieflage leicht einen vermindernden venösen Abfluß und dadurch einen roten Kopf haben.

A 14.8.2 Gynäkologische Eingriffe

A 14.8.2.1 Laparoskopie

Das mit CO_2, aber auch N_2O oder Luft erzeugte **Pneumoperitoneum** erlaubt in Kopftieflage eine gute Sicht auf die Strukturen im kleinen Becken.

Indikationen

– diagnostische Eingriffe
– therapeutische Eingriffe
– Sterilisationen

◄ **Anästhesiologische Konsequenzen**

 Der negative Effekt der Kopftieflagerung auf Atmung und das Herz-Kreislauf-System wird durch den erhöhten intraabdominellen Druck verstärkt.

– da CO_2 aus dem Abdomen in den Kreislauf gelangt, muß man das Atemminutenvolumen unter Allgemeinanästhesie erhöhen
– die Messung des endexspiratorischen CO_2 erlaubt eine genaue Steuerung des respiratorischen Gleichgewichts
– bei längeren Eingriffen sind gelegentliche Blutgasanalysen notwendig
– Legen einer Magensonde: Verringerung des Drucks auf die Lunge, seltener postoperatives Erbrechen

A 14.8.2.2 Tumorchirurgie

Bei der Chirurgie der Tumoren von Brust und weiblichem Genitale sind immer wieder lange Operationen notwendig, die mit erheblichen **Volumenverschiebungen** und **Blutverlust** einhergehen können. Ein besonderes Augenmerk ist bei diesen Patientinnen auf eine einfühlsame, individuelle prä- und postoperative Betreuung zu legen, da diese Eingriffe oft mit einer Amputation, einem immensen Eingriff in die weibliche Persönlichkeit, einhergehen.

◀ **Anästhesiologische Konsequenzen**
- das anästhesiologische Vorgehen muß darauf ausgerichtet sein, diese Patientinnen in Homöostase zu halten
- großlumige Zugänge und adäquates Monitoring gewährleisten eine rasche Stabilisierung des Kreislaufs
- ausreichende Mengen an Blut, am besten in Form von Eigenblutkonserven
- in der Tumorchirurgie scheidet Autotransfusion aus
- postoperative Behandlung auf der Intensivstation ist häufig notwendig

A 14.8.2.3 Extrauterine Schwangerschaft
Durch die weite Verbreitung von Ultraschallgeräten bei niedergelassenen Ärzten hat die extrauterine Gravidität (EU) viel von ihrem Schrecken verloren. Die Situation wird früher erkannt und die Frauen kommen schneller ins Krankenhaus.

Ein perforierter Eileiter mit Blutung aus der Arteria uterina in die freie Bauchhöhle ist eine lebensbedrohliche Situation.

◀ **Anästhesiologische Konsequenzen**
- großlumige Zugänge legen, großzügiger Volumenersatz
- bei Narkoseeinleitung kann sich eine noch kompensierte Hypovolämie dekompensieren (vasodilatatorische Wirkung von Anästhetika)
- Streßreduktion (Verminderung der zirkulierenden Katecholamine) sowie Vasodilatation und negative Inotropie durch Medikamente begünstigen eine Kreislaufschwäche

Die extrauterine Schwangerschaft ist eine klassische Indikation für die **maschinelle Autotransfusion** (Kap. A 12.2), durch die der Patientin eigene Erythrozyten aufbereitet zurückgegeben werden.
- es ist schwierig und bedarf großer Erfahrung, das Ausmaß des Blutverlustes abzuschätzen
- Zentralisation und Volumenersatz mit kristalloiden oder kolloidalen Lösungen bewirken eine Verdünnung des zirkulierenden Blutes
- bei jungen, herzgesunden Frauen sind sehr niedrige Hb-Werte akzeptierbar, wenn es gelingt, den Kreislauf normovolämisch zu halten
- der Anästhesist muß sich mit den behandelnden Gynäkologen auf Transfusionsrichtlinien einigen, da sie in der Regel die postoperative Nachsorge übernehmen

A 14.8.3 Besonderheiten in der Geburtshilfe und physiologische Veränderungen während der Schwangerschaft

Seit der Dokumentation von Mütter- und Kindersterblichkeit ab Mitte des 19. Jahrhunderts ist die Mortalität von Frauen und Neugeborenen deutlich zurückgegangen. Verbesserte **Hygiene** und der Einsatz von **Antibiotika** ab der zweiten Hälfte des 20. Jahrhunderts, verbessertes **Management** und **Monitoring** durch Geburtshelfer sowie **besonnenes Handeln** in Risikosituationen reduzierten die Müttersterblichkeit auf unter ein Prozent des Ausgangswertes.
In den westlichen Industriestaaten liegt die Müttersterblichkeit bei zehn bis zwanzig pro 100 000 Lebendgeburten. Die Kindersterblichkeit bis zum 28. postpartalen Tag lag in Deutschland 1995 bei 3,2/1000 Lebendgeburten. Das bedeutet, daß Schwangerschaft und Geburt mittlerweile eine sehr sichere Angelegenheit geworden sind. Die Anästhesie trägt zu einem klei-

nen, aber nicht unwesentlichen Teil dazu bei, denn immerhin beträgt die durchschnittliche Sectiofrequenz zwischen 15 bis 25 Prozent der Geburten. Körperliche und hormonelle Veränderungen beginnen in der Regel in der frühen Schwangerschaft. Progesteron, Östrogen, HCG und Prostaglandine zirkulieren reichlich im mütterlichen Blut, der Stoffwechsel stellt sich um.

A 14.8.3.1 Atmung

Durch eine Reihe von Veränderungen wird der Gasaustausch mit dem wachsenden Feten ermöglicht.

– bis zum Geburtstermin steigt das mütterliche Atemminutenvolumen um 50 Prozent, bedingt durch eine Erhöhung der Atemfrequenz und durch 40 Prozent tiefere Atemzüge
– die geringere Totraumventilation bedingt eine Erhöhung der alveolären Ventilation auf 70 Prozent des Wertes bei nichtschwangeren Frauen
– die Schwangere wendet einen größeren Teil ihres Grundumsatzes für Atemarbeit auf
– bis zur Geburt steigt der Grundumsatz um 14 Prozent, der Sauerstoffverbrauch um 20 Prozent
– Lungenvolumina verändern sich, am wichtigsten ist der Abfall der funktionellen Residualkapazität (FRC) um 20 Prozent
– die chronische Hyperventilation (p_aCO_2-Werte von 32 bis 34 mmHg) und leichte respiratorische Alkalose verschieben die Sauerstoff-Bindungskurve nach rechts und erleichtern die Abgabe des Sauerstoff-Moleküls an die fetalen Erythrozyten

Die respiratorischen Reserven sind früher erreicht; ein Abfall der Sauerstoffkonzentration auf kritische Werte (Desaturierung) ist bei einer Narkoseeinleitung leicht möglich.

– besonders im Liegen treten kompressionsbedingt Verschlüsse der kleinen Luftwege, Shuntbildungen und dadurch Hypoxämie auf. Das bedeutet auch einen geringeren Sauerstoffspeicher als bei Nichtschwangeren

Ein verringertes Herzvolumen im Liegen führt zu vermehrter Sauerstoff-Extraktion in den Geweben.

● **Inhalationsanästhetika**
– die gesteigerte alveoläre Ventilation führt zu rascherem Anfluten von gasförmigen Narkosemitteln
– die MAC (minimale alveoläre Konzentration) ist um 25 Prozent verringert; man vermutet als Ursache einen Effekt von Progesteron und Endorphinen
– der Fetus wird durch Veränderungen im Atemmuster und damit im Säure-Basen-Status der Mutter beeinflußt

Hypoventilation ist aufgrund des verminderten Gasaustausches nachteilig. Aber auch bei Hyperventilation der Mutter verengen sich die Nabelschnurgefäße, und die Mutter gibt weniger Sauerstoff an das Kind ab, der fester an das mütterlichen Hämoglobin gebunden ist. Eine fetale Asphyxie ist die mögliche Folge.

A 14.8.3.2 Herz-Kreislauf-System

Die Veränderungen des Blutvolumens und der Kreislaufparameter unterliegen hormonellen Einflüssen.

411

Blutvolumen

Das Blutvolumen steigt um 35 Prozent bis zum Ende der Schwangerschaft, wobei der Anstieg des Plasmavolumens (+ 50 Prozent) größer ist als der der Erythrozyten (+ 20 Prozent):
– daraus resultiert eine relative Verdünnungsanämie, meist ist eine Substitution mit **Eisen** und **Folsäure** notwendig

Die Schwangere benötigt das vermehrte Blutvolumen für den höheren Bedarf an Sauerstoff und damit der Blutverlust bei der Geburt leichter tolerierbar ist

 Es ist mit 200 bis 500 ml Blutverlust bei einer vaginalen Entbindung und 500 bis 1000 ml bei Kaiserschnitten zu rechnen.

Herzzeitvolumen

Ab der achten bis zehnten Gestationswoche steigt das Herzzeitvolumen an. Es erreicht gegen Ende des zweiten Trimesters fast seinen Spitzenwert und bleibt dann im dritten Schwangerschaftsdrittel bei 35 bis 45 Prozent über der Norm stabil.
– bedingt ist dies durch eine höhere Pulsfrequenz (+ 15 Prozent) und vergrößertes Schlagvolumen (+ 25 Prozent)
– sinkende Widerstände im großen (– 21 Prozent) und kleinen (– 34 Prozent) Kreislauf
– der arterielle Mitteldruck, ZVD und Wedge-Druck bleiben weitgehend gleich
– zum Geburtstermin benötigt die uterine Versorgung etwa 20 Prozent des Herzzeitvolumens

Aortokavales Kompressionssyndrom

Der schwangere Uterus drückt im Liegen auf die Vena cava inferior und behindert so den venösen Strom zum Herzen. Das Lumen der Bauchaorta wird verkleinert.

 Dieser Zustand tritt bei jeder schwangeren Frau in Rückenlage auf.

– das Ausmaß ist unterschiedlich, wobei auch Umgehungskreisläufe (über Nabelgefäße oder das epidurale Geflecht) eine große Rolle spielen

 Gefahr einer Minderdurchblutung von Plazenta und Fetus in Rückenlage. Daher muß jede Hochschwangere auf dem Operationstisch in leichte Linkslage gekippt werden. Es genügt auch ein dickes Kissen unter der rechten Gesäßhälfte.

– bei Abfall des mütterlichen Blutdrucks muß sofort an die aortokavale Kompression gedacht werden
– sensibelster Parameter dafür ist die kindliche Herzfrequenz (CTG)

Blutdruck

Durch den verminderten systemischen Widerstand im Kreislauf einer Schwangeren sind im Regelfall der systolische und diastolische Druck erniedrigt.

 Ein erhöhter Blutdruck ist nie normal und bedarf der Abklärung, weil eine schwangerschaftsinduzierte Hypertension (früher „EPH-Gestose") dahinter stehen kann.

A 14.8.3.3 Schleimhäute
Die vermehrte Blutfülle bedingt eine bessere Durchblutung aller Schleimhäute.
– das Lumen der oberen Atemwege kann dadurch verkleinert sein
– bei Schleimhautkontakt ist mit Blutungen zu rechnen

A 14.8.3.4 Nierenfunktion
Der Blutfluß durch die Nieren und die glomeruläre Filtrationsrate sind zum Geburtstermin um 60 Prozent gesteigert. Die harnpflichtigen Substanzen (Kreatinin, Harnstoff, Harnsäure) im Blut sind verringert.

 Regelrechte Retentionswerte können ein erstes Zeichen für eine Prägestose sein.

A 14.8.3.5 Gastrointestinales System
Die Magen-Darm-Motilität ist in der Schwangerschaft verringert.
– aus Sicherheitsgründen gilt jede Schwangere als nicht nüchtern, da anzunehmen ist, daß noch Stunden nach der letzten Nahrungsaufnahme unverdaute Speise im Magen liegt
– hormonbedingt ist die Magensäuresekretion vermehrt
– der Sphinkter zwischen Speiseröhre und Magen schließt mangelhaft (Sodbrennen während der Schwangerschaft)

 Prophylaktische Maßnahmen, die eine Aspiration von saurem Magensaft verhindern sollen, sind bei jedem Kaiserschnitt indiziert.

– Puffersubstanzen wie Natriumzitrat erhöhen den pH-Wert des Magensafts
– bei Allgemeinanästhesie muß die Narkoseeinleitung rasch vor sich gehen (Rapid sequence-Einleitung), damit die Luftwege vor dem sauren Magensaft geschützt werden

 Wenn möglich, sollten Kaiserschnitte in Regionalanästhesie vorgenommen werden. Das Einverständnis der werdenden Mutter ist dazu Voraussetzung.

A 14.8.3.6 Bluteiweiße und Gerinnung
Während einer Schwangerschaft verringert sich das Gesamteiweiß auf 6 g/dl, der kolloidosmotische Druck sinkt.

 Wenn der PCWP steigt (Präeklampsie oder tokolytische Therapie), besteht die Gefahr eines Lungenödems.

– es besteht eine Gerinnungsneigung, wobei Fibrinogen, Fibrinspaltprodukte sowie die Faktoren VII, VIII, X, XII deutlich erhöht sind
– Aktivierung der Thrombozyten, des Gerinnungssystems und der Fibrinolyse, wobei die Thrombozytenzahl in einem weiten Streubereich angesiedelt ist
– es handelt sich in der Regel um einen Gleichgewichtszustand auf erhöhtem Aktivitätsniveau

 Bei Störung treten thromboembolische Komplikationen oder Blutungen auf.

A 14.8.3.7 Psyche
Eine Schwangerschaft verändert das Leben einer Frau. Manche Frau kann dadurch auch emotional belastet sein. Besonders bei der ersten Schwangerschaft kann Angst vor der Zukunft eine Rolle spielen.

– Angst um sich selbst, Angst um das Kind, Angst vor Fehlbildungen, vor Komplikationen und vor der Geburt sind normale menschliche Regungen
– dazu kommen die körperlichen Veränderungen mit zunehmender Unförmigkeit und Schwierigkeiten, sich zu bewegen
– die Ausprägung und der Umgang mit dieser Grundangst sind bei jeder Frau anders. Wichtig sind Anteilnahme und Unterstützung durch den Vater des Kindes

A 14.8.4 Auswirkungen von Medikamenten auf Mutter und Kind

Es ist bemerkenswert, daß bei einem Kaiserschnitt in Allgemeinanästhesie die Mutter ohne Bewußtsein, das Kind aber wach ist. Dies erklärt sich durch die Physiologie der uteroplazentaren Einheit (Abb. A 14-17).
Die **Plazentapassage** ist abhängig von:
– mütterlichem Blutfluß
– kindlichem Blutfluß
– Shunts auf der mütterlichen Seite im Myometrium
– Shuntverbindungen auf der kindlichen Seite
– Dicke der plazentaren Membran
– First-pass-Effekt in der kindlichen Leber
– Ionisationsgrad der Medikamente
– Fettlöslichkeit der Medikamente
– Rezirkulation im kindlichen Blut über den Ductus Botalli

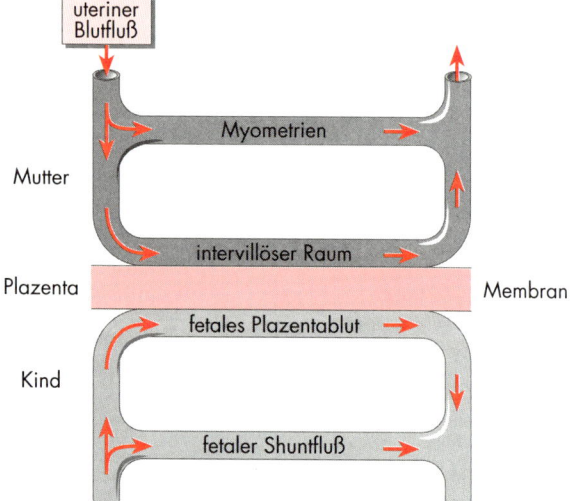

Abb. A 14-17 Die schematische Darstellung der Plazentadurchblutung auf der mütterlichen und fetalen Seite gibt einen Hinweis darauf, warum im kindlichen Organismus keine anästhetischen Konzentrationen von Narkotika erreicht werden.

Für alle eingesetzten Medikamente (z.B. Einleitungsnarkotika) gibt es Dosisbereiche, bei denen die Mutter narkotisiert ist, das Kind jedoch nach Entwicklung durch den Geburtshelfer kräftig schreien kann.

Verdünnt durch Shunteffekte auf mütterlicher und kindlicher Seite, verzögert durch den Durchtritt durch die plazentare Membran, zum Teil bereits in der kindlichen Leber zur Verstoffwechslung abgefangen, erreicht ein Medikament, innerhalb bestimmter Dosisgrenzen, im Kind keine anästhetische Konzentration.

A 14.8.4.1 Einleitungshypnotika
Induktionsanästhetika
- **Thiopental**
  - Dosis 4 bis 5 mg/kg
- **Methohexital**
  - Dosis 1 mg/kg

Fetale Depression bei höherer Dosierung möglich.

Ketamin
- als Schmerzmittel in der Entwicklungsphase
- Dosis 0,5 bis 1 mg/kg

Diazepam, Midazolam
- passieren leicht die Plazenta
- rascher Konzentrationsausgleich zwischen Mutter und Kind
- die kindlichen Enzymsysteme sind zur Verstoffwechslung von Benzodiazepinen nicht ausreichend schnell in der Lage

Gefürchtet ist das „floppy-infant-Syndrom", wobei nach Diazepam der Muskeltonus des Neugeborenen deutlich herabgesetzt und die Atemtätigkeit reduziert ist bis zum periodischen Sistieren. Die Reflexe sind vermindert auslösbar.

A 14.8.4.2 Muskelrelaxanzien
Succinylcholin
- Gabe bei der Rapid-sequence-Einleitung
- in Dosen bis 200 mg keine Relaxierung des Feten

Vecuronium, Rocuronium, Atracurium, Cis-Atracurium
- nichtdepolarisierende Substanzen
- passieren rasch die Plazenta und machen im klinisch üblichen Dosisbereich keine Muskelrelaxierung beim Feten

A 14.8.4.3 Inhalationsanästhetika
Abhängig von der gewählten Verdampfereinstellung und der Dauer der Narkose kann eine fetale Depression entstehen. Werte der minimalen alveolären Konzentration (MAC) bis 0,5 gelten als sicherer Bereich für jedes Inhalationsanästhetikum, wobei man heute die Furcht vor Uterusatonie bei kurzfristig höherer Dosierung von gasförmigen Anästhetika verloren hat. Das Augenmerk richtet sich vielmehr darauf, Wachheitserlebnisse bei der Mutter zu vermeiden. Deswegen soll mit Inhalationsanästhetika gearbeitet werden (Kap. 8.1.1), die in dem beschriebenen Dosisbereich eine ausreichend tiefe Narkose gewährleisten.

Lachgas
- flutet im mütterlichen und kindlichen Organismus rasch an
- ob die klinische Praxis, zur Kindsentwicklung kurze Zeit mit Sauerstoff allein zu beatmen, einen Effekt hat, ist zu diskutieren

A 14.8.4.4 Opiate
Opiate können schon in niedrigen Dosen **atemdepressiv beim Feten** wirken. Daher gibt man in der Regel bis zum Austritt des Kindes aus dem Geburtskanal kein Opiat. Einige Zentren verabreichen zur Narkoseeinleitung 0,1 mg Fentanyl zur Schmerzunterdrückung und zur Reduktion des operativen Stresses. Bis zu dieser Dosisgrenze sei dies für das Kind sicher.

A 14.8.4.5 Lokalanästhetika
Die Lokalanästhetika unterscheiden sich in der Höhe ihrer **Proteinbindung.**

Bupivacain
- für die Periduralanästhesie üblich
- hohe Plasmaproteinbindung bei der Mutter
- das Konzentrationsgefälle zum kindlichen Kreislauf ist klein, es tritt wenig Substanz auf das Kind über

Mepivacain, Lidocain
- erreichen relativ hohe Blutspiegel beim Feten
- der Einsatz in der geburtshilflichen Regionalanästhesie sollte deswegen überdacht werden

A 14.8.5 Anästhesiologisches Vorgehen zum Vermeiden von Risiken für Mutter und Kind

Prinzipielles Vorgehen
- Vermeiden des aortokavalen Kompressionssyndroms durch leichte Linkskippung des Operationstisches
- Verwenden von kurzwirksamen Anästhetika in gewissen Dosisgrenzen, die die Mutter sicher anästhesieren, das Kind jedoch wach lassen, damit es atmen kann
- zügige Narkoseeinleitung, um die Aspirationsgefahr zu minimieren
- Verwenden von Regionalanästhesie zum Kaiserschnitt, wenn die Mutter einverstanden ist
- Vorsorge für den Fall einer schwierigen Intubation
- angepaßtes Atemminutenvolumen (Erhöhung) bei Beatmung einer Hochschwangeren
- Vorsorge für den Fall von Nachblutungen und Gerinnungsstörungen
- psychische Betreuung der werdenden Mutter

A 14.8.6 Narkoseverfahren zur Geburtshilfe

A 14.8.6.1 Allgemeinnarkose zum Kaiserschnitt
Vorbereitung der Patientin
- Prämedikationsgespräch (Kap. A 2)
- keine medikamentöse Prämedikation
- Natriumzitrat 0,3molar: 30 ml zur Pufferung der Magensäure
- Vorbereitung einer Ileuseinleitung und Standardnarkose
- Vorbereitung der Patientin durch die Hebamme (Rasur, Blasenkatheter)

- Lagerung auf dem Operationstisch, Linkskippen wegen aortokavaler Kompression
- evtl. nochmals Kontrolle der kindlichen Herztöne
- bei Bedarf erneute Untersuchung durch den Geburtshelfer
- Anbringen des Monitorings (EKG, Blutdruck, Kapnometrie)
- Anlegen von ein bis zwei großlumigen Zugängen
- Sauerstoffgabe
- Beruhigen der Patientin und Erklärung über alles, was im Operationssaal geschieht
- Vorbereiten des Operationsgebietes (Abwaschen, Abdecken)

◀ **Anästhesiologische Konsequenzen**
- Einleitung, wenn Operateur bereit ist
- Einleitung mit Thiopental 4 bis 5 mg/kg, oder Methohexital 1 bis 1,5 mg/kg, oder Propofol 1,5 bis 2 mg/kg
- Succinylcholin 1,5 mg/kg
- Ketamin 0,5 mg/kg
- Krikoiddruck bis zur Intubation
- Operationsbeginn nach Intubation
- Beatmung mit O_2/N_2O, SaO_2 soll größer als 97% sein, $EeCO_2$ soll 30 bis 32 sein (100 ml/kg KG/min × 1,3)
- Inhalationsanästhetikum bis MAC/2 zum Vermeiden von Wachheitserlebnissen der Mutter unter der niedrig dosierten intravenösen Anästhesie
- F_iO_2 1,0 bei Kindsentwicklung

Ein Kinderarzt oder, wenn dieser nicht anwesend ist, ein zweiter Anästhesist versorgt das Neugeborene. Daher muß auch der Anästhesist mit der Ausrüstung am Neugeborenenplatz vertraut sein.

- Oxytocin nach Abnabelung zum Tonisieren der Gebärmutter (verringert den Blutverlust)
- nach Abnabelung Anästhesie wie eine regelrechte Narkose weiterführen
- Opiate sind jetzt sinnvoll, Inhalationsanästhetika nicht höher als MAC/2 dosieren
- eine Relaxierung ist nach Entbindung in der Regel nicht nötig

A 14.8.6.2 Geburtshilfliche Periduralanästhesie
Hauptindikationen
- die Verringerung von Geburtsschmerzen bei einer vaginalen Entbindung
- die Analgesie für einen Kaiserschnitt, den die Patientin bei klarem Bewußtsein miterlebt

Periduralkatheter zur Erleichterung der vaginalen Entbindung
- Aufklärung über die speziellen Risiken einer rückenmarksnahen Nervenblockade
- Einwilligung der Patientin

Vorbereiten des Materials
Siehe Kapitel A 10

Vorbereitung der Patientin
- sitzende Position oder Seitenlage
- Hautdesinfektion
- Abdecktücher auflegen

Vorgehen
- die Punktion ist optimal bei L2/3
- technisch ist eine peridurale Punktion bei einer Schwangeren schwieriger, da die Bänder durch Wassereinlagerung aufgelockert sind
- eine vermehrte Blutfüllung des epiduralen Venengeflechts macht die Verletzung eines Blutgefäßes wahrscheinlicher
- Testdosis 2 bis 3 ml Carbostesin 0,25 % (5 bis 7,5 mg)
- Hauptdosis (8 bis 10 bis 12 ml Carbostesin 0,25 %) splitten in drei bis vier Dosen
- Aspiration vor jeder Applikation

Eine gut sitzende Schmerzleitungsblockade erlaubt der Schwangeren, sich nach oft stundenlanger Strapaze zu erholen. Zwar verringert das Lokalanästhetikum die Wehentätigkeit vorerst, aber durch Streßreduktion wird die Uterusaktivität koordiniert, und die Geburt schreitet, gelegentlich medikamentös unterstützt, voran.

Ursachen einer mäßig gut sitzenden Blockade
- der Geburtsvorgang schreitet schnell voran
- Schmerzleitung über tiefere Segmente (L2 bis S4 in der Austreibungsphase)
- zu geringe Dosis
- mangelhafte Technik

Die Sectio-Rate ist bei PDA zur Geburtserleichterung nur unwesentlich höher als ohne Regionalanästhesie. Manch ein Kaiserschnitt wird durch die Schmerzlinderung vermieden.

 Eine vorsichtige Dosisanpassung an die jeweilige Situation ist Voraussetzung für den Erfolg. Die Zusammenarbeit mit Hebamme und Gynäkologe ist dabei sehr wichtig.

A 14.8.6.3   Regionalanästhesie zur Sectio caesarea
Ein Kaiserschnitt in Regionalanästhesie stellt die gleichen Anforderungen an die **Vorbereitung der Patientin** und an das technische Vorgehen wie die Schmerzerleichterung bei vaginaler Entbindung.

Vorgehen
- Bupivacain in höherer Konzentration; übliche Dosen sind etwa 20 ml Bupivacain 0,5 % zur Periduralanästhesie
- eine Verbesserung der Nervenblockade erreicht man durch den Zusatz von Opiaten wie Sufentanil
- Analgesieniveau etwa bei Th 4, da die höchsten Nervenfasern, die das Peritoneum versorgen, aus Th 4 kommen

Bis eine Periduralanästhesie voll ausgeprägt ist, können bis zu 45 Minuten vergehen. Wenn man nicht so lange warten möchte oder kann, stellt die **Spinalanästhesie** eine gute Alternative dar. Sie wirkt, nachdem man das Lokalanästhetikum gespritzt hat, in weniger als zehn Minuten.

Spinalanästhesie
- Bupivacain 0,5 %, evtl. mit niedrig dosiertem Adrenalin und Morphin als Zusatz
- Operation sofort nach Abschluß der Lagerung

Eine Operation in Regionalanästhesie fordert immer eine **psychische Belastbarkeit** des Patienten. Dies gilt um so mehr für einen Kaiserschnitt. Dem **Anästhesisten** fällt die Aufgabe der **psychischen Betreuung** der werdenden Mutter zu.

Mangelnde Sprachkenntnis der Patientin gilt als Kontraindikation für eine Regionalanästhesie bei Sectio caesarea.

Nach der Versorgung durch den Kinderarzt bringt die Hebamme das Neugeborene zur Mutter.

A 14.8.7 Anästhesie bei Schwangeren

Es gibt eine Reihe von Gründen für Operationen während der Schwangerschaft. Diese können mit der Gravidität zusammenhängen, wie etwa eine **Cerclage bei Zervixinsuffizienz.** Jedoch sind auch Operationen in jeder möglichen Fachrichtung denkbar, z.B. bei Appendizitis oder Frakturen. Wenn es möglich ist, sollte der Zeitpunkt für eine Operation in das **zweite oder dritte Trimenon** gelegt werden, da dann die Organogenese des Embryos abgeschlossen ist.

 In der Phase der Organogenese zwischen dem 15. und 90. Entwicklungstag ist eine fruchtschädigende Wirkung von Medikamenten denkbar.

Vorher gilt das Alles-oder-Nichts-Gesetz, später sind Wachstumsverzögerung oder Frühgeburtsbestrebungen denkbar.
Die **Zusammenarbeit** mit dem **Gynäkologen** ist für die werdende Mutter und die behandelnden Ärzte sehr wichtig. Die Feststellung, daß eine Schwangerschaft vor und nach einem Eingriff intakt ist, stellt eine wesentliche Beruhigung für die werdenden Eltern dar.

 In einem späten Stadium der Gravidität kann nach einem abdominellen Eingriff eine kurzfristige Hemmung der Wehentätigkeit sinnvoll sein. CTG-Untersuchungen und die Erfahrung eines Geburtshelfers sind wichtig.

Faktoren für den teratogenen Effekt einer Substanz
- Zeitpunkt der Verabreichung
- individuelle Empfindlichkeit auf das Medikament
- Schwellendosis eines Medikaments, unter der keine Schäden bekannt sind
- spezieseigene Empfindlichkeit des Menschen

Medikamente zur Narkose
- Opiate wirken nicht teratogen (Kinder opiatabhängiger Frauen sind kleinwüchsig durch die Dauerexposition, aber nicht mißgebildet)
- Thiopental, Methohexital, Ketamin, Etomidat wirken nicht teratogen
- bei Benzodiazepinen wurde eine erhöhte Rate an Lippen-Kiefer-Gaumen-Spalten beobachtet
- Inhalationsanästhetika gelten als nicht teratogen bis MAC 0,75
- Lokalanästhetika gelten als nicht teratogen

Lachgas kann die Methionin-Synthetase im wachsenden Fetus blockieren und damit in die DNS-Synthese eingreifen. Bei kurzer Applikationsdauer ist der Effekt zu vernachlässigen.
Ab der zwanzigsten Schwangerschaftswoche ist eine **Maskennarkose** zu vermeiden (Aspirationsgefahr), in manchen Zentren werden Schwangere bereits ab der zwölften Schwangerschaftswoche intubiert.
Ebenfalls ab der zwanzigsten Schwangerschaftswoche sollte man an das **aortokavale Kompressionssyndrom** denken und eine leichte Linkskippung des OP-Tisches einstellen.

A 14.9 Anästhesie in der Augenheilkunde

Zu den Patienten in der Augenheilkunde zählen vor allem **ältere Menschen** mit teilweise erheblichen Begleiterkrankungen (Kap. A 13) und **Kinder** (Kap. A 14.14).

A 14.9.1 Das Auge betreffende Besonderheiten

A 14.9.1.1 Augeninnendruck
Besondere Aufmerksamkeit ist der Kontrolle des intraokularen Drucks zu widmen. Der **physiologische Druck** beträgt etwa **17 mmHg.**

 Der Augeninnendruck sollte 22 mmHg nicht überschreiten.

Der Augeninnendruck ist vom Volumen des **Kammerwassers** abhängig, das im **Ziliarkörper** produziert wird und über die **Pupille** in die **Vorderkammer** gelangt. Es fließt über den **Schlemm-Kanal** in das venöse System.

◀ **Anästhesiologische Konsequenzen**
- der **arterielle Blutdruck** hat nur einen geringen Einfluß auf den Augeninnendruck; bei einem MAP unter 90 mmHg sinkt der okulare Druck
- Drucksteigerungen im **venösen Blutsystem** führen zu einem Anstieg des Augeninnendrucks (behindert den Kammerwasserabfluß)
- **volatile und intravenöse Anästhetika** (Barbiturate, Opioide, Sedativa, Neuroleptika) senken, Ketanest erhöht den Augeninnendruck (ungeeignet)
- **Lachgas** kann aufgrund seiner Affinität zu luftgefüllten Räumen den Augendruck erhöhen
- **Muskelrelaxanzien** senken den Augeninnendruck, **Ausnahme:** Succinylcholin
- Hypoventilation und Hypoxämie steigern, Hyperventilation senkt den Augendruck
- Hustenstöße steigern den okularen Druck über 30 mmHg.

 Diamox, Mannitol oder Pilocarpin werden zur Senkung des Augeninnendrucks eingesetzt.

A 14.9.1.2 Der okulokardiale Reflex
Ein Druck auf den Augapfel oder Zug an den kleinen Augenmuskeln (intraoperative Manipulationen) können einen okulokardialen Reflex hervorrufen. Begünstigende Faktoren sind eine flache Narkose und eine ungenügende Beatmung.

Symptome
- Bradykardie
- Bigeminus, Knotenrhythmus
- AV-Block, Herzstillstand

◀ **Anästhesiologische Konsequenzen**
- auch bei Lokalanästhesie EKG-Monitor anschließen
- sobald kardiale Zeichen auftreten, Manipulationen am Auge unterbrechen
- prä- oder intraoperative intravenöse Atropingabe wirkt der kardialen Depression entgegen

A 14.9.1.3 Einfluß intraoperativer Ophthalmika auf die Narkose
Lokal applizierte Ophthalmika werden über die Schleimhäute resorbiert und über das Blut im Körper verteilt.

Systemische Wirkungen der Ophthalmika
- **Phenylephrin**
- – kardiovaskuläre Reaktionen wie Hypertonie, Tachykardie und Herzrhythmusstörungen
- – Vorsicht bei kardial vorbelasteten Patienten
- **Adrenalin**
- – senkt den intraokularen Druck durch verminderte Kammerwasserproduktion
- – Nebenwirkungen wie Herzklopfen, Hypertonie, Tachykardie und Herzrhythmusstörungen
- **Atropin**
- – bei Kindern Hautrötung, trockene Haut
- – bei älteren Patienten Erregungszustände

A 14.9.2 Wahl des Narkoseverfahrens

Neben **Analgesie, Hypnose** und **Muskelrelaxierung** ist das **absolute Ruhigstellen** des Operationsgebietes anzustreben.

Unkontrollierte Bewegungen, Husten, Pressen, Hypoventilation und die Gabe von Succinylcholin erhöhen kurzfristig den intraokularen Druck und gefährden damit das Auge. Die kritischen Phasen sind die Narkoseein- und besonders die -ausleitung.

Grundsätzlich sind alle Anästhesiemethoden möglich, aus obengenannten Gründen wird meist eine Intubationsnarkose mit kontrollierter Beatmung vorgenommen.

Monitoring
- – Standard-Monitoring, Pulsoxymetrie
- – endexspiratorische CO_2-Messung (Erkennen von Diskonnektion)
- – alle Konnektionen (Tubus, Zugänge etc.) überprüfen und mit zusätzlichem Pflaster fixieren, da nach dem sterilen Abdecken des Operationsgebiets der nachträgliche Zugang zu den Atemwegen mit Verletzung der Sterilität einhergeht

Präoperative Vorbereitungen
Die Patienten benötigen eine intensive Betreuung, da sie unter Angst vor dem Verlust oder der Einschränkung des Sehvermögens leiden.
- – individuelle Prämedikation zum Mindern der Ängste
- – intensive psychische Betreuung, besonders im Einleitungsraum
- – Erbrechen und Übelkeit verhindern
- – intraokularen Druck stabilisieren
- – Rückenlage bei allen Operationen am Auge

A 14.9.3 Anästhesie bei speziellen Eingriffen in der Augenheilkunde

A 14.9.3.1 Operationen bei Glaukom
Glaukom (grüner Star) ist die Sammelbezeichnung für verschiedene Erkrankungen des Auges, die zu einem Gesichtsfeldausfall führen. Das Glaukom zählt zu einer der häufigsten Erblindungsursachen in Industrieländern.
Der erhöhte Augeninnendruck entsteht durch den gestörten Abfluß des Kammerwassers und wird operativ durch eine Ziliararterienverödung oder Punktion gesenkt.

◀ **Anästhesiologische Konsequenzen**
– Vermeiden aller drucksteigernden Medikamente
– keine Gabe von Succinylcholin und Ketanest, da diese den Augeninnendruck erhöhen

Succinylcholin kann einmalig zur Einleitung verabreicht werden.

A 14.9.3.2 Eingriff bei Netzhautablösung
Hat sich die Netzhaut an einer Stelle von der Aderhaut gelöst, besteht die Gefahr einer vollständigen Ablösung (Ablatio retinae). Der Patient verliert sein Sehvermögen auf dem betreffenden Auge.

Ursachen
– subretinale Flüssigkeitsansammlung
– Verletzungen

◀ **Anästhesiologische Konsequenzen**
– beim Patienten bestehen präoperativ starke Ängste, daher erhöhte Prämedikationsdosen
– lange Operationsdauer, bis zu fünf Stunden
– durch die komplizierte Operationstechnik, Kryo- und Diathermiekoagulation, Instillation von Silikonplomben und Ablassen subretinaler Flüssigkeit sind extreme Lagerungen des Patienten erforderlich (Kopfhoch-, Kopftieflage)
– Lagewechsel können Auswirkungen auf den Augeninnendruck haben und erfordern eine ausgeglichene Narkoseführung

Husten und Pressen sind unbedingt zu vermeiden.

A 14.9.3.3 Kataraktoperationen
Katarakt (grauer Star) ist die Bezeichnung für jede Trübung der Augenlinse unabhängig von deren Ursache. Ziel der Operation ist es, die Trübung der Augenlinse und ihrer Kapsel zu vermindern.
Bei der **intrakapsulären** Operation werden Linse und Kapsel zusammen entfernt und durch eine Kunstlinse ersetzt. Bei der **extrakapsulären** Operation eröffnet man die Kapsel und trägt möglichst viel von der getrübten Rinde der Kapsel ab.

◀ **Anästhesiologische Konsequenzen**
– Patienten dürfen intra- und 24 Stunden postoperativ nicht husten oder pressen
– intrakapsuläre Operationen erfolgen meist in Lokalanästhesie
– keine sonstigen Einschränkungen in der Anwendung üblicher Narkoseverfahren

A 14.9.3.4 Vitrektomien
Unter einer Vitrektomie versteht man die mikrochirurgische teilweise bis fast vollständige Entfernung des Glaskörpers. Dieser wird durch Elektrolytlösung oder Silikonöl ersetzt.

Indikationen
– Glaskörpervorfall in die Vorderkammer
– im Rahmen einer Staroperation
– nach Trauma
– starke, nichtresorbierbare Glaskörpertrübung
– Risse in der Netzhaut

◀ **Anästhesiologische Konsequenzen**
- Vollnarkose, da mikroskopische Operation
- Operation erfolgt in abgedunkeltem Raum (Taschenlampe)
- oft Patienten mit Begleiterkrankungen (Diabetes mellitus, Niereninsuffizienz, Hypertonie, Herzrhythmusstörungen, koronare Herzkrankheit)

A 14.9.3.5 Schieloperationen

Beim Schielen ist die Motorik der Augen derart gestört, daß die Blicklinien beider Augen nicht auf den gleichen Punkt gerichtet werden können. Die Operation soll die Augenmuskeln beeinflussen. Betroffen sind meist gesunde, junge Kinder.

◀ **Anästhesiologische Konsequenzen**
- ambulante Eingriffe sind möglich (Kap. A 14.14)
- wiederholte Gaben von Succinylcholin sind zu vermeiden
- okulokardialem Reflex vorbeugen (Atropin)
- lückenlose Überwachung von Körpertemperatur, Sauerstoffsättigung und expiratorischem CO_2
- Kinder neigen besonders zur Malignen Hyperthermie
- vermehrt postoperative Übelkeit und Erbrechen

A 14.9.3.6 Elektroretinogramm

Funktionsprüfung der Netzhaut, beispielsweise zur Prognosestellung vor Operationen an Augen, in die kein Einblick möglich ist. Dabei leitet man nach Lichtblitzen Potentialdifferenzen des Auges ab und registriert sie. Die zwischen Hornhaut und indifferenter Schläfenelektrode registrierten Potentialschwankungen zeigen nach Lichtreiz einen typischen mehrphasigen Kurvenverlauf.

◀ **Anästhesiologische Konsequenzen**
- Vollnarkose nur bei kleinen Kindern erforderlich
- Untersuchung erfolgt in dunklem Raum
- Inhalationsanästhetika beeinflussen das Untersuchungsergebnis am geringsten

A 14.9.3.7 Perforierende Augenverletzungen

Zum Erhalt des Auges müssen perforierende Augenverletzungen dringlichst operativ versorgt werden.

◀ **Anästhesiologische Konsequenzen**
- Einleitung wie beim „nicht nüchternen" Patienten, aber ohne Succinylcholin
- Gefahr von Austritt der Augenflüssigkeit, Erhöhung des Augeninnendrucks unbedingt vermeiden
- bei der Narkoseeinleitung Gesichtsmaske vorsichtig auflegen, Druck auf das Auge vermeiden

A 14.10 Anästhesie in der Urologie

Es können in der Urologie alle gängigen Narkosearten (Allgemein- und Regionalanästhesien) verwendet werden.

A 14.10.1 Monitoring

Überwachungsparameter (siehe auch Kapitel 5)
- EKG-Monitor, Blutdrucküberwachung
- Herzfrequenz, Pulsoxymeter

– exspiratorische Kohlendioxid-Messung
– Ösophagusstethoskop (Luftembolie)
– Körpertemperatur (kalte Spülflüssigkeiten)
– bei älteren Patienten je nach Begleiterkrankungen zusätzlich ZVK, arterielle Blutdruckmessung

A 14.10.2 Besondere Lagerungstechniken

A 14.10.2.1 Trendelenburg-Lagerung

Bei der Trendelenburg-Lagerung bildet die Symphyse den höchsten Punkt, der wiederum in seiner Längsachse in einem Winkel von 45 Grad zur Horizontalen gehalten wird.

Indikationen
– vorwiegend bei Operationen im Beckenbereich

Komplikationen
– verminderte Lungencompliance und Vitalkapazität unter Spontanatmung (Ausmaß ist abhängig vom Lagerungswinkel)
– Verrutschen des Endobronchialtubus bei der Lagerung
– Volumenverschiebung aus den Extremitäten in den kleinen Kreislauf, dort, besonders bei alten Menschen, Gefahr der Hypervolämie
– erhöhter Hirnvenendruck und verminderter venöser Abfluß
– erhöhter Venendruck im Kopfbereich, dadurch Gefahr der Netzhautablösung
– Luftembolie durch erhöhtes Operationsgebiet gegenüber der Herzebene

A 14.10.2.2 Steinschnittlage

Bei der Steinschnittlage (Abb. A 14-18) liegt der Patient auf dem Rücken. Hüften und Knie sind gebeugt, die Oberschenkel abgespreizt und leicht nach außen rotiert.

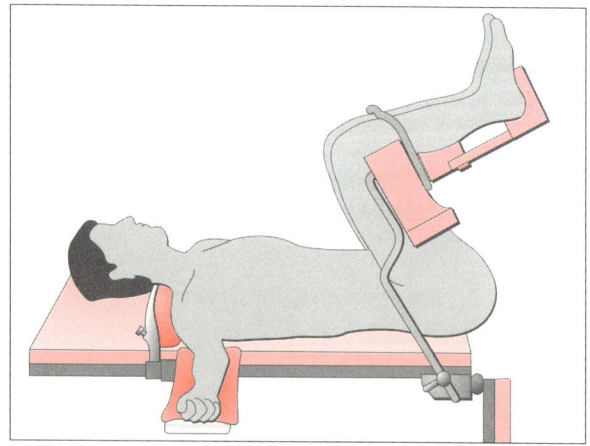

Abb. A 14-18 Steinschnittlage

Indikationen
– speziell bei Prostatektomien

Komplikationen
– Peroneuslähmung möglich, deshalb besonders Fibulaköpfchen (Waden-
  bein) abpolstern
– eingeschränkte Beweglichkeit des Zwerchfells vermindert die Vitalkapazität, bei adipösen Patienten kann es zu lebensbedrohlicher Abnahme
  der Vitalkapazität und des Atemzugvolumens kommen (respiratorische
  Insuffizienz)
– der Einfluß auf die Herz-Kreislauf-Funktion ist ähnlich wie bei der Trendelenburg-Lagerung

Ein rasches Senken der Beine kann, vor allem beim narkotisierten Patienten, zur Hypotonie führen. Deshalb ist ein schrittweises Absenken der
Beine besonders bei Patienten mit Regionalanästhesie (Sympathikolyse
und reduzierte Kreislaufkompensation) zu empfehlen.

A 14.10.2.3 Nierenlagerung
Bei der Nierenlagerung (Taschenmesserlagerung, Abb. A 14-19), die einen
günstigen operativen Zugangsweg zum Nierengebiet bietet, ist nach Absenken des Fuß- und Kopfteiles des Operationstisches die Flanke des Patienten die höchste Stelle.
Das sog. **Nierenbänkchen** wird bevorzugt **unter die Beckenschaufel** depo-
niert. Eine Sicherung des Patienten mit Gurten ist notwendig.

Komplikationen
– beeinträchtigte Atmung durch veränderte Ventilations-Perfusions-Ver-
  hältnisse
– die obere Lunge ist besser belüftet, aber schlechter durchblutet
– die untere Lunge ist schlechter belüftet und besser durchblutet
– bei bestehenden Lungenerkrankungen besteht Hypoxiegefahr
– beeinträchtigte Herz-Kreislauf-Funktion durch Versacken von Blut in
  die tieferliegenden Körperhälften
– Abfall von HZV und Blutdruck durch Kompression der unteren Hohlvene

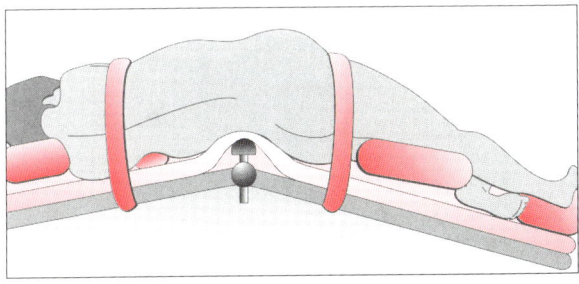

Abb. A 14-19 Nierenlagerung

425

A 14.10.3 Eingriffe in der Urologie

A 14.10.3.1 Extrakorporale Stoßwellenlithotripsie

Die extrakorporale Stoßwellenlithotripsie (ESWL) ist ein Verfahren zur nichtinvasiven Zertrümmerung von Nierensteinen durch Ultraschallwellen.

Kontraindikationen
– Schwangerschaft
– Gerinnungsstörungen

Vorgehen
– Patient liegt in einem Wasserbad, welches als Medium für die Schallwellen dient
– das Zentrum der Schallwellen wird unter Bildwandlerkontrolle auf die Nierensteine gerichtet
– kontinuierliche EKG-Ableitung
– die Triggerung der Stoßwellen erfolgt über die R-Zacke der EKG-Ableitung des Patienten

◄ **Anästhesiologische Konsequenzen**
– schmerzhaftes Verfahren, dumpfer schlagender, nadelstichartiger Schmerz
– Sedierung des Patienten reicht nicht aus
– Analgosedierung, Periduralanästhesie auch zur postoperativen Schmerztherapie

A 14.10.3.2 Transurethrale Resektionen

Der Zugang über die Harnröhre wird bei Operationen an Prostata und Harnblase gewählt.

◄ **Anästhesiologische Konsequenzen**
– Regionalanästhesie oder Vollnarkose
– zur vollständigen Ausschaltung der sensorischen Fasern der Harnblase und der Prostata ist eine Ausdehnung der Regionalanästhesie bis Th 10 notwendig
– die oft extremen Lagerungen, sowie längere Eingriffsdauer, können eine nachträgliche intraoperative Allgemeinnarkose erforderlich machen
– TUR-Syndrom verhindern (Kap. A 14.10.4.1)
– Bewegungen des Patienten vermeiden, mögliche Traumatisierung durch das Resektoskop
– Überwachung im Aufwachraum

A 14.10.3.3 Nierenoperationen
Indikationen
– Tumoren, Phäochromozytom

◄ **Anästhesiologische Konsequenzen**
– Nierenlagerung
– kontinuierliche arterielle Blutdruckmessung
– zentralvenöser Zugang
– mindestens drei Blutkonserven bereitstellen

Komplikationen
- schwere Blutungen, Hypertonie, hypotone Blutdruckkrisen
- Pneumothorax durch akzidentelle Pleuraeröffnung
- Thrombose durch Verminderung des venösen Rückflusses

A 14.10.3.4 Nierentransplantationen
Indikationen
- Glomerulonephritis, Pyelonephritis, Niereninsuffizienz
- zystische, renovaskuläre und systemische Erkrankungen

Vorerkrankungen
- Hyperkaliämie, Azidose
- Hyper- oder Hypovolämie (Dialyse)
- Hypertonus, Arteriosklerose
- Diabetes mellitus

◀ **Anästhesiologische Konsequenzen**
- Nierenlagerung
- retroperitoneales Verlagern der Spenderniere in die Fossa iliaca durch das OP-Team
- keine depolarisierenden Muskelrelaxanzien anwenden (Kaliumanstieg)
- Ethrane vermeiden, wird teilweise über die Niere abgebaut
- periphervenöse Kanüle nicht am Shuntarm plazieren
- Basismonitoring, EKG, noninvasive Blutdruckmessung, Pulsoxymetrie, Kapnographie
- Blutdruckanstieg intra- und postoperativ vermeiden (Durchblutung des Transplantats gefährdet)
- arterielle Blutdruckmessung und zentralvenöser Zugang nur in Ausnahmefällen
- immunsuppressive Therapie beginnen
- Antibiotika nach Absprache mit dem Operateur
- Ischämiezeiten der Nierenarterie dokumentieren

 Bei Beginn der Transplantatdurchblutung entsteht ein plötzlicher Blutverlust von etwa 300 Millilitern.

A 14.10.4 Komplikationen in der Urologie

A 14.10.4.1 Transurethrales Resektionssyndrom
Bei transurethralen Operationen werden **große Mengen Spülflüssigkeit** in die **Harnblase instilliert**, um dem Chirurgen eine freie Sicht auf das Operationsgebiet zu gewährleisten, Blutungen und Koagel aus dem Wundgebiet herauszuspülen und die Blase zu dehnen.
Da bei den Operationen zur Resektion und Blutstillung **elektrische Kauter** verwendet werden, muß die Spülflüssigkeit **elektrisch nicht leitend** und **elektrolytfrei** sein. Die Lösungen bestehen aus **destilliertem Wasser** mit **Zuckerzusätzen** und sind fast **plasmaisoton**.
Durch den hohen Spülungsdruck können große Mengen Flüssigkeit in das venöse Gefäßsystem gelangen und so das Blutvolumen vergrößern. Die resultierenden kardiovaskulären und neurologischen Störungen werden unter dem Sammelbegriff **TUR-Syndrom** zusammengefaßt.

Symptome
- erhöhter Blutdruck, vermehrte Blutung
- Bradykardie, Dyspnoe

– beginnendes Lungenödem und Linksherzinsuffizienz
– Wasserintoxikation mit Unruhe, Verwirrtheit, Koma, Krämpfe
– Hyponatriämie, Hämolyse

◀ **Anästhesiologische Konsequenzen**
– Bewußtheitszustand des wachen Patienten beobachten
– Bilanzierung der Ein- und Ausfuhr der Spülflüssigkeit
– Regionalanästhesie, da die frühen Zeichen der Einschwemmung am besten beim wachen Patienten erkannt werden
– der Spüllösung Alkohol (1 bis 2% Äthanol) beimischen und die Exspirationsluft mit Alkomat überwachen
– erhöhte Werte (ab Einschwemmung über 100 ml/10 Minuten) beweisen eingeschwemmte Spülflüssigkeit
– die Methode ist aus technischen Gründen nicht beim beatmeten Patienten möglich
– Verminderung der instillierten Spülflüssigkeit durch kontinuierliches Absaugen über ein zweites Endoskoplumen

A 14.10.4.2 Störungen der Serumnatriumkonzentration
Bei urologischen Operationen kann es intra- und postoperativ zu Störungen der Serumkonzentration kommen (Tab. A 14-6).

◀ **Anästhesiologische Konsequenzen**
– Serumnatrium und Blutgase bestimmen
– restriktive Flüssigkeitstherapie
– Diuretikagabe
– Natriumchloridgabe nach Laborwerten
– endotracheale Intubation bei Lungenödem
– Antikonvulsiva bei Krampfanfällen
– bei Hämolyse Gabe von vasoaktiven Substanzen

A 14.10.4.3 Blasenperforation
Blasenperforationen können unter urologischen Operationen entstehen.

Symptome
– akuter Schmerz im Unterbauch
– hartes Abdomen, präkordialer Schmerz
– Übelkeit und Erbrechen
– Blutdruckanstieg und Tachykardie

Tab. A 14-6 Störungen der Serumnatriumkonzentration

Natriumkonzentration	Symptome	EKG-Veränderungen
Natrium 120 mmol/l	Unruhe Verwirrtheit	evtl. Verbreiterung des QRS-Komplexes
Natrium 115 mmol/l	Übelkeit Benommenheit	Verbreiterung des QRS-Komplexes erhöhtes ST-Segment
Natrium 100 mmol/l	Krämpfe Koma	ventrikuläre Tachykardie oder Kammerflimmern

– Blutgerinnungsstörungen
– disseminierte intravasale Gerinnung mit Verbrauchskoagulopathie
– Bei einer Blasenperforation muß sofort eine Laparotomie erfolgen.

◄ **Anästhesiologische Konsequenzen**
– Gabe von Fibrinolysehemmern
– Substitution mit Gerinnungspräparaten

A 14.11 Anästhesie in der Hals-Nasen-Ohren-Heilkunde

Bei der anästhesiologischen Versorgung von Patienten in dieser operativen Disziplin arbeiten der Operateur und der Anästhesist gleichzeitig am Kopf des Patienten. Daher ist eine enge Absprache notwendig.

Monitoring
– Basismonitoring mit EKG und Pulsoxymetrie
– exspiratorische Kohlendioxid-Messung
– Überprüfen aller Konnektionsstellen am Tubus vor der Operation, mit Pflaster verkleben
– zusätzliche Fixierung des Tubus mit breitem Pflaster
– Kontrolle der Tubuslage vor Operationsbeginn

◄ **Anästhesiologische Konsequenzen**
– bei der Prämedikation Gabe von Antiemetika, da diese Eingriffe eine höhere postoperative Inzidenz von Erbrechen und Übelkeit aufweisen
– orale (nicht knickbare Spezialtuben) oder nasale Intubation
– Rückenlage, Kopf meist leicht überstreckt; bei älteren Patienten auf ausreichenden Blutfluß in der A. carotis achten
– vor Extubation Mund-Rachen-Raum ausreichend absaugen, vermehrte Sekret- und Blutansammlung, Rachentamponade entfernen

Komplikationen
– bei vielen HNO-Eingriffen bestehen Intubationsschwierigkeiten (Kap. 11.1.5), daher immer eine fiberbronchoskopische Einheit bereitlegen
– bei lokaler Anwendung (Operateur) von Vasopressoren (Suprarenin) entsteht ein blutarmes Gebiet, dies kann zu Blutdruckanstieg, Tachykardien und Arrhythmien führen
– Aspiration oder Laryngospasmus (ungenügendes Absaugen)
– Erbrechen durch verschlucktes Blut
– reflektorisch vagale Reaktionen bei Manipulationen im Nasen-Rachen-Raum, Atropin bereithalten

A 14.11.1 Eingriffe am Hals

A 14.11.1.1 Adenotomie und Tonsillektomie
Adenotomie (Entfernung einer hyperplastischen Rachenmandel) und Tonsillektomie (Entfernung der Gaumenmandeln) gehören zu den häufigsten kinderchirurgischen Eingriffen. Die Patienten gehören fast immer zur ASA-Gruppe I (Kap. A 2.1).
Adenotomien werden ambulant, Tonsillektomien zum Teil stationär vorgenommen.

◀ **Anästhesiologische Konsequenzen**
- auf Gerinnungsstörungen in der Familienanamnese achten
- präoperative Kreuzprobe
- Atropin nicht routinemäßig verabreichen
- Spiraltubus in der Mundmitte und zusätzlich am Kinn mit Pflasterstreifen fixieren, nach unten ableiten

Komplikationen
- Blutungen bei Tonsillektomie häufiger als bei Adenotomie
- bei Tonsillen- oder Pharynxabszessen Verlegung der Atemwege durch große Mengen von Eiter

 Gefahr von intraoperativen Rhythmusstörungen durch vagale Stimulation des Rachenraumes oder zu flache Narkose.

A 14.11.1.2 ˋLaryngoskopie und Mikrolarynx
Diese Verfahren setzt man zur Diagnostik oder Operation am Kehlkopf ein. Dabei arbeiten Operateur und Anästhesist gemeinsam an den Atemwegen. Nicht selten sind die Atemwege durch **Tumore** nicht frei durchgängig. Besteht zusätzlich eine stridorische Obstruktion, so ist präoperativ eine **Tracheotomie** notwendig.

Indikationen
- Tumordiagnostik
- pathologische Veränderungen der oberen Luftwege

◀ **Anästhesiologische Konsequenzen**
- Information über den Zustand der Atemwege
- Intubation mit möglichst kleinem Tubus (5,0 Ch), um die operative Sicht zu erleichtern (hoher Beatmungsdruck durch geringen Querschnitt)
- zusätzlich Tuben in verschiedenen Größen bereitlegen

A 14.11.1.3 **Laryngeale Laserchirurgie**
Bei dieser Behandlung entfernt und zerstört man krankes Gewebe durch die thermische Wirkung des Lasers.

Indikationen
- Entfernung von laryngealen Papillomen und Kehlkopftumoren
- Koagulation von Blutungen und gefäßreichen Tumoren
Da alle Gewebe Laserstrahlen absorbieren, z.B. Gummituben, Plastik-Einmaltrachealtuben, sind besondere Vorsichtsmaßnahmen zu treffen.

◀ **Anästhesiologische Konsequenzen**

 Das gesamte Personal im Operationssaal trägt spezielle getönte Sicherheitsbrillen.
- Patientenaugen durch dicke Verbände schützen
- Allgemeinnarkose mit Muskelrelaxierung, da Bewegungen den Laserstrahl ablenken können und so benachbartes Gewebe zerstört werden kann
- kleinlumige, mit Aluminiumfolie versehene Intubationstuben verwenden, ausnahmsweise mit NaCl 0,9% blocken
- das angrenzende Hautgebiet durch feuchte Gaze schützen
- volatile Anästhetika können alveolarschädigende Pyrolyseprodukte freisetzen, daher intravenöse Anästhetika verwenden

– Gasgemisch aus einem Verhältnis von Raumluft und Sauerstoff 2 : 1, kein Sauerstoff-Lachgas-Gemisch verwenden
– bei Jet-Ventilation (Kap. A 14.11.1.4) Metallkanüle verwenden oder einen mit Aluminiumfolie ummantelten Plastikkatheter

A 14.11.1.4 Jet-Ventilation
Dieses Verfahren wird auch als Hochfrequenz-Beatmung bezeichnet und kann bei Patienten mit COLD (Kap. A 13.2.1) eingesetzt werden.

Vorteile
– Vermeiden von Traumatisierungen, niedriger Beatmungsdruck
– ausreichende Oxygenierung möglich
– bessere Sichtverhältnisse für den Operateur
– nahezu aufgehobene Exkursionsbewegungen der Lunge

Vorgehen
– Pulsoxymetrie (fehlende exspiratorische Sauerstoffüberwachung)
– Sauerstoff über einen dünnen Katheter transnasal in die Trachea leiten
– effektiver Gasaustausch durch Gasstöße mit hohem Flow und einer Frequenz von 60 bis 600/Minute
– Ausatmung erfolgt kontinuierlich
– Einstellungen am Ventilator: Sauerstoffkonzentration (100%), Atemfrequenz, Inspirationsdauer, Arbeitsdruck (Arbeitsminutenvolumen etwa 200 ml/kg KG)
– Magensonde legen zum Absaugen von Luft, die bei diesem Verfahren in den Magen gelangen kann

A 14.11.2 Eingriffe an Nase und Ohren

A 14.11.2.1 Nasenoperationen
Indikationen
– Korrektur von Septumdeformitäten
– plastische Korrekturen
– Eingriffe an Nebenhöhlen
– Reposition von Nasenbeinfrakturen

◀ Anästhesiologische Konsequenzen
– Tamponade des Rachenraumes, um den Abfluß von Blut oder Eiter in den Respirationstrakt zu verhindern
– meist keine Muskelrelaxierung erforderlich

 Postoperativ ist die Nasenatmung durch die Nasentamponade erschwert, daher ist eine konsequente Überwachung der Atmung notwendig.

A 14.11.2.2 Therapie bei unstillbarem Nasenbluten
Die chirurgische Therapie bei unstillbarem Nasenbluten (Epistaxis) umfaßt die Ligatur der A. maxillaris externa, der A. ethmoidalis anterior und manchmal der A. carotis externa.

◀ Anästhesiologische Konsequenzen
– mehrere großlumige periphere Zugänge, da Gefahr der Hypovolämie
– Patienten gelten als nicht nüchtern
– Ileuseinleitung
– auf Störungen der Blutgerinnung achten, Blutkonserven bereitstellen

A 14.11.2.3 Ohrenoperationen

Bei Operationen im Ohrenbereich handelt es sich in der Regel um mikrochirurgische Eingriffe.

Indikationen
- plastische Operationen
- Tympanoplastiken

◀ **Anästhesiologische Konsequenzen**
- Injektion von lokal vasokonstringierenden Substanzen, wie Adrenalin, um lokale Blutungen zu verringern

 Bei der Anwendung von Adrenalin kann es vorwiegend beim Halothan zu unerwünschten Nebenwirkungen, wie einer Myokardsensibilisierung, kommen.

- die Affinität von Lachgas, in luftgefüllte Räume zu diffundieren, kann bei Mittelohroperationen zu Drucksteigerungen führen, dadurch wird das Trommelfell vorgewölbt, was bei Tympanoplastiken unerwünscht ist
- deshalb sollte die Lachgaskonzentration nicht über 50% steigen, die Zufuhr mindestens 20 Minuten vor Mittelohrverschluß unterbrochen werden sowie das System mit Luft gespült werden

A 14.12 Anästhesie in der Mund-, Kiefer-, Gesichtschirurgie

In diesem Spezialgebiet sind besonders die Atemwege gefährdet. Dies erfordert eine enge Absprache zwischen Anästhesisten und Operateur. Da nach dem Operationsbeginn keine Zugriffsmöglichkeit zu den Luftwegen besteht, sind die gleichen Vorsichtsmaßnahmen wie in der HNO (Kap. A 14.11) zu treffen.

A 14.12.1 Spezielle Eingriffe

A 14.12.1.1 Zahnbehandlungen

Zahnsanierungen erfolgen in der Regel in **Lokalanästhesie.** Bei behinderten oder kooperationsunwilligen Patienten kann eine Vollnarkose erforderlich sein. Zahnbehandlungen werden meist ambulant vorgenommen.

◀ **Anästhesiologische Konsequenzen**
- Patienten erhalten häufig eine Dauermedikation mit Antiepileptika, Tranquilizern und Neuroleptika
- Prämedikation, auch bei ambulanter Anästhesie, um Entzugssyndrome und Anfälle zu vermeiden
- nasotracheale Intubation
- Rückenlage, um kardiovaskuläre Komplikationen zu vermeiden
- vor Extubation unbedingt Rachentamponade entfernen

A 14.12.1.2 Gesichtsschädeltrauma

Bei Patienten mit Gesichtsschädeltrauma sind die Atemwege durch **Blutungen** besonders gefährdet und die **Intubation** meist **erschwert.**

432

◀ **Anästhesiologische Konsequenzen**
- Ausschluß eines Schädel-Hirn-Traumas
- HWS-Verletzungen ausschließen, Ruhigstellung vor und während der Diagnostik
- immer Ileuseinleitung
- schwierige Intubation (Kap. 11.1.6), nie nasal intubieren bei Verdacht auf frontobasale Schädelfraktur
- evtl. Nahtfixierung des Tubus am Nasenseptum oder einem Zahn (sonst Beeinträchtigung des Operationsgebietes)
- Indikationen zur Tracheotomie individuell stellen, meist vor Tumoroperationen, bei schweren Gesichtsverletzungen und postoperativ zu erwartenden mechanischen Hindernissen

A 14.12.1.3 Unterkieferfrakturen und Mittelgesichtsfrakturen

Bei Unterkieferfrakturen erreicht man die Stabilisierung des Kiefers durch eine **intermaxilläre Fixierung** mit anschließender **Verdrahtung der Zähne.** Zu den Mittelgesichtsfrakturen zählen **Oberkiefer-, Orbitaboden-, Orbitarand**- sowie Joch- und Nasenbeinfrakturen. Sie werden weitgehend wie die Unterkieferfrakturen versorgt. **Einteilung** der Frakturen nach **Le Fort.**

◀ **Anästhesiologische Konsequenzen**
- häufig große Mengen Blut im Magen (verschluckt)
- Patienten sind meist nicht nüchtern, erschwerte Intubation
- bei oraler Blutung evtl. Intubation am wachen Patienten
- immer nasotracheale Intubation
- meist keine Relaxierung notwendig

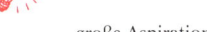 Durch eine Intubation können Blutungen verstärkt werden.

- große Aspirationsgefahr
- Einleitung wegen Atemwegsobstruktionen und Aspirationsgefahr eine besonders kritische Phase
- bei Mittelgesichtsverletzungen und Kieferklemme elektive Tracheotomie
- bei Unterkiefer-Drahtfixierung Extubation nur am wachen Patienten, immer Drahtschere bereit halten zur notfallmäßigen orotrachealen Intubation

A 14.12.1.4 Radikale Neck-Dissektion

Bei diesem Eingriff entfernt der Operateur je nach Ausdehnung des Tumors Bereiche des Unterkiefers oder Gesichtshälften.

Indikationen
- Tumorinfiltration im Gesichtsbereich

◀ **Anästhesiologische Konsequenzen**
- häufig Alkohol- oder Nikotinabusus in der Anamnese
- Operation dauert oft fünf bis sieben Stunden
- Tracheotomie
- erweitertes Monitoring, z.B. zentralvenöse Katheter, arterielle Blutdruckmessung, Messung der Körpertemperatur, Blasendauerkatheter
- zum Teil erhebliche Blutverluste
- Gefahr der kardiovaskulären Reaktionen durch vagale Reflexe
- Gefahr der Luftembolie durch Eröffnung großer Halsvenen

 Meist entwickelt sich eine erhebliche Weichteilschwellung, daher ist eine postoperative Intensivüberwachung mit Beatmung notwendig.

433

A 14.13 Anästhesie bei ambulanten Operationen

Die intensive Bemühung, in Deutschland die ambulante Chirurgie und damit auch die ambulante Anästhesie zu erweitern, ist eine Reaktion auf die Kostensteigerungen im Gesundheitswesen. Teurere Geräte und hohe Personalkosten haben zur Folge, daß operative Eingriffe, wenn möglich, in den ambulanten Bereich verlagert werden. Nach Schätzungen des Zentralinstituts der kassenärztlichen Versorgung Deutschland könnten etwa 45% der in einer Klinik vorgenommenen Operationen in Praxen erfolgen. Die derzeitige Umstrukturierung im Gesundheitssystem und die Abrechnung nach Fallpauschalen begünstigen zunehmend ambulante chirurgische Eingriffe.

Vorteile
– verminderte Kosten für Krankenhäuser, Kassen und Patienten durch geringeren Personalbedarf, Bettenreduzierung, Wegfall eigener Diagnostikeinrichtungen und krankenhausinterner Infrastruktur
– verminderte Gefahr von Hospitalismusschäden
– Reduzierung von nosokomialen Infektionen
– rasche Rückkehr in das gewohnte soziale Umfeld (behinderte und alte Menschen, Kinder)

Nachteile
– keine prä- und postoperative Überwachung und Kontrolle des Patienten (Nüchternheitskarenz, eingeschränkte postoperative Geschäftsfähigkeit)

A 14.13.1 Voraussetzungen für ambulante Operationen

Ärztliches und pflegerisches Personal
– jede ambulante Anästhesie, außer Lokalanästhesien, muß durch einen Arzt für Anästhesiologie erfolgen
– das Anästhesiepflegepersonal muß weitergebildet sein über die perianästhesiologischen Vorgänge, mögliche Komplikationen und eine hygienische Geräteaufbereitung

Geräte
Die Geräteausstattung ist abhängig vom Operations- bzw. Anästhesiespektrum der jeweiligen Praxis. Die Grundausstattung beinhaltet:
– Überwachung durch EKG-Monitor, Pulsoxymeter
– Defibrillator mit EKG-Monitor und transthorakalem Schrittmacher
– Intubationszubehör, Notfallmedikamente
– Narkosegerät
– Überwachung der Körpertemperatur, Kapnographie
– präkordiales Stethoskop für Kinder

Aufwachraum
– die Betreuung entspricht der bei stationär vorgenommenen Narkosen (Kap. A 17.3.2)
– höhere Anforderungen an die Verlegungskriterien (Kap. A 17.9)

 Vor ambulanten Narkosen ist unbedingt eine gesonderte Vereinbarung mit einem in der Nähe liegenden Krankenhaus für eine eventuelle Übernahme des Patienten nach einer unvorhergesehen verlängerten Aufwachphase oder bei Komplikationen zu treffen.

Eignung der Patienten
- immer Einzelfallentscheidung
- ausreichende, fachgerechte postoperative Betreuung des Patienten zu Hause muß gewährleistet sein (Kooperation mit Hausärzten und Klinikambulanzen)

Gesundheitliche Einschränkungen
Nach den Kriterien des Berufsverbandes Deutscher Anästhesisten sind folgende Einschränkungen auszuschließen:
- Atemwegsinfektionen
- kardiovaskuläre, neurologische oder endokrinologische Erkrankungen
- erhöhtes Risiko für eine maligne Hyperthermie
- Muskelerkrankungen, Krampfneigung
- erhebliches Übergewicht, Drogenkonsum
- Dauertherapie mit Antihypertensiva, Insulin, Antikoagulanzien, Steroiden
- Frühgeborene, Kinder mit Apnoeanamnese
- Eßschwierigkeiten, Entwicklungsverzögerungen
- „Plötzlicher Kindstod" in der Familie
- notwendige Bluttransfusion

Organisatorische Einschränkungen
- Operationsdauer länger als eine Stunde (bedingt)
- intrakranielle, intrathorakale, intraabdominelle Eingriffe
- unkooperativer Patient
- Patienten ohne 24stündige Anwesenheit eines Angehörigen zu Hause
- Verständnis- und Sprachschwierigkeiten
- zu erwartende postnarkotische Komplikationen

A 14.13.2 Vorbereitungen in der ambulanten Chirurgie

Voraussetzungen
- komplikationsarmes Operationsverfahren
- rasche postoperative Mobilisation möglich
- keine oder schnell zu entfernende Wunddrainagen
- geringer Blutverlust
- postoperative Schmerzen sind mit peripher wirkenden Analgetika zu mildern

Vorbereitung der Narkose
Standardisierte Patientenfragebogen und die mögliche Kooperation mit dem Hausarzt, der das häusliche Umfeld einschätzen kann, gehören zum präoperativen Standard.
- die üblichen präoperativen Voruntersuchungen und das Prämedikationsgespräch müssen bis zum Tag vor der geplanten Operation abgeschlossen sein
- der Patient muß mindestens eine Nacht Bedenkzeit haben
- Voruntersuchungen meist in der Woche vor der Operation, um die Aktualität der Befunde zu gewährleisten, ermöglicht weitere Diagnostik
- in größeren Krankenhäusern gibt es Anästhesieambulanzen
- ● **Anamnese**
- präoperative Anamnese und Aufklärung entsprechen dem Vorgehen bei stationären Operationen
- zur Sicherung der postoperativen Betreuung zusätzliche Fragen über geeignete Bezugspersonen und häusliche Umstände

435

- **Aufklärung**
  - festlegen, ob die häusliche Umgebung sich für die gewählte Narkoseart eignet
  - Patient benötigt in den ersten postoperativen Tagen eine erwachsene Bezugsperson
  - Patient ist in den ersten 24 Stunden postoperativ nicht straßenverkehrstauglich und nicht geschäftsfähig
  - Alkoholgenuß ist im Anschluß an die Operation kontraindiziert
  - Patient darf nach der Operation keine schweren Tätigkeiten ausführen

Basislaborprogramm
- **Kinder unter einem Jahr**
  - Hämatokrit oder Hämoglobin
- **Kinder bis 12 Jahre**
  - kein Routinelabor ohne anamnestische Hinweise
  - Ausnahme Tonsillektomie: Hämatokrit, PTT, Quick
- **Kinder über 12 Jahre**
  - Hämatokrit oder Hämoglobin
- **Erwachsene bis 40 Jahre**
  - Hämatokrit oder Hämoglobin
- **Erwachsene über 40 Jahre**
  - Hämatokrit oder Hämoglobin
  - Blutzucker, Kreatinin
- **Regional- oder Lokalanästhesie**
  - Quick, PTT
- **Diuretika- oder Digitalistherapie**
  - Elektrolyte

EKG und Röntgen-Thorax
- Routine-EKG ab dem 40. Lebensjahr
- Routine-Aufnahme Röntgen-Thorax ab dem 60. Lebensjahr
- beide Untersuchungen grundsätzlich bei Krankheitsverdacht

Nahrungskarenz
Die Nahrungskarenz beginnt sechs Stunden vor Operation.
- **Kleinkinder**
  - Tee oder Wasser bis zu zwei Stunden präoperativ erlaubt
  - bei längeren Nahrungskarenzen Gefahr von Hypoglykämie, die unter Narkose zu Arrhythmien und Kreislaufdepression führen kann

A 14.13.3 Narkoseverfahren

A 14.13.3.1 Vollnarkose in der ambulanten Chirurgie
Das häufigste Verfahren in der ambulanten Anästhesie ist die Vollnarkose mit Maske, Larynxmaske oder Intubation.

◀ **Anästhesiologische Konsequenzen**
  - die bekannten Medikamente der balancierten Anästhesie
  - Propofol wird wegen seiner guten Steuerbarkeit als Hypnotikum favorisiert
  - Fentanyl nur eingeschränkt (Remorphinisierungsgefahr)
  - kürzerwirkende Opioide (z.B. Alfentanil) bevorzugen (Eliminationshalbwertszeit von 1,5 Stunden, aber geringere analgetische Potenz, daher höhere Gaben)
  - Muskelrelaxanzien mit kurzen Eliminationshalbwertszeiten: Vecuronium und Atracurium

– Succinylcholin sollte nicht mehr als Routinemedikament eingesetzt werden (gefährliche Nebenwirkungen, Muskelschmerzen)
– volatile Anästhetika, z.B. Desfluran und Sevofluran, sind gut zu steuern, rasches An- und Abfluten (niedriger Blut-Gas-Löslichkeitskoeffizient)

A 14.13.3.2 Regionalanästhesie in der ambulanten Chirurgie
Die Regionalanästhesie (Kap. A 10.3) kann als alleiniges Verfahren oder in Kombination mit einer Vollnarkose vorgenommen werden.

◀ **Anästhesiologische Konsequenzen**
– nach Periduralanästhesie schnellere Verlegung in den Aufwachraum und eine frühere Entlassung
– höherer präoperativer Zeit- und Planungsaufwand
– zusätzliche Laboruntersuchungen (Gerinnung)
– vom Einsatz der Spinalanästhesie wird abgeraten, auch bei Verwendung von 27-G-Spinalnadeln ist der postspinale Kopfschmerz eine häufige Komplikation

A 14.13.4 Postoperative Phase

Die postoperative Betreuung, eventuelle Komplikationen und deren Behandlung im Aufwachraum unterscheiden sich nicht vom klinischen Bereich. Bei den Kriterien zur Entlassung sind jedoch weitaus größere Anforderungen zu stellen.

Aufwachraum

Lückenlose Überwachung durch ausgebildetes Fachpersonal. Ein Arzt muß in erreichbarer Nähe sein.

– Überwachung des Patienten bis zur Entlassung
– Überwachung und eventuelle Therapie von Übelkeit oder Erbrechen
– stufenweise Mobilisation
– Kontrolle der Rückbildung von Regionalanästhesien
– Beginn der oralen Flüssigkeitsaufnahme
– Einbeziehung der Angehörigen, besonders bei Kindern und älteren Patienten

Entlassungskriterien nach Hause
– Patient muß wach und orientiert sein (Person, Zeit, Ort)
– stabile Vitalparameter seit länger als einer halben Stunde
– keine oder minimale Übelkeit seit einer halben Stunde
– Patient verträgt orale Flüssigkeitszufuhr
– Schmerzen sind durch periphere Analgetika kontrollierbar
– es sind keine Blutungen mehr zu erwarten
– Patient muß altersentsprechend gehfähig sein
– Erwachsene sind in der Lage, sich selbst anzuziehen
– nur minimale orthostatische Beschwerden erlaubt
– vollständige Rückbildung von sensorischen und motorischen Blockaden bei Leitungsanästhesien
– Spontanurin möglich

Patienteninformationen
– ausführliche mündliche und schriftliche Verhaltensanweisungen für zu Hause

- wichtige Telefonnummern
- mögliche ärztliche Hilfe rund um die Uhr
- bei ambulanter Operation in einer Klinik Telefonnummer der Intensivstation
- kurze schriftliche Information über die vorgenommene Operation und den Anästhesieverlauf für den weiterbehandelnden Hausarzt

Postoperative Qualitätssicherung
- telefonische Kontaktaufnahme mit dem Patienten
- Befragung nach dem allgemeinen Befinden, nach andauernden Schmerzen, Übelkeit, Erbrechen

A 14.14 Anästhesie bei Kindern

Kinder sind keine Miniaturausgabe von Erwachsenen. Je kleiner ein Kind ist, desto ausgeprägter sind die anatomischen und physiologischen Besonderheiten.

Einteilung der Kinder nach Alter
- **Frühgeborene**
- Kinder, die vor der 38. Schwangerschaftswoche geboren sind
- **Neugeborene**
- Kinder in den ersten 28 Lebenstagen
- **Säuglinge**
- Kinder bis zur Vollendung des ersten Lebensjahrs
- **Kleinkinder**
- zweites bis fünftes Lebensjahr
- **Schulkinder**
- 6. bis 14. Lebensjahr
- **Jugendliche**
- 15. bis 18. Lebensjahr

A 14.14.1 Anatomie und Physiologie des Neugeborenen und Kleinkindes

A 14.14.1.1 Körperproportionen
Die Proportionen eines Säuglings sind charakterisiert durch einen großen Kopf, ein großes Abdomen, einen kleinen Thorax und kurze Extremitäten. Die Körperoberfläche, bezogen auf das Körpergewicht, ist um den Faktor zwei bis drei größer als beim Erwachsenen.

A 14.14.1.2 Respiratorisches System
Unterschiede von Säuglingen und Kleinkindern zum Erwachsenen
- großer Kopf, kurzer Hals, große Zunge, U-förmige Epiglottis, vergrößerte Rachen- und Gaumenmandeln und höher stehender Kehlkopf
- Larynxeingang bei Frühgeborenen bei C3, beim Neugeborenen zwischen C3 und C4
- die engste Stelle liegt im Bereich des Ringknorpels (beim Erwachsenen im Stimmbandbereich)

Das Epithel von Kehlkopf und Trachea neigt bei Traumatisierung (zu großer Tubus) sehr schnell zu Ödembildung. Eine Schwellung der Trachealschleimhaut von einem mm beim Säugling (4 mm Trachealdurchmesser) erhöht den Atemwegswiderstand um den Faktor 16 (beim Erwachsenen mit 8 mm Trachealdurchmesser um den Faktor 3), und der Trachealquerschnitt nimmt um 75% ab.

- die Trachea ist beim Säugling etwa vier Zentimeter lang, daher Gefahr der endobronchialen Intubation, meist in den rechten Hauptbronchus
- die Compliance ist um den Faktor 20 geringer, die Resistance um den Faktor 20 höher
- ein hoher Atemwegswiderstand bei einem elastischen Thorax mit relativ steifer Lunge prädisponiert Säuglinge zu frühem respiratorischem Versagen unter Belastung
- das Zwerchfell ist der Hauptatemmuskel, die Interkostalmuskulatur ist nur schwach ausgebildet, die Rippen verlaufen horizontal und schränken deren mechanische Funktion zusätzlich ein
- behinderte Zwerchfellatmung (z.B. durch erhöhten intraabdominalen Druck) führt daher schnell zu respiratorischem Versagen
- in Ruheatmung überschreitet endexspiratorisch das Closing volume kurzfristig die funktionelle Residualkapazität (FRC). Perfundierte, aber nicht belüftete Alveolarbezirke nehmen zu, Atelektasenbildung wird begünstigt (Kap. A 6.2.1)
- Stoffwechselrate und Sauerstoffverbrauch sind um das Zwei- bis Dreifache erhöht, ebenso als Konsequenz die alveoläre Ventilation, welche nur durch eine hohe Atemfrequenz (beim Neugeborenen 40/Minute, beim Einjährigen 30/Minute) erreicht werden kann
- Neugeborene haben ein Tidalvolumen von 7 ml/kg KG, ein Drittel ist Totraumvolumen. Bei einem Säugling von 3000 Gramm beträgt dieses ein Drittel, also 7 ml. Maske oder Y-Stück erhöhen den Totraum um 3 ml auf insgesamt 10 ml, dies entspricht 50% des Zugvolumens

 Bei einem Totraumanteil von über 50% wird bei Raumluftatmung die Oxygenierung und die CO_2-Eliminierung kritisch, es kommt zur raschen Entwicklung einer Zyanose und einer Hyperkapnie. Die ohnehin hohe Atemfrequenz kann nicht wesentlich gesteigert werden, es kommt sehr rasch zu einer ineffektiven Hechelatmung und zur Atemerschöpfung.

- schon unter Ruhebedingungen ist die Atemarbeit wegen der erhöhten alveolären Ventilation gesteigert. Zur weiteren Steigerung der Sauerstoffaufnahme kann der Säugling vorübergehend seine Ruheatemfrequenz um das 1,5fache auf 60/Minute erhöhen (Erwachsene können die Frequenz bei Anstrengung verdreifachen), dadurch größere Gefahr und schnelleres Auftreten einer arteriellen Hypoxämie

◄ **Anästhesiologische Konsequenzen**
- wegen der Atelektaseneigung Narkosebeatmung mit hohem Tidalvolumen von 10 bis maximal 15 ml/kg KG und einem I : E-Verhältnis von 1 : 1
- Beatmung mit PEEP von 4 bis 6 mmHg, wegen der möglichen Reduktion des Herzminutenvolumens erst an zweiter Stelle
- erhöhte Atemfrequenz von 40/Minute beim Neugeborenen, 30/Minute beim Einjährigen
- Totraum so klein wie möglich halten

A 14.14.1.3 Kardiovaskuläres System
Ein Erwachsener kann sein Herzminutenvolumen über die Herzfrequenz, über die Erhöhung der Vorlast, über die Senkung der Nachlast und über die Kontraktilität steigern

Besonderheiten beim Neugeborenen und Säugling
- das Herzminutenvolumen wird fast ausschließlich über die Herzfrequenz gesteigert

– es besteht eine Imbalance im vegetativen Nervensystem: der Sympathikus (Herzfrequenzsteigerung) ist noch unreif, der Parasympathikus (Bradykardie bei Vagusreiz, z.B. beim Absaugen oder bei der Laryngoskopie) ist voll ausgereift

 Bradykardien führen unweigerlich zu einem Abfall des Herzminutenvolumens.

◀ Anästhesiologische Konsequenzen
– Kinder bis zum sechsten Lebensjahr erhalten in der Regel Atropin zur Prämedikation (10 bis 20 µg/kg KG)
– der arterielle Mitteldruck sollte bei Frühgeborenen größer als 30 mmHg sein, bei Neugeborenen größer als 40 mmHg, und bei Kleinkindern bis Schulkindern sollte er zwischen 40 und 60 mmHg liegen
– da Bradykardien zu einem Abfall des Herzminutenvolumens führen, sollten Neugeborene eine Herzfrequenz von 120/Minute, Säuglinge von 100/Minute und Kleinkinder von 80/Minute nicht unterschreiten
• **Bei Auftreten einer Bradykardie oder einem Abfall des arteriellen Mitteldrucks**
– Herzfrequenzsteigerung durch Gabe von Atropin i.v. (10 µg/kg KG)
– Volumengabe mit kristalloider Lösung (5 bis 10 ml/kg KG)
– Kontraktilitätssteigerung durch Katecholamine (Dopamin: 5 bis 20 µg/kg KG/Minute; Dobutamin: 5 bis 15 µg/kg KG/Minute; Adrenalin: 0,1 bis 1 µg/kg KG/Minute)

 Kinder benötigen wegen der relativen Unreife des Sympathikus höhere Dosen Katecholamine als Erwachsene.

A 14.14.1.4 Regulation der Körpertemperatur
Thermoneutraler Bereich
– definiert die Umgebungstemperatur, bei der der Sauerstoffverbrauch des Organismus am geringsten ist
– liegt beim Säugling bei 32 °C (beim Erwachsenen bei 24 °C)
– Säuglinge und Kleinkinder können keine zusätzliche Wärme erzeugen (Erwachsene über Stoffwechselsteigerung durch Muskelzittern)

 Kinder können durch Glykogenolyse und Abbau des braunen Fettes den Stoffwechsel und damit die Wärmeproduktion vorübergehend steigern, die Glykogen- und Fettspeicher sind aber schnell erschöpft, und es kommt zur Hypoglykämie und zur Ketoazidose.

◀ Anästhesiologische Konsequenzen
 Je kleiner das Kind ist, desto geringer muß der Wärmeverlust gehalten werden. Temperatur im Operationssaal erhöhen (Kap. A 15.10).

– den Kopf (18% der Körperoberfläche) mit Wollmütze schützen, um Strahlungsverluste zu minimieren
– Extremitäten zudecken, evtl. Wollsocken

 Ein auf Kopf oder Beine gerichteter Wärmestrahler kann die Wärmeabstrahlung sehr effektiv reduzieren oder dem Körper sogar Wärme zuführen.

Auswirkungen und Gefahren der Hypothermie
– das Zusammentreffen von Hypothermie, Hypoxie und Azidose kann Kinder postoperativ sehr schnell vital gefährden (Kap. A 15.10)

Kleine Kinder mit einer Kerntemperatur unter 35,5 °C sollten nicht extubiert werden.

A 14.14.2 Typische Vorerkrankungen bei Kindern

Die meisten der kleinen Patienten haben keine Begleiterkrankungen und sind völlig gesund. In der Praxis stellen jedoch die folgenden Vorerkrankungen häufig ein Problem dar.

Infekte der oberen Luftwege

Ein elektiver Eingriff soll bei Infekten der oberen Luftwege verschoben und frühestens zwei Wochen nach Abklingen der Symptome vorgenommen werden.

- bei einem „milden" Infekt der oberen Luftweges (klares Nasensekret, leichter Husten, kein Fieber) sind Maskennarkosen für kleine elektive Eingriffe ohne Erhöhung der perioperativen Morbidität möglich
- von einer Intubation sollte wegen der erhöhten Gefahr eines Broncho- oder Laryngospasmus abgesehen werden

Fieber

- Fieber bis 38 °C ohne andere Symptome stellt grundsätzlich keine Kontraindikation für Allgemeinanästhesie dar
- es gibt keinerlei Hinweise, daß Fieber zur Entwicklung einer malignen Hyperthermie prädisponiert

Ist das Fieber mit Schnupfen, Pharyngitis, Otitis media oder anderen Symptomen verbunden, sollte der geplante Eingriff verschoben werden.

◀ **Anästhesiologische Konsequenzen bei Frühgeborenen und ehemaligen Frühgeborenen**
- ehemalige Frühgeborene können im Säuglingsalter nach einer Allgemeinanästhesie schwere respiratorische Probleme in Form von Apnoen entwickeln
- in noch höherem Maße gefährdet sind ehemalige Frühgeborene im Säuglingsalter, bei denen Episoden von Apnoe bekannt sind
- alle ehemaligen Frühgeborenen bis zur 60. postkonzeptionellen Woche müssen nach einem Eingriff in Allgemeinanästhesie für mindestens 24 Stunden auf einer kinderchirurgischen Wach- oder Intensivstation überwacht werden

◀ **Anästhesiologische Konsequenzen bei Anfallsleiden**
- Anamnese: welche antikonvulsiven Medikamente nimmt das Kind ein, sind mögliche Interaktionen mit Anästhetika zu erwarten?

Streß durch Operation und Narkose kann die Krampfschwelle erniedrigen, deshalb müssen die antikonvulsiven Medikamente auch am Operationstag eingenommen werden.

- auf Anästhetika wie Enfluran und Ketamin zur Vorsicht verzichten

Impfungen
- ein Zusammenhang zwischen Anästhesie und Impfkomplikationen oder einer ungenügenden Impfwirkung unmittelbar nach Impfungen ist nicht belegt

– trotzdem sollten elektive Eingriffe zur Sicherheit nicht unmittelbar nach Impfungen erfolgen

 Ein zeitlicher Abstand zwischen Impfung und Operation von mindestens drei Tagen nach Passivimpfungen und von mindestens zwei Wochen nach Lebendimpfungen wird empfohlen.

A 14.14.3 Präoperative Vorbereitungen

Diagnostik
● **Anamnese**
– Narkosezwischenfälle, Pseudocholinesterasemangel, maligne Hyperthermie
– ungeklärte Todesfälle bei Geschwistern (plötzlicher Kindstod)
– genetische Defekte, Muskelerkrankungen
– Blutungsneigung (Hämophilie, von-Willebrand-Jürgens-Syndrom), allergische Reaktionen
● **Standardlabor**
– präoperative Laborwerte sind abhängig von: Anamnese, Grundkrankheiten, geplantem chirurgischem Verfahren
– gesunde Kinder unter einem Jahr: für Eingriffe ohne größeren Blutverlust Hämoglobinbestimmung
– bei gesunden Kindern ab einem Jahr und Eingriffen ohne wesentliche Blutverluste keine präoperativen Laborbefunde
– bei angeborenen Herzerkrankungen oder bei schweren pulmonalen Erkrankungen zusätzlich Röntgen-Thorax
– bei großen blutreichen Operationen Gerinnungsprofil mit Thrombozyten, Quick und PTT
– routinemäßiges EKG und ein Röntgen-Thorax nur bei speziellen Fragestellungen (z.B. angeborene Herzerkrankungen, schwere pulmonale Erkrankungen)
– spezielle präoperative Untersuchungen nur bei vorliegenden weiteren Vorerkrankungen

Präoperative Flüssigkeitskarenz
– Säuglinge im Alter von drei bis sechs Monaten können bis zu vier Stunden vor dem geplanten Eingriff mit Milch gefüttert werden
– ab sechs Monaten sollte die Karenz für Milch sechs Stunden betragen
– für Kinder ab drei Jahren Nahrungskarenz acht Stunden vor geplantem Operationsbeginn
– elektive operative Eingriffe frühestens sechs Stunden nach der letzten Nahrungsaufnahme
– klare Flüssigkeiten wie Wasser, gesüßter Tee oder Apfelsaft können in jedem Alter bis zwei Stunden vor der Narkoseeinleitung getrunken werden

 Das Nüchternheitsgebot wird durch die orale Prämedikation, mit einem Schluck Wasser 30 bis 60 Minuten präoperativ gegeben, nicht gebrochen.

A 14.14.4 Prämedikation

 Die wichtigsten Ziele der Prämedikationsvisite: Angstgefühle beim Patienten und der Familie minimieren und Bedingungen schaffen, die zu einer sanften und atraumatischen Narkoseeinleitung führen.

– offenes, Vertrauen schaffendes Gespräch mit Kind und Eltern
– medikamentöse Prämedikation

– Säuglinge bis zu sechs Monaten erhalten Atropin in einer Dosierung von 20 µg/kg KG per os (Verhinderung von Bradykardien durch Vagusstimulation oder Medikamente)

Die intramuskuläre Verabreichung der Prämedikation ist zu Recht durch andere, wesentlich atraumatischere Applikationsarten verdrängt worden.

Orale medikamentöse Verfahren

Anxiolyse und Sedierung machen **Benzodiazepine** zu Prämedikationsmedikamenten der ersten Wahl.

- **Midazolam** (Dormicum®)
- – rasche Aufnahme und Elimination
- – Dosierung 30 Minuten vor Narkoseeinleitung 0,4 mg/kg KG
- – bis zum Schulkindalter immer mit Atropin (20 µg/kg KG) kombiniert
- – ab dem Schulalter ist die alleinige Gabe von Midazolam ausreichend
- **Chlorprothixen** (Truxal®)
- – aus der Gruppe der Phenothiazine (Neuroleptika)
- – hat nur minimale kardiovaskuläre Nebenwirkungen und besitzt antiemetische, antihistaminische und anticholinerge Effekte
- – keine Anxiolyse, aber eine für die Prämedikation ausreichende Sedierung
- – Dosierung 2 mg/kg KG, Wirkdauer beträgt mehrere Stunden
- – bis zum Alter von sechs Jahren mit Atropin per os kombiniert

Rektale medikamentöse Verfahren

Einen festen Stellenwert in der Kinderanästhesie hat die rektale Verabreichung von Medikamenten zur Prämedikation erlangt.

- **Methohexital**
- – ultrakurz wirkend
- – Dosierung von 15 bis 25 mg/kg KG (Maximaldosis 500 mg)
- – unmittelbar hinter den Analsphinkter appliziert
- – Mehrzahl der Kinder schläft nach zehn Minuten ein, kurz darauf ist eine Venenpunktion ohne wesentliche Abwehrreaktionen möglich
- – Nachteile: nicht vorhersehbare Bioverfügbarkeit, Stuhlgang nach rektaler Verabreichung, Schluckauf, verlängerte Aufwachzeit nach kurzen chirurgischen Eingriffen
- – manche Zentren verwenden dieses Verfahren bei Kindern mit extremen Trennungsängsten, traumatisierenden Erfahrungen bei früheren Krankenhausaufenthalten oder bei geistig behinderter Patienten
- **Midazolam** (Dormicum®)
- – Dosierung 0,5 bis 1mg/kg KG

A 14.14.5 Narkosen im Kindesalter

Vorbereitung des Raums

- – je nach Alter und Größe des Kindes Saaltemperatur erhöhen
- – Wärmematte und evtl. Heizstrahler

Vorbereiten des Materials

- – Perfusor für Säuglinge, Infusomat für Klein- und Schulkinder
- – Blutdruckmanschetten in allen Größen für nichtinvasive Druckmessung
- – kleine Klebesensoren für die Pulsoxymetrie
- – EKG-Elektroden in verschiedenen Größen
- – Medikamente für die Anästhesie in der gleicher Konzentration wie bei Erwachsenen in Spritzen aufziehen

- bei Bedarf in 1-ml-Spritzen umfüllen, um kleine Mengen exakt dosieren zu können
- **Masken**
- Rendell-Baker-Masken (Abb. A 14-20), flache, dem kindlichen Gesicht eng angepaßte Kunststoffmasken mit minimalem Totraum
- die Größe richtet sich nach dem Alter des Kindes (Tab. A 14-7)

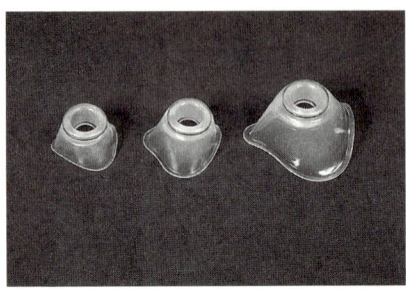

Abb. A 14-20 Rendell-Baker-Masken für die Narkose bei Kindern

Tab. A 14-7 Größe der Rendell-Baker-Masken, abhängig vom Alter des Kindes

Alter	Größe	Totraumvolumen
Frühgeborene	Größe 0	2 ml Totraum
Neugeborene	Größe 1	4 ml Totraum
erstes bis drittes Lebensjahr	Größe 2	8 ml Totraum
viertes bis achtes Lebensjahr	Größe 3	16 ml Totraum

- **Tuben**
- bis zum achten Lebensjahr grundsätzlich Tuben ohne Cuff verwenden (Abb. A 14-21)
- Längenmarkierung, Markierung der üblichen Einführtiefe ab Zahnreihe, schwarz eingefärbte Spitze
- die richtige Tubusgröße in Abhängigkeit vom Alter (Tab. A 14-8)

Faustregel nach dem ersten Lebensjahr:
Tubusgröße in Charrière: 20 + Alter in Jahren
Kommen nach Alter und Gewicht zwei Tubusgrößen in Frage, sollte zunächst immer die kleinere gewählt werden.

- die richtige Tubusgröße ist wichtig, um Schwellungen der Bronchialschleimhaut zu verhindern
- wenn bei einem Überdruck von 20 bis 25 cmH$_2$O ein Leck nachweisbar ist, wenn Luft neben dem Tubus nach oben entweicht, ist die Tubusgröße richtig

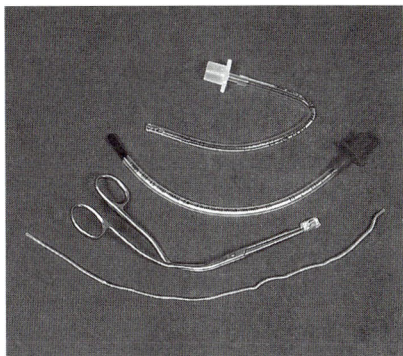

Abb. A 14-21 Kindertuben, Führungsstab und Magill-Zange

Tab. A 14-8 Tubusgröße, abhängig vom Alter und Gewicht des Kindes

Alter	Gewicht	Innendurch-messer in Millimetern	Außendurch-messer in Charrière
Frühgeborene	500 bis 2000 Gramm	2,0 bis 2,5	10 bis 12
Neugeborene	2 bis 4 Kilogramm	3,0 bis 3,5	14 bis 16
sechs Monate	4 bis 8 Kilogramm	4,0	18
ein bis zwei Jahre	8 bis 12 Kilogramm	4,5	20
zwei bis drei Jahre	12 bis 16 Kilogramm	5,0	22
vier bis fünf Jahre	16 bis 20 Kilogramm	5,5	24
sechs bis sieben Jahre	20 bis 24 Kilogramm	6,0	26
acht Jahre	24 bis 28 Kilogramm	6,5	28

- ist kein Leck nachweisbar, die nächst kleinere Tubusgröße wählen
- für HNO-Eingriffe, Korrektur von Lippen-Kiefer-Gaumen-Spalten, kraniofaziale Mobilisationen und neurochirurgische Eingriffe eignen sich orale RAE-Tuben (bis 6,0 mm Innendurchmesser, ohne Cuff), die am Kinn fixiert werden, Schläuche nach unten leiten
- **Larynxmaske**
- für kleine Routineeingriffe bei nüchternen Kindern
- das Einsetzen und Beatmen über die Larynxmaske ist mit der Rotationstechnik sehr einfach, fast alle Kinder lassen sich gut damit beatmen (trotz übergroßer Tonsillen)

Tab. A 14-9 Wahl der Larynxmaske, abhängig vom Gewicht des Kindes

Körpergewicht	Maskengröße	Cuffvolumen
bis 6,5 Kilogramm	1	bis 5 ml
6,5 bis 15 Kilogramm	2	bis 10 ml
15 bis 25 Kilogramm	2,5	bis 15 ml
über 25 Kilogramm	3	bis 20 ml
Jugendliche	4	bis 30 ml

– die Rotationstechnik (Larynxmaske wie Guedel-Tubus verkehrt herum einführen, am Zungengrund um 180 Grad drehen und vor dem Kehlkopfeingang plazieren) erleichtert das Einführen bei kleinen Kindern
– die Wahl der richtigen Larynxmaske ist abhängig vom Körpergewicht (Tab. A 14-9)

Hypnotika und Sedativa (Kap. 8.1.2)
- **Thiopental** (Trapanal),
– Wirkdauer etwa fünf MInuten
– Dosierung 5 bis 7 mg/kg KG i.v.
- **Methohexital** (Brevimytal)
– vor allem zur rektalen Applikation bei sehr ängstlichen Kindern geeignet
– Dosierung: 1 bis 2 mg/kg KG i.v; 15 bis 25 mg/kg KG rektal
- **Midazolam** (Dormicum)
– zur Prämedikation oral als Saft
– als Hypnotikum zur intravenösen Narkose
– Dosierung 0,1 bis 0,2 mg/kg KG i.v., Repetition alle 20 bis 30 Minuten 0,4 mg/kg KG
- **Disoprivan** (Propofol)
– nur für Kinder über drei Jahre zugelassen
– Dosierung 2,5 mg/kg KG i.v. als Bolus
– zur TIVA 6 bis 12 mg/kg KG/Stunde über Perfusor

Muskelrelaxanzien (Kap. 8.1.3)
- **Succinylcholin**
– evtl. schwere Bradyarrhythmieneigung
– bei Kindern unter sechs Jahren nur nach Atropingabe
– Dosierung: 1 bis 2 mg/kg KG i.v.
- **Vecuronium** (Norcuron)
– verlängerte Wirkdauer beim Neugeborenen und Säugling
– Dosierung: 0,08 bis 0,1 mg/kg KG i.v., Repetition alle 30 bis 40 Minuten
- **Atracurium** (Tracrium)
– keine verlängerte Wirkdauer beim Neugeborenen und Säugling
– Dosierung: 0,3 bis 0,6 mg/kg KG i.v., Repetition alle 20 Minuten oder kontinuierliche Gabe über Perfusor
- **Cis-Atracurium** (Nimbex)
– längere Wirkdauer als Atracurium (40 bis 45 Minuten)
– keine verlängerte Wirkdauer beim Neugeborenen und Säugling
– Dosierung 0,08 bis 0,1 mg/kg KG i.v.

- **Esmeron** (Rocuronium)
  - verlängerte Wirkdauer beim Neugeborenen und Säugling
  - in niedriger Dosierung (0,4 bis 0,6 mg/kg KG i.v.), Wirkdauer etwa 30 Minuten
- **Mivacurium** (Mivacron)
  - bei einer Dosierung von 0,15 mg/kg KG beträgt die Anschlagzeit bei Säuglingen 1,4 Minuten und die klinisch wirksame neuromuskuläre Blockade neun Minuten
  - keine Kumulation bei kontinuierlicher Zufuhr über Perfusor

Opioide (Kap. 8.1.2.5)
- **Fentanyl**
  - Dosierung: 1 bis 2 µg/kg KG i.v. als Analgesie für schmerzhafte Eingriffe in Spontanatmung; 3 bis 10 µg/kg KG i.v. für balanzierte Anästhesie, Repetitionsdosis 1 bis 2 µg/kg KG etwa alle 30 Minuten
- **Alfentanil** (Rapifen)
  - Dosierung: 10 µg/kg KG i.v. alle 10 Minuten oder größere Einmalgabe von 25 bis 100 µg/kg KG
- **Remifentanil** (Ultiva)
  - Dosierung für Kinder ab zwei Jahren: Bolusinjektion von 1 µg/kg KG über 30 Sekunden, gefolgt von einer kontinuierliche Infusion von 0,1 bis 0,25 bis 0,5 µg/kg KG/Minute
  - für Kinder unter zwei Jahren liegen noch kaum Erfahrungen vor

Inhalationsanästhetika
- grundsätzlich erfolgt die Narkoseeinleitung per inhalationem bei Kindern wesentlich rascher als bei Erwachsenen, da die alveoläre Ventilation mehr als doppelt so groß ist
- Narkosegase gelangen schneller ins Blut und werden auch schneller abgegeben

Der MAC-Wert eines Narkosegases ist bei Kindern etwa um ein Drittel höher als bei Erwachsenen. Eine Ausnahme machen Neugeborene. Bei ihnen ist der Anästhetikabedarf kleiner als bei Säuglingen, der MAC-Wert etwa um ein Drittel niedriger.

- **Isofluran**
  - es kann zu schweren Irritationen der Atemwege bis zum Laryngospasmus kommen
- **Sevofluran**
  - relativ neue Substanz mit einigen Vorteilen für Kinder
  - sehr geringe Blutlöslichkeit, Substanz flutet schneller an und fällt nach Beendigung der Zufuhr schneller ab als Isofluran oder Halothan
  - keine Irritation der Atemwege
  - Narkoseeinleitung per inhalationem ist unproblematisch
  - eine periphere Vasodilatation führt zu Blutdruckabfällen bei unverändertem Herzzeitvolumen
  - knapp 5% der Substanz werden verstoffwechselt

Der MAC-Wert für Sevofluran in einem Lachgas-Sauerstoff-Gemisch liegt bei Säuglingen und Kleinkindern bei 2,0 Vol.-%.

Sonstige Medikamente (Kap. 8.1.2.2)
- **Ketamin** (Ketanest)
  - stark wirksames Anästhetikum zur dissoziativen Anästhesie mit kurzer Wirkdauer (fünf bis acht Minuten)
  - Dosierung: 1 bis 3 mg/kg KG i.v., Repetition etwa alle 10 Minuten

447

- **Atropin**
  - bis zum sechsten Lebensjahr immer vor der Gabe von Succinylcholin
  - zur Steigerung der Herzfrequenz
  - Dosierung 10 µg/kg KG i.v. bis maximal 40 µg/kg KG i.v. (komplette medikamentöse Vagolyse), 20 bis 40 µg/kg KG per os zur Prämedikation

Venöse periphere Zugänge
- bei jeder Narkose muß ein venöser Zugang gelegt werden
- bei wachen Kindern sollte die Venenpunktion in der Regel nur nach Anwendung von EMLA erfolgen
- pro Punktionsstelle mindestens zwei Gramm EMLA auftragen und mit einem Okklusivverband abdecken, die Einwirkzeit beträgt eine bis eineinhalb Stunden
- Pflaster entfernen, noch 10 bis 15 Minuten warten, bis die prilocainbedingte Vasokonstriktion im Punktionsfeld abgeklungen ist
- Kunststoffverweilkanülen mit Stahlmandrin in den Größen 26 bis 18 G
- bevorzugte Punktionsstellen bei Säuglingen und Kleinkindern sind der Handrücken, die Unterarme und die Füße

Zentrale Venenkatheter (Kap. 6.1.2)
- bei kleinen Säuglingen Punktion der Vena subclavia
- ab sechs Monaten Vena jugularis interna

 Punktionsbedingte Komplikationen wie Pneumothorax, Verletzungen von Karotis, Trachea und Ösophagus sind bei Kindern häufiger als bei Erwachsenen, die Indikation muß daher streng gestellt werden.

- für Säuglinge wählt man 22-G-Katheter, für Kleinkinder bis 30 Kilogramm 20-G-Katheter und ab 30 Kilogramm 16-G-Katheter
- es gibt auch mehrlumige Katheter für Säuglinge und Kleinkinder
- Lagekontrolle durch Vorhof-EKG; Lage im Vorhof unbedingt vermeiden, es sind Vorhofperforationen mit tödlichem Ausgang möglich

Arterielle Zugänge (Kap. 6.1.3)
- bei Neugeborenen und Säuglingen hat sich die transkutane Punktion mit Plastikkanülen mit Stahlmandrin bewährt
- ab dem ersten Lebensjahr können arterielle Katheter in Seldinger-Technik eingelegt werden
- niedrige Komplikationsrate

 Bei Kindern unter zehn Kilogramm Körpergewicht darf der arterielle Katheter nicht an ein gebräuchliches Spülsystem angeschlossen werden, weil dies zu einer unkontrollierten Volumenüberladung führen würde.

- anstelle der Druckmanschette eine Perfusorspritze verwenden, Rate: ein Milliliter pro Stunde
- bei Kindern über zehn Kilogramm Körpergewicht kontinuierliche Spülsysteme verwenden

 Durch ausgiebiges Spülen des Systems können Mikrothromben retrograd in das Versorgungsgebiet der Arteria carotis eingeschwemmt werden und zu Hirninfarkten oder zum Verschluß der Arteria centralis retinae mit nachfolgender Blindheit führen.

Beatmungs- und Narkosegeräte (Kap. A 4)
- **Halboffene Systeme, Nichtrückatmungssysteme**
- **Halbgeschlossene Systeme, Rückatmungssysteme**

- halbgeschlossene Narkosesysteme mit teilweiser Rückatmung in Form des Narkosekreissystems für alle Altersklassen
- für Kinder bis zu 15 Kilogramm Körpergewicht kleinere Beatmungsbälge und Beatmungsbeutel, kleinere Verbindungsstücke zur Totaumminimierung und dünnere Beatmungsschläuche mit niedriger Compliance verwenden
- bis 25 Kilogramm Körpergewicht kommen großer Beatmungsbalg, kleinere Verbindungsstücke und dünnere Beatmungsschläuche zum Einsatz
- ab 25 Kilogramm Körpergewicht das normale Equipment für Erwachsene benutzen
- mit modernen Narkosebeatmungsgeräten (z.B. Cato oder Cicero) lassen sich auch kleine Frühgeborene suffizient beatmen
- bei sehr kleinen Frühgeborenen mit differenziertem Beatmungsmuster hat es sich bewährt, die Kinder mit dem Intensivbeatmungsgerät (Babylog-2000 oder Infant Star) weiter zu beatmen; da mit diesen Geräten eine manuelle Beatmung nicht möglich ist, muß zusätzlich ein Narkosegerät am Anästhesiearbeitsplatz bereitstehen

A 14.14.5.1 Monitoring
Standardmonitoring
- EKG-Monitor
- nichtinvasive, oszillometrische Blutdruckmessung (richtige Manschettengröße)
- Pulsoxymetrie
- kontinuierliche orale oder rektale Messung der Körpertemperatur, Kapnometrie
- Messung von Atemvolumina und Beatmungsdruck
- in- und exspiratorische Messung von Sauerstoff und Narkosegasen
- präkordiales Stethoskop
- bei Thoraxeingriffen alternativ ein Ösophagusstethoskop

Erweitertes Monitoring
- Messung des zentralen Venendrucks
- arterieller Katheter
- Blasenverweilkatheter

A 14.14.5.2 Intravenöse Narkoseeinleitung
In vielen Kliniken ist die intravenöse Narkoseeinleitung, zumeist mit Barbituraten (Thiopental 5 mg/kg KG i.v.), Standard. Das Verwenden der EMLA-Creme garantiert dabei fast immer eine schmerzlose Venenpunktion.

◀ **Anästhesiologische Konsequenzen**

Der Narkoseverlauf wird bei vielen Kindern günstig beeinflußt, wenn ein Elternteil bei der Narkoseeinleitung dabei sein kann.

- ruhige Atmosphäre im Einleitungsraum
- nach suffizienter Maskenbeatmung Gabe eines nichtdepolarisierenden Relaxans
- bis zur Anschlagszeit des Muskelrelaxans Kind mit der Maske beatmen
- zur Intubation Kind in „Schnüffelposition" bringen (Kap. 11.1.1.3)
- im Säuglingsalter Intubation mit Laryngoskop mit geradem Spatel (nach Miller)
- im Kleinkindalter die Laryngoskope nach Macintosh mit gebogenem Spatel

Vorgehen bei der Intubation

Kinder bis zu sechs Monaten werden unabhängig von der Art und Dauer des Eingriffs immer relaxiert und intubiert.

– beim Miller-Spatel zur Darstellung des Kehlkopfeingangs die Epiglottis mit der Spatelspitze aufladen

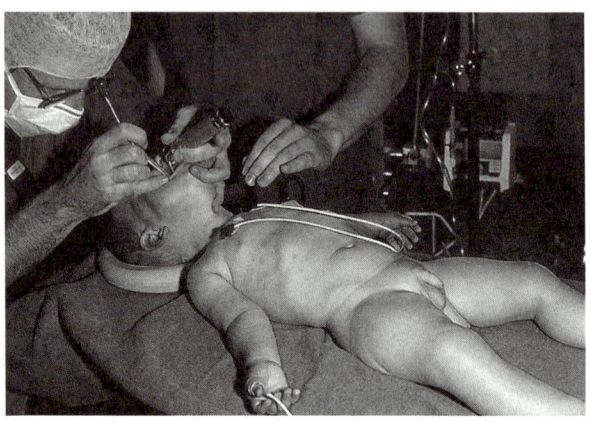

Abb. A 14-22 Intubation bei einem Säugling

– beim Macintosh-Laryngoskop durch Druck der Spatelspitze in den Winkel zwischen Zungengrund und Epiglottis die Epiglottis aufrichten; man kann mit dem kleinen Finger der laryngoskopierenden Hand von außen auf den Schildknorpel drücken und dadurch die Einstellung der Stimmritze entscheidend verbessern (Abb. A 14-22)
– Tubus unter Sicht so weit vorschieben, daß die schwarz markierte Spitze gerade zwischen den Stimmbändern verschwindet (Abb. A 14-23)
– sorgfältige Auskultation beider Lungen
– Tubus fixieren

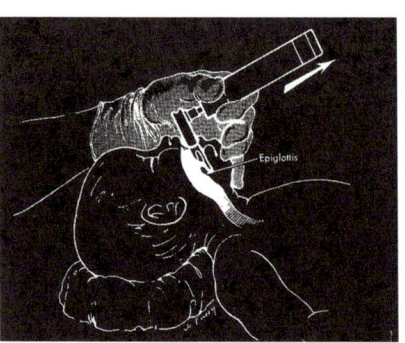

Abb. A 14-23 Schematische Darstellung der Intubation

- kürzere Operationen bei Kindern ab sechs Monaten können auch in Maskennarkose oder mit der Larynxmaske vorgenommen werden
- eine Sonderform der intravenösen Narkoseeinleitung ist die sog. Ileuseinleitung beim nicht nüchternen Kind

A 14.14.5.3 Narkoseeinleitung per inhalationem
Bei problematischen Venenverhältnissen kann die Narkose auch über die Maske eingeleitet werden

Vorgehen
- Kinder atmen für einige Minuten ein Lachgas-Sauerstoff-Gemisch ein, dem in steigender Konzentration das Narkosegas zugesetzt wird
- sobald die Kinder schlafen, von der assistierten auf die kontrollierte Maskenbeatmung übergehen
- das Überwinden der bei Kindern oft ausgeprägten Exzitationsphase erfordert Erfahrung und Geschick im Umgang mit der Maskenbeatmung.

Kritische Situationen entstehen vor allem bei Auftreten eines Laryngospasmus. Auslöser können sein: Infekte, zu schnelle Steigerung der Narkosegaskonzentration oder Narkosegase wie Isofluran, die die Atemwege reizen.

A 14.14.5.4 Rektale Narkoseeinleitung
Bei Kindern, die durch viele Krankenhausaufenthalte oder durch unglückliche Narkoseverläufe traumatisiert sind, oder bei geistig behinderten Kindern kann die Narkoseeinleitung mit der rektalen Applikation von Methohexital (15 bis 25 mg/kg KG) vorgenommen werden.

A 14.14.5.5 Aufrechterhalten der Narkose
Grundsätzlich erfolgt die Fortführung der Narkose bei Kindern nach den gleichen Prinzipien wie bei Erwachsenen, z.B. durch total intravenöse oder balanzierte Anästhesie.

Kombination mit Schmerzblockaden
- eine balanzierte Anästhesie mit einer Schmerzblockade bietet mehrere Vorteile
- da der Operationsschmerz durch die Blockade ausgeschaltet ist, kann man die balanzierte Anästhesie sehr flach und entsprechend arm an Nebenwirkungen halten
- die Blockade gewährleistet eine lange anhaltende, postoperative Analgesie
- die gängigsten Schmerzblockaden bei Kindern sind der Penisblock und der Kaudalblock für Eingriffe unterhalb des Bauchnabels (Kap. A 10.4.4)

A 14.14.5.6 Flüssigkeitshaushalt während der Narkose
Säuglinge haben einen doppelt so großen extrazellulären Flüssigkeitsraum wie Erwachsene. Darüber erfolgen primär Verlust und Aufnahme von Wasser. Erst danach wird die Flüssigkeit in den Intrazellulärraum verschoben.

Flüssigkeitshaushalt
- **Säuglinge**
- feste Bestandteile: 20 Prozent
- intrazelluläre Flüssigkeit: 40 Prozent
- extrazelluläre Flüssigkeit: 40 Prozent

● **Erwachsene**
- feste Bestandteile: 40 Prozent
- intrazelluläre Flüssigkeit: 40 Prozent
- extrazelluläre Flüssigkeit: 20 Prozent

Bei **Flüssigkeitsverlust** (Fieber, Durchfall, Erbrechen) ist immer zuerst der **extrazelluläre Flüssigkeitsraum** betroffen und durch **Dehydratation** wesentlich stärker gefährdet als der des Erwachsenen. Dies erfordert intraoperativ eine **exakte Flüssigkeitsbilanzierung** (Tab. A 14-10).

Tab. A 14-10 Flüssigkeitsbedarf bei Kindern

Körpergewicht	Basisbedarf
bis 10 Kilogramm	4 ml/kg KG/Stunde
10 bis 20 Kilogramm	2 ml/kg KG/Stunde
ab 20 Kilogramm	1 ml/kg KG/Stunde
zusätzlicher Operationsbedarf	
kleine Operation:	2 bis 4 ml/kg KG/Stunde
mittlere Operation:	4 bis 8 ml/kg KG/Stunde
große Operation:	8 bis 12 ml/kg KG/Stunde

Hinzu kommt das Flüssigkeitsdefizit durch die präoperative Nüchternheit. Es errechnet sich aus dem Basisbedarf pro Stunde multipliziert mit der Zeit, die das Kind nüchtern war. Dieses Nüchterndefizit wird auf die erste und zweite Operationsstunde verteilt.

Nierenfunktion des Säuglings
- ist noch nicht ausgereift
- die Säuglingsniere ist nicht in der Lage, alle Salze aus dem Primärharn rückzuresorbieren (Salzverlustniere)
- Säuglinge benötigen mehr Salz in den Elektrolytlösungen als Erwachsene
- die Säuglingsniere kann Urin nicht so stark konzentrieren (Wasserverlustniere)
- die Urinausscheidung ist bei kleinen Kindern doppelt so groß wie bei Erwachsenen, daher benötigen sie mehr Flüssigkeit

A 14.14.5.7 Blutverlust unter der Operation
Blutvolumen in Abhängigkeit vom Alter

Wegen Infektionsrisiken muß die Indikation zur Bluttransfusion bei Kindern besonders kritisch gestellt werden. Um die Versorgung der Organe mit Sauerstoff während einer Narkose sicherzustellen, sollte ein gesundes Kind eine Hämoglobinkonzentration von 8 g/100 ml aufweisen, bei schwerkranken Kindern sollte das Hb größer als 10 g/100 ml sein.

Maximal tolerabler Blutverlust

geschätztes Blutvolumen × (Hämatokrit des Patienten – 25)

Hämatokrit des Patienten

– kleine intraoperative Blutverluste mit der dreifachen Menge einer kristalloiden Lösung ersetzen, mittlere Blutverluste mit kolloidalen Lösungen (Humanalbumin 5%, HAES)

Bluttransfusionen

– drei Milliliter Erythrozytenkonzentrat pro Kilogramm Körpergewicht sind notwendig, um die Hämoglobinkonzentration um 1 g/100 ml zu erhöhen

Falls die Transfusion von Erythrozytenkonzentrat und Fresh Frozen Plasma notwendig ist, muß darauf geachtet werden, daß beides vom selben Spender kommt, um das Infektionsrisiko nicht zu verdoppeln.

A 14.14.5.8 Narkoseausleitung

Bei der Narkoseausleitung durchlaufen die Kinder die gleichen Narkosestadien wie beim Einschlafen. Kritisch ist die **Exzitationsphase,** die bei Kindern meist wesentlich stärker ausgeprägt ist als bei Erwachsenen.

Symptome in der Exzitationsphase

– unkontrollierte Extremitätenbewegungen
– ineffektive Atemexkursionen
– hyperreagible Pupillen

◀ **Anästhesiologische Konsequenzen**

– Extubation nach vollständigem Abklingen der Exzitationsphase

Je kleiner das Kind ist, desto wacher sollte es bei der Extubation sein.

– endotracheales Absaugen in der Ausleitungsphase wegen der Gefahr des Laryngospasmus unbedingt vermeiden
– Endotrachealtubus in der Inspirationsphase mit leichtem Überdruck entfernen, um einem reflektorischen Glottisverschluß vorzubeugen, weil das Kind nach der Extubation erst einmal ausatmen muß

A 14.14.5.9 Postoperative Überwachung

Alle Kinder sollten postoperativ für eine bestimmte, allerdings sehr variable Zeit im Aufwachraum überwacht werden.

Alle Kinder sollten prinzipiell Sauerstoff erhalten, solange sie die Maske tolerieren. Ohne Sauerstoffgabe treten bei relativ vielen Kindern postoperativ Episoden von Hypoxämie auf (Kap. A 17.).

Überwachungskriterien

– siehe Kapitel A 17
– besonders zu beachten: Kinder, die intraoperativ größere Mengen an Opioiden erhielten oder bei denen die Narkose rektal mit Methohexital eingeleitet wurde

Kriterien für die Entlassung aus dem Aufwachraum

– siehe Kapitel A 17

A 14.14.6 Narkoseverfahren bei speziellen Erkrankungen im Neugeborenenalter

A 14.14.6.1 Ösophagusatresie

Die Häufigkeit der Ösophagusatresie beträgt 1:2500. Bei etwa 40% der Fälle finden sich noch **andere Fehlbildungen,** besonders die sogenannte **VATER-Assoziation** (**v**ertebrale Anomalien, tiefe **A**nalatresie, **t**racheooesophageale Fistel, **R**adiusaplasie und **r**enale Anomalien). Bei der mit 85% häufigsten Form der Ösophagusatresie ist der **obere Ösophagusanteil blind verschlossen,** der untere, distale Ösophagusanteil ist durch eine **Fistel mit der Trachea** kurz oberhalb der Bifurkation verbunden.

Symptome

– meist unmittelbar nach der Geburt starker Speichelfluß und Zyanose
– beim Versuch, eine Magensonde zu plazieren, spürt man nach zehn bis zwölf Zentimetern einen federnden Widerstand

Kinder mit Ösophagusatresie sollten frühzeitig als geplanter Notfall operiert werden, da sonst die pulmonalen Komplikationen zunehmen.

Das Hauptproblem besteht in der Fistel zwischen Trachea und dem distalen Ösophagus. Schon bei der Maskenbeatmung gerät Luft über die Fistel in den Magen.

◀ Anästhesiologische Konsequenzen

– zur Aspirationsprophylaxe erfolgt die Narkoseeinleitung mit etwa 30-Grad-Oberkörperhochlagerung
– Speichel, der sich in dem oberen Ösophagusanteil ansammelt, gründlich absaugen
– Narkoseeinleitung mit einem Barbiturat und einem Muskelrelaxans mit schneller Anschlagszeit
– Tubusspitze soll jenseits der Fistel knapp über der Bifurkation liegen

A 14.14.6.2 Kongenitale Zwerchfellhernie

Die Häufigkeit dieser Erkrankung liegt zwischen 1:2500 und 1:5000. Durch einen **Entwicklungsdefekt** in der frühen Schwangerschaft kommt es zur **Herniation von Bauchorganen** zumeist **in** den linken **Thorax,** die **Lunge** der betroffenen Seite bleibt **hypoplastisch** mit einer **verminderten Anzahl** von **Bronchien** und **Alveolen** und einem **reduzierten pulmonalen Gefäßquerschnitt.**

Das Ausmaß der Hypoplasie der betroffenen Lunge, in seltenen Fällen sind beide Lungen hypoplastisch, bestimmt die immer noch hohe Mortalität der kongenitalen Zwerchfellhernie.

Symptome

– Atemnot, Tachypnoe
– Zyanose, evtl. eingefallenes Abdomen
– das Mediastinum ist oft zur gesunden Seite verdrängt
– im Röntgenbild sieht man die Herniation von Bauchorganen in den Thorax

Hyperkapnie, der hohe pulmonalarterielle Druck und die Hypoxämie können durch Wiedereröffnung des Ductus Botalli (persistierende fetale Zirkulation) zu einem lebensbedrohlichen Zustand führen.

◄ **Anästhesiologische Konsequenzen**
– Narkoseeinleitung mit Barbituraten und Succinylcholin, da eine Maskenbeatmung zu einer Überdehnung von Magen und Dünndarm führen kann (Verschlechterung der pulmonalen Situation, weil ein Teil dieser Organe im Thorax liegt)
– arterieller Katheter für die häufig erforderlichen Blutgasanalysen
– Narkosebeatmung sollte wegen der hypoplastischen, schwer dehnbaren Lunge und der Gefahr des Barotraumas und des Pneumothorax mit hoher Frequenz, niedrigem Zugvolumen und einer Druckbegrenzung auf maximal 30 cmH$_2$O erfolgen
– postoperative Nachbeatmung auf einer kinderchirurgischen oder pädiatrischen Intensivstation
– in großen kinderchirurgischen Zentren werden Kinder mit kongenitaler Zwerchfellhernie zunächst mit extrakorporaler Membranoxygenierung (ECMO) stabilisiert, dieses Verfahren scheint die sehr hohe Mortalität von etwa 50% zu verbessern

A 14.14.6.3 Hypertrophische Pylorusstenose
Zugrunde liegt eine muskuläre Hypertrophie des Pylorus, die ein Passagehindernis darstellt. Die Krankheit manifestiert sich in der zweiten bis sechsten Lebenswoche, Knaben sind häufiger betroffen, die Häufigkeit ist 1:500.

Symptome
– schwallartiges, nicht galliges Erbrechen
– Erbrechen führt zur Dehydratation
– Salzsäureverluste mit oft sehr ausgeprägter metabolischer Alkalose und erniedrigten Chlorid- und Kaliumwerten

◄ **Anästhesiologische Konsequenzen**
– Ileuseinleitung
– balanzierte Anästhesie
– postoperativ problemlose Extubation

A 14.14.7 Komplikationen in der Kinderanästhesie

A 14.14.7.1 Maligne Hyperthermie
Die Häufigkeit einer malignen Hyperthermie liegt bei Kindern zwischen 1:3000 und 1:15000 (Kap. A 15.11).

A 14.14.7.2 Laryngospasmus
Unter Laryngospasmus versteht man einen reflektorischen Verschluß der Stimmritze, welcher bei nicht adäquater und nicht rechtzeitiger Behandlung lebensbedrohlich werden kann (Kap. A 15.13).

Begünstigende Faktoren
– Manipulationen im Larynx- und Mundbereich (Absaugen, Einlegen des Tubus) in oberflächlicher Narkose
– Irritationen der Atemwege durch Inhalationsanästhetika wie Isofluran, Enfluran, Desfluran
– Infekte der oberen Luftwege

◄ **Anästhesiologische Konsequenzen**
– Maskenbeatmung mit 100% Sauerstoff
– eine Relaxierung mit Succinylcholin oder Mivacurium und Intubation des Patienten sind nur selten nötig

A 15 Not- und Zwischenfälle während der Narkose

Studien belegen, daß Narkoseschäden durch ein erweitertes Monitoring, z.B. Pulsoxymetrie oder Kapnographie, vermeidbar sind.
Komplikationen in der Anästhesie sind schwer vorherzusehen, da jeder Patient individuell reagiert.

Faktoren, die das Auftreten und Ausmaß der Notfälle beeinflussen
– Grunderkrankung des Patienten
   Komplikationen während der Einleitung und/oder bei der Narkoseführung
– Zeitpunkt der Therapieeinleitung und des Therapieerfolges
– Qualifikation des Personals

 Ziel muß es sein, die Komplikationen und vor allem Langzeitschäden möglichst gering zu halten. Dieses erfordert eine umfassende Krankenbeobachtung und -überwachung.

Tritt eine Komplikation auf, müssen schnellstmöglich entsprechende **Gegenmaßnahmen** ergriffen werden. Durch die multikausalen Ursachen eines Narkosezwischenfalls muß zuerst innerhalb kürzester Zeit vor einer möglichen Therapie eine **Ausschlußdiagnose** vogenommen werden.

A 15.1 Respiratorische Störungen

A 15.1.1 Pneumothorax

Ursachen
– supraklavikuläre Lokalanästhetikablockade
– Anlegen eines zentralen Venenkatheters
– endoskopische Eingriffe
– hoher Beatmungsdruck bei kontrollierter Beatmung mit geschlossenem Exspirationsventil und Gebrauch des Sauerstoff-Flush am Narkosegerät
– akzidentelles operatives Geschehen

Symptome
– Behinderung des venösen Rückflusses
– Blutdruckabfall, Tachykardie
– Hypoxie (p_aO_2 unter 60 mmHg), einseitiges Atemgeräusch
– Obstruktion trotz durchgängigem Trachealtubus

Therapie
Wichtig ist es, auch an Differentialdiagnosen, z.B. Hypovolämie, kardiales Versagen, zu denken.
– Entlastung durch dicklumige Kanüle
– Buelau-Drainage (Kap. 6.3.2)
– Sicherung der Diagnose durch Röntgen-Thorax

Prophylaxen
– bei ambulanten Patienten nur axilläre Blockaden
– bei respiratorisch prädisponierten Patienten keine supraklavikulären Lokalanästhesieblockaden

457

– keine beidseitigen Versuche, um die V. subclavia zu punktieren
– extremen Beatmungsdruck vermeiden durch entsprechendes Einstellen des Überdruckventils am Narkosekreislaufarm
– Beobachtung des Operationsgeschehens

A 15.1.2 **Hypoxie**

Eine Hypoxie mit einem p_aO_2 unter 60 mmHg zählt zu den schwersten respiratorischen Störungen unter Narkose.

Ursachen

Ist die Ursache nicht krankheitsbedingt wie beim Pneumothorax oder Kreislaufversagen, müssen folgende Faktoren überprüft werden:
– korrekte Tubuslage
– gleichmäßige Belüftung der Lunge
● **Einstellung bzw. Defekt des Narkosegerätes**
– inspiratorische Sauerstoffkonzentration
– Ventilationsstörung
– Diskonnektionen der Beatmungsschläuche

Symptome

– Zyanose (nur bei einem Hämoglobin über 6% erkennbar)
● **Abhängig von der Narkosetiefe**
– erhöhte Atemfrequenz bei Spontanatmung
– erhöhte Herzfrequenz
– Blutdruckerhöhung

Therapie

– Sauerstoffgabe
– sofortige Kausalbehandlung
– evtl. kardiopulmonale Reanimation (Kap. 12)

Prophylaxen

– vor Narkosebeginn das Narkosegerät auf Funktionsfähigkeit überprüfen
– während der Narkoseführung die Verbindungen der Beatmungsschläuche und die Einstellungen des Narkosegerätes regelmäßig prüfen

A 15.1.3 **Hyperkapnie**

Man spricht von einer Hyperkapnie, wenn der p_aCO_2 über 50 mmHg liegt.

Ursachen

Die generelle Ursache dafür ist die zu geringe alveoläre Ventilation, die wiederum durch ein zu geringes Atemminutenvolumen entsteht, z.B. durch:
– Lungenfunktionsstörungen
– Totraumvergrößerung durch Narkosesystem
– Lungenembolie

 Folge ist die Erhöhung des funktionellen Totraums, z.B. bei maligner Hyperthermie, Sympathikusaktivierung oder thyreotoxischer Krise mit Erhöhung der Kohlendioxidproduktion.

Symptome

– beim spontan atmenden Patienten erhöhen sich Atem- und Herzfrequenz sowie der Blutdruck

– beim anästhesierten Patienten werden diese Symptome durch die Narkosetiefe unterdrückt

Therapie
– Erhöhung der alveolären Ventilation
– Kausalbehandlung nach Differentialdiagnose

Prophylaxen
– großzügige Indikation zur künstlichen Beatmung
– Kapnometrie als Standardmonitoring
– häufige Blutgasanalysen bei längeren Eingriffen

A 15.1.4 Obstruktion der Luftwege

Die **Ursachen** können anatomisch, krankheitsbezogen oder funktionell bedingt sein (z.B. Mikrogenie, Unterkieferfrakturen, Abszesse und Phlegmonen).
Symptomatisch fallen Schluckstörungen und verminderte Fähigkeit, den Mund zu öffnen und den Kopf zu überstrecken, auf.

A 15.1.4.1 Laryngospasmus
Beim Laryngospasmus kommt es zu einer Verkrampfung der Stimmritze.

Ursachen
– Reflexirritationen durch übersteigerte Abwehrbereitschaft bei zu flacher Narkose oder eindringende Fremdkörper
– Aspiration von saurem Magensaft
– mehrere Intubationsversuche
– Blut- und Sekretansammlung im Kehlkopfbereich

Eine durch den Laryngospasmus auftretende Hypoxämie verstärkt den Spasmus.

Symptome
– Kiefersperre, Schlucken, Würgen
– exspiratorischer Stridor, paradoxe Atmung
– spätere Zyanose und Bradykardie

Therapie
– Sauerstoffgabe in den Mund- und Nasen-Rachen-Raum
– Vertiefen der Narkose
– Relaxation mit Succinylcholin (als vorletztes Mittel)
– Tracheotomie als letztes Mittel der Wahl, wenn keine Intubation möglich ist

Prophylaxen
– Beachtung und schnelles Erreichen des Exzitationsstadiums (Exzitation: Erregung) bei der Einleitung
– ausreichend tiefe Narkose
– keine Extubation im Exzitationsstadium bei der Narkoseausleitung

A 15.1.4.2 Bronchospasmus
Unter einem Bronchospasmus versteht man die Verkrampfung der Bronchialmuskeln.

459

Ursachen
– flache Narkose, eindringende Fremdkörper
– Aspiration, Asthma bronchiale
– Allergien z.B. auf Dextrane, Transfusionen

Symptome
– Giemen, Brummen
– verlängerte Exspiration

Therapie
– Tubuslage kontrollieren
– kurzzeitige Erhöhung des F_iO_2
– Vertiefen der Narkose
– Absetzen des anaphylaktischen Allergens, Bronchodilatanzien

Prophylaxen
– ausreichende Narkosetiefe
– Vermeiden von Allergenen, Anamnese des Patienten beachten

A 15.1.4.3 Aspiration
Das Eindringen von Mageninhalt in die Lunge bezeichnet man als Aspiration.

Ursachen
– aktive oder passive Einatmung von festem oder flüssigem Mageninhalt

Symptome
● **Beim spontanatmenden, wachen Patienten**
– Verschlucken, Husten, Würgen
● **Beim narkotisierten Patienten**
– Mendelson-Syndrom (erst nach Stunden ausgeprägt). Die Anzeichen sind Zyanose, Tachykardie, Dyspnoe, exspiratorischer Stridor
– später Bildung eines Lungenödems

Therapie
– evtl. Bronchiallavage mit Bronchoskop
– reine Sauerstoffgabe, bronchodilatierende Substanzen
– Nachbeatmung mit PEEP, Gabe von Antibiotika

Prophylaxen
– Ileuseinleitung bei der Narkose
– großlumigen, gut funktionierenden, laufenden Sauger bereithalten
– Tubus immer mit Mandrin vorbereiten
– Tuben in mehreren Größen und Intubationsspatel bereitlegen
– Verabreichen von oralen Antazida senkt den pH-Wert, nicht die Flüssigkeitsmenge
– Magenschlauch vor der Narkoseeinleitung entfernen, da er als Schiene bei der Regurgitation dienen kann
– bei Intubation am wachen Patienten Gabe von 15 mg Xylocain i.v.
– keine Gabe eines Schleimhautanästhetikums wegen der Irritation der Schleimhäute
– Krikoiddruck
– längere Präoxygenierungsphase mit Sauerstoff-Flush
– keine Zwischen- oder Überdruckbeatmung vor der Intubation
– sparsame Gabe von Barbituraten (Erschlaffung des Mageneingangs)

- kurzwirkendes Muskelrelaxans (Succinylcholin)
- großzügige Indikationsstellung für eine Regionalanästhesie
- **Lagerungsmöglichkeiten**
- erhöhte Kopflagerung erhöht den Druckgradienten über der Kardia, erschwert aber die Intubation
- Kopftieflagerung verhindert eine mögliche Aspiration bei stattfindender Regurgitation, erleichtert aber die Intubation

A 15.2 Herz-Kreislauf-Störungen

A 15.2.1 Myokardinfarkt, Ischämien

Bei einem Myokardinfarkt kommt es zum Verschluß von Koronarästen durch Verengungen oder Thromben. Teile des Herzmuskels werden mit Sauerstoff minderversorgt.

A 15.2.2 Herzrhythmusstörungen

A 15.2.2.1 Arrhythmien
Hierbei spielen besonders **ventrikuläre Extrasystolen** eine Rolle.

Ursachen
- Gabe von Succinylcholin
- Reflexirritation beim Intubationsvorgang
- Inhalationsanästhetika (Halothan)
- Hyperkapnie bei Spontanatmung oder schlechter Beatmung
- ZNS-Stimulation bei neurochirurgischen Eingriffen, z.B. Eingriffe an der hinteren Schädelgrube oder Frontallappen
- Elektrolytveränderungen, z.B. Kalium, Calcium
- Herzschrittmacher
- Hypothermie
- operativer Zug am Peritoneum
- Auslösen des okulokardialen Reflexes

Therapie
- Ausschluß von Hypoxie und Hyperkapnie
- Hyperventilation und Erhöhung des F_iO_2
- Vermindern der endogenen Katecholaminausschüttung durch Vertiefung der Narkose

Prophylaxen
- intensive präoperative Anamnese
- Pulsoxymetrie, invasive Blutdruckmessung
- Extremitäten-EKG

A 15.2.2.2 Sinustachykardie
Sinustachykardien sind häufig Vorboten von Kammerflimmern.

Ursachen
- flache Narkose, Volumenmangel
- anaphylaktische Reaktionen, Hypoxie, Hyperkapnie

Symptome
- erhöhte Herzfrequenz über 130 Schläge/Minute mit regulären P-Wellen und nachfolgendem QRS-Komplex

461

Therapie
- Vertiefen der Narkose
- Kausaltherapie
- pharmakologische Intervention, z.B. Beta-Blocker

Prophylaxe
- Früherkennung durch Monitoring

A 15.2.2.3 Sinusbradykardie
Bradykardien treten selten auf und sind meist die Folge eines ungenügenden Monitorings und des Übersehens einer vorausgegangenen Tachykardie.

Ursachen
- akzidentelle intravasale Injektion von Lokalanästhetika
- Auslösung von vagalen Reflexen bei der Intubation
- Applikation von Succinylcholin
- Druck auf die Barorezeptoren in der Gefäßchirurgie, z.B. A. carotis
- neurologische Zeichen bei intrazerebralen Operationen

Symptome
- Absinken der Herzfrequenz unter 50 Schläge/Minute

Therapie
- Monitoring überprüfen
- Tasten und Auszählen des peripheren Pulses
- medikamentöse Therapie, z.B. Atropin
- Ursachenforschung, auslösende Faktoren eliminieren

 Viele Patienten mit Sinusbradykardien kommen bereits mit einem **Herzschrittmacher** in den Operationssaal.

Störende Einflüsse auf die Funktion des Herzschrittmachers
- Kernspintomographen
- Elektrokauter
- Resektoskop bei transurethralen Eingriffen
- Kältezittern in Verbindung mit Hypothermie
- depolarisierende Muskelrelaxanzien
- Elektrolytverschiebungen, speziell von Kalium

Prophylaxen
- Bereitlegen eines Magneten zum Beeinflussen der einstellbaren Parameter am Herzschrittmacher
- kein Kautern in unmittelbarer Nähe des Schrittmachersystems
- Vermeiden einer Hypothermie
- erweitertes Monitoring wie Pulsoxymetrie, Ösophagusstethoskop, arterielle Blutdruckmessung bei nicht entstörten EKG-Monitoren
- Präcurarisierung verhindert Muskelzittern bei der Einleitung
- engmaschige Elektrolytkontrollen

A 15.2.2.4 Hypotonie
Von einer Hypotonie (Hypotension) spricht man, wenn der systolische Blutdruckwert mehr als 30% gegenüber dem präoperativen Durchschnittswert abfällt. Bei vorbestehenden Herzerkrankungen genügt schon ein 20%iger Abfall.

Ein älterer Mensch benötigt in der Regel einen höheren Perfusionsdruck als jüngere Personen.

Ursachen
– Überdosierung der Prämedikation
– negative Inotropie der Anästhetika
– großes Intervall zwischen Narkoseeinleitung und Hautschnitt, dadurch fehlende chirurgische Stimulation
– Hypovolämie durch Blutverluste
– Volumenverluste in den dritten Raum
– extreme Operationslagerungen bzw. postoperative Umlagerungen
– Manipulationen am Abdominal- und Thoraxbereich
– Beatmung mit hohem Druck
– Hypokapnie, Hypoxie
– anaphylaktische Reaktionen

Bei Einfügen von Knochenzement bei orthopädischen Operationen kann es zur Gefäßdilatation und zur Bronchokonstriktion kommen.

Symptome der Hypotonie
– sinkende Blutdruckwerte, schlecht tastbare periphere Pulse
– kalte, marmorierte Akren (Zehen, Finger), Tachykardie
– verminderte Ausscheidung
– Abfall der zentralvenösen Sauerstoffsättigung

Therapie
– Operationsbeginn beschleunigen
– Überprüfen der möglichen Ursachen, entsprechende Maßnahmen einleiten, z.B. Narkosetiefe reduzieren
– Flüssigkeitszufuhr

Prophylaxen
– Vermeiden der obengenannten Ursachen
– exaktes Monitoring bei gefährdeten, z.B. älteren Patienten mit bestehenden kardiovaskulären Erkrankungen

A 15.2.2.5 Hypertonie
Von einer Hypertonie (Hypertension) spricht man, wenn der systolische Blutdruckwert mehr als 30% gegenüber dem präoperativen Durchschnittswert ansteigt. Bei Herzerkrankungen genügt schon ein 20%iger Anstieg.

Ursachen
– Angst vor der bevorstehenden Operation
– unzureichende Schmerzabschirmung
– respiratorische Azidose, Hyperkapnie
– Hypoxämie, Hyperthermie, Hypothermie
– überdehnte Harnblase
– Einschwemmsyndrom bei transurethralen Eingriffen in der Urologie (Kap. A 14.10.4.1)
– gefäß- und neurochirurgische Eingriffe

Symptome
– Erhöhung des Blutdrucks
– Anstieg des peripheren Widerstands
– wache Patienten in Regionalanästhesie klagen evtl. über Herzklopfen und Kopfschmerzen

463

Therapie
– wache Patienten beruhigen, von den Ängsten ablenken
– Überprüfen der möglichen Ursachen und entsprechende Maßnahmen einleiten, z.B. Narkose vertiefen
– vorbestehende Hypertonie sollte präoperativ entsprechend therapiert werden
– Gabe von Antihypertensiva

Prophylaxen
– Vermeiden der genannten Ursachen
– exaktes Monitoring bei gefährdeten, z.B. älteren Patienten mit bestehenden kardiovaskulären Erkrankungen

A 15.3 Allergische Störungen

Bei allergischen Reaktionen während der Narkose unterscheidet man zwischen **immunologischen Reaktionen** (Kontakt mit körperfremden Substanzen, gegen die schon Sensibilisierungen vorliegen) und einer **Pseudoallergie.** Die allergischen Reaktionen bei Pseudoallergie treten schon beim ersten Kontakt ohne vorausgegangene Sensibilisierung mit einer fremden Substanz auf.
Weibliche Patienten sind dreimal häufiger als männliche betroffen. Allergische Reaktionen zählen zu den häufigsten Komplikationen in der Anästhesie.

Im höheren Lebensalter steigt der Schweregrad der Anaphylaxie, nicht aber die Häufigkeit.

Ursachen
– atopische Disposition des Patienten (Urtikaria, Dermatitiden, Asthma, Arzneimittelreaktionen)
– erbliche Komponente, Wiederholungsnarkosen
– Hyperventilationssyndrom, Streß und Angstgefühle
– Polytrauma, septischer Schock, gastrointestinale Blutungen
– Niereninsuffizienz
– Radiumbestrahlung (erhöhte Histaminspiegel)
– Muskelrelaxanzien
– Kolloide, Hypnotika, Antibiotika, Benzodiazepine, Opioide
– Fremdblut, Röntgenkontrastmittel
– Knochenzement
– latexhaltige Tuben, Handschuhe, Katheter

Symptome
● **Schweregrad 1**
– Hauterscheinungen wie Flush und Urtikaria
● **Schweregrad 2**
– hämodynamische, nicht lebensbedrohliche Reaktionen
– Erhöhung der Pulsfrequenz, Absinken des systolischen Blutdrucks, Dyspnoe, Nausea, Erbrechen
● **Schweregrad 3**
– lebensbedrohliche hämodynamische Reaktionen (Schock)
– lebensbedrohlicher Bronchospasmus
● **Schweregrad 4**
– Herz- und/oder Atemstillstand

Zwei Drittel der tödlichen anaphylaktischen Reaktionen erfolgen durch einen Bronchospasmus, ein Viertel vorwiegend durch Kreislaufkollaps.

Therapie
abhängig vom Schweregrad
- Absetzen der auslösenden Allergene
- Patienten unter Regionalanästhesie beruhigen
- reine Sauerstoffgabe
- Gabe eines Antihistaminikums (verzögerter Wirkungseintritt)
- Volumensubstitution, Kortisonpräparate
- Adrenalin, Bronchodilatatoren

Prophylaxen
- genaue Anamneseerhebung
- Vorspritzen eines Haptens (Dextran mit Molekulargewicht 1000), das gegen höhermolekulare Dextranlösungen gerichtete Antikörper vom IgM-Typ blockiert und anaphylaktische Reaktionen weitgehend verhindert
- evtl. präoperative Gabe von Histaminantagonisten, Steroiden und H_2-Histaminantagonisten

A 15.4 Störungen der Körpertemperatur

A 15.4.1 Hypothermie

Von einer Hypothermie spricht man bei einer Körpertemperatur unter 36,0 °C.

Ursachen
- Morphine, Barbiturate und volatile Anästhetika beeinflussen die Temperaturregulation im Hypothalamus
- Muskelrelaxanzien blockieren das bei Kälte auftretende Muskelzittern
- volatile Anästhetika wirken peripher vasodilatierend und erhöhen so den Wärmeverlust
- kalter Operationstisch, kalte OP-Tücher, großflächige Desinfektion
- große Wundflächen, kalte Spülflüssigkeiten, kalte Infusionslösungen
- kalte Transfusionsgabe, trockene, kalte Narkosegase

Symptome
- erhöhter Sauerstoffverbrauch und Stoffwechsel
- verlangsamter Abbau von Narkotika
- Hyperglykämie, Hyperkapnie
- periphere Vasokonstriktion
- Gewebehypoxie durch Linksverschiebung der Sauerstoffdissoziationskurve
- Abnahme der glomerulären Filtrationsrate

Therapie und Prophylaxen
- Monitoring der Körpertemperatur
- Temperatur des Operationssaals erhöhen
- Anwärmen und Anfeuchten der Narkosegase
- Anwärmen der Infusionen, Wärmematten (Abb. A 15-1)

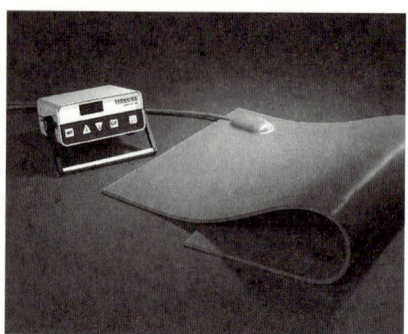

Abb. A 15-1 Wärmematte

Beim unsachgemäßen Gebrauch von Wärmematten kann es zu Verbrennungen kommen.

A 15.4.2 Maligne Hyperthermie

Eine maligne Hyperthermie entsteht durch **Stoffwechselentgleisungen der quergestreiften Muskulatur,** verbunden mit einer **Erhöhung** des **Calciums** und einer **massiven Wärmeproduktion.** Die Gesamtletalität beträgt 60 bis 70 Prozent.

Prädisponiert sind Patienten mit Skelettmuskelerkrankungen, kausal nicht erklärbaren Fieberschüben bei vorausgegangenen Narkosen sowie Patienten, in deren Familie bereits maligne Hyperthermie aufgetreten ist.

Ursachen
– auslösende Triggersubstanzen, z.B. volatile Anästhetika, Succinylcholin und Lokalanästhetika vom Amidtyp
– Männer sind aufgrund ihrer höheren Muskelmasse stärker als Frauen betroffen
– präoperativer Streß

Symptome
- **Frühsymptome**
– supraventrikuläre Tachykardie, die aus dem Narkoseverlauf nicht erklärbar erscheint
– Rigidität der Kiefermuskulatur nach Succinylgabe bei der Intubation, die sich auch nach dem Vertiefen der Narkose und wiederholter Succinylgabe nicht vermindert
- **Vollbildsymptome**
– extremer Anstieg der Körpertemperatur
– Hyperkaliämie
– hohe Katecholaminausschüttung, Hyperglykämie
– massiver Anstieg des pCO_2 durch die erhöhten Stoffwechselvorgänge, Laktatazidose

Therapie
- Eliminieren der Triggersubstanzen und sofortiger Abbruch der Narkose
- konsequente intravenöse Gabe von Dantrolen 2,5 bis 30 mg/kg KG über 15 Minuten, abhängig von den metabolischen Laborwerten
- Übergang auf intravenöse Anästhesieverfahren
- reine Sauerstoffgabe
- Atemminutenvolumen verdreifachen, Senken der Azidose
- Auswechseln des Narkosegeräts; wenn nicht vorhanden, Einsatz von Aktivkohlefiltern zur Eliminierung volatiler Anästhetika
- Kühlung mit kalten Infusionen, externe Kühlung

Prophylaxen

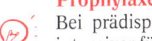

Bei prädisponierten Patienten sollte in der perioperativen Phase noch intensiver für eine streß- und angstfreie Atmosphäre gesorgt werden.

- genaue Anamneseerhebung
- erweitertes Monitoring, z.B. Körpertemperatur und Kapnographie
- Bereitstellen eines einsatzbereiten Narkoseapparats mit halboffenem System
- Narkoseregime ohne Triggersubstanzen
- bei längeren Eingriffen bei prädisponierten Patienten präoperative Gabe von Dantrolen i.v.
- Screening: Muskelbiopsie mit Koffeinhalothankonzentrationstest

A 15.5 Sonstige Störungen

A 15.5.1 Luftembolie

Bei der Luftembolie dringt Luft in den kleinen Kreislauf ein und verstopft die Lungenkapillaren (Kap. A 14.7.5.2).

Ursachen
- chirurgische Eröffnung von blutdurchströmten Venen
- bestehende Druckdifferenz zum rechten Herzen
- sitzende Lagerung bei neurochirurgischen Operationen
- diskonnektierte zentrale Venenkatheter
- Hals- und Strumaoperationen
- Eingriffe am offenen Herzen und Thoraxbereich
- technische Fehler beim Legen zentraler Venenkatheter

A 15.5.2 Lagerungsschäden

Prädisponierte Lokalisationen
- N. ulnaris am Ellenbogen, N. radialis am Humerusschaft
- N. peroneus am Fibulaköpfchen
- Überdehnung oder Zerrung des Plexus brachialis
- N. tibialis bei Steinschnittlage
- Ohren, Nase, Augen, Knochenstellen mit wenig subkutanem Fettgewebe

Ursachen
- unsachgemäße Lagerung des Patienten bei fehlenden Schutzreflexen
- unzureichende Polsterung oder extreme Lagerungen

Symptome
- Parästhesien
- neurologische Ausfälle
- Kompartmentsyndrom mit Störungen der örtlichen Blutzufuhr und der im Kompartment gelegenen Organe, z.B. Schulter- und Kniegelenk, als Folge des Anstiegs des örtlichen Gewebedruckes und der daraus resultierenden Gefäß- und Nervenkompression
- Thoracic-outlet-Syndrom beim „Aufhängen" des Patientenarms über dem Kopf mit Bügel im Ellenbogengelenk, z.B. in Seitenlage bei Nieren- und Lungeneingriffen
- minderdurchblutete Stellen, Druckzeichen wie Rötung, Blauverfärbung, Nekrosen

Therapie
- physikalische Maßnahmen, z.B. Interferenzstrom, Krankengymnastik

Prophylaxen
- Kenntnis der prädisponierten Stellen
- sorgfältige Polsterung
- während der Operation regelmäßig die gelagerten Extremitäten, die Polsterung etc. kontrollieren
- Gewebedruckmessung, z.B. durch Anlage eines Pulsoxymetriesensors an prädisponierten Extremitäten

A 15.5.3 Transfusionszwischenfälle

Ursachen
- unsachgemäße Lagerung der Transfusion. Die Folgen sind verringerte Sauerstofftransporteigenschaften, Änderung der Gerinnungseigenschaften
- Transfusion als Infektionsüberträger von Hepatitis, Lues, Zytomegalie, HIV
- Transfusion inkompatiblen Blutes

Symptome
- anaphylaktische Reaktion (Kap. A 15.3)
- disseminierte intravasale Gerinnung, akutes Nierenversagen
- Hypothermie (Kap. A 15.4.1) bei nicht erwärmten, besonders Massentransfusionen
- Azidose, Elektrolytverschiebungen, pulmonale Reaktionen

Therapie
- wie bei anaphylaktoiden Reaktionen (Kap. A 15.3)
- Gabe von Heparin und Gerinnungsfaktoren
- Hydratation
- forcierte Diurese, z.B. Gabe von Furosemid, kristalloiden Infusionen

Prophylaxen
- Gabe von Frischblutkonserven vermeiden
- Testen der Blutkonserven
- ständige Kontrollen während der Kühlkette
- nicht zu alte Konserven verwenden
- Aufwärmen der Transfusion auf 37 °C

- bei bekannten vorangegangenen Unverträglichkeiten Gabe von gewaschenen Erythrozytenkonzentraten
- Eigenbluttransfusion (Kap. A 12.1)

A 15.5.4 Unerwünschte Wahrnehmungen während der Narkose

Ursachen
- unzureichende Blockierung des autonomen Nervensystems durch reine Lachgas-Sauerstoff-Relaxationsnarkose
- Neuroleptanalgesie

Symptome
- Hypertension, Schwitzen, Stirnrunzeln
- Tränen, Bewegungen der Augenlider, Schluckbewegungen
- verminderte Atemcompliance

Therapie
- Vertiefen der Narkose

Prophylaxen
- ausreichende Prämedikation
- Verwenden von hypnotischen Anästhetika

 Es ist bei jeder Narkose wichtig, davon auszugehen, daß der Patient evtl. mithört.

A 15.6 Intraoperative Todesfälle

Die Häufigkeit der „Mors in tabula" wird unter 0,06 Prozent angegeben. Der präoperative Zustand, die Dringlichkeit und Operationsart stellen ein 24- bis 40fach höheres Risiko als die Anästhesie selbst dar.

Ursachen
- Operationen an großen Gefäßen (Thorax-, Neurochirurgie)
- reflektorischer Herzstillstand durch extremen Vagotonus, z.B. Zug am Mesenterium
- lange Operationen
- technische, organisatorische oder qualitative Mängel
- unzureichendes Monitoring
- pharmakologisch induzierter Stillstand von Herz und Kreislauf
- Risiken durch unerkannte Erkrankungen des Patienten
- Alter (Frühgeborene, alte Menschen)

Symptome
durch Narkoseregime schwer zu erkennen
- fehlende Pulswellen der großen Arterien
- Sistieren intraoperativer Blutungen
- fahle, blasse Hautfarbe, weite Pupillen
- Schnappatmung bei spontan atmenden Patienten
- Atemstillstand

Therapie
- Reanimation (Kap. 12)
- offene Herzmassage
- reine Sauerstoffgabe, zerebrale Hypoxie vermeiden

Formalien bei einem intraoperativen Todesfall
Die Feststellung des Todes erfolgt nach Absprache zwischen dem Anästhesisten und dem Chirurgen.
- Verschluß der Operationswunde
- Information des ärztlichen Vorgesetzten
- Information des pflegerischen Vorgesetzten, evtl. Ablösen der beteiligten Anästhesiepflegekraft (Fürsorgepflicht)
- Benachrichtigen der Staatsanwaltschaft
- Benachrichtigen der Angehörigen
- Antrag auf Sektion
- Dokumentation im Anästhesieprotokoll

Versorgen des Verstorbenen
- invasive Zugänge, Tubus entfernen
- Monitoring entfernen
- Blut abwaschen
- Pflasterreste etc. entfernen
- Hochbinden des Unterkiefers
- Anfertigen eines Pflegeberichts
- Transport des Verstorbenen in den Leichenraum

 Die Würde des Verstorbenen ist bei allen pflegerischen Handlungen zu wahren.

A 16 Narkose- und Pflegedokumentation in der Anästhesie

A 16.1 Narkoseprotokoll

Die **Dokumentation** während und nach der Narkose gehört zu den Routineaufgaben des **Anästhesisten** und des **Anästhesiepersonals.**
Eine **Standardisierung** ist sinnvoll, da die existierenden, verschiedenen Narkoseprotokolle fast die Menge der bestehenden Anästhesieabteilungen erreicht haben.

Forderung an ein Narkoseprotokoll
Lückenlose Dokumentation der Handlungen
– beginnend bei der Prämedikationsvisite
– während und nach der Narkose
In der Praxis hat es sich bewährt, wegen der schnell möglichen Änderungen **alle fünf Minuten** die Ergebnisse schriftlich zu erfassen.
Das Narkoseprotokoll **endet** mit der **Verlegung** des Patienten auf die weiterführende Station.
Die Daten werden in der Einleitungsphase meist vom Anästhesiepflegepersonal, während der Narkose vom Anästhesisten dokumentiert. Er ist primär für das Führen des Narkoseprotokolls zuständig und verantwortlich.
Narkoseprotokolle (Abb. A 16-1) haben meist **mehrere Durchschläge.**
Davon bleibt einer in der Anästhesieabteilung, einen Durchschlag erhält die Station für die Krankenakte.

Zu erhebende Daten
Da in der Praxis der prämedizierende oft nicht auch gleichzeitig der die Narkose leitende Anästhesist ist, werden alle wichtigen, schon vorliegenden Patientendaten vom prämedizierenden Arzt am Tag vorher in das Protokoll eingetragen. So kann der den Patienten nicht kennende Anästhesist schnell im Einleitungsraum alle wichtigen Parameter prüfen und sich so auf Besonderheiten einstellen.
● **Administrative Daten**
– Name, Vorname, Geburtsdatum
– Körpergewicht, Körpergröße
– Krankenkasse, Station
– Diagnose, geplante Operation
● **Präoperative Daten**
– verordnete Prämedikation, Erkrankungen
– Risikogruppe, erforderliche Laborbefunde
– Ergebnisse von vorgenommenen Untersuchungen, z.B. Spirometrie
– Auffälligkeiten im EKG und Röntgenbefund
– Allergien
– evtl. zusätzlich notwendiger Infektionsschutz bei Hepatitis oder HIV-Infektion
● **Zeitdaten**
– Ankunft im Einleitungsraum
– Beginn der Tätigkeit der Anästhesiepflegekraft (Leistungserfassung)
● **Tätigkeiten der Anästhesiepflegekraft**
– peripherer Zugang

471

Städtisches Krankenhaus M
– Akademisches Lehrkrankenhaus –

Name, Geburtsdatum, Station

Diagnosen ....

Operation ....

Notfall ☐   geplant ☐   OP-Saal

| Datum |
| Anaesthesie-Daue |
| Operations-Dauer |

| Operateur | Anaesthesist(in) | AWR–Überwachu |

Prä-Op-Status

Größe	Gewicht
ABO Rh	°C
Blutdruck	Puls
EKG	Rö.-Pulmo
Hb	Hkt.
Leukos	BZ
Na⁺	K⁺
Kreatinin	Harnstoff
Protein	Hepatitis
Transaminasen	
Quick	Thrombozyten
Fibrinogen	PTT

Risiko-Gruppe

I II III IV V

Zugänge

peripher-venös	Zahl
zentral-venös	
arteriell	

Präoperative Anordnungen

| Zeit |
| Einleitung |
| Sonstige |
| Succinyl |
| A/P/N/T |
| Hal/Enf/Iso |
| N₂O l/min |
| O₂ l/min |
| Infusionen |

Urin
BV
ZVD
CO₂

180
160
140
120
100
80
60
40

x Narkose
Begınn/Ende
! Intubation
! Extubation
⊙ Op.-Begınn
-Ende
V systolisch
∧ diastolisch
● Puls
→ SpO₂
→ CMV

Lagerung

Besonderheiten _____

Anaesth.-Einleitung -Technik	Ventilation		
intravenös	Spontanatmung	Maske	ex
intramuskulär	Ass. Beatmung	Intubation	EK
Inhalation	Kontr. Beatmung	oral	Cu
	PEEP/CPAP	nasal	ex
Überwachung	Halboff. System	tracheal	ZV
Mononarkose	Halbgeschl. S.	Magill	bl
Komb. Narkose	AMV/Frequenz	Woodbridge	Ur
Regionalanaesthesie		Größe	M
			Te

Abb. A 16-1 Beispiel eines Narkoseprotokolls

Bogenhausen Abt. für Anaesthesiologie und operative Intensivmedizin
Chefarzt Prof. Dr. med. Bernd Landauer

Prämedikation ☐ zu stark ☐ gut ☐ zu schwach

Medikament	Dosis	Appl. Art

Einverständniserklärung

Mit der Durchführung einer Narkose bin ich nach Vorbereitung und Aufklärung durch Dr. einverstanden (s. Aufklärungsbogen).

(Datum)   (Unterschrift des Patienten)

mg/ml/E

Σ

Σ | BV
| Urin

Σ | Volumenersatz
| Krist.
| Koll.
| VB
| EK
| FFP

AWR-Aufnahmebefund

ansprechbar	bewußtlos
intubiert	Fremdreaktion
Kreislauf ja	zentralisiert
stabil nein	Brechreiz
Spontan- ja	Schutz- ja
atmung nein	reaktion nein

AWR-Therapie

O₂-Insufflation
EKG
Wärmedecke
Schmerztherapie
Volumenersatz
Güdel/Wendl
Extubation
Intubation
Respiratortherapie

AWR-Verlegungsbefund

ansprechbar	bewußtlos
intubiert	Fremdreaktion
Kreislauf ja	zentralisiert
stabil nein	Brechreiz
Spontan- ja	Schutz- ja
atmung nein	reaktion nein

Postoperative Anordnungen

Laborbefunde												Antagonisierung	verlegt von/nach:
Zeit	Hb	Hkt	BZ	Na⁺	K⁺	pH	pO₂	pCO₂	St. Bik.	BE		Relaxans	
												Opiate	Station
													Intensivstation
													ambulant
												Narkose	**AWR-Verlauf**
												auffällig	auffällig
												unauffällig	unauffällig

– Blutdruck, Herzfrequenz, Pulsoxymetrie
– verabreichte Infusionslösung, präoperatives Antibiotikum

Narkosebezogene Daten
- **Hämodynamische Parameter**
– Blutdruck, Herzfrequenz, Pulsoxymetrie
- **Spezielles Monitoring**
– zentralvenöser Druck
– pulmonalkapillärer Verschlußdruck (PCWP)
– Herzzeitvolumen, Relaxierungsgrad, evtl. EEG-Überwachung
- **Beatmungsparameter**
– Druck, Frequenz, Volumina, endexspiratorisches Kohlendioxid
- **Narkosegasführung**
– inspiratorische O_2- und N_2O-Konzentration
- **Infusionen oder Transfusionen**
- **Medikamente**
– intravenöse Anästhetika, alle anderen verabreichten Medikamente
- **Flüssigkeitsverluste**
– Urinmenge, Blutverluste, Magensaft, Aszites
- **Zugänge**
– Punktionen
– zusätzliche Kanülierungen, wie ZVK oder Magensonde
- **Narkoseablauf**
– Narkosebeginn, Intubation
– Operationsbeginn, Blutsperre
– Gefäßabklemmungen, Extubation, Lagerung
- **Namen aller Beteiligten**
– Unterschrift von Anästhesist und Anästhesiepflegekraft
– Ablösungen während der Narkose
- **Komplikationen**
– schwierige Intubation, Allergien
– Broncho- oder Laryngospasmus, operative Besonderheiten

Postoperative Daten
- **Aufnahmebefund bei Ankunft im Aufwachraum** (Kap. A 17)
– Bewußtsein, Atmung
– Kreislauf, Schutzreflexe
– ärztliche Anordnungen, intraoperative Bilanzierung
– weitergeführte Infusionstherapie, letzte Laborwerte
– intraoperative Komplikationen

Retrospektive Daten
Nur durch eine exakte Datendokumentierung ist eine nachträgliche wissenschaftliche Evaluierung möglich.
- **Statistische Daten**
– Leistungserfassung, Qualitätssicherung, Stellenberechnung
- **Abrechnungsdaten**
– zur Abrechnung für Krankenkassen und Selbstzahler

A 16.2 EDV-erstellte Protokolle

Seit geraumer Zeit, aber ohne befriedigende Ergebnisse, werden Narkoseprotokolle über EDV erfaßt. Die Vielfältigkeit der anfallenden Daten und die zunehmende statistische Auswertung nehmen einen großen Teil der anästhesiologischen intraoperativen Tätigkeit in Anspruch.

Ansprüche an ein praxisgerechtes Programm
- exakte, zeitgleiche und dadurch objektive Datenerfassung
- graphische Erfassung aller Daten auf einem Bildschirm
- schnellere und zeitsparende Auswertung
- ein am Narkoseende ausgedrucktes Protokoll

Hämodynamische und **respiratorische Parameter** können jetzt schon bei einem modernen Narkosearbeitsplatz, z.B. Modell Cicero®, über einen **gemeinsamen Bildschirm** präsentiert werden.

Zusätzlich sind viele nicht monitorgestützte Daten zu erheben, die zur Zeit über eine **Bedside-Tastatur** mit Hand eingegeben werden müssen, z.B. Medikamente.

Das mit Hand erstellte Protokoll stellt selbst bei penibler und integerer Führung eine subjektive Sicht der Geschehnisse dar. Die Auswirkung auf künftige gerichtliche Auseinandersetzungen wird von Fachleuten als noch nicht vorhersehbar bezeichnet. Aus diesem Grunde ist es bei den derzeitigen Versuchen eines EDV-Protokolls möglich, die wirklich dokumentierten und ausgedruckten Daten einer eigenen Plausibilitätskontrolle zu unterziehen.

A 16.3 Zusätzliche Datenerfassung

Oft werden neben dem üblichen Narkoseprotokoll weitere Datenerhebungsbögen geführt, welche die Statistiken der Anästhesieabteilungen ergänzen sollen. Diese Bögen sind durch Ankreuzen oder mit Zahlen auszufüllen. Sind diese Bögen nicht maschinenlesbar, entsteht erheblicher Mehraufwand, um diese Daten in den Computer einzugeben. Dies muß bei der Personalberechnung berücksichtigt werden.

Auswahl einzutragender Daten
- Personalberechnungen, Krankheitsstatistik
- Anzahl der vorgenommenen Narkosen
- Narkoseformen, z.B. Vollnarkosen, Regionalanästhesien
- Tageszeit der vorgenommenen Narkosen
- Verweildauer im Aufwachraum, Schmerztherapie
- Konsiliardienste

A 16.4 Pflegedokumentation im Aufwachraum

Nach dem intraoperativen Verlauf müssen auch postoperativ alle wichtigen respiratorischen und hämodynamischen Parameter engmaschig und lückenlos dokumentiert werden (Kap. A 17.8). Es haben sich pflegerische Dokumentationsbögen etabliert.

Pflegeplanung im Aufwachraum
Der üblichen Pflegeplanung im Sinne des Pflegeprozesses sind wegen des begrenzten Aufenthalts und der spezifischen Aufgaben am frisch operierten Patienten Grenzen gesetzt. Einerseits soll den Nachwirkungen der Narkose und der Operation Rechnung getragen und so Komplikationen vermieden werden, andererseits sind Maßnahmen notwendig, die kurzfristige und mittelfristige Ziele im Auge haben. Die Evaluation kann aber nicht durch das Anästhesiepersonal erfolgen.

▶ **Dokumentation der pflegerischen Maßnahmen**
Erstüberwachung und pflegerische Maßnahmen nach individuellen Prioritäten bei der Aufnahme des Patienten.

– Vitalzeichen
– ZVD

– Sauerstoffapplikation
– Atemgymnastik

– Kontrolle der Infusionstherapie
– evtl. Kontrolle von Magenablaufsonde
– Bedarfsmedikation

– Körpertemperatur
– Kontrolle und Bilanzieren der Ausscheidungen
– Kontrolle und Bilanzieren der Drainagen

– Körperpflege
– Pneumonieprophylaxe
– Thromboseprophylaxe
– Streßulkusprophylaxe
– Dekubitusprophylaxe

– Analgesierung
– Bewußtseinskontrolle

– Kontrolle der Verbände
– Verbandwechsel bei Bedarf
– Lagerung
– evtl. Fixierung des Patienten

– individuelle Beobachtungen

Grobziele der Dokumentation
– subjektive Beobachtungen durch genaue Dokumentation objektivieren
– lückenlose Weiterführung der präoperativ begonnenen Dokumentation
– vollständige Rekonstruktion aller stattgefundenen intra - und postoperativen medizinischen und pflegerischen Maßnahmen, Daten und Beobachtungen
– erhöhte Transparenz besonders der pflegerischen Maßnahmen im Rahmen der Qualitätssicherung
– durch Nachvollziehbarkeit der dokumentierten Beobachtungen erhöhte Pflegeverantwortlichkeit der Mitarbeiter und Aufwertung der im Aufwachraum geleisteten pflegerischen Tätigkeit
– haftungsrechtliche Absicherung der im Aufwachraum tätigen Mitarbeiter
– lückenlosere Übergabe an die weiterbetreuende Station

A 16.5 Juristische Aspekte

Das Narkoseprotokoll und die Pflegeplanung haben neben den genannten Gründen eine herausragende Bedeutung bei juristischen Streitfällen über Behandlungsfehler oder einem vorliegenden Organisationsverschulden nach Komplikationen in Narkose. Aus einem korrekt geführten Protokoll kann eventuell ein Nichtverschulden klar bewiesen werden. Strafverfahren werden meist einige Zeit nach dem Geschehen aufgenommen.

 Die Daten müssen auch noch nach einem längeren Zeitraum nachvollzieh- und interpretierbar sein.

Nach Darstellung amerikanischer Juristen werden viele Prozesse über anästhesiologische Kunstfehler verloren, da die Dokumentationen nicht ausreichend die notwendige Sorgfalt beweisen, und nicht, weil eine falsche oder fahrlässige Handlung vorliegt.

Bei einem **Zwischenfall** ist eine **zeitgleiche Dokumentation** oft unmöglich und hat nicht die oberste Priorität. Es ist aber zwingend erforderlich, innerhalb kurzer Zeit den Zwischenfall in einem Gedächtnisprotokoll zu dokumentieren. Nach Möglichkeit sollen alle anwesenden Personen dieses Protokoll **unterschreiben,** um widersprüchlichen Aussagen bei einem möglichen Gerichtsverfahren vorzubeugen.

A 17 Der Aufwachraum

Im Aufwachraum muß eine **lückenlose** und **kompetente postoperative Überwachung** gewährleistet sein.
Es ist nachgewiesen, daß die Wirkung der Narkotika nicht linear abnimmt. Dies zeigt auch die hohe Inzidenz von unvorhergesehenen **Zwischenfällen** in der **Aufwachphase.** Die pharmakologische Wirkung der Anästhetika tritt nach der Zufuhr auf und verschwindet wieder, ohne daß sie aus dem Körper eliminiert worden sind. Das Problem in der postnarkotischen Phase liegt in den **unterschiedlichen Speichereigenschaften** sowie **Verteilungs- und Eliminationsgeschwindigkeiten** der verschiedenen Pharmaka.
Im Gegensatz zur Organisation der Intensivmedizin besteht an deutschen Krankenhäusern noch kein einheitliches Konzept zur Organisation des Aufwachraums.
Die folgenden Grundsätze wurden von allen operativen Vereinigungen in Zusammenarbeit mit dem Berufsverband Deutscher Anästhesisten und dem Bundesgerichtshof erarbeitet.

Grundsätze
– Aufwachräume (AWR) sind Funktionseinheiten, die der kurzfristigen Intensivüberwachung dienen nach diagnostischen und therapeutischen Eingriffen in Regional- oder Allgemeinanästhesie
– die Beobachtung sollte unter der Aufsicht von speziell weitergebildetem Personal erfolgen
– Überwachungs- und Verlegungsziel ist der Vollbesitz der Schutzreflexe, Kooperation und eine komplikationslose Atmungs- und Kreislaufsituation
– der AWR ist primär keine Pflegeeinheit, er dient der postoperativen Intensivüberwachung und zählt nicht zu den Planbetten

Personelle Besetzung
Die Deutsche Krankenhausgesellschaft (DGK) gibt einen **Pflegebedarf** mit **20 Minuten/Patient** an.
– es soll ausgebildetes Anästhesiepersonal zur Verfügung stehen, die Besetzung richtet sich nach der Anzahl der gleichzeitig zu überwachenden Patienten
– die Leitung des AWR liegt in den Händen eines Anästhesisten; ständige ärztliche Präsenz ist nicht erforderlich, der Arzt muß aber kurzfristig erreichbar sein
– pro Operationssaal sollte mindestens ein AWR-Bett zur Verfügung stehen, dies ist abhängig von der Art und Dauer der Eingriffe
– zukünftig muß eine längere Verweildauer für die ambulante Chirurgie berücksichtigt werden

A 17.1 Ausstattung eines Aufwachraums

Die Einrichtung eines Bettenplatzes unterscheidet sich in nur wenigen Details von dem einer Intensivstation. Grundsätzlich sollte das Inventar den Anforderungen und Möglichkeiten der modernen kurzfristigen Intensivtherapie und -überwachung gerecht werden.

A 17.2 Der Patient im Aufwachraum

Die Informationen über den Patienten sollten vollständig sein, um Komplikationen zu vermeiden.

Inhalt der Übergabe

– Name und Alter des Patienten
– Zustand des Patienten vor der Narkose (Grunderkrankungen)
– geplante und vorgenommene Operation
– operative Komplikationen, Anästhesieregime und -verlauf
– Medikamentenantagonisierung
– Komplikationen während der Narkose
– Blutverluste und -ersatz
– aktueller Zustand des Patienten
– Anweisungen des Chirurgen
– Anzahl und Art der Drainagen, Katheter und Sonden
– Flüssigkeitsbilanzierung und -ersatz
– Urinausscheidung

A 17.3 Pflege des Patienten

Wichtig ist nicht nur die Überwachung mit Geräten und invasivem Monitoring (Kap.5), sondern der Überwachende selbst mit seinen Beobachtungen.

Monitoring ist nicht nur der Einsatz von Überwachungsgeräten und gezielter Beobachtung, sondern in erster Linie die Vermeidung von Komplikationen.

A 17.3.1 Erstüberwachung und pflegerische Maßnahmen

Nach Prioritäten geordnet bei der Aufnahme des Patienten
(Abb. A 17-1)
– Überprüfen von Atmung und Kreislauf
– Anschluß an Basismonitoring, wie EKG, Blutdruck, Pulsoxymetrie
– **Oberkörperhochlagerung über 30 Grad**
– Applikation von erwärmtem und angefeuchtetem Sauerstoff
– Übergabe vom Anästhesisten/in an das Pflegepersonal
– wärmeerhaltende Maßnahmen, z.B. warme Tücher, Wärmelampe
– Anschluß des erweiterten Monitorings, z.B. zentraler Venendruck, arterielle Druckmessung
– Ordnen, Begutachten und Beschriften der Sonden, Drainagen, Redons mit Faserschreiber
– Fortführen der Dokumentation, Bilanzierung

A 17.3.2 Krankenbeobachtung

Herz-Kreislauf-System
– Durchblutung, Hautfarbe, EKG, Frequenz
– S-T-Analyse, Blutdruck noninvasiv
– Herzzeitvolumen noninvasiv
– zentraler Venendruck, arterieller Blutdruck
– Pulmonaliskatheter, ösophageales Echo

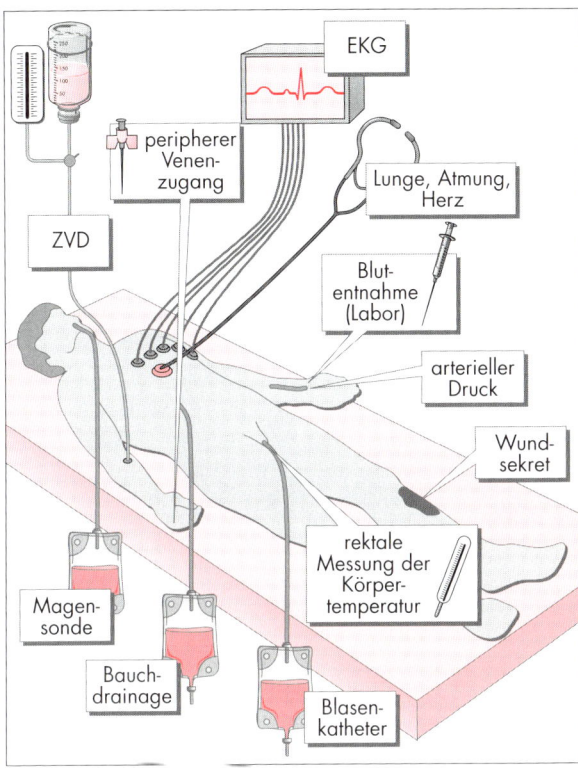

EKG

peripherer
Venen-
zugang

Lunge, Atmung,
Herz

ZVD

Blut-
entnahme
(Labor)

arterieller
Druck

Wund-
sekret

rektale
Messung der
Körper-
temperatur

Magen-
sonde

Bauch-
drainage

Blasen-
katheter

Abb. A 17-1 Monitoring des Patienten

Atmung
– Beobachtung des Patienten
– Atemfrequenz, Atemzugvolumen
– Pulsoxymetrie, inspiratorischer Sog
– Sauerstoffpartialdruck, Kapnometrie, Säure-Basen-Haushalt

Ausscheidung
– Beobachtung des Patienten
– Blasenstand
– Urinmenge, Aussehen bei Blasenverweilkatheter
– klinische Untersuchung, Laborchemie
– Kontrolle von Osmolarität, Harnstoff, Elektrolyten, Glukose

Körpertemperatur
– rektale Körpertemperatursonde, Hyperthermie (Kap. A 17.8.5.2)
– gerötete Haut, Schwitzen, Schüttelfrost

481

Drainagen
- Menge, Aussehen
- Funktionsfähigkeit, mit oder ohne Sog

Verbände
- sterile Abdeckung
- Blutungen
- Entfernen und Erneuern verunreinigter Verbände

A 17.3.3 Lagerung des Patienten

Indikationen
- Schmerzlinderung, Verbesserung der Atmung
- Verbesserung der Lungenventilation und Perfusion, dadurch vermehrte Durchblutung der basalen Lungenabschnitte
- Sekretexpektoration
- Entlastung des Wundgebietes nach Abdominaleingriffen
- zum Eröffnen intraoperativ entstandener Atelektasen

Vorgehen
- Kopf immer erhöht auf einem Kissen lagern
- in der Aufwachphase vorwiegend Rückenlage
- Oberkörperhochlagerung über 30 Grad nach Thorakotomien und Laparotomien, dadurch treten Eingeweide und Zwerchfell tiefer und entlasten das Wundgebiet
- Hochlagerung einer operierten Extremität, Verbesserung des venösen Rückstroms, Schwellungsprophylaxe
- Extremitäten in physiologischer Grundstellung

A 17.3.4 Fixierung des Patienten

Bei unruhigen und verwirrten Patienten ist eine kurzfristige Fixierung zum Ausschluß der Selbstgefährdung erlaubt.

Bei der Gefahr von:
- Ziehen peripherer oder zentraler Gefäßzugänge
- Extubation
- Entfernen von Sauerstoffkathetern
- Ziehen des Blasenkatheters
- Verletzen der Operationswunde

Vorgehen
- Ausschluß von psychischen oder medikamentösen Ursachen mit Angst, Atemnot oder durch Medikamentenüberhang
- Anbringen von Bettgittern
- Anlegen von Bauchgurten
- Fixierung mit gepolsterten Armbinden
- bei Bedarf Gabe von Sedativa

A 17.3.5 Körperpflege

Aufgrund ihrer psychischen und physischen narkosebedingten Einschränkungen können die Patienten ihrem Bedürfnis nach Sauberkeit und Erfrischung nicht selbst nachkommen. Daher müssen die Pflegekräfte dies in der postoperativen Phase übernehmen.

Vorgehen

– Reinigen des Operationsgebietes und der Einstichstellen von perioperativ gelegten Kathetern von Blut und Desinfektionsmittel zum Vermeiden von Infektionen
– frühes Reinigen der Augen, intraoperativ applizierte Augensalbe entfernen
– Gesicht waschen
– Inspektion des Rachenraums, evtl. Absaugen
– Mundpflege, Ausspülen des Mundes

 Ansprechbarkeit und Reflexe des Patienten müssen vor der Mundpflege kontrolliert werden.

– Rachenraum anfeuchten
– Inspektion und Verbandwechsel bei verunreinigten oder durchgebluteten Verbänden und Drainagen
– Inspektion und Reinigung des Blasenkatheters

A 17.3.6 Prophylaxen

A 17.3.6.1 Thromboseprophylaxe

In Deutschland sterben etwa 20 000 Patienten jährlich an einer Lungenembolie, ungefähr vier Millionen erleiden ein postoperatives thrombotisches Geschehen.

Vorgehen

● **Physikalische Therapie**
– Hochlagerung der unteren Extremitäten
– Antithrombosestrümpfe, meist schon präoperativ angelegt
– Bettradfahren
– Beinmassagen
– bei Gefäßeingriffen an den unteren Extremitäten Beindurchblutung prüfen
● **Medikamentöse Therapie**
– Gabe von Antikoagulanzien (Low-Dose-Heparin) zur Erhöhung der Blutgerinnungsfähigkeit bei einer Verweildauer über vier Stunden

A 17.3.6.2 Dekubitusprophylaxe

Sedierte und bewußtseinseingeschränkte Patienten sind durch ihre Immobilität besonders gefährdet bei Druckbelastungen.

Ursachen

– intraoperativ beginnende Störung der Mikrozirkulationsstörungen durch Relaxierung und Lagerung
– Störungen der Gewebeperfusion durch periphere Vasokonstriktion, Hypothermie und Muskelzittern
– Fieber
– mangelnde Körperpflege
– Druckstellen von EKG-Kabeln, Infusionsleitungen, Diathermiegeräten, Temperatursonden

Vorgehen

– faltenfreies Bett vorbereiten
– Entfernen aller feuchten, durchbluteten OP-Tücher
– wiederholte Inspektion und Beobachtung der Haut auf gerötete Stellen,   483

besonders der intraoperativ gefährdeten Areale wie Kopf, Schulterblatt, Rücken, Sakral- und Fersengegend, Knöchel- und Ellenbeugengelenk, Trochanter major
– auffällige Hautveränderungen dokumentieren

Wichtig ist es, bei der Übergabe an die betreuende Station diese über Hautveränderungen zu informieren.

A 17.3.6.3 Pneumonieprophylaxe

Durch Hypoventilation während der Narkose entsteht **Hyperkapnie.** Um diese postoperativ zu vermindern und damit das Pneumonierisiko zu senken, ist Atemgymnastik notwendig.

Indikationen
– Hypoventilation
– Hyperkapnie

Voraussetzungen
– ausreichende Analgesie

Vorgehen
● **Ohne Hilfsmittel**
– Patienten ermuntern, tief ein- und auszuatmen
– Hustentechnik mit Komprimierung der Operationswunde im Abdominalbereich, manuelle Unterstützung im Thoraxbereich
– Mobilisierung durch Aufsitzen im Bett
● **Mit Hilfsmittel**
– assistierte Nachbeatmung
– CPAP-Maskenbeatmung
– Incentive-Spirometrie™
– Totraumvergrößerer (Giebelrohr, Sekretbeutel)
– triggergesteuerte Überdruckgeräte

A 17.3.6.4 Streßulkusprophylaxe

Neuere Erfahrungen zeigen, daß eine generelle Streßulkusprophylaxe bei Patienten in der postoperativen Phase bzw. Intensivpatienten nach elektiven Eingriffen nicht notwendig ist. Eine Streßulkusprophylaxe sollte nur nach **schweren Operationen** und bei Patienten mit **Hypersekretionsphänomenen** in der Anamnese vorgenommen werden.

Vorgehen
– streßreduzierte Umgebung schaffen (Lärm, Licht reduzieren)
– einfühlsame verbale und nonverbale Kommunikation mit dem Patienten
– H2-Rezeptorenblocker, zur Anhebung des Magen-pH auf Werte zwischen 3,5 und 5,0

A 17.4 Analgesie im Aufwachraum

Die Analgetikagabe im Aufwachraum gehört zu den schwierigsten, aber auch wichtigsten Aufgaben des dort tätigen Personals.
Im Idealfall sollte der Patient **schmerzfrei,** aber **ausreichend atmend** aus der Narkose im Aufwachraum übernommen werden.
Schmerz ist häufig ein Alarmzeichen für Komplikationen, z.B. Nachblutungen. Daher ist eine optimale Schmerzdämpfung, aber nicht unbedingt

eine maximale Schmerzfreiheit anzustreben. Durchschnittlich klagen 40 Prozent aller Patienten im AWR über Schmerzen.

 Maximale Schmerzfreiheit bedingt oft eine Sedierung, die eine Hypoventilation nach sich zieht.

Die Stärke postoperativer Schmerzen hängt wesentlich von Ort, Art und Ausmaß der Operation ab.

Folgen von Schmerzen
- Streßzunahme
- vermehrte Katecholaminausschüttung
- erhöhter Sauerstoffverbrauch, flache Atmung
- erhöhte Hormonausschüttungen
- Veränderung des Säure-Basen-Haushalts

▶ Pflegerische Maßnahmen
- spezielle, individuelle Lagerung
- einfühlsame psychische Betreuung
- dem Patienten Schmerz als etwas Natürliches vermitteln

 Nur der Patient mit Schmerzen weiß, wann und wieviel Schmerzen er hat.

Beobachtung des Patienten während der postoperativen Schmerztherapie
- Vigilanz, Angst, Unruhe
- Schwitzen, Blasenfunktion, Beweglichkeit
- Fähigkeit zum Abhusten, Pulsfrequenz
- Blutdruck, Atmung

Postoperative regionale Schmerztherapie
Lokale Anästhesieverfahren schränken die Atemfunktion weniger ein als systemisch wirkende Analgetika, erfordern jedoch einen wesentlich höheren Personal- und Zeitaufwand.
- Weiterführung der präoperativ angelegten Periduralanästhesie durch Gabe von Opiaten
- Gabe von Lokalanästhetika
- Plexusanästhesie
- 3:1-Block
- Interkostalblock

A 17.5 Infusionstherapie

Indikationen
- Ersatz erhöhter intraoperativer Wasserverluste durch trockene Narkosegase und eröffnete Körperhöhlen (Verluste in den III. Raum)
- präoperative Nahrungs- und Flüssigkeitskarenz
- Aufhebung der durch Streß und Trauma gestörten Homöostase
- Normalisieren der Gewebeperfusion
- Unterstützen der Glykogensynthese
- Steigerung der Eiweißsynthese
- Normalisierung des funktionellen extrazellulären Volumens durch adäquate Zufuhr von Elektrolytlösungen 40 ml/kg KG/Tag (bei Erwachsenen)

▶ **Pflegerische Maßnahmen, Überwachung**
- Überwachung der angeordneten Infusionstherapie
- Kontrolle der Eintrittsstellen der intravenösen Katheter
- Einfuhrkontrolle
- Überwachung der Ausscheidungen (Kap. A 17.8.4)

A 17.6 Sauerstoffapplikation

Die maschinelle Beatmung, intraoperative Lagerung und die verabreichten Narkosemedikamente verursachen meist eine Hyperkapnie, eine Hypoxämie und eine Hypothermie. Deshalb sollte jedem Patienten grundsätzlich, auch ohne Anzeichen einer Zyanose, postoperativ **erwärmter** (Verhalten der Sauerstoffdissoziationskurve im Bereich von 37 °C) und **angefeuchteter Sauerstoff** angeboten werden.

Zu hohe Sauerstoffkonzentrationen hemmen das Atemzentrum bei Patienten mit chronisch obstruktiven Lungenerkrankungen (keine höhere Sauerstoffkonzentration als 50 Prozent F_iO_2).

Applikationsarten von Sauerstoff
- Sauerstoffsonden, Sauerstoffmasken
- Gesichtszelte
- nasopharyngeale Atmungshilfen (Wendl-Tubus™)

Bei nicht ausreichenden Schutzreflexen Gefahr des Laryngospasmus. Wache und halbwache Patienten tolerieren einen Wendl-Tubus™ besser als einen Guedel-Tubus.

Vorteile des Wendl-Tubus™
- Luftbrücke über Nasen- und Rachenraum
- erleichterte Spontanatmung durch verhindertes Zurückfallen der Zunge
- Möglichkeit des schonenden Absaugens
- Insufflation von Sauerstoff über Sonde

Nachteile des Wendl-Tubus™
- Auslösen von Verletzungen und Blutungen bei unsachgemäßer Anwendung
- zu kurzer Tubus bewirkt keine Luftbrücke
- **Bei zu weitem Vorschieben**
- Husten
- Laryngospasmus
- Würgereiz
- Erbrechen

▶ **Pflegerische Maßnahmen**
- Applikation von Sauerstoff
- eine Sauerstoffmaske ruft beim Patienten evtl. Ängste hervor, daher einfühlsame Betreuung
- Patienten informieren

A 17.7 Dokumentation im Aufwachraum

Inhalte der Dokumentation
Siehe Tabelle A 17-1

Tab. A 17-1 Pflegedokumentation im Aufwachraum

Aufnahmestatus		Verlauf	
Bewußtsein	**Haut**	❑ unauffällig	**Blutverlust über**
❑ bewußtlos/ komatös	❑ rosig	❑ auffällig: Atmung – Kreislauf – Bewußt- sein – OP-Wunde	**Drainagen**
❑ reagiert auf Ansprache	❑ blaß	❑ Übelkeit, Erbrechen	❑ Redon I
❑ reagiert auf Schmerz	❑ marmoriert	❑ Schmerzen	❑ Redon II
❑ wach	❑ zyanotisch	❑ Schwitzen	❑ Redon III
❑	❑ kaltschweißig	❑ Kältezittern	❑ ....
	❑ Druckstellen	❑ Blutung	❑ Robinson
Atmung	❑	❑ Spontanurin ... ml	❑ ....
❑ regelmäßig/ unregelmäßig	**Katheter**		**Neurologie**
❑ tief	❑ ZVK	**Spezielle Pflege-**	❑ Sensibilität
❑ flach	❑ arterielle Katheter	**maßnahmen**	❑ Motorik
❑ Tachypnoe	❑ MS	❑ Mundpflege	
❑ Bradypnoe	❑ Blasenkatheter	❑ Lagern	**Allgemeine Pflege-**
❑ beatmet	❑ Pufi	❑ Umbetten	**maßnahmen**
❑	❑ Spülkatheter	❑ ENTA oder NTA	❑ Bettgitter anbringen
	❑	❑ Esmarcher Griff	❑ Betten wärmen
Kreislauf		❑ Verbandwechsel	❑ Spezialwärmedecke
❑ stabil	**Drainagen**	❑ Einmalkatheter	❑ Labor
❑ hyperton	❑ Redoin I, II, III mit/ohne Sog	❑ ZVK-zurückziehen	❑ O₂-Sonde, -Maske
❑ hypoton	❑ Robinson I, II	❑ Assistenz b. Extu- bation/Intubation	❑ Hebehilfe beim Röntgen
❑ zentralisiert	❑ Easy-flow	❑ Cellsaver	❑ Dauerkatheter- spülung
❑ tachykard	❑ Thoraxdrainage ... cm H₂O	❑	❑ Anästhesist/Chirurg verständigt
❑ bradykard	❑ Jackson-Pratt	❑ MS/arteriellen Katheter/Viggo ex	❑ ....
❑	❑	❑	❑ ....
		❑	❑ ....

Verband	**Bemerkungen:**
❑ o.B.	....
❑ Gips	....
❑ Schiene	....
❑	....

Verlegungsstatus

Bewußt- sein	**Kreis- lauf**	**Atmung**	**Verband**	**Drainagen**	**Allgemeines**
❑ wach	❑ stabil	❑ beatmet	❑ trocken	❑ unauffällig	❑ Wertsachen werden mit- gegeben
❑ zeitl./örtl. orient.	❑ instabil	❑ suffizient	❑ feucht	❑ Inhalt I .... ml	❑ Uhr
❑ somnolent		❑ Tachy- pnoe	❑ durch- geblutet	II .... ml	❑ Schmuck
❑ verwirrt		❑ Brady- pnoe	❑ wurde gewech- selt	III .... ml	❑ Zahn- prothese
❑ agitiert		❑ O₂-Gabe		❑ Dauerkatheter .... ml	❑ Geld
❑ bewußtlos					❑ ....

Patient um .... Uhr verlegt auf Station ....

Unterschrift übergebende Pflegeperson   Unterschrift abholende Pflegeperson

A 17.8 **Komplikationen im Aufwachraum**

Der Patient im Aufwachraum befindet sich pharmakologisch, psychisch und physisch in einer verlängerten Narkose. Daher sind **Komplikationen** auch nach optimaler Narkoseführung **nicht auszuschließen.** In der Regel ist mit der **engmaschigen, kompetenten Beobachtung** und damit der **Früherkennung von Zwischenfällen** das Anästhesie- bzw. Intensivpflege-personal betraut. Es werden in diesem Kapitel die pflegerischen Konse-quenzen nicht einzeln aufgeführt, da zwar das Wissen und Erkennen von Komplikationen pflegerische Tätigkeiten darstellt, die aber meist medika-mentöse Intervention eine ärztliche Aufgabe ist.

A 17.8.1 **Komplikationen durch Medikamente**

A 17.8.1.1 **Atemdepressive Wirkung von Opiaten**
Stellvertretend für die Opiate wird die atemdepressive Wirkung am Beispiel des langwirksamen Fentanyls beschrieben.

Ursachen eines Fentanyl-Rebound
(Rückkehr der atemdepressiven Wirkung)
- Speicherung von Fentanyl in der Skelettmuskulatur
- Perfusionsänderung nach Aufheben der Relaxierung und das postopera-tive Muskelzittern bewirken ungleichmäßigen Abbau
- Kumulation im Magen-Darm-Trakt bei basischen Medikamenten bewirkt eine Anreicherung im Magensaft

Fentanyl-Überhang
durch
- häufige Repetitionsdosen
- Überlagerung von Barbituraten und Benzodiazepinen durch zeitlich unkoordinierte Prämedikation (erhöhte Einleitungsdosen notwendig)
- Überdosierungen

Symptome
- Atemdepression
- lange Apnoephasen, unterbrochen durch tiefe Atemzüge

Prophylaxen
- zeitlich abgestimmte Prämedikation
- initial hohe, später der Operationsdauer angepaßte Fentanyldosen
- Vermeiden mehrerer kleiner Repetitionsdosen
- konsequente postoperative Überwachung

Therapie
- Antagonisierung des Opioids mit Naloxon (kompetitive Wirkung)

Bei ursächlicher Atemdepression ist schon nach weniger als einer Minute eine gesteigerte Ventilation zu beobachten.

- 1 ml (0,04 mg) Narcanti® in 10 ml NaCl 0,9% titriert injizieren

Biphasische Verlaufskurve: die Wirkung des Naloxons ist kürzer als die Eli-minationshalbwertszeit des Fentanyls.
Bei einer vorzeitigen Verlegung aus dem AWR (früher als zwei Stunden) ist die Antagonisierung intramuskulär zu wiederholen.

- **Nachteile der Antagonisierung**
  - durch zu hohe Antagonisierung wird nicht nur die Atemdepression, sondern auch die Analgesie aufgehoben
  - die Folgen sind erhöhte Herzfrequenz, Anstieg des peripheren Widerstandes, des Blutdrucks und des Sauerstoffverbrauchs

A 17.8.1.2 Muskelrelaxanzien

Im Gegensatz zu einem erwünschten Analgetikaüberhang gibt es keine Indikation für Restrelaxation am Narkoseende. Der Relaxanzienüberhang bedeutet für den Patienten nur eine Gefahr, keinen Gewinn. Durch die Hemmung der Atemmuskulatur besteht die Gefahr der Ateminsuffizienz und Hypoxie.

Ursachen

- Überdosierung von nichtdepolarisierenden Muskelrelaxanzien
- nicht abgeklungene neuromuskuläre Blockade

Symptome

Folgende Symptome erlauben eine sichere Abgrenzung gegenüber opiatinduzierten Atemstörungen:
- ängstliche Unruhe
- zappelige, ungezielte und kraftlose Bewegungen der Extremitätenmuskulatur (Hampelmann-Phänomen)
- fehlende oder geringe Bewegungen der mimischen Muskulatur
- frequente, aber flache und insuffiziente Atmung
- normalweite, auf Licht reagierende Pupillen
- Unfähigkeit, den Kopf für einige Sekunden zu heben
- Unfähigkeit, kräftig und anhaltend die Hand zu drücken
- Patient ist ansprechbar, gibt Atemnot an und hat oft Erstickungsgefühle

Therapie

- Nachbeatmung
- Antagonisierung mit Cholinesteraseinhibitoren wie Prostigmin® oder Mestinon® (Erhöhung der Acetylcholinkonzentration an der neuromuskulären Synapse im Sinne eines kompetitiven Antagonismus), immer in Kombination mit 0,5 mg Atropin; mildert Nebenwirkungen wie Bradykardie, Salivation, Durchfall, Erbrechen und Nausea

Eine Sonderform bildet der **Dualblock.** Dies ist eine Dauerdepolarisierung der Muskeln, die nicht durch die depolarisierende Wirkung der Muskelrelaxanzien erklärt werden kann.

Entstehen eines Dualblocks

Normalerweise klingt die Wirkung von Succinylcholin nach fünf bis acht Minuten ab
- in seltenen Fällen kann es durch Überdosierung (mehr als 400 mg, z.B. Repetitionsdosen, Succinylinfusion) von depolarisierenden Muskelrelaxanzien wie Succinylcholin zu einem Dualblock kommen

Ursachen

- angeborener Mangel an Cholinesterase
- Mangel des succinylinaktivierenden Enzyms
- Lebererkrankungen
- Kachexie, Unterernährung

Symptome
- verlängerte Wirkung der Relaxation nach Gabe von Succinylcholin

Therapie
- bei Cholinesterasemangel kann nur durch prolongierte Beatmung oder durch Gabe von künstlichen Cholinesterasestoffen die Dauerdepolarisation aufgehoben werden
- bei Überdosierung die übliche Antagonisierung wie bei nichtdepolarisierenden Muskelrelaxanzien

A 17.8.2 Herz-Kreislauf-Störungen

Herz-Kreislauf-Störungen gehören neben den Atemstörungen zu den **häufigsten postoperativen Komplikationen.** Die wesentliche Aufgabe des Herz-Kreislauf-Systems ist die ausreichende Blutversorgung jeder Zelle durch ein adäquates Herzzeitvolumen (HZV), repräsentiert durch die Vor- und Nachlast der Ventrikel, die Herzfrequenz und die kardiale Kontraktilität.

Ursachen
- Kältezittern (erhöhter Sauerstoffbedarf)
- Hyperkapnie (Abnahme der Kontraktilität, verbunden mit einem erhöhten Herzzeitvolumen)
- koronare Herzerkrankung (begleitet von einem Lungenödem und Herzrhythmusstörungen)

A 17.8.2.1 Blutdruckabfall

Unter einem Blutdruckabfall **(Hypotension)** versteht man einen systolischen Blutdruckabfall unter 30 Prozent des präoperativen Ausgangswerts, bei koronaren und zerebralen Vorerkrankungen unter 20 Prozent.

 Es ist nicht einfach, zwischen einem hypovolämischen und einem kardiogenen Schock zu differenzieren.

Ursachen
- nicht ausreichender intraoperativer Volumenersatz
- Sympathikolyse durch Periduralanästhesie
- Herzinsuffizienz (selten)

Symptome
- kalte, blasse oder schwitzige Haut
- Tachykardie, schnelle, flache, unruhige Atmung
- erniedrigter zentraler Venendruck (ZVD)
- reduzierte Urinausscheidung
- Hypovolämie, seltener ein Pumpversagen des Herzens
- beginnende Schockzeichen

Therapie
Im Zweifelsfalle empfiehlt es sich, die Hypotension als Volumenmangel zu therapieren.
- ausreichende Volumenzufuhr, Vorsicht bei Patienten mit Herzerkrankungen

 Zurückhaltung bei vasoaktiven Substanzen ist geboten.

▶ **Pflegerische Maßnahmen**
- regelmäßige Blutdruckkontrolle, Blutdruckabfall erkennen
- Prävention durch das Vermeiden von Ursachen

A 17.8.2.2 Erhöhter Blutdruck

Von einem erhöhten Blutdruck (**Hypertension**) spricht man, wenn der systolische Blutdruckanstieg mindestens 30 Prozent über dem präoperativen Ausgangswert liegt, bei koronaren und zerebralen Vorerkrankungen über 20 Prozent.

 Hypertensive Krisen sind beim gesunden Menschen ungefährlich, können aber beim kardial und zerebral geschädigten Patienten Komplikationen wie Lungenödem und Angina pectoris zur Folge haben.

Ursachen
- Hyperkapnie, Hypoxie
- Auskühlung, Schmerzen
- Hypervolämie, volle Harnblase

Therapie
- Beseitigung der Ursachen
- kurzwirkende vasodilatierende Substanzen (Adalat®)

▶ **Pflegerische Maßnahmen**
- regelmäßige Blutdruckkontrolle, Erkennen von Blutdruckanstieg
- Prävention durch Vermeiden von Ursachen

A 17.8.2.3 Herzrhythmusstörungen
Ursachen
- **Bei Herzrhythmusstörungen**
  - Hypoxie, Hyperkapnie
  - metabolische Alkalose oder Azidose
  - Hypokaliämien, seltener Hyperkaliämien
  - Digitalisüberdosierungen
  - bestehende Herzerkrankungen, Antiarrhythmika
- **Bei Sinustachykardie**
  - Schmerzen, Angst, Hypovolämie
  - Hypoxie, Fieber, Sepsis
  - Hyperthyreose, Phäochromozytom
- **Bradykardien**
  - schwere Hypoxie
  - Gabe von Cholinesterasehemmern ohne Atropin
  - Unterkühlung
- **Extrasystolen**

 Ventrikuläre Extrasystolen sind im Gegensatz zu supraventrikulären Extrasystolen gefährlich und können Vorboten vom Kammerflimmern sein.

- Hypoxie, Hyperkapnie
- Elektrolytstörungen, Azidose
- koronare Herzerkrankung

Therapie
- **Bei Sinustachykardie**
  - Behandlung der Ursachen
  - kurzwirkende Beta-Blocker

Präoperative hämodynamisch unwirksame Extrasystolen müssen im Auf-
wachraum nur selten therapiert werden.
Frequenzanomalien wie Sinustachykardie oder Bradykardie sind häufig
Nachwirkungen von Narkose und Operation.

- **Bei paroxysmaler Bradykardie**
  – Atropingabe i.v.
- **Bei manifester Bradykardie**
  – evtl. passagerer Schrittmacher
- **Bei Extrasystolen**
  – Behandlung der Ursachen

▶ **Pflegerische Maßnahmen**
  – regelmäßige Kontrolle des Monitorbilds
  – Ursachen vermeiden

A 17.8.2.4 Atemstörungen
Atemstörungen können verschiedene Ursachen haben. Man unterscheidet
zentrale Ursachen, Ventilations- und Oxygenisierungsstörungen sowie die
Obstruktion.

Ursachen
- **Postoperative Ateminsuffizienz**
  – Oberbaucheingriffe und Thorakotomien
  – wiederholte Barbituratgaben, Opiatüberhang
  – Relaxansüberhang
  – chronische Lungenerkrankungen, Adipositas
- **Hypoventilation**

Eine Hypoventilation ist eine alveoläre Minderbelüftung mit Abfall des pO_2
und Anstieg des pCO_2; pCO_2-Werte über 50 sind therapiebedürftig.

  – zentrale Atemdepression durch Narkotika
  – Benzodiazepine in Verbindung mit Opioiden und Barbituraten
  – periphere Ateminsuffizienz durch Muskelrelaxanzien
  – eingeschränkte Atmung durch Schmerz und Übergewicht
- **Hypoxämie**

Eine Hypoxämie ist ein erniedrigter Sauerstoffgehalt im arteriellen Blut.

  – Folgeerscheinung von intraoperativen Lagerungen bei Thorakotomien
    oder Laparotomien
  – postoperatives Muskelzittern (Shivering)
  – Nachlassen der Analgesie
- **Obstruktion**

Eine Obstruktion ist eine Verlegung der oberen oder unteren Atemwege.

  – Gefäßoperationen an der Arteria carotis
  – Strumektomie (Rekurrensparese)
  – Eingriffe im Hals-Nasen-Ohren-Bereich
  – Verlegung durch Sekret und Schleim

Symptome
- **Bei Hypoventilation**
  – Zyanose, Somnolenz, verringerte Vigilanz
  – Kohlendioxidwerte über 50 mmHg, Sauerstoffwert sinkt unter 70 mmHg

- **Bei Hypoxämie**
  - flache Atmung, fehlender Hustenstoß
  - Bildung von Atelektasen
- **Bei Obstruktion**
  - Hypoxie, Unruhe, Kopfschmerzen
  - Hyperkapnie, Tachykardie, Hypertonie
  - Verwirrtheit, Zyanose
  - eingeschränkte Vigilanz, Somnolenz bis Bewußtlosigkeit

▶ **Therapie und pflegerische Maßnahmen**
  - **Bei Hypoventilation**
    - siehe Kapitel A 17.3.6.3
  - **Bei Hypoxämie**
    - Gabe von Sauerstoff
  - **Bei Obstruktion**
    - Freihalten der Atemwege
    - Gabe von 100 Prozent Sauerstoff
    - Intubation und Beatmung
    - chirurgische Intervention

A 17.8.3 Stoffwechselstörungen

Die Stoffwechselregulation wird bei den meisten, sonst gesunden Patienten durch die Narkose nicht längerfristig beeinflußt.

Die hormonellen Veränderungen sind in der Regel durch eine **perioperative medikamentöse und Infusionstherapie** zu beherrschen. Dennoch sollte bei jeder Komplikation an eine Stoffwechselstörungen gedacht werden.

A 17.8.3.1 Diabetes mellitus
Ursachen
  - Störungen der Blutzuckerregulation durch Unter- oder Überschreiten gewohnter Blutzuckerspiegel

Symptome
  - Tachykardie, Zittern
  - Hyperexzitabilität, Schwitzen

Therapie
  - Regulation des Blutzuckerprofils durch 4 bis 8 I.E. Altinsulin bei Bedarf nach Blutzuckerkontrolle
  - kontinuierliche Infusion von Basismengen Altinsulin, gebunden an Humanalbumin; Vorteile der kontinuierlichen Gabe sind stabile Blutzuckerkonzentrationen

Prophylaxe
  - exakte präoperative Einstellung und Kontrolle des Blutzuckerspiegels (140 bis 150 mg/dl als Grenzwert)
  - evtl. präoperative Gabe von Antidiabetika
  - Vermeiden starker Blutzuckerschwankungen, Blutzuckerkontrolle unter der Operation
  - rasche Nahrungszufuhr

▶ **Pflegerische Maßnahmen, Überwachung**
  - auf evtl. Symptome achten
  - engmaschige Blutzuckerkontrollen

493

A 17.8.3.2 **Nebennierenrindeninsuffizienz**

Ursachen
– Absinken des Kortisolspiegels unter Streßhormonausschüttung
– präoperative Kortisonbehandlung
– abruptes Absetzen einer Kortikoidtherapie

Symptome
– Müdigkeit, Hypotonie
– verminderte Urinausscheidung

Therapie
– bei kleineren bis mittleren Eingriffen perioperative Gabe von 50 bis 150 mg Prednisolon
– bei längeren Eingriffen perioperative Gabe von 100 bis 200 mg Prednisolon

▶ **Pflegerische Maßnahmen, Überwachung**
– exakte Flüssigkeitsbilanzierung
– zentralen Venendruck messen
– Blutzuckerkontrollen
– Elektrolytkontrolle (Calcium, Kalium) nach Anordnung

Prophylaxe
– auf den operativen Eingriff abgestimmte perioperative Kortisonsubstitution
– präoperative Kortisolspiegelbestimmung

A 17.8.3.3 **Thyreotoxische Krise**

Bei einer thyreotoxischen Krise kommt es zu einer übermäßigen, unkontrollierten Ausschüttung von Schilddrüsenhormonen.

Ursachen
– durch die Operation einer hyperthyreoten Struma werden häufig Schilddrüsenhormone freigesetzt
– akute Streßsituation bei latenter Hyperthyreose
– Jodexposition

Symptome
– akuter Anstieg der Körpertemperatur bis über 40 °C
– Tachykardie (Herzfrequenz über 140 Schläge/Minute)
– Arrhythmien, Hypertonie, Hypercalciämie
– Schwitzen
● **Zentralnervöse Symptome**
– Frühzeichen: Unruhe, Agitiertheit, Delirium
– Spätzeichen: Apathie, Stupor, Koma

Differentialdiagnostisch ist immer an eine maligne Hyperthermie zu denken.

Therapie
– Gabe von Thyreostatika, Natriumjodid
– Antiarrhythmika
– Flüssigkeits- und Elektrolytzufuhr nach Laborkontrolle
– zur Deckung des erhöhten Kalorienbedarfs Gabe von glukosehaltigen Infusionslösungen

- Kühlung (z.B. kalte Infusionen, Eiswickel)
- Sedierung

▶ **Pflegerische Maßnahmen, Überwachung**
- exakte Krankenbeobachtung

Prophylaxe
Damit es zu keiner Freisetzung von Schilddrüsenhormonen kommt, sind folgende Maßnahmen sinnvoll.
- Vermeiden einer Jodexposition durch Kontrastmittel
- Vermeiden von Streß
- präoperative Einstellung der Thyreostatika, Schilddrüsenhormone bestimmen
- erweitertes perioperatives Monitoring mit Kontrolle von Körpertemperatur, exspiratorischem CO_2, Pulsoxymetrie, Extremitäten-EKG, Blutzucker

A 17.8.4 Störungen im Flüssigkeitshaushalt

Ursachen
- nicht adäquat ersetzte intraoperative Flüssigkeitsverluste

Symptome
- Hypotonie, Tachykardie
- Durst, stehende Hautfalten

Therapie
- Infusionstherapie

▶ **Pflegerische Maßnahmen, Überwachung**
- Monitoring von Herzfrequenz, Blutdruck, ZVD
- Umsetzen und Kontrolle der Infusionstherapie (Arztanordnung)
- Überwachen der Ausscheidungen

A 17.8.5 Störungen der Körpertemperatur

A 17.8.5.1 Hypothermie
Hypothermie beschreibt eine Körpertemperatur unter 36 °C (Kap. A 15.4.1).

Symptome
- Körpertemperatur unter 36 °C
- kühle Extremitäten, periphere Vasokonstriktion
- Muskelzittern
- erhöhter Sauerstoffverbrauch mit kompensatorischer Atemstimulierung, Hypertonie
- subjektive starke Beeinträchtigung wie Unwohlsein, Benommenheit oder erhöhte Vigilanz
- erhöhter Gefäßwiderstand mit Afterload-Erhöhung des linken Ventrikels

Therapie
- Vermeiden einer Hypovolämie
- Analgesierung (z.B. Dolantin®), Sedierung
- evtl. assistierte Nachbeatmung

▶ **Pflegerische Maßnahmen, Überwachung**
 – Patienten gut zudecken
 – regelmäßige Kontrollen der Körpertemperatur
 – Gabe von feuchtem, angewärmtem Sauerstoff
 – angewärmte Infusionen
 – Heizdecke oder Heizstrahler
 – Patienten nur mit warmen Händen berühren

Prophylaxe
Untersuchungen haben bewiesen, daß das Verhindern einer intraoperativen Hypothermie der postoperativen Wiedererwärmung deutlich überlegen ist (Kap. A 15.4.1).

A 17.8.5.2 Hyperthermie
Von einer Hyperthermie spricht man, wenn die Körpertemperatur bis etwa 38,5° C steigt. Bei höherem Fieber muß eine sorgfältige Ursachensuche erfolgen.

Ursachen
 – Postaggressions-Katabolismus
 – postoperatives Resorptionsfieber, nach großen Eingriffen physiologisch
 – gestörte Wärmeabgabe, Sepsis
 – maligne Hyperthermie (Differentialdiagnose)

Therapie
 – Antipyretika
 – evtl. Antibiotika, evtl. Wundrevision

▶ **Pflegerische Maßnahmen, Überwachung**
 – kalte Wadenwickel
 – gekühlte Infusionen
 – kontinuierliche Überwachung der Körpertemperatur

A 17.8.6 Erbrechen und Übelkeit

Kinder und Frauen sind vom postoperativen Erbrechen häufiger betroffen als Männer. Erbrechen und Übelkeit zählen zu den häufigsten postoperativen Komplikationen.

Ursachen
 – Hypergastration
 – erhöhte Streßsensibilität: akustische und optische Reize, psychische Komponente, sensibles Geruchsempfinden
 – Reisekrankheit in der Anamnese
 – Schmerz, sensibles Geruchsempfinden
 – Operationsgeschehen, Adipositas
 – Sectio caesarea
 – Eingriffe im Abdominal-, Hals-, Nasen- und Ohrenbereich
 – Medikamente, z.B. Lachgas, verschiedene Opiate

Symptome
 – Kontraktion der Bauchmuskulatur
 – inspiratorische Bewegung der Atemmuskulatur
 – Zwerchfell zieht nach unten

Therapie
– Absaugen von Magensaft, evtl. Magensonde
– psychische Betreuung
– Gabe von DHB®, Paspertin®

▶ **Pflegerische Maßnahmen, Überwachung**
– reizarme Umgebung schaffen
– bei Erbrechen Druck auf die Operationswunde
– zu ruhigem Atmen auffordern
– nach dem Erbrechen Mund spülen
– verschmutzte Wäsche wechseln
– auf Aspiration achten
– Ausschen des Erbrochenen dokumentieren

Prophylaxe
– intensive psychische Betreuung
– Gabe von Antiemetika bei prädisponierten Patienten
– Gabe von DHB®; nicht in der ambulanten Anästhesie (hohe Gefäßdilatation und lange Halbwertszeit)
– keine Routinegabe von Opioiden in der Prämedikation
– Aufblähen des Magens mit Luft bei der Maskenbeatmung vermeiden

A 17.9 Verlegung des Patienten

Die Beurteilung der Verlegungsfähigkeit sollte sich nach dem **Verlauf** der Aufwachphase richten.
Der Patient darf **nicht ohne Unterschrift** des überwachenden Pflegepersonals und des zuständigen Anästhesisten auf dem Dokumentationsbogen verlegt werden.
Die durchschnittliche Verweildauer liegt bei stationären Patienten bei 2,6 Stunden, bei ambulanten Patienten bei 3,9 Stunden.

Anforderungen an den Allgemeinzustand des Patienten
Der Narkoseverlauf und die Therapie im Aufwachraum sind Kriterien zur Verlegung des Patienten.
– positive Reaktion auf verbale Kontakte
– Erfüllen von einfachen Aufforderungen
– Patient ist aktiv, wach, orientiert und interessiert
– Patient fühlt sich wohl
– Aussehen, Hautfarbe, Durchblutung (kein sicheres Zeichen)
– stabile zirkulatorische Situation, Blutdruck, Pulsfrequenz, zentraler Venendruck
– freie Atemwege, keine Anzeichen von Stridor, Patient benötigt keine Atemhilfen
– Blutgasanalyse im Normbereich
Zur Objektivierung der Verlegungskriterien haben sich vor allem in den angloamerikanischen Ländern Scores durchgesetzt, die auch durch Fachpflegepersonal, ohne die Anwesenheit des Anästhesisten, eine Verlegung des Patienten möglich machen.
Verbreitet ist der **Postanaesthetic Recovery Score** nach Aldrete und Kroulik. In diesem Score werden **Motorik, Atmung, Kreislauf, Bewußtseinslage** und **Hautfarbe** beurteilt. Erreicht der Patient mindestens zehn Punkte, kann er den Aufwachraum verlassen. Bei Unterschreiten ist die Überwachung engmaschig fortzusetzen.

▶ **Pflegerische Maßnahmen**
 – Überprüfen aller Verbände und Drainagen (Ausschluß von Nachblutungen)
 – Wechseln durchgebluteter Verbände
 – Ziehen aller nicht mehr notwendigen peripheren venösen Zugänge
 – Ziehen des arteriellen peripheren Zugangs (lange Kompression)
 – intravenöse Analgesierung umstellen auf intramuskuläre Gabe
 – Nachspritzen des Periduralkatheters nach Arztanordnung
 – Übergabe eines möglichst schmerzfreien Patienten
 – Verabschieden des Patienten

Die Übergabe an die betreuende Station erfolgt schriftlich mit weiteren Therapiehinweisen auf dem Übergabeprotokoll.

III

Intensivpflege und Überwachung

I 1 Die Intensiveinheit

Intensivstationen sind spezielle Einrichtungen, in denen **lebensbedrohlich erkrankte Menschen medizinisch** und pflegerisch **betreut werden.**

I 1.1 Strukturelle Voraussetzungen

I 1.1.1 Personelle Struktur einer Intensivstation

Die Voraussetzung für eine **effektive Intensivmedizin** und **-pflege** ist eine **ausreichende Besetzung** mit **qualifiziertem** ärztlichem und pflegerischem **Personal.**

Intensivmedizin beinhaltet die **Intensivüberwachung** und Intensivbehandlung. Unter Intensivüberwachung versteht man die Überwachung und Pflege von Frischoperierten nach schwierigen Eingriffen, Schwerverletzten und Schwerkranken bis zum Überwinden der kritischen Phase der Erkrankung.

Intensivbehandlung ist die Behandlung und Pflege von Schwerkranken, Schwerverletzten und Menschen mit Vergiftungen, deren vitale Funktionen (Atmung, Herz-Kreislauf, Körpertemperatur- und Stoffwechselregulation sowie Bewußtsein) gefährdet oder gestört sind und durch besondere Maßnahmen aufrechterhalten oder wiederhergestellt werden müssen.

Die derzeit gültige **Personalberechnung** für Intensivstationen basiert auf den Richtlinien der Deutschen Krankenhausgesellschaft (DKG) vom 9. September 1974.

Intensivüberwachung: Pflegekraft/Intensivbett   1 : 1
Intensivbehandlung: Pflegekraft/Intensivbett   2 : 1

Auf diesen **Anhaltszahlen** (beziehen sich auf die Zahl der im Jahresdurchschnitt belegten Intensivplätze) kann eine Personalberechnung basieren.

Es muß darauf hingewiesen werden, daß diese Berechnung für die Versorgung von schwerstkranken Beatmungspatienten nicht ausreicht.

1986 wurden die Anhaltszahlen von der DKG erweitert. Der Pflegezeitaufwand in Minuten pro Patient und Tag steht jetzt in Abhängigkeit von der Leistung:
– Intensivüberwachung: 175 bis 300 Minuten
– Intensivbehandlung: 525 bis 700 Minuten

Personalberechnung des Pflegepersonals auf der Intensivstation:

$$\frac{\text{Pflegezeitaufwand je Patient und Tag} \times \text{Zahl der Patienten} \times \text{Wochentagefaktor} \times \text{Arbeitsausfallfaktor}}{\text{wöchentliche Arbeitszeit in Minuten}}$$

Für eine **patientenorientierte Gestaltung** des Arbeitsablaufes ist es notwendig, daß andere Berufsgruppen (z.B. Krankengymnastik) dabei integriert werden. Das heißt, daß **Absprachen** zwischen den einzelnen Gruppen stattfinden müssen, um den Patienten **keinen zusätzlichen Belastungen** auszusetzen.

501

Pflegeunterstützende Tätigkeiten (z.B. Bereiche der Organisation, Versorgung, Transport) können **delegiert** werden, sofern sie definiert sind.

I 1.1.2 Bauliche Struktur einer Intensivstation

Innerhalb einer Klinik sollten, je nach fachspezifischer Zugehörigkeit der Intensivstation, der Operationssaal, die Notaufnahme und die Diagnostikabteilungen **räumlich nah** sein. Die **Anzahl der Intensivbetten** einer Klinik richtet sich nach der Größe der Klinik und den jeweiligen Fachrichtungen. Die überschaubare Bettenzahl für eine Intensivstation liegt zwischen **sechs und zwölf Plätzen.** Die Station kann nach verschiedenen Systemen strukturiert sein.

Offenes System
Der Prototyp des offenen Systems ist der Aufwachraum. Die Patienten befinden sich alle in einem Raum. Von Vorteil sind dabei die direkten Überwachungsmöglichkeiten.

Geschlossenes System
Jedes Bett ist eine **Kleinstpflegeeinheit** und ist funktionell unabhängig. Einbettzimmer können beispielsweise auch zur Umkehrisolation bei Knochenmarkstransplantation genutzt werden.

Zentraler Koordinationspunkt (Abb. I 1-1)
– von hier aus sind meistens alle Intensivplätze einsehbar
– hier befindet sich die zentrale Monitoranlage

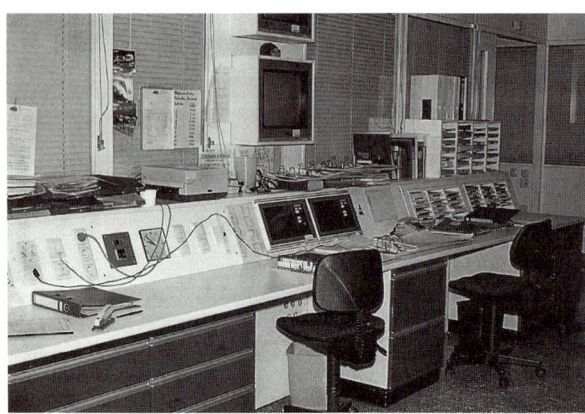

Abb. I 1-1 Koordinationspunkt

Aufnahmeraum (Abb. I 1-2)
– der Raum verfügt über einen komplett ausgestatteten und immer vorbereiteten Intensivplatz, evtl. Röntgengerät und Narkosegerät
– Nutzung für Patienten, die notfallmäßig (Reanimation) von Allgemeinstationen oder vom Notarzt aufgenommen werden

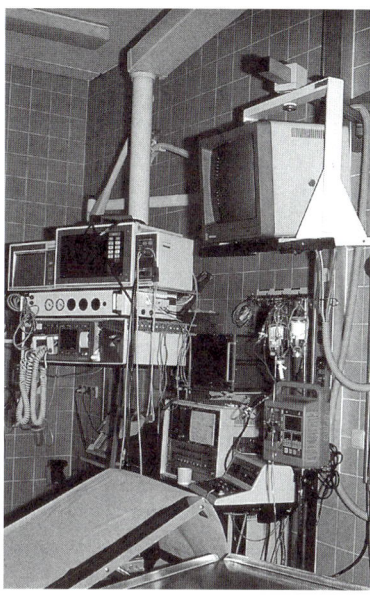

Abb. I 1-2 Aufnahmeraum

I 1.1.3 Der Intensivbettplatz

Um der Funktion einer Intensivstation gerecht zu werden, ist es unabdingbar, daß die **kontinuierliche Überwachung** des Patienten und der unterstützenden Technik gewährleistet ist.

Pro Kleinstpflegeeinheit muß **genügend Platz** sein, um die **Intimsphäre des
Patienten** zu wahren und **rationelles Arbeiten** unter **hygienischen
Gesichtspunkten** zu ermöglichen (Abb. I 1-3).

Gestaltung
– Wand- oder Deckenschienen und/oder Ampelsystem für Geräte und
  Anschlüsse
– Anschlüsse für Sauerstoff, Druckluft, Vakuum, Strom
– Monitorzentrale, Patientenrufanlage, Licht
– Ablagemöglichkeiten für Material, Pflegeutensilien, persönliche Dinge
  des Patienten (z.B. Zahnprothesenbecher)
– Händedesinfektionsmittel, unsterile und sterile Handschuhe
– evtl. hygienisches Bedarfsmaterial (Schutzkittel, Mundschutz)
– Entsorgungsmöglichkeit für Abfall und Wäsche
– reine und unreine Seite (Kap. 13.3.2)
– Beatmungsgerät, Möglichkeit zur Handbeatmung (z.B. Kuhnsystem)
– Absauggerät, Infusomaten, Perfusoren

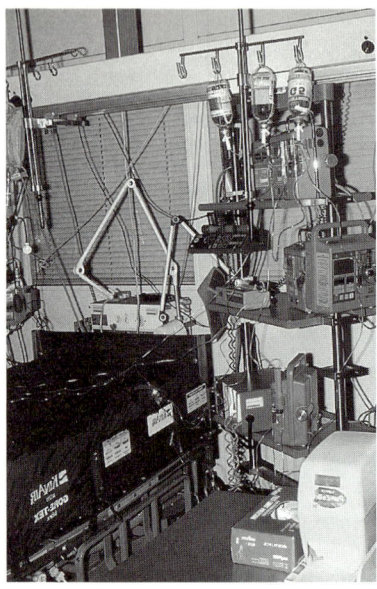

Abb. I 1-3 Bettplatz

I 1.2 Dienstübergabe

Ziel einer Übergabe ist es, den dienstantretenden Pflegekräften eine optimale Ausgangssituation für ihre Arbeit auf der Intensivstation zu gewährleisten.

I 1.2.1 Organisation der Dienstübergabe

Auf einer Intensivstation findet während des Wechsels der Pflegekräfte von Früh-, Spät- und Nachtschicht eine Dienstübergabe statt. Zur besseren Ablaufplanung sollten die Inhalte in einer Struktur festgelegt werden.

Struktur der Dienstübergabe
- Zeitpunkt und Ort
- Zuordnung der Inhalte
- zeitlicher Rahmen

Inhalte und Struktur müssen individuell auf Fachgebiet, Patientenzahl, Planstellen und Räumlichkeiten abgestimmt werden.

Eine geplante und strukturierte Dienstübergabe ist ein wichtiges Instrument bei Organisation der Patientenversorgung. Die Integration des Patienten in das Geschehen wird soweit wie möglich vorausgesetzt.

Zeitlicher Rahmen
– die Dienstübergabe sollte in den Stationsablauf fest eingeplant werden
– Zeitumfang der einzelnen Inhalte und die bestehenden Voraussetzungen abstimmen

Die Pflegekräfte müssen die Übergabe auf das wirklich Wichtige für den Patienten sowie für den Arbeitsablauf reduzieren.

Inhalte der Dienstübergabe
Diese Informationen sollten von einer Pflegekraft mit dem Gesamtüberblick über die Station, z.B. Stationsleitung, Schichtleitung, am Anfang der Dienstübergabe weitergegeben werden. Als Ort ist ein Raum zu empfehlen, der nicht in den aktuellen Stationsbetrieb integriert ist.

Information über das aktuelle Arbeitsaufkommen auf der Intensivstation.

– aktuelle Patientenzahl
– Vorstellen der Patienten in Kurzform, z.B. Krankheitsbild, Krankheitsverlauf, weitere Behandlung
– geplante Patientenzugänge und -verlegungen
– spezielle Diagnostik, Patiententransporte

Zuordnung der Patienten zu den Pflegekräften
Mit den beschriebenen Informationen kann eine patientenorientierte Zuordnung der Pflegekräfte für die folgende Schicht stattfinden. Die Schichtleitung oder das Pflegeteam berücksichtigt dabei folgender Faktoren:
– die Qualifikation der Pflegekraft muß mit den Bedürfnissen des Patienten übereinstimmen
– die Anzahl der zu betreuenden Patienten für eine Pflegekraft muß mit der Pflegeintensität abgeglichen werden
– Einplanen von Einarbeitung und praktischer Anleitung
– Absprachen über Springertätigkeit oder Reanimationsbereitschaft

I 1.2.2 Patientenübergabe

Nach Zuordnung der Patienten findet die Patientenübergabe zwischen diensthabender und übernehmender Pflegekraft am **Patientenbett** statt.

Schwerpunkte der Patientenübergabe
● **Patient**
– persönliche Vorstellung des Patienten und der ablösenden Pflegekraft
– Patient wird nach seinem Befinden befragt (Schmerzen, Angst)
– Krankenbeobachtung (Kap. I 3)
– Einschätzen der Bewußtseinslage (Kap. I 22)
– Kommunikation (Kap. I 1.4.1)
● **Intensivmedizinische Verlaufskurve**
– strukturierter Überblick über das detaillierte Krankheitsbild, den aktuellen Zustand des Patienten und die Behandlung
● **Pflegedokumentation** (Kap. I 2)
– schafft Transparenz über den pflegerischen Zustand des Patienten
– zu besprechen sind die Pflegeanamnese, soziales Umfeld und Kommunikationsmöglichkeiten, standardisierte und individuelle Pflegeplanung (Kap. 1.5.3)
– spezielle Informationen über den Patienten sind im Pflegebericht enthalten

Durch die Patientenübergabe kann die übernehmende Pflegekraft die Pflegeintensität abschätzen und die Pflegemaßnahmen für die Schicht planen.

I 1.2.3 Kontrolle des intensivpflegerischen Arbeitsplatzes

Die Kontrolle des intensivpflegerischen Arbeitsplatzes sollte standardisiert sein, um systematisch und qualitätsorientiert vorgehen zu können. Sie sollte bei **jeder Patientübergabe** stattfinden.

Die Kontrolle sollte von beiden anwesenden Pflegekräften vorgenommen werden, um Unklarheiten sofort klären zu können.

Vorgehen

- **Monitor kontrollieren**
  - Einstellung der oberen und unteren Alarmgrenzen bei Herzfrequenz, Blutdruck, Arrhythmieanpassung etc.
  - Kontrolle der Alarmfunktionen, Kurvenbild
- **Intravasale Zugänge**
  - vorhandene Zugänge, z.B. ZVK, arterieller Katheter, Pulmonaliskatheter, sichere Fixierung, freie Durchlässigkeit

- **Respirator**
  - gewählte Beatmungsfunktionen, Alarmgrenzen, PEEP, Trigger
  - Atemmuster, Heizungs- und Befeuchtungssystem
- **Atemsystem**
  - Sauerstoffkonzentration, Flow, Kuhnsystem
  - Heizungs-, Befeuchtungs- und Schlauchsystem
  - evtl. medizinische Zusätze
- **Absauggerät**
  - Funktionstüchtigkeit, vorhandene Absaugkatheter
- **Pulsoxymeter**
  - Sitz des Sensors und Alarmgrenzen

- **Infusomaten und Perfusoren**
  - Infusionslösungen, korrekte Kennzeichnung
  - Transportfunktion der Geräte, Laufgeschwindigkeit
  - Infusomaten- und Perfusorleitungen vom Gerät bis zum Patienten
- **Ernährungssonde**
  - sichere Fixierung, Nahrungsmenge

- **Blasenverweilkatheter**
  - korrekter Sitz des Ablaufs, Fixierung
- **Drainagen und Drainagengeräte**
  - Drainagenarten, z.B. Thorax- oder Wunddrainage
  - sichere Fixierung, freie Durchlässigkeit
  - korrekte Sogeinstellung, Geräteaufbau
- **Körpertemperatur**
  - Einstellung der oberen und unteren Alarmgrenzen

  - Vollständigkeit der Pflegeartikel, evtl. Schutzkittel
  - persönliche Gegenstände mit Namen gekennzeichnet (z.B. Zahnprothesenbecher)

– Fixierung, Bettgitter
– Lagerung

– z.B. Trachealspreizer und Ersatztrachealkanülen bei tracheotomierten Patienten
– z.B. Drahtzange bei kieferchirurgischen Patienten

Im Anschluß an die Kontrolle sollte diese dokumentiert und unterschrieben werden.

I 1.3 Pflegevisite

Um eine annähernd ganzheitliche Pflege und die Umsetzung des sechsten Schrittes im Pflegeprozeß (Beurteilung der Pflege) zu gewährleisten, müssen besonders auf den Intensivabteilungen neue Strategien entwickelt werden, um in Kooperation mit den verschiedenen Bereichen und mit dem Patienten ein optimales Umfeld für den Kranken zu schaffen.
Eine Strategie ist die der regelmäßigen **Pflegevisiten.** Hier deren Definition nach Augsten, Kloster, Knipfer, Selent:
„Die Pflegevisite ist ein regelmäßiger, gemeinsamer Besuch der Krankenschwestern und -pfleger des Pflegeteams bei Patienten, um im Gespräch alle Schritte der Pflege zu erörtern. Gruppen-/Schicht-/Stations- und Abteilungsleitung/PDL sollten sich durch ihre Teilnahme einen Überblick über die geleistete und zu leistende Pflege verschaffen sowie ihrer Verpflichtung der Fachaufsicht und Kontrolle nachkommen. Der Pflegeprozeß muß der thematische Mittelpunkt der Pflegevisite sein".

Rahmenbedingungen, Organisation und Ablauf
– Zustimmung des Patienten einholen
– nach Möglichkeit Angehörige einbeziehen
– ausreichend Zeit planen
– in regelmäßigen, geplanten Abständen
– vorher Teilnehmer festlegen, verschiedene Bereiche einbeziehen (z.B. Krankengymnastik)
– Kontinuität der Teilnehmer ist wesentlich
– Patientenauswahl kann nach verschiedenen Kriterien erfolgen, z.B. pflegerische Konsequenzen bei besonderen Krankheitsbildern, außergewöhnliche Pflegeprobleme, Beurteilen einer speziellen pflegerischen Maßnahme bei verschiedenen Patienten, Norton-Skala unter 25 Punkte
– durch ein Vorgespräch ohne den Patienten kann die Struktur der Pflegevisite individuell festgelegt werden, dabei bleibt die Schweigepflicht (z.B. Mehrbettzimmer) gewahrt

Für die Qualitätssicherung ist es unabdingbar, daß ein Nachgespräch stattfindet. Kritik des Patienten oder Organisationsmängel können so auf dem kürzesten Weg positiv verändert werden.

Teilnehmer
Durch die Pflegevisite können Kontakte hergestellt werden zu allen Entscheidungsträgern, die am Patienten wirken. So kann im Team vernetzt auf die individuellen Bedürfnisse des Patienten eingegangen werden.
● **Patient**
– kann Wünsche und Bedürfnisse bei den verantwortlichen Betreuern äußern
– aktive Beteiligung am eigenen Pflegeprozeß

507

- **Angehörige**
- Unterstützung ihrer Ressourcen
- Nutzen des persönlichen, privaten Umfelds
- individuelle soziale Kontakte bleiben bestehen
- **Betreuende Pflegekraft (z.B. Weiterbildungsteilnehmer)**
- erfaßt den Patienten in seiner Gesamtsituation und stellt ihn in der Gruppe vor
- kausale Zusammenhänge werden deutlich
- Entwickeln, Aufzeigen und Umsetzen von pflegerischen Strategien
- **Fachpflegekraft (z.B. mit mehrjähriger Berufserfahrung)**
- Fachwissen als Diskussionsgrundlage
- Offenheit für neue Methoden und Verfahrensweisen
- **Stationsleitung**
- Instrument bei der Gewährleistung qualitativ hochwertiger Pflege für den Patienten
- Pflege überprüfbar, Mittel zur Intervention
- **Pflegedienstleitung/Abteilungsleitung**
- Überblick über geleistete und zu leistende Arbeit
- Koordination zwischen verschiedenen Leistungsträgern
- abteilungsübergreifende Begleitung des Patienten (Verlegung von Intensiv- zu Normalpflege)
- **Andere Berufsgruppen**
- interdisziplinäre Absprache der individuellen Betreuung des Patienten (z.B. Krankengymnastik)
- frühzeitiges Planen und Hinzuziehen von fachspezifischen Mitarbeitern bei bestehenden Pflegeproblemen (z.B. Stomatherapeut)
- Planen der Übergangspflege (z.B. Rehabilitation)

I 1.4 Umgang mit Patienten und Angehörigen

I 1.4.1 Kommunikation und Interaktion

Unter der **Interaktion** versteht man die Möglichkeit des Menschen, mit anderen Personen **Wechselbeziehungen** einzugehen (inter: wechselseitiger Bezug; agieren: tätig sein).
Bei der **Kommunikation** erhalten Menschen Informationen, welche im Interaktionsprozeß ausgetauscht werden.

Botschaften vom Sender zum Empfänger
- Rede und Gegenrede
- Wünsche und Ablehnung
- Frage und Antwort

Es werden nicht nur Sachaspekte behandelt, sondern auch Beziehung wahrgenommen. Die Reaktionen des Senders und des Empfängers sind nach **Friedemann Schulz von Thun** immer unter vier Gesichtspunkten zu sehen (Abb. I 1-4):
- Sachinhalt (das, worüber der Sprecher informieren möchte)
- Selbstoffenbarung des Sprechers (das, was er von sich preisgibt)
- Beziehung (Verhältnis von Sender und Empfänger)
- Appell (das, was der Sprecher vom Empfänger möchte)

I 1.4.2 Kommunikationsmöglichkeiten

Die Mitteilungen erfolgen **verbal** (mit Sprache) oder **nonverbal** (ohne Sprache, z.B. durch Mimik, Gestik, Körperhaltung). Verbale Äußerungen

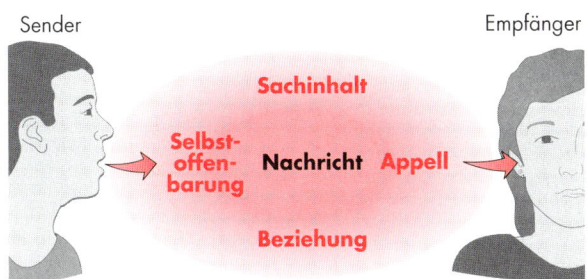

Abb. I 1-4 Vier Seiten einer Nachricht, nach dem Modell von Schulz von Thun

können durch **verschiedene Aspekte veränderte Meldungen** geben (z.B. Lachen beim Sprechen, Sprechgeschwindigkeit, Nicken als Zustimmung). Basis ist ein gemeinsames Wissen über Symbole (z.B. Worte) und Signale (z.B. Berührung, Lächeln) (Abb. I 1-5).

Besonders das Wissen über die nonverbale Kommunikation ist im Umgang mit Patienten wichtig. **Mimik** oder **Gestik** sind beim beatmeten Menschen oft die **einzige Ausdrucksmöglichkeit.**

Da Verständnis die Grundlage für jedes angemessene Handeln ist, muß die Pflegekraft eine respektvolle Beziehung zum Patienten aufbauen. Dieser kann sich so in eine aktive Rolle bringen und muß nicht als Empfänger von Appellen reagieren.

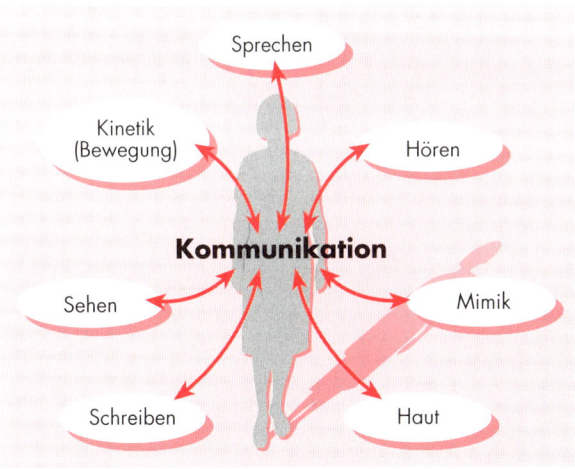

Abb. I 1-5 Kommunikation

Der Patient hat so die Möglichkeit, **auf seinem Niveau an der beidseitigen Kommunikation teilzunehmen** und die An- und Aufforderungen der Pflegenden verstehen zu können. Pflegekräfte müssen immer wieder neu nach Verständigung und **Verständigungsmöglichkeiten suchen** und diese dem betreuenden Team mitteilen.

 Wenn Pflegende nicht versuchen, eine Beziehung zum Patienten aufzubauen, degeneriert pflegerisches Handeln zur mechanisch-sachlichen Arbeit am Menschen.

Kommunikationsfähigkeit des Patienten

Die Kommunikationsmöglichkeiten des Patienten sind sehr oft von der Kommunikationsfähigkeit der zuständigen Pflegeperson abhängig. Deren Erfahrung und Offenheit gegenüber **nonverbaler Kommunikation** sind für den Intensivpatienten eine wichtige **Ressource.** Vielleicht liegt es nicht am Patienten, wenn der Pflegende ihn nicht versteht, sondern an den persönlichen Kommunikationsfähigkeiten des Pflegenden.

Um die Kommunikationsmöglichkeit eines Patienten einschätzen zu können, eignet sich die in Tabelle I 1-1 dargestellt Skala.

Kommunikationshilfen

Diese sind in der Tabelle I 1-2 dargestellt.

I 1.4.3 Kommunikation mit den Angehörigen

Durch die **Angst** um den Patienten und die **Ungewißheit** über den Verlauf der Erkrankung sind Angehörige mit der Situation auf einer Intensivstation oft **überfordert.** In dieser Phase der **Hilflosigkeit** kann die betreuende Pflegekraft für die Angehörigen eine große Unterstützung sein.

Zwingend notwendig ist es, daß sich die Pflegenden **psychologisch weiterbilden,** um in solchen Krisensituationen den Menschen angemessen beistehen zu können, und auch, um solche Grenzerfahrungen selbst bewältigen zu können.

Möglichkeiten, Angehörige zu unterstützen

– Aufbau einer Beziehung: Vorstellung, Gespräch vor dem ersten Besuch, Erklärungen zum Besucherleitfaden, Pflegeanamnese erstellen
– verständnisvoller Umgang bei verschiedenen Reaktionen, z.B. Nervosität, Verwirrung, Unwirschheit
– unverständliche medizinische Ausdrücke vermeiden
– in die Betreuung einbeziehen
– Tätigkeiten am Patienten erklären
– Kontaktaufnahme zum Patienten unterstützen
– offen für Fragen sein
– klare Absprachen über Auskünfte an Angehörige zwischen Ärzten und Pflegepersonal
– wünschenswert wäre ein Besucheraufenthaltsraum

Besucherleitfaden

– Vorstellung des Behandlungsteams, im günstigsten Falle den betreuenden Arzt und die betreuende Pflegeperson
– Vorstellung und Beschreibung der Notwendigkeit einer Kleinstpflegeeinheit mit Monitoring, Beatmung, Life-Lines, Absaugung
– Besuchszeitenregelung, im günstigstem Fall ganztägige Regelung, abhängig von der Belastbarkeit des Patienten und dem Stationsablauf

Tab. 11-1 Einschätzen der Kommunikationsfähigkeit

	2 Punkte	1 Punkt	0 Punkte	Einschränkung, Hilfsmittel
Sprechen	sinnvoll ❏	nicht sinnvoll ❏	spricht nicht ❏	Zähne, Sprechkanüle
Schreiben	sinnvoll ❏	nicht sinnvoll ❏	schreibt nicht ❏	Brille, Lähmung, körperliche Schwäche
Hören	Reaktion auf Anruf adäquat ❏	Reaktion auf Anruf nicht adäquat ❏	keine Reaktion auf akustischen Reiz ❏	schwerhörig, Hörgerät
Sehen	Interaktion über Blickkontakt möglich ❏	Blickkontakt möglich ❏	kein Blickkontakt ❏	Brille, Doppelbilder, blind
Mimik	Interaktion möglich ❏	situationsbezogene Reaktion (Schmerz) ❏	keine Reaktion ❏	Lähmungen im Gesicht, Verletzungen
Kinetik (Bewegung)	Interaktion gezielt möglich ❏	situationsbezogene Reaktion (Schmerz) ❏	keine Reaktion ❏	Paresen, Verletzungen
Haut		Reaktion auf Hautkontakt, Druck, Temperatur ❏	Atemfrequenz steigt ❏ Atemfrequenz sinkt ❏ Puls steigt ❏ Puls sinkt ❏ Blutdruck steigt ❏ Blutdruck sinkt ❏	großflächige Verletzungen, Verbrennungen
Gesamtpunkte				

Einschätzung: über 12 Punkte: Patient ist kommunikationsfähig
9 bis 12 Punkte: Patient ist eingeschränkt kommunikationsfähig
5 bis 8 Punkte: Kommunikationsfähigkeit ist drastisch eingeschränkt
0 bis 4 Punkte: Die Initiative zur Kommunikation mit dem Patienten muß vom Pflegepersonal und den Angehörigen kommen.

– Informationen über hygienische Verhaltensweisen bei Betreten oder Aufenthalt auf der Intensiveinheit, z.B. Händedesinfektion, evtl. Schutzkittel oder Mundschutz bei Infektionen des Patienten oder der Besucher 511

Tab. 11-2 Kommunikationshilfen

Parameter	Voraussetzungen	Kommunikationshilfen
Sprechen	Sprachwerkzeuge intakt, keine Aphasie, versteht und spricht die Sprache, klares Bewußtsein	immer mit Namen ansprechen, auffordern, sich bemerkbar zu machen, versuchen, von den Lippen abzulesen, Wiederholen des Verstandenen, Nachfragen, ob es richtig ist, keine Fachsprache, kurze, klare Sätze, langsam und deutlich sprechen, Fragen stellen, die mit Ja oder Nein zu beantworten sind, Entscheidungen zulassen
Schreiben	kann schreiben, keine Lähmungen, keine körperliche Schwäche, Stift und Tafel groß genug	Tafel und Kreide, Papier mit harter Schreibunterlage, dicke Filstifte, kein Kugelschreiber, Kommunikationstafeln mit Bildern, Kommunikationstafeln mit Fremdsprachen, Computer mit Schrift- oder Symbolverständigung
Hören	keine bestehende Schwerhörigkeit, Hörhilfen, Geräuschkulisse reduzieren, sonst können die einzelnen Laute nicht gehört werden, Patient muß Sprache verstehen	Einschränkung des Lärms, akustische Alarme ausstellen, Stimmen von Angehörigen, Musik (Kassetten), Dolmetscher bei Sprachschwierigkeiten
Sehen	normale Sehkraft, Sehhilfen (Brille), keine Augennerven- oder -muskelstörungen (z.B. Nystagmus, Doppelbilder, Schwindel)	Sehhilfen, grelles Licht vermeiden, Zeit zum Fixieren lassen, Platz einnehmen, den der Patient auch sehen kann, Bilder anbringen an Platz, den der Patient sieht
Mimik	keine Lähmungen, Gesichtsverletzungen oder Brandverletzungen	dem Patienten mit freundlichem Gesichtsausdruck gegenübertreten, immer Blickkontakt schaffen
Kinetik	keine Lähmungen oder Paresen, keine Sensibilitätsstörungen, keine Verletzungen	Hand des Patienten nehmen, über Druck Kontakt aufnehmen, Initialberührung (Kap. 14 1), die Hand des Patienten führen, z.B. beim Waschen Waschlappen in die Hand geben, unter Berücksichtigung der Sicherheit Bewegung begleiten, z.B. Nase kratzen bei liegendem Tubus, Kinästhetik integrieren (Kap. 14 3)
Haut	intakte Haut, keine Sensibilitätsstörungen, keine Verbrennungen	Körperkontakt zulassen und fördern, Kontakt über Wärme, Kälte, Wasser, Druck, weich, hart, Wahrnehmungen bei Prophylaxen und Pflege integrieren (Kap. 14).

- mögliche Kommunikationsformen der Patienten erklären und Angehörige ermutigen, sie anzuwenden
  - bei Intubation kein Sprechen möglich, trotzdem Patienten ansprechen
  - Schreibtafeln bei ansprechbaren Patienten
  - Möglichkeiten der Berührung aufzeigen, Angehörigen die Angst nehmen
  - mit Patienten Blickkontakt aufnehmen
  - Bilder oder persönliche Dinge mitbringen lassen
  - Vorlesen oder besprochene Kassetten mitbringen z.B. von den eigenen Kindern
- Möglichkeiten der Klinikseelsorge aufzeigen
- Telefonnummern der Intensivstation
- Telefonnummern, Zeiten, Personen angeben, damit der Angehörige sich Auskunft über den Zustand des Patienten holen kann, da das Informationsbedürfnis in dieser Situation sehr hoch ist

12 Dokumentation

Die ärztliche und pflegerische Dokumentation muß unterschieden werden. Die **Dokumentation von Befunden,** die für den Arzt bedeutend sind (Eintragungen in die Kurve, z.B. Vital- und Überwachungsparameter), übernimmt das Pflegepersonal, sie gehört jedoch in den **ärztlichen Verantwortungsbereich.** Die Verantwortung für die pflegerische Dokumentation (pflegerische Maßnahmen) obliegt aufgrund der Eigenständigkeit dem Pflegepersonal.

Die Grundlagen zur Dokumentationspflicht beziehen sich auf § 4 KrPflG (Krankenpflegegesetz) und DKG-Richtlinien. Eine umfassende Dokumentation über vorgenommene Maßnahmen und Beobachtungen kann die Pflegekraft bei **Haftungsansprüchen** entlasten. Bei fehlender oder lückenhafter Dokumentation müssen der Arzt und die Pflegekraft beweisen, daß die Maßnahmen angemessen ausgeführt wurden. Auch nach Jahren sind so dokumentierte Leistungen beweis- und nachvollziehbar.

Ohne eine kontinuierliche Dokumentation ist keine Qualitätskontrolle und -sicherung möglich.

Dokumentationsinhalte

- Patientenidentität
- Vitalwerte und ermittelte Werte, z.B. Blutzucker, Körpergewicht
- diagnostische und therapeutische Maßnahmen und deren Ergebnisse
- zeitlich definierte Gabe von Medikamenten und Infusionen
- Beobachtungen von evtl. aufgetretenen Nebenwirkungen oder Komplikationen
- verabreichte Ernährung
- aufgetretene Probleme bei Verabreichungen (z.B. Ernährung) oder Tätigkeiten am Patienten (Absaugen, Sekretbeschaffenheit)
- Überwachungsmodus, z.B. neurologische Kontrollen
- Lage und Verweildauer aller Zugänge und Ableitungen
- ärztliche Anordnungen (z.B. Fixierung)
- **Pflegerische Dokumentationsinhalte**
- Pflege nach dem Pflegeprozeß (Kap. 1.5) mit Dokumentation der pflegerischen Befunderhebung, Maßnahmen und deren Wirksamkeit, Tag, Zeit, Dauer und Name der Pflegeperson
- Pflegeprobleme, Pflegebedürfnisse des Patienten
- Pflegewirkung, evtl. mit Fotos, aufzeigen (z.B. bei Hauterkrankungen)
- Zustand des Patienten (Psyche), ggf. Angehörige einbeziehen
- Lagerung, Prophylaxen
- pflegerische Krankenbeobachtung, Pflegeverlauf
- pflegerischer Verlegungsbericht innerhalb des Krankenhauses

Jede nicht sachgemäß vorgenommene Dokumentation wird als Pflegefehler definiert. Was nicht dokumentiert ist, hat nicht stattgefunden.

Formalien bei der Dokumentation

- von der ausführenden Pflegeperson mit Handzeichen oder Unterschrift am Ende der Pflegemaßnahme oder bei Schichtende
- Anordnungen schriftlich vom Arzt, Handzeichen oder Unterschrift, zeitzugeordnet
- mit Kugelschreiber (Bleistift gilt nicht bei Beweispflicht)

- gut leserlich, aktuell, präzise
- kein Tippex oder Radiergummi verwenden, nichts überkleben
- nachträgliche Eintragungen oder Korrekturen gelten als Urkundenfälschung

Die Dokumentation gilt als Urkunde. Veränderungen müssen klar als solche ersichtlich sein.

In einem leistungsfähigen medizinisch-intensivpflegerischen Dokumentationssystem müssen möglichst viele der anfallenden Daten in **ein Organisationsschema integriert** werden können, damit alle Berufsgruppen des therapeutischen Teams (Kap. 1.4) diese nutzen können.

Die Stärken der Dokumentation

● **Patient**
- erfolgsorientiertes Überprüfen von Maßnahmen
- Vermeiden bzw. Reduzieren von Risiken für den Patienten
- Darstellung von positiven oder negativen Veränderungen im Verlauf
- gesichertes, kontinuierliches Umsetzen von Pflegemaßnahmen
- Ressourcen und neu auftretende Probleme können immer aktuell in die Pflegeplanung einbezogen werden

● **Team**
- einmaliges Erheben und Dokumentieren von Daten
- Vermeiden von Übertragungsfehlern
- Zeitersparnis
- systematisches Verwalten der Daten
- gezieltes Finden von Daten
- engere Zusammenarbeit im therapeutischen Team möglich
- verbesserte Kommunikation und Information im Team
- alle Daten (z.B. Pflege, Krankengymnastik) können bei der Therapie berücksichtigt werden
- die qualifizierte Pflege wird innerhalb des Teams transparent

● **Pflegende**
- größere Motivation und verantwortliches Arbeiten
- durch einsehbare Informationen individuelle Pflege möglich
- regt den Erfahrungsaustausch der Pflegenden an
- Basis für eine qualifizierte Übergabe
- Pflegeprozeß kann so überprüfbar umgesetzt werden
- rechtliche Absicherung, Beweismittel

Eine Dokumentation ist der Nachweis des pflegerischen Aufwandes.

I 3 Krankenbeobachtung

Die einzelnen Parameter der Krankenbeobachtung sind die Bausteine **professioneller Intensivpflege.** Alle darauf aufbauenden Tätigkeiten sind darin begründet: Nur die **kontinuierliche** Überwachung führt zu einer individuellen, ganzheitlichen Pflege eines Menschen.

Da in der Intensivpflege der Weg vom Problem zur Maßnahme sehr kurz sein muß, ist es sinnvoll, einen praktikablen Raster für die Praxis zu entwickeln, um alle auftretenden Probleme möglichst schnell zu erfassen. Dieses Buch basiert auf einer **intensivpflegerischen Leitlinie** (IPL), die im Kap. 1.5.4 beschrieben ist.

Elementar wichtig ist umfangreiches Wissen über Normwerte, Abweichungen und deren Konsequenzen, bezogen auf den einzelnen Patienten mit all seinen Problemen in seiner aktuellen Situation. Das Überprüfen des Ist-Zustandes muß ein ständiger Prozeß sein.

Die **Überwachungsquantität** jedem Patienten **individuell** anzupassen, um eine sichere Pflege zu gewährleisten, ist ein Teil von **Pflegequalität.**

I 3.1 Beobachten von Herz und Kreislauf

Die Herztätigkeit wird über den Monitor kontinuierlich aufgezeichnet. Abweichungen führen bei angemessener Alarmgrenzeneinstellung zur akustischen Meldung.

Ein Monitor ersetzt nicht die Palpation des Pulses mindestens einmal pro Schicht und bei allen auftretenden Problemen.

I 3.1.1 Beobachten der Pulsfrequenz

Die Pulsfrequenz ist abhängig vom Alter, der Anstrengung und der seelischen Anspannung (Tab. I 3-1).

Tab. I 3-1 Altersabhängige durchschnittliche Pulsschläge in der Minute

Alter	Pulsschläge/Minute
Säugling	120 bis 140/Minute
2 Jahre	120/Minute
4 Jahre	100/Minute
10 Jahre	90/Minute
14 Jahre	85/Minute
Männer	60 bis 70/Minute
Frauen	70 bis 75/Minute
ab 60 Jahren	80 bis 85/Minute

Veränderungen der Pulsfrequenz
- **Bradykardie**
- **Konsequenz:** Atropin bereithalten, evtl. Schrittmacherimplantation oder externer Schrittmacher (Kap. 6.2)
- **Tachykardie**
- bei Frequenz über 200/Minute Gefahr von Kammerflimmern
- **Konsequenz:** Defibrillator und Notfallmedikamente (Kap. 12.4 und 12.5) bereithalten

I 3.1.2 Beobachten des Herzrhythmus

Veränderungen des Herzrhythmus
- **Konsequenz bei allen Rhythmusstörungen:** Monitorüberwachung, Antiarrhythmika bereithalten, evtl. Reanimationsbereitschaft (bei akuter vitaler Bedrohung)

I 3.1.3 Beobachten der Pulsqualität

Die Pulsqualität setzt sich zusammen aus Spannung und Blutfüllung der Gefäße.

Veränderungen der Pulsqualität
- **Druckpuls**
- gut tastbar mit Verlangsamung bis 20 Schläge/Minute, z.B. bei hohem Hirndruck
- **Fadenförmiger Puls**
- ganz fein, sehr schnell, kaum tastbar, z.B. bei Schock

I 3.1.4 Beobachten des Blutdrucks

Der Blutdruck (RR) ist abhängig vom Blutvolumen im Kreislauf, vom Blutausstoß des Herzens, der Elastizität der Gefäßwände, der Viskosität des Blutes und von neurogenen Faktoren, wie Angst oder Muskelanspannung.

Der normale Blutdruck beträgt beim Erwachsenen systolisch 100 mmHg plus Lebensalter (Tab. I 3-2).

Tab. I 3-2 Altersabhängige durchschnittliche Blutdruckwerte

Alter	Blutdruckwerte
Neugeborene	75/45 mmHg
ein bis sechs Monate	80/50 mmHg
Kleinkinder	90/60 mmHg
zwei bis sechs Jahre	100/60 mmHg (systolisch ±15 mmHg, diastolisch ± 20 mmHg)
acht bis zwölf Jahre	110/70 mmHg
Erwachsene	systolisch 100 + Lebensalter, jedoch nicht mehr als 150 mmHg diastolisch 40 mmHg unter der Systole

Veränderungen des Blutdrucks

- **Hypotonie**
- systolischer Blutdruck unter 100 mmHg, z.B. bei Schock
- **Konsequenz:** Monitorüberwachung (NIP oder invasive Blutdruckmessung, Kap. 5.1.3)
  positiv-inotrope Substanzen bereitstellen, bei Bedarf Katecholaminperfusoren kontrollieren, Volumentherapie überwachen
- **Hypertonie**
- systolischer Blutdruck über 150 mmHg, z.B. bei Stoffwechselstörungen, Hypertonie, Aufregung, Schmerzen
- **Konsequenz:** Monitorüberwachung, Antihypertonika bereithalten

I 3.1.5 Beobachten der invasiven Katheter

Beobachtungskriterien
- Einstichstellen, Entzündungszeichen beim Verbandwechsel
- Fixierung
- Monitorkurve, Druckableitung
- Einstellung der Alarmgrenzen

 Bei zentral liegenden venösen Kathetern ist es besonders wichtig, auf Herzrhythmusstörungen zu achten (Fehllage).

Beobachtung bei Pulmonaliskatheter

 Es besteht die Gefahr von Herzrhythmusstörungen und bei Wedge-Position die einer Lungenembolie (Kap. 5.4.5).

Beobachtung des zentralvenösen Drucks
- der physiologische ZVD liegt beim Erwachsenen bei 2 bis 6 mmHg (Kap. 5.4.3)
- **Hoher ZVD**
- **Konsequenz:** Ursachenbekämpfung, Förderung der Ausscheidung, z.B. Diuretika
- **Niederer ZVD**
- **Konsequenz:** Ursachenbekämpfung, Zufuhr von Flüssigkeiten, z.B. Infusionen, Blut, FFP

I 3.2 Beobachten von Atmung und Beatmung

Ist die Atmung durch einen krankhaften Grund behindert, entwickelt der Mensch Unwohlsein, Angst und Atemnot.

I 3.2.1 Beobachten der Atemfrequenz

Die Atemfrequenz ist immer abhängig vom Alter, der Körperhaltung, der Aktivität und psychischen Situation. Atemfrequenz und **Atemtiefe** stehen immer im Wechsel zueinander (Tab. I 3-3).

Veränderungen der Atemfrequenz
- **Tachypnoe** (Abb. I 3-1)
- gesteigerte Atmung, z.B. bei Fieber oder Aufregung
- erhöhter Sauerstoffbedarf, reduziertes Sauerstoffangebot
- **Konsequenz:** z.B. Patienten beruhigen, Sauerstoffgabe

Tab. I 3-3 Altersabhängige durchschnittliche Atemfrequenz

Alter	Atemfrequenz pro Minute
Neugeborenes	30 bis 40/Minute
Kleinkind	20 bis 25/Minute
Schulkind	18 bis 20/Minute
Erwachsener	16 bis 20/Minute

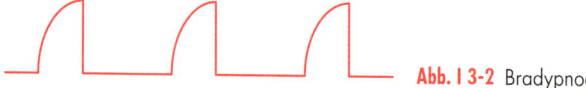

Abb. I 3-1 Tachypnoe

- **Bradypnoe** (Abb. I 3-2)
- verlangsamte Atmung, z.B. nach Schädel-Hirn-Trauma, nach Narkosen
- **Konsequenz:** zum Atmen anhalten, 30-Grad-Lagerung, Kopf erhöht
- **Apnoe**
- aussetzende Atmung, z.B. Aspiration, zentrale Atemlähmung
- **Konsequenz:** Atemwege freimachen, sofortige Beatmung

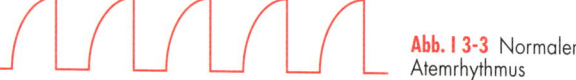

Abb. I 3-2 Bradypnoe

I 3.2.2 Beobachten des Atemrhythmus

Ein physiologischer Atemrhythmus besteht aus regelmäßigen In- und Exspirationen (Abb. I 3-3).

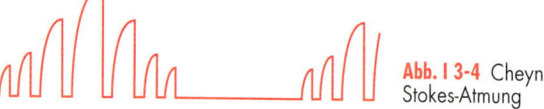

Abb. I 3-3 Normaler Atemrhythmus

Veränderungen des Atemrhythmus
- **Cheyne-Stokes-Atmung** (Abb. I 3-4)
- kleine Atemzüge, die sich vertiefen und wieder abflachen
- anschließend Atempause, nach einigen Sekunden wieder einsetzende Atmung
- häufig bei sterbenden Patienten

Abb. I 3-4 Cheyne-Stokes-Atmung

- **Biot-Atmung** (Abb. I 3-5)
- nach einer längeren Atempause kräftige Atemzüge von gleicher Tiefe, z.B. bei Meningitis

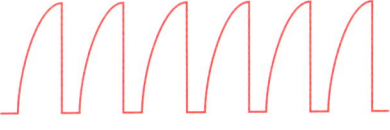

Abb. I 3-5 Biot-Atmung

- **Kussmaul-Atmung** (Abb. I 3-6)
- vertiefte, rhythmische Atmung
- kompensatorische Atmung, um nach Ketoazidose oder Asphyxie das Kohlendioxid abzuatmen

Abb. I 3-6 Kussmaul-Atmung

- **Schnappatmung**
- durch Hypoxie bedingtes, krampfartiges tiefes Nach-Luft-Schnappen
- vereinzelte Atemzüge, lange Pausen, z.B. nach Reanimation
- **Periodische Atmung**
- gleichmäßige kräftige Atemzüge wechseln sich mit langen Pausen dazwischen ab

I 3.2.3 Beobachtung von Atemgeräuschen und -geruch

Mit Hilfe eines Stethoskops kann die Lunge auskultiert werden, um Atemgeräusche festzustellen. Teilweise sind diese auch ohne Hilfsmittel zu hören.

Veränderungen beim Atemgeräusch und -geruch

- **Inspiratorischer Stridor**
- ziehendes Geräusch bei der Einatmung, verursacht durch Behinderungen, z.B. Verletzungen im Kehlkopfbereich
- **Konsequenz:** Inspektion der Mundhöhle, Fremdkörper entfernen
- **Exspiratorischer Stridor**
- feines Giemen und Pfeifen bei der Ausatmung
- Zeichen für verengte Bronchien, z.B. Asthma bronchiale
- **Konsequenz:** Schleimmobilisation, Absaugen, Hochlagern
- **Husten**
- durch verschiedene Reize wie Rauch, Staub, Gas, Schleim
- der Organismus versucht, den reizauslösenden Stoff aus der Lunge zu befördern, z.B. bei Bronchitis
- **Konsequenz:** Hustenlöser
- **Brodeln**
- durch die Atemzüge werden große Sekretansammlungen in der Lunge bewegt, z.B. bei Lungenödem
- **Konsequenz:** Absaugen, Hochlagerung, Diuretika
- **Atemgeruch**
- z.B. Alkohol oder Azeton beim diabetischen Koma

521

I 3.2.4 Beobachten der Atemqualität

Eine ungestörte Atmung ist ruhig und geräuschlos. Der Sauerstoff- und Kohlendioxidaustausch ist gewährleistet.

Veränderungen der Atemqualität

- **Dyspnoe**
  – Atemnot, Lufthunger, z.B. bei Hypoxie
  – **Konsequenz:** Patienten aufrecht setzen, Gabe von Sauerstoff
- **Orthopnoe**
  – Luftnot in horizontaler Lage, typisch für Linksherzinsuffizienz
  – **Konsequenz:** Patienten aufsetzen
- **Nasenflügeln**
  – atmungssynchrone Bewegungen der Nasenflügel, z.B. bei Pneumonie
  – **Konsequenz:** weitere Hypoxiezeichen abklären
- **Hyperventilation**
  – Abatmung von CO_2 durch Hyperventilation, evtl. Muskelkrämpfe
  – **Konsequenz:** Rückatmung von CO_2, z.B. mit Plastiktüte oder Kuhn-System ohne Flow
- **Schonatmung**
  – flache Atmung, z.B. bei Schmerzen
  – **Konsequenz:** Atemgymnastik, Unterstützung bei der Atmung

I 3.2.5 Beobachten der Thoraxbewegungen

Bei einer ungestörten Atmung sind die Thoraxbewegungen gleichmäßig und seitengleich.

Veränderungen der Thoraxbewegungen

- **Paradoxe Thoraxbewegung**
  – Thoraxbewegung entgegengesetzt der physiologischen Atmung. Einatmung: Thorax senkt sich, Ausatmung: Thorax hebt sich, z.B. bei Rippenserienfraktur
  – **Konsequenz:** Blutgasanalyse, evtl. Intubation und Beatmung
- **Seitendifferente Atmung**
  – eine Lungenseite ist besser beatmet, z.B. bei Pneumothorax
  – **Konsequenz:** Thoraxdrainage (Kap. 6.3.2)

I 3.2.6 Kontrollen des Respirators

Die Kontrollen des Respirators beim beatmeten Patienten sind in einem gesonderten Kapitel beschrieben und sollen hier nur der Vollständigkeit wegen kurz aufgeführt werden.

Überwachung

- Respirator (Kap. I 8), Befeuchtung und Temperatur (Kap. I 9.1)
- Blutgasanalyse, Inhalation (Kap. I 5.3.1)
- Cuffdruck, Tubusfixierung und -lage (Kap. 11)
- Tracheostoma (Kap. I 9.3), Bronchialtoilette (Kap. I 9.2)

I 3.3 Beobachten der Ernährungssituation

Das Verabreichen von parenteraler/enteraler Ernährung und die Überwachung auf Unverträglichkeiten bzw. Nebenwirkungen verabreichter Medikamente obliegen dem Pflegepersonal. Eine regelmäßige Kontrolle des **Blutzuckers** ist wichtig.

Enterale orale Ernährung (Kap. I 13.3)
- ißt und trinkt der Patient selbständig, benötigt er Hilfe oder wird das Essen eingegeben, Gewichtskontrollen

Diäten
Dabei handelt es sich vor allem darum, daß ein Patient eine seiner Krankheit entsprechende Diät erhält. Besonderes Augenmerk ist dabei auf die Verträglichkeit der jeweiligen Nahrung zu richten.

Ernährung über Ernährungssonde (Kap. I 13.2.3)
- Kalorienzahl, Menge, Einlaufgeschwindigkeit, verordnete Sondenkost
- **Kontrolle der Magen- oder Ernährungssonde**
- Lage, Sondenmaterial, Durchgängigkeit
- Fixierung

Parenterale Ernährung
- Infusionsprogramm beachten
- Einlaufgeschwindigkeit, Zugänge

Medikamentengabe
Kapitel 8.3

I 3.4 Beobachten von Ausscheidungen und Körpertemperatur

Die Dokumentation der Ausscheidungen erfolgt vier- bis achtstündlich. Bei akut vital gefährdeten Patienten sowie bei speziellen Problemen, z.B. Wasser-Elektrolyt-Haushalt, Volumen, Nephrologie, kann eine stündliche Dokumentation nötig sein. Die Kontrolle der Ausscheidungen muß ständig gewährleistet sein.

I 3.4.1 Beobachten des Urins

Die Produktion der Urinmenge ist abhängig von
- Flüssigkeitszufuhr, Flüssigkeitsabgabe über Haut, Lunge, Darm
- Herz- und Kreislaufsystem, Nierenfunktion
- Tageszeit, Klima, Alter

Die durchschnittliche Urinmenge in 24 Stunden ist in Tabelle I 3-4 nachzulesen.

Veränderungen der Urinmenge
- **Oligurie**
- verminderte Urinausscheidung (100 bis 400 Milliliter/Tag)
- ungenügende Flüssigkeitszufuhr, starker Flüssigkeitsverlust
- z.B. Niereninsuffizienz, Schock
- **Konsequenz:** stündliche Kontrolle der Urinausscheidung, Volumenzufuhr, Diuretika je nach Ursache
- **Polyurie**
- vermehrte Urinausscheidung, gesteigerte Flüssigkeitszufuhr
- z.B. Diabetes mellitus und insipidus, Diuretika, Angst, Aufregung
- **Konsequenz:** Blutzuckerkontrolle, Flüssigkeitszufuhr reduzieren
- **Anurie**
- Harnmenge beträgt unter 50 Milliliter in 24 Stunden
- Funktionsverlust des Nierengewebes, Verletzungen
- **Konsequenz:** Kontrolle der Durchgängigkeit des Blasenverweilkatheters 523

Tab. I 3-4 Altersabhängige durchschnittliche Urinausscheidung in 24 Stunden

Alter	Urinmenge in 24 Stunden
Neugeborene	20 bis 50 ml
Säuglinge bis zu einem Jahr	400 bis 500 ml
Kinder bis 5 Jahre	600 bis 800 ml
Kinder bis 10 Jahre	800 bis 1000 ml
Kinder ab 10 Jahre	1000 bis 1200 ml
Erwachsene	1500 bis 2000 ml

- **Urämie**
- Niereninsuffizienz bei Anstieg von Harnstoff und Kreatinin
- **Konsequenz:** Kontrolle von Gewicht und Haut (Ödeme)
- **Nykturie**
- verstärkte Urinausscheidung während der Nacht, bei Herzinsuffizienz
- **Konsequenz:** unruhige Patienten in der Nacht nach Urinausscheidung fragen

Veränderungen von Farbe, Aussehen und Geruch
Die Urinfarbe ändert sich durch Nahrung, Harnmenge, Konzentration und Beimengungen, der Uringeruch z.B. durch Azeton oder Krankheitserreger.

Veränderungen der Miktion
- **Dysurie, Pollakisurie**
- schmerzhafte und häufige Harnentleerung, z.B. nach Entfernen des Blasenverweilkatheters
- **Inkontinenz**
- Unvermögen, den Urin zurückzuhalten, z.B. bei Querschnittslähmung

Beobachtungen der Blasenableitung (Kap. 6.4)
- Eintrittsstelle, Ablauf, Menge, spezifisches Gewicht

Flüssigkeitsbilanz
Um eine Ausgewogenheit im Flüssigkeitshaushalt des Körpers zu erreichen, ist es notwendig, eine mindestens 24stündliche, in den meisten Fällen eine achtstündliche bzw. einstündliche Bilanzierung, anzustreben. Bei der Beurteilung sollten auch immer die Bilanzen der letzten Tage herangezogen werden (Tab. I 3-5).

- **Positive Bilanz**
- Einfuhr ist größer als die Ausfuhr
- **Negative Bilanz**
- Ausfuhr ist größer als die Einfuhr

Tab. I 3-5 Ein- und Ausfuhr

Einfuhr	Ausfuhr
Infusionen und Zusätze	Urin, Urinfiltrat
intravenöse Medikamente	Magensaft
Ernährung (flüssige Bestandteile)	Rückfluß aus Sonden
evtl. Spülflüssigkeiten	Sekret aus Drainagen
Blut, Plasma, Oxidationswasser	Stuhl
	Liquorablauf
	Perspiration, Schweiß, Blutabnahmen
	Trachealsekret

I 3.4.2 Beobachten der Stuhlausscheidung

Der Stuhl eines Menschen besteht bei ausgewogener Mischkost aus etwa 75 Prozent Wasser, zehn Prozent Abfallprodukten, sieben Prozent abgestoßenen Darmepithelien, Schleim und Salzen sowie aus etwa acht Prozent Bakterienmasse.

Veränderungen des Stuhls
- **Farbe**
- – schwarz (Teerstuhl) durch Blutungen im oberen Magen-Darm-Trakt
- – rot bei frischer Blutung
- **Konsistenz**
- **Menge**
- **Beimengungen**
- – z.B. Schleim, Blut und Eiter bei schwerer Darmschädigung

Veränderungen der Häufigkeit
- **Obstipation**
- – verzögerte und erschwerte Darmentleerung
- – **Konsequenz:** Dokumentation, evtl. Ernährungsumstellung, Darmgeräusche abhören
- **Diarrhö**
- – häufige flüssige Stühle, grünlich und säuerlich (Gärungsstuhl) oder übelriechend (Colibakterien)
- – geblähtes Abdomen
- – **Konsequenz:** Nahrungskarenz, bakteriologische Untersuchung, Hautpflege
- **Stuhlinkontinenz**
- – z.B. Funktionsstörungen im Enddarm bei bestehendem Diabetes mellitus
- – **Konsequenz:** Hautpflege, manuelle Stuhlentfernung

Veränderungen der Darmgeräusche
- – „Totenstille" bei paralytischem Ileus (Kap. I 14.3)
- – kollerndes, gurrendes Geräusch als Nachweis für eine funktionierende Darmperistaltik

I 3.4.3 Beobachten von Erbrechen

Beobachtungskriterien
- **Zeitpunkt**
– vor oder nach der Nahrungs- oder Medikamentengabe
- **Häufigkeit**
- **Begleitsymptome**
– Übelkeit, Bauchschmerzen, Bradypnoe
- **Aussehen**
– grün bis dunkelgrün: Gallensaft
– rot: Frischblut, schwarz: angedautes Blut

I 3.4.4 Beobachten von Drainagen

Ausführlich sind die Inhalte im Kapitel 6.3 beschrieben.

I 3.4.5 Beobachten von Schweiß

Die Absonderung von Schweiß aus den Schweißdrüsen der Haut ist überwiegend vom **vegetativen Nervensystem** gesteuert.

Beobachtungskriterien
- **Warmer Schweiß**
– z.B. rascher Fieberabfall
- **Kalter, klebriger Schweiß**
– z.B. Schock, Lokalisation vorwiegend auf der Stirn, unter den Achselhöhlen, an Händen und Füßen

I 3.4.6 Beobachtungen bei Dialyse oder Hämofiltration

Die Kontrollen bei Patienten mit Dialyse oder Hämofiltration sind in Kapitel I 21 beschrieben.

I 3.4.7 Beobachten der Körpertemperatur

Die normale Körpertemperatur des Menschen liegt zwischen 36,2 und 37,5 °C. Steigt die Körpertemperatur an (Abb. I 3-7), befinden sich im Blut vermehrt phagozytierende Zellen.

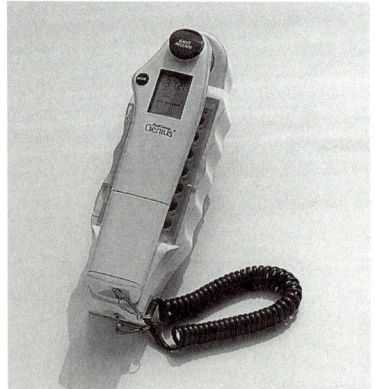

Abb. I 3-7
Ohrthermometer zur Kontrolle der Körpertemperatur

Veränderungen der Körpertemperatur
- **Hypothermie**
- Untertemperatur, kalte Haut, blaß-blaue Extremitäten
- **Konsequenz:** mit angewärmten Decken aufwärmen, für eine normale Umgebungstemperatur sorgen
- **Hypertemperatur (Fieber)**
- warme Haut, Pulsfrequenz steigt
- **Konsequenz:** Patienten aufdecken, Zug vermeiden, Vitalwerte kontrollieren

Bei jeder Erhöhung der Körpertemperatur steigt der Sauerstoffverbrauch.

Formen des Fieberverlaufs
- **Kontinuierliches Fieber** (Abb. I 3-8)
- Körpertemperatur über eine längere Zeit gleichbleibend hoch, z.B. bei Pneumonie
- **Remittierendes Fieber** (Abb. I 3-9)
- größere (etwa 1,5 °C) lang anhaltende Schwankungen, z.B. bei Sepsis
- **Intermittierendes Fieber** (Abb. I 3-10)
- starke, plötzliche Schwankungen, hohe Temperaturen wechseln mit fieberfreien Stunden ab, z.B. bei Sepsis
- häufige Begleiterscheinung bei raschem Fieberanstieg ist der **Schüttelfrost**

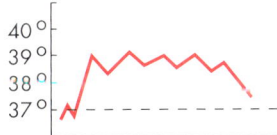

Abb. I 3-8 Kontinuierliches Fieber

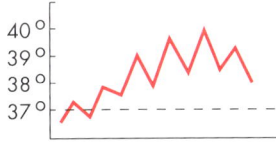

Abb. I 3-9 Remittierendes Fieber

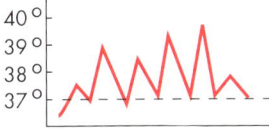

Abb. I 3-10 Intermittierendes Fieber 527

I 3.5 Beobachtungen während Körperpflege und Prophylaxen

I 3.5.1 Beobachten der Haut

Beobachtungskriterien
- **Hautfarbe**
- Blässe, z.B. bei Hypotonie, Zyanose bei Sauerstoffmangel
- fleckig rot bei Infektionserkrankungen
- gelb (Ikterus) bei Lebererkrankungen
- Marmorierung, z.B. PAVK (periphere arterielle Verschlußkrankheit) oder bei Sterbenden
- **Hautturgor**
- stehende Hautfalten bei großen Flüssigkeitsverlusten
- Ödeme, z.B. bei Niereninsuffizienz
- **Feuchtigkeit**
- Schweiß (Kap. I 3.4.5)
- trockene, schuppige Haut bei Flüssigkeitsverlusten
- **Weitere Veränderungen**
- Petechien z.B. bei septischem Schock, idiopathischer thrombozytopenischer Purpura
- Exanthem, z.B. durch Antibiotikaunverträglichkeit
- **Wunden**
- **Dekubitus**

I 3.5.2 Beobachten von Mund und Zunge

Beobachtungskriterien
- Beläge, Soor, Läsionen
- Aphthen, Blutungen, Entzündungen

I 3.5.3 Beobachten von Ohren, Nase und Augen

Baobachtungskriterien bei den Ohren
- Sekret- oder Blutausfluß, Dekubitus

Beobachtungskriterien bei der Nase
- Rötung, Läsionen, Ausfluß

Beobachtungskriterien an den Augen
- Trockenheit, Rötung, fehlender Lidschluß
- Lidödeme, Entzündung, Sekretion

I 3.6 Bebachten von Bewußtsein und Psyche

I 3.6.1 Beobachten des Bewußtseins

Beobachtungskriterien
- **Bewußtseinslage** (Kap. I 22)
- ansprechbar, räumlich, zeitlich, persönlich orientiert
- Komastufen
- **Pupillen** (Kap. I 22)
- **Reflexe** (Kap. I 22)
- **Motorik** (Kap. I 22)
- Lähmungen, Spastiken

- **Intrakranieller Druck** (Kap. 5.5)
- Normwert 5 bis 15 mmHg
- **Schmerzen**
- **Schlafverhalten**

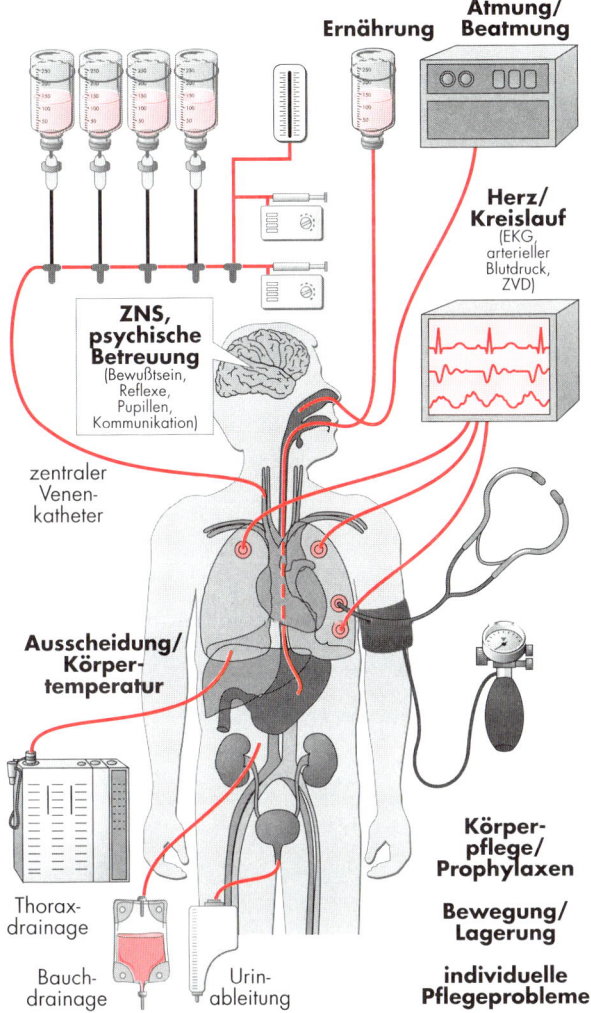

Ernährung

Atmung/ Beatmung

Herz/ Kreislauf
(EKG, arterieller Blutdruck, ZVD)

ZNS, psychische Betreuung
(Bewußtsein, Reflexe, Pupillen, Kommunikation)

zentraler Venen- katheter

Ausscheidung/ Körper- temperatur

Thorax- drainage

Bauch- drainage

Urin- ableitung

Körper- pflege/ Prophylaxen

Bewegung/ Lagerung

individuelle Pflegeprobleme

Abb. 13-11 Überwachung des Intensivpatienten

529

I 3.6.2 Beobachten von Sprache und Kommunikation

Ausführlich in Kapitel I 1.4.2 beschrieben.

I 3.7 Beobachten von Bewegung, Lagerung und Sicherheit

Beobachtungskriterien
- **Fixierung**
- gesetzlich vorgeschriebene Fünf-Punkte-Fixierung (vier Extremitäten und Bauchgurt)
- gepolstertes Bettgitter, Druckstellen
- Notwendigkeit regelmäßig prüfen
- **Mobilisation und Lagerung**
- siehe Kapitel I 7
- **Körpergewicht**
- Gewichtskontrolle, Ein- und Ausfuhr

I 3.8 Zusätzliche, individuelle Beobachtungsparameter

Beobachtungskriterien
- z.B. Rollstuhl, Prothesen, Gehhilfen, Hörgerät, Sehhilfen

In Abbildung I 3-11 ist die Überwachung eines Intensivpatienten dargestellt.

I 4 Grundpflege

Für grundpflegerische Tätigkeiten, die auf einer Intensivstation bei jedem Patienten konstant und routinemäßig vorgenommen werden, müssen **Pflegestandards** (Kap. 1.5.3.1) bestehen. Diese müssen so formuliert sein, daß sie die Arbeit erleichtern und eine lückenlose Dokumentation erfolgen kann.

Bei auftretenden **Pflegeproblemen** kann durch eine **individuelle Pflegeplanung** (Kap. 1.5.3.2) adäquat reagiert werden, wenn die Lösungsmöglichkeiten im Team besprochen, schriftlich niedergelegt und für jeden einsehbar sind.

Die **lückenlose Dokumentation** (Kap. I 2) der Maßnahmen, der aufgetretenen Veränderungen und des Verhaltens des Patienten erlaubt es den Pflegenden, auf einem hochwertigen Niveau die Pflege im Sinne des Patienten vorzunehmen.

Vorbereitung
– Patienten über die Maßnahme informieren
– vor jeder einzelnen Tätigkeit den Patienten erneut darauf ansprechen
– den Patienten soweit als möglich in die Handlungsabläufe mit einbeziehen und zur Mitarbeit ermutigen (aktivierende Pflege)
– das Umfeld vorbereiten (z.B. Fenster schließen, Sichtschutz anbringen)
– das benötigte Material in Reichweite legen
– vor jeder Tätigkeit am Patienten muß eine Händedesinfektion erfolgen
– bei Bedarf Schutzhandschuhe anziehen
– Medikamente zur Behandlung erfordern eine ärztliche Anordnung

Vor und während der grundpflegerischen Tätigkeiten muß eine genaue Inspektion erfolgen. Veränderungen und auftretende Pflegeprobleme können so ständig wahrgenommen, die Pflege angepaßt und dokumentiert werden.

I 4.1 Ganzkörperwaschung

Bei der Ganzkörperwaschung können die Grundsätze der Basalen Stimulation® (Kap. 14.1) sehr gut integriert werden.

Vorbereiten des Materials
– zwei Waschschüsseln, Wasser mit Zusatz, Wasser ohne Zusatz oder eine Waschschüssel mit klarem Wasser und separate Waschlotion
– Waschhandschuhe und Handtücher
– individueller Waschzusatz

Vorgehen

Maßgebend für die Häufigkeit der Ganzkörperwaschung sollte die individuelle Situation des Patienten sein.

– Häufigkeit der Ganzkörperwaschung nach Bedarf, in der Regel einmal täglich
– zügiges, aber nicht hektisches Vorgehen
– Waschzusätze und Wassertemperatur individuell nach Hauttyp des Patienten wählen, wenn möglich nach Rücksprache mit ihm
– niedrigere Temperaturen trocknen die Haut weniger aus, möglichst 10 bis 15 °C unter Körpertemperatur

Tab. 14-1: Die wichtigsten Pflegeprobleme, die Maßnahmen und die Besonderheiten bei der Ganzkörperwaschung

Pflegeprobleme	Maßnahmen, Präparate	Besonderheiten
sehr trockene Haut	Ölbadzusätze Kamillenzusatz	maximal zweimal pro Woche, Vorsicht bei Asthmatikern gleichzeitig keine normalen Seifenzusätze verwenden, kann evtl. Allergie oder Reizung der Haut auslösen
Unruhe, Desorientiertheit, Schmerzen, Angst	warmes Wasser über Körpertemperatur, sanftes Streichen in Haarwurzelrichtung, vom Thorax ausgehend, warmes Fußbad mit Lavendel oder Melisse	Diabetiker (kein zu warmes Wasser, nicht zu häufig duschen), thrombosegefährdete Patienten, Diskonnektion von Tuben, Zugängen etc.
starker Körpergeruch	drei Eßlöffel Essig auf fünf Liter Wasser, abtupfen, nicht abtrocknen, Haut rückfetten	
starke Schweißsekretion	Wasser kühler als Körpertemperatur, ein Liter Salbeitee auf vier Liter Wasser (ein Eßlöffel Salbei auf einen Liter Wasser 10 Minuten ziehen lassen), beruhigende Wäsche, nur abtupfen, nicht abtrocknen, nicht nachfetten	Auskühlen des Patienten verhindern
Fieber	Wasser 10 °C unter der Körpertemperatur, zwei Liter Pfefferminztee auf zwei Liter Wasser (zwei Eßlöffel Pfefferminze auf zwei Liter Wasser, 10 Minuten ziehen lassen), aktivierende Wäsche, abtupfen, nicht abtrocknen	
Somnolenz, Depression, Bewußseinstrübung, Gefäßstörungen	Wassertemperatur 10 bis 15 °C unter der Körpertemperatur, mit festem Druck gegen Haarwurzelrichtung waschen, mit rauhem Handtuch abtrocknen, Zusätze Rosmarin (nicht bei erhöhtem Blutdruck), Zitrone	Allergien, Hautjuckreiz
Hemiplegie	Hand- und Fußbäder für die Wahrnehmung im Wasser, wenn möglich Patienten gelähmten Arm selbst mit gesundem Arm waschen lassen	
neurologische Ausfälle, Sensibilitätsstörungen	bei der Ganzkörperwaschung Ausfälle und Sensibilitätsstörungen genau lokalisieren	
Kreislaufinstabilität	Integration von Prophylaxen, Wäschewechsel beim Drehen auf die Seite, zügig arbeiten mit Unterstützung von weiteren Pflegepersonen	evtl. Kreislaufdepression, Atemdepression, Minderdurchblutung von Organen

– Gesicht des Patienten mit klarem Wasser waschen
– Körper mit Wasser und Zusatz waschen
– Seifenreste anschließend mit klarem Wasser gut abwaschen
– oder Waschlotion direkt auf feuchten Waschlappen geben, Patienten waschen und anschließend mit klarem Wasser abwaschen

 Keine desodorierten Seifen verwenden, da sie Desinfektionsmittel enthalten, die Hautflora angreifen und somit die Immunabwehr reduzieren können.

– beim Abtrocknen nicht zu kräftig reiben
– anschließend individuelle Hautpflegemittel anwenden (Kap. I 4.2)
– Ganzkörperinspektion, auf Besonderheiten und Veränderungen achten
– wenn möglich an den Händen und Armen beginnen

 Das Gesicht zählt bei den meisten Menschen zur Intimzone. Bei der Ganzkörperwaschung sollte der erste Hautkontakt über die Arme erfolgen.

– beim Waschen der Extremitäten Übungen zum Erhalt der Beweglichkeit der Gelenke integrieren
– Finger- und -Zehenzwischenräume inspizieren, waschen und gut trocknen

 Die meisten Patienten empfinden es als angenehm, wenn ihre Hände oder Füße in einer Waschschüssel gereinigt werden. Die Wahrnehmung des Wassers stimuliert den Patienten taktil.

– bei Diabetikern und thrombosegefährdeten Patienten darf das Wasser nicht zu warm sein, Fußbäder sollten nicht länger als fünf Minuten dauern
– bei Seitenlage des Patienten auf mögliche Druckstellen am behaarten Hinterkopf und an den Ohrmuscheln achten (Kap. I 5.1, I 6.1)
– Kopf auch in der kurzfristigen Seitenlage mit Nackenkissen unterstützen
– beim Drehen des Patienten Zugänge, Tuben etc. sichern
– Schmerz- und Kreislaufsituation des Patienten beim Drehen kontinuierlich überwachen
– nach Lagerung des Patienten Nullabgleichungen von Meßsystemen
– Fixierungen und Verbände nach der Ganzkörperwaschung erneuern, da sie meist durchnässen
– Bettwäsche wechseln

Pflegeprobleme und die entsprechenden Maßnahmen sind in Tabelle I 4-1 zu finden.

I 4.2 Hautpflege

Die Hautpflege ist auch in Kapitel I 5.1 näher beschrieben.
Bei der Wahl der Hautpflegemittel ist darauf zu achten, daß die verwendeten Substanzen die Haut nicht zusätzlich austrocknen oder schädigen. Eine trockene Haut mit Läsionen ist besonders anfällig für **Pilz- und Bakterieninfektionen.**

Vorgehen
– Beurteilen des individuellen Hautzustands des Patienten
– Gewohnheiten wie Art und Häufigkeit der Hautpflege sind zu berücksichtigen
– nach der Ganzkörperwaschung mit speziellen Heilmitteln, z.B. Zitrone oder Essig, Rückfettung der Haut

– prophylaktischer Hautschutz vor Infektionen z.B. mit PC 30 V®
– es ist sinnvoll, den Patienten gezielt zu berühren und basal zu stimulieren (Kap. 14.1)
– die Hautpflege kann je nach Art aktivieren und beleben oder beruhigen
In Tabelle I 4-2 finden sich Angaben zur unzweckmäßigen Pflege der Haut. Pflegeprobleme, die entsprechenden Maßnahmen und Besonderheiten sind in Tabelle I 4-3 nachzulesen.

Tab. I 4-2 Unzweckmäßige Maßnahmen und Mittel zur Hautpflege

Maßnahmen/Präparate	Besonderheiten
Einreiben mit Mitteln auf einwertiger Alkoholbasis, z. B. Franzbranntwein	trockene Haut trocknet noch stärker aus und wird empfindlicher
Öle, Babyöle, Fette, Salben, Pasten, Vaseline	Hautporen verschließen sich, gestörte Temperaturregelung, besonders problematisch bei Fieber
Gerblösungen, z. B. Merbromin®	trocknet die Haut aus, Beurteilung der Haut ist durch die Verfärbung nicht mehr möglich
Zinksalbe	Krustenbildung, Wärmestau
Puder	bildet Krümel, entzieht der Haut Feuchtigkeit, verursacht Hautreizungen, Aspirationsgefahr
kampfer- und mentholhaltige Salben (z. B. Dekubitusprophylaxe)	verursachen Hautschäden, allergische Reaktionen sind möglich, können Asthmaanfall auslösen

Tab. I 4-3 Die wichtigsten Pflegeprobleme, die Maßnahmen und die Besonderheiten bei der Hautpflege

Pflegeprobleme	Maßnahmen, Präparate	Besonderheiten
trockene Haut	Wasser-in-Öl-Emulsion (W/Ö) (Abb. I 4-1) Linola Fett®, Nivea Trockene Haut®, pH 5-Eucerin Intensiv Lotio F®	auf Verträglichkeiten und Allergien achten
normale und fette Haut	Öl-in-Wasser-Emulsion (Ö/W), (Abb. I 4-1) Silonda®, pH 5-Eucerin®	evtl. Aufquellen der Haut, Verdunstung von körpereigenem Wasser, **nicht** anwenden bei trockener Haut, auf Verträglichkeit und Allergien achten
spezielle Hautprobleme	besondere Dokumentation über Hautzustand und -veränderungen, Hautprobleme, angewandte Pflegemittel, Heilmittel nach ärztlicher Anordnung, Beurteilung der Pflegewirkung	auf Verträglichkeit und Allergien achten, fotografische Dokumentation

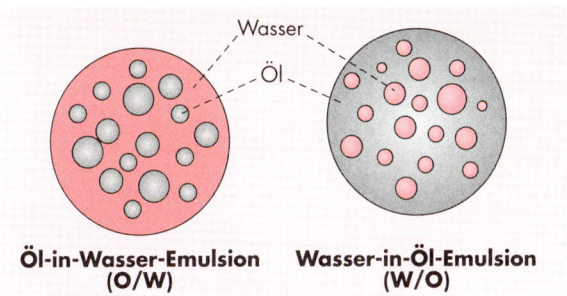

Abb. I 4-1 Öl-in-Wasser- und Wasser-in-Öl-Emulsionen

I 4.3 Mundpflege

Vorbereiten des Materials

Sinnvoll ist es, ein Pflegeset individuell auf den Patienten abgestimmt griffbereit am Bett herzurichten. Dieses wird einmal täglich desinfiziert, aufgefüllt und auf Aktualität hin überprüft.

- funktionstüchtiger Absauger, verschiedene Absaugkatheter
- Mundspüllösung und Applikationssystem (z.B. Wund- und Blasenspritze)
- sterile dicke und dünne Tupfer (verschiedene Abpackgrößen)
- sterile Watteträger, Einmalzahnbürste, Peanklemme
- Taschenlampe und Zungenspatel zur Inspektion
- verschiedene Präparate zum Reinigen und Anfeuchten des Mundes
- Fettsalbe oder Fettstift zur Lippenpflege
- mit Namen beschrifteten Zahnprothesenbehälter
- ggf. Handschuhe, Abwurfschale

Vorgehen

- Sekret absaugen
- Zähne (Zahnprothese) mit Zahnbürste und Zahnpaste putzen
- Mundspüllösung über Munddusche oder Absaugkatheter und gefüllte Wund- und Blasenspritze in den Mund bringen, gleichzeitig absaugen
- Zähne, Zunge, Wangen, Gaumen, Wangenschleimhaut mit lösungsgetränktem Tupfer auswischen
- evtl. Zahnprothese einsetzen
- trockene Lippen mit Fettstift oder Fettsalbe eincremen
- Mobilisierung des Kiefergelenks durch vorsichtiges Auf- und Abbewegen des Unterkiefers
- Mundpflege mindestens einmal pro Schicht, bei Bedarf zweistündlich, bzw. vor oder nach dem Essen

Umgang mit Zahnprothesen

Zahnprothesen müssen vor der Mundpflege entfernt werden, um die Inspektion der Mundschleimhaut zu gewährleisten.

- auf Druckstellen der Prothese achten
- wenn möglich sollte die Prothese tagsüber eingesetzt werden, um Kieferveränderungen vorzubeugen

535

- vor Intubation, Legen einer Magensonde, Anästhesie und bei Aspirationsgefahr Prothese entfernen
- nach gründlicher Reinigung mit Zahnbürste und Zahncreme unter fließendem Wasser Prothese in wassergefüllter, beschrifteter Prothesenschale aufbewahren
- keine farbigen Mundwasser als Aufbewahrlösung verwenden, da Farbveränderungen der Zahnprothese möglich sind
- vor dem Einsetzen der Zähne erfolgt immer eine Reinigung der Prothese

Mundpflege beim beatmeten Patienten

Bei ungenügender Mundpflege kann es beim beatmeten Patienten durch nichtabfließendes Sekret (fehlende Schluck- und Kautätigkeit) zu einer Pneumonie (absteigende Infektion) kommen.

Vor Beginn der Mundpflege muß sichergestellt werden, daß der Cuff genügend geblockt ist, um eine Aspiration zu vermeiden.

● **Bei liegendem oralem Tubus**

Mundpflege und Lagewechsel des Tubus immer mit zwei Personen vornehmen.

- Sekret in Mund- und Nasenrachenraum absaugen
- Pflaster oder Fixierung lösen
- Tubuslage mindestens einmal pro Schicht wechseln
- Tubus nicht entblocken, Zunge mit Finger oder Spatel nach unten drücken, Lage langsam verändern
- auf Druckstellen durch Tubus achten
- Reinigung des Tubus von Pflasterresten
- Lagekontrolle, Belüftung der Lunge mit Stethoskop erfassen
- sichere Fixierung
- Einbringen eines Beißschutzes (z.B. Guedel) nach strenger Indikation, da die Gefahr von Druckstellen sehr groß ist, diesen mitfixieren
- evtl. Druckstellen und Tubuslage dokumentieren (Zentimeter in Mundwinkel recht oder links)
- Cuffdruckkontrolle (Kap. 11.1.12)

In Tabelle I 4-4 sind die wichtigsten Pflegeprobleme, die entsprechenden Maßnahmen und die Besonderheiten aufgeführt.

Tab. I 4-4 Die wichtigsten Pflegeprobleme, die Maßnahmen und die Besonderheiten bei der Mundpflege

Pflegeproblem	Maßnahmen, Präparate	Besonderheiten
trockener Mund	Kaugummi kauen, Zitronen- oder Traubensaft	Aspirationsgefahr Fruchtsäure greift Zahnschmelz an
	künstlicher Speichel	schmeckt nicht gut
Zungenbelag grau-braun, borkig, festhaftend oder abziehbar	verdünnter Zitronensaft, Butter Zitronensäureglyzerin	greift Zahnschmelz an trocknet Mund aus
Stomatitis schmerzhaft geschwollene, gerötete Mundschleimhaut	Salviathymol® N 20 Tropfen in 60 ml Wasser	Allergien gegen Inhaltsstoffe möglich Überempfindlichkeiten Alkoholbasis (31 Vol.-%)

Tab. I 4-4 (Fortsetzung)

Pflegeproblem	Maßnahmen, Präparate	Besonderheiten
Stomatitis (Fortsetzung)	Salbei- oder Kamillentee, Myrrhen-Tinktur, 30 Tropfen auf ein Glas Wasser	frisch richten Alkoholbasis (84 Vol.-%)
Aphthen, offene Stellen im Mundbereich, sehr schmerzhaft	Dynexan A® Gel, Myrrhen-Tinktur unverdünnt zum Einpinseln, Xylocain® Gel	Allergien selten, Alkoholbasis (84 Vol.-%)
Schleimhautdefekte, Verletzungen z. B. bei Krampfanfällen, Intubation, Prothesendruckstellen	Myrrhen-Tinktur unverdünnt zum Einpinseln	Alkoholbasis (84 Vol.-%)
erneute Blutung bei Mundpflege	Dynexan A® Gel	Allergien selten
Soor, grau-weißer, haftender Belag, anfangs noch streifenförmig abziehbar	Pyoktanin (bläuen), Moronal®, Nystatin® Amphomoronal®	
absteigende Infektionen	Cuffdruckkontrolle, gezieltes Absaugen von Mund-Nasen-Rachen-Raum	Aspirationsgefahr
Verdrahtungen im Mund-Kiefer-Bereich	Mundpflege nur mit Atomiseur, Schleimhautschutz mit speziellem Wachs, Drahtschere bereithalten	Inspektion, Mundpflege und Intubation schwierig, Schleimhautverletzungen möglich

I 4.4 Nasenpflege

Vorbereiten des Materials

- funktionstüchtiger Absauger, dünnlumige Absaugkatheter
- sterile Flasche NaCl 0,9% 100 ml und sterile Spritzen
- benzingetränkte sterile Tupfer
- fettende Substanz, dünne sterile Watteträger
- Nasensalbe, ggf. Handschuhe
- Abwurfbehälter
- geeignetes Pflaster und Schere
- Nasenpolster vorbereiten (Abb. I 4-2)

Vorgehen

- bei Bedarf Sekret mit dünnem Absaugkatheter über die Naseneingänge steril und atraumatisch absaugen
- Pflaster von Sonden und Tubus entfernen
- Pflasterreste an der Haut von Sonden und Tubus, nur wenn nötig, mit Benzin entfernen

537

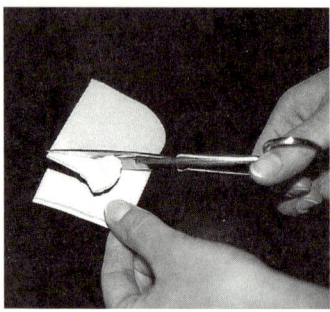

Abb. I 4-2
Vorbereiten des Nasenpolsters

– Borken und Krusten mit Öl aufweichen und mit Watteträgern entfernen
– Naseneingang mit NaCl 0,9% reinigen
– Pflegemittel in die Nase einbringen
– Tubus und Sonden abpolstern (Abb. I 4-3)
– Fixierung frei im Lumen des Naseneingangs (Abb. I 4-4)
– Befestigungsstelle wechseln
– mindestens einmal pro Schicht und bei sich lösendem Pflaster
Spezielle Pflegeprobleme, die entsprechenden Maßnahmen und die Besonderheiten sind in Tabelle I 4-5 erfaßt.

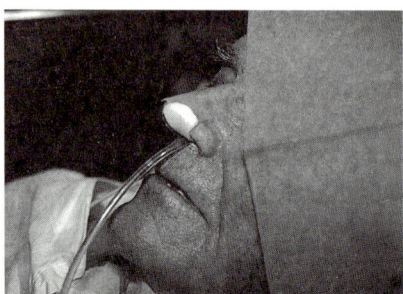

Abb. I 4-3
Polstern der Nase

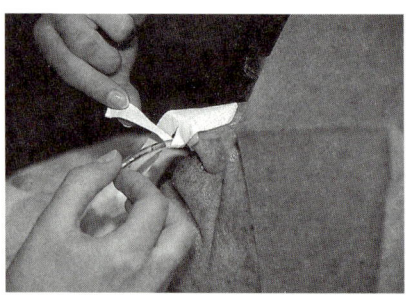

Abb. I 4-4
Kleben des Nasenpflasters

Tab. I 4-5 Die wichtigsten Pflegeprobleme, die Maßnahmen und die Besonderheiten bei der Nasenpflege

Pflegeproblem	Maßnahmen, Präparate	Besonderheiten
Austrocknung	Bepanthen Nasensalbe®, Coldastop Nasenöl®	Überempfindlichkeitsreaktionen, keine Anwendung bei Asthma bronchiale, Hustenreizauslösung beim Einatmen
	Nisita® mehrmals täglich, Salzbasis	Überempfindlichkeitsreaktion und Brennen möglich
Verletzungen bei Nasenpflege	dünne Absaugkatheter, dünne Watteträger	bei unruhigen Patienten möglich
Liquorrhö	Manipulationen vermeiden, kein Einbringen von Salben, nur im Notfall steril durch die Nase absaugen	evtl. aufsteigende Infektion
Dekubitus an den Nasenflügeln	Befestigungsstelle ändern, Schaumstoffbänder, TuBo-Clip® verwenden, mit Varehesive® polstern	Sicherheit der Tuben muß gewährleistet sein
Nasenbluten	Kopf nach vorne beugen (wenn möglich), kalte Nackenkompressen, Privin Nasentropfen®, privinhaltige Nasensalbe, Nasentamponade	Aspiration oder Schlucken von Blut möglich, evtl. Rein- oder Rausrutschen der Tamponade, Infektion bei zu langem Liegen

I 4.5 Augenpflege

Vorbereiten des Materials
– sterile, nicht fusselnde Tupfer
– steriles NaCl 0,9% in Portionsgröße (2 bis 5 ml)
– gekennzeichnete Augensalbe
– verordnete Medikamente (z.B. Augentropfen)

Vorgehen
– Augenlider von außen nach innen zum Augeninnenwinkel mit sterilem NaCl 0,9% und sterilen Tupfern abwischen
– bei Bedarf Augenspülung, steriles NaCl 0,9% vorsichtig von außen nach innen fließen lassen
– Salbenreste vor dem Neueinbringen von Salbe durch Auswischen mit Spülflüssigkeit und sterilen Tupfern von außen nach innen entfernen
– Spülflüssigkeit durch aufgelegten Tupfer an der Nasenwurzel auffangen (Salbenreste und Sekret werden so herausgespült)
– Augensalbe in den Bindehautsack einbringen, dann Augenlid schließen und durch leichtes Öffnen und Schließen der Augen die Salbe verteilen

Niemals die Kornea mit Tupfern oder der Salbentube berühren. Niemals Druck ausüben.

- benutzte Augensalbe als solche kennzeichnen (z.B. Bepanthen®-Augen- und Nasensalbe), um gleichzeitige Anwendung für Nasen **und** Augen zu vermeiden
- mindestens einmal pro Schicht, bei inkomplettem und fehlendem Lidschlag zweistündlich

 Bereits nach zwei Stunden treten bei fehlendem Lidschlag bei unterlassener Augenpflege Hornhautschäden auf.

Die wichtigsten Pflegeprobleme, die entsprechenden Maßnahmen und die Besonderheiten sind aus der Tabelle I 4-6 ersichtlich.

Tab. I 4-6 Die wichtigsten Pflegeprobleme, die Maßnahmen und die Besonderheiten bei der Augenpflege

Pflegeproblem	Maßnahmen, Präparate	Besonderheiten
fehlender Lidschlag beim bewußtlosen Patienten	Bepanthen Augensalbe®	wirkt sechs Stunden, bei aufwachenden Patienten Unruhe, da sie nichts sehen
	Geliperm®	verrutscht bei Bewegung, angebrochene Packung im Kühlschrank lagern
	Thilo-Tears Gel®	wirkt sechs Stunden
fehlender Lidschlag beim aufwachenden Patienten	Coliquifilm	muß häufiger eingebracht werden (Haltbarkeit, Lagerung, Infektionsgefahr)
	Lacrimal®	
inkompletter Lidschluß	schwach klebende Pflasterstreifen Geliperm®	nicht in Ödeme kleben, Kontrolle der Effektivität Uhrglasverband, wegen Infektionsgefahr nicht mehr häufig angewandt
Brillenhämatome	stündlich Bepanthen-Augensalbe auftragen	Gefahr von Austrocknung der Haut über dem Hämatom, Aufplatzen der Hämatome **nicht** von außen feuchthalten durch Auflegen von nassen Kompressen: Gefahr der Mazeration
Hornhautschwellung, Hornhautschädigung	Bepanthen-Augensalbe	Augapfel ständig mit Salbe benetzt halten,
	Regepithel®	dreimal täglich
Infektionen	antibiotische Salbe, bei Bedarf bakterieller Abstrich	ärztliche Anordnung

I 4.6 Ohrenpflege

Vorbereiten des Materials
– dünne Watteträger, NaCl 0,9%, Öl

Vorgehen
– Reinigung der Ohrmuschel und hinter dem Ohr während der Ganz-körperwaschung
– Ohrenschmalz mit Wattestäbchen und Öl oder NaCl 0,9% aus der äußeren Ohrmuschel entfernen
– mit dem Wattestäbchen nicht in den Gehörgang eingehen
– auf Ohrmuschel und hinter dem Ohr Öl oder Salbe einreiben
Spezielle Pflegeprobleme sind der Tabelle I 4-7 zu entnehmen.

Tab. I 4-7 Die wichtigsten Pflegeprobleme, die Maßnahmen und die Besonderheiten bei der Ohrenpflege

Pflegeprobleme	Maßnahmen, Präparate	Besonderheiten
Austritt von Blut, Eiter oder Liquor aus dem Gehörgang	evtl. bakterieller Abstrich, Laboruntersuchungen (Liquor), trockene Abdeckung mit sterilen Kompressen	keine Manipulationen durch Reinigungsversuche mit Watteträgern, mögliche Querinfektion (Augen), keine Tamponaden, da Infektion durch Stau
Dekubitus an der Ohrmuschel	Varehesive® dick, mit dünner die Randstellen fixieren, Lagerungsalternativen, Freilagern der Ohrmuschel	Varihesive®

I 4.7 Haarpflege

Vorbereiten des Materials
– Haarwaschbecken
– Eimer mit temperiertem Wasser, leeren Eimer
– Zwei-Liter-Meßbecher zum Schöpfen
– gummierte Unterlage als Bettschutz
– Shampoo, Badetuch, Handtücher
– Haarbürste, Kamm, Fön

Vorgehen
– bei der Ganzkörperwaschung Haare kämmen
– etwa einmal pro Woche Haare waschen mit zwei Pflegepersonen
– evtl. Sedierung, Analgesierung rechtzeitig verabreichen
– Sicherung von Tuben, Kathetern, Beatmungs- und Meßsystemen
– Kontrolle der Vitalwerte während des Haarewaschens

 Haare dürfen ohne Zustimmung des Patienten oder seiner Angehörigen nicht abgeschnitten werden.

Bei Patienten mit Erkrankungen oder Verletzungen im Bereich des Kopfes oder der Halswirbelsäule dürfen die Haare nur nach ärztlicher Anordnung gewaschen werden.

Tab. I 4-8 Die wichtigsten Pflegeprobleme, die Maßnahmen und die Besonderheiten bei der Haarpflege

Pflegeprobleme	Maßnahmen, Präparate	Besonderheiten
langes Haar	zu Zöpfen flechten, der Lagerung anpassen	Druckstellen nicht sichtbar, Druckstellen durch Zopf oder Kämme möglich
verfilztes Haar	mit Haarbalsam waschen, versuchen, mit Öl die Haare zu kämmen	
mit Blut verunreinigtes Haar	mit Öl die Blustkrusten lösen, Wasserstoffperoxid 3%	

Die Pflegeprobleme und die daraus resultierenden Maßnahmen sind Tabelle I 4-8 zu entnehmen.

I 4.8 Regulieren der Körpertemperatur

Die Erhöhung der Körpertemperatur führt zu einer unerwünschten **Steigerung der Stoffwechsels,** zu **erhöhtem Sauerstoffverbrauch,** zu **Hyperventilation** und nachfolgend zu **Hypokapnie.** Außerdem kommt es zu **Tachykardie, Steigerung des Herzminutenvolumens,** zu **Kreislaufbelastung** und zu **Flüssigkeitsverlust.**
Ab welcher Körpertemperatur Maßnahmen ergriffen werden, hängt von der Ursache und der jeweiligen ärztlichen Anordnung ab.

Eine erniedrigte Körpertemperatur muß langsam angehoben werden, da der Patient unter 35 °C neurologisch nicht mehr beurteilbar ist. Zur EEG-Diagnostik muß die Körpertemperatur höher sein.

Vorgehen
– Zugluft vermeiden
– Temperaturkontrolle sublingual, im Ohr (Kap. I 3) oder rektal
– wenn vorhanden, für schonende, kontinuierliche Temperaturkontrolle sorgen (z.B. über Blasendauerkatheter, Pulmonaliskatheter)

Eine schnelle Senkung der Körpertemperatur führt zur Belastung des Kreislaufs.

– Bilanzierung von Ein- und Ausfuhr, ZVD und Gewicht
– starke Schweißabsonderungen dem Arzt mitteilen
Pflegeprobleme, Maßnahmen und Besonderheiten bei der Temperaturregulierung sind in Tabelle I 4-9 nachzulesen.

Tab. I 4-9 Pflegeprobleme, die entsprechenden Maßnahmen und Besonderheiten bei der Temperaturregulierung

Pflegeprobleme	Maßnahmen/Präparate	Besonderheiten
Fieber	Wadenwickel, Wasser 10°C unter der Körpertemperatur, evtl. Zusatz von Zitrone, Wickel kalt und gut ausgewrungen an den heißen Beinen anbringen (Abb. I 4-5)	kontraindiziert bei kalten Füßen, zentralisierten Extremitäten, Durchblutungsstörungen der Beine, arterieller Verschlußkrankheit, wichtig ist die kontinuierliche Kreislaufkontrolle
	Patienten nur mit leichter Decke zudecken	Zugluft vermeiden, Intimsphäre wahren
	Abwaschen mit Wasser Waschwasser 10°C unter Körpertemperatur, z.B. mit Essigzusatz, Pfefferminztee	Kreislaufkontrolle
	Eiselemente an große Gefäße in der Leistengegend legen	Eiselemente immer mit einem trockenen Tuch einwickeln, da sonst die Gefahr von örtlichen Erfrierungen besteht, Hautkontrolle auf Rötungen
	bei Luftstromkissenbetten die Temperatur reduzierern oder Eis-Akkus oder Kühlelemente zwischen die Luftstromkissen einbringen	Luftstromtemperatur kontinuierlich der Körpertemperatur anpassen Gefahr der Unterkühlung
	Senkung der Körpertemperatur durch angeordnete Medikamente	Gefahr der Kreislaufdepression, verstärktes Schwitzen als Nebenwirkung
Unterkühlung z.B. nach langen Operationen, Massentransfusionen	mehrere Decken einbringen	keine Wärmflaschen beim bewußtlosen, sedierten und Intensivpatienten, EEG-Untersuchung unter 35 °C nicht aussagekräftig
	bei Luftstromkissenbetten die Temperatur erhöhen	Luftstromtemperatur der Körpertemperatur anpassen
	Wärmdecken	Temperaturkontrolle
	Infusionen anwärmen	
	Atemgas anwärmen	
zentralisierte Extremitäten	Socken anziehen, Verbandwatte um Füße oder Hände wickeln	

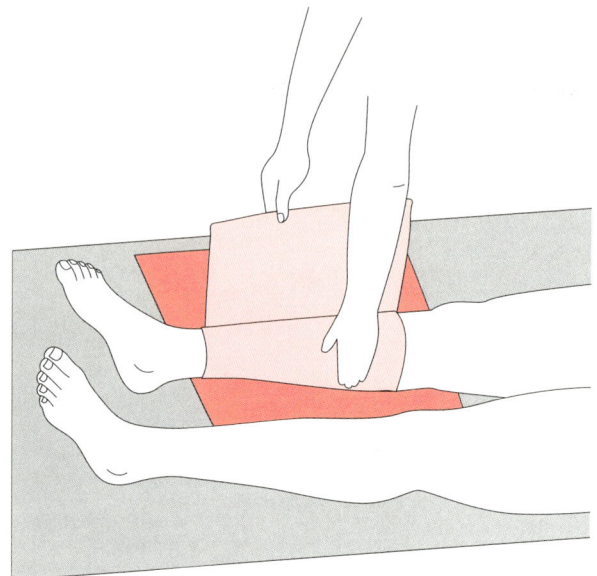

Abb. I 4-5 Anlegen eines Wadenwickels

I 4.9 Darmregulation

Je mehr negative Faktoren den Darm des Intensivpatienten beeinflussen, desto stärker ist seine Funktion gestört.

Durch verschiedene pflegerische Kontrollen können auftretende Komplikationen im Krankheitsverlauf sofort erkannt werden. Veränderungen der Diäten und darmregulierende Maßnahmen bedürfen immer der Absprache mit dem Arzt, da zuerst die Ursache geklärt werden muß.

Vorgehen
– einmal täglich Darmperistaltik mit dem Stethoskop kontrollieren
– auf Nahrungsverträglichkeit achten (Übelkeit, Erbrechen, Durchfall auf beginnende oder wechselnde Nahrung)
– Stuhlgang auf Farbe, Menge, Geruch, Konsistenz, Häufigkeit prüfen (Kap. I 3.4.2)
– Schmerzsituation beachten, Erbrechen, Übelkeit
– Abdomenblähung oder Abwehrspannung erkennen
– besondere Hautpflege im Analbereich (z.B. bei Durchfall)
Pflegeprobleme, Maßnahmen und Besonderheiten sind Tabelle I 4-10 festgehalten.

Tab. I 4-10 Pflegeprobleme, die entsprechenden Maßnahmen und Besonderheiten bei der Darmregulierung

Pflegeprobleme	Maßnahmen, Präparate	Besonderheiten
Obstipation durch Inmobilität, Opiate, Sedativa, Maaloxan®, Diuretika, Katecholamine, Nahrungskarenz	Mobilisation, wenn möglich Lagerungswechsel, Kolon-massage	evtl. Schmerzen bei intraabdomina-len Operationen oder Erkrankungen
	Darmrohr legen, Einlauf nach Auskultation, Inspektion und Palpation	Perforationsgefahr, evtl. Anal-fissuren
		Flüssigkeitsbilanz, Kontrolle von Kreislaufsituation und Körper-temperatur
		Natriumresorption bei Fertig-klistieren beachten
	Ubretid®	Wechselwirkungen u. a. mit Atropin und Muskelrelaxanzien
	Prostigmin®	Wechselwirkungen u. a. mit Morphin-derivaten und Barbituraten
Diarrhö durch en-terale Sondenkost, Antibiotikathera-pie, Infektionen	Nahrungskarenz, Änderung der Sondenkost, schwarzen Tee anbieten, Perenterol®, Hylak®	Flüssigkeitsbilanz, Kreislaufkontrol-le, Hygiene beachten, Gefahr von Infektionen
Meteorismus	feuchte Wärme (Bauch-wickel), Wärmflasche,	nicht anwenden bei Blutungen, Gerinnungsstörungen, Bewußtlosig-keit, Entzündungen, Gefahr der Verbrennung
	wenn möglich Tee anbieten, z. B. Fenchel, Anis, Kamille, Kümmel	

I 5 Prophylaxen

I 5.1 Dekubitusprophylaxe

Dekubitalgeschwüre sind Schädigungen der verschiedenen Hautschichten aufgrund eines nichtphysiologischen Druckes auf das Gewebe. Ein nichtphysiologischer Druck unterbindet sowohl die arterielle Blutzufuhr als auch die venöse.

Ein Dekubitus ist abhängig von:
Auflagedruck + Druckverweilzeit + Risikofaktoren

Gewebepathophysiologie
– durch einen äußeren Druck reduziert sich die Durchblutung im Druckgebiet
– hierdurch gelangt zu wenig Sauerstoff zu den Zellen und wird zu wenig Kohlendioxid von den Zellen abtransportiert
– ohne Sauerstoff findet eine anaerobe Verbrennung zur Energiegewinnung statt, es bildet sich im Druckgebiet eine **lokale metabolische Azidose**
– diese führt zu einer Schädigung der lokalen Kapillaren
– die Kapillaren bilden ein Ödem, welches ihr Lumen verkleinert

Die kritische Zeitgrenze des Gewebsuntergangs liegt bei 120 Minuten. Hält die Druckeinwirkung länger an, so nimmt die Schädigung an den Gefäßen zu und das Gewebe kann sich nicht mehr erholen, es stirbt ab.

– zu berücksichtigen sind ebenfalls die Größe der Auflagefläche (je kleiner, desto höher der Druck) und die Risikofaktoren

Entstehungsformen des Dekubitus
● **Decubitus acutus**
– schnell sichtbares Druckgeschwür
– beginnt in der Haut und dehnt sich im Laufe der Zeit in die Tiefe aus, der Druck entsteht durch die außen aufliegende Fläche
● **Decubitus chronicus**
– der Druckschaden entsteht zunächst in der Tiefe des Gewebes
– die Schädigung ist erst spät äußerlich zu sehen
– der Druck entsteht durch Scherkräfte und Gewebeverschiebungen

Schwergrade des Dekubitus
– sind der Tabelle I 5-1 zu entnehmen

Tab. I 5-1 Schweregrade des Dekubitus (modifiziert nach C. Bienstein)

Schweregrad	Hautläsion
Grad I	Rötung ohne Hautdefekt
Grad II	evtl. Blasenbildung, oberflächlicher Hautdefekt
Grad III	Hautschädigung mit Tiefenwirkung (Muskeln, Sehnen, Bänder)
Grad IV	Gewebeuntergang, Geschwüre bis in die tiefen Schichten, Nekrosen (blauschwarz, trocken, sezernierend)

Tab. 15-2 Die wichtigsten Risikofaktoren für das Entstehen eines Dekubitus

Risikofaktoren	Ursachen für das Entstehen eines Dekubitus
Immobilität	Bewegungseinschränkung durch strenge Bettruhe, Gipsverbände, Extentionen, Lähmungen, Bewußtseinsstörungen
Sensibilitätsstörungen	gestörte Oberflächen- und Tiefensensibilität durch Parästhesien
Reduzierter Allgemeinzustand	Ernährungsstörungen wie Adipositas, Exsikkose, Kachexie
Durchblutungsstörungen	Gefäßveränderungen, z.B. Herzinsuffizienz, Anämie
Inkontinenz	veränderter Säure-Fett-Mantel der Haut durch ständiges Liegen in der Feuchtigkeit mit nachfolgender Keimbesiedelung
Fieber	erhöhter Sauerstoffverbrauch der Haut, dadurch verkürzte Ischämiezeit und Austrocknen der Haut durch Schwitzen
Stoffwechselerkrankungen	erhöhter Sauerstoffverbrauch, z.B. durch Diabetes mellitus
Hauterkrankungen	beanspruchte Haut durch z.B. Ekzeme, Allergien

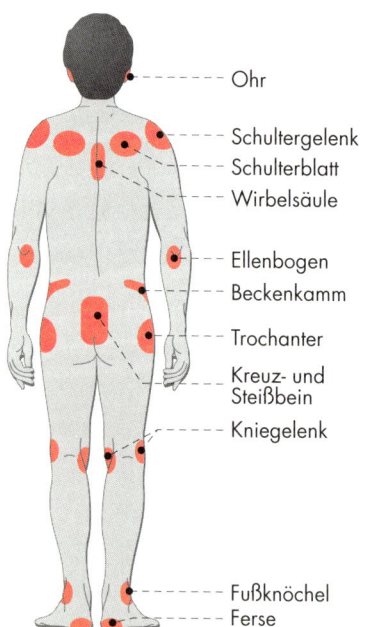

Ohr

Schultergelenk
Schulterblatt
Wirbelsäule

Ellenbogen
Beckenkamm

Trochanter

Kreuz- und
Steißbein

Kniegelenk

Fußknöchel
Ferse

Abb. 15-1
Gefährdete Körperstellen

Risikofaktoren für das Entstehen eines Dekubitus
– ersichtlich aus Tabelle I 5-2

Gefährdete Körperstellen
– Hautstellen, die nur durch ein dünnes Unterhautfettgewebe gepolstert sind (Abb. I 5-1)

I 5.1.1 Pflegerische Maßnahmen zur Dekubitusprophylaxe

I 5.1.1.1 Erkennen der Dekubitusgefährdung
Für diesen Zweck gibt es **Dekubitusrisiko-Skalen**, die den Pflegenden helfen, in einer einheitlichen Form das Dekubitusrisiko einzuschätzen und zu dokumentieren. Als Beispiel ist hier die **erweiterte Norton-Skala** in Tabelle I 5-3 aufgeführt.

I 5.1.1.2 Risikofaktoren vermeiden
Die erkannten Risikofaktoren (s. Tab. I 5-2) müssen als Pflegeprobleme bei der **individuellen Pflegeplanung** erfaßt und berücksichtigt werden. Dazu gehören:
– Herstellen der Mobilität
– Beachten von Sensibilitätsstörungen
– Ausgleich von Ernährungsstörungen
– Gefäßveränderungen berücksichtigen
– entsprechende Hautpflege bei Inkontinenz, Fieber, Diabetes mellitus, Ekzeme oder Allergien

I 5.1.1.3 Druckentlastung der gefährdeten Körperstellen
Druckentlastung durch **Mobilisation** und **Lagerung** sind in Kapitel I 7 nachzulesen.

Lagerungsarten
Verschiedene Lagerungsarten werden in Kapitel I 7 beschrieben. Zur Dekubitusprophylaxe eignen sich die folgenden:
● **30-Grad-Schräglagerung und 135-Grad-Lagerung**
– siehe Kapitel I 7.1
● **Schiefe Ebene**
– Kissen bis zur Hälfte der Matratzenbreite auf der gesamten Matratzenlänge unterschieben
– führt zur geringen Druckentlastung der gesamten Körperhälfte
● **Fünf-Kissen-Lagerung** (Abb. I 5-2)
– fünf Kissen quer zur Matratze anordnen, so daß Schulterblatt, Sakralbereich und Fersen freiliegen

Druckentlastung durch Hilfsmittel zur Weichlagerung und Spezialbetten
– siehe Kapitel I 7

 Der Patient muß trotz dieser Hilfsmittel regelmäßig umgelagert werden.

I 5.1.1.4 Erhalten der intakten Haut
Bei einer vorgeschädigten Haut entsteht ein Dekubitus schneller. Vor der Hautpflege muß der **Hauttyp** des Patienten bestimmt werden (Tab. I 5-4). Die spezielle **Hautpflege** ist in Kapitel I 4.2 nachzulesen.

Tab. I 5-3 Erweiterte Norton-Skala

Kooperation, Motivation		Alter		Hautzustand		Zusatz-erkrankung		körperlicher Zustand		geistiger Zustand		Aktivität		Beweglich-keit		Inkontinenz	
voll	4	<10	4	normal	4	keine	4	gut	4	klar	4	geht ohne Hilfe	4	voll	4	keine	4
wenig	3	<30	3	schuppig trocken	3	Abwehr-schwäche Fieber Diabetes Anämie	3	leidlich	3	apathisch teilnahmslos	3	geht mit Hilfe	3	kaum ein-geschränkt	3	manchmal	3
teilweise	2	<60	2	feucht	2	Kachexie Adipositas	2	schlecht	2	verwirrt	2	rollstuhl-bedürftig	2	sehr einge-schränkt	2	meistens Urin	2
keine	1	>60	1	Ödeme Wunden Allergie Risse	1	arterielle Verschluß-krankheit Katechol-amingabe	1	sehr schlecht	1	stuporös bewußtlos	1	bett-lägerig	1	voll einge-schränkt	1	Urin und Stuhl	1
Punkte				je nach Ausprägungsart												Gesamtpunktzahl	

1. Vergeben der Punktzahl

2. Addieren der einzelnen Ergebnisse

Eine Dekubitusgefahr besteht bei 25 und weniger Punkten. Prophylaktische Maßnahmen sind notwendig

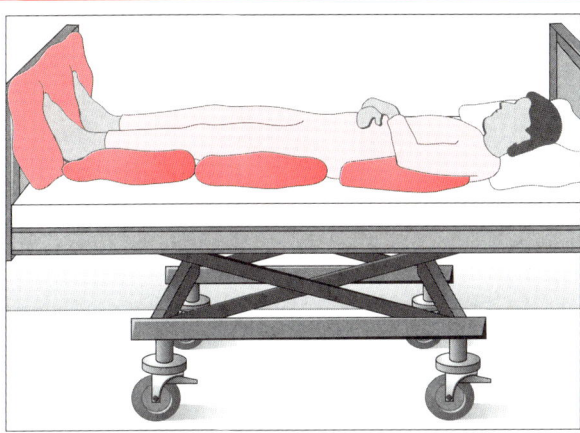

Abb. I 5-2 Fünf-Kissen-Lagerung

Tab. I 5-4 Hauttypen und die entsprechenden Hautpflegemittel

Hauttyp	Hautpflegemittel
Normale Haut	seifenfreier Waschzusatz, nach dem Waschen der Haut rückfettende oder feuchtigkeitsspendende Cremes
Fettige Haut	nicht rückfettender Waschzusatz, anschließend Öl-in-Wasser-Emulsion auftragen
Trockene Haut	seifenfreier Waschzusatz, anschließend Wasser-in-Öl-Lotion auftragen

I 5.1.1.5 Ausreichende Ernährung
Bei der Ernährung von dekubitusgefährdeten Patienten ist besonders auf ausreichende Flüssigkeitszufuhr, eiweiß- und kohlenhydratreiche Kost sowie Vitamine und Spurenelemente zu achten.

I 5.2 Kontrakturenprophylaxe

Durch eine **Immobilität** des Bewegungsapparates kommt es zu einer **Versteifung der Gelenke** (Kontraktur, lat. contrahere: zusammenziehen) und somit zu einer **Bewegungs- und Funktionseinschränkung.** Diese ergibt sich aus der Verkürzung von Muskeln und Sehnen sowie der Schrumpfung der Gelenkkapsel. Ebenso können **Arthrosen** eine Kontraktur zur Folge haben.

551

Ursachen
Entsprechend dem Entstehungsmechanismus
- **Neurogen**
  - bei zentralen und peripheren Lähmungen (Apoplex, Paraplegie)
- **Dermatogen**
  - bei Hautvernarbungen (Verbrennungen)
- **Schmerzbedingt**
  - durch Schonhaltung
- **Ischämisch**
  - Durchblutungsstörungen der Muskulatur

Begünstigende Faktoren
- **Pflege- und Behandlungsfehler**
  - unphysiologische Lagerung in Schonhaltung
  - lange, unphysiologische Ruhigstellung in Gipsverbänden
- **Entzündliche und degenerative Gelenkerkrankungen**
  - z.B. Nervenlähmungen, Bewußtseinsstörungen

Erkennen von Kontrakturen
- Zwangshaltung, Fehlstellung, Schmerzen bei Bewegungen

Kontrakturformen
- **Beugekontraktur**
  - Gelenke in Beugehaltung (Flexion)
  - Muskulatur und/oder Sehnen sind an der Beugeseite verkürzt
- **Streckkontraktur**
  - Gelenke in Streckstellung (Extension)
  - Muskulatur und/oder Sehnen sind an der Streckseite verkürzt

I 5.2.1 Pflegerische Maßnahmen zur Kontrakturenprophylaxe

I 5.2.1.1 Lagerungen
In der Regel werden die Gelenke des Patienten in physiologischer Mittelstellung gelagert.

Schultergelenk
- Lagerung des Oberarmes in 30-Grad-Abduktion

Ellenbogengelenk
- Unterarm im Winkel von 100 Grad, leicht erhöht, Hand in Pronationsstellung

Handgelenk
- leichte Beugung zur Streckseite, Finger in Schalenstellung, Daumen in Oppositionsstellung zum Zeigefinger

Hüftgelenk
- möglichst gestreckt

Kniegelenk
- Außenrotation vermeiden, evtl. Knie mit einem kleinen Kissen unterlagern

Fußgelenk
– Füße auf ein kleines Kissen lagern (die Fersen bleiben frei zur Dekubitus-prophylaxe)
– Füße an eine gepolsterte Fußstütze zur Spitzfußprophylaxe anstoßen lassen

Eine Spitzfußprophylaxe mit Fußstützen ist kontraindiziert bei Patienten mit schlaffer Lähmung, da hier der Druck gegen die Fußsohle Spasmen aus-lösen kann.

I 5.2.1.2 Bewegungsübungen
Sowohl **aktive** wie auch **passive Bewegungsübungen** sind ein ganz wesent-licher Beitrag zur Kontrakturenprophylaxe. Hier sind sowohl Kranken-gymnasten als auch das Pflegepersonal gleichermaßen gefordert.
Bei gefährdeten Patienten müssen **zweimal täglich** die einzelnen Gelenke durchbewegt oder der Betroffene zur Mitarbeit aufgefordert werden. Das Pflegepersonal kann dies sehr gut in die **Körperganzwaschung** und -pflege integrieren.

Passive Bewegungsübungen
– erfolgen mit einem leichten Zug in der physiologischen Achse
– von distal nach proximal
– nie gegen einen Schmerz ausführen (70 Prozent des möglichen Bewe-gungsausmaßes sind ausreichend)

Steigerung der Übungen
– assistierte Bewegungsübungen, der Patient hilft etwas mit
– aktive Bewegungsübungen, Patient übt selbständig unter Anleitung
– resistive Bewegungsübungen, mit erhöhtem Widerstand, durch den Phy-siotherapeuten

I 5.3 Pneumonieprophylaxe

Unter einer Pneumonie ist eine **primäre oder sekundäre Entzündung** des **Lungengewebes** zu verstehen.
Die adäquate Pneumonieprophylaxe **verkürzt** die **Beatmungszeit** oder **kann** eine **Beatmung verhindern. Komplikationen** und Spätschäden wer-den dadurch **vermieden** und die Kosten reduziert.

Patienten auf einer Intensivstation sind häufig beatmet und sediert und lei-den teilweise unter einem geschwächten Immunsystem. Fast alle Patienten sind immobil und dadurch besonders pneumoniegefährdet.

Die enge Zusammenarbeit zwischen Pflegenden und Physiotherapeuten ist für eine Pneumonieprophylaxe besonders wichtig.

Risikofaktoren
– Beatmung
– Immunschwäche, Immobilität
– Schmerzen, Schonatmung
– Schluckprobleme, ungenügende Mundpflege, fehlende Soorprophylaxe (Gefahr von absteigenden Infektionen)

I 5.3.1 Pflegerische Maßnahmen zur Pneumonieprophylaxe

I 5.3.1.1 Einschätzen der Atemfunktion

Zum Einschätzen der Atemfunktion bzw. zusätzlich die Atmung beeinträchtigender Faktoren beim spontanatmenden Intensiv- bzw. Überwachungspatienten wurde eine Atem-Skala (Tab. I 5-5) entwickelt. Sie ersetzt allerdings nicht die klinische Beobachtung und Diagnostik.

I 5.3.1.2 Atemunterstützende Maßnahmen

Diese Atemunterstützung eignet sich vor allem für **spontanatmende** Patienten. Schmerzfreiheit und leichte Oberkörperhochlagerung erleichtern prinzipiell die Atmung.

Patienten zum tiefen Durchatmen anhalten
– langsames Einatmen durch die Nase
– Ausatmung stoßweise durch den Mund (Lippenbremse, Abb. I 5-3)
– stündlich vier- bis fünfmal wiederholen

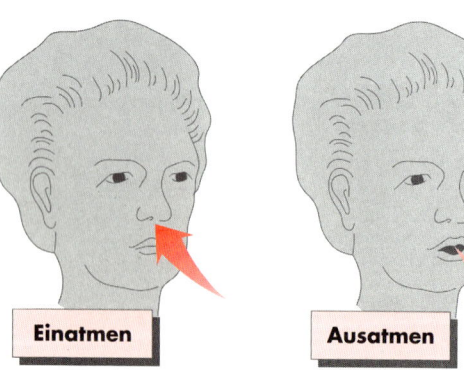

Einatmen **Ausatmen**

Abb. I 5-3 Lippenbremse

Thoraxatmung
– Hände seitlich am Thorax auflegen
– Patient atmet durch die Nase ein
– beim Ausatmen durch den Mund leichten Druck auf den Thorax ausüben

Bauchatmung
– Hände auf den Bauch legen
– Patient atmet durch die Nase in den Bauch ein, damit sich das Zwerchfell senkt und sich die unteren Lungenflügel entfalten können
– Luft durch die Nase ausatmen lassen

Ventilationsübungen
– Mullbinde an Bettbügel hängen, damit sie der Patient wegblasen kann
– einen mit Wasser gefüllten Becher bereitstellen, Patient bläst mit einem Strohhalm hinein und bringt das Wasser zum Sprudeln

Tab. I 5-5 Atemmonitoring beim spontanatmenden Patienten (modifiziert nach C. Bienstein)

Punkte	Atemfrequenz pro Minute	Atemtiefe	Expektoration	Einschränkung der Bewußtseinslage	Kooperation des Patienten	Atembeeinflussende Medikamente	Lungenerkrankungen
je 0	unter 20	tief	gut	keine	hoch	keine	keine
je 1	20 bis 29	mittel	mittel	Reaktion auf Aufforderung	auf Aufforderung	unregelmäßig in geringer Dosis	leichter Infekt
je 2	30 bis 39	oberflächlich	wenig	nur zeitweise Reaktion	zeitweise	regelmäßig, aber nicht ständig	Bronchialerkrankung
je 3	über 40		keine	keine Reaktion	keine	kontinuierlich intravenös	Lungenerkrankung
Punkte							
Gesamtpunktzahl							

Einstufung des Patienten:
0 bis 2 Punkte: keine Gefährdung
3 bis 8 Punkte: Gefährdung
9 bis 18 Punkte: starke Gefährdung bis akute Atemstörung mit Handlungsbedarf

Weitere Zeichen einer Atemstörung:
Luftnot und/oder Erschöpfung
Zyanose oder Blässe
Nasenflügelatmung
motorische Unruhe
Tachykardie und Kaltschweißigkeit

I 5.3.1.3 Sustained Maximal Inspiration

Sustained Maximal Inspiration **(SMI)** ist die anhaltende, langsame und maximale Inspiration über ein **Incentive-Spirometer**, bei der die Seufzeratmung imitiert wird. Incentiv-Spirometer sind sog. **Feedback-Geräte** und eignen sich für wache und kooperative Patienten zur prä- und postoperativen Atemtherapie. Eine präoperative Einweisung ist sinnvoll.

Incentive-Spirometer

Es gibt verschieden orientierte Fabrikationen.
– floworientiert (Mediflo®, Respi-Flo®, Respirex®, Triflow®) (Abb. I 5-4)
– volumenorientiert (Voldyne® Coach) (Abb. I 5-5)
– volumen- und floworientiert (Voldyne 5000®)
Bei schwachen Patienten sollte Geräte mit niedriger Atemarbeit benutzt werden. Die Ausgangsatemfrequenz sollte 25 Atemzüge pro Minute nicht übersteigen.

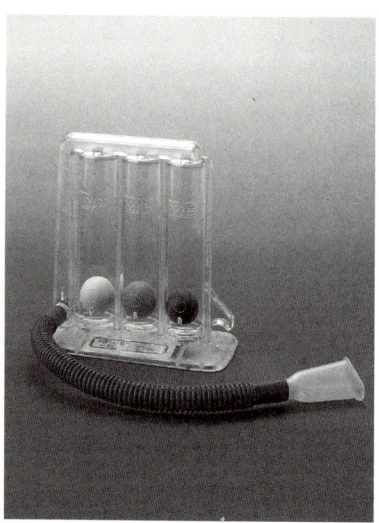

Abb. I 5-4 Triflow

Atemtechnik

– langsame Inspiration, um eine optimale Verteilung der Atemluft zu gewährleisten
– um schlecht belüftete Alveolen zu dehnen, soll der Patient noch weiter einatmen, selbst wenn am Atemtrainer keine Inspirationsbemühung mehr sichtbar ist
– kurze Atempause am Ende der Inspiration
– Exspiration erfolgt langsam und passiv
– einmal pro Stunde acht bis zehn Atemzüge

 Der Patient darf nicht in das Gerät ausatmen.

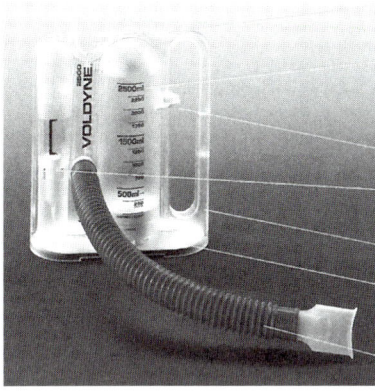

- Halterung für Faltenschlauch

- Volumenskala (abgelesen an der Oberkante des Kolbens)

- Vorgabeanzeiger

- Strömungskontrolle

- Haltegriff

- Unterseite: Etikett für Patientendaten

- Faltenschlauch mit Mundstück

Abb. I 5-5 Volumenorientierter Atemtrainer

Kontraindikationen bzw. kritische Indikation
– chronisch obstruktive Lungenerkrankung
– zähes, eingedicktes Lungensekret
– Instabilität des Patienten

I 5.3.1.4 Atemstimulierende Einreibung
Eignet sich für spontanatmende und unterstützt beatmete Patienten.

Voraussetzung der Pflegenden
– Ruhe und Zeit für die Einreibung
– fünf bis zehn Minuten störungsfreies Arbeiten
– warme Hände ohne Schmuck und Uhr, keine Handschuhe

Lagerung des Patienten
– bequem sitzend, Rücken frei zugänglich
– 135-Grad-Lagerung, Seitenlage (nur eine Lungenhälfte zu stimulieren)
– Beatmungspatienten können auch auf der vorderen Thoraxseite stimuliert werden

Vorgehen
– als Gleitmittel Wasser-in-Öl-Lotion auf die Hände auftragen und anwärmen
– Lotion langsam von der Schulter zum Steiß streichen und verteilen
– mit den Handflächen (Daumen nicht abspreizen) entlang der Wirbelsäule in kreisförmigen Bewegungen mit dem Atemrhythmus des Pflegenden in Richtung Lendenwirbelsäule arbeiten (Abb. I 5-6)
– Hände bewegen sich in geschlossenen Kreisen
– Beginn an der Schulter
– bei der Inspiration des Pflegenden beginnt der Kreis an der Wirbelsäule
– bei der Exspiration des Pflegenden werden die Hände mit leichtem Druck nach außen und oben geführt
– etwas versetzt erfolgt der nächste Kreis, bis der gesamte Rücken stimuliert wurde
– fünf- bis achtmal wiederholen, **wobei eine Hand immer am Patienten bleibt**
– zum Abschluß der Einreibung vom Nacken bis zum Steiß streichen

557

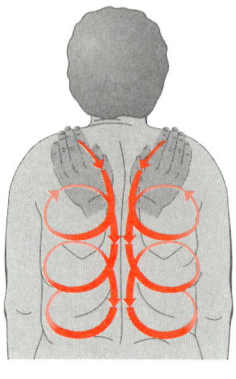

Abb. I 5-6 Atemstimulierende Einreibung

I 5.3.1.5 Lagerungsarten

Ziel einer Lagerung ist das Aufheben bzw. Reduzieren der Immobilität von Intensivpatienten. Eingeschränkte Bewegungsmöglichkeiten können die Ursache für ein eingedicktes Lungensekret sein, mit der Folge von Sekretstau und daraus resultierenden Atelektasen. Zur Pneumonieprophylaxe ist eine Lagerung bzw. ein kontinuierlicher Lagewechsel bei immobilen Patienten zwingend erforderlich.

Atemerleichternde Lagerung
– Oberkörper hochlagern
– erleichtert die Zwerchfellbeweglichkeit

V-Lagerung (Abb. I 5-7)
– zur verbesserten Belüftung der Lungenspitzen, Förderung der Flankenatmung

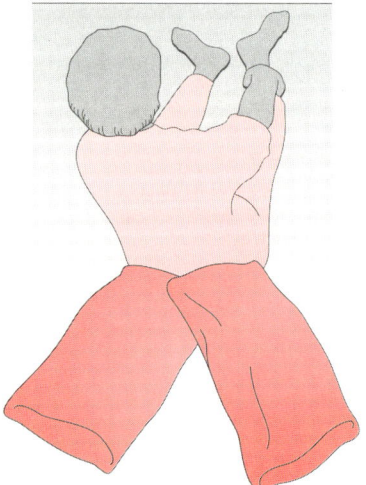

Abb. I 5-7 V-Lagerung

– zwei zu Schiffchen geformte Kissen mit den Spitzen überlappend in V-Form unter den Patienten legen
– Überlappung im Sakralbereich

A-Lagerung (Abb. I 5-8)
– Dehnung der oberen Lungenbezirke
– zwei zu Schiffchen geformte Kissen mit den Spitzen überlappend in A-Form unter den Patienten legen
– Überlappung an den Schultern

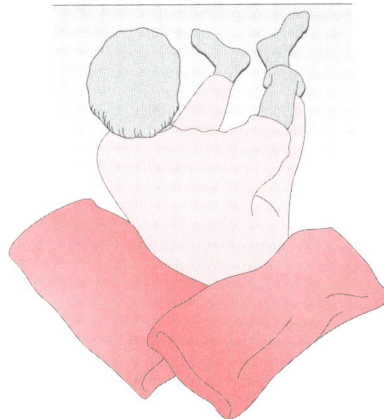

Abb. I 5-8 A-Lagerung

T-Lagerung (Abb. I 5-9)
– Dehnung des Brustkorbs und Erleichterung der Atmung
– zwei zu Schiffchen geformte Kissen T-förmig unter den Patienten legen

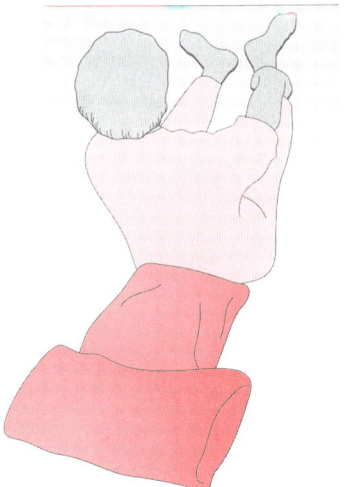

Abb. I 5-9 T-Lagerung

– der Patient liegt mit seinen Schultern und der Wirbelsäule auf dem „T"
– Schulterblattspitzen und Rippenränder liegen frei

Lagerungen zur Verbessung der Ventilations- und Perfusionsverhältnisse

Die oben liegenden Lungenbezirke werden besser ventiliert und unten liegende besser perfundiert (Kap. I 7).

Beim beatmeten Patienten kann es durch einen Lagewechsel zur Veränderung der Compliance der Lungen kommen. Bei der druckkontrollierten Beatmung ist dadurch ein **verändertes Atemzugvolumen** (V_t) bzw. **Atemminutenvolumen** (AMV) möglich.

– z.B. Seitenlage, 135-Grad-Lagerung, Bauchlage
● **Spezialbetten**
– z.B. Respicair TM (Abb. I 5-10)
– Kombination aus kontinuierlicher lateraler Rotation, Perkussion und Vibration einmal pro Stunde
– Intensität und Frequenz abgestimmt auf Patientenbedürfnisse
– Standzeit (keine Rotation) möglichst gering halten

Drainagelagerung

– je nach betroffenem Lungenbezirk ist die Lagerungsart zu variieren
– die behandelte Lungenregion liegt oben, der versorgende Bronchus möglichst senkrecht
– durch die Ausnützung der Schwerkraft wird der Sekrettransport von den peripheren Lungenbezirken hin zur Trachea unterstützt
– physikalische Therapie unterstützt die Lagerungsdrainage

 Jede Lagerungsdrainage sollte mit dem behandelnden Arzt besprochen werden.

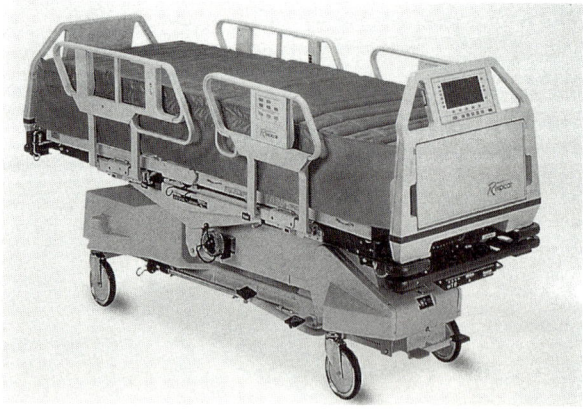

Abb. I 5-10 Respicair TM-Bett

I 5.3.1.6 Sekretmobilisation
Perkussion
– zur Sekretlösung
– rhythmische Klopfmassage mit gewölbten Händen während der Inspirations- und Exspirationsphase
– jedes betroffene Lungensegment drei bis fünf Minuten beklopfen
– **Kontraindikationen:** Verletzungen bzw. Operationen im Thoraxbereich

Vibrationen
Durch Schwingungen des Luftstroms wird das Bronchialsekret gelöst und in Richtung Trachea transportiert.
● **Manuelle Vibration**
– fein vibrierende Bewegungen mit der Hand während der Exspirationsphase
● **Mechanische Vibration**
– mit einem Vibrationsmassagegerät (z.B. Vibrax®)
– aus hygienischen Gründen evtl. Massageplatte mit Plastiküberschuh schützen
– Fettsalbe oder Körperlotion als Gleitmittel
– Gerät auf Stufe 1 einschalten
– von unten nach oben am Thorax in Richtung Hauptbronchus vibrieren, wenn möglich in der Exspirationsphase
– die langsamen Schwingungen tief eindringen lassen

 Wirbelsäule und Nierengegend sind bei der Vibration auszusparen.

– **Kontraindikationen:** frischer Herzinfarkt, instabile Rippen, Thorax- und Wirbelsäulenverletzungen, Blutungen, SAB, akutes Schädel-Hirn-Trauma

Expektoration
Zum Abhusten von Schleim bei spontanatmenden Patienten
– bequeme, sitzende Position
– Patient mehrmals durch die Nase ein- und anschließend mehrmals durch den Mund ausatmen lassen
– anschließend tiefe Einatmung, zum Abhusten auffordern

 Bei Patienten nach Bauchoperation auf Kompression der Operationswunde und auf ausreichende Analgesie achten.

Endotracheales Absaugen
Diese Maßnahme ist genauer in Kapitel I 9.2 beschrieben.

 Das Blähen der Lunge mit einem Beatmungsbeutel zum Auslösen eines Hustenstoßes und zur Sekretmobilisation kann zum Barotrauma führen, da eine Kontrolle des Beatmungsdruckes und damit eine Druckbegrenzung nicht möglich ist. Dies sollte nur im Notfall vorgenommen werden.

I 5.4 Thromboseprophylaxe

Durch die Bildung eines Thrombus kommt es zum teilweisen oder vollständigen Verschluß einer Arterie oder Vene.
Nach einer achtstündigen Flachlagerung eines Patienten nimmt die Strömungsgeschwindigkeit des Blutes um etwa die Hälfte ab. 92 Prozent der Thrombosen entstehen im Unterschenkel hinter den Venenklappen. Frauen entwickeln zwei- bis dreimal häufiger Thrombosen als Männer.

561

Begünstigende Faktoren
- **Virchow-Trias**
  - Schädigung der Intima
  - erhöhte Gerinnungsfähigkeit des Blutes
  - Verlangsamung des Blutstromes

Risikofaktoren
Beispiele
- Adipositas
- Traumen der unteren Extremität

Symptome
- schmerzhafte Druckpunkte von der Fußsohle bis zur Leistenbeuge
- langsam, sich einseitig entwickelndes Ödem
- Überwärmung der Extremität
- gestaute, oft prall gefüllte Venen
- blaustichige, straff gespannte Haut
- später Temperaturanstieg bis auf 38 °C
- überproportionaler Pulsfrequenzanstieg (Kletterpuls)

I 5.4.1 Pflegerische Maßnahmen zur Thromboseprophylaxe

I 5.4.1.1 Anregen der Muskelpumpe
Bewegungsübungen im Bett
- gezieltes Bewegen der unteren Extremitäten
- Füße heben, senken, kreisen
- Kontraktion und Entspannung der Wadenmuskulatur

Hochlagerung der Beine
- Beine um 20 Grad erhöht lagern

Frühmobilisation
- Patienten so früh wie möglich aufsetzen und Beine aus dem Bett hängen lassen

I 5.4.1.2 Äußere Kompression der Beinvenen
Durch die äußere Kompression werden die oberflächlichen Beinvenen komprimiert und dadurch die Strömungsgeschwindigkeit in den tieferen Beinvenen erhöht.

Antithrombose-Strümpfe
- müssen 24 Stunden getragen werden, sowohl im Liegen wie im Sitzen
- Strumpfgröße genau abmessen (Länge des Beines, Umfang von Ober-schenkel und Waden)
- Patient muß vor dem Anlegen liegen, da dann die Venen nicht gestaut sind
- auf faltenfreien Sitz achten
- Haut regelmäßig auf Druckstellen untersuchen
- Sichtfenster an den Zehen regelmäßig kontrollieren (Durchblutung der Zehen)
- **Kontraindikationen**
- arterielle Durchblutungsstörungen
- massive Beinödeme
- Ulcus cruris, Dekubitus am Bein

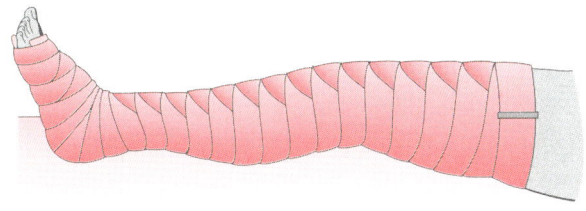

Abb. I 5-11 Kompressionsverband

Kompressionsverband

Ist der Beinumfang zu groß oder zu klein für Antithrombose-Strümpfe, müssen die Beine mit elastischen Binden gewickelt werden (Abb. I 5-11).
– Bindenbreite für Fuß- und Unterschenkel: acht bis zehn Zentimeter
– Bindenbreite für Knie und Oberschenkel: zwölf Zentimeter
– je nach Beinumfang vier bis sechs Binden
– der Fuß steht im rechten Winkel zur Tibia
– das gesamte Bein im Achtergang wickeln, von den Zehengrundgelenken bis zur Leistenbeuge

Die Ferse muß immer miteingewickelt werden, um ein Fersenödem zu verhindern. Der Verband darf nie einschnüren, muß aber trotzdem fest sitzen.

Weitere prophylaktische Maßnahmen
– Atemgymnastik (Sogwirkung auf den venösen Rückstrom)
– medikamentöse Prophylaxe

I 5.5 Soor- und Parotitisprophylaxe

Eine individuell angepaßte Mundpflege (Anwendungshäufigkeit, spezielle Pflegemittel) kann in den meisten Fällen Soor und Parotitis verhindern. **Gefährdet** sind vor allem Menschen mit **inkomplettem Mundschluß** und **reduzierter Speichelsekretion.**

Zu beachten
– Anregen der Speichelproduktion, z.B. durch Zitronenwasser (Abb. I 5-12)
– Stimulation der Speicheldrüsen durch Riechen, z.B. an Zitrone oder Lieblingsspeisen
– Eiswürfel lutschen lassen oder mit kalten Flüssigkeiten Mundpflege vornehmen
– Massage des Mundbereichs (Kap. 14.1.5)
– Tees für die Mundpflege nicht über drei Minuten ziehen lassen, die Gerbsäure trocknet die Mundschleimhaut aus

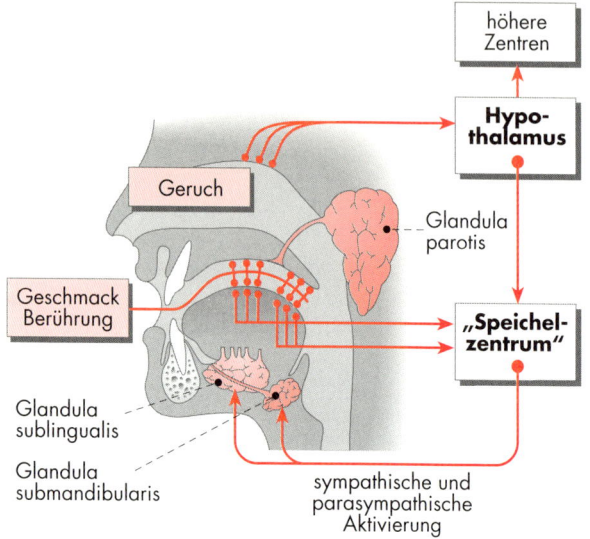

Abb. I 5-12 Auslösen der Speichelsekretion

- keine Pflegeprodukte verwenden, welche die Speichelproduktion vermindern, z.B. Salbei, hexetidinhaltige Lösungen
- Patienten zum Kauen anregen, z.B. Kaugummi, Brotrinde
- vorsichtige Mobilisierung des Kiefergelenkes und Massage der Ohrspeicheldrüse
- bei Sauerstoffgabe Anfeuchtungssysteme verwenden

I 6 Wunden, Verbände und Stomapflege

Bei der Wundversorgung hat der Arzt die Verantwortung für das Anordnen der Wundbehandlung und die Pflegekraft für das Umsetzen der Wundpflege.

Um diese Verantwortung kontinuierlich patientenorientiert zu gestalten, sollte die Wundpflege in Form von **Pflegestandards** oder durch eine **individuelle Pflegeplanung** festgelegt werden.

I 6.1 Einteilung von Wunden

Eine Wunde ist eine begrenzte oder flächenhafte Gewebsdurchtrennung oder -zerstörung der Körperoberfläche und/oder darunterliegender Gewebsschichten und Organe.

Ätiologische Einteilung
Einteilung nach der Entstehungsursache
- **Mechanische Wunden**
- entstehen durch äußere Gewalteinwirkung
- **Thermische Wunden**
- entstehen durch Einwirkung von Hitze oder Kälte
- **Chemische Wunden**
- entstehen durch Verätzungen mit Säuren oder Laugen
- **Strahlenbedingte Wunden**
- entstehen durch Einwirkung ionisierender Strahlen

Morphologische Einteilung
Einteilung nach offenen und geschlossenen Verletzungen
- **Offene Wunden**
- z.B. Schürfwunden
- perforierte Wunden mit Durchtrennung aller Hautschichten
- **Geschlossene Wunden**
- tiefe, unter intakter Haut entstandene Verletzungen, z.B. geschlossene Frakturen, Distorsionen

Einteilung nach dem Heilungsverlauf
Einteilung nach dem Robert-Koch-Institut in aseptische, kontaminierte und infizierte Wunden
- **Aseptische Wunden**
- Wunden nach aseptischen Eingriffen, die durch eine Naht verschlossen werden und keine Zeichen einer Wundheilungsstörung aufweisen
- Wunden nach bedingt aseptischen Eingriffen, die durch eine Naht verschlossen werden und ohne Wundheilungsstörungen verheilen
- Wunden nach Verletzungen, die durch Wundausschneidung und Naht versorgt werden und ebenfalls ohne Wundheilungsstörung verheilen
- **Kontaminierte und potentiell kontaminierte Wunden**
- alle offen behandelten Wunden ohne Zeichen einer Infektion
- offen behandelte Verletzungswunden
- eröffnete Wundhämatome, Verbrennungswunden
- Austrittsstellen von Drainagen

– Anus praeter, Tracheostoma
– chronische Wunden wie Ulcus curis und Dekubitalulzera
- **Infizierte Wunden**

Bei einer klinischen Infektion reagiert der Organismus auf das Eindringen von Bakterien in tiefere Gewebsschichten und in das die Wunde umgebende gesunde Gewebe mit einer Entzündungsreaktion, die durch die klassischen **Entzündungszeichen** wie **Rötung, Schwellung**, **Schmerz**, **Überwärmung** und **Funktionseinschränkung** im Bereich der Wunde gekennzeichnet ist.

– eröffnete Eiterherde (Abszeß, Phlegmone, Panaritium)
– Wunden, die zunächst durch Naht verschlossen waren und dann Zeichen einer Infektion aufweisen

I 6.2 Wundheilung

Die Wundheilung ist ein Prozeß zur **Reparation** eines Gewebedefektes durch **Vernarbung** des Stützgewebes, verbunden mit der **Epithelregeneration**.

Primäre Wundheilung

– Voraussetzung für eine primäre Wundheilung ist der feste Wundverschluß
– geschieht mit Annäherung der Wundränder mit Nähten, Klammern, Klebestreifen oder spontan
– die minimale Neubildung von Granulations- und Narbengewebe führt funktionell schnell zur Wundheilung

Sekundäre Wundheilung

Bei Wunden, die kontaminiert oder infiziert sind, ist kein primärer Wundverschluß möglich. Diese Wunden werden offen behandelt und der Sekundärheilung überlassen.

Wundheilungsvorgänge der sekundären Wundheilung entsprechen denen der primären, sie sind jedoch viel ausgeprägter und laufen teilweise stark verzögert ab.

I 6.2.1 Wundheilungsphasen

Die Vorgänge bei der Wundheilung kann man schematisch in drei sich überschneidende morphologische Phasen unterteilen.

Morphologische Phasen (Abb. I 6-1 a bis c)
- **Exsudationsphase** (Abb. I 6-1 a)
– Reinigungsphase
- **Proliferationsphase** (Abb. I 6-1 b)
– Granulationsphase
- **Regenerationsphase** (Abb. I 6-1 c)
– Epithelisierungsphase

Am Beispiel der **sekundären Wundheilung** lassen sich die ablaufenden Vorgänge wie folgt charakterisieren.

I 6.2.1.1 Exsudationsphase

Die Exsudationsphase sekundär heilender Wunden ist aufgrund der lokalen Entzündung durch starke **Wundsekretion** gekennzeichnet.
Die Exsudationsphase ist in Abbildung I 6-2 schematisch dargestellt.

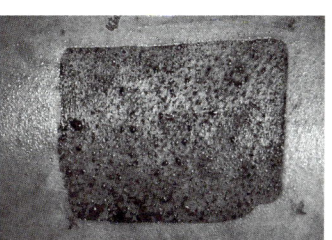
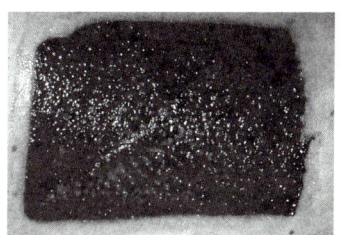
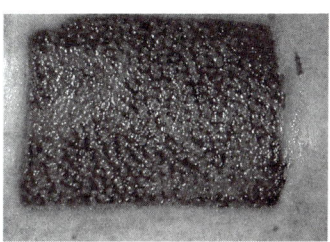

c

Abb. 16-1 a bis c
Morphologische Phasen der Wundheilung **a** Exsudationsphase **b** Proliferationsphase **c** Regenerationsphase

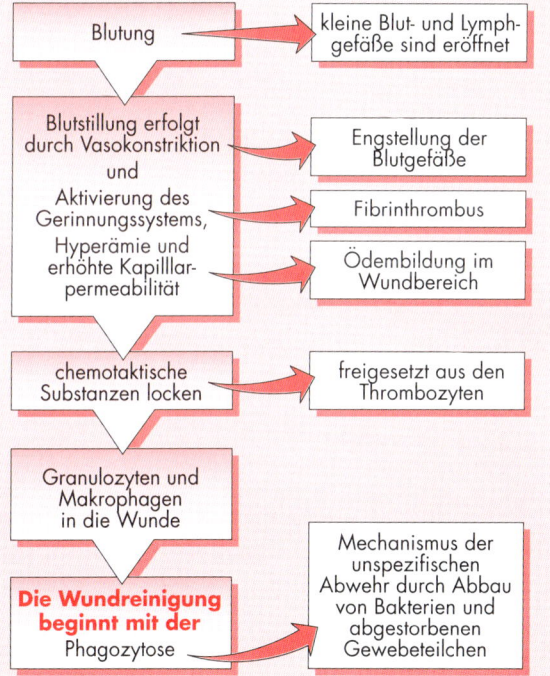

Abb. 16-2 Schematische Darstellung der Exsudationsphase (modifiziert nach Walter Ochsenbauer)

I 6.2.1.2 **Granulationsphase**

In der Granulationsphase entsteht das gefäß , zell- und kollagenreiche, rötlich glänzende Granulationsgewebe und füllt den Wunddefekt nach und nach aus, bis das Niveau der Hautoberfläche annähernd erreicht ist.

Das Granulationsgewebe dient als vorübergehender Ersatz verlorengegangener Gewebsstrukturen und schützt die sekundär heilende Wunde gegen das Eindringen von Erregern.

In der Abbildung I 6-3 ist die Granulationsphase schematisch dargestellt.

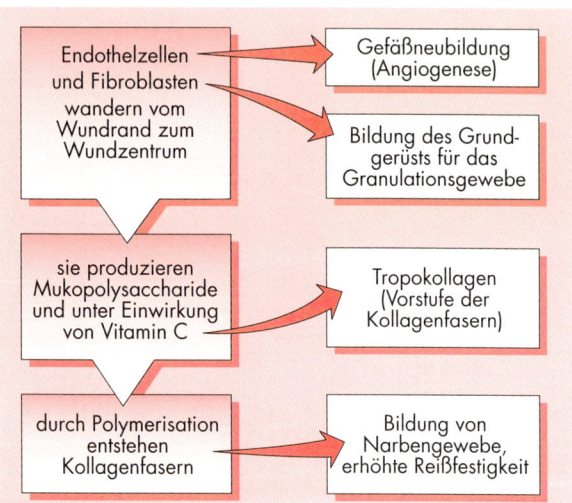

Abb. I 6-3 Schematische Darstellung der Granulationsphase (modifiziert nach Walter Ochsenbauer)

I 6.2.1.3 **Regenerationsphase**

In der Regenerationsphase verarmt das in der Wunde vorhandene Granulationsgewebe an Gewebswasser. Durch Ausreifung der Kollagenfasern entsteht daraus das eigentliche zell- und gefäßarme Narbengewebe. Die Reepithelisierung der Wundoberfläche wird abgeschlossen.

I 6.2.2 **Beeinflussende Faktoren bei der Wundheilung**

Faktoren, welche die Wundheilung fördern oder hemmen, sind der Tabelle I 6-1 zu entnehmen.

I 6.3 **Wundversorgung**

Pflegeprobleme bei der Wundversorgung

Pflegeprobleme lassen sich exakt und genau nach einer ausgiebigen Informationssammlung über die Wunde formulieren.

Tab. 16-1 Die Wundheilung beeinflussende Faktoren

Faktoren	Förderung der Wundheilung	Hemmung der Wundheilung
Allgemeine Faktoren	– jugendliches Alter – guter Allgemein- und Ernährungszustand – Vitamin C	– höheres Alter – Erkrankungen, z. B. maligne Tumoren – Unterernährung, Anämie, Diabetes mellitus – Vitaminmangel – Infektionskrankheiten – Cortison-, Zytostatika-, Antibiotikatherapie – Allergien – Arteriosklerose
Lokale Faktoren	– keimfreie Wundverhältnisse – gute Durchblutung – Erhaltung der Körperwärme im Wundgebiet – spannungsfreie Wundränder – Lagerung, Ruhigstellung der Wunde – atraumatischer Verbandwechsel	– bakterielle Wundinfektionen – Fremdkörper in der Wunde – Nekrosen – Austrocknung – Kälte – traumatischer, unsteriler Verbandwechsel – ungünstige Wundbeschaffenheit – Hämatome und Blutungen – geschädigtes Gewebe (Bestrahlung) – zu frühe Wundbelastung

Wichtig sind:
– Ursache und Entstehungszeitpunkt der Wunde
– Lokalisation der Wunde
– Größe (Ausdehnung und Tiefe) der Wunde

Pflegeziele bei der Wundversorgung
Die Pflegeziele sollten entsprechend den Wundheilungsphasen formuliert werden. Beispielsweise:
● **Exsudationsphase**
– Wundreinigung unterstützen
– Sekretaufnahme gewährleisten
● **Granulationsphase**
– Granulationsgewebe schützen
– atraumatischen Verbandwechsel gewährleisten
● **Reparationsphase**
– Epithelisierung fördern
– Verringerung des Narbengewebes

Planung der Wundversorgung
Die Auswahl der zur Wundreinigung und -versorgung zur Verfügung stehenden Mittel und Wundauflagen sollte immer am Pflegeziel orientiert sein und den Wundheilungsphasen entsprechen. Notwendige Medikamente zur Wundreinigung oder -behandlung ordnet der Arzt an.

I 6.3.1 Mittel zur Wundreinigung

Die Auswahl des richtigen Mittels hängt von der Art der Wundreinigung ab.

Mechanische Wundreinigung
- **Chirurgisches Débridement**
  – Abtragen von Nekrosen und schmierigen Belägen, bis saubere Wundverhältnisse vorliegen
- **Physikalisches Débridement**
  – Spülen der Wunde: Lavage oder Jet-Lavage unter sterilen Bedingungen im Operationssaal
  – auf Station mit gefiltertem Wasser im Duschbad oder mit Ringer-Lösung am Bett
- **Feuchte Wundverbände**
  – mechanische Reinigung aufgrund einer Dochtwirkung
  – zum Feuchthalten der Wunde ist Ringer-Lösung am besten geeignet, da sie neben anderen Elektrolyten Kalium- und Calciumionen enthält
- **Wasserstoffperoxid 3 %**
  – durch die Freisetzung von Sauerstoff schäumt H_2O_2 unter Blasenbildung in der Wunde auf und bewirkt eine mechanische Säuberung, vor allem bei eitrigen und verschmutzten Wunden sowie Verkrustungen

Enzymatische Wundreinigung
– Enzyme und Enzymkombinationen sollen die Fibrinolyse aktivieren, Kollagen spalten, Nekrosen und Beläge andauen, Proteine abbauen und Wundexsudat verflüssigen
– Allergien und Mazeration der Haut können auftreten

Vorsicht, viele enzymatische Wundreinigungsmittel hemmen die Granulation.

Antiseptische Wundreinigungsmittel
Zu den gravierendsten Nachteilen von Lokaldesinfektionsmitteln zählt ihre potentielle Hemmung der Wundheilung.
- **Chlorhexidin**
  – bakteriostatisch
  – gewebetoxisch
  – in hohem Maße wundheilungshemmend
- **Farbstofflösungen**
  – Farbstoffe wie Gentianaviolett und Brillantgrün hemmen in klinik-üblicher Konzentration von 0,5 % die Wundheilung ausgeprägt
  – eine Ausnahme bildet der Fluoreszenzfarbstoff Eosin, der nicht wundheilungshemmend wirkt
- **Ethacridinlösungen**
  – Rivanol wirkt wundheilungsstörend, wird heute kaum noch verwendet
- **Quecksilberhaltige Antiseptika**
  – ungenügende antiseptische Wirkung
  – adstringierend, führen zur Austrocknung der Haut
  – Farblösung erschwert die Beurteilung der Haut

I 6.3.2 Wundauflagen

Wundauflagen sollten folgende Kriterien erfüllen, damit die gestellten Pflegeziele erreichbar sind.

Tab. I 6-2 Wundauflagen, ihre Eigenschaften und Anwendungsgebiete

Wundauflage	Funktion und Eigenschaften	Anwendungsbeispiele
Hydrogele	feuchte Wundbehandlung, transparentes Gel, hoher Wasseranteil führt umgehend zu feuchten Wundverhältnissen, atraumatischer und schmerzarmer Verbandwechsel, unterstützt die Wundreinigung	trockene und verkrustete Beläge, chronische Wunden, Wunden mit geringer bis mäßiger Sekretion, belegte und nekrotische Wunden
Alginate	als Kompresse oder Tamponade, feuchtes Wundmilieu, starke Sekretaufnahme durch Faserquellung, Einschluß von Keimen und Gewebeteilen Bildung eines stabilen, viskösen Gels, Wunde verklebt nicht, atraumatischer und schmerzarmer Verbandwechsel	mäßig bis stark sezernierende Wunden, blutende Wunden, zerklüftete und tiefe Wunden, infizierte Wunden, Wunden in der Unfall- und Tumorchirurgie
Hydrokolloide	feuchte Wundbehandlung, Okklusiveffekt, Sekretaufnahme unter Gelbildung quellfähiger Partikel, Einschluß von Keimen und Gewebeteilen in das Gel, Schutz vor Kontamination, atraumatischer und schmerzarmer Verbandwechsel, selbsthaftend	chronische, schlecht heilende Wunden, Verbrennungen zweiten Grades, Entnahmestellen von Spalthaut, Schürfwunden, Wunden mit mäßiger bis starker Sekretion

Kriterien für Wundauflagen

– erhalten ein feuchtes Klima im Wundbereich
– entfernen überschüssiges Exsudat und toxische Komponenten
– thermische Isolation der Wunde
– Schutz vor Sekundärinfektion
– Verbandwechsel ohne Trauma
– Patientenfreundlichkeit (z.B. Schmerzreduzierung)
– Patientenakzeptanz
– einfache Handhabung, Anwenderfreundlichkeit
– Kosteneffizienz

In Tabelle I 6-2 sind moderne Wundauflagen, ihre Eigenschaften und Anwendungsbeispiele aufgeführt.

Abbildung I 6-4 stellt die Wirkung eines Hydrokolloidverbandes am Beispiel von Varihesive E® dar. In Abildung I 6-5 a bis c sieht man die Wirkung eines Calcium-Natriumalginat-Verbandes.

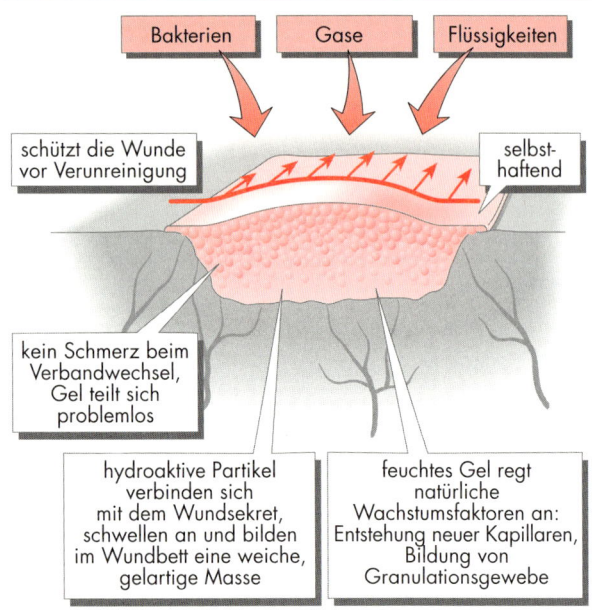

Bakterien

Gase

Flüssigkeiten

schützt die Wunde vor Verunreinigung

selbsthaftend

kein Schmerz beim Verbandwechsel, Gel teilt sich problemlos

hydroaktive Partikel verbinden sich mit dem Wundsekret, schwellen an und bilden im Wundbett eine weiche, gelartige Masse

feuchtes Gel regt natürliche Wachstumsfaktoren an: Entstehung neuer Kapillaren, Bildung von Granulationsgewebe

Abb. I 6-4 Die Wirkung eines Hydrokolloidverbandes am Beispiel von Varihesive E®

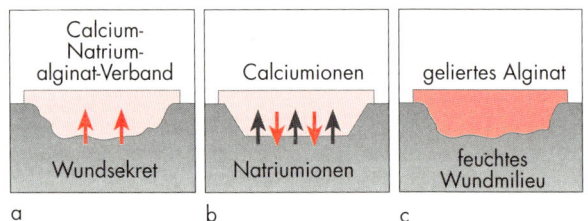

Calcium-Natrium-alginat-Verband

Wundsekret

a

Calciumionen

Natriumionen

b

geliertes Alginat

feuchtes Wundmilieu

c

Abb. I 6-5 a bis c Wirkung eines Calcium-Natriumalginat-Verbandes **a** das Wundsekret wird aufgesaugt, die Fasern schwellen an **b** durch einen Ionenaustausch werden Calciumionen im Alginat durch Natriumionen im Wundsekret ersetzt **c** es bildet sich ein formstabiles Gel, das sich beim Verbandwechsel vollständig entfernen läßt

I 6.3.3 Das Vorgehen bei der Wundversorgung

Jede Wundversorgung sollte genau überlegt, zielorientiert und individuell auf den Patienten und die Wunde ausgerichtet erfolgen.

Organisation des Verbandwechsels
– zeitliche Planung des Verbandwechsels dem Stationsablauf anpassen, damit das nötige Pflegepersonal vorhanden ist
– für einen aufwendigen Verbandwechsel benötigt man in der Regel zwei Personen

Grundlagen

Der **Verbandwechsel bei aseptischen Wunden** soll primär das Einschleppen von Erregern in die Wunde vermeiden.

Der **Verbandwechsel bei septischen Wunden** verfolgt das Ziel, vorhandene pathogene Keime zu bekämpfen und deren Verschleppung sowie Ausbreitung zu vermeiden. Gleichzeitig soll das Eindringen neuer Erreger in dieselbe Wunde vermieden sowie der Schutz der Wundumgebung und der umliegenden Hautareale gewährleistet werden.

Von einem hygienisch korrekt vorgenommenen Verbandwechsel kann der weitere **Verlauf der Wundheilung** abhängen.

Eine standardisierte Wundverbandtechnik, mit dem Ablauf der einzelnen Arbeitsschritte, verhindert eine Kontamination der Wunde im Verlauf der Wundversorgung.

Bei jedem Verbandwechsel
– Inspektion der Wunde
– Dokumentation
- **Häufigkeit**
abhängig von:
– Sekretion der Wunde
– Art der Wundversorgung, z.B. sollten Hydrokolloidverbände nicht so häufig gewechselt werden wie herkömmliche Verbände

Verbandwechsel sind dringend angezeigt bei durchnäßten und/oder von außen sichtbar kontaminierten Verbänden.

Checkliste zum Verbandwechsel
- **Information des Patienten**
- **Zeitgerechte Gabe von Analgetika**
- **Reihenfolge der Verbandwechsel einhalten**
– aseptische Wunden
– kontaminierte Wunden
– septische Wunden
- **Lagerung des Patienten**
– so schmerzarm wie möglich
– Schutz der Intimsphäre
– möglichst in Arbeitshöhe
– das Wundgebiet muß gut zugänglich sein
- **Vorbereitung des Patientenzimmers**
– Fenster und Türen geschlossen halten
– benötigtes Material im Zimmer bereitstellen, um häufiges Türöffnen zu vermeiden
– keine Besucher und Zuschauer im Zimmer
– keine gleichzeitigen Reinigungsarbeiten im Zimmer
– kein gleichzeitiges Betten von Nachbarpatienten

Vorbereiten des Materials

auf einer desinfizierten Arbeitsfläche

- ● **Unsteriles Material**
- – Händedesinfektionsmittel
- – Haut- bzw. Schleimhautdesinfektionsmittel, Handschuhe
- – Schutzkleidung (Einmalschürze, Mund- und Haarschutz)
- – Abwurfbeutel für gebrauchte Materialien
- – Abwurfschale für gebrauchte Instrumente
- – Pflaster, Fixiervlies für den Verband, Hautpflegemittel
- ● **Steriles Material**
- – Instrumente: anatomische Pinzette, Scheren, evtl. Knopfsonde
- – Tupfer, Kompressen, Handschuhe
- – Abdecktücher
- – Wundauflagen, Wundverbände
- – bei Bedarf Spülmaterial (Spritze, Kanüle, Katheter) bei offenen Wunden

Vorgehen

- – Information und Lagerung des Patienten
- – hygienische Händedesinfektion
- – Schutzkleidung anlegen: Einmalschürze, bei großflächigen Wunden auch Mund- und Haarschutz
- – Einmalhandschuhe anziehen
- – Wundverband bis auf die unterste Wundabdeckung entfernen und mit den Handschuhen entsorgen
- – unterste Kompressenlage mit steriler Pinzette entfernen und abwerfen
- – Wundkontrolle und -beobachtung
- – mit neuer steriler Pinzette oder sterilen Handschuhen Wunde reinigen
- – bei **aseptischen und kontaminierten Wunden** erfolgt die Reinigung und Desinfektion des Wundgebietes, der Wundränder und der angrenzenden Hautareale von **innen nach außen,** Tupfer dabei jeweils nur für einen Wischvorgang benutzen
- – bei **kontaminierten** und **infizierten Wunden** dagegen von **außen nach innen,** zur Wunde hin reinigen; Pinzette und Handschuhe anschließend entsorgen
- – bei Verkrustungen und Verunreinigung der umliegenden Hautareale mechanische Wundreinigung
- – neuen Wundverband oder neue Wundauflage steril auflegen
- – Verband mit Fixiervlies oder Pflaster fixieren
- – Hautpflege der umliegenden Hautareale
- – Patienten zudecken und lagern
- – Material entsorgen, abschließende Händedesinfektion

Beurteilung der Wundversorgung

Zur Beurteilung der Wundversorgung, ob und wie die Pflegeziele erreicht wurden, ist es sinnvoll, folgende Fakten im Pflegebericht zu dokumentieren:

- – Zustand der Wunde, Wundbeschaffenheit
- – aktuelle Heilungsphase
- – Farbe und Geruch der Wunde
- – Wundsekret: Menge, Aussehen, Konsistenz, Geruch
- – Wundumgebung, mögliche Infektionszeichen

Das Beurteilen der Wundversorgung kann im Rahmen der Arzt- oder Pflegevisite stattfinden.

I 6.4 Postoperative Stomapflege

Der gängige Begriff „Anus praeter naturalis" (Stoma: Öffnung) ist undifferenziert, da er nichts über die Stomalage aussagt. Sinnvoller ist es, die anatomische Lage zu benennen.

Ileostomie
– in der Regel ist es eine endständige Ileostomie
– bei der Entfernung des gesamten Dickdarms
– die doppelläufige Ileostomie ist notwendig als Anastomosenschutz oder bei Verschluß tiefergelegener Darmabschnitte durch inoperable Tumoren
– bei der doppelläufigen Ileostomie sollte der orale, also stuhlfördernde Schenkel prominent angelegt sein
– das Ileostoma befindet sich meist im rechten Unterbauch
– die nippelförmige, prominente Anlage verhindert den unmittelbaren Kontakt des Stuhles mit der Haut
– durch die entfallene Funktion des Dickdarmes ist der Stuhl von dünnflüssiger bis breiiger Konsistenz und reich mit Verdauungsfermenten durchsetzt
– diese Verdauungsenzyme wirken auf der Haut sehr aggressiv

Bei Hautkontakt können die Verdauungsenzyme innerhalb von wenigen Stunden starke Hautentzündungen auslösen.

Transversostomie
– die doppelläufige Transversostomie ist notwendig, wenn der absteigende Dickdarm (Colon descendens) temporär oder palliativ von der Stuhlpassage befreit werden soll
– duch eine Inzision in der Bauchdecke wird eine Darmschlinge auf Hautniveau herausgezogen
– die Darmschlinge wird sofort eröffnet und meist bis zur Einheilung durch einen Reiter über der Bauchdecke gehalten
– die Transversostomie liegt entweder im rechten oder linken Oberbauch
– die Stuhlkonsistenz ist dünnflüssig bis dickbreiig
– das Stoma hat meist eine ovale Form

Kolostomie
– wenn das Kontinenzorgan nicht erhalten bleibt
– Entfernung des Rektums, endständige Ausleitung des Sigmas
– in der Regel befindet sich das Kolostoma im linken Unterbauch
– rund und leicht erhaben über dem Hautniveau angelegt
– der Stuhl hat je nach Nahrung ein weiche bis feste geformte Konsistenz

Ileumkonduit
– durch Blasenkarzinome, Blasenmißbildungen oder Wirbelsäulenerkrankungen wie Spina bifida ist meist die Anlage einer Urostomie (Ileumkonduit) nötig
– die Harnleiter werden in ein 15 bis 20 Zentimeter langes ausgeschaltetes Dünndarmsegment implantiert
– das aborale Ende liegt etwa einen Zentimeter über dem Hautniveau im rechten Oberbauch
– über das prominente Stoma tropft der Urin ohne Hautkontakt in den Urostomiebeutel

I 6.4.1 Material zur Stomapflege

Während der frühen postoperativen Phase ist die **Schmerzempfindlichkeit** bei den Patienten mit Stoma **sehr hoch.** Daher empfiehlt es sich in dieser Phase, ein **zweiteiliges System** zu benutzen, das aus einer **Basisplatte** mit ungreifbarem Rastring und dem dazugehörigen **transparenten Ileo- bzw. Urostomiebeutel** besteht.

Basisplatte

– zur Versorgung runder Stomata gibt es vorgefertigte Basisplatten in verschiedenen Lochgrößen
– sie ist der Stomaform anzupassen, um die parastomale Haut vor den Ausscheidungen zu schützen
– bei ovalen Stomata ist ein Zuschnitt der Basisplatte mit Hilfe einer zuvor angefertigten Schablone sinnvoll (Abb. I 6-6)
– im Bereich der Nahtstellen des Stomas in der Bauchdecke treten Unebenheiten auf, die zur Undichtigkeit führen können

 Um Undichtigkeiten zu vermeiden, kann am rückwertigen Lochrand der Basisplatte dünn eine Dichtungs- und Hautschutzpaste aufgetragen werden.

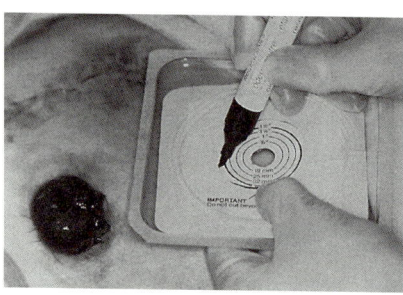

Abb. I 6-6 Schablone für den Zuschnitt der Basisplatte

Stomabeutel

– der seitlich zum Patienten angebrachte transparente Stomabeutel erleichtert die Entleerung bzw. Entlüftung

 Am Anfang leiden die Patienten unter dem intensiven Stuhlgeruch, der sich durch die Medikamentengabe noch verstärkt.

– deshalb nach der Entleerung Beutelauslaß und Verschlußklammer feucht abwischen
– beim Entleeren sehr stark geblähter und gefüllter Beutel Abfallsack verwenden, um das Verunreinigen des Patientenbettes mit der Ausscheidung zu vermeiden

I 6.4.2 Wechsel der Stomaversorgung

Die komplette Stomaversorgung im zweitägigen Rhythmus ermöglicht eine gute Beobachtung der parastomalen Haut und des Stomas. Eventuell auftretende Komplikationen wie Hautirritationen oder Abszesse können somit rechtzeitig erkannt und behandelt werden.

Nach Aufnahme der Darmtätigkeit empfiehlt sich aus Gründen der Hygiene die tägliche Erneuerung des Stomabeutels, da sich der unangenehme Geruch des Darmsekretes in der Beutelfolie festsetzt.

Vorbereiten des Materials
- Bettschutz
- Abfallsack
- Einmalhandschuhe
- zweiteiliges Stomabeutelsystem (Basisplatte und Beutel)
- Schere
- Hautschutzpaste
- handwarmes Wasser, pH-neutrale Seifenlösung
- unsterile weiche, saugfähige Vlieskompressen oder Einmalwaschlappen

Vorgehen
- bei Bedarf Basisplatte nach Schablone zurechtschneiden
- Handschuhe anziehen
- bei starker Behaarung im Bereich der parastomalen Haut ist diese zu rasieren, damit beim Versorgungswechsel das schmerzhafte Ausreißen der Haare und als mögliche Folge eine Follikulitis (Haarbalgentzündung) verhindert wird
- die Rasur mit einem Einmalrasierer erfolgt immer vom Stoma weg, um die Verletzungsgefahr auszuschließen
- alten Beutel entfernen
- bei Bedarf Hautschutzplatte langsam und vorsichtig, ohne „Stripping" der Bauchdecke, entfernen, damit der Patient unter keinen zusätzlichen Schmerzen leiden muß

Rückstände der Hautschutzpaste müssen nicht vollständig entfernt werden, da sie sich mit der neu aufgebrachten Paste gut verbinden und somit beim nächsten Versorgungswechsel leicht entfernen lassen.

- zur schonenden Reinigung des Stomas und der parastomalen Haut Wasser und pH-neutrale Seifenlösung verwenden
- mit weichen, saugfähigen Vlieskompressen Haut trockentupfen

Die Reinigung erfolgt grundsätzlich zirkulär zum Stoma hin, da andernfalls Schleim- und Stuhlreste auf der Bauchhaut verteilt würden.

- auf Pflegeschaum, Öl und fetthaltige Salben verzichten, da durch deren rückfettende Wirkung die sichere Haftung der Hautschutzplatte nicht mehr gewährleistet ist
- Hautschutzpaste auftragen, sie benötigt etwa 24 Stunden zum Abhärten

Das Verwenden von Wundbenzin, Äther, Alkohol oder Desinfektionsmitteln zum Reinigen ist absolut kontraindiziert, da diese Mittel zur Austrocknung der Haut führen.

- Basisplatte andrücken
- Beutel aufsetzen

Bei vielen sterilen OP-Versorgungen fehlt eine atmungsaktive Vliesbeschichtung des Beutels auf der dem Patienten zugewandten Seite. In diesem Fall kann das Kleben der Beutelfolie auf der Haut durch Unterlegen des Beutels mit einer aufgeschlagenen Vlieskompresse verhindert werden.

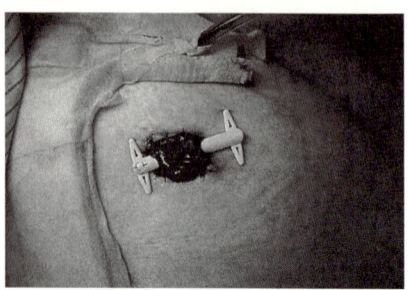

Abb. I 6-7 Der Reiter hält die Darmschlinge über Hautniveau

Reiterversorgung bei doppelläufigen Stomata

– der Reiter hält bei doppelläufigen Stomata die Darmschlinge über dem Hautniveau (Abb. I 6-7)
– beim Versorgungswechsel Schleim- und Stuhlreste unter dem Reiter entfernen
– potentielle Leckstellen durch dünnes Auftragen von Hautschutzpaste am Lochrand der Basisplatte vermeiden

 Das Einbetten des Reiters unter Spannung in Hautschutzpaste vor der Anbringen der Basisplatte hat sich bewährt.

– das Erneuern der Basisplatte beim lockeren, also frei beweglichen Reiter gestaltet sich relativ einfach
– wenn der Reiter unter Spannung steht, ihn mit einer Hydrokolloidplatte unterpolstern, um parastomale Druckstellen zu vermeiden

 Durch Manipulation des Reiters kann es zur Minderdurchblutung des Darmes und nachfolgender Nekrose kommen.

– üblicherweise wird der Reiter am zehnten bis zwölften postoperativen Tag entfernt und die Versorgung an die Stomagröße angepaßt

I 7 Lagerung und Mobilisation des Intensivpatienten

Der Lagerung des Intensivpatienten kommt eine besondere Rolle zu, da eine teilweise oder vollständige **Immobilität** Auswirkungen auf den gesamten Organismus hat. Hinzu kommt, daß der Patient sich oft nicht äußern kann, ob er bequem liegt oder nicht.

Auswirkung der Immobilität
auf
– die Atmung, das Herz-Kreislaufsystem
– die Muskeln, Sehnen, Bänder, Gelenke und Knochen
– die Haut, die Ausscheidungsorgane, die Psyche
Die zahlreichen organischen Auswirkungen der Immobilität verdeutlichen die Bedeutung der verschiedenen Lagerungspositionen und der Mobilisation.

Grundsätze
– Patienten so oft wie nötig umlagern (je nach Dekubitusrisiko, Norton-Skala oder schon bestehende Hautläsionen)
– mindestens zweistündlich sollte ein Lagerungswechsel erfolgen
– besser als jede Lagerung ist die Mobilität des Patienten
– so wenig Lagerungskissen wie möglich verwenden
– die mittlere Funktionsstellung der Gelenke gilt, bis auf wenige Ausnahmen, als physiologisch
– selbst die beste Lagerung ersetzt keine passiven oder aktiven Bewegungsübungen

I 7.1 Standardlagerungen

Zu den Standardlagerungen zählen die Rücken-, die Seiten- und die Bauchlage.

I 7.1.1 Rückenlage

Die Rückenlage ist die Position, die von den meisten Patienten am besten toleriert wird, da sie sich hier am **sichersten** fühlen.

Bei der Rückenlage zu beachten
– Oberkörper wenn möglich leicht erhöht, 20 bis 30 Grad
– Kopf axial zum Körper lagern (Kontrakturenprophylaxe)
– Extremitäten in physiologischer Mittelstellung lagern: Oberarm leicht abduziert, Unterarm leicht flektiert. Handgelenke leicht überstrecken, Fingergelenke möglichst gestreckt lagern, Hüft- und Kniegelenke in leichter Beugung (5 bis 10 Grad), keine Rotationsstellung der Beine, Sprunggelenke annähernd im rechten Winkel
– Arme und Beine wenn nötig auf Herzniveau lagern, um Ödemen vorzubeugen
– Hinterhaupt, Ellenbogen, Fersen (Abb. I 7-1 a und b) und Os sacrum weich oder frei lagern, da hier Dekubitusgefahr

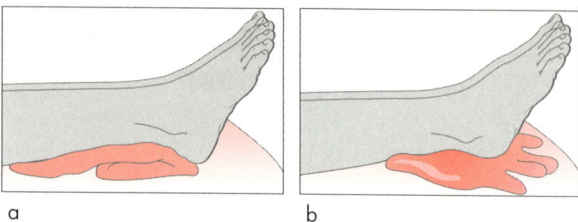

a   b

Abb. I 7-1 a und b Freilegen der Fersen **a** mit einem zusammengelegten Tuch **b** mit einem mit Wasser gefüllten Handschuh

 Eine Spitzfußprophylaxe ist bei Patienten mit zentraler Parese kontraindiziert, da sie zu Spastizität führen kann.

I 7.1.2 Seitenlage

Das **Positionieren** des Patienten in Seitenlagerung muß zu dessen Sicherheit immer **zu zweit vorgenommen** werden. Bei verwirrten oder sehr unruhigen Patienten empfiehlt sich zusätzlich das seitliche Anbringen von Bettgittern, um ein Herausfallen zu vermeiden.

Kontraindikationen
– Herz-Kreislaufinstabilität
– postoperativ nach Bandscheibenoperationen
– nach Wirbelsäulenverletzungen

 Der Maximalauflagedruck muß in der Seitenlage entweder vor oder hinter dem Trochanter major liegen.

30-Grad-Schräglagerung (Abb. I 7-2)
– der Maximaldruck liegt hinter dem Trochanter major
– der Rücken wird von der Schulter bis zum Becken durch ein Kissen unterstützt

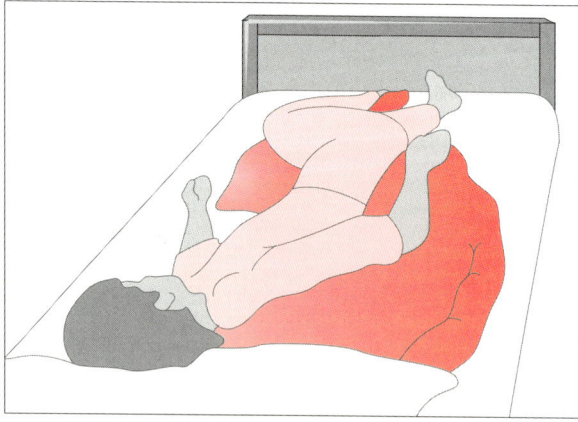

Abb. I 7-2 30-Grad-Schräglage

– der untere Arm und das Schulterblatt liegen in vorgezogener Stellung
– der oben liegende Arm ruht auf dem Körper des Patienten
– das obere Bein liegt in leicht gebeugter Stellung auf einem Kissen, **keine Rotationsstellung** in der **Hüfte**

135-Grad-Lagerung (Abb. I 7-3)
– der Maximaldruck liegt vor dem Trochanter major
– Abstützung im Thoraxbereich sowie im vorderen Becken, Bauchraum bleibt frei für ausreichende Atembewegungen
– der untere Arm liegt leicht innenrotiert hinter dem Rumpf
– der oben liegende Arm ist bis in die Achselhöhle unterpolstert
– das oben liegende Bein liegt auf einem Kissen in leichter Beugung

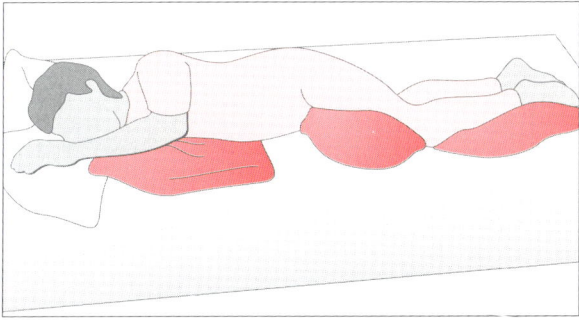

Abb. I 7-3 135-Grad-Lagerung

I 7.1.3 Bauchlage

Da bei dieser Form der Lagerung häufig Unsicherheiten beim Pflegepersonal bestehen, soll sie hier etwas genauer beschrieben werden.

Indikationen
– schwere respiratorische Insuffizienz, ARDS
– Verbrennungen, Querschnittslähmungen

Kontraindikationen
● **Absolute Kontraindikationen**
– erhöhter intrazerebraler Druck, Schädel-Hirn-Trauma
– instabile Wirbelsäulenverletzung, instabiler Thorax
– instabile Kreislaufverhältnisse
● **Relative Kontraindikationen**
– frische Laparotomie, Extension

Gefahren
– Diskonnektion und Dislokation von Zu- und Ableitungen
– Extubation
– hämodynamische Einbrüche
– Dekubitusgefahr: frontaler Kopfbereich, unten liegendes Ohr, Augen, Zunge, Kinn, Schultern, Sternum, Schienbeine, Knie, Fußrücken, bei Männern die Genitalien

    – Nervenschädigung: Plexus brachialis, Nervus ulnaris, Nervus femoralis cutaneus, verschiedene Nerven am Fußrücken

Vorteile
- positive Auswirkungen auf die Lungenfunktion
- Drainage sekretgefüllter Alveolen
- Wiedereröffnung atelektatischer Bezirke
- Abnahme des Shuntvolumens

Probleme und Nachteile
- pflegerische Maßnahmen sind teilweise erschwert (z.B. Mundpflege)
- erschwerte Bronchialtoilette (geschlossenes Absaugsystem benützen)
- Krankenbeobachtung ist nur bedingt realisierbar
- Entstehung von Gesichtsödemen
- das Freilagern von Zugängen und Tubus ist eingeschränkt
- Reanimation und Reintubation sind in Bauchlage nicht möglich

Voraussetzungen
- ausreichende Beweglichkeit im Hals- und Schulterbereich
- ausreichende Sedierung
- absolut sichere Fixierung von Trachealtubus bzw. -kanüle

Vorgehen nach der Goodmann-Methode mit drei Helfern
- Patienten präoxygenieren, evtl. nochmals sedieren und relaxieren
- Nasen-Rachenraum absaugen, Bronchialtoilette
- Lagerungskissen aus dem Bett entfernen
- Drainagen und Katheter so ordnen und befestigen, daß sie während des Drehens nicht unter Spannung stehen oder herausrutschen
- Patienten in Rückenlage mit einem Bettlaken an den Bettrand ziehen
- Lagerungskissen für Stirn, Thorax und Becken vorbereiten
- EKG-Elektroden auf die Schulterblätter umkleben, falls möglich arterielle Druckmessung sowie intravasale Katheter diskonnektieren
- der Arm, über den gedreht wird, etwas unter das Gesäß schieben
- eine Person hält während des Drehens den Kopf und sichert den Tubus
- während des Drehens Patienten, wenn möglich, kurz vom Respirator abhängen
- die zweite Person greift hinter dem Schultergürtel das Schulterblatt, über das gedreht wird. Die andere Hand liegt an der oben liegenden Schultervorderseite
- die dritte Person greift mit einem Arm das Becken von dorsal, die andere Hand liegt auf dem vorderen Beckenkamm
- auf Kommando den Patienten vorsichtig auf die vorbereiteten Kissen drehen (Masse für Masse, Kap. 14.3)
- unverzügliches Anschließen von Respirator, Zugängen etc.
- Auskultation der Lungenflügel
- Augenlider schließen, Augen müssen unbedingt frei liegen
- Arme an den Körper lagern, in U-Form kopfwärts oder besser ein Arm nach oben, einer nach unten im Wechsel (Abb. I 7-4)
- Fußgelenke im rechten Winkel lagern (z.B. am Matratzenende)
- alle Schläuche, die den Patienten berühren (z.B. Drainagen), unterpolstern

Nachsorge
- allmähliche Reduktion der Sauerstoffzufuhr
- vermehrtes Absaugen in der Anfangsphase nötig
- Kreislaufüberwachung, Blutgasanalyse

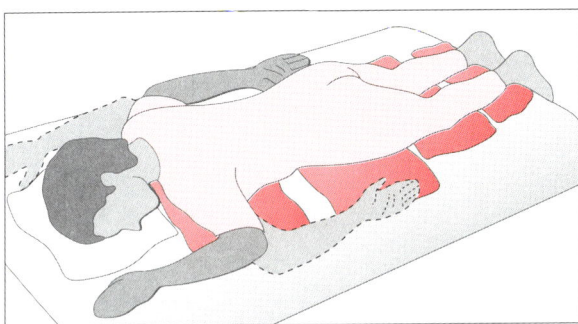

Abb. I 7-4 Bauchlage

I 7.2 **Lagerungshilfsmittel**

Quadermatratze (Abb. I 7-5)
– aus Schaumstoff bestehende, sehr weiche Matratze, die aus einzelnen, etwa 10 × 10 Zentimeter großen Würfeln besteht
– das Bettlaken darf nur lose über die Matratze geworfen werden und nicht fest eingespannt; es entsteht sonst ein Hängematteneffekt, und die Quader entwickeln keine Wirkung

 Betteinlagen wie Molton oder Moltex heben die Wirkung in diesem Bereich ebenfalls auf.

Schaumstoffkissen
– immer den Patienten direkt auf die Schaumstoffkissen legen

Matratzen in Luftkissenform
– bestehen aus 15 einstellbaren und auswechselbaren Luftkissen, die mit einer Pulsation des Luftstroms versehen sind

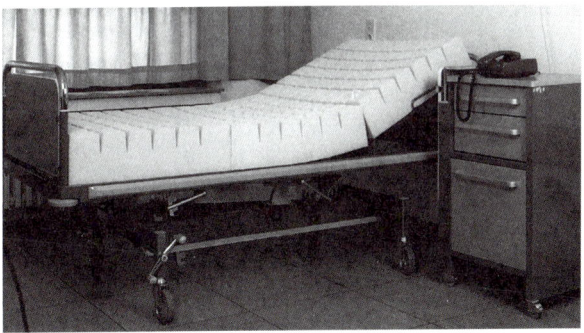

Abb. I 7-5 Quadermatratze

583

– die Pulsationszyklen und die Intensität können individuell eingestellt werden
– verringerter Auflagedruck
– beschleunigter Heilungsprozeß und reduzierte Ödembildung durch Stimulation des kapillaren Blut- und Lymphflusses
– zur Dekubitusprophylaxe oder -therapie bei Patienten, die nicht gelagert werden können oder dürfen
– postoperativ bei plastischen Eingriffen (z.B. Hauttransplantationen)

Weichlagerungs- und Hohllagerungshilfsmittel
– Felle, Gelkissen
– Luft- und Gelringe

I 7.3 Spezialbetten

I 7.3.1 Intensivbett

Das Intensivbett ist ein Spezialbett mit **harter Unterlage** für die **Reanimation.** Es verfügt über **Bettbügel** und **Bettbrett** am Kopfende, diese sind leicht zu entfernen. Das Bett ist **höhenverstellbar.** Kopf- und Beinteil sind leicht zu verstellen.

I 7.3.2 Mikroglaskugelbett

Bei einem Glaskugelbett handelt es sich um ein Bett, dessen Füllung aus **Mikroglaskugeln** besteht (Abb. I 7-6). Durch die Kugeln, die aus **Sodakalkglas** mit einer **Silikonbeschichtung** bestehen, wird ein Luftstrom geblasen, so daß diese in einen flüssigkeitsähnlichen Zustand versetzt wer-

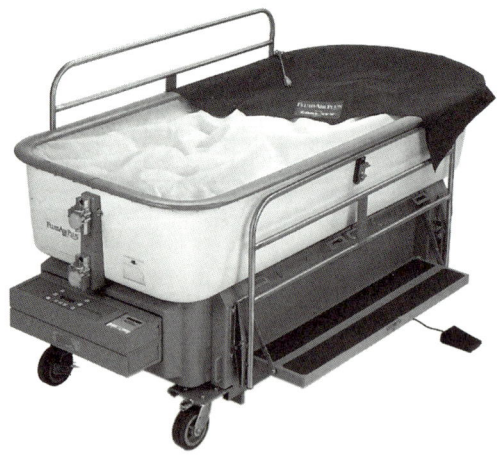

Abb. I 7-6 Mikroglaskugelbett

den. Dies macht es möglich, den Patienten mit einem **minimalen Auflagedruck** zu lagern. Die Hülle um die Mikroglaskugeln besteht aus Polyester und fungiert als **Filtertuch.** In das Bett ist eine **Waage integriert.** Das Bett hat ein Gesamtgewicht von 850 Kilogramm.

Auswirkungen
– verringerter Auflagedruck, reduzierter Kapillardruck
– durch die warme Luftzirkulation erfolgt eine periphere Vasodilatation und eine erhöhte Gewebedurchblutung
– Exsudate und Körperflüssigkeiten können durch das Filtertuch abfließen und werden von den Mikrofaserkugeln gebunden

Indikationen
– großflächige Dekubiti
– Verbrennungen

Vorteile
– verbesserte Wundheilung
– vermindertes Infektions- und Dekubitusrisiko
– Schmerz- und Streßreduzierung
– Umlagern zur Dekubitusprophylaxe entfällt
– Hypo- oder Hyperthermie beeinflußbar

Nachteile
– Austrocknung der Haut
– schwindendes Körpergefühl des Patienten
– Kopfteil ist, wenn überhaupt, nur minimal höhenverstellbar

Besondere Gesichtspunkte beim Umgang mit einem Glaskugelbett
– Bett ist nicht für unruhige Patienten geeignet
– Turbinen mit Hand- oder Fußschalter an- oder ausstellen
– Filtertuch faltenfrei und nicht straff gespannt einbringen
– Filtertuch mit Seifenlösung reinigen
– Flüssigkeiten werden von Glaskugeln absorbiert
– die Wartung erfolgt durch die Firma

I 7.3.3 Luftkissenbett

Ein Luftkissenbett (Abb. I 7-7) ist ein System zur Luftstrom- und Pulsationstherapie. Aufgrund **segmentierter Luftkissen** kann die Lagerung mit **niedrigem Auflagedruck** erfolgen.

Vorteile
– gesteigerte Hautdurchblutung, führt so zur besseren Abheilung von Hautläsionen
– die Luftkisssen können je nach Körperteil mit verschiedenem Druck gefüllt werden
– sicheres Umlagern in Bauchlage möglich
– speziell austauschbare Luftkissen, z.B. für Bauchlage

Nachteile
– länger liegende Patienten können ihre Körperwahrnehmung verlieren
– die Mobilisation aus dem Bett ist schwieriger
– aufwendiger Transport
– störende Geräuschkulisse

585

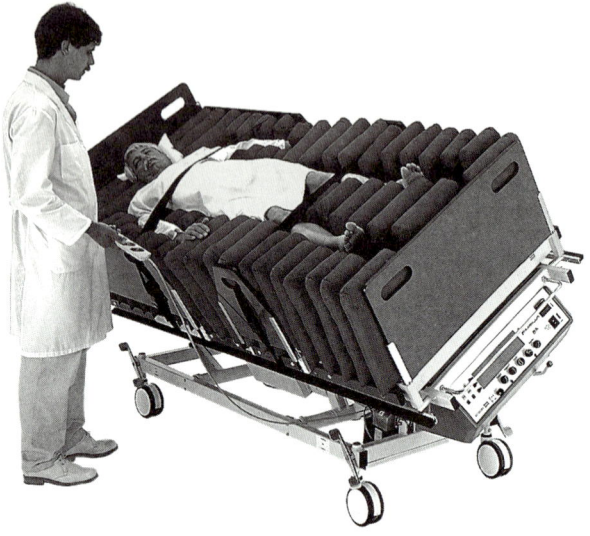

Abb. I 7-7 Luftkissenbett

Indikationen
- bestehender Dekubitus
- katecholaminpflichtige Patienten, die im herkömmlichen Intensivbett beim Lagern kreislaufinstabil sind

Besondere Gesichtspunkte beim Umgang mit Luftkissenbetten
- keine Laken oder ähnliches verwenden, Patienten direkt auf die Kissen legen
- bei inkontinenten Patienten nur die Einmal-Einlage des Herstellers verwenden
- Haut des Patienten nicht eincremen oder einölen, da sonst die Poren der Gore-Tex-Membran des Lakens verstopfen

 Bei einer kardiopulmonalen Reanimation ist der CPR-Hebel am Bett zu betätigen.

- Instaflate-Drehknopf einstellen, z.B. zum Umlagern oder Lakenwechseln, damit eine festere Unterlage entsteht
- Lufttemperatur des Bettes je nach Körpertemperatur des Patienten regeln

 Temperaturen unter der Raumtemperatur können nicht erreicht werden.

- zur Temperatursenkung Eispacks in die Zwischenräume des Bettes einbringen
- Patienten mit integrierter Waage wiegen (kein Aufwand)
- kleinere Verunreinigungen auf den Laken können mit Wasser und der für den Patienten geeigneten Waschlotion entfernt werden
- Reinigung und Desinfektion erfolgt durch das jeweilige Servicepersonal

I 7.3.4 **Rotationsbett**

Rotationsbetten sind Luftkissenbetten, die sich in ihrer Längsachse kontinuierlich bis zu 40 oder 60 Grad (je nach Hersteller) zu jeder Seite drehen lassen (Abb. I 7-8). Sie werden mit Luftkissen oder normalen Polstern angeboten.

Vorteile
reduzierte Aufenthaltsdauer des Patienten auf der Intensivstation, da
- verbesserte Belüftung und Durchblutung der Lunge und damit weniger Pneumonien und Atelektasen
- verkürzte Beatmungszeiten, weniger Harnwegsinfekte

 Durch die ständige Rotation kann der Urin besser ablaufen. Gleichzeitig kommt er immer mit der Blasenwand in Berührung, die eine bakterizide Wirkung hat.

Nachteile
- teilweise erhöhter Pflegeaufwand (z.B. beim Absaugen)
- Gefahr der Dislokation und Diskonnektion von Zu- und Ableitungen
- separate Verstellung von Kopf- und Fußteil nur bei dem Rotationsbett mit Luftkissen möglich
- großer Platzaufwand, aufwendiger Transport
- Patient muß sediert sein

Indikationen
- respiratorische Insuffizienzen (ARDS)
- Polytrauma (Querschnittslähmungen)
- orthopädische Erkrankungen

Besondere Gesichtspunkte beim Umgang mit Rotationsbetten
- siehe besondere Gesichtspunkte beim Umgang mit Luftkissenbetten (Kap. I 7.3.3)
- geschultes Personal
- ausreichend Platz, auch während der Rotation
- Kontraindikationen beachten wie Gewicht, Kreislaufinstabilität des Patienten

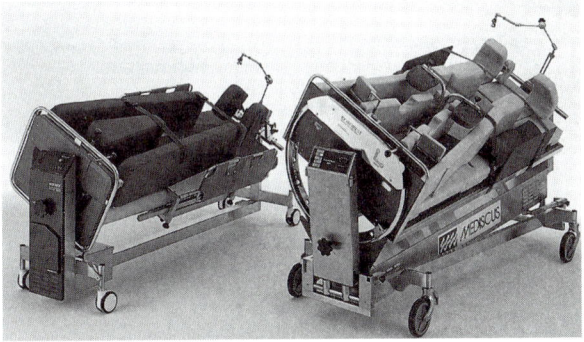

Abb. I 7-8 Rotationsbett

– Sicherheit des Patienten gewährleisten (Gurte, Bettgitter)
– ausreichender Spielraum und Fixierung der Life-Lines
– lückenlose Überwachung des Patienten

Eine Pflegekraft muß pro Patient bei der Rotation anwesend sein. Eine invasive Blutdruckmessung und Pulsoxymeter empfehlen sich.

– Dekubiti im Kopfbereich vermeiden, besonders beim Verwenden von normalen Polstern
– geschlossene Absaugsysteme verwenden
– Rückfluß des Kondenswassers im Beatmungssystem vermeiden
– genaue Arbeitsablaufplanung im therapeutischen Team
– Dokumentation von Rotationseinstellung und -dauer sowie deren Wirksamkeit

I 7.3.5 Sandwich-Bett

Ein Sandwich-Bett besteht aus zwei Liegeflächen und einer Drehvorrichtung (Abb. I 7-9 a und b).

Indikationen
– Querschnittsverletzungen

Vorteile
– Wirbelsäule bleibt beim Drehvorgang absolut gerade
– freier Zugang entweder zum Rücken und Becken oder zu Thorax und Bauch möglich

Nachteile
– relativ schmales Bett, Patient muß kooperativ sein

I 7.3.6 Drehbett

Drehbetten verfügen über eine spezielle Radkonstruktion, die für das Kreislauftraining von Patienten auf Intensivstationen eingesetzt wird. Sie sind sehr platzaufwendig.

I 7.4 Mobilisation

Durch die Mobilisation soll der Patient seine Muskulatur langsam trainieren und so seine volle Beweglichkeit wiedererlangen.
Die Mobilisation erfolgt **stufenweise.**

Die Intensität der Mobilisation hängt vom Zustand des Patient ab.

Stufenweise Mobilisation
– passive Bewegungsübungen im Bett
– aktive Bewegungsübungen im Bett
– Stehen neben dem Bett (Kap. 14.3)
– Sitzen im Sessel
– Gehen im Zimmer
– Gehen auf dem Flur
Zu welchem Zeitpunkt die Mobilisation beginnt, kann/muß im Team zwischen Ärzten, Krankengymnasten und Pflegepersonal entschieden werden.

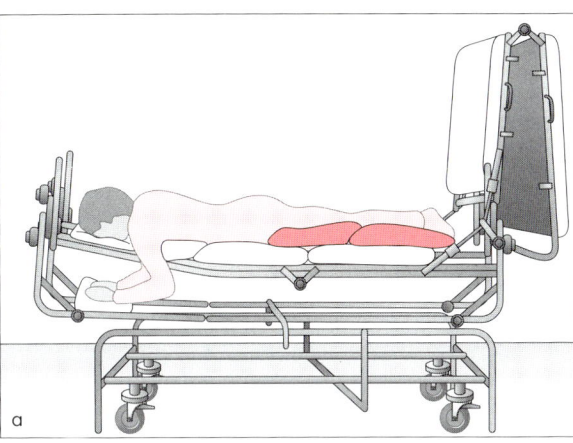

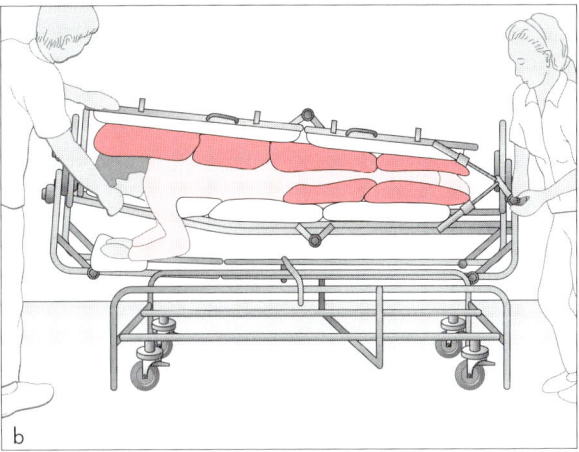

Abb. I 7-9 a und b Sandwich-Bett **a** Patient in Bauchlage **b** zum Umdrehen in Rückenlage wird der zweite Betteil auf den Patienten geklappt und das Bett gedreht

Optimal wäre es, wenn die Krankengymnastin zweimal am Tag mit dem Patienten üben könnte und das Pflegepersonal Bewegungsübungen mit einzelnen Pflegetätigkeiten verbinden würde.

Mobilisationsarten
- **Passive Mobilisation**
- vollständig vom Therapeuten übernommen
- **Assistive Mobilisation**
- Patient beteiligt sich je nach seinem Zustand und nach Anordnung

589

- **Aktive Mobilisation**
  - Patient führt die Übungen selbständig aus
- **Resistive Mobilisation**
  - Patient führt die Übungen gegen einen Widerstand aus

Kriterien für den Mobilisationsgrad
- Erkrankung des Patienten
- aktuelle individuelle Verfassung des Patienten und Herz-Kreislaufsituation
- festes Schuhwerk zur Sicherheit des Patienten beim Stehen oder Laufen

Die Mobilisation darf nicht stur nach Schema erfolgen, sondern muß jedesmal individuell neu entschieden werden.

Vorgehen
- zur Mobilisation an der Bettkante, im Sessel oder zum Laufen alle nicht lebensnotwendigen Zugänge vorübergehend, soweit möglich, entfernen oder abstöpseln, z.B. Magensonde, Drainagebeutel, Infusionen

Was zur Mobilisation entfernt werden kann oder nicht, entscheidet eine erfahrene Pflegekraft und im Zweifelsfall der Arzt.

- verbleibende Zugänge mit Pflasterstreifen sicher fixieren
- eher kurze, aber häufige Belastungssituationen
- schrittweises Mobilisieren, erst Aufsetzen, dann an der Bettkante, zum Sessel und anschließendes Gehtraining
- Ruhepausen ermöglichen

Gefahren
- Kreislaufdekompensation, Hypoxämie
- Aspiration, Herzrhythmusstörungen
- Embolie, Nachblutungen
- Diskonnektion oder Herausreißen von Zugängen oder Drainagen
- plötzlich auftretende Agitiertheit und Verwirrung
- Stürze aus dem Bett oder dem Sessel

Engmaschige klinische und apparative Überwachung vor, während und nach der Mobilisation ist zwingend notwendig.

Überwachung
- Atmung: Atembewegung, -frequenz, -geräusche
- Haut: blaßfahl, zyanotisch, schweißig
- Gesichtsausdruck: klar, verwirrt, ängstlich
- Motorik: agitiert, koordiniert, schwach
- Puls: Frequenz und Qualität

I 8 Beatmungsgeräte und -formen

Heute versucht man, bei der **Respiratortherapie** auf den Intensivstationen eine **optimale Anpassung** des Beatmungsgerätes an den **Krankheitszustand** des Patienten zu erreichen.

Da sich das Krankheitsbild eines Patienten fortlaufend ändert, ist das Verständnis physiologischer Auswirkungen eines Respirators die Voraussetzung für die Auswahl der bestmöglichen, individuell angepaßten, ventilatorischen Unterstützung.

Seit den siebziger und achtziger Jahren bestimmt die **Mikroprozessortechnik** die Beatmungsgeräte. Sie steuert schnell reagierende Inspirations- und Exspirationsventile, die eine flexible Regelung von inspiratorischen Flußraten und Druck ermöglichen.

So erkennen die Prozessoren in den Geräten, wenn **undichte Stellen** im System vorhanden sind, **Diskonnektionen** vorliegen oder die **inspiratorische Sauerstoffkonzentration abfällt**. Der **Spitzendruck** kann **begrenzt**, **Apnoephasen** des Patienten bei unterstützenden Beatmungsformen erkannt und angezeigt werden. Selbst die Umschaltung von einem assistierenden Modus in einen kontrollierten (z.B. Apnoeventilation) leiten aktivierte Systeme ein.

Die meisten Respiratoren werden **elektrisch** angetrieben. Ein Betrieb bei Ausfall der Netzspannung ist über **Batterie** (z.B. Servo 300) möglich.

 Pneumatisch angetriebene Geräte benötigen eine Druckgasquelle, ihr Vorteil ist jedoch der netzunabhängige Betrieb, z.B. während des Patiententransportes.

I 8.1 Regelgrößen, Steuerungsarten, Begrenzung der maschinellen Beatmung

Regelgrößen

Jede Form der maschinellen Beatmung mit positivem Druck kann festgelegt werden über:

– Druck
– Volumen
– Flußrate (Flow)
– Zeit

 Durch die Einstellung von mindestens zwei Regelgrößen ist die Beatmung möglich. Die restlichen Größen ergeben sich aus den mechanischen Eigenschaften der Lunge.

Steuerungsarten

Entsprechend der Regelgröße, die die Exspirationsphase einleitet, können folgende Steuerungsarten der Beatmungsgeräte unterschieden werden:

● **Volumensteuerung**
– die Exspirationsphase beginnt nach Abgabe eines gewählten inspiratorischen Volumens
● **Drucksteuerung**
– das Atemhubvolumen und die Inspirationszeit sind vom Erreichen des gewählten Drucks abhängig

- **Flowsteuerung**
- das Inspirationsvolumen wird durch das Erreichen einer bestimmten Flußrate gesteuert
- **Zeitsteuerung**
- nach Erreichen einer gewählten Zeit wird die Inspiration beendet

Begrenzungsgrößen

Die Form der Begrenzung der Inspirationsphase wird ebenfalls in mehrere Arten unterteilt. Unabhängig vom eingestellten Hubvolumen schaltet das Gerät bei Erreichen der Begrenzungsgröße entweder in die Exspiration um oder der inspiratorische Flow wird gesenkt, so daß der Wert nicht überschritten wird.

- **Volumenbegrenzt**
- ein gewähltes Inspirationsvolumen wird nicht überschritten
- **Druckbegrenzt**
- während der Inspiration wird ein bestimmter Druck nicht überschritten
- **Zeitbegrenzt**
- nach einer bestimmten Zeit wird die Ausatmung eingeleitet
- **Flowbegrenzt**
- ein gewählter inspiratorischer Fluß kann nicht überschritten werden

Die meisten der gebräuchlichen Beatmungsgeräte in der Intensivmedizin sind in allen Variationen der Steuerung und Begrenzung zu betreiben.

Festlegung des Atemzyklus

Die Zeit eines Atemzyklus wird bei den meisten Respiratoren durch die Atemfrequenz pro Minute festgelegt.

Der Anteil von Inspirationszeit zu Exspirationszeit (I : E) innerhalb des Atemzyklus wird durch das Atemzeitverhältnis festgelegt.

Andere Respiratorenhersteller (z.B. Puritan Bennett) bestimmen die Zeit der Inspiration über die Flowrate und das Hubvolumen.

Inspirationszeit (Sekunde) entspricht Flußrate (ml/sek.) geteilt durch Atemhubvolumen (ml).

I 8.2 Alarmvorrichtungen

Die Anwendung der verschiedenen Alarmeinrichtungen an Beatmungsgeräten ist unabdingbar, da jede Änderung im Befinden des beatmeten Patienten bzw. jede Störung in der Gerätefunktion dramatische Folgen nach sich ziehen kann.

Alarme werden in der Regel **optisch** und **akustisch** angezeigt.

Jeder Alarm des Beatmungsgerätes muß sofort kontrolliert werden. Die Störung ist umgehend zu beheben.

Alle Alarmgrenzen sind immer wieder, angepaßt an den Zustand des Patienten, auf ihre sinnvolle Einstellung hin zu überprüfen.

Sind Grenzen zu eng gesteckt, kommt es zu unnötig häufigen Alarmen, auf die evtl. nicht mehr adäquat reagiert wird.

Weit gesteckte Alarmgrenzen können den Patienten gefährden.

Stromausfallalarm
- ertönt bei Stromausfall und bei Abschalten des Gerätes
- wird über einen Kondensator gespeist
- ertönt etwa zwei bis drei Minuten

Gasmangelalarm
- bei Ausfall oder Druckabfall von Sauerstoff und/oder Druckluft

Gerätedefektalarm
- in mikroprozessorgesteuerten Geräten erfolgt intern ein ständiger Abgleich von wichtigen Funktionen
- beim Überschreiten von bestimmten Toleranzen, die die Funktionssicherheit beeinträchtigen, ertönt der Alarm

Sauerstoffalarm
- bei Schwankungen der inspiratorischen Sauerstoffkonzentration von mehr als 5%
- einige Geräte haben fest eingestellte Grenzwerte, diese reagieren schon bei Schwankungen unterhalb 5%

Atemminutenvolumenalarm
- überwacht die festgelegten Grenzen für das untere und obere Atemminutenvolumen, das der Patient erhalten soll

Oberer Druckbegrenzungsalarm
- die obere Druckbegrenzung soll eine Schädigung der Lunge vermeiden, die durch zu hohen Atemwegsdruck entsteht
- bei Alarm öffnet sich gleichzeitig das Exspirationsventil

Diskonnektionsalarm
- bei einigen Geräten kann die untere Druckgrenze, oft in Verbindung mit dem vorgewählten PEEP-Niveau, überwacht werden

Alarm obere Atemfrequenz
- bei Spontanatmung
- schützt den Patienten vor Hyperventilation und Totraumatmung

Apnoealarm
- bei allen unterstützenden Verfahren
- sichert nach einem kurzen Zeitintervall, durch Umschalten auf ein Sicherheitsbeatmungsprogramm, die fehlende Ventilation des Patienten

Funktionsprüfung nach MPG (Medizinproduktegesetz)
- Kontrolle der äußerlichen Unversehrtheit und Vollständigkeit des Gerätes
- Funktionsprüfung vor Einsatz am Patienten nach Herstellerangaben
- bei Störungen oder Fehlern kein Einsatz am Patient

I 8.3 Beatmungsformen

I 8.3.1 Positiv-endexspiratorischer Druck (PEEP)

Der Druck in den Luftwegen des Patienten wird durch ein Ventil im Exspirationsteil des Beatmungsgerätes bei 5 bis 10 cmH$_2$O, gelegentlich auch 15 cmH$_2$O über Atmosphärendruck gehalten.

Durch den erhöhten endexspiratorischen Druck kann die Alveole nicht mehr kollabieren.

Der PEEP kann bei allen Beatmungsverfahren eingesetzt werden.

Vorteile
- Öffnung verschlossener Alveolen
- Reduktion des pulmonalen Rechts-links-Shunts
- Erhöhung des paO_2
- Atelektasen-Prophylaxe

Negative Effekte bei höheren PEEP-Einstellungen
- erniedrigtes Herzzeitvolumen durch Drosselung des venösen Rückstroms
- Überblähung von gesunden Alveolen
- Gefahr des Barotraumas (Kap. 11.2)
- erhöhter Totraum

I 8.3.2 Kontrollierte Beatmung

Bei den kontrollierten Beatmungen wird die Inspiration unabhängig von evtl. noch vorhandener Eigenatmung des Patienten durch die Maschine eingeleitet.

I 8.3.2.1 Volumenkontrollierte Beatmung (CMV)

Die **Überdruckbeatmung** mit fest vorgegebenen Parametern garantiert das gewählte Atemminutenvolumen. Der Patient kann, wenn gewünscht, unter bestimmten Bedingungen den Zeitpunkt für den Beginn der Inspiration selbst auslösen **(triggern).** Die Exspiration erfolgt passiv (Abb. I 8-1).

 Bezugspunkt für den auf Unterdruck reagierenden Trigger ist der endexspiratorische Druck.

Volumenkontrollierte Beatmungsformen werden festgelegt durch Atemhubvolumen, Atemfrequenz und Atemzeitverhältnis.

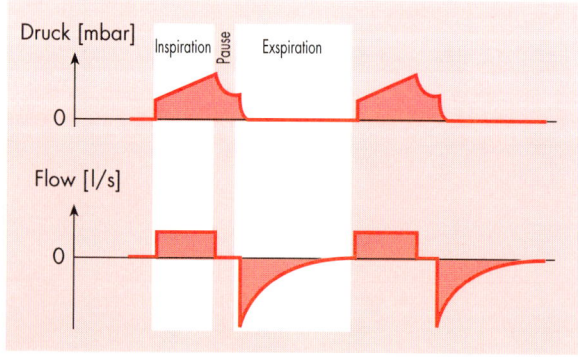

Abb. I 8-1 Volumenkontrollierte Beatmung

Der **inspiratorische Atemwegsdruck** ist eine **Überwachungsgröße** und wird durch die Compliance und Resistance der Lunge bestimmt.
Bei der volumenkontrollierten Beatmung kann ein hoher Spitzendruck entstehen.

Bei volumenkontrollierter Beatmung die Druckbegrenzung auf maximal 35 bis 40 cmH$_2$O einstellen.

Bei volumenkontrollierten Beatmungsformen kann die inspiratorische Flußrate verändert werden. Standardmäßig stellt man einen konstanten Flow ein.

Indikationen
– zentrale Atemlähmung, hohe Querschnittslähmung
– Tetanus, Poliomyelitis
– Guillain-Barré-Syndrom

I 8.3.2.2 Druckkontrollierte Beatmung (PCV)

Die druckkontrollierte Beatmung garantiert einen **gleichbleibenden,** festgelegten **Atemwegsspitzendruck.** Wechselnde atemmechanische Verhältnisse beeinflussen das Atemminutenvolumen und müssen daher in engen Grenzen überwacht werden (Abb. I 8-2).
Abhängig von der Lungenmechanik werden Steuerungsdrucke zwischen 25 und 30 cmH$_2$O eingestellt.
Die Frequenz richtet sich nach der erforderlichen Ventilation. PCV erzeugt einen **dezelerierenden inspiratorischen Flow.** Hierdurch erzielt man einen verbesserten Gasaustausch, eine bessere Atemmechanik und eine Abnahme von Atemarbeit und Totraumventilation.

Ein dezelerierender Fluß erzeugt einen niedrigeren Spitzendruck.

Druckkontrollierte Beatmungsformen werden festgelegt durch inspiratorischen Steuerungsdruck, Atemfrequenz und Atemzeitverhältnis.
Das Atemhubvolumen bzw. Atemminutenvolumen ist eine Überwachungsgröße und wird durch Compliance und Resistance der Lungenmechanik des Patienten bestimmt.

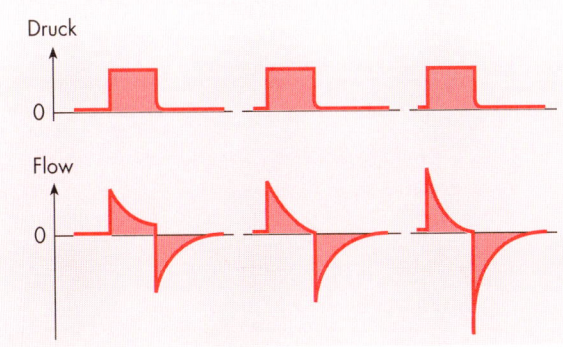

Abb. I 8-2 Druckkontrollierte Beatmung

Bei druckkontrollierter Beatmung muß das Atemminutenvolumen, bedingt durch die Schwankungsmöglichkeit, genau überwacht werden.

Die druckkontrollierte Beatmung läßt sich gut mit einer unphysiologisch langen Inspirationszeit und einer verkürzten Exspirationszeit kombinieren (Inversed ratio ventilation, IRV). Der Effekt kann den Gasaustausch entscheidend verbessern.

Einstellungen am Gerät
- PEEP
- druckkontrolliertes Niveau über PEEP
- triggerempfindliches Niveau unter PEEP
- Frequenz
- Inspirations-Exspirations-Verhältnis
- Sauerstoffkonzentration

Alarmeinstellungen
- obere Druckgrenze
- unteres und oberes Atemminutenvolumen
- Sauerstoffkonzentration

I 8.3.2.3 Hochfrequenzventilation (HFV)
Die Hochfrequenzventilation ist eine Beatmungsform mit mehr als **60 Atemhüben/Minute.** Die Atemhubvolumina sind teilweise deutlich kleiner als der Totraum.
Ziel dieser Therapie ist die mechanische Ruhigstellung der Lunge bei gleichzeitiger Verbesserung des Gasaustausches.

I 8.3.2.4 Extrakorporale Lungenersatztherapie (ECMO)
Die extrakorporale Lungenersatztherapie stellt bei schwerem, konventionell **nicht zu beherrschendem Lungenversagen** die Lunge mechanisch ruhig und vermindert damit eine weitere Traumatisierung.
Durch **positiv-endexspiratorischen Atemwegsdruck** in Verbindung mit **niederfrequenter, druckgesteuerter Beatmung** sowie **kleinen Tidalvolumina** wird die funktionelle Residualkapazität der Lunge erhalten, ohne das Lungengewebe weiter zu traumatisieren.
Über einen **veno-venösen Bypass** erfolgt die pumpengetriebene Durchblutung der extrakorporalen Membranlunge, in der dann Kohlensäureelimination und Oxygenierung stattfinden.

I 8.3.3 Assistierende Beatmung

Assistierende Beatmungsformen werden durch Atemwegsdruck und -fluß gesteuert.

Länge und Häufigkeit der Atemzyklen bestimmt der Patient.

Der **gewünschte Atemwegsdruck** wird an der Beatmungsmaschine eingestellt, der Atemwegsfluß ist in der Regel im Geräteprogramm festgelegt.

Ablauf der Beatmung
- beim Einatmen des Patienten öffnet sich ein flow- oder druckgesteuertes Inspirationsventil
- der Patient erhält von der Maschine so lange ein Luftgemisch, bis der eingestellte Atemwegsdruck annähernd erreicht ist
- das Beatmungsgerät drosselt dann den Zufluß an Atemgas

– die Unterstützung endet geräteseitig, wenn der inspiratorische Flow etwa ein Viertel der Maximalflußrate erreicht

 Der Patient steuert den Inspirationsbeginn, die Frequenz und das Atemzeitverhältnis.

Die Atemfrequenz stellt nur einen Überwachungswert dar. Daher sollte die obere Grenze bei 30 bis 35 Atemhüben/Minute festgelegt werden, damit der Totraumanteil nicht zu groß wird.

 Bei Spontanatmungsverfahren wie PSV (Pressure support ventilation), ASB, CPAP muß die obere Atemfrequenz auf etwa 35/Minute begrenzt werden.

I 8.3.4 Assistierte Beatmung

Die assistierten Beatmungsformen erweitern die Palette an differenzierten Beatmungsverfahren, die eine Erhaltung der Spontanatmung des Patienten zulassen, Gerätebeatmung mit der Eigenatmung abstimmen sowie selektive Unterstützung dort gewähren, wo sie notwendig ist.

I 8.3.4.1 Synchronized intermittent mandatory ventilation (SIMV)
SIMV ist eine **Mischform** zwischen **volumen- oder druckkontrollierter Beatmung** durch das Gerät und **Spontanatmung** des Patienten.

 Der Respirator arbeitet mit einer niedrigen Beatmungsfrequenz; der Patient kann in den langen Zyklen dazwischen beliebig selbst atmen.

Ein maschinell appliziertes **Mindestminutenvolumen** ist fest vorgegeben (Abb. I 8-3).

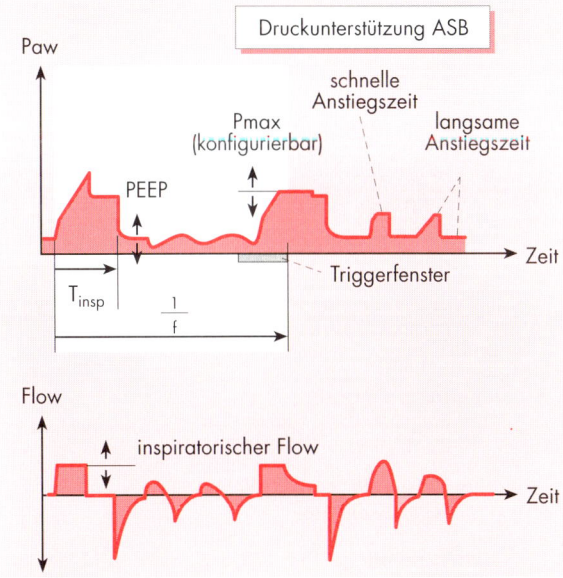

Abb. I 8-3 SIMV-Beatmung

Ablauf der Beatmung
– am Ende der Spontanatemphase wird bei neuerlicher Inspiration des Patienten innerhalb eines sogenannten Erwartungsfensters ein Impuls für den maschinellen Atemhub ausgelöst
– fordert der Patient diesen nicht an, erfolgt ein kontrollierter Hub am Ende des Erwartungsfensters
– dadurch passen sich die intermittierenden, maschinellen Atemhübe an die Spontanatmung des Patienten an

Einstellungen am Gerät
– CMV-Frequenz
– Volumen (Mindestminutenvolumen 4 bis 8 Atemfrequenzen mal Hubvolumen)
– SIMV-Frequenz
– Triggerschwelle unterhalb des PEEP
– I : E-Verhältnis
– PEEP

Alarmeinstellungen
– oberes und unteres Atemminutenvolumen
– obere Druckgrenze etwa 10 mbar über Spitzendruck
– Sauerstoffalarm
– evtl. Apnoealarm

I 8.3.4.2 Biphasic positive airway pressure (BIPAP)
BIPAP stellt eine **Mischung** aus **zeitgesteuerter, druckkontrollierter Beatmung** und **Spontanatmung** dar, wobei der Patient grundsätzlich in jeder Phase spontan atmen kann. Das Beatmungsgerät schaltet kontinuierlich zwischen zwei verschieden hohen Druckniveaus um. Die Zeitphasen von hohem und niedrigem Druck sind wählbar.

 Durch Senkung des oberen Druckniveaus soll der Anteil der Atemarbeit des Patienten kontinuierlich gesteigert werden.

Besonderheiten
– bei fehlender Spontanatmung entspricht BIPAP einer druckkontrollierten Beatmung
– bei Spontanatmung auf niedrigem Niveau ist BIPAP einer SIMV-Beatmung vergleichbar, der Patient atmet spontan auf einem erhöhten exspiratorischen Druckniveau zwischen maschinell gesetzten Hüben
– bei Spontanatmung auf höherem Druckniveau ist das BIPAP-Muster erreicht: während jeder Phase des Respiratorzyklus ist eine freie Durchatembarkeit des Systems gewährleistet; Spontanatmung und Beatmung erfolgen zeitgleich nebeneinander

Einstellungen am Gerät
– Pressure low (niedriges Druckniveau)
– Pressure high (hohes Druckniveau)
– Pressure time low (Zeitdauer niedriges Druckniveau)
– Pressure time high (Zeitdauer hohes Druckniveau)
– Sauerstoffkonzentration

Alarmeinstellungen
– Atemminutenvolumen
– obere Druckgrenze

– Sauerstoffalarm
– evtl. Apnoealarm

I 8.3.4.3 Airway pressure release ventilation (APRV)

Die APRV gleicht der druckkontrollierten Beatmung mit inversed ratio ventilation. Dies wird erreicht, indem die Phase des niedrigen Druckniveaus auf 1 bis 1,5 Sekunden begrenzt ist.

Durch die kurze Phase des pressure release kommt es zur Ausbildung eines intrinsic PEEP in den Alveolarbezirken mit hoher Zeitkonstante.

Das Besondere ist die **unabhängige, zusätzliche Spontanatmung während des gesamten maschinellen Beatmungszyklus.**

I 8.3.4.4 Mandatory minute volume ventilation (MMV)

Bei der Beatmungsform des mandatorischen minute volume wird vom Beatmungsgerät ein eingestelltes **Atemminutenvolumen garantiert,** wobei bei ausreichender Spontanatmung des Patienten eine maschinelle Unterstützung unter Umständen überflüssig ist. Da sich das Atemminutenvolumen entsprechend der metabolischen Situation ändern kann, gibt es zusätzlich ein „erweitertes mandatorisches Minutenvolumen" (EMMV).

Das EMMV erlaubt dem Patienten, sein Atemminutenvolumen innerhalb des gewählten Alarmbereiches zu steigern, der Respirator garantiert ein minimales Atemminutenvolumen.

I 8.3.4.5 Assisted spontaneous breathing (ASB)

Diese Form der maschinellen Atemhilfe **synchronisiert** die **Spontanatmung** des Patienten mit einer **inspiratorischen Flußassistenz.**
Durch initialen Druckabfall bei spontaner Inspiration liefert der Respirator einen inspiratorischen Fluß. Entsprechend der gewählten Druckunterstützung paßt das Gerät den inspiratorischen Fluß an (Kombination aus Druck- und Flußsteuerung). Die Inspiration wird beendet, wenn der inspiratorische Fluß auf etwa 25% des Spitzenflusses abgefallen ist.

Synonyme

– PSV: Pressure support ventilation
– IPS: Inspiratory pressure support
– DU: Druckunterstützung
– IHS: Inspiratory help system
– IA: Inspiratorische Assistenz

Vorteile

– Erhöhung des Atemzugvolumens
– Senkung der Atemfrequenz
– reduzierte Atemarbeit
– verbesserte alveoläre Ventilation
– Anpassung an Leistungsfähigkeit des Patienten
Die Druckunterstützung kann gleichzeitig mit CPAP (Kap. I 8.3.4.6), MMV (Kap. I 8.3.4.4) und SIMV (Kap. I 8.3.4.1) eingesetzt werden.

I 8.3.4.6 Continuous positive airway pressure (CPAP)

CPAP is ein kontinuierlich erhöhter inspiratorischer und exspiratorischer Atemwegsdruck im gewählten positiven Bereich. Ziel ist die **verbesserte Oxygenierung** und die **Reduzierung der Atemarbeit** des Patienten.

Vorteile
- Erhöhung der Residualkapazität
- Anstieg der Compliance
- Öffnung verschlossener Alveolen
- Atelektasen-Prophylaxe

Bedingung für den Erfolg ist der **luftdichte Verschluß der Atemwege** des Patienten gegen Atmosphärendruck durch **Tubus, Gesichtsmaske** oder **Nasenmaske**.

Es gibt zwei unterschiedliche Flowsysteme.

High-Flow-CPAP
- Aufbau eines kontinuierlich hohen Frischgasflusses zum Patienten über ein Continuous-Flow-CPAP-Gerät
- der Atemwegsdruck ist am externen PEEP-Ventil frei einstellbar
- ein relativ großes Gasreservoir, meist ein Silikonbeutel, verhindert in der Inspirationsphase bei hohem Flow einen Druckabfall

Demand-Flow-CPAP
- der Respirator regelt die Frischgaszufuhr in den Inspirationsschenkel, wenn der Überdruck innerhalb des Systems durch eine Einatmung des Patienten abfällt
- der Druckabfall triggert die Öffnung des Inspirationsventils, und es erfolgt die Frischgaszufuhr
- je stärker die Einatmungsbemühungen des Patienten sind, um so größer der initiale Druckabfall und desto größer der Frischgasfluß
- mit beginnender Ausatmung schaltet sich der Frischgasflow ab, und der Patient atmet über das Exspirationsventil des Beatmungsgerätes aus

Voraussetzungen bei Masken-CPAP
- kooperativer Patient
- Schutzreflexe intakt
- evtl. Magensonde
- Maske und System müssen dicht sein
- engmaschige visuelle Überwachung

Überwachung und Alarmeinstellungen
- Patientenbeobachtung
- EKG- und Blutdruckkontrollen
- Atemfrequenz über Monitor
- Sauerstoffsättigung über Monitor
- evtl. Atemminutenvolumen
- evtl. Sauerstoffkonzentration
- Druckdifferenz zwischen In- und Exspiration

 Deutliche Schwankungen zwischen In- und Exspirationsdruck sind auf zu niedrigen Gasflow zurückzuführen.

I 8.4 Weaning, Entwöhnung von der Beatmung

Die Entwöhnung eines langzeitbeatmeten Patienten von der Beatmungs-maschine benötigt Gespür und Einfühlungsvermögen.

Die Entwöhnung so bald wie möglich beginnen, um z.B. eine Schwächung der Atemmuskulatur durch Inaktivität zu verhindern. Ein zu früher oder erzwungener Entwöhnungsversuch führt jedoch oft zu einem Abbrechen der Entwöhnung und/oder zur Reintubation des Patienten.

Voraussetzungen
- kein Fieber, welches einen höheren Stoffwechsel und damit eine gesteigerte Ventilation bedeutet
- ausgeglichener Säure-Basen-Haushalt, damit nicht z.B. eine metabolische Azidose (Kap. 7.2.5.3) durch eine Hyperventilation kompensiert werden muß
- stabile Herz-Kreislauf-Funktionen

Bei der Entwöhnung sollte der Tag-Nacht-Rhythmus beachtet werden. Sie sollte nicht in der Nacht beginnen.

Sofern möglich, muß dem Patienten das **Abtrainieren** von der Beatmungsmaschine **erklärt** werden.
Die Möglichkeit zum Entwöhnen besteht, wenn sich die Lungenfunktion gebessert hat und die Atemarbeit für den Patienten ohne Respirator zu bewältigen ist.
Ob die Muskelkraft des Patienten und die zu leistende Atemarbeit die Spontanatmung auf längere Zeit erlauben, ist in der Praxis nicht einfach zu beurteilen. Während der ersten Versuche ist der Patient daher besonders sorgfältig zu **überwachen.** Bei Anzeichen des Atemversagens bzw. der Erschöpfung muß er wieder verstärkt unterstützt werden.
Die Entwöhnung gelingt in der Regel leichter beim **wachen** und **kooperativen Patienten** ohne Vorerkrankung der Lunge.
Die Entwöhnung beginnt **schrittweise,** so daß sich die Atemmuskulatur des Patienten **nicht erschöpft.** Während des Weanings soll der Patient immer mehr Atemarbeit selbst übernehmen. Hierbei können die verschiedenen Beatmungsformen nacheinander durchlaufen werden.

I 9 Der beatmete Intensivpatient

Der Umgang mit intubierten Patienten erfordert vom Pflegepersonal viel **Einfühlungsvermögen, Geduld** und einen **hohen Wissensstand.**

Indikationen
Der Gasaustausch ist die wesentlichste Aufgabe der Atmung. Der Sauerstoff muß als lebensnotwendige Substanz über die Lungen aufgenommen, Kohlendioxid als Produkt des Stoffwechsels abgegeben werden.
– ungenügende Sauerstoffversorgung des Gewebes bzw. ungenügende Elimination der Kohlensäure
– alveoläre Hypoventilation, z.B. zentrale oder periphere Atemlähmung
– chronische respiratorische Insuffizienz, z.B. Asthma bronchiale, Infektionen
– akute respiratorische Insuffizienz, z.B. Sepsis oder Schock
– postoperative Nachbeatmung

Orientierungswerte für die Indikation zur Beatmung
Tabelle I 9-1 gibt einige Anhaltspunkte zur Indikation wieder. Entscheidend sind die Gesamtverfassung des Patienten und der Verlauf; nicht nur die Normabweichung einzelner Werte.

Tab. I 9-1 Orientierungswerte für die Indikation zur Beatmung

Parameter	Normal	Indikation zur Intubation
Oxygenierung (paO$_2$)	75 bis 100 mmHg	unter 60 mmHg
Ventilation (pCO$_2$)	35 bis 45 mmHg	über 55 mmHg
Mechanik – Atemfrequenz – Vitalkapazität – Inspirationssog	 15 bis 20/Minute 65 bis 75 ml/kg KG 75 bis 100 mbar	 über 35/Minute unter 15 ml/kg KG unter 25 mbar
Bewußtseinslage	wach	somnolent, komatös

Intubationsmöglichkeiten
Siehe Tabelle I 9-2 und auch Kapitel 11.

I 9.1 Befeuchtung der Atemluft

Durch Intubation oder Tracheotomie findet eine physiologische Erwärmung, Befeuchtung und Reinigung der Luft in den oberen Luftwegen nicht statt.
Unter spontaner Atmung wird die Inspirationsluft auf 95% relative Luftfeuchtigkeit erwärmt und angefeuchtet. Beim gesunden Menschen befindet sich die **isothermische Sättigungsgrenze** in Höhe der Carina, die Einatemluft ist dann bei 37 °C zu 100% mit **Wasserdampf** gesättigt.

Tab I 9-2 Vorteile und Nachteile von Intubation und Tracheotomie

	Orale Intubation	Nasale Intubation	Tracheotomie
Indikationen	Notfallintubation, Narkose, Kurzzeitbeatmung unter 24 Stunden	Langzeitintubation ab 24 bis 72 Stunden	Bewußtlosigkeit über mehrere Wochen, Atemlähmung, intensive Bronchialtoilette über längere Zeit, laryngeale Schäden, erschwertes Abtrainieren von der Beatmung
Vorteile	einfache und schnelle, großlumige Tuben, keine Entzündungen der Nasennebenhöhlen	sichere Tubusfixierung, gute Tolerierung, erleichterte Mundpflege, Patient kann schlucken	gute Toleranz, Atemwegswiderstand sinkt, anatomischer Totraum sinkt, Vermeiden von Larynxschäden, effektive Bronchialtoilette, erleichterte Pflege von Mund-, Nasen- und Rachenraum, Kanülenwechsel möglich, orale Flüssigkeits- und Nahrungsaufnahme möglich, Patient kann sprechen
Nachteile, Komplikationen	geringe Toleranz, Tubus schlecht zu fixieren, Gefahr der Dislokation, erschwerte Mundpflege, Beißschutz ist oft notwendig, dadurch Würgereflex	Tubusgröße begrenzt durch Lumen der Nasengänge, Entzündungen der Nasennebenhöhlen, Blutungen aus den Nasengängen bei Intubation, Druckstellen an den Nasenflügeln	Blutungen, Infektionen, Hautemphysem, tracheoösophageale Fistel, Trachealstenose durch Druckschäden

Feuchtigkeit
– in einem Gas enthaltene Menge an nicht sichtbarem Wasserdampf
- **Relative Feuchtigkeit**
– maximale Aufnahme an Feuchtigkeit eines Gases in Prozent bei einer bestimmten Temperatur
- **Absolute Feuchtigkeit**
– maximale Aufnahmekapazität an Wasserdampf bei einer bestimmten Temperatur in Milligramm Wasser pro Liter Atemgas (mg/l), beträgt bei 37 °C 42 mg/l

 Bei höherer Temperatur kann die Luft mehr Feuchtigkeit aufnehmen als bei niederer.

Die Gase der zentralen Gasversorgung sind kühl (unter 20 °C). Zum Schutz der Gasversorgung wird ihnen Feuchtigkeit entzogen, deshalb ist es unbedingt notwendig, das **Atemgas** zu **erwärmen** und mit **Feuchtigkeit** zu **sättigen**.

Die optimale Temperatur des Atemgases beim intubierten oder tracheotomierten Patienten beträgt 37 °C am Meßpunkt der Beatmungsschläuche.

Ein zu heißes Atemgas, ab 41 °C, schädigt die Trachealschleimhaut.

Folgen einer unzureichenden Befeuchtung und Erwärmung
– Schleimhäute trocknen aus, zäher Schleim
– Anschwellen der Schleimhäute
– beeinträchtigte Zilienfunktion
– Schleimpfropfen in den unteren Atemwegen sowie im Tubus
– Atelektasenbildung und Pneumoniegefahr
– Nekrosenbildung in den Atmungsorganen

Um diese Komplikationen zu vermeiden, sind Anfeuchten und Erwärmen des Atemgases unbedingt erforderlich.

Weitere negative Einflußfaktoren auf die Funktion des Zilienepithels
– Beatmungsdauer
– Alter des Patienten
– Erkrankungen des Bronchialsystems bzw. Raucheranamnese
– restriktive Flüssigkeitszufuhr und negative Flüssigkeitsbilanz z.B. beim ARDS

I 9.1.1 Anfeuchten und Erwärmen des Beatmungsgases

I 9.1.1.1 Aktive Systeme

Aktive Systeme funktionieren mit Energie von außen.

Verdunster
– Atemgas wird durch eine Anfeuchtkammer geleitet und reichert sich mit Wasserdampf an
● **Oberflächenverdunster**
– steriles Wasser wird in einer Anfeuchtungskammer mit vergrößerter Oberfläche (z.B. Aluminiumzylinder, der mit Befeuchtungspapier ausgekleidet ist) auf 80 °C erhitzt und verdunstet
– Temperatur des Beatmungsgases am Y-Stück messen
● **Oberfächenverdunster mit Schlauchheizung**
– nach der Verdunstung wird die rasche Kondensierung des Atemgases durch Beheizung des Inspirationsschlauches verhindert (Abb. I 9-1)
● **Durchlaufverdunster**
– Atemgas wird durch eine Kaskade mit Wasser geleitet und dabei befeuchtet
– je nach Füllungszustand der Kaskade verändert sich die Compliance und damit das Atemminutenvolumen

Bei nicht beheizbaren Schlauchsystemen kommt es zu Wärmeverlusten und Kondenswasser im System. Durch Kondensation in den Schläuchen erhöht sich der Atemwiderstand. Zur Regulierung der Temperatur müssen die Geräte mit einer Überwachungsfunktion ausgestattet sein. Das feuchte Milieu in den Beatmungsschläuchen erfordert die strenge Einhaltung der Hygiene.

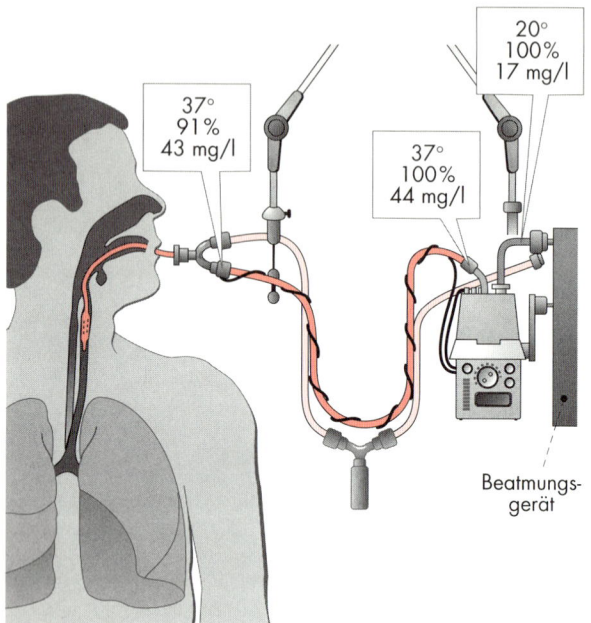

Abb. 19-1 Temperaturverlauf bei der Befeuchtung

Vernebler
– Wassertropfen werden zerstäubt
– es bildet sich dadurch ein feiner Nebel von Wassertröpfchen
– mit vielen Verneblern können dem Patienten flüssige Medikamente als Aerosol zugeführt werden
● **Düsenvernebler**
– Luft wird an einer Kapillaröffnung vorbeigeleitet
– durch den entstehenden Unterdruck wird die Flüssigkeit angesaugt
● **Ultraschallvernebler**
– durch Schwingungen bricht die zu vernebelnde Flüssigkeit in kleinste Tropfen auf und wird von dem über die Flüssigkeit streichenden Luftstrom mitgenommen

I 9.1.1.2 Passive Systeme

Passive Systeme funktionieren unabhängig von äußerer Energie.

HME-Filter
– Heat and Moisture Exchanger (Wärme- und Feuchtigkeitsaustauscher) und **HMEF-Filter** (neben Wärme- und Feuchtigkeitsaustausch, Abscheidung von Keimen)
– Wärme- und Feuchtigkeitsentzug aus der Ausatemluft

- Speicherung im Filter
- in der Inspiration werden Wärme und Feuchtigkeit dem Atemgas wieder zugeführt

Grenzen der Beatmungsfilter
- starke Schleimabsonderung
- Lungenblutung
- zähes Trachealsekret
- kleine Tidalvolumina durch den zusätzlichen Totraum, je nach Fabrikat bis 150 ml

 Beatmungsfilter dürfen nicht gemeinsam mit aktiven Befeuchtern eingesetzt werden. Es besteht das Risiko einer Resistanceerhöhung bis zum kompletten Verschluß des Filters.

▶ **Pflegerische Konsequenzen**
- Filterwechsel alle 24 Stunden
- genaue Beobachtung des Trachealsekrets auf Konsistenz
- bei Verlegung des Filters durch Schleim oder Sekret den Filter sofort entfernen

I 9.2 Bronchialtoilette

I 9.2.1 Endotracheales Absaugen

Da die Reinigungsfunktion des Flimmerepithels durch den Tubus unterbrochen und das Abhusten von Sekret erschwert ist, benötigt der Patient eine **regelmäßige Bronchialtoilette.** Vordringlich sind die gesicherte Atmung und das Vermeiden von Komplikationen. Meist ist der Patient nicht oder reduziert in der Lage, das angesammelte Bronchialsekret ohne Hilfe zu entfernen.

 Da beim endotrachealen Absaugen Risiken und Komplikationen entstehen können, gilt der Grundsatz: so wenig wie möglich, aber so oft wie nötig.

Indikationen
- prinzipiell nur nach Bedarf absaugen
- Rasselgeräusche, Husten
- Anstieg des Beatmungdruckes
- Cuffentblockung vor Extubation
- nach Vibrationsmassage oder Inhalationstherapie
- Wunsch des Patienten

Allgemeine Grundsätze
- immer zu zweit absaugen, die erste Person ist für das Absaugen zuständig, während die zweite die Kreislaufparameter am Monitor überwacht und die Oxygenierung des Patienten vor- und hinterher übernimmt
- hygienische Händedesinfektion vor dem Absaugen
- sterile Bedingungen
- für jeden Absaugvorgang einen neuen Absaugkatheter verwenden
- das Absaugen darf maximal 20 Sekunden dauern
- Absaugkatheter darf maximal 2/3 der Tubusgröße betragen

 Beispiel: Tubus 8,0 mm (24 Ch), Absaugkatheter maximal 16 Ch.

– nur bei bronchoskopischer Absaugung anspülen, oder bei Verwendung
bestimmter Spülkatheter

Vorbereiten des Materials
– unsterile Handschuhe, steriler Handschuh
– Absaugkatheter verschiedener Größe, Absaugsystem
– steriles Gebiet zum Ablegen des Beatmungsschlauches, z.B. Innenseite
der Handschuhverpackung

Vorgehen
– Händedesinfektion
– Patienten informieren
– unsterile Handschuhe anziehen
– Absaugsystem auf Funktionstüchtigkeit (Sogaufbau) prüfen

Maximale Sogeinstellung beim Erwachsenen 200 mbar.

– Absaugkatheter mit dem Absauggerät verbinden
sterilen Handschuh überziehen
– Absaugkatheter steril aus der Verpackung nehmen
– Beatmungsgerät diskonnektieren und auf sterile Ablage legen
– Absaugkatheter ohne Sog rasch einführen, bis ein Widerstand zu spüren
ist
– etwa einen Zentimeter zurückziehen und unter drehenden Bewegungen
mit intermittierendem Sog herausziehen

Aeroflow-Katheter werden dagegen mit Sog eingeführt. Der Sog an der
Katheterspitze bildet ein Luftkissen, das die Trachea vor Verletzungen
schützt (Abb. I 9-2).

– das Absaugen darf maximal 20 Sekunden dauern
– während die erste Person den sterilen Handschuh über den Absaugkatheter zieht und ihn verwirft, beatmet die zweite Person den Patienten
von Hand
– Anschluß an das Beatmungsgerät

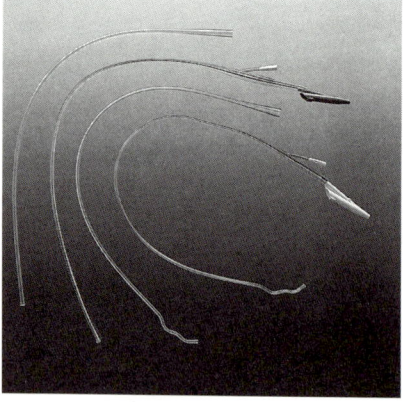

Abb. I 9-2 Aeroflow-Absaugkatheter

Ist anschließend ein weiteres Absaugen notwendig, muß der Patient kurz am Beatmungsgerät beatmet werden.

Vermeiden von Atemwegsinfektionen
– siehe Kapitel 13.1.3

Komplikationen
– Hypoxie mit Herzrhythmusstörungen (Bradykardie, Arrhythmie, Asystolie, Tachykardie)
– vagale Reflexstimulation
– Atelektasenbildung, Infektion
– traumatisch-mechanische Verletzungen
– Tubusdislokation

Bei Komplikationen den Absaugvorgang sofort unterbrechen und mit Handbeatmungsbeutel beatmen.

I 9.2.2 Geschlossene Absaugsysteme

Jede Diskonnektion am Beatmungssystem schließt die Gefahr der Hypoxämie, Hyperkapnie und ein exogenes Infektionsrisiko für den Patienten mit ein. Daher empfiehlt es sich, bei manchen Indikationen geschlossene Absaugsysteme zu verwenden (Abb. I 9-3).

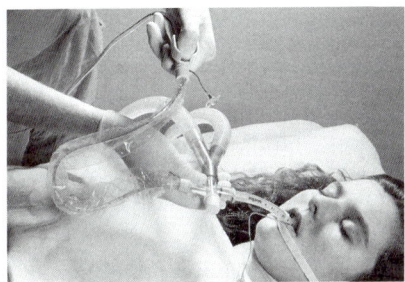

Abb. I 9-3 Geschlossenes Absaugsystem

Indikationen
– Beatmung mit hohem PEEP (über 8 cmH$_2$O)
– Beatmung mit hohen Sauerstoffkonzentrationen (F$_I$O$_2$ über 0,6)
– infektiöse Patienten (Tuberkulose, HIV)
– Bauchlage

Vorteile
– während des Absaugens kann weiter beatmet werden
– PEEP, F$_I$O$_2$ bleiben weitgehend erhalten
– geringe Kontaminationsgefahr für Patient und Anwender
– hygienisch, umweltfreundlich
– eine Person reicht zum Absaugen, geringerer Zeitaufwand

Nachteile
– weniger Gefühl beim Absaugen
– mögliche Bildung von „Absaugstraßen"
– hohe Materialkosten

Vorbereitung
– Größe des Absaugkatheters an den Innendurchmesser des liegenden Endotrachealtubus anpassen (siehe Herstellerangaben)
– Absaugkontrollventil mit Absauggerät verbinden
– Vakuum auf gewünschte Saugleistung stellen, dabei Ventil gedrückt halten
– Eckstücke des Endotrachealtubus und das Y-Stück des Beatmungssystems konnektieren
– Spülansatz geschlossen halten

Vorgehen
– Ansatzstück zum Tubus mit einer Hand festhalten
– Absaugkatheter bis zur gewünschten Tiefe mit der anderen Hand vorschieben (ohne Sog)
– wenn Spülen erforderlich, Katheter etwa 10 Zentimter einführen, Spüllösung instillieren, Absaugkatheter weiter vorschieben
– Kontrollventil drücken, dabei Absaugkatheter langsam zurückziehen, das Ansatzstück weiter festhalten
– bei Sekretansammlung Absaugkatheter an dieser Stelle länger belassen
– Absaugkatheter bis zur Markierung zurückziehen

 Das Absaugen mit dem geschlossenen Absaugsystem muß nicht so schnell wie mit der konventionellen Methode erfolgen, da der Druckabfall im Beatmungssystem reduziert ist und die Beatmung fortgesetzt wird.

Abschluß
– Katheter nach jedem Absaugen spülen
– Spülflüssigkeit instillieren und durch Drücken des Kontrollventils absaugen
– Katheter und Absaugschlauch neben dem Beatmungssystem plazieren

Zu beachten
– vor dem Kürzen des Tubus grundsätzlich das geschlossene Absaugsystem ziehen
– bei Verneblertherapie die Verschlußkappe des Eckstückes entfernen

 Die Flüssigkeit im Eckstück darf nicht in das Beatmungsfilter eindringen, da sonst der Flowwiderstand ansteigen kann.

I 9.3 Pflege bei Tracheostoma

Um bei einer versehentlichen Dekanülierung schnell handeln zu können, gehört an den Platz eines tracheotomierten Patienten immer ein **Notfallset,** bestehend aus:
– drei Trachealkanülen (passende Größe, eine größere und eine kleinere)
– ein Trachealspreizer

I 9.3.1 Tracheostompflege

Das Tracheostoma muß zur Infektionsprophylaxe mindestens einmal pro Schicht, bei Bedarf öfter gepflegt werden.

Bei spontanatmenden Patienten kann die Tracheostomapflege auch nach Entfernen der alten Kanüle und vor Einführen der neuen Kanüle vorgenommen werden.

Vorbereiten des Materials
– unsterile Handschuhe, sterile Handschuhe
– sterile Tupfer, sterile Pinzette
– NaCl 0,9% oder Octenisept (evtl. Braunol) je nach Bedarf
– sterile Schlitzkompressen oder Metalline-Kompressen
– Fixierbändchen, Notfallset
– Absauggerät, Absaugkatheter, Stethoskop

Vorgehen
– Tracheostomapflege immer zu zweit vornehmen
– eine Pflegeperson ist für die Fixierung der Kanüle sowie die Beobachtung der Vitalparameter zuständig
– die zweite Pflegeperson übernimmt die Tracheostomapflege
– Verband mit unsterilen Handschuhen entfernen, Sekret vorsichtig absaugen
– Tracheostoma mit steriler Pinzette und sterilen Kugeltupfern säubern
– blutverkrustete Wunde mit NaCl 0,9% reinigen
– entzündete Wunde (mit Octenisept oder Braunovidon-Lösung) säubern; Einwirkzeit von einer Minute beachten
– neue Kompressen mit sterilen Handschuhen um die Kanüle legen
– bei starken Hautirritationen am Tracheostoma eine hydrokolloide Hautschutzplatte anlegen
– neues Halteband anbringen
– Auskultation der Lunge

Häufig bekommen die Patienten einen starken Hustenreiz, so daß die Gefahr der unfreiwilligen Dekanülierung besteht.

I 9.3.2 Trachealkanülenwechsel

Den **ersten Trachealkanülenwechsel** übernimmt immer der **Arzt;** er sollte frühestens 48 bis 72 Stunden nach Anlegen des Tracheostomas erfolgen. Sonst besteht die Gefahr, daß das frisch angelegte Tracheostoma nach Entfernen der alten Kanüle kollabiert (Erstickungsgefahr).

Die weiteren **Kanülenwechsel** erfolgen **einmal pro Woche** oder je nach Wundzustand des Tracheostomas, nach Kanüle, nach Menge der Bronchialsekretion und nicht zuletzt nach Zustand und Stabilität des Patienten.

Vorbereiten des Materials
– Absauggerät, Absaugkatheter
– Trachealkanülen verschiedener Größen
– Blockerspritze, Xylocain-Gel
– Trachealspreizer oder Nasenspekulum, Stethoskop
– Maske, Intubationszubehör und Tubus

Vorbereitung des Patienten
– Patienten informieren
– Rückenlage, Kopf leicht überstrecken

Vorgehen
– Kanülenwechsel immer zu zweit
– Patienten präoxygenieren

611

- neue Kanüle gleitfähig machen, Cuff überprüfen, Gewindering je nach Einführtiefe festdrehen (bei Tracheoflexkanülen) und markieren
- Bronchialtoilette
- Nasen-Rachen-Raum absaugen
- Mageninhalt absaugen (Aspirationsprophylaxe)
- alten Verband sowie Fixierband mit unsterilen Handschuhen entfernen
- Tracheostomapflege
- Diskonnektion von der Beatmungsmaschine
- Absaugkatheter einführen, Cuff entblocken, Kanüle unter Sog entfernen
- neue Kanüle unter leichtem Drehen vorsichtig, evtl. mit Führungsdraht, einführen
- Führungsdraht entfernen
- Kanüle blocken
- Patienten hyperoxygenieren
- Lunge auskultieren
- Verband anlegen, Tracheostoma mit Haltebändchen fixieren
- Cuffdruckkontrolle
- Sauerstoffzufuhr langsam wieder auf Ausgangswert reduzieren

Die alte Kanüle kann auch über einen Führungsdraht entfernt werden (z.B. über eine Magensonde, deren Ende man abschneidet). Anschließend bleibt der Führungsdraht liegen, und man führt über ihn die neue Kanüle wieder ein.

Komplikationen beim Einführen der Kanüle
- die neue Kanüle läßt sich auch mit Hilfe von Trachealspreizer und/oder Führungdraht nicht wieder einführen
- **Konsequenzen**
- orale Intubation, Cuff muß unterhalb des Tracheostomas liegen
- Maskenbeatmung, Tracheostoma dabei mit steriler Kompresse oder ähnlichem verschließen

I 9.3.3 Sprechkanüle

Wenn der Patient ausreichend spontan atmet, kann eine **Sprechkanüle** eingesetzt werden. Dadurch ist es ihm möglich, sich wieder verständlich zu machen. Gleichzeitig wird er noch nach Bedarf in seiner Bronchialtoilette unterstützt, mindestens einmal pro Schicht.

Voraussetzungen für eine Sprechkanüle
- kein zusätzlicher Sauerstoffbedarf
- geringe Verschleimung
- ausreichende Spontanatmung
- klare Bewußtseinslage, sonst Gefahr der Aspiration

I 9.3.4 Dekanülierung

Benötigt der Patient das Tracheostoma nicht mehr, wird die Kanüle entfernt.

Vorbereiten des Materials
- Absauggerät, Absaugkatheter
- Spritze zum Entblocken
- Material zur Tracheostomapflege (Kap. I 9.3.1)
- sterile Kompressen, Pflasterstreifen oder Hydrokolloidverband zum Verschließen der Wunde

Vorgehen
- Bronchialtoilette
- Nasen-Rachenraum absaugen
- Mageninhalt absaugen
- alten Verband sowie Fixierband entfernen
- Absaugkatheter einführen, Cuff entblocken, Kanüle unter Sog entfernen
- **bei ungeblockter Kanüle:** Bronchialtoilette, Kanüle entfernen
- Tracheostomapflege
- Tracheostoma luftdicht verschließen, mit sterilen Kompressen und Pflasterstreifen oder mit einem Hydrokolloidverband

 Beim Verwenden von sterilen Kompressen ist darauf zu achten, daß diese nicht zu klein gewählt werden. Sonst besteht die Gefahr, daß diese bei tiefer Inspiration des Patienten in das Tracheostoma rutschen können.

- entweicht anfangs durch das noch vollständig geöffnete Tracheostoma etwas Luft, kann der Patient beim Sprechen oder Husten vorsichtig mit der Hand auf die Wunde drücken
- der Verbandwechsel erfolgt nach Bedarf, jedoch mindestens einmal pro Schicht

I 9.4 Bronchoskopie

Das Bronchialsystem kann mit einem Spezialendoskop von innen betrachtet werden. Bei Bedarf ist dabei eine lokale Therapie möglich. In der Intensivmedizin findet meist das flexible **Fiberbronchoskop** Anwendung. Die Vorteile zum starren Bronchoskop sind geringere Verletzungsgefahr, höhere Toleranz des Patienten sowie größere Einsicht durch unbeschränkte Flexibilität. Das starre Bronchoskop wird in der Regel bei der Entfernung von Fremdkörpern benutzt.

Indikationen
- **Diagnostisch**
- Lagekontrolle des Tubus
- Entnahme von bakteriologischem Untersuchungsmaterial
- **Therapeutisch**
- Bronchialtoilette, gezieltes tieferes Absaugen unter Sicht möglich, zum Freispülen von festsitzenden Sekreten
- Lokalisation und Tamponade von Blutungsquellen
- Aspiration von Magensaft, Nachweis einer Aspiration und Feststellen eines lokalen Schadens
- Atelektasentherapie
- schwierige Intubation (Kap. 11.1.6)

Risikopatienten
- Myokardinfarkt, instabile Arrhythmien, Hypotonie, erhöhter ICP
- Patienten mit pulmologischen Erkrankungen, hohem PEEP, hohem F_iO_2, schlechter Sauerstoffversorgung, Bronchospasmus, schlechter Gerinnung

Vorbereiten des Materials
Sterile Arbeitsfläche
- Beißring oder Zahnschutz
- Händedesinfektionslösung
- Mundschutz, Haarschutz, steriler Kittel
- sterile Abdecktücher

- sterile Handschuhe, Gleitmittel, Antibeschlagmittel
- Spüllösung NaCl 0,9% in mehreren 20-ml-Spritzen
- sterile Kompressen zum Abwischen der Optik
- bakteriologische Versandgefäße
- Notfallmedikamente, Reanimationszubehör (Kap. 12.4)
- Monitor in Sichtstellung

Vorbereitung des Patienten
- Information des Patienten, soweit möglich muß der Arzt die Einwilligung einholen
- aktuelle Untersuchungen: Gerinnungsparameter, Blutgasanalyse, Blutbild, Blutgruppe, Röntgen-Thorax
- Patient sollte nüchtern sein
- Zahnprothese entfernen
- enterale Gabe von Sondenkost unterbrechen, Ablaufbeutel anbringen
- Rückenlage mit leicht erhöhtem Oberkörper
- Patient mit sterilen Abdecktüchern bedecken

Vorgehen
unter **sterilen** Bedingungen
- Bronchoskopieadapter anbringen
- Funktionsüberprüfung der Lichtquelle, der Beweglichkeit und der Absaugeinheit nach Konnektion des Fiberskops
- Beatmung und Analgosedierung nach ärztlicher Anordnung (kurz vor, während und kurz nach der Bronchoskopie F_iO_2 1,0)
- die Pflegeperson übernimmt die **Assistenz** bei der Bronchoskopie, überwacht und beruhigt den Patienten, informiert den Arzt über Veränderungen

Überwachung
- **Beobachtung**
- Angst, Schmerz, Panik
- Atemmuster zwischen den Absaugvorgängen (Pneumothorax, Kap. 14.6.1)
- ausreichende Analgosedierung
- **Kreislauf**
- akustische Einstellung des EKG
- EKG und invasive Druckmessungen (Pulmonalisdrücke, ICP)
- Puls, Atmung
- **Respiratorisch**
- Pulsoxymetrie
- **Abgesaugtes Material**
- Menge, Aussehen, Blut

Komplikationen
- Vagusreiz mit Bradykardie, Herzstillstand
- Bronchospasmus, Hypoxie
- kardiovaskuläre Probleme wie Hypotonie, Hypertonie, Arrhythmien
- Blutungen, zerebrale Krampfanfälle
- Pneumothorax, Pneumonien

Nachsorge
- **Patient**
- klinische Beobachtung auf Normalisierung der hämodynamischen und respiratorischen Überwachungsparameter

– auf Nachbluten achten
– Beatmungsparameter und Analgosedierung regulieren
– Blutgasanalyse, Röntgen-Thorax
– Oberkörperhochlagerung
– Dokumentation
- **Material**
– Untersuchungsmaterial beschriften und versenden
– kontaminiertes Gebrauchsmaterial entsorgen
– Arbeitsplatz und gebrauchte Geräte reinigen und desinfizieren
- **Bronchoskop**
– nach Gebrauch sofort reinigen
– Bronchoskop von Lichtquelle entfernen
– Ventile und abschraubbare Einzelteile lösen
– abwischen, ab- und durchspülen
– Desinfektion nach Herstellerangaben (Waschmaschine)

Das Bronchoskop beim Transport zur Desinfektion zum Schutz in eine Absaugkatheterhülle stecken.

Umgang mit dem Bronchoskop
– vorsichtig transportieren
– unter Verschluß lagern, staub- und schmutzgeschützt
– nichts auf das Bronchoskop legen
– flexible Teile nie unnötig oder stark biegen
– Bronchoskop nicht frei schwingen lassen
– Reinigung und Desinfektion nur nach Herstellerangaben
– sorgfältig behandeln

I 10 Überwachung des beatmeten Patienten

Die Überwachung beatmeter Patienten sollte immer ein bestimmtes Maß von **invasivem** und **nichtinvasivem Monitoring** beinhalten. Ein künstlich beatmeter Patient ist immer als **extrem vital gefährdet** zu betrachten. Vor der Übernahme eines beatmeten Menschen muß die gesamte Ausrüstung eines Intensivplatzes genau **überprüft** und **getestet** werden.

I 10.1 Vorbereiten des Patientenplatzes

Vorbereiten des Materials
- „Notausrüstung"
  - Handbeatmungsmöglichkeit, z.B. Kuhn-Besteck, Ambu-Beutel direkt am Platz
  - Sauerstoff-Flaschen mit passendem Anschluß in Reserve

Für jeden beatmeten Patienten auf einer Intensivstation muß eine Beatmungsmöglichkeit vorhanden sein, die unabhängig vom Stromnetz sowie der zentralen Sauerstoff-Versorgung ist.

- **Absaugvorrichtung**
- **Monitor-Überwachung**
  - EKG, Atemfrequenz, Pulsoxymetrie
  - arterielle Druckmessung, evtl. Kapnometrie
  - Kontrolle der Alarmgrenzen
- **Respirator**
  - Sauerstoff- und Druckluftanschlüsse sicher fixieren
  - Netzkabel an Notstrom-Steckdose anschließen
  - nach Vorschrift des Herstellers den Respirator auf Funktion und Dichtigkeit prüfen
- **Respiratoreinstellungen**
  - alle Einstellungen am Beatmungsgerät erfolgen grundsätzlich nach ärztlicher Anordnung
  - bei postoperativer Nachbeatmung richtet man sich üblicherweise nach den intraoperativen Beatmungsparametern der Anästhesie

Standardeinstellungen für einen erwachsenen Patienten:

Beatmungsmodus:	volumenkontrolliert
F_iO_2:	1,0
Atemzugvolumen:	700 bis 800 ml
Atemminutenvolumen:	7 bis 10 Liter
Atemfrequenz:	10 bis 14 Atemhübe/Minute
Atemzeitverhältnis I : E:	1 : 2
PEEP:	+2 bis +4 cmH_2O

- **Beatmungsmodus**
  - nach ärztlicher Anordnung
- **Atemgasbefeuchtung**
  - um ein Austrocknen der Atemwege zu vermeiden (Kap. I 9.1)
  - für kurze Nachbeatmungen genügt meist ein Filter, der das Atemgas leicht anfeuchtet

Bei niederer Körpertemperatur, beispielsweise nach langer Operationsdauer, ist die Erwärmung des Atemgases eine der effektivsten Maßnahmen, um den Patienten zu wärmen.

I 10.2 Kontrolle des Respirators

Bevor der Patient mit der Beatmungsmaschine verbunden wird, muß diese genau kontrolliert werden.

Inspiratorische Sauerstoffkonzentration (F_iO_2)
– der F_iO_2 richtet sich nach den letzten bekannten Blutgaswerten bzw. nach dem Zustand des Patienten

 Bei Notaufnahmen sollte in der ersten Phase sicherheitshalber ein F_iO_2 von 1,0 eingestellt und nach der Blutgasanalyse so bald als möglich reduziert werden.

Atemzugvolumen
– das Atemzugvolumen sollte etwas höher gewählt werden, um frühzeitig Mikroatelektasen vorzubeugen

 Richtwert für das Atemzugvolumen: 10 bis 12 ml/kg KG.

– die weitere Einstellung richtet sich nach den Blutgasanalysen bzw. der Grunderkrankung und dem Verlauf

Atemminutenvolumen

 Richtwert für das Atemminutenvolumen: 100 bis 120 ml/kg KG.

Atemfrequenz
– eine niedrige Atemfrequenz erhöht bei gleichbleibendem Atemminutenvolumen das Atemzugvolumen
– kann als Prophylaxe von Atelektasen sowie im begrenzten Maße zur Hyperventilation eingesetzt werden
– bei einer niedrigen Atemfrequenz erhöht sich der Beatmungsmitteldruck, dadurch kann es bei hypovolämischen Patienten zu Blutdruckabfällen kommen

 Richtwert für die Atemfrequenz: 10 bis 14 Atemhübe pro Minute.

Atemzeitverhältnis
– das relative Verhältnis von Inspiration (I) zur Exspiration (E) (I : E-Verhältnis)

 Richtwert für das Atemzeitverhältnis: 1 : 2.

– eine notwendige verlängerte Inspiration ergibt sich im Verlauf anhand der Blutgasanalyse, Grunderkrankung bzw. dem Krankheitsverlauf

Beatmungsdruck
– eine Einstellung des Beatmungsdrucks ist nicht an allen Beatmungsgeräten möglich
– bedeutsam sind der Beatmungsspitzendruck sowie der Beatmungsmitteldruck

– der Beatmungsdruck kann auch indirekt durch Atemfrequenz, Atemzugvolumen, Atemminutenvolumen, Beatmungsform sowie Atemzeitverhältnis beeinflußt werden
– die **Compliance** (Dehnbarkeit) und **Resistance** (Widerstand) der Lunge tragen entscheidend zur Höhe des Beatmungsdrucks bei
– je weiter Beatmungsspitzendruck und Beatmungsmitteldruck auseinanderklaffen, desto belastender sind die eingestellten Beatmungsparameter

PEEP (Positive Endexpiratory Pressure)

 Richtwert des PEEP: bei kurzen postoperativen Nachbeatmungen ist ein PEEP von 0 bis +4 cmH$_2$O ausreichend.

– Erhöhung erfolgt nach Grunderkrankung bzw. klinischem Verlauf
– bei Patienten mit **Schädel-Hirn-Trauma, intrakranieller Blutung** sowie **Hirnödem** ist eine PEEP-Beatmung wegen des hirndrucksteigernden Effekts **abzuwägen**
– bei Patienten mit Hypovolämie kann es bei einer Erhöhung des PEEP zu einem bedrohlichen Blutdruckabfall kommen

Arbeitsdruck

– der Arbeitsdruck ist der höchste erreichbare Druck im Beatmungsgerät
– die Einstellungen für den Arbeitsdruck schwanken je nach Hersteller

 Regelwert für den Arbeitsdruck: 60 bis 80 mbar.

– eine Verringerung des Arbeitsdrucks verlängert die inspiratorische Anstiegszeit
– ein zu niedrig gewählter Arbeitsdruck kann bei Patienten mit obstruktiven Lungenerkrankungen zu Beatmungsproblemen führen, da die eingestellten Beatmungsparameter evtl. nicht mehr erreicht werden

Alarme, mögliche Ursachen und deren Abhilfe
● **Atemminutenvolumen**
Siehe Tabelle I 10-1

Tab. I 10-1 Alarm beim Atemminutenvolumen, Ursachen und Abhilfe

Alarm	Ursachen	Abhilfe
Atemminutenvolumen untere Alarmgrenze	Diskonnektion	Beatmungssystem überprüfen
	Leck	Beatmungssystem überprüfen
	Extubation	**Notfallsituation** evtl. Maskenbeatmung evtl. Reintubation
	Patient hustet	Absaugen Sedativa auf Anordnung
	Cuff undicht	Nachblocken
	Cuff geplatzt	Umintubation
Atemminutenvolumen obere Alarmgrenze	Patient atmet zusätzlich	Sedativa auf Anordnung evtl. Beatmungsform ändern

- **Beatmungsdruck**
Siehe Tabelle I 10-2
- **Sauerstoff**
Siehe Tabelle I 10-3

Tab. I 10-2 Alarm beim Beatmungsdruck, Ursachen und Abhilfe

Alarm	Ursachen	Abhilfe
Beatmungsdruck untere Alarmgrenze	Cuff undicht	Nachblocken
	Cuff geplatzt	Umintubation
	Diskonnektion	Beatmungssystem überprüfen
	Leck	Beatmungssystem überprüfen
	Extubation	**Notfallsituation** evtl. Maskenbeatmung evtl. Reintubation
Beatmungsdruck obere Alarmgrenze	Patient hustet	Absaugen Sedativa auf Anordnung
	Wasser in den Beatmungsschläuchen	System entleeren
	Tubus verstopft	Absaugen
	„Cuffhernie"	Cuff entblocken und neu blocken
	Pneumothorax	Auskultation Röntgen-Thorax Pleurapunktion
	Bronchospasmus	α-Rezeptoren-Blocker nach Anordnung

Tab. I 10-3 Alarm beim Sauerstoff, Ursachen und Abhilfe

Alarm	Ursachen	Abhilfe
Sauerstoff untere Alarmgrenze	Sauerstoff-Mischer wurde verstellt	Alarmgrenzen neu einstellen
	Sauerstoff-Zentralversorgung defekt	Sauerstoff-Flaschen verwenden, Handbeatmung
	Sauerstoff-Meßzelle defekt	kein akuter Handlungsbedarf bei Gelegenheit Respirator austauschen
Sauerstoff obere Alarmgrenze	Sauerstoff-Mischer wurde verstellt	Alarmgrenzen neu einstellen
	Sauerstoff-Zentralversorgung defekt	Sauerstoff-Flaschen verwenden, Handbeatmung
	Sauerstoff-Meßzelle defekt	kein akuter Handlungsbedarf bei Gelegenheit Respirator austauschen

I 10.3 Klinische Überwachung

Bereits bei der Übernahme eines beatmeten Patienten sollte man sich einen Überblick über dessen **klinischen Zustand** verschaffen. Ein festes Schema erhöht dabei die Schnelligkeit und die Effektivität der Kontrollen.

Allgemeine Parameter
- **Alter des Patienten**
- die Compliance (Dehnbarkeit) der Lunge nimmt im Alter ab, dadurch evtl. Probleme bei der Beatmung
- **Ernährungszustand**
- bei extrem adipösen Patienten sind erfahrungsgemäß Beatmungsprobleme zu erwarten
- **Allgemeinzustand**
- z.B. COLD

Beobachtung der Haut (Kap. I 3.5.1)
- **Zyanose**

Eine Zyanose ist ein Alarmzeichen ersten Ranges. Sie muß schnellstmöglich durch Inspektion der Thoraxbewegungen, Auskultation der Lunge, Messen der peripheren Sauerstoff-Sättigung und Blutgasanalyse abgeklärt werden.

- mögliche Ursachen: Lungenembolie, Tubusdislokation, insuffiziente Beatmung

Beobachtung des Bewußtseinszustandes
- ist bei vielen beatmeten Patienten nur schwer zu ermitteln
- Analgosedierung und/oder Nachwirkungen einer Narkose erschweren die Einschätzung der Bewußtseinslage

Um einen Verlauf des Bewußtseinszustandes interpretieren zu können, ist es wichtig, eine Ausgangssituation festzulegen.

- **Reaktion auf Ansprechen**
- den Patienten mit Namen ansprechen und ihn zu einer Reaktion auffordern, z.B. Hand drücken, Augen öffnen
- **Schmerzreize**
- falls auf das Ansprechen keine Reaktion erfolgt, können gezielt Schmerzreize gesetzt werden, z.B. Kneifen in den Oberarm
- zählen zu den negativen Stimulationen
- **Analgosedierung**
- bei allen Kontrollen der Bewußtseinslage ist die Dosis der Analgosedierung zu beachten
- bei analgosedierten Patienten sind die Pupillen meist maximal eng und können nur sehr schwer durch Lichtreize geprüft werden
- die Kontrollen der Bewußtseinslage dienen auch der Dosisanpassung der Sedierung

Die Bewußtseinslage sollte mindestens einmal pro Schicht schriftlich dokumentiert werden.

Beobachtung der Atmung
- **Seitengleiche Atembewegungen**
- beim Pneumothorax bewegt sich die betroffene Lungenseite nicht

- **Atemrhythmus und -tiefe**
- – der Atemrhythmus und die Atemtiefe hängen vom Grad der Sedierung, der eingestellten Beatmungsform und vom allgemeinen Zustand des Patienten ab
- – beim Abtrainieren vom Respirator akzeptiert man kurzfristig einen ungleichmäßigen Atemrhythmus und eine flache Atmung

Auskultation

Die Auskultation (Abhören) der Lunge sollte bei Schichtbeginn routinemäßig erfolgen.

- **Beidseitige Atemgeräusche**
- – seitengleiche Belüftung der Lunge
- – bei **fehlendem Atemgeräusch,** einseitig, primär an eine Tubusfehllage denken, weitere Möglichkeiten sind Pleuraerguß, Pneumothorax, Atelektasen
- **Abgeschwächte Atemgeräusche**
- – deuten auf ein Infiltrat (Verdichtung, entzündetes Lungengewebe) oder auf ein weniger entfaltetes Lungenareal hin
- **Rasselgeräusche**
- – entstehen durch Anhäufungen von Schleimpartikeln in den Bronchien bzw. Bronchioli
- **Stridor**
- – ein in- und/oder exspiratorischer Stridor weist auf eine obstruktive Behinderung im Bronchialsystem hin

Beobachtung der Herz-Kreislauf-Situation

- – auf Hypotonie achten, da Volumenverschiebungen möglich sind aufgrund der Kompression des venösen Systems bei Überdruckbeatmung
- – auf Hypertonie achten, evtl. unzureichende Sedierung bei einer kontrollierten Beatmung

Beobachtung der Ausscheidung

- – Oligurie, Anurie bei Volumenverschiebungen durch Beatmung bzw. durch veränderte Kreislaufsituation durch die Sedierung
- – unzureichende Darmfunktion bei Immobilisation

I 10.4 Blutgasanalyse

Eine Blutgasanalyse ist notwendig, um folgende **Parameter** beurteilen zu können (Kap. 7.2.1):
- – pO_2, der im Blut vorhandene Teildruck des gelösten Sauerstoffs
- – pCO_2, Kohlendioxid-Partialdruck
- – pH-Wert, Wasserstoffionenkonzentration
- – Standardbikarbonat
- – Base Excess (BE), Säure-Basen-Überschuß

Normalwerte bei arterieller Blutgasanalyse:

pO_2	70 bis 100 mmHg
pCO_2	35 bis 45 mmHg
pH-Wert	7,4 (7,35 bis 7,45)
Standardbikarbonat	22 bis 27 mmol/l
Base Excess (BE)	−2 bis +3 mmol/l

Indikationen
– nach oder während einer Reanimation
– respiratorische Störungen, präoperative Diagnostik
– Beatmung, als routinemäßige Kontrolle oder nach Veränderung der Beatmungsparameter

Vorbereiten des Materials
● **Für die Blutgasprobe**
– 2-ml-Einmalspritzen, innen mit Heparin benetzt, oder spezielle Blutgasspritzen
– Verschlußstöpsel, um die Blutgasprobe sofort luftdicht zu verschließen
● **Abnahme aus einem arteriellen Meßsystem**
– 2-ml- oder 5-ml-Einmalspritze, um die Spüllösung aus dem System zu entfernen
– 2-ml- oder 5-ml-Einmalspritze mit NaCl 0,9%, um das Meßsystem frei zu spülen
– Verschlußstöpsel, um das arterielle Spülsystem wieder steril zu verschließen
● **Zusätzlich bei einer arteriellen Punktion**
– Hautdesinfektionsmittel, sterile Tupfer, Unterlage
– sterile Einmalhandschuhe, steriles Lochtuch
– Lokalanästhetikum
– 2-ml-Einmalspritze und Kanüle, z.B. Nr. 16, für die Lokalanästhesie
– Kanüle Nr. 1 oder Nr. 2 für die arterielle Punktion
– sterile Kompressen und Pflasterstreifen für den Druckverband

Information des Patienten

Grundsätzlich muß jeder Patient über jede geplante Maßnahme informiert werden.

Die Wichtigkeit und Konsequenz der Blutgasanalyse für den weiteren Krankheitsverlauf zu erläutern erhöht bei vielen Patienten die Bereitschaft zur weiteren Zusammenarbeit bei der Atemgymnastik, beim Abtrainieren vom Respirator und bei der Mobilisation.

Abnahme aus einem arteriellen Meßsystem

Nie kurz nach dem Absaugen und nie direkt nach dem Verändern der Beatmungsparameter eine Blutgasanalyse abnehmen, sondern mindestens 15 Minuten warten.

– Alarmfunktion des Monitors für die invasive Blutdruckmessung inaktivieren
– Handschuhe anziehen
– sterile 5-ml-Spritze an den patientennahen Dreiwegehahn anschließen
– den patientennahen Dreiwegehahn zur Druckmessung hin schließen und zur Einmalspritze hin öffnen
– langsam 5 ml Blut aspirieren
– Dreiwegehahn zu allen Leitungen hin schließen
– Spritze abnehmen und verwerfen
– Blutgasanalysespritze anschließen
– Dreiwegehahn zur Blutgasanalysespritze hin öffnen
– langsam 2 ml Blut aspirieren
– Dreiwegehahn zu allen Leitungen hin schließen
– Blutgasanalysespritze abnehmen und mit Verschlußstöpsel verschließen

– mit 2 bis 5 ml NaCl 0,9% das patientennahe Stück des Spülsystems zum
Patienten hin freispülen
– Dreiwegehahn mit Verschlußstöpsel verschließen
– Druckkurve auf dem Monitor kontrollieren
– Alarm wieder aktivieren

Abnahme durch Punktion der Arteria radialis (ärztliche Tätigkeit)
– Arm des Patienten etwas vom Körper nach außen rotieren
– Unterlage unter die Hand legen
– kleines Kissen oder ähnliches unter das Handgelenk legen
– Hand überstrecken
– Arterie durch Abtasten suchen
– Einstichstelle großflächig desinfizieren
– Punktionsstelle mit sterilem Lochtuch abdecken
– evtl. Lokalanästhesie
– Punktionskanüle in die Arterie einführen
– bei Erfolg spritzt im Pulsrhythmus helles Blut aus der Kanüle

 Bei Patienten mit respiratorischen Störungen ist eine rein optische Unterscheidung zwischen arteriellem und venösem Blut kaum möglich.

– Blutgasanalysespritze aufsetzen
– Kanüle mit der Blutgasanalysespritze entfernen und dabei die Einstichstelle mit sterilen Kompressen gut komprimieren
– Blutgasanalysespritze abnehmen und mit Verschlußstöpsel verschließen
– Druckverband anlegen
– Verband in regelmäßigen Abständen kontrollieren

Abnahme durch Punktion der Arteria femoralis
(ärztliche Tätigkeit)
– Patienten wenn möglich flach lagern, ohne Knick in der Leistenbeuge
– Punktionsort großzügig rasieren
– Unterlage unter das Becken legen
– Arterie durch Abtasten suchen

 Faustregel bei der Punktion der Arteria femoralis:
Innen **V**ene **A**rterie **N**erv: **IVAN**

– Einstichstelle großflächig desinfizieren
– Punktionsstelle mit sterilem Lochtuch abdecken
– evtl. Lokalanästhesie
– Punktionskanüle fast senkrecht in die Arterie einführen
– bei Erfolg spritzt im Pulsrhythmus helles Blut aus der Kanüle

 Bei Patienten mit respiratorischen Störungen ist eine rein optische Unterscheidung zwischen arteriellem und venösem Blut kaum möglich.

– Blutgasanalysespritze aufsetzen
– Kanüle mit der Blutgasanalysespritze entfernen und dabei die Einstichstelle mit sterilen Kompressen gut komprimieren
– manuelle Kompression der Punktionsstelle mindestens fünf Minuten, bei der Gabe von gerinnungshemmenden Präparaten entsprechend länger
– Blutgasanalysespritze abnehmen und mit Verschlußstöpsel verschließen
– Druckverband anlegen

Umgang mit der Blutgasprobe
– Blutgasanalysespritze sofort luftdicht verschließen
– ohne Luft in das Blutgasanalysegerät einspritzen
– jede entnommene Blutgasprobe sofort untersuchen
– falls keine sofortige Untersuchung möglich ist, kann die Blutgasanalysespritze bei etwa 4 °C bis maximal zwei Stunden aufbewahrt werden

Komplikationen
● **Nachblutung**
– bei allen Blutentnahmen aus Arterien ist die Gefahr der Nachblutung
  sehr hoch
– alte Punktionsstellen und die Einstichstelle des arteriellen Druckmeß-
  systems regelmäßig kontrollieren
● **Hämatombildung**
– durch falsche Punktionstechnik oder ungenügende Kompression der
  Punktionsstelle können große Hämatome entstehen
– bei der Punktion der Arteria femoralis kann der Blutverlust in das umgebende Gewebe mehrere Liter betragen
● **Nervenverletzungen**
– treten vor allem bei der Punktion der Arteria femoralis auf
● **Thrombosierung**
– muß sofort operativ saniert werden
● **Gefäßspasmen**
– treten vor allem bei der Punktion der Arteria radialis auf
● **Infektion**
– durch unsterile Arbeitsweise

I 11 Komplikationen durch die Beatmung

I 11.1 Veränderungen des Hirndrucks

Erhöhter intrathorakaler Mitteldruck
führt zur
– Erhöhung des peripheren Venendrucks und damit zur Drosselung des venösen Ausstroms aus dem System Gehirn – knöcherner Schädel
– dadurch Ansteigen des intrakraniellen Drucks
– gleichzeitig reduziertes HZV führt zum Blutdruckabfall
Zerebraler Perfusionsdruck ist gleich arterieller Mitteldruck minus intrakranieller Druck. Bei erhöhtem Atemwegsmitteldruck steigt also der intrakranielle Druck an und der arterielle Mitteldruck fällt ab, der zerebrale Perfusionsdruck sinkt.

Damit kann sich die Durchblutung gefährdeter Hirnbezirke (Trauma, Operation) so verschlechtern, daß neurologische Ausfälle auftreten.

Dennoch ist PEEP bei schwerem Schädel-Hirn-Trauma oder bei Hirndrucksteigerung aus anderer Ursache indiziert. Beispielsweise bei schlechter Lungenfunktion mit Shunt und Hypoxämie trotz hoher Sauerstoffkonzentration unter IPPV. Allerdings sollten **HZV** und **arterieller Druck** dann **ausreichend hoch** sein, und die **neurologischen Untersuchungen** müssen regelmäßig erfolgen.

▶ **Pflegerische Konsequenzen**
– 30-Grad-Oberkörperhochlagerung, Kopf in Mittelstellung
– regelmäßige neurologische Kontrollen
– Kreislaufüberwachung, Volumenbilanzierung

I 11.2 Barotrauma

Unter Barotrauma versteht man **Verletzungen von Organen** durch **plötzliches Abfallen oder Ansteigen des Luftdrucks** bei **mangelndem Druckausgleich.**
Die Erhöhung des Atemwegsmitteldrucks kann zu Überblähung bestimmter Lungenbezirke führen. Finden sich **Emphysemblasen** oder **subpleurale Abszedierungen** in diesen Bereichen, so kann die **Pleura einreißen.**

Folgen
– Pneumomediastinum
– subkutanes Emphysem, wenn die Pleura mediastinalis einreißt
– Pneumothorax oder Spannungspneumothorax, wenn die Pleura visceralis im Bereich der Thoraxwand oder des Zwerchfells einreißt

Diese Schäden werden allerdings nur dann als Barotrauma der Lunge zusammengefaßt, wenn sie eindeutig im Zusammenhang mit erhöhtem Atemwegsmitteldruck auftreten, und nicht, wenn sie in Verbindung mit Thoraxoperationen, Thoraxtrauma, Pleurapunktion oder Venenkatheterisierung stehen.

Ein Spitzendruck über 60 mbar führt häufig zum Barotrauma. Stark gefährdet sind auch Patienten mit obstruktiver Lungenerkrankung und mit abszedierenden Pneumonien.

▶ **Pflegerische Konsequenzen**
- regelmäßige Kontrolle der oberen Druckgrenze
- Manipulationen vermeiden, die zum Husten und Pressen des Patienten führen
- vorsichtige Bronchialtoilette, **kein Überblähen**
- Beobachtung des Patienten, besonders Haut (z.B. Emphysem, Zyanose), Kreislauf und Atmung

I 11.3 Veränderungen im Herz-Kreislauf-System

Beim Beatmeten kehren sich die Druckverhältnisse im Thorax im Gegensatz zum spontanatmenden Patienten um. Während der **Einatmung steigt der Druck** in der Lunge und im Pleuraspalt, während der **Ausatmung fällt er ab.**

 Durch die Erhöhung des intrathorakalen Druckes bei der maschinellen Einatmung nimmt auch der Druck im rechten Vorhof zu. Der venöse Rückfluß zum Herzen ist gedrosselt. Dies ist um so gravierender, je höher der Beatmungsdruck und das PEEP-Niveau sind.

Folgen der Drosselung des venösen Rückflusses
- Anstieg des zentralvenösen Druckes
- Anstieg eines bereits erhöhten Hirndruckes
- reduzierte Leber- und Nierendurchblutung und Ausscheidung
- Abfall des arteriellen Blutdruckes und Herzminutenvolumens
- Erhöhung des pulmonalen Gefäßwiderstandes

▶ **Pflegerische Konsequenzen**
- drucksteigernde Manipulationen vermeiden
- ZVD-Kontrolle, Flüssigkeitsbilanz
- regelmäßige neurologische Kontrollen
- Blutdruckkontrollen

I 11.4 Infektionen

Langzeitbeatmete Patienten, häufig durch ihr Grundleiden schon **immungeschwächt,** sind der Gefahr einer bronchopulmonalen Infektion ausgesetzt.
Die normale Reinigungsfunktion des Flimmerepithels ist durch Intubation und Beatmung unterbrochen. Zusätzlich werden durch die positiven Atemwegsdrucke die **koordinierten Bewegungen** der kleinen **Haarfortsätze des Bronchialepithels gehemmt.** Der **Transport** von **Sekret** ist dadurch **stark behindert.** Auch die **Mikroaspiration** von bakterienhaltigem Speichel und Magensaft kann das Auftreten von **Pneumonien** fördern.

▶ **Pflegerische Konsequenzen**
- regelmäßige Mund- und Nasenpflege
- Bronchialtoilette unter sterilen Kauteln
- keine unnötigen Manipulationen am Beatmungsschlauchsystem (Diskonnektion)

- optimale Anfeuchtung der Atemgase
- regelmäßige Kontrolle des Trachealsekrets (Bakteriologie)
- evtl. geschlossenes Absaugsystem verwenden (Kap. I. 9.2.2)
- SDD (Selektive Digestive Dekontamination), Instillation von nichtresorbierbaren Antibiotika mehrmals am Tag in Nase, Mund und Magen, auf ärztliche Anordnung

Korrektes Vorgehen bei der Hygiene ist lebensnotwendig (Kap. 13.1.3).

I 11.5 Stauungsleber

Die Leber mit ihrer Lage unmittelbar unter dem Zwerchfell, in direkter Nachbarschaft zum rechten Vorhof, reagiert besonders empfindlich auf abrupte Steigerungen des Drucks in den Lebervenen, wie er bei Erhöhung des Atemwegsmitteldrucks entsteht.

Folgen
- venöse Stauung, Vergrößerung der Leber
- Funktionsstörungen wie erhöhtes Bilirubin, Enzymaktivitäten von SGOT, SGPT und alkalischer Phosphatase

Die Stauungsleber unter der Beatmung gehört nicht zu den ernsten Komplikationen, denn sie bildet sich mit dem Ende der Beatmung in der Regel rasch zurück.

▶ **Pflegerische Konsequenzen**
- entspannende Lagerung
- Druck- und Schmerzsymptome beachten
- exakte Flüssigkeitsbilanz

I 11.6 Veränderte Nierenfunktion

Dauerbeatmete Patienten neigen aufgrund einer beeinträchtigten Nierenfunktion (Abnahme der Nierendurchblutung, Produktion von ADH und Aldosteron) zur Retention von Wasser und Natrium.

▶ **Pflegerische Konsequenz**
- Kontrolle des Flüssigkeitshaushaltes und Bilanz

I 11.7 Veränderung an Magen und Pankreas

Durch die Perfusionsminderung und die venöse Stauung können Gastritis und Pankreatitis entstehen

▶ **Pflegerische Konsequenzen**
- gute Krankenbeobachtung, Druck-, Schmerz- und Blutungssymptome im Oberbauch
- Kontrolle des Magensaft-pH und der Magensondenlage

I 11.8 Sauerstofftoxizität

Bei hohen inspiratorischen Sauerstoffkonzentrationen kann es zu **Lungenschädigungen** kommen.

Bei einer Beatmung über mehrere Tage mit mehr als 80% Sauerstoff droht eine Schädigung der Flimmerepithelien, des Surfactants und der Alveolarepithelien.

Kurzfristig hohe Konzentrationen sind klinisch unbedenklich. Konzentrationen unter 50% sind, auch über längere Zeit gegeben, als nicht bedrohlich anzusehen.

▶ **Pflegerische Konsequenzen**
– Kontrolle der Sauerstoffkonzentration
– weiteren erhöhten Sauerstoffverbrauch vermeiden (z.B. Frieren, Muskelzittern)

I 12 Analgosedierung des Intensivpatienten

Intensivpatienten sind durch ihre Grunderkrankungen (z.B. Trauma oder Herzinfarkt), Operationen, die maschinelle Beatmung sowie invasive Diagnostik großen Schmerzen und Streß ausgesetzt.
Zur Linderung, Herstellung einer Kooperationsfähigkeit und zur Förderung von Therapiefortschritten ist oft die Kombination einer **sedierenden** und **analgesierenden medikamentösen Therapie** notwendig.

Folgen von Streß und Angst
- erhöhter Sauerstoffverbrauch
- vegetative Reaktionen, Erhöhung des Sympathikotonus
- negativ beeinflußte hämodynamische Parameter
- Steigerung des intrakraniellen Druckes
- nicht beherrschbare Unruhezustände
- erhöhte Ausschüttung von Adrenalin
- schmerzhaft verspannte Muskeln, die schmerzverstärkend wirken
- Streßulkus

Jeder Mensch reagiert auf Schmerz oder Angst zuerst mit erhöhter Anspannung, die es ihm ermöglicht, sofort abwehrend zu reagieren.
Alle Schmerztherapeuten sind sich einig, daß die wichtigste Voraussetzung für eine optimale Schmerzverarbeitung die **körperliche Entspannung** ist.

I 12.1 Analgetische, sedative Therapie

Anforderung an die Therapie
- Distanz zum Geschehen schaffen
- oberflächlichen Schlafzustand erzeugen, Patient bleibt leicht erweckbar
- Steigerung der Kooperationsbereitschaft
- Anxiolyse, Vermeiden des Durchgangssyndroms
- differenzierte Beatmungstherapie ermöglichen
- Stabilisieren der Kreislaufsituation, Sauerstoffverbrauch senken
- Vermindern von Fieberschüben
- rasch eintretende, ausreichend starke analgetische Wirkung
- keine zeitlichen Anwendungsbeschränkungen
- keine Kumulation
- keine Organtoxizität, auch bei Langzeitapplikation
- sichere Elimination, auch bei Leber- und Nierenschäden
- geringe Beeinträchtigung des kardiovaskulären Systems
- dosisabhängige und damit beurteilbare Atemdepression
- möglichst keine Beeinflussung des endokrinen Systems

I 12.1.1 Medikamente zur Therapie

Propofol, z.B. Disoprivan®
Siehe Kapitel 8.1.2.4, 8.2.4
- nur geringe Dosierung notwendig (1 bis 4 m/kg KG), dadurch niedriger Blutspiegel, keine Kumulation
- Aufrechterhaltung des zerebralen Perfusionsdruckes trotz Senkung der Hirndurchblutung

– während der Injektion evtl. Brennen am Injektionsort
– keine Kombination mit Lidocain bei akuter Porphyriegefahr
Kontraindikationen: Fettstoffwechselstörung, Schwangerschaft

 Bei Patienten mit reduziertem Allgemeinzustand sollte Propofol langsamer als üblich verabreicht werden.

Morphinderivate, z.B. Fentanyl
Siehe Kapitel 8.1.2.5, 8.2.2.1, Tabelle 8-5
– hundertmal stärker als Morphin
– hohe analgetische, sedativ-hypnotische Wirkung

Neuroleptika, Dehydrobenzperidol, z.B. DHB®
Siehe Kapitel 8.1.2.7

Kombination von DHB® und Fentanyl
– Patienten sind erweckbar, reagieren auf Ansprache, beantworten Fragen nach Schmerzen
– neurologische Beurteilung möglich
– bei langsamer Dosisreduktion keine bekannte Entzugssymptomatik

Kombination von Fentanyl mit Benzodiazepinen
(Flunitrazepam, z.B. Rohypnol®, Midazolam, z.B. Dormicum®)
– große therapeutische Breite, geringe Nebenwirkungen
– bei intravenöser Anwendung periphere Vasodilatation
– Atemdepression bei schneller intravenöser Applikation
– Reizung der Venenwand

Sufentanil
Siehe Kapitel 8.1.2.5, Tabelle 8-5
– größte analgetische Potenz, große therapeutische Breite
– im Vergleich zu Fentanyl größere analgetische und hypnotische Potenz

I 12.2 Regionalanästhesieverfahren

Als kontinuierliche Periduralanästhesie möglich.

Medikamente
– Lokalanästhetika
– Morphinderivate

Indikationen
– großflächige Abdominaleingriffe
– Thoraxverletzungen, Rippenserienfrakturen
– Beatmung mit hohem Druck und Volumen
– hoher Analgetikaverbrauch

Vorteile
– präoperative bzw. intraoperative Anlage des Periduralkatheters (PDA) möglich (Kap. A 10.3.1.1)
– lange Liegedauer des PDA-Katheters
– lange Wirkdauer, starke Wirkung
– geringe Toleranzentwicklung und Gewöhnung bei Opiatgabe
– geringe Nebenwirkungen bei Opiatgabe im Vergleich zur systemischen Applikation

– selten Blutdruckabfall oder Bradykardie
– Analgesierung bis Wirbelsäulensegment Th 4
– reduzierte systemische Analgosedierung und Beatmung notwendig

Nachteile
– Gefahr der Atemlähmung bei hoher (thorakaler) Periduralanästhesie
– Gefahr der Überdosierung von Lokalanästhetika

Grundsätze der Analgosedierung
– Gabe nach keinem Schema, sondern nach Wirkung
– langsames Ausschleichen der Analgosedierung
– keine Morphinantagonisten verwenden, z.B. Narcanti® (Naloxon), sie können ein akutes Abstinenzsyndrom hervorrufen
– wenn Antagonisierung notwendig, dann titriert Naloxon

▶ Pflegerische Konsequenzen
– genaue Medikamentengabe nach ärztlicher Anordnung
– regelmäßige Kontrolle der Perfusoreinstellungen
– lückenloser Spritzenpumpenwechsel zum Erhalten des Medikamentenspiegels
– genaue Beobachtung und Wahrnehmung der Schmerzreize, Reflexe, Beatmungsparameter und Vitalzeichen des Patienten
– erhöhte Aufmerksamkeit bei bewußtseinsgetrübten Patienten
– einfühlsame, angemessene Kommunikation und Information
– Streßfaktoren vermindern (Umgebung), schmerzreduzierende Lagerung
– auf Nebenwirkungen achten, z.B. Atemdepression

 Sofortige Information des Arztes bei veränderter Schmerzwahrnehmung des Patienten.

I 13 Ernährung des Intensivpatienten

Um bei Patienten, die sich nicht oder nicht ausreichend ernähren können, dem Fehlen von essentiellen Nährstoffen vorzubeugen, steht in der modernen Intensivpflege eine große Auswahl an Möglichkeiten zur Verfügung. Der Bedarf an **Energie, Nährstoffen** und **Wasser** kann auf **enteralem** oder **parenteralem** Weg gedeckt werden. Ausschlaggebend ist die Grunderkrankung des einzelnen Patienten. In der Regel stellt man so früh wie möglich von parenteraler auf enterale Ernährung um oder verabreicht die Präparate in der Übergangsphase parallel.

I 13.1 Parenterale Ernährung

Bei der parenteralen Ernährung erhält der Patient die nötigen Nährlösungen unter Umgehung des Magen-Darm-Trakts.
Vor Beginn der parenteralen Ernährung müssen vitale Bedrohungen (z.B. Schock) ausgeschlossen und größere Störungen im Wasser-, Elektrolyt- und Säure-Basen-Haushalt ausgeglichen sein (Kap. 7).

Indikationen
– enterale Ernährung ist nicht möglich
– Erkrankungen des Verdauungstraktes (z.B. akute Phase der Pankreatitis, entzündliche Darmerkrankungen, Maldigestion, Malabsorption, Diarrhö)
– nach chirurgischen Eingriffen (z.B. im gastrointestinalen Bereich)
– akute katabole Zustände (z.B. Polytrauma, Sepsis)

Komplikationen
– Flüssigkeitsretention, Hyperglykämien, Glukosurie
– Störungen im Elektrolythaushalt
– Komplikationen durch Venen- oder Arterienkatheter

Grundbausteine der kompletten parenteralen Ernährung
– Eiweiß (in Form von Aminosäuren)
– Kohlenhydrate
– Fette (Lipide)
– Elektrolyte
– Vitamine
– Spurenelemente
– Wasser

I 13.1.1 Postaggressionsstoffwechsel

Im Organismus kommt es nach Operationen oder Verletzungen zu systemischen, in bestimmten Phasen ablaufenden Reaktionen, die den Stoffwechsel betreffen.

Erste, katabole Phase
– **Streßhormone** wie Katecholamine, Glukokortikoide, Glukagon werden freigesetzt

- diese mobilisieren über den Kohlenhydrat-, Fett- und Proteinstoffwechsel eine maximale Bereitstellung von Energie
- Körpersubstanz wird abgebaut
- Insulin antagonisiert
- Glukoseverwertungsstörungen in der Zelle führen außerdem zu **Hyperglykämie,** die auch mit hohen Dosen zugeführten Insulins nicht beseitigt werden kann

 In dieser Phase wird mehr Körpersubstanz abgebaut als aufgebaut.

- in dieser ersten Phase (ersten Stunden nach Trauma) benötigt der Patient ausreichend Wasser und Elektrolyte

 Nährstoffangebote können nicht verstoffwechselt werden.

Zweite, anabole Phase
- nach vier bis sieben Tagen geht die katabole Stoffwechsellage in die anabole über

 Der Aufbau der Körpersubstanz ist stärker als der Abbau.

- ab diesem Zeitpunkt stellt man meist überlappend auf enterale Ernährung um

I 13.1.2   Infusionslösungen zur Deckung des Energiebedarfs

Unter dem **Brennwert** versteht man den für den Organismus verfügbaren kalorischen Energiegehalt der Nährstoffe (Tab. I 13-1).
Der **tägliche Bedarf an Nährstoffen** pro Kilogramm Körpergewicht ist in Tabelle I 13-2 dargestellt.
Der erwachsene Mensch benötigt täglich 2000 bis 2500 kcal, um seinen Energiehaushalt aufrechterhalten zu können. Dies entspricht 25 bis 50 kcal/kg KG. Bei Bedarf kann dies auch höher liegen.

Tab. I 13-1 Brennwert der einzelnen Nährstoffe

Nährstoff	Brennwert/Gramm
Kohlenhydrate	4,1 kcal (17,2 kJ)
Eiweiß	4,1 kcal (17,2 kJ)
Fett	9,3 kcal (39 kJ)

I 13.1.2.1   Aminosäurenlösungen
Der menschliche Organismus besitzt **keine Eiweißspeicher.**
Körperproteine (z.B. Enzyme, Hormone, Immunprotein) verfügen über unterschiedliche Funktionen. Bei Verlust oder unzureichender Zufuhr schränken sich diese Funktionen ein.
Aminosäurenlösungen liefern die notwendigen Eiweißbausteine, die den Abbau von körpereigenem Eiweiß verlangsamen und die Anabolie unterstützen.

Tab. I 13-2 Nährstoffbedarf pro Tag und Kilogramm Körpergewicht

Nährstoff	Bedarf/Tag	Verteilung
Kohlenhydrate	250 Gramm maximale Dosierung 5 bis 6 g/kg KG/Tag	40 bis 70% der Gesamtkalorien
Eiweiß	70 bis 100 Gramm bei Katabolie kiann der Bedarf auf 2 g/kg KG/Tag steigen	10 bis 20% der Gesamtkalorien
Fett	65 bis 80 Gramm maximale Dosierung 2 g/kg KG/Tag	20 bis 40% der Gesamtkalorien

Standardlösungen
– bestehen aus 5- bis 15%igen Aminosäurenlösungen, mit und ohne Zusatz von Elektrolyten
– Lösungen können auch einen bestimmten Anteil von Kohlenhydraten enthalten
– enthalten alle essentielle, semiessentielle und nicht essentielle Aminosäuren

Speziallösungen
– enthalten ausschließlich Aminosäuren
– für spezielle Grunderkrankungen, z.B. Niereninsuffizienz, Leberinsuffizienz
– sind nach ihrer Anwendungsmöglichkeit benannt, z.B. Aminosteril®, Hepa®, Nephrosteril®

▶ Pflegerische Konsequenzen
– bei Mischlösungen von Aminosäuren und Kohlenhydraten, den Beutel erst vor Verabreichung durch Brechen des Stiftes mischen
– auf diese Mischung muß unbedingt geachtet werden, da der Patient sonst nur einen Teil der Nährstoffe erhält
– maximale Konzentration von Aminosäuren 4 bis 6%
– Kohlenhydrate dürfen peripher-venös appliziert werden
– maximale Einlaufschwindigkeit beträgt **0,1 Gramm pro Kilogramm Körpergewicht pro Stunde**
– Aminosäuren immer dunkel und bei Raumtemperatur lagern

 Bei Aminosäuren, die ohne Kohlenhydratzusätze infundiert werden, benötigt der Patient unbedingt eine parallele Infusion mit Energie in Form von Kohlenhydraten. Sonst werden die Aminosäuren zu Energie umgewandelt ohne positiven Einfluß auf den Eiweißstoffwechsel.

I 13.1.2.2 Kohlenhydratlösungen
Kohlenhydrate dienen als **Energielieferanten** im Rahmen einer Infusionstherapie. Im Organismus ist Glukose als Glykogen gespeichert (Muskel, Leber). Der Vorrat reicht nur wenige Stunden. Für das zentrale Nervensystem ist Glukose unerläßlich und kann hier insulinunabhängig verwertet werden.

Standardlösungen
- Glukose dient als Kohlenhydratlieferant
- Lösungen enthalten nur Kohlenhydrate, ab einer Konzentration von 10% sind Elektrolyte zugesetzt
- die Verwertung von Glukose ist in der Regel insulinabhängig (außer zentrales Nervensystem)

Speziallösungen
- Xylit, Fruktose und Sorbit nur bei ausgeprägter Glukoseverwertungsstörung
- die Lösungen werden primär in der Leber verstoffwechselt und benötigen kein Insulin

Bei bestehender Fruktose-Intoleranz kann die Gabe von Fruktose oder Sorbit zu lebensbedrohlichen Komplikationen führen.

▶ Pflegerische Konsequenzen
- ab einer Konzentration von 10% müssen Kohlenhydratlösungen über zentrale Zugänge infundiert werden
- bei hohen Konzentrationen muß eine engmaschige Kontrolle des Blutzuckers erfolgen
- Ausscheidung von Glukose im Urin
- eine kontinuierlich gleiche Einlaufgeschwindigkeit ist zu gewährleisten, da es zu Hyperglykämie und Glukosurie kommen kann
- keine Bolusgaben (Kap. I 13.2.3.3) bei sehr hochkonzentrierten Lösungen
- maximale Einlaufgeschwindigkeit beträgt 0,3 Gramm pro Kilogramm Körpergewicht pro Stunde

Bei hoher Gabe von Glukose wird vermehrt Kalium in die Zelle geschleust. Zufuhr und Kontrolle von Kalium sind engmaschig nötig.

I 13.1.2.3 Fettemulsionen
Wenn der Energiebedarf so hoch ist, daß er mit Kohlenhydraten alleine schwer zu decken ist, müssen frühzeitig Fettemulsionen infundiert werden. Fette liefern bei einer parenteralen Ernährungstherapie Energie und essentielle Fettsäuren.

Kontraindikationen
- Pankreatitis, Leberinsuffizienz, Hyperlipoproteinämie

Standardlösungen
- enthalten emulgierte kleinste Fetttröpfchen
- Lösungen sind 10- und 20%ig

▶ Pflegerische Konsequenzen
- Beginn der Fettzufuhr nach vitaler Stabilisierung
- ansteigende Dosierung verbessert die Verträglichkeit und Fettverwertung
- Kontrolle von Serumtriglyzeriden und Blutzucker
- in regelmäßigen Abständen Zugabe von fettlöslichen Vitaminen
- Fettemulsionen können über periphere Venen zugeführt werden
- sie dürfen nicht über 25 °C gelagert werden
- nur verwenden, wenn die Emulsion nach leichtem Schütteln homogen ist
- angebrochene Flaschen nicht aufbewahren, sondern verwerfen

– versehentlich eingefrorene Flaschen grundsätzlich verwerfen
– maximale Einlaufgeschwindigkeit beträgt 0,125 Gramm pro Kilogramm Körpergewicht pro Stunde

Bei Gaben von Fettemulsionen über zentralvenöse Katheter darf kein Filter benutzt werden (Verstopfungsgefahr). Inkompatibilitäten sind auszuschließen.

I 13.1.3 Vitamine und Spurenelemente

Vitamine
– essentielle Wirkstoffe, die der Organismus in der Regel nicht synthetisieren kann, die aber lebensnotwendig sind
● **Fettlösliche Vitamine**
– Vitamine A, D, E, K
● **Wasserlösliche Vitamine**
– Vitamine B_1, B_2, B_6, B_{12}
– Vitamin C
– Vitamin H
– Folsäure, Pantothensäure, Niacin

Eine Überdosierung ist nur bei Gabe von fettlöslichen Vitaminen möglich. Wasserlösliche Vitamine werden bei einem Überangebot ausgeschieden.

In Tabelle I 13-3 sind die wichtigsten Vitamine, ihre Wirkung und Mangelerscheinungen aufgeführt.

Tab. I 13-3 Die wichtigsten Vitamine, ihre Wirkung und Mangelerscheinungen

Vitamin	Funktion, Wirkung	Symptome bei mangelnder Zufuhr
Vitamin A, Retinol	Teil des Sehpurpurs, Infektabwehr, Erhalt von Haut und Knorpel	Nachtblindheit, Atrophie von Haut und Schleimhäuten, Immunschwäche
Vitamin B_1, Thiamin	beeinflußt Kohlenhydratabbau, Nerven und Herzfunktion	Muskelschwäche, Gewichtsverlust, Beriberi mit Herzinsuffizienz, Ödemen, neurologischen Störungen
Vitamin B_2, Riboflavin	Teil eines Co-Enzyms, Einfluß auf Stoffwechsel und Hormonproduktion	Haut- und Schleimhautentzündungen, Anämie
Vitamin B_6, Pyridoxin	Teil eines Co-Enzyms, Einfluß auf Eiweißstoffwechsel, Nerven- und Immunsystem, Blutbildung	neurologische Störungen (Krämpfe), Anämie
Vitamin B_{12}, Cobalamin	Teil eines Co-Enzyms, Einfluß auf Eiweißstoffwechsel, Nerven, Bildung von Blutzellen und Erythrozyten	perniziöse Anämie, Nervenstörungen
Vitamin C, Ascorbinsäure	Aufbau von Bindegewebe, wahrscheinlich antioxidativ, fördert Wundheilung	Appetitlosigkeit, verzögerte Wundheilung, Anfälligkeit gegen Infektionen, Skorbut, Wachstumsstörungen

Tab. I 13-3 (Fortsetzung)

Vitamin	Funktion, Wirkung	Symptome bei mangelnder Zufuhr
Vitamin D, Calciferol	Regulierung des Calcium- und Phosphatstoffwechsels, Verknöcherung des Skeletts	Rachitis, unzureichende Knochenverkalkung
Vitamin E, Tokopherol	antioxidativ, Zellmembranschutz	nicht bekannt
Folsäure	Co-Enzym, Einfluß auf die Bildung von Erythro- und Leukozyten	Anämien, Abwehrschwäche, Veränderungen an der Darmschleimhaut
Vitamin H, Biotin	Teil eines Co-Enzyms, Einfluß auf gesamten Stoffwechsel	Störungen des Haut- und Haarstoffwechsels
Vitamin K	Cofaktor bei der Blutgerinnung	Blutgerinnungsstörungen
Niacin	Teil eines Co-Enzyms Einfluß auf den Stoffwechsel	Hautentzündungen, Depressionen, Verdauungsstörungen
Pantothensäure	Teil eines Enzyms, Einfluß auf den Stoffwechsel	nicht bekannt

Spurenelemente
Elemente, die in geringen Mengen im Organismus vorkommen. Sie werden mit dem Trinkwasser, der Nahrung und der Atemluft aufgenommen. Einige Spurenelemente haben eine physiologische Bedeutung. Dazu zählen:
- Chrom, Eisen, Jod, Cobalt
- Kupfer, Magnesium, Mangan, Molybdän
- Selen, Vanadium, Zink, Zinn

Am häufigsten treten bei den Spurenelementen **Jod** und **Eisen** Mangelerscheinungen auf (Tab. I 13-4).

Tab. I 13-4 Spurenelemente und ihre Mangelerscheinungen

Spurenelement	Mangelerscheinung
Cobalt	makrozytäre Anämie
Eisen	mikrozytäre Anämie
Jod	Hypothyreose, Kretinismus
Kupfer	mikrozytäre Anämie, Wachstumsstörungen
Mangan	Sterilität, Knochenfehlbildungen
Selen	Leber-, Muskel-, Herzfunktionsstörungen, verminderte Aktivität des Immunsystems gegen Viren und Umweltgifte
Zink	Wachstumsstörungen, Haarausfall, verzögerte Wundheilung

I 13.2 Enterale Ernährung

Die enterale Ernährung eines Intensivpatienten erfolgt über den **Magen-Darm-Trakt**. Die Nährstoffe werden in flüssiger Form über Sonden zugeführt. Das Bestreben ist, den Patienten bei funktionstüchtigem Gastrointestinaltrakt und stabiler Stoffwechsellage frühzeitig enteral zu ernähren. Auch bei eingeschränkter Verdauungsleistung und verschiedenen Störungen im Stoffwechsel stehen geeignete Sondennahrungen zur Verfügung.

I 13.2.1 Sondenernährung

Indikationen
- Bewußtlosigkeit (z.B. nach Trauma)
- neurologische Störungen (z.B. Kau- und Schluckstörungen, Apoplex)
- Erkrankungen im Hals-, Nasen-, Ohren-, Kieferbereich (z.B. Stenosen, nach Larynxoperationen, Gesichtsfrakturen)
- Störungen im gastrointestinalen Bereich (z.B. Ösophagektomie, Passagehindernisse, Resorptionsstörungen, Pankreasinsuffizienz)
- Tumorkachexie, Eßstörungen
- Beatmung

Vorteile der enteralen Ernährung
- Einbezug des Magen-Darm-Traktes in die Ernährung
- Ulkusprophylaxe, kein Darmzottenabbau
- Anregung der Magen-Darm-Peristaltik
- Barrierefunktion der Darmschleimhaut gegenüber Mikroorganismen bleibt erhalten
- kostengünstiger in Herstellung und Verabreichung
- weniger Risiken und Gefahren im Rahmen der Verabreichung
- qualitativ der parenteralen Ernährung überlegen

Kontraindikationen
- nicht beherrschbare Diarrhö oder Erbrechen
- Peritonitis, Pankreatitis, akutes Abdomen
- gastrointestinale Sepsis oder Blutung
- Ileus, Magen-Darm-Atonie, akute Schockzustände
- akute Stoffwechselentgleisungen und Organinsuffizienzen
- große Eingriffe im gastrointestinalen Bereich (z.B. bei frisch angelegten Anastomosen)

I 13.2.2 Sondenkost

Die Form der Sondenernährung ist primär abhängig von der **Funktionsfähigkeit des Magen-Darm-Traktes.** Sekundär ist festzustellen, ob es sich um eine **Resorptions-** oder eine **Absorptionsstörung** handelt.

Sondennahrung
Sondennahrung wird wegen der Gefahr der Verkeimung in der Regel nicht mehr selbst zubereitet (Kap. 13.1.6). Industriell hergestellte Nahrung enthält alle Grundnährstoffe, Elektrolyte, Vitamine und Spurenelemente im richtigen Verhältnis zueinander.
- es gibt flüssige, gebrauchsfertige Nährstoffgemische
- die pulverisierte Form wird kurz vor Gebrauch mit abgekochtem Tee oder Wasser angerührt
- der Energiegehalt beträgt in der Regel 1 kcal/ml Nährlösung

– da der Gehalt von freier Flüssigkeit bei den Diäten unterschiedlich ist, muß zur Bilanzierung die jeweilige Menge berücksichtigt werden
– Flüssigkeitsergänzungen sind evtl. notwendig
– die Entscheidung über Nährstoff,- Energie- und Flüssigkeitsmenge obliegt dem Arzt

Nährstoffdefinierte Diät (NDD)

– enthält Nährstoffe in ihrer ursprünglichen, natürlichen Form
– die Nährstoffe liegen in ihrer hochmolekularen Form vor, sie müssen erst vom Darm aufgespalten werden
– sie benötigen für ihre Verwertung eine nur wenig beeinträchtigte Verdauungs- und Resorptionsleistung
– Applikation über den Magen
– Diät kann auch vom Patienten getrunken werden
– jeweiliger Ballaststoffanteil wählbar (keine oder wenig Ballaststoffe, um den Darminhalt zu reduzieren, oder viele Ballaststoffe bei lang andauernder enteraler Ernährung)
– ballaststoffreiche Sondennahrung hat eine dickere Konsistenz (Sondenlumen beachten, Verstopfungsgefahr)
– Osmolarität 300 bis 400 mosmol/l
– selten osmotische Durchfälle, da fast plasma-isoton

Modifizierte nährstoffdefinierte Diäten

Sie sind auf bestimmte Stoffwechselstörungen abgestimmt. Beispielsweise bei Diabetes mellitus Austauschstoffe für Glukose, bei Niereninsuffizienz reduzierte Flüssigkeit, Natriumreduktion, hochkalorische Sondenkost reich an MCT, flüssigkeitsreduziert für Patienten z.B. mit Verbrennungen, Herzinsuffizienz oder Beatmung.

● **Chemisch definierte Diäten (CDD)**
– die Nährstoffe liegen in niedermolekularer Form vor, sie sind bereits in ihre fast resorptionsfähigen Bestandteile aufgespalten und sind ballaststofffrei
– nur wenig Verdauungsleistung erforderlich
– diese Sondenernährung ist einsetzbar bei Patienten nach längerer parenteraler Ernährung, Maldigestion, Malabsorption, bei intraduodenaler und intrajejunaler Ernährung
– Stuhlmenge und -frequenz nimmt ab, Entlastung der unteren Darmabschnitte
– Osmolarität ca. 400 mosmol/l ist höher als bei der NDD, es kann vermehrt zu osmotischen Durchfällen kommen
– relativ hoher Preis
– unangenehmer Geschmack, Patienten lehnen das Trinken der Diät ab
– bei Langzeitanwendung evtl. Dünndarmatrophie
– rasche Umstellung auf normale Kost nicht möglich

● **Oligopeptiddiät**
– zählt auch zu den CDD, ist geschmacklich besser
– verfügt statt einzelner, über kurzkettige Aminosäuren und ist nur gering plasma-hyperton
– es kommt seltener zu Durchfällen

I 13.2.3 Ernährungssonden

Bei den Ernährungssonden unterscheidet man zwei Systeme (Abb. I 13-1a und b).

– transnasale Sonden, über den Nasen-Rachen-Raum (Abb. I 13-1a)

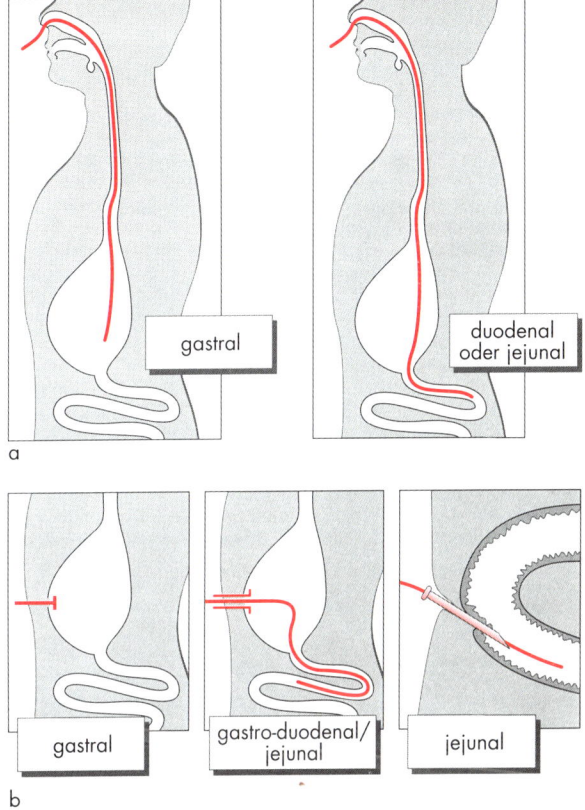

a

b

Abb. I 13-1 a und b Sondensysteme **a** Transnasale Sonden **b** Perkutane Sonden

– perkutane Sonden, über die Bauchdecke (Abb. I 13-1b)
Welche Sonde Anwendung findet, entscheidet der Arzt nach **voraussichtlicher Ernährungsdauer** und **Grunderkrankung** des Patienten.

I 13.2.3.1 Sondenplazierungen
Die Ernährungssonde kann an verschiedenen Stellen im Gastrointestinaltrakt plaziert werden.

Magen
● **Nasogastrale Sonde** (Kap. 6.3.1)
– relativ einfache Technik zum Legen der Sonde
– die Reservoirfunktion des Magens bleibt erhalten
– zur Applikation von nährstoffdefinierten Diäten mit all ihren Vorteilen
– Bolus- und kontinuierliche Gabe möglich

643

– Magenmotilität und der Schluckreflex bleiben erhalten
– erhöhte Aspirationsgefahr
– Druckulzera im Nasen-Rachen-Ösophagus-Bereich sind möglich
● **Perkutane endoskopische Gastrostomie (PEG)** (Abb. I 13-2 a bis d)
– Punktion des Magens von außen
– eignet sich bei Patienten mit neurogenen Schluckstörungen und Ösophagusstenosen
– keine Druckulzera im Nasen-Rachen-Ösophagus-Bereich
– geringer Pflegeaufwand
– **Kontraindikationen:** Gerinnungsstörungen, nur kurzfristige Ernährung, Peritonitis und Aszites
– **Komplikationen:** Blutungen, Infektionen, Sondenfehllagen und Gefahr des Abreißens bei verwirrten Patienten
– Aspirationsgefahr

Dünndarm
● **Nasoduodenale und nasojejunale Sonde**
– bei allen Patienten mit Aspirationsgefahr
– Duodenalsonde ist zu bevorzugen, da die Motilität des Dünndarms postoperativ früher einsetzt als die des Magens
– großer Aufwand beim Legen, muß häufig endoskopisch plaziert werden
– röntgenologische Lagekontrolle

 Die kontinuierliche Applikation der Ernährung ist unerläßlich (Gefahr von Schweißausbrüchen, Erbrechen, Blässe, Kreislaufkollaps bei Bolusgabe)

– **Kontraindikation:** geplante Bauchoperation

 Bei jejunalen Sonden und PEJ dürfen nur niedermolekulare Diäten appliziert werden.

● **Perkutane endoskopische Jejunostomie (PEJ)**
– längerdauernde künstliche Ernährung
– bei Patienten mit erhöhter Aspirationsgefahr
– Plazierung wie bei PEG, die Sonde wird aber weiter vorgeschoben
– die kontinuierliche Applikation der Ernährung ist unerläßlich
● **Feinnadelkatheterjejunostomie (FNKJ)**
– das Legen geschieht nach Resektionen oder Stenosen während eines operativen Eingriffes
– bei Tumorpatienten zur längeren Ernährung, Palliativmaßnahme
– **Komplikationen:** Verstopfung des Katheters, intraabdominale Fehllage, Dislokation
– die kontinuierliche Applikation der Ernährung ist unerläßlich
– Pflege wie bei PEG (Kap. I 13.2.3.4).

I 13.2.3.2 Sondenmaterial
Es sollten nur noch Ernährungssonden aus **Polyurethan** und **Silikonkautschuk** Anwendung finden. Sie sind mittels eines Metallmandrins gut zu legen. Im Hinblick auf Fließeigenschaften ist die jeweilige Sonde individuell auf den Patienten und seine Sondennahrung anzupassen.

Material
● **Sonden aus PVC**
– eignen sich nicht für die enterale Ernährung
– die chemischen Weichmacher lösen sich in zwei bis drei Tagen aus dem Material, die Sonde verhärtet
– Gewebeschäden und Drucknekrosen sind die Folgen von harten Sonden

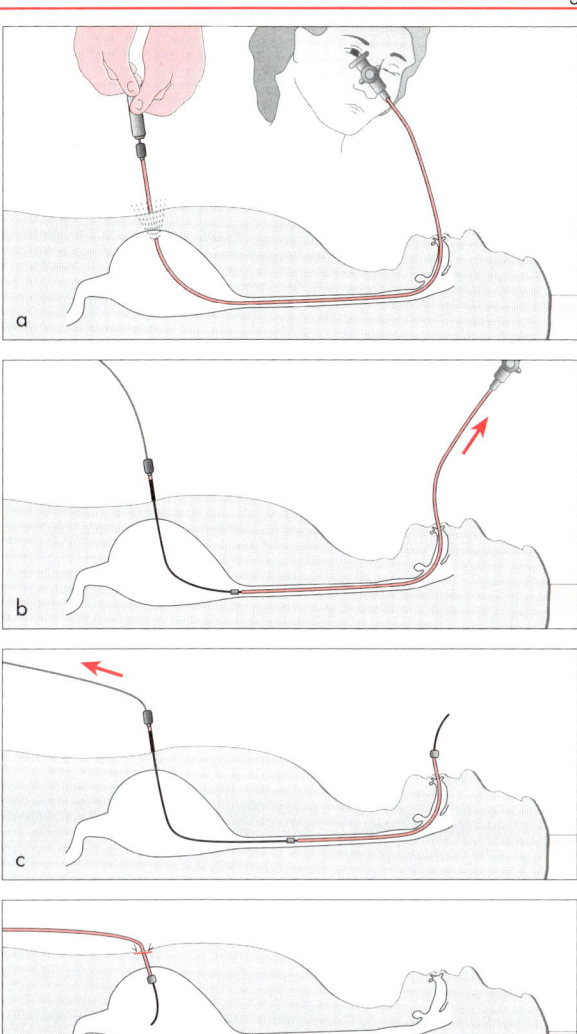

Abb. I 13-2 a bis d Anlage einer PEG **a** Das Gastroskop wird in den Magen eingeführt, anschließend der Magen in Lokalanästhesie punktiert **b** Durch die Punktionskanüle wird ein Faden in den Magen geschoben, der mit dem Gastroskop gefaßt und durch den Ösophagus aus dem Mund herausgezogen wird **c** Der PEG-Katheter wird an den Faden geknüpft und transoral durch Ziehen am äußeren Fadenende in den Magen gezogen **d** Der PEG-Katheter wird an der Bauchwand mit zwei Plastikscheiben fixiert.

● **Sonden aus Polyurethan**
– minimales Fremdkörpergefühl, hohe Knickstabilität
– glatte Oberflächenstruktur erleichtert den Nahrungstransport
● **Sonden aus Silikonkautschuk**
– sehr weich und instabil, wasserabweisend, dickere Wandstärke

I 13.2.3.3 Verabreichen von Sondennahrung
Vorgehen
– Sondenlage überprüfen, z.B. Luftinsufflation und mit Stethoskop abhören, Reflux-pH-Wert vom Magen sauer, vom Dünndarm alkalisch (pH-Wert nicht zu verwerten bei systemisch angewandten Säureblockern), Röntgendarstellung auf Pulmo
– Auskultation der Darmperistaltik (keine Magen-Darm-Atonie)
– Aspiration von Mageninhalt zur Kontrolle, ob Sonde weiterbefördert wurde (ca. eine Stunde nach letzter Gabe)
– Patienten mit leicht erhöhtem Oberkörper lagern (Refluxgefahr)
– Inspektion des Abdomens (Blähungen)
– ausreichende Blockung von Tubus oder Trachealkanüle
– Gabe der Sondenkost
– nach Gabe der Kost Sonde mit klarer Flüssigkeit nachspülen, besonders bei ballaststoffreicher Nahrung
– keine Früchtetees verwenden, da Sonden dadurch verstopfen
– bei Ernährungspumpen darauf achten, daß nur die passenden Systeme verwendet werden, um eine fehlerfreie Funktion zu gewährleisten
– hygienischer Umgang mit Sonden und -kost (Kap. 13.1.6)

 Der schrittweise Aufbau der Ernährung, die Erhöhung der Nahrungsmenge und die kontinuierliche Kontrolle der Verträglichkeit vermindern die Komplikationen bei enteraler Ernährung.

Bolusgabe
– portionsweise (Bolus: Bissen) Gabe von Sondenkost über gastrale Sonden
– Anwendung bei bewußtseinsklaren Patienten, um einen physiologischen Füllungszustand des Magens nachzuahmen
– mehrmals täglich Zufuhr von 100 bis 400 ml Bolus
– die Zufuhr erfolgt mit speziellen Ernährungspumpen und einem geschlossenen System

 Eine Bolusgabe ist nur möglich, wenn gewährleistet ist, daß der Magen als Reservoir dienen kann.

Kontinuierliche Gabe von Sondenkost
– die meisten Patienten erhalten dabei ihre Kost über eine Ernährungspumpe
– bei duodenaler und jejunaler Verabreichung sollte die Zufuhr ausschließlich konstant erfolgen

 Die kontinuierliche Nahrungsgabe über 24 Stunden mit einer Laufgeschwindigkeit von 20 bis 200 ml/Stunde führt zu einer stabileren Stoffwechsellage. Gastrointestinale, abdominale Beschwerden sind selten zu beobachten.

Vermeiden von Komplikationen
● **Gastrointestinale Unverträglichkeiten** der Sondenkost, z.B. Erbrechen, Reflux, Diarrhö, Obstipation, Bauchschmerzen
– Dislokation der Sonde ausschließen

- kontinuierliche Gabe bevorzugen
- langsamer Nahrungsaufbau, evtl. Einlaufmenge wieder reduzieren
- Kontrolle der vollständigen Magenentleerung
- Steigerung der Motilität durch Medikamente
- ballaststoffreiche Nahrung anbieten
- Osmolarität und Art der Nahrung (NDD, CDD) an Sondenlage (Magen, Duodenum) anpassen
- laktosefreie Sondenkost
- Gabe von Medikamenten zum Aufbau einer Darmflora
- hygienischer Umgang mit Sondenkost (Kap. 13.1.6)
- Möglichkeit einer infektiösen Diarrhö in Betracht ziehen (Stuhlprobe), evtl. auch medikamenteninduzierte Diarrhö oder Obstipation
- **Erhöhte Aspirationsgefahr bei gastralen Sonden**
- Abwägen, ob sich eine Ernährung über das Duodenum anbietet
- **Verstopfen, Fehllage, Ulzera durch die Sonde**
- Nachspülen der Sonde mit Flüssigkeit nach Gabe von Medikamenten oder Sondenkost
- keine Früchtetees verwenden
- durch Fehllagen der Sonden kann es zu Aspiration von Nahrung kommen, Sondenlage regelmäßig überprüfen
- ausschließliche Verwendung von hautfreundlichen Materialien
- Lumen der Sonde dem Bedarf anpassen (englumige vorziehen)
- Fixierung von Sonden mindestens einmal täglich, hautschützende Methoden anwenden (Kap. 6.3.1)
- **Störungen im Wasser-Elektrolyt-Blutzucker-Haushalt**
- Blutzuckerkontrollen
- Kontrolle von Gewicht, ZVD, Ödementstehung
- Elektrolyte (Kap. 7.1.3.1, hypertone Dehydration)
- Gabe von modifizierten nährstoffdefinierten Formeldiäten (modifizierte NDD)

I 13.2.3.4 Pflege bei liegenden Sonden

Die Durchgängigkeit der Sonde und das Vermeiden von Komplikationen müssen gewährleistet sein (Kap. I 13.2.3.3).

Vorgehen
- sorgfältige Mund- und Nasenpflege
- künstlichen Speichel anbieten
- Lieblingsspeisen zum Schmecken anbieten (Kap. 14.1)
- Markierung an der Austrittsstelle der Sonde anbringen, um Dislokationen beim Verbandwechsel feststellen zu können
- Sonden ohne Zug fixieren
- **Im Nasenbereich**
- Fixierung täglich und bei Bedarf erneuern
- Nasenpflege nach Entfernen der alten Pflaster (Kap. I 4.4.6.3.1)
- Sonde mit Schaumstoffring oder Hydrokolloidplatte umpolstern (Kap. I 4.4)
- Sonde, Nase und Wange vor dem Fixieren bei Bedarf mit Alkohol entfetten
- hautfreundliches Pflaster verwenden
- Pflaster ohne Zug und auf wechselndes Hautareal über Kreuz kleben
- Hautirritationen oder Schäden dokumentieren
- nach dem Fixieren mit sterilem Watteträger Nasensalbe in die Nase einbringen

● **Bei perkutaner Sonde**
- sieben bis zehn Tage bei reizlosem Wundverlauf einmal täglich Inspektion, Desinfektion und Verbandwechsel
- nach zehn Tagen ein- bis zweimal pro Woche Verbandwechsel
- Patient kann bei reiz- und komplikationslosem Verlauf baden und duschen

Verbandwechsel (Abb. I 13-3 a und b)
- sterile Vorgehensweise
- Desinfektion und Säuberung der Sonde, Haut und Halteplatte (Abb. I 13-3 a)
- auf Wundheilungsstörungen und Infektionen achten
- sterile Schlitzkompresse (bei Bedarf Metalline-Kompresse) zwischen Punktionsstelle und äußerer Halteplatte anbringen (Abb. I 13-3 b), um Infektionen zu vermeiden (feuchte Kammer)
- mit sterilen Mullkompressen abpolstern
- Verband mit Klebemull fixieren

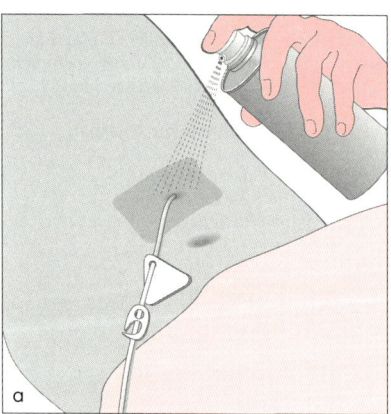

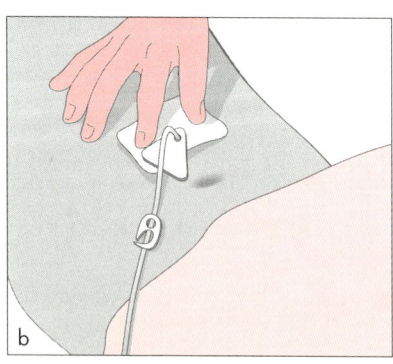

Abb. I 13-3 a und b Pflege der PEG **a** Desinfektion **b** Fixierung

– nach sieben bis zehn Tagen kann nach der Desinfektion ein eingeschnittenes Sterilpflaster verwendet und unter der Halteplatte angebracht werden
– Halteplatte mit Pflaster über dem Sterilverband fixieren und den Katheter, um Zug zu vermeiden, nochmals mit Pflasterstreifen sichern
– Dokumentation der Wundverhältnisse

I 13.3 Orale Ernährung

Die meisten Patienten auf der Intensivstation können keine oder nur sehr ungenügend orale Nahrung zu sich nehmen. Diese Energiezufuhr ist nur mangelhaft zu kontrollieren. Häufig besteht die Gefahr der Aspiration durch schwachen oder inkompletten Schluckvorgang. Es besteht aber im Rahmen der **Basalen Stimulation**® (Kap. 14.1) oder durch das **Schlucktraining** durch Logopäden die Möglichkeit, den Patienten bei der Nahrungsaufnahme zu unterstützen.

Anbahnende Maßnahmen zur Nahrungsaufnahme
– Stimulation des Mundinnenraumes durch verschiedene Flüssigkeiten, z.B. Tees, Brühe, Joghurt, Säfte
– unterschiedliche Flüssigkeitstemperaturen, z.B. kalt, lauwarm, warm
– Apfelsaft oder Joghurt regen durch den Säuregehalt die Speichelproduktion an
– Mundschluß unterstützen durch logopädische Maßnahmen
– Stimulation der Mund- und Schluckmuskulatur (Logopädie)

Vorbereitung des Patienten zum Schluckversuch
– das Schlucken kann erst ausgelöst werden, wenn sich Flüssigkeit oder Speichel im Mund befindet

 Primär muß immer festgestellt werden, ob der Patient schlucken kann.

– Patient muß husten können, um sich nicht an seinem Speichel zu verschlucken
– evtl. liegende Trachealkanüle muß geblockt sein
– Oberkörperhochlagerung, sitzende Position
– Kopf in gerader Stellung fixieren, z.B. mit Kissen
– Kopf nicht nach vorne kippen lassen, da sonst die Nahrung aus dem Mund läuft
– Kopf nicht nach hinten kippen lassen, Aspirationsgefahr

Schluckversuch
– Pflegender sitzt dem Patienten gegenüber, wichtig für Blickkontakt und Kommunikation
– mit Tropfen beginnen, Inhalt einer 2-ml-Spritze langsam auf die Zunge tropfen lassen
– Hand auf den Adamsapfel legen und Schlucken gut beobachten
– zwischen den einzelnen Schlucken auf normale Atmung achten, evtl. Patienten sprechen lassen

 Gurgelnde, schleimige Sprache deutet auf eine Aspiration hin.

– bei flüssiger Kost z.B. Apfelsaft, Joghurt (säuerlich, regt Speichelproduktion an) verwenden

● **Aspirationszeichen**
– Husten, Dyspnoe, Atemnot
– bläuliche Verfärbung der Haut
– Bradykardie, Atemstillstand, Bewußtlosigkeit

Unterstützende Maßnahmen bei der Nahrungsaufnahme
– sich Zeit lassen
– Nahrung und Getränke streßfrei verabreichen
– Patient soll das Essen anschauen oder riechen können
– die optimale, individuelle Lagerung zur Nahrungsaufnahme kann in Kooperation mit der zuständigen Krankengymnastin erfolgen
– Breikost am Anfang in kleinen Mengen eingeben
– passierte Kost wie Fleisch, Kartoffeln, Gemüse einzeln verabreichen, damit der Geschmack nicht neutralisiert wird
– nach Rücksprache mit dem Arzt Lieblingsspeisen anbieten
– später feste Nahrung anbieten, um das Kauen anzuregen (Kap. I 5.5, Parotitisprophylaxe)
– beim Essen Getränke zum Nachtrinken reichen, z.B. bei zuwenig Speichelproduktion

 Nie gleichzeitig Speisen mit unterschiedlicher Konsistenz anbieten (Müsli oder Joghurt mit Körnern), keine Krümel oder groben Körner (Zwieback, Vollkornbrot, Nüsse) und keine Milch (Verschleimungsgefahr).

– Hand-Mund-Koordination fördern, dem Patienten Löffel in die Hand geben und zum Mund führen lassen
– Mund nicht ständig abwischen, wenn, dann nur in Richtung Mundschluß
– zum Trinken Strohhalm mit Knick oder dünnen Plastikschlauch anbieten
– manche Patienten lehnen Plastik ab und möchten lieber aus einem Glas trinken

 Bei Schnabeltassen verschlucken sich viele Patienten, da sie die Flüssigkeitsmenge schlecht regulieren können.

– freies Atmen durch die Nase erleichtert die Nahrungsaufnahme (Zuschwellen nach nasaler Extubation)

 Nach dem Essen immer Inspektion der Mundhöhle und Mundpflege.

– nach der Nahrungsaufnahme den Patienten kurze Zeit aufrecht sitzen lassen

I 14 Intensivpflege bei allgemein-chirurgischen Krankheits-bildern

I 14.1 Gastrointestinale Blutungen

Ursachen

- **Obere gastrointestinale Blutung**
- **Nase, Mund, Pharynx, Ösophagus,** z.B. Varizen, Tumore, Mallory-Weiss-Syndrom (Schleimhauteinrisse im Kardiabereich)
- Tumoren
- **Magen,** z.B. Fundusvarizen, Erosionen, Ulkus, Tumore
- **Duodenum,** z.B. Ulkus, Divertikel, Karzinome
- **Untere gastrointestinale Blutung**
- **Dünndarm,** z.B. Ulkus, Divertikel, Morbus Crohn
- **Dickdarm,** z.B. Colitis ulcerosa, Polypen, Tumore
- **Rektum,** z.B. Hämorrhoiden, Karzinom

In Tabelle I 14-1 ist die Blutungsaktivität nach Forrest dargestellt.

Tab. I 14-1 Klassifizierung der Blutungsaktivität nach Forrest

Blutungsaktivität	Forrest-Typ	Kriterien
aktive Blutung	Typ Ia Typ Ib	arterielle (spritzende) Blutung Sickerblutung
sistierende Blutung	Typ II	Hämatin bzw. Koagel auf Läsion, sichtbarer Gefäßstumpf
keine Blutung	Typ III	Läsion ohne Zeichen einer vorangegangenen Blutung

I 14.1.1 Ulkusblutung

Bei einer **Erosion** sind auf die Schleimhaut begrenzte Substanzdefekte (meistens mehrere Läsionen) zu finden. Es kann zu einer Blutung aus den Kapillaren kommen. Bei einem **Ulkus** handelt es sich um einen tiefen Schleimhautdefekt, der auch die Muscularis mucosae betrifft. Die Blutung kann aus Arterien und Venen erfolgen.

Begünstigende Faktoren

- Schock, Sepsis, Polytrauma, Gerinnungsstörung
- ungenügende Sedierung

 Streßläsionen können bei einem Patienten schon einige Stunden nach Aufnahme auf der Intensivstation auftreten.

- chronisch-rezidivierende Ulkuskrankheit, **endogen** bedingt (z.B. Salzsäure, Galle) oder **exogen** (z.B. Streß, Medikamente, Helicobacter pylori)

651

Symptome
- Bluterbrechen (Hämatemesis), kaffeesatzfarben oder rotes, frisches Blut (typisch für obere GI-Blutung, aber nicht obligat)
- Teerstuhl (Meläna), schwarzer, glänzender Stuhl, bei Blutungen im oberen GI-Trakt oder bei sehr langsamer Darmpassage
- rote Darmblutung (Hämatochezie)
- **Bei massiver oberer GI-Blutung**
- Blässe, Schwäche, Schwindel, Tachykardie
- Hypotonie kann zu hypovolämischem Schock führen

Diagnostik
- Klinik (Hämatemesis, Meläna, Hämatochezie)
- Magensonde zum Blutnachweis, Kreislaufparameter
- **Notfallendoskopie**
- Ösophagogastroduodenoskopie zur Lokalisation und Blutstillung
- **Labor**
- Blutbild, Blutgruppe, Gerinnung
- Kreuzblut, Serumwerte, Ammoniak
- **Röntgen**
- Kontrastmitteldarstellung des Magens

Therapie
- Priorität hat die Kreislaufstabilisierung
- großlumige venöse Zugänge, ZVK, Volumen- und Blutsubstitution
- Notfallendoskopie und gezielte Blutstillung durch Elektro- oder Laserkoagulation, durch Injektionsmethode
- Sauerstoffzufuhr, Intubation bei respiratorischer Insuffizienz und bei Gefahr der Aspiration
- bei Patienten mit Helicobacter pylori Antibiotikagabe
- ulzerogene Medikamente vermeiden (ASS, Kortikoide)

Prophylaxe
- Antazidagabe und Säuresekretionshemmer, z.B. Antra®
- bei Erosionen und Läsionen, z.B. Somatostatin®
- enterale Ernährung über Ernährungssonde, sobald möglich
- Streßminderung, Ruhephasen, gute Sedierung

▶ **Pflegerische Maßnahmen und Überwachung**

- Monitoring, Blutdruck, Puls
- ZVD-Messung (Kap. 5.5.4.3)

Gefahr des Lungenödems durch Übertransfundierung.

- Sauerstoffzufuhr
- Überwachung der Spontanatmung bzw. der maschinellen Beatmung durch Messen der Sauerstoff-Sättigung, Blutgasanalyse
- Beatmungsgerät einstellen
- bei Langzeitbeatmung Atemwege befeuchten (Kap. I 9.1)
- einmal pro Schicht und nach Bedarf absaugen

- Infusionstherapie nach Anordnung anhängen und überwachen
- FFP anhängen (anwärmen)
- Transfusionen überwachen
- Nahrungskarenz in der Akutphase einhalten

– Sondenernährung, so bald wie möglich (nach Arztanordnung)
– regelmäßige Blutzuckerkontrollen (Somatostatin verursacht Blutzucker-schwankungen)
– Medikamente verabreichen, Einnahme überwachen

– Flüssigkeitsbilanzierung, stündliche Dokumentation der Urinausschei-dung
– Abführen des Patienten, das Blut soll aus dem Gastrointestinaltrakt ent-fernt werden

Bei Patienten mit bestehender Leberzirrhose besteht die Gefahr der hepa-tischen Enzephalopathie durch vermehrten Ammoniakanfall.

– nach Anordnung Gabe von Humatin® und Bifiteral® über Magensonde oder als Einlauf
– orthograde Spülung (bei Lebererkrankungen) nach Arztanordnung, z.B. mit Golytely®
– regelmäßige Kontrolle der Körpertemperatur

Gefahr der Unterkühlung durch Massentransfusionen. Erythrozytenkon-zentrate entweder über Durchlauferwärmer verabreichen oder vorher im Plasmatherm® erwärmen.

– Unterstützung bei der Grundpflege bzw. Übernahme der Körperpflege
– mögliche Hautirritationen durch häufiges Abführen, Hautschutzsalbe verwenden
– bei sedierten Patienten Fäkalkollektor® (Hautschutzplatte mit Beutel zur Ableitung des Stuhlgangs) anbringen oder kurzfristig ein Darmrohr legen (Gefahr von Läsionen)
– alle notwendigen Prophylaxen vornehmen

– Kontrolle des Bewußtseins
– psychologische Führung des Patienten, gute Aufklärung über Pflegemaß-nahmen, wenn nötig Sedierung

– auf Einhalten der Bettruhe achten (Akutphase)
– wenn nötig Bettgitter zur Sicherheit des Patienten anbringen
– adäquate Krankengymnastik, stufenweise Mobilisation (Kreislaufüber-wachung)

I 14.1.2 Ösophagusvarizenblutung

Ursachen
– portale Hypertension führt zur Ausbildung von Kollateralkreisläufen vom portalen zum kavalen Venensystem, z.B. Caput medusae, Ösopha-gusvarizen
– prähepatischer Block, z.B. Thrombose der Milzvene oder der Pfortader, z.B. bei Einnahme östrogenhaltiger Kontrazeptiva oder durch Tumore
– intrahepatischer Block, z.B. biliäre Zirrhose, Hepatitis
– posthepatischer Block, z.B. Verschluß der Lebervenen durch Thrombo-sen

Symptome
– Hämatemesis, Teerstuhl oder bei schneller Darmpassage blutiger Stuhl
– Kreislaufdekompensation, Schock

Diagnostik
– Klinik, akute Blutung
- **Anamnese**
– Medikamente (z.B. Marcumar®)
– Zeichen einer Leberzirrhose
- **Labor**
– Blutbild, Blutgruppe, Kreuzblut, Elektrolyte
– Leberwerte, Lipase, Laktat, Ammoniak
– Gerinnungsparameter
- **Notfallendoskopie**

Therapie
Siehe Kapitel I 14.1
– endoskopische Blutstillung: Sklerosierung, Fibrinkleber
– medikamentöse Blutstillung mit Vasopressin oder Terlipressin (Glycyl-pressin®)
– Gerinnungsfaktoren (Vitamin K, FFP, evtl. AT III® und PPSB®)
– Sengstaken-Blakemore-Sonde (Kap. I 14.1.2.1) oder Linton-Nachlas-Sonde (Kap. I 14.1.2.2)
– Notfall-Operation bei arterieller, nicht stillbarer Blutung
– nach der Blutstillung Reinigung des Darmes zur Prophylaxe der hepatischen Enzephalopathie: Hebe-Senk-Einlauf, Gabe von Humatin® und Bifiteral®

I 14.1.2.1 Sengstaken-Blakemore-Sonde
Die Sonde wird vom Arzt bei Blutungen aus Ösophagusvarizen und Varizen im Kardiabereich gelegt.

Vorbereiten des Materials
– Nierenschalen oder Eimer für den Patienten bereitstellen (schwallartiges Erbrechen)
– Sengstaken-Blakemore-Sonde (Einmalsonde aus Silikon) (Abb. I 14-1)
– 50-ml-Blasenspritze, 20-ml-Spritze
– zwei Klemmen, Blutdruckmanometer
– Xylocain-Gel 2%, Schere, Pflaster
– Ablaufbeutel, Bettschutz, Einmalhandschuhe, Einmalschürze
– Absauggerät
– Notfallwagen bei Gefahr der Aspiration und bei Ateminsuffizienz (evtl. Intubation)
– evtl. Extension mit Hebelarm und Laufrollen, wenn Zug beabsichtigt ist

Vorbereitung des Patienten
– Patienten informieren, Zahnprothese entfernen
– Patienten in halb sitzende Lage bringen, Bettschutz
– Ballon auf Dichtheit testen
– Nasen-Rachen-Raum anästhesieren und evtl. abschwellende Nasentropfen applizieren

Vorgehen
– Sonde über die Nase etwa 50 Zentimeter vorschieben

Bei oraler Lage besteht die Gefahr, daß der Patient die Sonde durchbeißt.

– Lage durch Einspritzen von Luft kontrollieren
– Magenballon mit 90 bis 120 ml Luft aufblasen
– Sonde zurückziehen, bis ein federnder Widerstand zu spüren ist

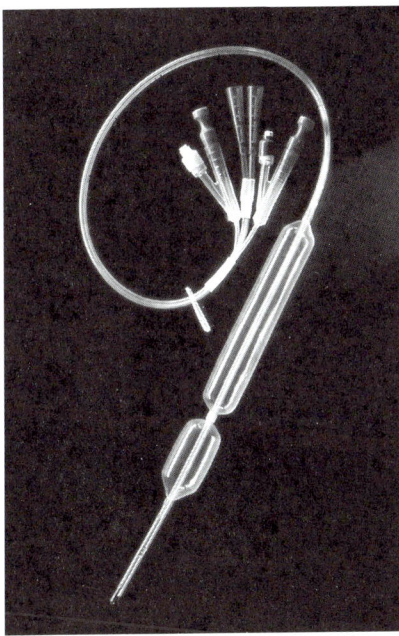

Abb. I 14-1 Sengsta-ken-Blakemore-Sonde

- Ösophagusballon mit maximal 45 mmHg (100 bis 150 ml Luft) blocken, Dokumentation der Druckwerte oder der Luftmenge

Nach dem Füllen des Ballons müssen die Anschlüsse verschlossen werden (Klemme, Verschlußstücke), um ein Entweichen der Manschettenfüllung zu verhindern.

- Zuggewicht (Arztanordnung) 250 bis 500 ml über Laufrollen und Hebel-arm anbringen oder die Sonde mit Pflaster fixieren
- Drainage von Magen und Ösophagus
- Ösophagusballon alle sechs Stunden für fünf Minuten entblocken (wenn die Blutung steht)
- die Blockung kann maximal 48 Stunden bestehenbleiben
- wenn die Blutung steht, Sonde zur Sicherheit entblockt noch 12 bis 24 Stunden belassen
- wenn keine Nachblutung entsteht, Sonde vorsichtig ziehen

Das Funktionsprinzip ist in Abbildung I 14-2 dargestellt.

Komplikationen
- Aspiration, Perforation
- Ersticken (Schere am Bett, im Notfall extrakorporalen Teil durchschnei-den)
- Drucknekrosen der Schleimhaut

Gefahr der Ösophagusruptur durch Ösophagusballon.

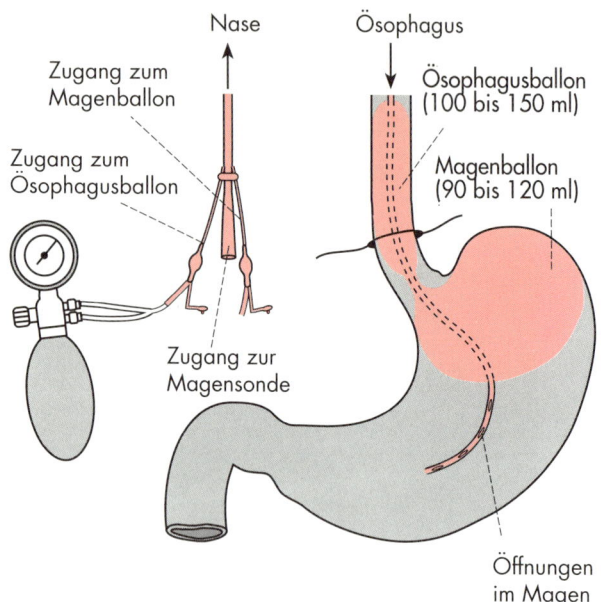

Nase

Ösophagus

Zugang zum Magenballon

Zugang zum Ösophagusballon

Ösophagusballon (100 bis 150 ml)

Magenballon (90 bis 120 ml)

Zugang zur Magensonde

Öffnungen im Magen

Abb. I 14-2 Funktionsprinzip der Sengstaken-Blakemore-Sonde

I 14.1.2.2 Linton-Nachlas-Sonde
Die Sonde wird vom Arzt bei Varizen im Magenfundus gelegt.

Vorbereiten des Materials
– Linton-Nachlas-Sonde (Einmalsonde aus Silikon) (Abb. I 14-3)
– Extension mit Hebelarm und Laufrollen
– siehe Kapitel I 14.1.2.1

Vorgehen
– wie bei der Sengstaken-Blakemore-Sonde (Kap. I 14.1.2.1)
– Ballon mit 100 ml Luft füllen

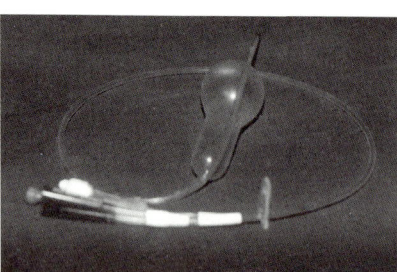

Abb. I 14-3
Linton-Nachlas-Sonde

– anschließend Sonde zurückziehen, bis ein leichter Widerstand zu spüren ist
– der Ballon kann bis auf maximal 500 ml Gesamtvolumen nachgeblockt werden, Dokumentation der Luftmenge
– 250 bis 500 ml Zug anbringen (Arztanordnung)

Das Funktionsprinzip ist in Abbildung I 14-4 dargestellt.

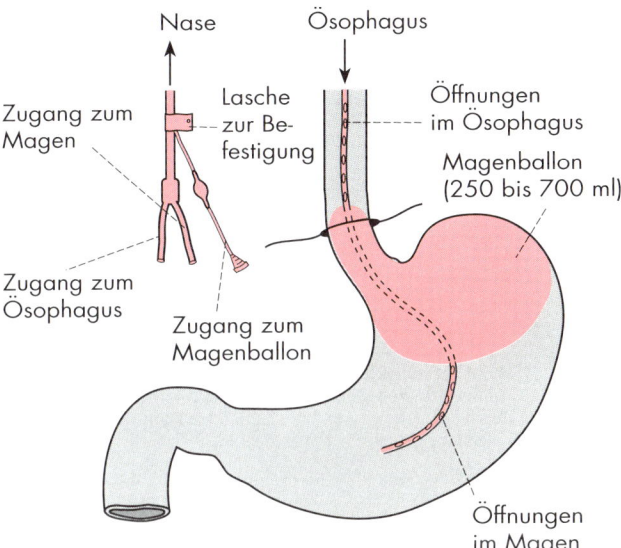

Abb. I 14-4 Funktionsprinzip der Linton-Nachlas-Sonde

▶ **Pflegerische Maßnahmen, Überwachung**

– Monitoring, Blutdruck, Puls
– ZVD-Messung (Kap. 5.4.3)

Gefahr des Lungenödems durch Übertransfundierung.

– Sauerstoffzufuhr
– Spontanatmung bzw. maschinelle Beatmung kontrollieren durch Puls-oxymetrie und Blutgasanalyse
– Beatmungsgerät einstellen
– bei Langzeitbeatmung Atemwege befeuchten (Kap. I. 9.1)
– einmal pro Schicht und bei Bedarf endotracheal absaugen

– Infusionstherapie anhängen und überwachen
– FFP anhängen und überwachen
– Transfusionen überwachen
– Nahrungskarenz in der Akutphase einhalten
– regelmäßige Blutzuckerkontrollen (Somatostatin verursacht Blutzucker-schwankungen)
– Medikamentengabe

657

- Flüssigkeitsbilanzierung, stündlich Urinausscheidung dokumentieren
- Stuhlausscheidung kontrollieren und regulieren durch Hebe-Senk-Einlauf, Gabe von Humatin® und Bifiteral®, orthograde Spülung nach Arztanordnung, z.B. mit Golytely®

Bei Patienten mit Leberzirrhose besteht die Gefahr der hepatischen Enzephalopathie durch vermehrten Ammoniakanfall.

- regelmäßige Kontrolle der Körpertemperatur

Gefahr der Unterkühlung durch Massentransfusionen, Erythrozytenkonzentrate entweder über Durchlauferwärmer einlaufen lassen oder vorher im Plasmatherm® erwärmen.

- Assistenz beim Legen der Kompressionssonde und Überwachung der liegenden Sonde
- einmal stündlich Kontrolle und Dokumentation des Ballondruckes, der Lage und des freien Ablaufs
- Nasenpflege und Dekubitusprophylaxe durch Abpolstern der Sonde oder Hydrokolloidverband
- Absaugen des Nasen-Rachen-Raumes, da der Speichel nicht geschluckt werden kann
- wenn möglich, Patienten zum Ausspucken des Speichels anleiten
- bei bestehender infektiöser Lebererkrankung Isolations- und Hygienemaßnahmen beachten
- bei der Grundpflege unterstützen bzw. Übernahme der Körperpflege
- durch das ständige Abführen kann es zu Hautirritationen kommen, deshalb Hautschutzsalbe verwenden

Bei sedierten Patienten Hautschutzplatte mit Beutel zum Ableiten des Stuhls (Fäkalkollektor®) anbringen oder kurzfristig ein Darmrohr legen (Gefahr von Drucknekrosen).

- alle notwendigen Prophylaxen vornehmen

- Kontrolle des Bewußtseins, z.B. Glasgow Coma Scale
- bei Bedarf Patienten sedieren, nach der Endoskopie antagonisieren
- psychologische Führung des Patienten
- über alle Pflegemaßnahmen gut informieren

- auf Einhalten der Bettruhe achten (Akutphase)
- Lagerung des Patienten mit erhöhtem Oberkörper, achsengerechte Zugrichtung beachten
- wenn nötig Bettgitter zur Sicherheit des Patienten anbringen
- adäquate Krankengymnastik, Mobilisation erst nach der Akutphase (Arztanordnung)

I 14.2 Akutes Abdomen am Beispiel der Peritonitis

Der Begriff „akutes Abdomen" ist eine Sammelbezeichnung für Erkrankungen, die mit akut einsetzender, rasch fortschreitender Abdominalsymptomatik einhergehen.

Ein akutes Abdomen erfordert eine akute Diagnostik und Therapie.

Ursachen

- Entzündungen (Appendizitis, Cholezystitis), Ileus (Kap, I 14.3)
- Perforationen (Ulkus, Dünndarmdivertikel, perforierte Appendix)
- akute Durchblutungsstörungen (Mesenterialinfarkt)
- Traumen (Stich-, Schuß-, Pfählungsverletzungen)
- Blutungen (rupturiertes Bauchaortenaneurysma)
- extraabdominelle Ursachen (Hinterwandinfarkt)

 Vor einer weitergehenden Diagnostik auch an „Bagatellursachen" denken, z.B. eine volle Harnblase.

Ursachen der Peritonitis

- **Bakterielle Peritonitis**
- Perforationsperitonitis, z.B. Ulkus, Dünndarmdivertikel
- Durchwanderungsperitonitis, z.B. Gallenblasenempyem, Ileus
- **Chemisch-toxische Peritonitis**
- durch Magen-Darminhalt (postoperativ) oder Gallensaft
- Pankreassekret (bei Pankreatitis), Bariumsulfat

Symptome

- schmerzhaftes Abdomen (initial diffuse, dann heftige Bauchschmerzen mit Loslaßschmerz)
- Abwehrspannung („bretthartes Abdomen")
- Schonhaltung, Übelkeit, Erbrechen
- Fieber

Durch eine erhöhte Gefäßdurchlässigkeit kommt es im weiteren Verlauf zu einer Einschwemmung von Bakterien in die Blutbahn. Dadurch entwickelt sich durch die Freisetzung bestimmter Mediatoren (Überträgerstoffe) das Vollbild einer **Sepsis.** Später kann es dann durch eine ausgeprägte Zentralisation des Organismus, durch Gerinnungsstörungen und toxische Reaktionen zum **Multiorganversagen** kommen.

Therapie

- Magensonde zur Entlastung des Magen-Darm-Traktes legen
- ZVK zur Bilanzierung und Messung des ZVD
- Blasenverweilkatheter zur Bilanzierung
- Volumensubstitution (bei einer akuten Peritonitis ist ein Volumendefizit von drei bis sechs Litern möglich)
- Elektrolytersatz nach Laborkontrolle
- ausreichend Analgetika
- evtl. Analgosedierung und Beatmung
- **Chirurgische Therapie**

Die Entscheidung zu einer chirurgischen Intervention wird je nach Ursache und aktuellem klinischen Zustand getroffen.

- nach der Fokussanierung Lavage der Bauchhöhle (Spülung)
- falls eine **tägliche Lavage** notwendig ist, kann das Abdomen offengelassen (Laparostoma) und mit sterilen feuchten OP-Tüchern abgedeckt werden
- bei der **halboffenen Therapie** wird das Abdomen nach der Lavage z.B. mit einem eingenähten Reißverschluß oder einer provisorischen Hautnaht vorübergehend verschlossen

Die tägliche Lavage kann auf einer Intensivstation vorgenommen werden. Allerdings ist dafür eine gute **Planung** des **Arbeitsablaufes** notwendig, weil eine Lavage einen erheblichen personellen und zeitlichen Aufwand bedeutet. Der Patient muß zu diesem Eingriff ausreichend analgosediert werden.

▶ **Pflegerische Maßnahmen, Überwachung**

- engmaschige Herz-Kreislaufüberwachung, Gefahr von extremen Flüssigkeitsverschiebungen
- fast immer ist eine invasive Blutdruckmessung nötig
- evtl. kontinuierliche Messung von ZVD, Pulmonalisdruck und HZV

- regelmäßig Lunge auskultieren (Atelektasen) bei spontanatmenden Patienten
- Beobachtung der Atmung, mögliche Tachypnoe
- aktivierende Atemgymnastik ist in der Akutphase durch Schmerzen beschränkt
- bei beatmeten Patienten Basisüberwachung, auf ausreichendes Atemzugvolumen (evtl. PEEP, druckkontrollierte Beatmung) achten; evtl. Minderbelüftung durch Zwerchfellhochstand
- Klopf- und Vibrationsmassagen je nach Zustand des Patienten

- koÌntinuierliche parenterale Ernährung überwachen

- einmal stündlich Kontrolle der Ein- und Ausfuhr
- Urinfärbung und Konzentration beobachten
- Bilanzierung mindestens alle acht Stunden, wenn nötig stündlich
- Konsistenz und Färbung des Stuhls beobachten

- Beobachtung von Hautfarbe (Blässe, Ikterus) und Turgor (Hypovolämie, Ödeme)
- bei katecholaminpflichtigen Patienten auf Drucknekrosen achten
- besonders wichtig ist die Hautpflege rund um das Laparostoma
- durch ein ständig feuchtes Milieu und den Kontakt der Haut mit infektiöser Flüssigkeit aus dem Abdomen kann eine zusätzliche schwere Hautschädigung entstehen
- Umgebung des Laparostomas großzügig mit hydrokolloiden Hautschutzplatten abdecken

Die Hautschutzplatten müssen mit größter Sorgfalt angebracht werden, damit sich darunter keine Flüssigkeit sammeln kann.

auf Schmerzsymptomatik achten

- möglichst schonende Lagerung, z.B. Rückenlage mit angewinkelten Knien

I 14.3 Ileus

Ein Ileus ist eine **lebensbedrohliche Unterbrechung der Darmpassage** infolge einer mechanischen Verengung oder Verlegung des Darmlumens (mechanischer Ileus), oder einer Darmlähmung (paralytischer Ileus).

I 14.3.1 Mechanischer Ileus

Durch eine mechanische Störung (z.B. Tumor, Verletzung) im Abdomen oder des Darms selbst (Stenose, Kolonkarzinom, Torsion, Kotsteine) kann das Darmlumen so eingeengt werden, daß ein durch die normale Peristaltik nicht zu überwindendes Hindernis entsteht. Im weiteren Verlauf kommt es dann zum **paralytischen Ileus.** Bei Störungen mit Beteiligung der Blutversorgung des Darms entwickelt sich eine **Nekrose** der Darmschleimhaut mit anschließender **Infektion** des Abdomens durch eine **Durchwanderungsperitonitis.**

Ursachen

sind der Tabelle I 14-2 zu entnehmen

Tab. I 14-2 Mögliche Ursachen des mechanischen Ileus

Lokalisation	Obstruktion ohne Störung der Blutzirkulation	Strangulation mit Störung der Blutzirkulation
Extramural (Kompression)	Adhäsion	Inkarzeration
	Briden	Torsion
	Kompression	Volvulus
Intramural (Okklusion)	Stenose	
	Striktur	
Intraluminär (Obturation)	Fremdkörper	Invagination
	Gallensteine	
	Tumor	
	Nahrungsmittel	

Symptome
- kein Stuhlgang, kein Abgang von Winden
- Erbrechen, je höher der Verschluß, desto früher
- kolikartige Schmerzen, Meteorismus
- Widerstandsperistaltik

Diagnostik
- **Sonographie**
- Differenzierung eines mechanischen oder paralytischen Ileus
- Nachweis freier Flüssigkeit im Abdomen (Perforation)
- Nachweis von Abszessen, Tumoren oder Metastasen
- **Röntgen-Abdomenübersicht im Stehen oder in Linksseitenlage**
- erweiterte Darmschlingen, Spiegelbildung (Abb. I 14-5)
- freie Luft im Abdomen (bei Perforation)
- **Kontrastmitteleinlauf**
- Stenose im betroffenen Darmabschnitt
- Austritt von KM in das Abdomen (Perforation)

Therapie
- Schockbehandlung, Volumenersatz
- Magensonde zur Entlastung des Magen-Darm-Traktes legen
- parenterale Ernährung, Einläufe
- nach erfolgter Diagnostik (Ursache, Lage, Höhe) Laparotomie zur Beurteilung der Darmdurchblutung

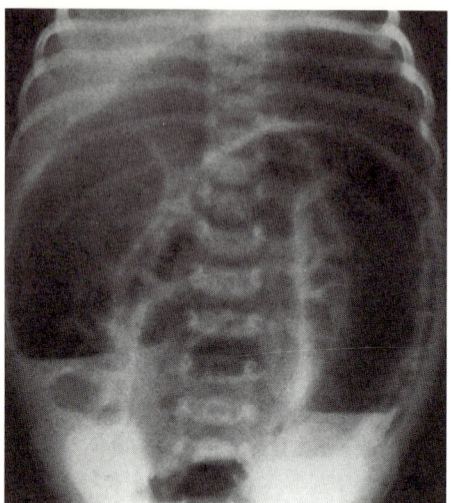

Abb. I 14-5 Röntgen-Aufnahme eines Ileus mit Dilatation von Darmschlingen und Spiegelbildung des unteren Dünndarmes und Dickdarmes

 Bei schlecht durchbluteten Darmanteilen ist die Gefahr einer Darmnekrose mit nachfolgender akuter Peritonitis sehr hoch.

– Operation zur mechanischen Entlastung

▶ **Pflegerische Maßnahmen, Überwachung**

 – engmaschige Herz-Kreislaufüberwachung, um extreme Flüssigkeitsverschiebungen zu erkennen
– invasive Blutdruckmessung ist in der Regel nötig

 – regelmäßige Auskultation der Lunge (Atelektasen) und Beobachtung der Atmung (Tachypnoe) bei spontanatmenden Patienten (Schonatmung)
– Klopf- und Vibrationsmassagen je nach klinischem Zustand des Patienten

 – kontinuierliche parenterale Ernährung überwachen

 – Häufigkeit des Erbrechens, Inspektion (Geruch, Blut, Kotbeimengungen) und Bilanzierung des Erbrochenen
– Urin auf Färbung und Konzentration beobachten
– Kontrolle der Ein- und Ausfuhr, Bilanzierung mindestens alle acht Stunden, bei Bedarf stündlich
– Beobachtung des Stuhls auf Häufigkeit, Konsistenz und Färbung
– Kontrolle der Darmgeräusche

– Beobachten der Hautfarbe (Blässe, Ikterus) und Turgor (Hypovolämie, Ödeme)
– Kontrolle des Bauchumfangs

– auf Schmerzsymptomatik achten

– möglichst schonende Lagerung, z. B. Rückenlage mit angewinkelten Knien

I 14.3.2 Paralytischer Ileus

Bei akuten entzündlichen Prozessen im Abdomen kommt es durch eine massive Reizung des N. vagus zu einer **Hypoperistaltik** (verminderte Darmtätigkeit). Durch die Entzündung gebildete toxische Substanzen begünstigen zusätzlich die Paralyse. Je nach Ausmaß der **Sympathikusreizung** entsteht eine **vorübergehende Darmatonie (postoperativ nach abdominellen Eingriffen)** oder ein **paralytischer Ileus.**

Ursachen
sind in Tabelle I 14-3 nachzulesen

Tab. I 14-3 Mögliche Ursachen des paralytischen Ileus

Primäre Ursachen	Sekundäre Ursachen
Myopathie	toxische Ursache
Neuropathie	Medikamente
Pseudoobstruktion	Metabolismus
	Entzündung
	reflektorische Ursache

Symptome
– kein Stuhlgang, kein Abgang von Winden
– keine Darmperistaltik („Totenstille"), nur passive Plätschergeräusche
– diffuse abdominale Schmerzen, aufgetriebenes Abdomen
– Hypovolämie

Diagnostik
Siehe Kapitel I 14.1.3

Therapie
Siehe Kapitel I 14.1.3
● **Medikamentöse Therapie**
– Metoclopramid (z.B. Paspertin®), Dexpanthenol (z.B. Bepanthen®)
– Neostigmin (z.B. Prostigmin®), Distigminbromid (z.B. Ubretid®)
– Ceruletid (z.B. Takus®)

▶ **Pflegerische Maßnahmen, Überwachung**

– engmaschige Herz-Kreislaufüberwachung, um extreme Flüssigkeitsverschiebungen zu erkennen
– invasive Blutdruckmessung ist in der Regel nötig

- regelmäßige Auskultation der Lunge (Atelektasen) und Beobachtung der Atmung (Tachypnoe) bei spontanatmenden Patienten (Schonatmung)
- Klopf- und Vibrationsmassagen je nach klinischem Zustand des Patienten

- kontinuierliche parenterale Ernährung überwachen

- Häufigkeit des Erbrechens, Inspektion (Geruch, Blut, Kotbeimengungen) und Bilanzierung des Erbrochenen
- Urin auf Färbung und Konzentration beobachten
- Kontrolle der Ein- und Ausfuhr, Bilanzierung mindestens alle acht Stunden, bei Bedarf stündlich
- Beobachtung des Stuhls auf Häufigkeit, Konsistenz und Färbung
- Kontrolle der Darmgeräusche

- Beobachten der Hautfarbe (Blässe, Ikterus) und Turgor (Hypovolämie, Ödeme)
- Kontrolle des Bauchumfangs

- auf Schmerzsymptomatik achten

- möglichst schonende Lagerung, z.B. Rückenlage mit angewinkelten Knien

I 14.4 Pankreatitis

Eine Pankreatitis ist eine bakterielle oder abakterielle Entzündung der Bauchspeicheldrüse. Die Entzündung kann primär vom Pankreas ausgehen oder aber ein Symptom einer anderen Grunderkrankung sein. Bei der Pankreatitis werden die Verdauungsenzyme des Pankreas bereits in der Bauchspeicheldrüse und nicht erst im Dünndarm aktiviert.

I 14.4.1 Akute Pankreatitis

Verlaufsformen der Pankreatitis
- **Form I: akute ödematöse Pankreatitis**
- mäßige Schmerzen
- vor allem lokale Reaktionen, nur geringe Umgebungsreaktion
- Ausheilung ohne Schäden möglich
- **Form II: akute nekrotisierende Pankreatitis**
- mit Teilnekrose, starke Schmerzen, kein Schock
- lebensbedrohlicher Allgemeinzustand
- Ausheilung nur mit Parenchymdefekt
- Funktionsstörung anderer Organsysteme
- **Form III**
- mit Totalnekrose, starke Schmerzen
- Schock, Hypocalciämie
- trotz Intensivtherapie Verschlechterung des Zustandes bis zum Multiorganversagen

Ursachen
Gallenwegserkrankungen sind die häufigste Ursache der akuten Pankreatitis.

– Gallensteine, Reflux von Galleflüssigkeit
– Alkoholabusus, direkte Schädigung der Pankreaszellen
– Infektionen, z.B. Mumps, Hepatitis
– traumatische Ursachen, z.B. postoperativ, nach ERCP (**e**ndoskopisch-
retrograde **C**holangio-**P**ankreatikographie)
– Medikamente, z.B. Diuretika, Zytostatika, Östrogene
– Hyperparathyreoidismus
– Urämie, Coma diabeticum
– Hyperlipoproteinämie, Tumore, Schwangerschaft

Symptome
– heftige Oberbauchschmerzen, nach allen Seiten ausstrahlend
– oft gürtelförmige Schmerzen
– Übelkeit, Erbrechen, Obstipation, Ileus
– Fieber, Tachykardie, Schwitzen
– EKG-Veränderungen (ST-Strecke)
– Pleuraerguß meist links, Aszites, Ikterus
● **Schwere Verlaufsform**
– Hypovolämie

Durch massive Flüssigkeitsverluste in und um die Bauchspeicheldrüse, durch Aszitesbildung, Pleuraerguß und Blutverluste (Hämorrhagien im Pankreas, gastrointestinale Blutungen) kommt es zum Kreislaufschock.

– Pankreaszerfall
– akutes Nierenversagen, Verbrauchskoagulopathie
– periphere Thrombose, Pfortaderthrombose, Embolie
– Fettgewebsnekrosen (Calcium bindet sich an freigesetzte Fettsäuren)
– Myokardnekrose, Nebennierennekrosen
– Perikarderguß, Milzruptur, Abszeß, Sepsis
– Gefäßarrosion (V. lienalis, Aorta, A. pancreaticoduodenalis)
– respiratorische Insuffizienz, ARDS (Schocklunge)
– Bildung von Pseudozysten innerhalb von Stunden möglich
– Störungen im Kohlenhydratstoffwechsel, Coma diabeticum
– pankreatische Enzephalopathie durch Kreislaufschwäche und Toxine

Diagnostik
● **Labor**
– Anstieg von Lipase und Amylase in Serum und Urin
– Leukozytose, Blutzuckeranstieg, evtl. Cholestase (Anstieg von γGT, LAP, alkalischer Phosphatase, direktem Bilirubin)
– bei nekrotisierender Pankreatitis Anstieg von LDH, CRP, Hypokaliämie, Hypocalciämie (Fettgewebsnekrosen), Anstieg der harnpflichtigen Substanzen (Harnstoff, Kreatinin)
– bei kompliziertem Verlauf: Hämoglobinabfall, Azidose, Hypoxämie, Gerinnungsstörungen
– Ketoazidose, die Zerstörung des Inselzellapparats führt zur diabetischen Stoffwechselentgleisung
● **Sonographie**
● **Röntgen**
– Thorax und Abdomen
● **CT**
● **ERCP (endoskopisch-retrograde Cholangio-Pankreatikographie)**

665

Therapie

● **Konservative Therapie**
- absolute Bettruhe
- Einschränkung der Pankreassekretion durch Nulldiät, Somatostatin (hemmt die Ausschüttung von ACTH, TSH, Insulin, Glukagon, Gastrin, Sekretin, Pankreozymin, Pepsin und Renin), H2-Blocker, Antazida-Streßulkusprophylaxe
- bei Ileussymptomatik Magensonde, parenterale Ernährung
- Ausgleich von Eiweiß-, Flüssigkeits- und Elektrolytdefiziten
- Schmerztherapie mit Procainhydrochloridgabe (Novocain®) über Perfusor, zusätzlich intravenöse Schmerzmittel, z.B. Fortral®

Morphium verursacht einen Sphinkterspasmus der Vater-Papille.

- evtl. Periduralkatheter, Schockbehandlung (Hypovolämie)
- bei respiratorischer Insuffizienz frühzeitige Intubation, kontrollierte Beatmung bei Kapillarschäden und Schockfolgen an der Lunge (ARDS)
- bei Nierenversagen Hämodialyse, Ultrafiltration
- bei Infektion und Sepsis Antibiotikatherapie (Austestung)
- Low-dose-Heparinisierung bzw. Behandlung der Verbrauchskoagulopathie
- Behandlung der evtl. aufgetretenen Folgeerkrankungen, z.B. Herzinsuffizienz

● **ERCP**
- Entfernung von Choledochussteinen
- endoskopische Papillotomie (EPT)

● **Chirurgische Therapie**
Indikation zur Operation bei:
- hämorrhagisch-nekrotisierender Pankreatitis
- Verschlechterung der Symptomatik (MOV, Sepsis, CT-Verschlechterung)
- therapeutische Peritoneallavage zur Ausschwemmung toxischer Substanzen, mögliche Keimverschleppung in die Peritonealhöhle
- totale oder subtotale Pankreasresektion mit Nekrosektomie und Ausräumung der Nekrosestraßen (Drainage, Spülung)
- Cholezystektomie und Gallenwegssanierung, wenn möglich im freien Intervall

▶ **Pflegerische Maßnahmen, Überwachung**

- Monitoring, Puls, Blutdruck
- ZVD-Kontrolle

- Spontanatmung, bzw. maschinelle Beatmung durch Messen der Sauerstoffsättigung (Kap. 5.2.2) überwachen
- Blutgasanalyse
- Beatmungsgerät einstellen
- bei Langzeitbeatmung Atemwege befeuchten (Kap. I 9.1)
- mindestens einmal pro Schicht und bei Bedarf (Husten, Sauerstoffsättigung, Auskultationsbefund, Anstieg des Beatmungsdruckes) Patienten endotracheal absaugen

- Infusionstherapie nach Arztanordnung anhängen und überwachen
- bei wachen Patienten auf Einhalten der Nahrungskarenz achten
- regelmäßige Blutzuckerkontrollen (diabetische Stoffwechsellage)
- Kostaufbau nach Abklingen der Schmerzen (Kap. I 14.4.2), abhängig von den Laborparametern

– Flüssigkeitsbilanz, stündlich Urinausscheidung dokumentieren
– bei Nierenversagen und Hämofiltration Überwachung der spontanen kontinuierlichen Dialyse (Kap. I 21.2.1)
– auf Stuhlausscheidung achten (Fettstuhl, Regelmäßigkeit), bei Bedarf Abführmittel verabreichen (i.v., per os, rektal)
– bei Ileussymptomatik (Kap. I 14.3) Magensonde legen
– Kontrolle der Körpertemperatur

– Patienten bei der Körperpflege unterstützen bzw. Körperpflege übernehmen
– Hautpflege (Kap. I 4.2)
– auf Alkoholentzugssymptomatik achten (Kap. I 30.1)
– Hautbeobachtung: Nabel und Nabelgegend auf livide Verfärbung (schwere nekrotisierende Verlaufsform), Fettgewebe (Oberschenkel, Flanken) auf Einschmelzungen untersuchen
– alle notwendigen Prophylaxen vornehmen

– regelmäßige Kontrolle des Bewußtseins
– Patienten über alle Maßnahmen informieren
– ausreichende Analgesie, Patient ist sonst sehr agitiert (Suche nach schmerzfreier Lage)

– auf Einhalten der Bettruhe achten
– schmerzfreie Lagerung, z.B. Bauchdeckenentlastung durch Knierolle
– bei Bedarf Bettgitter zur Sicherheit des Patienten
– aktive und passive Mobilisation

I 14.4.2 Chronische Pankreatitis

Die chronische Pankreatitis kann sich aus einer akuten Pankreatitis entwickeln oder primär chronisch verlaufen. Die Entzündung verläuft kontinuierlich oder in Schüben mit zunehmender Pankreasinsuffizienz mit Mangel an Verdauungsenzymen (exokrin) und Mangel an Insulin und Glukagon (endokrin).

Ursachen
– chronischer Alkoholabusus (steht an erster Stelle)
– Gallenwegserkrankungen, eiweiß- und fettreiche Ernährung
– hereditäre (vererbte) Erkrankungen, z.B. zystische Fibrose (Mukoviszidose)

Symptome
– rezidivierende Schmerzen, durch Essen (z.B. Fett, süße Speisen) oder Alkohol ausgelöst
– Nahrungsunverträglichkeiten
– Gewichtsabnahme bis zur Kachexie (Maldigestion)
– Nausea, Erbrechen
– Meteorismus, Diarrhö, Obstipation
– Fettstuhl (Steatorrhö)
– diabetische Stoffwechsellage, Ikterus, Aszites
– portale Hypertension

Diagnostik
– Sonographie
– Röntgen

667

- CT-Abdomen
- ERCP
- **Labor**
- Amylase und Lipase im Serum und Urin
- Sekretin-Pankreozym-Test
- Chymotrypsinbestimmung im Stuhl
- PABA-Test (24-Stunden-Sammelurin)
- Pankreolauryl-Test (Fluorescein-Dilaurat-Test)

Therapie

Die chronische Pankreatitis wird im akuten Schub wie die akute Pankreatitis (Kap. I 14.4.1) behandelt. Das wichtigste ist das **Ausschalten** der **auslösenden Noxen.**

- **Konservative Therapie**
- Diät, Schmerzbekämpfung
- Enzymsubstitution, z.B. Kreon®, bei Bedarf Insulingabe
- gezielte Punktion der Zyste unter CT
- **ERCP**
- **Chirurgische Therapie**

Eine Operations-Indikation besteht bei therapieresistenten Schmerzen, bei Tumorverdacht und bei Ikterus.

▶ **Pflegerische Maßnahmen, Überwachung**

Im akuten Schub Pflege wie bei der akuten Pankreatitis (Kap. I 14.4.1).

- Monitoring, Blutdruck, Puls
- ZVD-Kontrolle

- Überwachung der Spontanatmung durch Messen der peripheren Sauerstoffsättigung und Blutgasanalyse

- Infusionstherapie nach Arztanordnung anhängen und überwachen
- Überwachung der enteralen Ernährung
- Kostaufbau drei bis zehn Tage nach Schmerzfreiheit und in Abhängigkeit von den Laborparametern: Tee, Schleimsuppe, Zwieback, Pankreasaufbaukost, häufige, kleine Portionen
- kein Alkohol, wenig Fett

Fettzufuhr erst zwei bis drei Wochen nach Abklingen der akuten Phase. Bei vermehrter Fettausscheidung im Stuhl mittelkettige Triglyzeride verwenden, da sie ohne Pankreaslipase resorbiert werden.

- auf diabetische Stoffwechsellage achten, evtl. Diabetes-Diät
- auf Nahrungsunverträglichkeiten achten (Schmerzen, Appetit, Durst)
- bei Übergewicht Kalorien reduzieren
- Kreon®-Granulat zu den Mahlzeiten wirkt schmerzlindernd und reguliert die Verdauung
- regelmäßige Blutzuckerkontrollen, auf Zeichen einer Hyper- bzw. Hypoglykämie achten
- im Verlauf der Behandlung evtl. Diabetiker-Schulung

- Flüssigkeitsbilanzierung
- auf Stuhlausscheidung achten (Fettstuhl, regelmäßige Ausscheidung), bei Bedarf abführen (i.v., per os, rektal)
- bei Ileus-Symptomatik (Kap. I 14.3) Magensonde legen
- Kontrolle der Körpertemperatur

– bei der Körperpflege unterstützen
– Hautpflege (Kap. I 4.2)
– Hautbeobachtung (Kap. I 14.4.1)
– auf Alkoholentzugssymptomatik achten (Kap. I 30.1)
– alle notwendigen Prophylaxen vornehmen

– Kontrolle des Bewußtseins
– ausreichende Analgesie
– Patienten über alle Maßnahmen informieren
– Ruhepausen einplanen

– aktive und passive Mobilisation und Krankengymnastik nach Arztanordnung
– Lagerung des Patienten nach Bedarf (Allgemeinzustand, Haut, Dekubitusgefahr)
– bei Bedarf Bettgitter zur Sicherheit des Patienten anbringen

I 14.5 Sepsis

Die Abwehrsituation des einzelnen Menschen ist ausschlaggebend dafür,
ob eine lokale Entzündung eingedämmt werden kann oder ob es zur Gene-
ralisierung der Infektion, einer Sepsis, kommt.

Eine Sepsis ist eine bei andauernder oder intermittierender intravasaler
Einschwemmung von Erregern (Bakterien, Viren, Pilze) und deren Toxinen
auftretende Entzündungsreaktion des Organismus.

Ursachen
– Pneumonie, Pyelonephritis, Peritonitis
– intravasale Katheter, Sonden, Drainagen (Kap. 6)
– Translokation von Bakterien oder Endotoxinen aus dem Darmtrakt

Mögliche Erreger
– grampositive Bakterien: z.B. Staphylococcus aureus, β-hämolysierende
Streptokokken, Enterokokken
– gramnegative Bakterien: z.B. Klebsiella, Escherichia coli, Pseudomonas
aeruginosa
– Pilze, z.B. Candida albicans, Aspergillosen, Kryptokokkose
– Viren (selten septischer Schock)

Symptome
– Fieber oder Hypothermie
– Leukozytose oder Leukopenie
– Tachypnoe, Tachykardie
– schweres Krankheitsgefühl
● **Mögliche Organfunktionsstörungen**
– ZNS: Verwirrtheit, Bewußtseinsstörungen
– Lunge: Hypoxämie, ARDS
– Niere: Oligurie, ANV
– Leber: Gerinnungsstörungen, Ikterus, toxisches Leberversagen
– Immunsuppression
– Kreislaufversagen: septischer Schock
Eine Sepsis verläuft in einer **hyperdynamen** und **hypodynamen Phase**
(Tab. I 14-4).

Tab. I 14-4 Phasen der Sepsis

Hyperdyname Phase	Hypodyname Phase
Anfangsstadium Stunden oder Tage	anschließendes Stadium
Blutdruckabfall, Tachykardie, arterielle und venöse Vasodilatation	Schock mit Tachykardie
peripherer Gefäßwiderstand sinkt	peripherer Gefäßwiderstand ist erhöht
Herzzeitvolumen steigt	Herzzeitvolumen sinkt
PCWP sinkt	PCWP steigt
	generalisierte Organinsuffizienz
	das Endstadium des septischen Schocks verläuft durch die Schädigung des Myokards ähnlich wie ein kardiogener Schock

Das SIRS („systemic inflammatory response syndrome") ähnelt der Sepsis, es ist jedoch keine Infektion nachweisbar.

Diagnostik
– Abnahme von Blutkulturen im Fieberanstieg
● **Labor**
– Blutbild, Elektrolyte, Gerinnung, BKS, Blutzucker
– Nachweis von Mediatoren im Blut

Endotoxine sind Teile von Bakterienzellwänden. Sie führen zur Freisetzung von Mediatoren. Diese beeinflussen die Granulozyten und schädigen Organendothel (z.B. ARDS). Das Multiorganversagen ist eine generalisierte Endothelschädigung der Organe.

Therapie
– frühzeitiges **Entfernen des septischen Herdes** (z.B. Katheter, Sanierung durch Operation)
– invasives hämodynamisches Monitoring, um die Kreislaufverhältnisse wiederherzustellen und die Sauerstoffversorgung der Gewebe sichern zu können
– **Volumensubstitution**
– Gabe von **Katecholaminen:** Dobutamin (Blutdrucksteigerung), Dopamin (Steigerung von Blutdruck und renaler Durchblutung), Noradrenalin (Steigerung von Blutdruck und peripherem Widerstand im Schock)
– Bekämpfung der Infektion (z.B. Antibiotika)
– Ausgleich von Elektrolytstörungen und Blutgasen
– Sauerstoffzufuhr, Beatmung
– Verhinderung eines Multiorganversagens

▶ **Pflegerische Maßnahmen, Überwachung**

- Monitoring, invasive Blutdruckmessung, Pulmonaliskatheter
- ZVD, PCWP, Herzzeitvolumen
- aseptische Verbandwechsel und Beobachtung der invasiven Katheter auf Infektionen an den Eintrittsstellen
- Assistenz bei Katheterwechsel oder -legen

- Sauerstoffsättigung
- Blutgasanalyse
- bei Beatmung Kontrolle des Beatmungsgerätes, Atemluft anfeuchten, Kontrolle der Temperatur
- Bronchialtoilette (Kap. I. 9.2.1)
- Assistenz bei Bronchoskopie (Kap. I. 9.4)
- Pflege bei Intubation oder Tracheotomie (Kap. 11 und I. 9.3.1)

- parenterale Ernährung überwachen
- Gabe und Überwachung von Antibiotika (Kap. 8.2.5)
- Abnahme von Antibiotikaspiegel nach Anordnung
- hochkalorische Ernährung bei Katabolie (Kap. I 13.1.1)
- Kontrollen von Blutzucker und Blutwerten
- Gabe und Überwachung von Humanalbumin, Blut, Blutpräparaten, Gerinnungsfaktoren
- Gabe und Überwachung von Katecholaminen (Kap. 8.2.1)

- Beobachtung von Sonden, Drainagen und Kathetern auf Infektionszeichen
- Assistenz beim Wechseln von Sonden und Drainagen
- stündliche Kontrolle der Urinausscheidung, um frühzeitig Oligurie oder Anurie zu erkennen
- Pflege bei Blasenverweilkatheter (Kap. 13.1.1)
- Flüssigkeitsbilanz
- evtl. Hämofiltration (Kap. I. 21.2)
- Fiebersenkung evtl. über extrakorporalen Kreislauf

Keine Wadenwickel oder Kühlelemente auf vasokonstriktive Extremitäten.

Kreislaufeinbrüche bei pflegerischen Tätigkeiten vermeiden.

- Durchblutung der Extremitäten beobachten (Erkennen von Vasokonstriktion)

Hygienische Verhaltensregeln bei allen pflegerischen Maßnahmen einhalten, um die Keimbelastung zu minimieren und Sekundärinfektionen zu vermeiden (Kap. 13).

- mikrobiologisches Monitoring nach Anordnung (Kap. 13.4)
- häufige Mundpflege (Infektionsrisiko vermindern)
- Nasen- und Augenpflege
- bei fehlendem Lidschluß z.B. Geliperm® verwenden
- Hautpflege (Kap. I 4.2), hautfreundliches Verbandmaterial (Kap. I 6.3.2) verwenden
- Hautturgor beobachten (Ödeme)

– auf Blutungen, auch von Haut und Schleimhäuten achten (Heparintherapie, Gerinnungsstörungen)
– Dekubitusprophylaxe (Kap. I 5.1)

Sehr hohe Dekubitusgefahr durch Katecholamintherapie und Vasokonstriktion der Extremitäten.

– Beobachtung von bestehenden und auftretenden Wunden
– Pneumonieprophylaxe (Kap. I 5.3)
– keine Naßrasur oder Hebe-Senk-Einläufe bei Gerinnungsstörungen
– Kontraktur-, Obstipation- und Thromboseprophylaxe
– Vorbereitung des Patienten zur Operation (Herdsanierung)

– Bewußtseinslage beobachten, Bewußtseinsstörungen bis Koma möglich
– neurologische Überwachung, Pupillen
– Patienten Mut machen, da sich häufig vorangegangene Erkrankungen
verschlechtern

– Kreislaufeinbrüche beim Lagern vermeiden
– evtl. Bauchlage, um ARDS vorzubeugen
– Lagerung evtl. in Luftkissen- oder Drehbetten
– Gewichtskontrolle bei Betten mit integrierter Waage möglich

I 14.6 Thoraxtrauma

I 14.6.1 Pneumothorax

Unter einem Pneumothorax versteht man das Vorhandensein von Luft im
Pleuraraum. Die Form des Pneumothorax ist abhängig vom **Entstehungsmechanismus.**

Ursachen
● **Spontanpneumothorax**
– spontanes Platzen vom Emphysembläschen meist bei jungen Männern
(häufigste Form)
– Asthma bronchiale
– Lungentuberkulose
● **Traumatischer Pneumothorax**
– offener Pneumothorax durch Brustwandverletzung, z.B. Stichverletzung
– geschlossener traumatischer Pneumothorax durch Rippenfrakturen,
durch Verletzung der Pleura visceralis gelangt Luft in den Pleuraraum

Symptome
● **Spontanpneumothorax**
– akute Dyspnoe-Schmerzen
● **Offener traumatischer Pneumothorax**
– Lungenkollaps, massive Atemnot
– Zyanose, Schock
– Mediastinalflattern, Pendelluft

Therapie
● **Spontanpneumothorax**
– Buelau-Drainage (Kap. 6.3.2)

- **Offener traumatischer Pneumothorax**
- Umwandeln des offenen Pneumothorax in einen geschlossenen durch luftdichtes Abdecken mit sterilen Kompressen
- Buelau-Drainage (Kap. 6.3.2)
- **Geschlossener traumatischer Pneumothorax**
- sofortige Entlastung des Pleuraraums durch Punktion und Einlegen einer Buelau-Drainage (Kap. 6.3.2)

Komplikationen
- **Spannungs- oder Ventilpneumothorax**
- Verletzung der Pleura visceralis fungiert wie ein Ventil: beim Einatmen kann die Luft in den Pleuraraum eindringen, aber bei der Exspiration nicht mehr entweichen, da sich die Wunde verschließt
- ständig steigende Luftansammlung im Pleuraraum
- Verdrängung von Zwerchfell, Mediastinum, Mediastinalgefäßen
- venöser Rückstrom und Herzzeitvolumen sinken
- Schock, Herz-Kreislaufstillstand

Symptome bei Spannungs- oder Ventilpneumothorax
- akute Atemnot
- die betroffene Brustkorbseite bewegt sich nicht bei der Inspiration und Exspiration, wird aber immer gespannter
- Beatmungsdruck steigt
- Perkussion: hypersonorer Klopfschall (Schachtelton)

Pflegerische Konsequenz: Patienten auf die obengenannten Symptome hin beobachten, Veränderungen sofort an den Arzt weitergeben, Lungen einmal pro Schicht auskultieren, Patienten in der Notfallsituation beruhigen.

Therapie bei Spannungs- oder Ventilpneumothorax
- sofortige Entlastung des Pleuraraumes mit großlumiger Kanüle (Strauß-kanüle) am oberen Rippenrand im 2./3. ICR Medioklavikularlinie
- anschließend Einlegen einer Buelau-Drainage

▶ **Pflegerische Maßnahmen, Überwachung bei Pneumothorax**

- Kreislaufüberwachung (Tachykardie, Bradykardie, Hypoxie, Hypotonie)

- Beobachten der Atmung auf Frequenz, Geräusche, Thoraxbewegungen (Spannungspneu)
- Blutgaskontrollen
- Pulsoxymetrie

- Kontrolle der Körpertemperatur (Infektionszeichen)

- Pneumonieprophylaxe (Kap. I 5.3)
- Hautbeobachtung, evtl. Pflasterallergie, Drainageeinstichstellen auf Entzündungszeichen

- auf Schmerzzeichen achten, evtl. andere Fixierungsmöglichkeiten versuchen
- bei Bedarf Schmerzmittel auf Anordnung

– schmerzfreie Lagerung
– vorsichtige Mobilisation bei gesicherter Fixierung der Drainagen

I 14.6.2 Hämatothorax

Unter einem Hämatothorax versteht man das Vorhandensein von Blut zwischen den beiden Pleurablättern.

Ursachen
– penetrierende Verletzungen, ausgehend von den Interkostalgefäßen der Brustwand oder dem Lungenparenchym (bei Stich- oder Schußverletzungen)
– stumpfes Thoraxtrauma (Rippenfraktur)
– blutiges Exsudat nach Lungenembolien oder Pleuratumoren

Therapie
– Punktion
– Einlegen einer Drainage

▶ **Pflegerische Maßnahmen, Überwachung**
Kapitel I 14.6.1

– auf blutigen Auswurf achten
– Sekret bei der Bilanzierung berücksichtigen
– Beobachtung von Fördermenge, Sog, Verbindungsstellen, Farbe und Konsistenz (Kap. 6.3.2.5)

I 14.6.3 Lungenkontusion

Eine Lungenkontusion (Quetschung, Prellung) kann das Ausmaß von einem einfachen, oberflächlichen Einriß bis hin zur Parenchymzerreißung aufweisen und führt immer zu Permeabilitätsstörungen.

Ursachen
– stumpfes Thoraxtrauma mit oder ohne knöcherne Begleitverletzung

Symptome
– Dyspnoe
– Hämoptysen
● **Bei ausgeprägter Kontusion**
– Tachypnoe, Zyanose, Tachykardie
– verstärkte Atemarbeit

Diagnostik
● **Röntgen**
– oft schwer zu diagnostizieren
● **Bronchoskopie**
– Schleimhautblutungen, Carinaverbreiterung, Ödemzeichen, Vulnerabilität der Schleimhaut

Therapie
– Beatmung (hoher PEEP), auch bei noch vorhandener Spontanatmung
– Sekretolyse
– gezieltes bronchoskopisches Absaugen

Das Maximum der respiratorischen Insuffizienz tritt oft erst Stunden nach dem Unfallereignis ein.

▶ **Pflegerische Maßnahmen, Überwachung**

 – Kreislaufüberwachung auf Schockzeichen

 – Atmung kontrollieren, Nasenflügelatmung

 – auf blutigen Auswurf achten

 – Hautbeobachtung auf Zyanose
– Pneumonieprophylaxe (Kap. I 5.3)

 – psychische Betreuung
– auf Schmerzreaktionen achten
– evtl. Gabe von Schmerzmitteln nach Anordnung

 – Oberkörperhochlagerung
– Wechsel von Rücken- und Bauchlagerung

I 15 Intensivpflege bei endokrino-logischen Krankheitsbildern

I 15.1 Morbus Addison

Eine Nebenniereninsuffizienz führt zum chronischen Mangel an Neben-nierenrindenhormonen. Es kann zum lebensbedrohlichen Mangel an Mineralo- und Glukokortikoiden kommen.

Ursachen
- Zelluntergang von Nebennierenrindenzellen, z.B. autoimmun
- Nebenwirkung einer Dauerbehandlung mit Glukokortikoiden
- verminderte Stimulation durch Hypophyse oder Hypothalamus

Symptome
- Schwäche und Ermüdbarkeit, Oberbauchschmerzen
- Erbrechen und Durchfälle führen zu Exsikkose, Hypotonie, Oligurie, Gewichtsverlust
- neuromuskuläre Schwäche führt zu Sprechstörungen, Ateminsuffizienz, Koma
- exogene Psychosen (Halluzinationen, Delirien)
- Hypothermie, Elektrolytverschiebungen
- Hyperpigmentierung der Handinnenflächen, Fußsohlen, Mundschleim-haut

Diagnostik
- **Labor**
- Kortisol, Aldosteron, ACTH im Blut erniedrigt
- metabolische Azidose, Kalium erhöht, Natrium erniedrigt
- **Röntgen**
- Abdomenleeraufnahme
- **Sonographie und Abdomen-CT**

Therapie
- Substitution von Mineralo- und Glukokortikoiden

▶ Pflegerische Maßnahmen, Überwachung

- Kontrolle der Kreislaufparameter
- Blutdruckkontrollen, Gefahr des Kollaps, da bestehende Hypotonie
- Kontrolle der Pulsqualität (Veränderungen)
- ZVD-Messung (Hypovolämie)
- Monitoring, Herzrhythmusstörungen durch hohes Kalium möglich

- Beobachtung der Atemqualität, da zunehmende Ateminsuffizienz mög-lich, Aspirationsgefahr
- Überwachung der Sauerstofftherapie
- Pflege bei Intubation (Kap. I 8), Respiratortherapie

- parenterale Ernährung mit Ausgleich von Elektrolytstörungen, Anpas-sung an die aktuelle Ernährungssituation (z.B. hochkalorisch)
- enterale Ernährung individuell nach Wunsch des Patienten, da meist Appetitlosigkeit besteht

677

– Salzhunger entsprechend den Natriumwerten regulieren
– Überwachung der Magensonde
– Blutzuckerkontrollen, da Hypoglykämie möglich, Hyperglykämie bei Glukokortikoidtherapie und hochkalorischer Ernährung
– Glukokortikoidtherapie nach Plan
– Überwachen der Wirkungen und Nebenwirkungen, z.B. Cushing-Syndrom
– katabole Wirkung von Glukokortikoiden (Kap. I 13.1.1)

– Kontrolle der Urinausscheidung (Hypotonie, Oligurie)
– bei Erbrechen unterstützen, Menge erfassen
– Bilanzierung
– Kontrolle der Körpertemperatur

Gefahr von Magen- und Zwölffingerdarmgeschwüren (Teerstühle) durch Therapie.

– individuelle Grund- und Hautpflege (Kap. I 4)
– warmes Wasser zum Waschen verwenden, für warme Umgebung sorgen, da Kälteintoleranz
– häufige Mundpflege (Erbrechen, Übelkeit)
– verletzliche, bronzefarbene Haut, schlechte Wundheilung, hautfreundliches Pflaster verwenden, keine zu engen oder schürfenden Verbände anlegen
– Dekubitusprophylaxe (Kachexie, Kap. I 5.1)
– Pneumonieprophylaxe (Ateminsuffizienz, Kap. I 5.3)
– Kontrakturen-, Thromboseprophylaxe (Kap. I 5.2, I 5.4)

– Kontrolle der Bewußtseinslage
– auf psychische Veränderungen achten
– Muskelschmerzen beachten, bei der Körperpflege massieren, Lagerung anpassen (Kap. I 30.4)
– psychische Betreuung, Verlust der Scham- und Axillarbehaarung, Ausbleiben der Menstruation bei Frauen

– geringe Belastbarkeit beim Mobilisieren
– Kollapsgefahr (Hypotonie)
– Gewichtskontrollen, da Flüssigkeitsretention, Kachexie

I 15.2 Diabetes insipidus

Das ADH (antidiuretisches Hormon) ist ein Hypophysenhinterlappenhormon und führt zu renaler Wasserresorption und Antidiurese. Eine verminderte Bildung von ADH führt zum Diabetes insipidus.

Ursachen
– Mangel an ADH, idiopathisch
– nach Schädel-Hirn-Trauma, Hypophysentumor

Symptome
– renale Ausscheidung 4 bis 20 Liter pro 24 Stunden
– Polydipsie, hypotoner Urin, hypertone Dehydratation (Kap. 7.1.3.1)
– Hyperelektrolytämie, Exsikkose

Diagnostik
– Osmolalität und spezifisches Gewicht des Urins

Therapie
– Behandlung des Grundleidens, Flüssigkeitszufuhr
– Substitution von ADH mit intranasalem Spray oder Injektion

▶ **Pflegerische Maßnahmen, Überwachung**

– Monitoring, durch Elektrolytentgleisung Herzrhythmusstörungen möglich
– häufige ZVD-Messung, da schnelle Exsikkose möglich
– instabile Kreislaufsituation durch hohen Urinverlust möglich

– sehr häufig Patienten mit Hirntumor oder nach Schädel-Hirn-Trauma, die beatmungspflichtig sind (Kap. I 9)

– Überwachung der Gabe von Elektrolytzusätzen (Konzentration, Einlaufgeschwindigkeit)
– bei ansprechbaren Patienten Gefahr durch zwanghaftes Trinken (Menge, Inhalt)
– Überwachung der Gabe, Wirkung und Nebenwirkungen von Minirin® (Applikation z.B. nasal)
– Blutzuckerkontrollen, bei Chlorpropamid-Therapie Hypoglykämien möglich

– Ein- und Ausfuhr, einstündliche Bilanzierung
– Urinuntersuchungen auf spezifisches Gewicht, Glukose (nicht nachweisbar), Osmolarität
– Beobachtung des Urins auf Farbe, Konzentration, Menge
– Überwachung und Pflege bei Blasenverweilkatheter (Kap. 6.4)
– Kontrolle der Körpertemperatur, da Hyperthermie als zentralnervöses Symptom bei fehlender Flüssigkeitszufuhr

– Beobachtung der Haut und Schleimhäute auf Exsikkosezeichen
– häufige Mund- und Lippenpflege (Austrocknung)
– Pneumonie-, Dekubitus-, Kontrakturenprophylaxe (Kap. I 5.3, I 5.1. I 5.2)
– Thromboseprophylaxe (Kap. I 5.4), da die Viskosität des Blutes herabgesetzt ist

– zentralnervöse Symptomatik beachten (bei fehlender Flüssigkeitszufuhr): Teilnahmslosigkeit, Reizbarkeit, Koma
– Krampfanfälle bei zu schnellem Volumenausgleich (Hypernatriämie)

– Gewichtskontrollen, um Flüssigkeitsverlust feststellen zu können

I 15.3 Diabetes mellitus

Durch chronische Fehlregulation verschiedener inkretorischer Drüsen kommt es zu Störungen im gesamten Stoffwechsel. Hauptsächlich betroffen ist das **Pankreas,** dessen Hormon für die Regulation des Kohlenhydratstoffwechsels nicht mehr ausreichend produziert werden kann. Es wird unterschieden zwischen **Diabetes Typ I** (juveniler Diabetes) und **Typ II** (Altersdiabetes).

Ursachen
- Zerstörung von Inselzellen des Pankreas
- Autoaggressionserkrankung (Typ I)
- tritt gehäuft erblich bedingt auf (Typ II)

Symptome und Spätkomplikationen
- **Makroangiopathien**
- Arteriosklerose, Herzinfarkt
- Schlaganfall, periphere arterielle Verschlußkrankheit
- **Mikroangiopathien**
- Nieren-, Netzhautstörungen
- periphere oder autonome Polyneuropathie
- Gangrän (Abb. I 15-1), erhöhte Plasmaviskosität
- gesteigerte Thrombozytenaggregation
- Neigung zu Thrombenbildung
- Ketonkörper (Azeton) entstehen vermehrt beim Abbau von Fett
- vermehrter Durst, vermehrte Urinausscheidung, Gewichtsabnahme
- schlecht heilende Wunden, Juckreiz

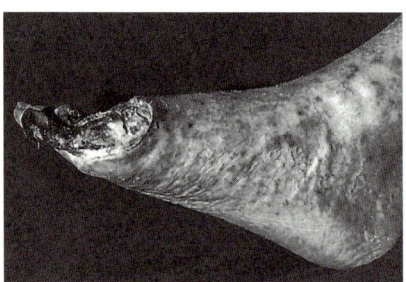

Abb. I 15-1 Gangrän beim Diabetes mellitus

Diagnostik
- Blutzuckerkontrollen
- Urinzuckerbestimmung

Therapie
- Zufuhr von Insulin
- Diät

▶ Pflegerische Maßnahmen, Überwachung

- gute Kreislaufüberwachung (meist Bluthochdruck oder koronare Herzerkrankung)
- Herz-Kreislaufüberwachung, da z.B. „stummer Herzinfarkt" ohne Schmerzen möglich
- Messung des ZVD
- regelmäßig Extremitätenpulse prüfen (periphere arterielle Verschlußkrankheit)

- Azetongeruch in der Ausatemluft (fauliges Obst)

– verordnete Broteinheiten-Therapie einhalten
– Überwachung der Insulintherapie
– auf Heißhungerattacken und Durstgefühl achten

– Kontrolle der Urinausscheidung (Menge, Geruch)
– Urinuntersuchungen auf spezifisches Gewicht, Osmolarität, Eiweiß bei diabetischer Nephropathie, Glukose
– Bilanzierung
– spezielle Pflege bei Diarrhö und Gastroparese
– Kontrolle der Körpertemperatur
– bei bestehender Dialyse entsprechende Pflege (Kap. I 21.2)
– evtl. notwendige Nierentransplantation

– Körperpflege, dabei Infektionen vermeiden

Das Berührungs-, Schmerz- und Temperaturempfinden ist bei diesen Patienten herabgesetzt.

– keine Wärmflaschen, keine engen Schuhe
– nach dem Waschen gut abtrocknen, feuchte Kammern vermeiden, z.B. zwischen den Zehen, unter den Achseln
– gute Inspektion der Haut auf bakteriell bedingte Hauterkrankungen (z.B. Furunkel), Soor, Fußpilz- oder Nagelpilzerkrankungen

Die diabetische Gangrän an Zehen und dem Vorderfuß beginnt mit einer bräunlichen Hautverfärbung, kann trocken-nekrotisch werden oder sich infizieren.

– minimale Verletzungen, z.B. bei der Fußpflege, vermeiden, da Infektionsgefahr
– schlechte Wundheilung
– Hautturgor (bei Exsikkose bleiben Hautfalten stehen) und Ödeme kontrollieren
– bei Juckreiz kalt abwaschen oder spezielle Hautpuder auftragen
– regelmäßige Intimpflege, da häufig Balanitis oder Vulvovaginitis häufig Mund-, Nasen-, Ohrenpflege (häufig Hautdefekte, trockene Haut und Schleimhäute)
– Augenpflege, häufig diabetische Retinopathie, Verabreichen von Augentropfen weiterführen
– Soorprophylaxe: Mund, Magen-Darmtrakt, Genitalbereich (Kap. I 5.5)
– hautfreundliche Pflaster und Verbände verwenden
– Dekubitusprophylaxe, erhöhte Gefahr von Drucknekrosen (Kap. I 5.1)
– Thrombose- und Pneumonieprophylaxe (Kap. I 5.4, I 5.3)
– Kontrakturenprophylaxe, Patienten haben reduziertes Schmerzempfinden (Kap. I 5.2)

– beeinträchtigtes Sehvermögen, Patienten bei Bedarf Brille reichen, immer Kontakt von vorne
– neurologische Überwachung, da Hirnnervenausfälle (N. abducens, N. oculomotorius, N. facialis)
– herabgesetztes Schmerzempfinden beachten
– auf Parästhesien, Kribbeln in den Beinen achten
– Diabetiker-Schulung durch Fachkräfte
– Einsicht des Patienten für Eßgewohnheiten und Therapie fördern, Angehörige einbeziehen
– arteriosklerotische Veränderungen, Verwirrtheit beachten (Kap. I 30.2)

– Kontrolle des Körpergewichts

I 15.3.1 Akute Stoffwechselentgleisungen

Zwei Arten von Stoffwechselentgleisungen sind möglich, die Hyper- und die Hypoglykämie. Die Unterschiede zwischen diesen beiden Formen sind in Tabelle I 15-1 dargestellt.

Tab. I 15-1 Unterschiede zwischen einer Hyper- und einer Hypoglykämie

Unterschiede	Coma diabeticum	Hypoglykämischer Schock
Beginn	langsam, über Tage	innerhalb von Minuten
Bedürfnis	starker Durst	Heißhunger
Muskulatur	hypoton	hyperton, Tremor
Haut	trocken	feucht
Atmung	vertieft, Ketoazidose	normal
Augäpfel	weich, eingefallen	normal
weitere Symptome	Fieber, Bauchschmerzen	zerebrale Krampfanfälle

I 15.3.1.1 Coma diabeticum

Durch einen Blutzuckeranstieg über 500 mg% und die vermehrte Bildung von Ketonkörper kommt es zur metabolischen Azidose. Dadurch wird vermehrt Kalium und Natrium ausgeschieden sowie der Mineral- und Wasserhaushalt gestört.

Ursachen
– reduzierte Insulindosis, Infekte, Streß
– Apoplexie, Herzinfarkt, Pankreatitis

Symptome
– Übelkeit, Muskelschwäche, Müdigkeit, Durst
– Exsikkose, Übererregbarkeit
– Bewußtseinstrübung
– vertiefte langsame Atmung
– Azetongeruch in der Ausatmungsluft, Glukosurie
– Tachykardie, Hypotonie bis Kreislaufschock

Therapie
– Ursachenbeseitigung
– Flüssigkeits- und Elektrolytsubstitution
– intravenöse Insulingabe, Blutzucker nicht zu schnell senken
– Ausgleich der Azidose
– medikamentöse Thromboseprophylaxe

▶ Pflegerische Maßnahmen, Überwachung

- Herz-Kreislaufüberwachung, da bestehende Tachykardie, Hypotonie, hypovolämischer Schock
- Herzrhythmusstörungen durch Elektrolytverschiebungen
- ZVD-Messung (Exsikkose)
- Pulmonaliskatheter (Kap. 5.4.5)
- venöse und arterielle Katheter, Infektionen vermeiden (Kap. 13)

- auf Kussmaul-Atmung achten (Kap. I 3.2)
- Beobachten von Azetongeruch in der Ausatemluft, periphere Zyanose
- Pflege und Überwachung bei Intubation und Respirationstherapie (Kap. I 8, I 9)

- parenterale Ernährung (Kap. I 13.1)
- Gabe und Überwachung der intravenösen Insulintherapie, der Wasser- und Elektrolyttherapie
- enterale Ernährung (Kap. I 13.2), spezielle Sondenkost für Diabetiker
- häufige Blutzuckerkontrollen
- Pflege bei Magen- oder Ernährungssonde (Kap. I 13.2.3.4)
- Kontrolle bei Ausgleich des Säure-Basenhaushaltes (Kap. 7.2)

- auf Brechreiz und Erbrechen achten, Zeichen eines beginnenden hyperosmolaren Komas
- Kontrolle der Urinausscheidung, z.B. osmotische Diurese bei hohem Blutzucker oder verminderte Ausscheidung als Beginn eines Nierenversagens
- Bilanzierung
- Urinkontrolle auf Geruch (Azeton)
- Urinuntersuchungen auf spezifisches Gewicht, Glukose, Osmolarität, Eiweiß bei diabetischer Nephropathie
- Pflege bei Blasenverweilkatheter
- Kontrolle der Körpertemperatur (Infektionszeichen)

- Hautturgor prüfen, meist reduziert (Exsikkose)

- auf Verwirrtheit und Somnolenz achten, meist Beginn eines Komas
- Bewußtseinsveränderungen registrieren, Bauchschmerzen
- neurologische Überwachung (Kap. I 22)
- evtl. auftretende Krämpfe bei zu schneller Senkung des Blutzuckers

- Kontrolle des Körpergewichtes

I 15.3.1.2 Hypoglykämischer Schock

Die Konzentration der Glukose im Blut sinkt unter 50 mg%. Dies hat vor allem für das Gehirn (Kap. I 13.1.2.1) Folgen.

Ursachen
- Überdosierung von Insulin
- Nebenwirkungen von Arzneimitteln, Alkohol
- Störungen oder Insuffizienzen von endokrinen Organen

Symptome
- Schwäche, Herzklopfen, Schweißausbruch
- Kopfschmerz, Hunger
- Gefühlsstörungen, z.B. pelziges Gefühl im Mundbereich
- Verwirrtheit, Sprachstörungen, Bewußtlosigkeit
- Gehirn- und Organblutungen

Therapie
- Gabe von 20 bis 50 ml 20- bis 50%iger Glukoselösung
- Übergang zu einer kontinuierlichen Glukosegabe unter 20%

▶ **Pflegerische Maßnahmen, Überwachung**

- Überwachung von Herz und Kreislauf

- Überwachung der Atmung
- Atemwege freimachen
- Beatmung

- Blutzuckerkontrollen
- intravenöse Gabe von 20 bis 50 ml Glukose 50%, wenn Blutzucker unter 50 mg% sinkt

Hochprozentige Glukoselösungen ab 20% nur über zentrale Zugänge verabreichen.

- neurologische Überwachung
- Ansprechbarkeit prüfen

Bei tiefer Bewußtlosigkeit sind Krämpfe möglich.

I 16 Intensivpflege bei gefäßchirurgischen Krankheitsbildern

Patienten, die gefäßchirurgisch versorgt werden müssen, sind in den meisten Fällen ältere Menschen, deren gesamter Organismus betroffen ist. Es sind Patienten, die in jedem Fachgebiet hohe Anforderungen an die Überwachung und Pflege stellen. Primär wichtig sind die Kenntnisse über die begleitenden **Grunderkrankungen** und das Wissen, welche **Organe oder Organsysteme** nachfolgend von dem **Verschluß** oder der **Minderdurchblutung** betroffen sein können.

Arteriosklerotische Stenosen oder Verschlüsse
- Koronararterien (Herzinfarkt)
- Oberschenkel- und Beckenarterien (bei Rauchern)
- Karotisarterien (Schlaganfall)
- Darmarterien (Mesenterialinfarkt)
- Nierenarterien (Hypertonie, Niereninsuffizienz)
- Bauchaorta

Ursachen
- arteriosklerotische Veränderungen während des Alterungsprozesses
- **Risikofaktoren für diese Veränderungen**
- Rauchen, Bluthochdruck
- Stoffwechselkrankheiten (z.B. Diabetes mellitus), Übergewicht
- bestehende Herzerkrankungen (absolute Arrhythmie mit Vorhofflimmern)
- **Akute arterielle Embolie**
- Verschleppung von Blutgerinnseln, nachfolgend plötzliche Mangeldurchblutung (gesundes Gefäßsystem, krankes Herz)
- **Akute arterielle Thrombose**
- Plaques engen den Innendurchmesser der Arterie bis zum Verschluß ein (krankes Gefäßsystem, gesundes Herz)
- **Arterienverletzungen**
- Stich- und Schnittverletzungen
- **Aneurysmen**
- besonders das Aortenaneurysma

Symptome
- **Akuter arterieller Verschluß**

„Sechs P" des betroffenen Körperteils

Pain:	Schmerz
Paleness:	Blässe
Paresthesia:	Gefühlsstörung
Pulselessness:	Pulslosigkeit
Paralysis:	Bewegungsunfähigkeit
Prostration:	Erschöpfung, Schock

- **Chronischer arterieller Verschluß**
Stadium I
- beschwerdefrei, hämodynamisch nicht wirksam
- auch bei Belastung volle Kompensation

Stadium II
- Claudicatio intermittens (Belastungsschmerz in den Beinen, der nach einer Ruhephase wieder verschwindet) bei Belastung, Gehstrecke über 200 Meter, Gehstrecke unter 200 Meter

Stadium III
- Ruheschmerz, Dauerinsuffizienz
- Durchblutung unterschreitet Blutbedarf

Stadium IV
- Ruheschmerz
- Gewebetod durch Anoxie, Nekrose
- Gangrän

- **Aortenaneurysma**
- Rücken- und Bauchschmerzen
- bei Ruptur hämorrhagischer Schock möglich

- **Stenosen der Arteria carotis**
- Lähmungen an Armen und Beinen
- Sprachstörungen, Sehstörungen

- **Becken-Beinvenenthrombose**
- Anschwellung des Beines
- vermehrte Füllung der Venen, evtl. Blaufärbung der Haut
- Überwärmung und Schmerzen an der betroffenen Stelle
- Gefahr der Lungenembolie (Kap. I 25.4)
- Komplikation: Ulcus cruris

Diagnostik
- körperliche Untersuchung („sechs **P**")
- Dopplersonographie, Angiographie, CT
- Phlebographie (venöses System)

Therapie

Die Toleranzgrenze für abhängiges Gewebe bei Gefäßverletzungen oder arteriellen Verschlüssen liegt bei fünf bis sechs Stunden. Eine sofortige Operation ist anzustreben.

Operationen bei arteriellen Verschlußkrankheiten sind immer nur eine symptomatische Therapie, da die Grunderkrankung nicht behoben ist.
- Schmerzausschaltung
- Entfernung des Embolus
- Gabe von Antikoagulanzien (Heparin, Marcumar, ASS)
- evtl. Bypass-OP, Gefäßersatz (Interponat)
- Amputation
- medikamentöse Auflösung von Beckenvenenthrombosegerinnseln (z.B. Streptokinase)

▶ **Pflegerische Maßnahmen, Überwachung**
Arterielles Gefäßsystem

- Monitoring
- EKG (vorbestehende Herz-Kreislauferkrankung, Herzrhythmusstörungen)

Komplikationen beim Legen von arteriellen Kathetern oder bei der kontinuierlichen Messung in arteriellen Gefäßen möglich.

- ZVD-Messung
- nach Bauchaortenaneurysma-Operation meist Pulmonaliskatheter nötig

Häufige Blutdruckkontrollen bei nicht operiertem Bauchaneurysma, da der Patient innerhalb von Minuten verbluten kann.

– Blutdruck an beiden Armen messen, Systole nicht über 180 mmHg (Gefäßnahtinsuffizienz) und nicht unter 100 mmHg (Wiederverschluß)
– Pulskontrollen auf beiden Seiten: gleich, abgeschwächt, nicht vorhanden (Abb. I 16-1)
– wenn keine Palpation möglich, kleinen Doppler verwenden

– es handelt sich häufig um Raucher, Inhalation oder Atemsprays, Atemgymnastik
– bei Beatmung frühe Extubation anstreben

– Kontrolle des Blutzuckers (häufig Patienten mit Diabetes mellitus)
– bei Bauchschmerzen nach dem Essen, kleinere Mahlzeiten anbieten
– Einstellung des Diabetes mellitus, Kontrolle des Blutzuckers
– Reduktionsdiät bei Übergewicht
– Überwachung der Antikoagulanzientherapie (Blutungen)
– Überwachung bei antihypertensiver Medikation (z.B. Nitroperfusor)

Keine intramuskulären Injektionen, da Blutungsgefahr.

– einmal stündlich Urinausscheidung kontrollieren, da nach Bauchaortenaneurysma postoperativ eine akute Niereninsuffizienz möglich ist
– evtl. Hämodialyse (Kap. I 21.2)
– Überwachung von Operationswunden, Sonden, Kathetern, Drainagen (Kap. 6.3)

– Pneumonieprophylaxe (Kap. I 5.3)
– Dekubitusprophylaxe (schlechte Durchblutung), Fersendekubitus durch Freilagern vermeiden (Kap. I 5.1)
– Beine mit Watte einwickeln zum Wärmen; Wärme, Kälte der Extremität prüfen
– Hautfarbe, Sensibilität, Gefühl, Haut auf Ödeme kontrollieren
– schlechte Wundheilung berücksichtigen bei Diabetes mellitus

– Schmerzlinderung durch individuell eingehaltene Schmerztherapie nach Anordnung
– schmerzangepaßte Lagerung
– kompetente psychische Unterstützung und Betreuung nach Amputationen

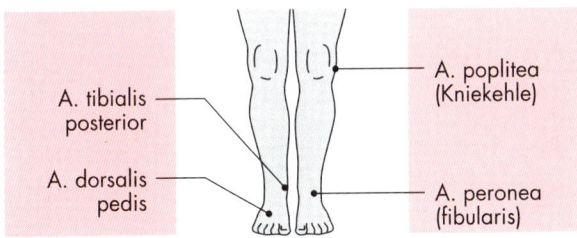

Abb. I 16-1 Pulskontrolle an den Beinen

– Gehirnischämien: Kontrolle von Sprache, Sehen, Lähmungen, Patienten auffordern, AIDA nachzusprechen oder zu pfeiffen (Hirnnervenausfälle), Kontrolle der Bewußtseinslage, neurologische Überwachung (Kap. I 22)

– Vermeiden von zusätzlichen Druckbelastungen (Strümpfe, Socken, Bettdecke)
– leichte Oberkörperhochlage, Beine durch Schrägstellung des ganzen Bettes gestreckt lagern (Vermeiden von Gefäßabknickung)
– leichte Beintieflagerung (Durchblutungsförderung der Beine)

Keine Kompressionsstrümpfe oder -verbände, Gefahr der Durchblutungsstörung.

– Gefäßnähte oder -plastiken beim Mobilisieren beachten
– längeres Sitzen vermeiden, damit Prothesen nicht abknicken
– möglichst oft mobilisieren und gehen lassen
– bei Patienten nach Carotisoperationen Arm auf der operierten Seite nicht hochheben lassen, da Zug auf die Naht entsteht

– Grunderkrankungen einbeziehen

▶ **Pflegerische Maßnahmen, Überwachung**
Venöses Gefäßsystem, am Beispiel der tiefen Beckenvenenthrombose

– Monitoring, da Gefahr der Lungenembolie besteht (Kap. I 25.4)
– auf Herzrhythmusstörungen und Tachykardien achten (Kap. I 20.5)
– beidseitig Pulse kontrollieren

– auf Zeichen einer Lungenembolie achten: Thoraxschmerzen, Atemnot, Husten

– Überwachung der Antikoagulanzientherapie (Blutungen)
– keine intramuskulären Injektionen

– Operationswunde, Drainagen, Redons kontrollieren

– Hauttemperatur und -farbe sowie Sensibilität engmaschig kontrollieren
– Fersendekubitus durch Freilagern vermeiden
– Obstipationsprophylaxe, da Patienten nicht pressen sollen
– Beinumfang messen (Markierung)
– Beine wickeln, für das gesunde Bein Antithrombosestrümpfe verwenden

Das geschwollene Bein muß gewickelt werden. Der Verband paßt sich dem aktuellen Beinumfang an.

– psychische Unterstützung bei Angst, Atemnot, Unruhe, Schmerzen
– dem Patienten vermitteln, wie wichtig strenge Bettruhe und das Vermeiden von Anstrengungen sind

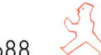

– absolute Bettruhe
– betroffene Extremität hochlagern
– vor invasiven Eingriffen Gerinnung kontrollieren

I 17 Intensivpflege bei gynäkologischen, geburtshilflichen Krankheitsbildern

Meist ist in diesem Fachgebiet eine intensivmedizinische und intensivpflegerische Betreuung nur nötig, wenn gravierende Vorerkrankungen (z.B. Herz-Kreislauf- oder pulmonale Erkrankungen) bestehen oder Komplikationen (Schock, Aspiration) auftreten.

Die durch Schwangerschaft bedingte Systemerkrankung der werdenden Mutter bezeichnet man als **Gestose**. Die frühere Bezeichnung EPH-Gestose (E: Ödeme, P: Proteinurie, H: Hypertonie) wurde durch den Begriff **Präeklampsie** abgelöst.

I 17.1 HELLP-Syndrom

Das HELLP-Syndrom ist ein Symptomenkomplex als Komplikation der Präeklampsie und eine schwere Verlaufsform der Eklampsie.

HELLP-Syndrom
H: Hämolyse, EL: erhöhte Leberenzyme, LP: niedrige Thrombozyten

Ursachen
– ungeklärt
– Risikofaktoren z.B. chronische Nierenerkrankungen, Diabetes mellitus, höheres Alter der Schwangeren

Symptome
– starke Oberbauchschmerzen rechts
– Übelkeit, Erbrechen
– Kopfschmerzen, Sehstörungen, Ödeme, Bluthochdruck
– Krämpfe, manchmal Ikterus

Diagnostik
– Hämolysezeichen (Hämoglobin-Abfall, Hämatokrit erniedrigt)
– Gerinnungsparameter, Thrombozyten
– Leberwerte, Lebersonographie
– Niereninsuffizienzzeichen (Proteinurie, Kreatinin, Harnsäure)

Therapie
– evtl. Sedierung, Antihypertensiva
– Antikonvulsiva (Magnesium, Diazepam)
– Humanalbumin
– evtl. Transfusion von Thrombozytenkonzentraten
– in der Regel rasche Beendigung der Schwangerschaft erforderlich (Sectio)

▶ **Pflegerische Maßnahmen, Überwachung**

– invasives Monitoring
– Pulmonaliskatheter
– Messung des ZVD

- EKG, engmaschige Kontrolle des Blutdrucks, da Hypertonie und Blutungsgefahr
- keine automatische manuelle Blutdruckmessung
- Einstichstellen von Kathetern beobachten und Sorgfalt beim Ziehen

- engmaschige Kontrolle der Atmung auf Effizienz, da Atemstillstand oder beginnendes ARDS (Kap. I 25.1) möglich ist

- Beachten der Nebenwirkungen von Antihypertonika, z.B. Schwindel, Sedierung, Magen-Darm-Störungen, Tachykardie, pektanginöse Beschwerden, Flush
- Magenkrämpfe beachten, Zeichen eines beginnenden Krampfanfalls
- kochsalzarme Diät
- bei Gabe von Thrombozytenkonzentraten Spezialfilter verwenden und Infusionsgeschwindigkeit beachten
- Somnolenz bis Atemstillstand bei Überdosierung von Magnesium oder Gabe von Diazepam
- keine intramuskuläre Injektion

- Kontrolle der Körpertemperatur, um frühzeitig Wochenbettkomplikationen (Infektion) zu erkennen
- keine rektalen Temperatursonden
- Ausscheidung stündlich kontrollieren, Niereninsuffizienz, Ödeme
- Urinuntersuchungen, da Bilirubinabbauprodukte bei inneren Blutungen und Proteinurie bei Niereninsuffizienz
- stark erhöhtes Aspirationsrisiko durch Erbrechen am Ende der Schwangerschaft

- Wochenbettpflege, z.B. Vorlagen, Kontrolle des Wochenbettflusses
- auf Veränderungen der Haut achten
- auf Blutungszeichen achten, Schleimhautblutungen beim Zähneputzen, Hämatome, Petechien, Nasenbluten, Urin- und Stuhlbeimengungen
- Pneumonie- und Dekubitusprophylaxe (Kap. I 5.3, I 5.1)

- Kopfschmerzen, Augenflimmern beachten, Zeichen für einen beginnenden Krampfanfall
- neurologische Überwachung (Kap. I 22)
- laufende Dokumentation der Bewußtseinslage
- Partner bei der Betreuung integrieren
- Kontakt zur Kinderstation herstellen
- Fotografie des Kindes in Blickfeld der Mutter aufstellen
- besondere Situation nach der Geburt berücksichtigen (z.B. Depression, Trennung vom Kind, Angst)

- Bettruhe

I 18 Intensivpflege bei hepatischen Krankheitsbildern

I 18.1 Leberfunktionsstörungen

I 18.1.1 Hepatische Enzephalopathie und Leberausfallskoma

Die hepatische Enzephalopathie entsteht bei einer hepatischen Stoffwechselstörung mit neurologischer und psychischer Symptomatik. Sie ist die Folge von akuten oder chronischen Lebererkrankungen.

Ursachen
- ● **Leberzerfallskoma (endogen) bei akuter Leberinsuffizienz**
- fulminante Virushepatitis
- Intoxikation (Medikamente, z.B. Paracetamol®, Halothan)
- Knollenblätterpilzvergiftung (Kap. I 26.1.10)
- ● **Leberausfallskoma (exogen)**
- ungenügende Entgiftung bei bestehender Leberschädigung (hauptsächlich Leberzirrhose)
- übermäßig proteinreiche Kost
- Diuretika (Hypokaliämie), Sedativa
- Diarrhö, Erbrechen
- Infektion, Schock, gastrointestinale Blutungen (Kap. I 14.1)
- Störung der Leberdurchblutung (Leberarterienverschluß, Lebervenenthrombose)

Symptome
- Leistungsabfall, Appetitlosigkeit, Leberhautzeichen

Zu den Leberhautzeichen gehören:
- Ikterus, Bauchglatze, Aszites
- bei Männern Fehlen der Schambehaarung
- bei Frauen veränderter Behaarungstyp
- Weißnägel, Uhrglasnägel
- Teleangiektasien (Gesicht), Lackzunge, Lacklippen
- Spider-Naevi (Lebersternchen), Gynäkomastie, Caput medusae
- Striae, Ödeme, Palmarerythem (Abb. I 18-1)

Die Schweregrade der hepatischen Enzephalopathie sind in Tabelle I 18-1 (S. 691) dargestellt.

Komplikationen
- respiratorische Insuffizienz
- Hyperventilation (Ammoniakwirkung) mit respiratorischer Alkalose, Gefahr der Pneumonie
- Sepsis, Herzinsuffizienz, Hirnödem
- Gerinnungsstörungen, Verbrauchskoagulopathie, gastrointestinale Blutungen, hepatorenales Syndrom

Diagnostik
- Anamnese, Sonographie, EEG, EKG
- bei Blutungen Endoskopie

691

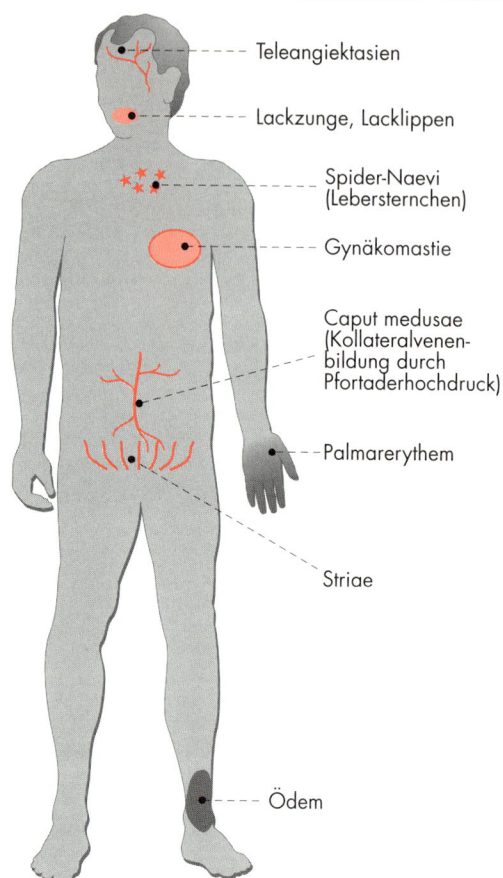

Teleangiektasien

Lackzunge, Lacklippen

Spider-Naevi
(Lebersternchen)

Gynäkomastie

Caput medusae
(Kollateralvenen-
bildung durch
Pfortaderhochdruck)

Palmarerythem

Striae

Ödem

Abb. I 18-1 Hautveränderungen bei chronischen Lebererkrankungen

- ● **Labor**
- – PTT, Transaminasen, Ammoniak sind erhöht
- – Quick, Albumin, Cholinesterase sind erniedrigt
- ● **Röntgen-Thorax**
- ● **Computertomographie**
- – Abdomen, CCT

Therapie
- – je nach Schweregrad hochkalorische parenterale Ernährung und Einschränkung der oralen Proteinzufuhr
- – Zufuhr von verzweigtkettigen Aminosäuren, Spurenelementen, Vitaminen

Tab. I 18-1 Schweregrade der hepatischen Enzephalopathie

Stadien	Symptome
Stadium I	Persönlichkeitsveränderungen Schläfrigkeit Konzentrationsschwäche Stimmungsschwankungen verwaschene Sprache flapping tremor
Stadium II	starke Schläfrigkeit und Apathie meist orientiert EEG und Schriftproben verändert flapping tremor
Stadium III	Stupor, Patient noch erweckbar flapping tremor EEG-Veränderungen
Stadium IV	Koma, Patient reagiert nicht auf Schmerzreize Korneareflex erloschen Foetor hepaticus EEG-Veränderungen flapping tremor fehlt

- Gabe von Paromomycin (z.B. Humatin®) und Laktulose (z.B. Bifiteral®) p.o. oder als Einlauf
- Ulkusprophylaxe
- Überwachung des Säure-Basen-Haushalts (Kap. 7.2.1)
- Vermeiden von hepatotoxischen Medikamenten (Sedativa, Benzodiazepine)
- bei Bedarf Aszitespunktion
- **Bei Nierenversagen**
- Hämofiltration, Hämodialyse (Kap. I 21.2)
- **Symptomatische Therapie**
- Volumensubstitution, Katecholamingabe

Bei einer terminalen Leberinsuffizienz ist eine Lebertransplantation indiziert.

▶ **Pflegerische Maßnahmen, Überwachung**

- Monitoring: Blutdruck, Puls
- ZVD-Messung

- Überwachen der Spontanatmung, bzw. der maschinellen Beatmung durch Messen der peripheren Sauerstoffsättigung und durch Blutgasanalyse
- Beatmungsmaschine einstellen
- bei Langzeitbeatmung, Atemwege befeuchten (Kap. I 9.1)
- einmal pro Schicht und bei Bedarf endotracheal absaugen, auf Blut im Trachealsekret achten

- Infusionstherapie nach Anordnung anhängen und überwachen
- auf Einhalten der Diät achten
- Nahrungskarenz oder Einschränkung der Proteinzufuhr auf 20 bis 30 g/d, absolutes Alkoholverbot, Fettreduktion
- bei Übergewicht Kalorien reduzieren
- regelmäßige Blutzuckerkontrollen (nicht peripher, da Gerinnungsstörungen)
- Medikamenteneinnahme überwachen

- Flüssigkeitsbilanzierung
- bei Hämofiltration Überwachung der kontinuierlichen arterio-venösen Hämodiafiltration (Kap. I 21.2)
- Kontrolle der Darmgeräusche einmal pro Schicht
- auf Stuhlgang achten (Farbe, Konsistenz, Häufigkeit)
- Erbrechen: Aussehen (kaffeesatzartig, blutig?)
- Kontrolle der Körpertemperatur

- Einstichstellen kontrollieren (Gerinnung)
- Haut auf Veränderungen (z.B. Ikterus, Petechien) beobachten
- Hilfe bei oder Übernahme der Körperpflege
- Hautpflege, Hautschutz, die Patienten haben meist eine sehr trockene Haut, bei Juckreiz lindernde Waschungen (z.B. mit Pfefferminztee)
- notwendige Prophylaxen vornehmen
- Oberkörper zur Hirnödemprophylaxe erhöht lagern
- **Bei Hepatitis B, C und D**
- Isolations- und Hygienemaßnahmen beachten (Kap. 13)
- infektiös sind Blut, Plasma, Wundsekret, Muttermilch, Genitalsekret und Sperma
- in der Regel keine Isolierungspflicht
- Einmalhandschuhe, Mundschutz und Schutzkleidung bei Gefahr der Kontamination, z.B. Endoskopie, starke Blutungen
- Händedesinfektion
- Instrumente nach Gebrauch in Desinfektionslösung legen, danach reinigen und sterilisieren
- laufende Desinfektion und Schlußreinigung durch Scheuer-Wisch-Desinfektion
- Abfall als B-Müll entsorgen, nur blutigen Abfall als C-Müll
- kontaminierte Wäsche als Infektionswäsche gesondert sammeln
- Meldepflicht bei Erkrankung und Tod

Das Pflegepersonal sollte eine ausreichende Immunität gegen Hepatitis B besitzen.

- **Bei Hepatitis A und E**
- Standardisolierung bis zu zwei Wochen nach Krankheitsbeginn
- **Bei alkoholkranken Patienten**
- auf Alkoholentzugssymptomatik achten
- Symptome des Alkoholentzugs: feinschlägiger Tremor, Unruhe, Tachykardie, Schwitzen, Anstieg der Körpertemperatur, Appetitlosigkeit, Durchfälle, Muskelkrämpfe, Halluzinationen, evtl. Entzugskrämpfe
- Symptome des **Delirium tremens:** starke psychomotorische Unruhe, grobschlägiger Tremor, Desorientiertheit, Wahnvorstellungen mit Gefahr von Selbst- und Fremdgefährdung

Bei Gabe von Distraneurin i.v. besteht die Gefahr der Ateminsuffizienz, daher ist Intubationsbereitschaft notwendig.

- Dokumentation der einzelnen Dosen des Medikamentes
- Patienten immer leicht erweckbar halten („Brabbelgrenze")
- Pneumonieprophylaxe mit Vibrax und Inhalationen (Kap. I 5.3)

Es ist besonders wichtig, nicht aggressiv auf den Patienten zu reagieren.

- Überwachung und Kontrolle des Bewußtseins, regelmäßig Schriftproben
- Pupillenkontrolle mindestens einmal pro Schicht und nach Anordnung
- psychische Betreuung des Patienten, Angehörige in die Pflege einbeziehen
- evtl. Vorbereitung des Patienten auf Lebertransplantation (oft lange Wartezeiten)
- Ruhephasen einplanen
- ausreichende Analgesie

- passive und aktive Mobilisation und Krankengymnastik nach Arztanordnung
- schmerzfreie Lagerung ermöglichen

I 18.2 Gerinnungsstörungen

I 18.2.1 Blutgerinnung

Die **Hämostase** ist die spontane oder künstlich herbeigeführte Blutstillung. Bildungsort der meisten Gerinnungsfaktoren ist die Leberzelle.

Die 13 beteiligten Faktoren der Blutgerinnung

- **Faktor I:** Fibrinogen, **Faktor II:** Prothrombin, **Faktor III:** Thromboplastin, **Faktor IV:** Calcium, **Faktor V:** Proaccelerin, **Faktor VI:** aktivierter Faktor V, **Faktor VII:** Prokonvertin, **Faktor VIII:** antihämophiles Globulin A, **Faktor IX:** Christmas-Faktor, **Faktor X:** Stuart-Prower-Faktor, **Faktor XI:** Rosenthal-Faktor, **Faktor XII:** Hageman-Faktor, **Faktor XIII:** fibrinstabilisierender Faktor

Funktionseinheiten der Hämostase

● **I. Primäre Blutstillung**
- bei einer Verletzung kommt es zu einer reflektorischen Vasokonstriktion kleiner Arteriolen und zum Kollaps der Kapillaren
- die Thrombozyten verschließen einen Gefäßwanddefekt, indem sie einen Thrombozytenpfropf bilden

● **II. Sekundäre Blutstillung**
- plasmatische Gerinnung
- Start der Reaktion durch Zellzerfall (Extrinsic-System) oder Kontakt des Blutes mit Fremdoberflächen (Intrinsic-System)
- zuerst erfolgt unter Einwirkung der Faktoren V, VIII, IX, X, XI, XII und Calcium die Bildung von Thromboplastin (Thrombokinase)
- dann aktiviert die Thrombokinase zusammen mit den Calciumionen das Prothrombin (in der Leber unter Einwirkung von Vitamin K gebildet) zu Thrombin
- Thrombin verwandelt Fibrinogen in Fibrin
- die Fibrinfäden ziehen sich zusammen und pressen das Serum aus
- ein Gerinnsel entsteht

● **III. Fibrinolytisches System**
- durch die Fibrinolyse lösen sich Fibringerinnsel wieder auf

695

– durch Einwirken von Plasminogen-Aktivatoren wandelt sich Plasminogen in Plasmin um, welches unlösliches Fibrin in lösliche Fibrinabbauprodukte aufspaltet
– normalerweise besteht ein Gleichgewicht zwischen Fibrinbildung und Fibrinaufspaltung

I 18.2.1.1 Gerinnungstests

Quick-Test (Prothrombinzeit)
– Funktionstest des Extrinsic-Systems
– Kontrolle der Leberfunktion und Cumarintherapie

Partielle Thromboplastinzeit (PTT)
– Funktionstest des Intrinsic-Systems
– Überwachung der Heparintherapie

Thrombinzeit (TZ)
– Funktionstest der Fibrinogengerüstbildung aus Fibrinogen
– Überwachung der Heparintherapie
– verändert bei Fibrinolysetherapie und bei der Verbrauchskoagulopathie (DIC: disseminierte intravasale Gerinnung)

Fibrinogen
– erhöht bei Infektionen, malignen Erkrankungen, Schwangerschaft
– erniedrigt bei schwerer Leberschädigung

Fibrinogenspaltprodukte (FSP)
– Nachweis bei Leberkrankheiten, Verbrauchskoagulopathie (DIC), Fibrinolysetherapie

Antithrombin III (AT III)
– wichtigster Hemmkörper der Blutgerinnung
– bei Mangel erhöhte Gefahr von Thrombose und Lungenembolie
– AT-III-Mangel bei Lebererkrankungen, bei Verbrauchskoagulopathie (DIC)

Thrombozyten
– Bildung im Knochenmark aus den Knochenmarksriesenzellen
– bei Mangel besteht eine erhöhte spontane Blutungsneigung

I 18.2.2 Angeborene Hämostasestörung

I 18.2.2.1 Hämophilien

Zu unterscheiden
- **Hämophilie A**
– Inaktivität bzw. völliges Fehlen des Faktor VIII-C
- **Hämophilie B (leichte Form)**
– Inaktivität bzw. Fehlen von Faktor IX

Der Defekt wird bei Hämophilie A und B X-chromosomal-rezessiv vererbt. Frauen können Träger (Konduktorin) sein, sind aber selten echte Bluter. Die primäre Blutstillung bei Hämophilie ist normal, typisch ist eine **Nachblutung** etwa zwei bis drei Stunden nach einer Verletzung.

Symptome
je nach Schwere der Hämophilie
– bei Frauen verstärkte Menstruationsblutung, starke Blutung nach Entbindung

- Hämaturie, großflächige Blutungen, Muskelblutungen
- Einblutung in die Gelenke (Folgen: Arthrose, Ankylosierung)
- postoperative, gastrointestinale (Kap. I 14.1), selten zerebrale Blutungen

Diagnostik
- **Anamnese**
- erhöhte Blutungsneigung in der Familie
- von Kindheit an Neigung zu Hämatombildung
- **Labor**
- Bestimmung der Gerinnungsfaktoren

Gerinnungszeit und PTT verlängert, Blutungszeit und Quick normal.

Therapie

Die Prophylaxe ist bei Hämophilie besonders wichtig.

- Medikamente, welche die Thrombozytenaggregation hemmen, vermeiden, z.B. Aspirin®
- keine intramuskulären Injektionen
- Substitution von Gerinnungsfaktoren

Bei schweren Formen regelmäßige Gabe von Faktorkonzentraten, in leichten Fällen nur im Bedarfsfall (z.B. präoperativ, vor Zahnextraktion).

- **Hämophilie A**
- Substitution von Faktor VIII
- bei leichter Form kurzzeitig Gabe von Minirin® möglich (Freisetzung von Faktor VIII aus dem Endothel)
- **Hämophilie B**
- Substitution von Faktor IX

▶ **Pflegerische Maßnahmen, Überwachung**
Siehe Kapitel I 18.2.2.2

I 18.2.2.2 Von-Willebrand-Syndrom
Beim Von-Willebrand-Syndrom handelt es sich um eine angeborene Verminderung oder ein völliges Fehlen der Von-Willebrand-Aktivität des Faktors VIII und einen Mangel des Faktors VIII. Der Erbgang ist autosomal dominant und betrifft beide Geschlechter.

Symptome
- Blutungsneigung, typisch sind Haut- und Schleimhautblutungen
- bei Frauen Menorrhagie und Hypermenorrhö
- postoperative und posttraumatische Nachblutungen

Diagnostik
- Anamnese
- **Labor**
- Blutungszeit verlängert (bei Hämophilie normal)
- Von-Willebrand-Faktor und Faktor VIII-C vermindert

Therapie
- bei leichter Blutung Gabe von Minirin® möglich
- bei schwerer Blutung Substitution von Faktor VIII mit Von-Willebrand-Faktor-Aktivität

697

▶ **Pflegerische Maßnahmen, Überwachung**
Bei allen Erkrankungen mit **hämorrhagischer Diathese** (pathologischer Blutungsneigung) gleich

– Monitoring, Blutdruck, Puls

– Überwachung der Spontanatmung
– bei beatmeten Patienten Kontrolle und Einstellung des Beatmungsgerätes
– beim endotrachealen Absaugen auf Blutbeimengungen achten

– Infusionstherapie nach Arztanordnung anhängen und überwachen
– Überwachung der korrekten Medikamenteneinnahme

– Kontrolle und Untersuchung der Ausscheidungen auf Blut
– postoperativ einmal stündlich Kontrolle der Wunddrainagen auf Nachblutung

– postoperativ einmal stündlich Kontrolle der Operationswunde auf Nachblutung
– Kontrolle der Einstichstellen auf Blutungen
– Kontrolle der Haut und Gelenke auf Einblutungen (selten)

Bei Gelenkeinblutungen die betroffene Extremität ruhigstellen, evtl. kühlende Umschläge.

– keine intramuskulären Injektionen
– bei der Körperpflege unterstützen oder diese übernehmen
– alle notwendigen Prophylaxen vornehmen

– Patienten gut aufklären und über alle Pflegemaßnahmen informieren
– einmal pro Schicht Pupillenkontrolle

– Lagerung des Patienten je nach Bedarf: Wechsellagerung, Quaderbettmatratzen (Kap. I 7.2, I 7.3)

I 18.2.3 Erworbene Hämostasestörungen

I 18.2.3.1 Thrombozytopenie
Ursachen
– Störung der Thrombozytenbildung im Knochenmark, z.B. durch Medikamente (ASS, nichtsteroidale Antirheumatika), Strahlen, Infektionen
– Thrombozytenverbrauch höher als Thrombozytenbildung
– Verbrauchskoagulopathie (DIC)
– Infektionen, maligne Erkrankungen
– immunologische Prozesse, z.B. HIV-Infektion
– Hypersplenismus
– mechanische Schädigung durch künstliche Herzklappen
– extrakorporale Zirkulation des Blutes
– Leberzirrhose

Symptome
– Spontanblutungen
– petechiale Blutungen

Diagnostik
– Suche nach der Grunderkrankung
● **Anamnese**
– Verlauf, Medikamente
● **Labor**
– Gerinnungsparameter, Blutbild, Leukozyten
– Knochenmarksbiopsie

Therapie
– Behandlung der Grundkrankheit
– Absetzen auslösender Noxen
– Thrombozytensubstitution
– bei allergisch bedingter Thrombozytopenie Gabe von Kortikosteroiden in der Akutphase

▶ **Pflegerische Maßnahmen, Überwachung**
Siehe Kapitel I 18.2.2.2

I 18.2.3.2 Vitamin-K-Mangel
Bei einem Vitamin-K-Mangel kann die Leberzelle keine gerinnungsaktiven Faktoren des Prothrombinkomplexes bilden, sondern nur funktionsuntüchtige Vorstufen.
Es besteht ein Mangel an den Gerinnungsfaktoren II, VII, IX, X und der Proteine C und S.

Ursachen
– Leberfunktionsstörungen (Synthesestörung)
– Vitamin-K-Resorption aus dem Darm gestört durch Malabsorptionssyndrom, Gallengangsverschluß, Störung der Darmflora durch Antibiotika
– Therapie mit Cumarinderivaten, z.B. Marcumar®

Symptome
– große Hämatome, Hämaturie
– gastrointestinale-, Schleimhaut-, selten zerebrale Blutungen

Diagnostik
– Anamnese
● **Labor**
– PTT, PTZ und Gerinnungszeit verlängert
– Quickwert, Prothrombin und die Faktoren VII, IX und X sind erniedrigt

Therapie
– parenterale Gabe von Vitamin K (Konakion®)
– bei schweren Blutungen PPSB® (Prothrombinkomplex), Frischplasma

▶ **Pflegerische Maßnahmen, Überwachung**
Siehe Kapitel I 18.2.2.2

I 18.2.3.3 Verbrauchskoagulopathie
Disseminierte **i**ntravasale **G**erinnung (**C**oagulation): **DIC**
Es kommt zu einer Aktivierung des Blutgerinnungssystems, die zum **Verbrauch von Gerinnungsfaktoren und Thrombozyten** führt, und dadurch zu einer **Hyperfibrinolyse**. Es kommt zur Bildung von Mikrothromben und zu Blutungen.

Ursachen
– Freisetzung von thromboplastischen Substanzen in die Blutbahn, z.B. bei Fruchtwasserembolie, metastasierenden Tumoren, nach Operationen an Lunge, Pankreas oder Prostata, Hämolyse, Polytrauma, Verbrennungen
– Infektionen, Sepsis, Schock: Störung der Mikrozirkulation
– Kontakt mit körperfremden Stoffen, extrakorporaler Kreislauf (Kap. I 8.3.2.4)

Symptome
– flächenhafte Haut- und Schleimhautblutungen
– Blutung aus den Einstichstellen
– Organblutungen, Schock, metabolische Azidose
– akutes Nierenversagen, Schocklunge, zerebrale Blutung

Therapie
– Behandlung der Grunderkrankung und der Komplikationen
– symptomatische Behandlung je nach Stadium der DIC: Gabe von Heparin, AT III, Fresh-Frozen-Plasma (FFP), evtl. PPSB®

 Hämostatisch wirksame Bestandteile in einem Fresh-Frozen-Plasma sind Fibrinogen, Faktor II, Faktor V, Faktor VII, Faktor VIII, Von-Willebrand-Co-Faktor, Faktor IX, Faktor X, Faktor XI, Faktor XII, Faktor XIII, t-PA, Plasminogen, AT III, α_2-Antiplastin, Protein C und S mit unterschiedlicher biologischer Halbwertszeit.

▶ Pflegerische Maßnahmen, Überwachung
– Kreislaufüberwachung, Puls, Blutdruck

 Eine arterielle Blutdruckmessung ist zu empfehlen, da eine Blutdruckmanschette zu Hauteinblutungen führen kann.

– ZVD-Messung

– Überwachung der Sauerstoff-Sättigung, Blutgasanalyse
– Kontrolle der Beatmung und Einstellen des Beatmungsgerätes
– bei Langzeitbeatmung Atemluft befeuchten
– einmal pro Schicht und bei Bedarf endotracheal absaugen

– Anhängen und Überwachen des Infusionsprogramms
– Anhängen von FFP und Überwachen der Transfusionen (Kap. 9)
– Überwachung der Medikamenteneinnahme

– regelmäßige Kontrolle der Körpertemperatur

 Vorsicht beim Einführen der Temperatursonde, es besteht Blutungsgefahr.

– Bilanzierung
– bei Nierenversagen Hämofiltration überwachen (Kap. 21.2)

– Patienten bei der Körperpflege unterstützen bzw. diese übernehmen
– notwendige Prophylaxen vornehmen
– besondere Vorsicht bei der Mundpflege, da Blutungsgefahr
– Beobachtung der Haut und der Schleimhäute auf Blutungen

– Ausscheidungen sowie Drainageinhalte auf Blut kontrollieren
– Einstichstellen auf Blutungen beobachten

Keine intramuskulären Injektionen vornehmen.

– regelmäßige Kontrolle des Bewußtseins
– Pupillenkontrolle (zerebrale Blutung) mindestens einmal stündlich

– Lagerung je nach Zustand des Patienten, bei Bedarf Quaderbettmatratze (Kap. I 7.2) bzw. Luftkissenbett (Kap. I 7.3)

I 18.2.3.4 Komplikationen durch Massivtransfusionen
Symptome
– Abfall der Körpertemperatur

Bei einer Massentransfusion sollten alle Blutkonserven vor der Transfusion erwärmt werden, entweder über Durchlauferwärmer oder in einem Plasmatherm® (Abb. I 18-2).

● **Gerinnungsstörungen**
– Verdünnungsthrombozytopenie
– Mangel an Faktor V und VIII
– Hämolyse

Bei der Sofortreaktion klagen die Patienten über Frösteln, Fieber, Schweißausbruch, Kopfschmerzen, Blutdruckabfall, Schmerzen in der Brust, im Bauch oder den Flanken.

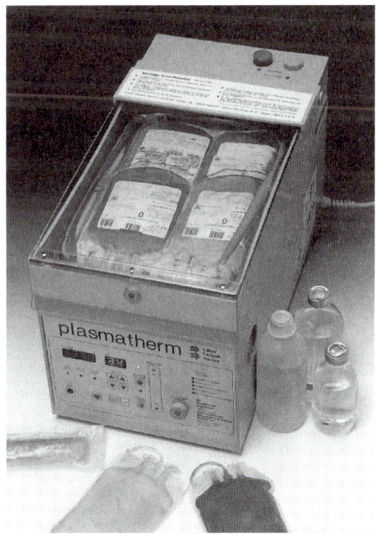

Abb. I 18-2 Plasmatherm-Durchlauferwärmer

– Verbrauchskoagulopathie, Azidose
– Hyperkaliämie, Hypocalciämie
Die Übertragung eines Erythrozytenkonzentrates bringt bei einem normalgewichtigen Erwachsenen ohne gesteigerten Erythrozytenumsatz einen Anstieg des Hämoglobinwertes um 10 bis 15 g/l und einen Anstieg des Hämatokritwertes um drei bis vier Prozent.

 Erythrozytenkonzentrate müssen bei +2 °C bis +6 °C gelagert und ohne Unterbrechung der Kühlkette transportiert werden.

Es ist immer ein **Restrisiko** vorhanden, daß bei einer Transfusion Erreger von Infektionskrankheiten, z.B. Viren oder andere Mikroorganismen, übertragen werden.

▶ **Pflegerische Maßnahmen, Überwachung**

– Monitoring, Blutdruck- und Pulskontrollen
– ZVD-Kontrolle

 Gefahr der Übertransfusion und des Lungenödems.

– Überwachung der Spontanatmung bzw. der maschinellen Beatmung durch Pulsoxymetrie und Blutgasanalyse
– Einstellen und Kontrolle des Beatmungsgerätes

– Infusionstherapie nach Arztanordnung anhängen und überwachen
– Überwachung der Transfusionen
– Tropfgeschwindigkeit und Temperatur einstellen

 Erythrozytenkonzentrate vor dem Anhängen erwärmen.

– Flüssigkeitsbilanzierung
– einmal stündlich Urinausscheidung kontrollieren und dokumentieren
– Kontrolle der Körpertemperatur
– Abfall der Körpertemperatur möglich, Patienten zweite Decke anbieten

 Bei Schüttelfrost und Fieber an Transfusionsreaktionen denken.

– bei der Körperpflege unterstützen
– Hautpflege und Hautbeobachtung

– regelmäßige Kontrolle des Bewußtseins
– Patienten über alle Maßnahmen informieren

– Patienten nach Bedarf lagern, abhängig von Hautzustand, Vigilanz, Atmung, Schmerzen

I 19 Intensivpflege bei kardiochir-urgischen Krankheitsbildern

Die Indikationen für herzchirurgische Eingriffe im Erwachsenenalter sind vorwiegend **erworbene Herzklappenfehler** oder die **koronare Herzkrankheit** (KHK). Bei beiden Operationen wird der Thorax mittels **medianer Sternotomie** (Durchsägen des Sternums) eröffnet und eine Herz-Lungen-Maschine (EKZ) benötigt (Kap. A 14.4).

I 19.1 Spezielle Pflege und Überwachung in den ersten postoperativen Stunden

 Für die Übernahme und Erstversorgung des frisch operierten Patienten sollten mindestens zwei Pflegekräfte und ein Arzt zur Verfügung stehen.

Monitoring engmaschig alle 15 Minuten
- Herz-Kreislauf-Parameter
- Kontrolle der Körpertemperatur (während EKZ Senkung der Körpertemperatur, Kap. A 14.5)
- Ausscheidungskontrolle 1ml/kg KG/h
- ZVD-Messung

 Es besteht die Gefahr einer Hypovolämie.

Neurologischer Status (Kap. I 22)
- Bewußtseinslage
- Pupillen
- Motorik der Extremitäten, sobald Patient ansprechbar

Drainagen (Kap. 6.3)
- Mediastinaldrainagen vor und hinter dem Herzen, evtl. zusätzlich Pleuradrainage
- Kontrolle der Blutverluste in den ersten Stunden alle fünf Minuten, bei stabiler Kreislauffunktion alle 15 Minuten
- häufiges „Melken" der Drainagen, damit sie nicht verstopfen
- Abknicken der Drainagen vermeiden
- Pleuradrainage

Beatmung (Kap. I 8, I 9, I 10)
- Beatmung postoperativ 4 bis 24 Stunden
- Weaning und Extubation nach allgemeinen Richtlinien (Kap. I 8.4)

 Keine Extubation bei hämodynamischer Instabilität.

Sonstiges
- Kontrolle und Verabreichen der verordneten Medikamente
- engmaschie Labor- und Blutgaskontrollen
- 12-Kanal-EKG
- Röntgenthoraxkontrolle

703

Komplikationen
- pulmonale Komplikationen
- akutes Nierenversagen
- neurologische Komplikationen
- Hyperbilirubinämie
- **Kardiale Komplikationen**
- Hypovolämie (Blutungen, Gerinnungsstörungen)
- myokardiale Hypokontraktilität
- Perikardtamponade
- Herzrhythmusstörungen
- Low-cardiac-output-Syndrom

▶ **Pflegerische Maßnahmen und Überwachung bei komplikationslosem Verlauf**

- Überwachung und Beobachten von Puls, Blutdruck
- ZVD-Kontrolle
- bei Bedarf Kontrolle des Pulmonaliskatheters

- Beobachten von Atemfrequenz und -tiefe
- abhusten lassen, dabei Handtuchrolle auf den Brustkorb halten zum Stabilisieren des Brustkorbs nach Sternotomie
- stündlich Atemgymnastik

Gefahr der Schonatmung bei Schmerzen im Brustkorb.

- Infusionstherapie nach Anordnung anhängen und überwachen
- einige Stunden nach Extubation schluckweise Tee anbieten
- Kostaufbau

- Flüssigkeitsbilanz ausgeglichen bis negativ
- falls keine Bilanzierung möglich ist, Patienten einmal täglich wiegen
- Beobachten der Drainage auf Fördermenge, Durchgängigkeit
- Pleuradrainage (Kap. 6.3.2)
- Beobachten und Pflegen der Operationswunden

- bei der Körperpflege unterstützen
- Haut beobachten
- durch Flüssigkeitsrestriktion Gefahr der Austrocknung von Haut und Schleimhäuten
- Mundpflege, Parotitisprophylaxe (Kap. I 4.3, I 5.5)
- Thromboseprophylaxe, Antiemboliestrümpfe
- bei Patienten mit Bypass auf Venenentnahmestellen achten, evtl. Anziehhilfe benutzen
- Dekubitusprophylaxe (Kap. I 5.1)
- Pneumonieprophylaxe (Kap. I 5.3)

- Gefahr von Durchgangssymptomatik nach einer extrakorporalen Zirkulation (Kap. I 30.2)
- Angst reduzieren durch individuelle, patientenorientierte Kommunikation (Kap. I 1.4)

- Oberkörper 30 Grad hochlagern

In den ersten postoperativen Tagen Seitenlage vermeiden, Gefahr der Sternumverschiebung.

– Hochsetzen mit Strickleiter, keine asymmetrische Belastung des Brust-korbes
– einige Stunden nach Extubation an Bettkante setzen bzw. kurz vor dem Bett stehen lassen
– ab zweitem oder drittem postoperativem Tag kann Patient je nach Zu-stand im Zimmer umhergehen
– Operationswunden regelmäßig auf Nachblutungen kontrollieren

 Bei Patienten mit Klappenersatz auf Nachblutungen bei Marcumar®-The-rapie achten.

I 20 Intensivpflege bei kardiologischen Krankheitsbildern

I 20.1 Angina pectoris und Myokardinfarkt

Angina pectoris ist das führende Symptom der **Myokardischämie** bei **koronarer Herzkrankheit.** Es ist ein anfallsweise auftretender Schmerz von kurzer Dauer, substernal oder präkordial, in die Schultern ausstrahlend. Auslöser sind meist körperliche Anstrengung, Aufregung oder Umstände, die mit vermehrter Herzarbeit einhergehen.

Dieser Anfall verschwindet meist in Ruhe oder nach der Zufuhr von Nitroglycerin.

Häufigste Ursache der Angina pectoris ist eine **arteriosklerotische Einengung** einer oder mehrerer **Koronararterien.**

Ursachen der Arteriosklerose
– familiäre Disposition
– Nikotinabusus, Bluthochdruck
– Hypercholesterinämie
– Diabetes mellitus, Übergewicht

Der **akute Myokardinfarkt** ist definiert als **Nekrose eines umschriebenen Herzmuskelareals** infolge anhaltender kritischer Herabsetzung oder völliger Unterbrechung seiner Blutversorgung.

Oft wird der Herzinfarkt eingeleitet durch das Aufbrechen eines arteriosklerotischen Atheroms (Plaque-Ruptur) und die Bildung eines gefäßverschließenden Thrombus. Die meisten Todesfälle geschehen in der ersten Stunde nach dem Infarkt, der häufig in den **frühen Morgenstunden** auftritt.

Je größer das Gefäß und je weiter proximal der Verschluß sitzt, desto größer ist der betroffene Myokardanteil.

Ein ausreichender Kollateralkreislauf kann sich nur bei einem langsam entstehenden Verschluß ausbilden.

Ursachen des Myokardinfarkts
– über 90% Koronararterienverschluß, seltener eine hochgradige Stenose
– sehr selten sind: Koronarspasmen, Aortendissektion, Koronarembolien, Koronarfehlbildungen

Auslösende Faktoren
– plötzliche Kraftanstrengung, Streß
– Operationen, Blutung, Infektionen
– bei instabiler Angina pectoris erhöhtes Infarktrisiko

Symptome

Bei 20 Prozent der Menschen mit Herzinfarkt fehlt der Schmerz. Diese stummen Infarkte gehen besonders mit Diabetes mellitus einher oder treten bei älteren Patienten auf.

– intensive, lang anhaltende Angina-pectoris-Schmerzen, die durch Ruhe oder Nitroglycerin nicht beeinflußbar sind
– retrosternale Schmerzen, oft in den linken Arm ausstrahlend, als einschnürende Beklemmung und als vitale Bedrohung empfunden

707

– Schwächegefühl, Angst, Unruhe, Blässe, Zyanose
– vegetative Symptomatik wie Schwitzen, Übelkeit und Erbrechen
– Herzrhythmusstörungen, besonders ventrikulärer Art, bis Kammerflimmern (Kap. 20.5)
– Blutdruckabfall, Tachykardie
– Symptome einer Linksherzinsuffizienz bei einem Drittel der Patienten (Dyspnoe, Rasselgeräusche, bis Lungenödem)

Diagnostik

Differentialdiagnostisch ausgeschlossen werden müssen Angina pectoris, Perikarditis, Aortendissektion, Pneumothorax, Lungenembolie, gastrointestinale oder muskuloskelettale Schmerzen.

- **Anamnese**
  – frühere Angina-pectoris-Anfälle
  – bestehende Risikofaktoren wie Nikotinabusus, Hypertonie, Fettstoffwechselstörungen, Diabetes mellitus, positive Familienanamnese
- **EKG**
  – die früheste EKG-Veränderung ist das Erstickungs-T oder eine kurzfristige T-Überhöhung
  – dann folgt die ST-Hebung, mit Abgang aus dem absteigenden QRS-Schenkel
  – mit Abnahme der ST-Überhöhung wird der R-Verlust sichtbar, es kommt zur Ausbildung einer negativen T-Zacke
  – Aussagemöglichkeiten des EKG über Infarktalter, Größe, Lokalisation, transmuralen Infarkt
- **Labor**
  – größere Infarkte zeigen immer einen deutlichen Enzymanstieg im Serum
  – Myoglobin und Troponin sind sehr früh positiv
  – ein Anstieg von CK, CK-MB, GOT und LDH dient der weiteren Diagnosesicherung
  – Erhöhungen der Gesamt-CK sind auch bei i.m. Injektionen, Defibrillationen, Operationen, Traumen, Entbindung, epileptischen Anfällen oder körperlicher Anstrengung zu beobachten
  – unspezifische Parameter wie Leukozytose, Blutzuckeranstieg und erhöhte BSG
- **Röntgenaufnahme des Thorax**
  – Herzgröße
  – Lungenstauung
- **Echokardiographie**
- **morphologische Herzdiagnostik:** Herzvergrößerung, Klappenstatus, Nachweis von Thromben
- **Funktionsdiagnostik:** Beurteilung der Ventrikelwandbewegung, Pumpleistung
- **Nuklearmedizinische Diagnostik**
- **Magnetresonanztomographie** (selten angewandt)
- **Koronarangiographie**

Therapie

Bei Verdacht oder der gesicherten Diagnose Herzinfarkt ist die sofortige Klinikeinweisung mit einem Notarztwagen erforderlich.

– EKG-Monitoring

Reanimationsbereitschaft (Kap. 12).

– venöser Zugang, keine intramuskulären Injektionen
– Sauerstoffinsufflation drei bis sechs Liter/Minute über Sauerstoffbrille oder -maske
– Analgesie mit Morphin, 5 bis 10 mg i.v.

Bei Analgesie mit Morphin besteht die Gefahr einer Atemdepression.

– Sedierung mit Diazepam, 5 bis 10 mg i.v.
– antiemetische Therapie bei Bedarf
– Beta-Blocker senken die Herzfrequenz und somit den myokardialen Sauerstoffverbrauch
– Acetylsalicylsäure zur Thrombozytenaggregationshemmung
– Heparinisierung zur Antikoagulation im Infarktgebiet
– Nitrate zur Vorlastsenkung und bei beginnendem Lungenödem
– bei Kreislaufdepression Gabe von Katecholaminen und/oder Volumen
– bei hämodynamisch instabilen Patienten Pulmonalarterienkatheter
– evtl. Calciumantagonisten vom Nifedipintyp, sie vermindern vornehmlich den Gefäßwiderstand, also die Druckarbeit des Herzens, und erweisen sich als günstig beim Hypertonus und bei koronaren Gefäßspasmen
– evtl. Gabe von Antiarrhythmika

Auch die möglichen Begleiterkrankungen erfordern Aufmerksamkeit, wie Streßulzera, Risikofaktoren wie Diabetes mellitus, Hypertonie und respiratorische Störungen.

Beheben des Gefäßverschlusses

– durch Lysetherapie (systemisch) mit Streptokinase, rtPA, Urokinase oder APSAC
– lokale Lysetherapie (intrakoronare Lyse) mit Thrombolytikaapplikation direkt in das betroffene Koronargefäß
● **Herzkatheter (Linksherzkatheter)**
– Koronarangiographie, Katheterdilatation
– evtl. Stentimplantation (Gefäßstütze)
● **Bypass-Chirurgie**
– in schweren Fällen aortokoronarer Venenbypass

Bei Patienten im kardiogenen Schock kommt auch eine intraaortale Ballongegenpulsation zum Einsatz. Beim Nierenversagen kann auf der Intensivstation frühzeitig mit einer Hämofiltration oder Hämodiafiltration begonnen werden.

Komplikationen nach Infarkt

– Rhythmusstörungen
– Herzinsuffizienz bis hin zum kardiogenen Schock
– Mitralinsuffizienz, Herzwandruptur
– Ventrikelseptumruptur, Perikarditis
– Perikarderguß, Herzwandaneurysma
– Ventrikelthromben

▶ Pflegerische Maßnahmen, Überwachung

– Monitoring zur Arrhythmieüberwachung
– Kontrolle der Vitalzeichen
– auf Schmerzen, Blässe achten
– 12-Kanal-EKG aufzeichnen
– Röntgenaufnahme des Thorax anmelden
– auf Herzrhythmusstörungen achten

- bei Bedarf das Legen eines passageren Herzschrittmachers vorbereiten
- ZVD-Messung
- bei komplizierterem Verlauf braucht der Patient einen zentralvenösen Zugang und eine arterielle Druckmessung, möglicherweise auch einen Pulmonalarterienkatheter

 Diese Gefäßzugänge erfordern erhöhte Aufmerksamkeit und müssen sicher fixiert sein. Auf Entzündungszeichen achten.

- Sauerstoff über Nasenbrille oder Maske verabreichen
- beengende Kleidung ausziehen

- Assistenz beim Legen venöser Gefäßzugänge, Blutentnahmen
- Medikamente zur Analgesie und Sedierung verabreichen
- Medikamente zur Vorlastsenkung, Diurese oder Kreislaufunterstützung verabreichen
- wenn erforderlich, Medikamente zur Lysetherapie vorbereiten
- Ernährung leicht verdaulich

- regelmäßige Kontrolle der Körpertemperatur
- Flüssigkeitsbilanzierung
- Beobachten der Diuresemenge
- Blasendauerkatheter bei Bedarf, so früh wie möglich entfernen
- Farbe des Urins bei einer Lysetherapie beachten (Makrohämaturie)
- für regelmäßigen Stuhlgang sorgen

- teilweise oder ganz Übernahme der Körperpflege
- sind Patienten noch nicht völlig beschwerdefrei, werden sie nicht gewaschen oder belastet
- erhöhte Dekubitusgefahr bei älteren Patienten, auf gute Hautpflege achten
- Lagerung auf Antidekubitusmatratzen, Schaumstoff oder Luftmatratzen
- Pneumonieprophylaxe mit Inhalationen(Kap. I 5.3), atemstimulierenden Einreibungen (Kap. I 5.3.1.4), Basaler Stimulation® (Kap. 14.1)

 Patienten nicht mit der Hand oder Vibraxgerät abklopfen, da die Gefahr von Rhythmusstörungen besteht.

- Thromboseprophylaxe, Antiemboliestrümpfe, leichte passive und später dann aktive Bewegungsübungen

- Patienten beruhigen, am Anfang bei ihm bleiben
- für ausreichend Ruhe und Schlaf sorgen, bei Bedarf Schlafmittel verabreichen
- Patienten darauf hinweisen, auf erneute Schmerzereignisse zu achten und sich sofort zu melden, wenn Schmerzen auftreten
- Belastungsfaktoren vermeiden
- Ausschalten von Risikofaktoren: Rauchverbot, diabetische Einstellung, Hypertonus senken, Gewichtsnormalisierung, Cholesterin senken, Vermeiden von Streß und Reizüberflutung
- Koronarsportgruppen anbieten

- flache Rückenlage oder Oberkörper leicht erhöht
- evtl. Herzbett
- Patienten bei Bedarf zur Herzkatheterisierung vorbereiten: rechte Leiste rasieren, Einverständniserklärung unterschreiben lassen, Schmuck ablegen, Zahnprothese entfernen, nüchtern lassen

- auf Bettruhe achten
- Frühmobilisation je nach Zustand des Patienten und Schwere des Infarktes (CK ist entscheidend für die Mobilisation). Patienten dürfen nach kleinerem Infarkt oder wenn die CK deutlich gefallen ist, mobilisiert werden
- Schonung des Patienten
- leichte krankengymnastische Übungen noch während der Bettruhe

I 20.2 Kardiogener Schock

Unter Schock versteht man die akute oder subakute Abnahme der Organdurchblutung mit nachfolgender Störung der Zellfunktion, die ohne Therapie meist tödlich endet.
Beim kardiogenen Schock beruht die **ungenügende Durchblutung der Organe** auf einem **Versagen der Pumpleistung des Herzens.**

Ursachen
- Myokardinfarkt, Lungenödem
- Herzrhythmusstörungen, Kardiomyopathie
- Lungenembolie, Herztrauma
- Herzbeuteltamponade, Klappendysfunktion

Symptome
- **Allgemeine Symptome**
- Zentralisation mit kalter, schweißbedeckter Haut
- Tachykardie, schwach gefüllter Puls, Tachypnoe
- Bewußtseinstrübung, motorische Unruhe
- Oligurie bis Anurie
- **Spezifische Symptome**
- kalte Extremitäten durch erhöhten peripheren Gefäßwiderstand
- Abfall des arteriellen Blutdruckes
- gestaute Halsvenen, Zyanose, Dyspnoe, Orthopnoe

Diagnostik
- 12-Kanal-Standard-EKG
- Echokardiographie
- Röntgen-Thorax
- Labor, Erhöhung von CK, CK-MB oder SGOT
- Pulmonalarterienkatheter

Therapie
- Sauerstoffzufuhr, Intubation und Beatmung, wenn erforderlich
- venöser Zugang, vorsichtige Volumenzufuhr
- Analgesie mit Morphin und Diazepam
- invasive Blutdruckmessung, Pulmonalarterienkatheter
- Steigerung der Inotropie durch Katecholamine
- Blutgasanalyse (Gefahr der metabolischen Azidose)
- Low-dose-Heparinisierung

▶ **Pflegerische Maßnahmen, Überwachung**

- Monitoring, EKG-Kontrollen
- auf Herzrhythmusstörungen achten
- Intensivüberwachung, belastende Pflegefaktoren in der Akutphase vermeiden

– ZVD-Kontrolle
– Pulmonalarteriendruck überwachen

– Kontrolle der Atemfrequenz und -tiefe
– Blutgasanalyse
– Sauerstoffgabe über Brille oder Maske
– bei Bedarf Intubation vorbereiten
– atemerleichternde Lage, wenn möglich

– Infusionstherapie nach Anordnung anhängen und überwachen

– auf Diurese achten, bei Bedarf Diuretika auf Anordnung
– Bilanzierung auf Anordnung

– Übernahme der Körperpflege, soviel wie erforderlich
– Hautpflege
– Verfärbungen an den Extremitäten beachten (Zentralisation)
– sorgfältige Kontrolle der Haut

Die Dekubitusprophylaxe ist besonders wichtig, da die Patienten maximal gefährdet sind.

– Obstipationsprophylaxe (Kap. I 4.9)
– Pneumonie- und Thromboseprophylaxe (Kap. I 5.3, I 5.4)

– Anxiolyse des Patienten durch Medikamente
– Patienten über alle Maßnahmen informieren

– Oberkörperhochlagerung
– Patienten weich lagern, evtl. Luftkissenbett (Kap. I 7.3)
– wenn möglich Gewichtskontrolle

I 20.3 Herzbeuteltamponade

Der Herzbeutel ist eine seröse Höhle, die aus zwei Blättern besteht, die spiegelglatte, einander zugewandte Oberflächen haben.
Zwischen den beiden Schichten befindet sich eine geringe Menge einer serösen Flüssigkeit, sie beträgt in der Regel 20 ml.
Das **Epikard** ist das dem Herzen zugewandte Blatt (Schicht), das **Perikard** ist dem umgebenden Gewebe zugewandt.
Das Perikard ist meist unelastisch, so daß sich maximal 150 bis 200 ml Flüssigkeit ansammeln können, ohne daß die Funktion des Herzens beeinträchtigt wird.
Bei **rascher Ergußbildung** können bereits 200 ml hämodynamisch wirksam sein. Bei einer **langsamen Entstehung** des Ergusses können bis zu 1000 ml Flüssigkeit asymptomatisch bleiben.
Mit zunehmender Flüssigkeitsansammlung steigt der Druck auf das Herz, und die Füllung nimmt ab, es entwickelt sich ein **Low-output-Syndrom.**

Wird die Tamponade nicht beseitigt, versagen die Kompensationsmechanismen, und der Tod ist die Folge.

Ursachen

- infektiöse Perikarditis (Virusinfektion, bakterielle Infektion, Pilzinfektion, Parasiten)
- maligne Tumorerkrankungen
- Hämoperikard (Herzinfarkt, Aortenruptur, Herzkatheter, Schrittmachersonde, Antikoagulanzientherapie)
- Autoaggressionserkrankungen (rheumatisches Fieber)
- Stoffwechselerkrankungen
- physikalische Einwirkungen (nach Röntgenbestrahlung)

Symptome

Die klinischen Symptome sind davon abhängig, wie groß der Erguß ist und wie schnell er sich ausgebildet hat. Bei einer langsamen Ergußbildung sind die Patienten oft auch bei großen Flüssigkeitsmengen beschwerdefrei, weil das Perikard ausreichend Zeit hatte, sich an das zunehmende Flüssigkeitsvolumen durch langsame Dehnung anzupassen.

- retrosternaler Schmerz
- Rückstau des Blutes vor dem rechten Herzen mit erhöhtem ZVD, Halsvenenstau, Ödemen, Aszites, Hepatomegalie, Proteinurie
- Tachykardie, Blutdruckabfall, kleine Blutdruckamplitude, Schweißausbruch, Unruhe
- Low-output-Syndrom mit Schwäche, Belastungsdyspnoe
- bei Auskultation leise Herztöne hörbar

Diagnostik
- Klinik, Auskultation
- Echokardiographie, Röntgenuntersuchung
- invasive Diagnostik (Rechtsherzkatheter)

Therapie
- Therapie des Grundleidens
- symptomatische Behandlung; Perikardpunktion

Indikationen zur Perikardpunktion
- **Therapeutisch**
- zur Entlastung ergußbedingter Einflußstauung
- **Diagnostisch**
- zum Gewinnen von Material zur bakteriologischen, zytologischen Untersuchung

Prinzip der Perikardpunktion
- Entlastungspunktion mit einer Kanüle oder Einführen eines Katheters (Pigtail-Katheter) in den Herzbeutel
- Teil- oder gesamte Menge des Ergusses wird abgesaugt oder kann ablaufen

Der Pigtail-Katheter ist ein Katheter mit offener Spitze und mehreren seitlichen Öffnungen, der für die Ventrikulographie verwendet wird. Mit diesem Katheter lassen sich Perikardergüsse vollständig entfernen. Der Pigtail kann über mehrere Tage liegenbleiben. Somit werden nachlaufende Ergüsse wiederholt und fortlaufend über einen Sekretbeutel entleert.

Vorbereiten des Materials
je nach Stationsstandard
- Perikardpunktionsset (in der Regel Punktionskanüle, Katheter)
- sterile Handschuhe, steriler Kittel, Mundschutz
- sterile Schere, Pinzetten
- sterile Kompressen, Tupfer, sterile Tücher
- Desinfektionsmittel, Einmalrasierer
- Lokalanästhesie, evtl. Sedativum
- Verbandmaterial, Gefäße zur Probenabnahme
- Röntgendurchleuchtung

Vorbereitung des Patienten
- Arzt informiert über die geplante Maßnahme
- Oberkörper 30 bis 45 Grad erhöht lagern oder flache Rückenlage
- Punktionsstelle rasieren und desinfizieren
- Monitoring (EKG)

Vorgehen
- Assistenz beim Punktieren
- Anreichen der Probengefäße
- Patienten beobachten, Angst nehmen
- Röntgengerät bedienen
- Punktionsstelle verbinden
- bei liegendem Pigtail-Katheter Pflasterzügel und sterilen Verband anbringen
- Dokumentation der punktierten Flüssigkeitsmenge
- Kontrolle, ob Erguß abläuft
- auf mögliche Diskonnektion achten
- Dokumentation

▶ Abschließende Pflege und Überwachung

- Vitalzeichenkontrolle
- evtl. liegende Katheter sichern gegen Dislokation (Raus- oder Verrutschen)

- bei Bedarf Sauerstoff anbieten (Brille oder Maske)

- auf sich neu bildenden Erguß achten (läuft ab oder wird abgezogen)

- Unterstützung bei der Körperpflege, soweit erforderlich
- Patient ist durch den Katheter evtl. etwas eingeschränkt

- Patienten über Verhalten aufklären, falls der Katheter noch liegenbleibt

- Patienten so lagern, daß der Katheter nicht abknickt oder sich das Sekret staut

I 20.4 Herzinsuffizienz

Die Herzinsuffizienz ist ein **klinisches Syndrom** unterschiedlicher Ätiologie. Das Herz genügt den Versorgungsansprüchen des Organismus nicht mehr. Hierbei kann die Insuffizienz den **linken** oder **rechten Ventrikel** betreffen oder aber auch beide. Die **latente Herzinsuffizienz** führt erst bei stärkerer körperlicher Belastung zu Beschwerden und einer Leistungseinschränkung. Sind die Symptome einer Herzinsuffizienz bereits in Ruhe vorhanden, so liegt eine **manifeste Herzinsuffizienz** vor.

Ursachen
– koronare Herzkrankheit, Myokardinfarkt, Kardiomyopathie, Hypertonus, Klappenfehler
– Rhythmusstörungen
– mechanische Behinderungen (Perikarderguß)
– Shuntvitien, Hypervolämie, Nierenversagen
– Pharmaka wie Sedativa, Antiarrhythmika, Beta-Blocker

Symptome
● **Rechtsherzinsuffizienz**
– gestaute Halsvenen, die Armvenen bleiben, anders als beim Gesunden, gefüllt, auch wenn der Arm über Herzhöhe gehalten wird
– Stauungsleber (schmerzhaft vergrößerte Leber)
– Stauungsgastritis (Stauung im Gebiet der Pfortader), Blähungen, Völlegefühl, Appetitlosigkeit, Aufstoßen und Oberbauchdruck, Müdigkeit, Anorexie
– periphere Ödeme meist an den Knöcheln, im Liegen am Gesäß und Rücken (Anasarka), Nykturie, Aszites, Pleuraerguß, Perikarderguß
– Zeichen des Cor pulmonale
● **Linksherzinsuffizienz**
– Dyspnoe, anfangs nur bei Belastung, später auch in Ruhe (Ruhedyspnoe)
– Orthopnoe (Dyspnoe beim Liegen), die durch Aufsitzen gebessert wird
– Stauungsbronchitis, basale Rasselgeräusche bei Auskultation des Thorax
– Asthma cardiale (nächtlicher Husten, anfallsweise Orthopnoe)
– Lungenödem mit Orthopnoe, Rasseln über der Brust, schaumigem Auswurf
– Tachykardie, evtl. Rhythmusstörungen und Galopprhythmus
– Müdigkeit, Nykturie
– bei Dekompensation, Abfall des Herzzeitvolumens mit Blässe, Hypotonie, Oligurie, kardiogener Schock

Kompensationsmechanismen
Die Insuffizienz des Herzmuskels wird gewöhnlich durch eine Reihe von Anpassungsmechanismen kompensiert:
– Erhöhung des Sympathikotonus
– Hypertrophie
– Dilatation des Herzens
● **Frank-Starling-Mechanismus**
– abhängig vom venösen Rückfluß pumpt das Herz automatisch das zurückfließende Blut in den Körperkreislauf
– je mehr Blut zurückfließt, desto mehr wirft das Herz aus und umgekehrt
– das Herz kann somit unterschiedliche Volumina pumpen

Die Kompensationsmechanismen können durch die während der Intensivbehandlung zugeführten Medikamente erheblich, bis zur kardialen Dekompensation, beeinträchtigt werden.

Therapie
– Behandlung des Grundleidens
– Senkung der Vorlast des Herzens durch Vasodilatatoren für das venöse System wie Nitroglycerin oder Isosorbitdinitrat (stellen die Gefäße weit und verteilen das Blut aus der Lunge in den Körper um)
– sitzende Lagerung, Aderlaß blutig oder unblutig
– Diuretika wie Furosemid oder Etacrynsäure schwemmen Flüssigkeitseinlagerungen aus
– Nachlast senken mit Vasodilatanzien, die eine Arteriolenerweiterung bewirken wie Nitroprussid oder Phentolamin
– Steigerung der Kontraktilität durch Digitalispräparate oder Katecholamine wie Dobutamin und Dopamin
– Senkung des Sauerstoffverbrauchs durch körperliche Schonung
– Verabreichen von Sauerstoff über Brille oder Maske, Intubation wenn nötig
– Analgesie und angemessene Sedierung
– leichte Kost und Regulation des Stuhlgangs
– Flüssigkeitsbeschränkung, Natriumrestriktion, Punktion von Ergüssen
– Antiarrhythmika, nur wenn erforderlich
– Antikoagulanzientherapie bei Vorhofflimmern und zur Thromboseprophylaxe
– Dialyse oder Hämofiltration, wenn Nierenfunktion nicht ausreichend

▶ **Pflegerische Maßnahmen, Überwachung**

– ZVD-Kontrolle
– Monitoring, Kontrolle der Vitalparameter
– Verlaufkontrolle

– Atemtherapie (Kap. I 5.3)
– Sauerstoffgabe über Nasensonde, Brille oder Maske
– Assistenz bei Punktionen, Aderlaß

– Flüssigkeitsrestriktion
– natriumarme Diät, kleine Mahlzeiten

– Flüssigkeitsbilanzierung
– Diurese beobachten
– regelmäßiges Abführen, für weichen Stuhlgang sorgen
– kein Pressen bei der Defäkation

– Übernahme der Körperpflege
– Dekubitusprophylaxe (Kap. I 5.1)
– Thromboseprophylaxe (systemisch mit Heparin), Antithrombosestrümpfe (Kap. I 5.4)

– Patienten ausführlich über allgemeine Maßnahmen und Medikamente informieren
– körperliche und seelische Entlastung, evtl. Sedierung (Diazepam, Morphin)

– Bettruhe, solange nötig
– Herzbettlage (Oberkörper hoch, Beine tief)
– frühzeitige Mobilisation, soweit möglich
– aktives Durchbewegen im Bett
– Gewicht normalisieren, einmal täglich wiegen

I 20.5 Herzrhythmusstörungen

Bei Herzrhythmusstörungen liegt eine Störung der Herzfrequenz bzw. der Regelmäßigkeit des Herzschlages vor. Das Spektrum reicht von einzelnen **Extrasystolen** bis zu lebensbedrohlichen anhaltenden Formen von **Tachy-kardien.**
Herzrhythmusstörungen sind häufig, sie kommen bei organisch Gesunden vor oder sind die Folge einer kardialen oder extrakardialen Erkrankung.
Es gibt eine ganze Reihe von Rhythmusstörungen, die harmlos und nicht therapiebedürftig sind.

Das Erkennen der Ursache ist Grundlage für die Behandlung einer Rhythmusstörung.

Extrasystolen
– häufigste Ursache für einen unregelmäßigen Puls
– vorzeitig einfallende Herzaktionen, die den Grundrhythmus stören
– ventrikuläre Extrasystolen (Abb. I 20-1) sind an dem bizarr verformten QRS-Komplex zu erkennen
– sie treten vereinzelt oder gehäuft auf
– treten mehrere Extrasystolen hintereinander auf, so spricht man von einer **Salve von Extrasystolen**
– es handelt sich um eine äußerst **gefährliche** Erscheinung, da daraus häufig eine länger anhaltende, **tachykarde ventrikuläre Rhythmusstörung** resultiert

Nach jedem Normalschlag eine Extrasystole: Bigeminus
Nach jedem Normalschlag zwei Extrasystolen: Trigeminus
Nach jedem Normalschlag drei Extrasystolen: Quadrigeminus

– **Ursachen** sind Genußmittel (Kaffee, Nikotin, Alkohol), Herzerkrankungen, Überdosierung mit Digitalis, Elektrolytstörungen
– **Therapie** in der Regel nur bei Beschwerden, durch Behandlung des Grundleidens, Überprüfen des Elektrolythaushaltes, Antiarrhythmika

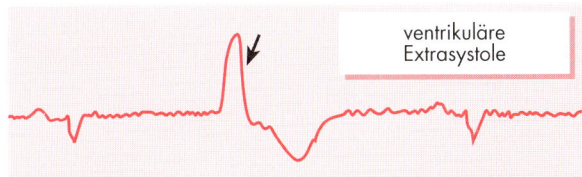

ventrikuläre Extrasystole

Abb. I 20-1 Ventrikuläre Extrasystole

717

Supraventrikuläre Extrasystolen

- meist ein normal breiter, nicht deformierter QRS-Komplex (Abb. I 20-2)
- während des normalen Herzrhythmus tritt plötzlich eine frühzeitige Kontraktion auf
- der Impuls für diese Kontraktion entstammt nicht dem Sinusknoten
- **Ursachen** sind Herzerkrankungen, treten aber auch bei gesunden Menschen auf
- **Therapie** bei Vorhandensein einer Herzerkrankung: Überprüfen des Kaliumhaushaltes und einer evtl. Digitalistherapie, Beta-Blocker

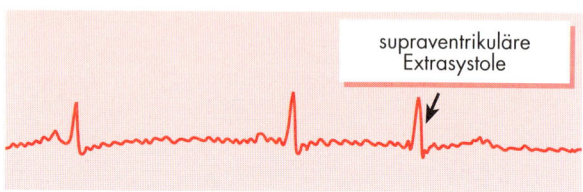

supraventrikuläre Extrasystole

Abb. I 20-2 Supraventrikuläre Extrasystole

Bradykarde Rhythmusstörungen

- eine Sinusbradykardie beruht auf einem gestörten autonomen Tonus (erhöhter Vagotonus) oder einer Erkrankung des Sinusknotens
- die Herzfrequenz ist dabei unter 60 Schläge pro Minute
- die wichtigsten **Ursachen** sind Pharmaka (Digitalis, Morphin, Antiarrhythmika, Beta-Blocker), pathologische Reize (vagale Reize, akuter Herzinfarkt, erhöhter Hirndruck, Hypothyreose, Sick-Sinus-Syndrom), physiologische Reize (im Schlaf, körperliches Training bei Sportlern)
- gesunde Menschen tolerieren die Sinusbradykardie gut
- bei herzkranken Personen kann es zu einem bedrohlichen Abfall des Herzzeitvolumen kommen
- **Therapie,** wenn erforderlich, mit Atropin oder Orciprenalin, evtl. transvenöser Herzschrittmacher
- ● **AV-Block I. Grades**
- Störung der Erregungsüberleitung durch den AV-Knoten
- das P-R-Intervall ist verlängert (Abb. I 20-3)
- kann bei gesunden Menschen auftreten oder bei bestimmten Herzerkrankungen oder Medikamenten
- der Impuls stammt aus dem Sinusknoten
- seine Überleitung von den Vorhöfen auf die Kammer wird im AV-Knoten länger als normal verzögert
- eine Behandlung ist nicht erforderlich

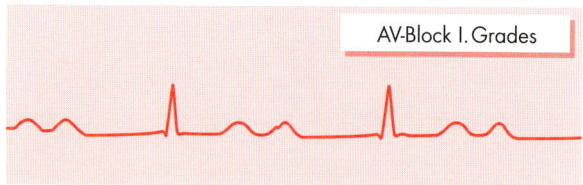

AV-Block I. Grades

Abb. I 20-3 AV-Block I. Grades

- **AV-Block II. Grades (Typ Mobitz I oder Wenckebach)**
- mit jedem Herzschlag nimmt die Dauer der Überleitung durch den AV-Knoten zu (Abb. I 20-4)
- schließlich wird der nachfolgende Sinusimpuls geblockt, und es tritt kein QRS-Komplex auf
- dieser Block ist harmlos und wird meist nicht behandelt
- **AV-Block II. Grades (Mobitz II)**
- einige Impulse werden aus dem Sinusknoten normal übergeleitet auf die Kammer, andere hingegen blockiert (Abb. I 20-5)
- Symptome treten meist erst bei sehr niedrigen Kammerfrequenzen auf (Abfall des HZV)
- **Ursachen** wie bei AV-Block Grad I
- **Therapie** mit Medikamenten (Atropin, Orciprenalin) oder Herzschrittmacher
- **AV-Block III. Grades (kompletter AV-Block)**
- kein Sinusimpuls wird auf die Kammern übergeleitet (Abb. I 20-6)
- Vorhöfe und Kammern schlagen unabhängig voneinander
- die Vorhoffrequenz ist meist normal, die Kammerfrequenz ist regelmäßig, aber erniedrigt (35 bis 40 Schläge pro Minute)
- das Herzzeitvolumen fällt ab, und es kommt zur Bewußtlosigkeit, zu Krämpfen, Herzstillstand, Tod

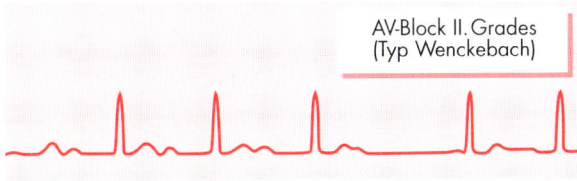

AV-Block II. Grades
(Typ Wenckebach)

Abb. I 20-4 AV-Block II. Grades, Typ Wenckebach

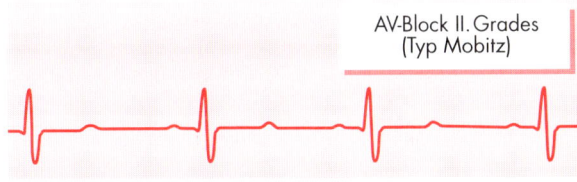

AV-Block II. Grades
(Typ Mobitz)

Abb. I 20-5 AV-Block II. Grades, Typ Mobitz

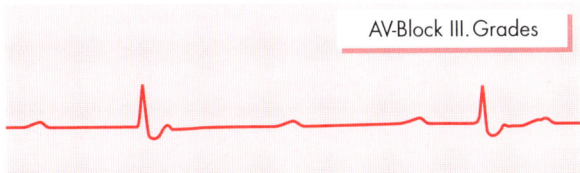

AV-Block III. Grades

Abb. I 20-6 AV-Block III. Grades

- **Ursachen:** Herzerkrankungen (degenerative), Degeneration des Reizleitungsgewebes oder auch Digitalisintoxikationen
- **Therapie:** medikamentös (Atropin, Orciprenalin) und auf Dauer mit einem Herzschrittmacher
● **Bradyarrhythmie**
- langsames, auf die Kammern übergeleitetes Vorhofflimmern
- da viele dieser Patienten herzinsuffizient sind, ist eine Schrittmacherimplantation sinnvoll, um anschließend ausreichend digitalisieren zu können

Tachykarde Rhythmusstörungen, Sinustachykardie

- Herzfrequenz über 100 Schläge pro Minute
- die elektrischen Impulse stammen aus dem Sinusknoten, der Rhythmus ist regelmäßig und bleibt meist unter 180 Schlägen pro Minute
- **Physiologische Ursachen:** Reaktionen auf Fieber, Aufregung, Streß, Angst, körperliche Belastung.
- **Pharmakologische Ursachen:** Atropin, Katecholamine, Schilddrüsenhormone, Koffein, Alkohol oder Nikotin
- **Pathologische Ursachen:** Blutungen, Anämie, Hyperthyreose, Herzinsuffizienz, Lungenembolie und Schock
- die Patienten empfinden meist Herzrasen, bei Herzkranken kommt es oft zu Zeichen der Herzinsuffizienz
- **Therapie:** kausal oder medikamentös mit Beta-Blockern

▶ **Pflegerische Maßnahmen, Überwachung**
Die wichtigsten Störungen müssen vom Pflegepersonal erkannt und dem Arzt gemeldet werden, damit frühzeitig eine Behandlung möglich ist.

Patienten mit Herzrhythmusstörungen erfordern ein hohes Maß an Zuwendung, da sie sich der Störung bewußt sind und in ständiger Angst leben.

Regelmäßige Fortbildungen (Herzrhythmustraining) und Reanimationsübungen sind für das Pflegepersonal unerläßlich.

- Vitalzeichenkontrolle
- EKG-Monitor zum Erkennen von Arrhythmien
- Alarmgrenzen einstellen und aktivieren
- Dokumentation, wenn Herzrhythmusstörungen auftreten, Ausdruck über Alarmschreiber

- Infusionstherapie nach Anordnung anhängen und überwachen

- Flüssigkeitsbilanz je nach Bilanzziel

- bei der Körperpflege so weit wie nötig unterstützen
- Beobachten der Hautfarbe (Blässe)

- Bewußtseinslage kontrollieren
- auf Ängste des Patienten eingehen

- Mobilisation abhängig von Allgemeinzustand und Anordnung

I 20.5.1 Elektrische, externe Kardioversion

Bei der Kardioversion handelt es sich um eine **R-Zacken-getriggerte oder synchronisierte Defibrillation.**

Der Stromstoß wird durch die Herzaktion des Patienten gesteuert, die Entladung erfolgt außerhalb der vulnerablen Phase der Kammer, damit nicht andere Rhythmusstörungen ausgelöst werden.

Der Sinusknoten soll nach erfolgter Schockabgabe den Herzrhythmus wieder bestimmen.
Meistens handelt es sich bei einer Kardioversion um eine **geplante therapeutische Maßnahme,** die Zeit für Vorbereitungen läßt.
Dies gilt nicht für hämodynamisch stark wirksame Rhythmusstörungen (schnelle Kammertachykardie, Störungen mit schneller Überleitung).

Indikationen
Die Indikationen sind vor allem dann gegeben, wenn die Rhythmusstörungen mit Blutdruckabfall oder Bewußtseinstrübung einhergehen oder medikamentös nicht zu therapieren sind.
– Vorhofflimmern (Abb. I 20-7)

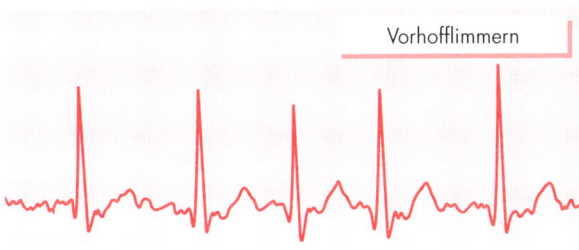

Abb. I 20-7 Vorhofflimmern

– Vorhofflattern (Abb. I 20-8)

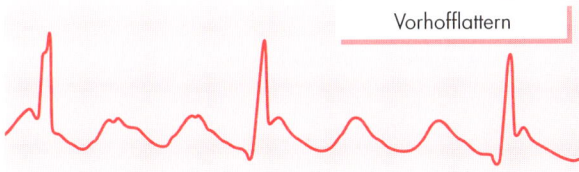

Abb. I 20-8 Vorhofflattern

– ventrikuläre Tachykardie (Abb. I 20-9)
– supraventrikuläre Tachykardie

721

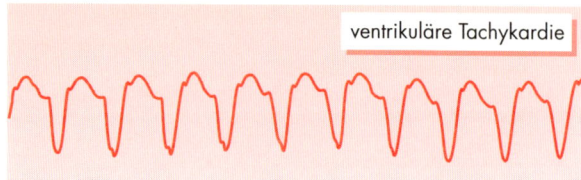

ventrikuläre Tachykardie

Abb. I 20-9 Ventrikuläre Tachykardie

Kontraindikationen
- intermittierendes Vorhofflimmern mit häufigen Spontankonversionen in den Sinusrhythmus
- Vorhofflimmern bei schwerem Myokardschaden
- nicht lebensbedrohliche Arrhythmien bei Digitalisintoxikation

Vorbereiten des Materials
- Notfallwagen mit Intubationszubehör und Notfallmedikamenten
- Defibrillator mit Synchronisationsmöglichkeit, Akku-Ladezustand prüfen
- EKG-Papier im Schreiber kontrollieren
- Energie vorwählen und Gerät einschalten, meist 50 bis 100 Joule zu Beginn
- Betriebsart „Synchron" aktivieren
- Elektroden mit Gel bestreichen oder Defi-Pads auf Thorax kleben
- Absaugeinheit für Sekret
- Medikamente für die Kurznarkose
- Beatmungsbeutel mit passender Maske und Guedel-Tubus, möglichst mit Sauerstoffreservoirbeutel und Sauerstoffschlauch

Vorbereitung des Patienten
- Information durch den Arzt
- Einverständniserklärung unterschreiben lassen
- sechs Stunden vor Intervention Nahrungskarenz
- Zahnprothese und Schmuck entfernen
- Serumelektrolyte (Kalium), Digoxinspiegel, PTT und evtl. Blutgasanalyse
- Blase entleeren lassen
- auf Liege oder im Bett in Rückenlage
- Monitoring mit Blutdruck, Herzfrequenz, besonders Rhythmusüberwachung und periphere Sauerstoffsättigung
- Anschluß an das EKG-Kabel des Defibrillators und Ableitung mit großer erkennbarer R-Zacke wählen
- gute Oxygenierung
- evtl. EKG schreiben
- sicherer intravenöser Zugang muß vorhanden sein
- Haut rasieren, falls erforderlich

Vorgehen
- Kurznarkotikum intravenös verabreichen, Wirkungseintritt abwarten
- Guedel-Tubus einlegen, wenn erforderlich Maskenbeatmung
- Defibrillator aufladen und die Elektroden aufsetzen: parasternal rechts

unter Clavicula und über dem Apex, Elektrodenabstand 25 bis 30 Zentimeter über der Herzachse
– Kontrolle von Triggerung und Ladezustand auf dem Display

Vor Schockabgabe alle Personen auffordern, das Bett und den Patienten nicht mehr zu berühren.

– Maskenbeatmung unterbrechen
– Entladeknöpfe drücken
– der Schock erfolgt nicht sofort, erst 10 Millisekunden nach der R-Zacke
– Rhythmuskontrolle nach Schockabgabe
– EKG-Dokumentation (12-Kanal-Standard)
– Kontrolle der Vitalparameter und Maskenbeatmung, falls erforderlich
– auf ausreichende Spontanatmung achten
– bei Mißerfolg ggf. Wiederholung mit höherer Stromstärke
– Patienten überwachen, bis er das Bewußtsein wiedererlangt
– ausschlafen lassen
– Dokumentation der Maßnahmen, Stromstärke und Medikamente

Komplikationen
– Hautverbrennungen bei hoher Energiewahl
– kardiogene Embolie, wenn nicht mit Antikoagulanzien vorbehandelt
– Kammerflimmern sehr selten, meist nur wenn Triggersignal nicht optimal war
– Linksherzversagen und Lungenödem
– Traumatisierung von Muskeln bei Defibrillation (CK-Anstieg)

▶ **Pflegerische Maßnahmen, Überwachung**

– EKG-Monitor
– Vitalzeichenkontrolle
– auf erneute Herzrhythmusstörungen achten

– auf ausreichende Spontanatmung achten

– Patient kann nach erfolgreicher Behandlung essen und trinken
– bei Bedarf Überwachung der Medikamenteneinnahme

– evtl. Hautrötungen durch die Defibrillations-Pads mit Salbe oder Kühlelementen behandeln

– Bewußtseinlage kontrollieren (Kurznarkose)

– Mobilisation je nach Allgemeinzustand

I 20.5.2 Intraaortale Ballongegenpulsation (IABP)

Beim kardiogenen Schock liegt eine beeinträchtigte Funktion des Herzmuskels vor. Bestimmte Geräte können dann die Pumpaktivität des Herzens unterstützen. Die größte klinische Erfahrung wurde mit dem **intraaortalen Ballonsystem** gewonnen, welches den diastolischen Druck erhöht.

723

Prinzip der Gegenpulsation

– ein perkutan transluminal im Bereich der deszendierenden thorakalen Aorta plazierter Ballon wird während der Diastole aufgeblasen und in der Systole abgelassen
– eine externe Pumpe füllt diastolisch den eingeführten Ballon mit Helium, der arterielle Druck steigt an, was eine bessere Koronarperfusion zur Folge hat
– während der Systole kollabiert der Ballon, so daß es zur Abnahme der Nachlast kommt
– die Arbeitsbelastung des linken Ventrikels wird somit reduziert, daraus ergibt sich eine bessere Ventrikelentleerung und eine Erhöhung des Herzminutenvolumen

Haupteffekte der IABP

– erhöhte myokardiale Sauerstoffversorgung
– reduzierter myokardialer Sauerstoffbedarf

Indikationen

– kardiogener Schock, z.B. nach Myokardinfarkt
– Low-output-Syndrom
– Überbrückung bis zur Herztransplantation
– instabile therapierefraktäre Angina pectoris
– Unterstützung von Hochrisiko-PTCA-Patienten

 Bei der PTCA (perkutane transluminale koronare Angioplastie) werden verengte oder auch verschlossene Herzkranzgefäße mit einem Ballonkatheter wieder dilatiert.

Kontraindikationen

– irreversibler Gehirnschaden
– chronisches Endstadium einer Herzerkrankung und Aortendissektion
– thorakales Aortenaneurysma

 Bei Aortenklappeninsuffizienz und schwerer peripherer Gefäßerkrankung ist die Entscheidung relativ und generell mit Hinsicht auf das Risiko-Nutzen-Verhältnis für den Patienten zu treffen.

Vorgehen

 Durch genaues Einführen, Positionierung und Plazierung des Ballons können die potentiellen Risiken der IABP-Therapie verringert werden.

– Anamnese über Gerinnungsstörungen, arterielle Verschlußkrankheit, Fußpulse tastbar
– Arteria femoralis punktieren
– Führungsdraht in thorakaler Aorta plazieren
– den Ballon (deflatiert) über den Draht oder mit einer Einführschleuse dann in die Arterie vorschieben
– Durchblutung des punktierten Beines kontrollieren
– Verbindung zwischen Ballonkatheter und Ballonpumpe herstellen

 Wenn während des Einführens keine Röntgenkontrolle erfolgt, sollte anschließend eine Röntgenaufnahme angefertigt werden, um sicherzustellen, daß sich der Ballon in der absteigenden thorakalen Aorta distal der linken Arteria subclavia befindet.

Einstellen der Ballonpumpe

Für die richtige Einstellung der Pumpe braucht das Gerät ein vom Patienten abgeleitetes Signal, um somit die Inflation und Deflation des Ballons auszulösen.

Als Trigger können benutzt werden:
– EKG-Trigger
– arterielle Druckkurve
– Schrittmachersignal
– interner Trigger, Signal geht vom Gerät aus, z.B. bei Asystolie

Komplikationen

– Infektionen
– Herzinsuffizienz durch Fehleinstellung
– Perforation des Katheters, Dissektion der Aorta, Thrombosen
– Ischämie durch Femoralarterienverschluß, Ballonruptur
– lokale Blutungen an der Einstichstelle, Verschluß der Arteria renalis, Arteria subclavia
– schwerwiegende mechanische Hämolyse, Pumpenabhängigkeit

▶ **Pflegerische Maßnahmen, Überwachung während der Therapie**

– kontinuierliche Vitalzeichenkontrolle
– Triggerfunktion überprüfen

Der Ballon darf nicht länger als 30 Minuten ohne Bewegung sein, sonst besteht die Gefahr der Thrombenbildung.

– Fußpulse, Farbe und Temperatur des betroffenen Beines überprüfen

– ausreichende respiratorische Unterstützung

– Patient nüchtern lassen, wenn er zur Operation vorgesehen ist
– sonst nach Allgemeinzustand parenterale Ernährung oder enterale leichte Kost
– mehrere kleine, leicht verdauliche Mahlzeiten anbieten

– Urinausscheidung stündlich kontrollieren, Bilanzierung
– Kontrolle der Körpertemperatur
– Patienten regelmäßig abführen, Ulkusprophylaxe, Darmperistaltik prüfen

– Bettruhe
– nur unbedingt erforderliche Pflegemaßnahmen vornehmen
– Pneumonieprophylaxe (Kap. I 5.3)
– Dekubitusprophylaxe (Kap. I 5.1), gute Hautpflege (Kap. I 4.2)

– auf Ängste des Patienten eingehen
– psychologische Führung
– angemessene Sedierung

– Lagern des Patienten, wenn möglich, betroffenes Bein jedoch nicht beugen
– steriler Verbandwechsel, Einstichstelle beobachten
– Nebeneffekte und Komplikationen der IABP beachten
– Krankengymnastik nicht am betroffenen Bein

Entwöhnung von der IABP

Die Therapie wird nicht abrupt, sondern ausschleichend beendet.
- zuerst Pumpverhältnis von 1:1 auf 1:2 reduzieren
- bleibt der Patient in der nächsten Stunde hämodynamisch stabil, kann man das Pumpverhältnis langsam wieder erhöhen
- toleriert der Patient dies, kann man den Ballon entfernen

Entfernen des Katheters

Das Entfernen des Ballonkatheters ist eine ausschließlich **ärztliche** Tätigkeit.
- Dekonnektion des Ballons vom Leitungssystem
- Ballon unter negativem Druck zusammen mit der Schleuse ziehen
- Kompression auf die Einstichstelle ausüben, auf Nachblutung achten
- Druckverband anlegen
- Hämatomentwicklung und Extremitätenischämie ausschließen

I 21 Intensivpflege bei nephrologischen Krankheitsbildern

I 21.1 Nierenfunktionsstörungen

Beim Auftreten eines **akuten Nierenversagens** (ANV) mit einer Urinausscheidung unter 400 ml/24 Stunden sollte immer nach weiteren Störungen geforscht werden (Abb. I 21-1). Oft ist das akute Nierenversagen nur ein Teil eines komplexen Syndroms.

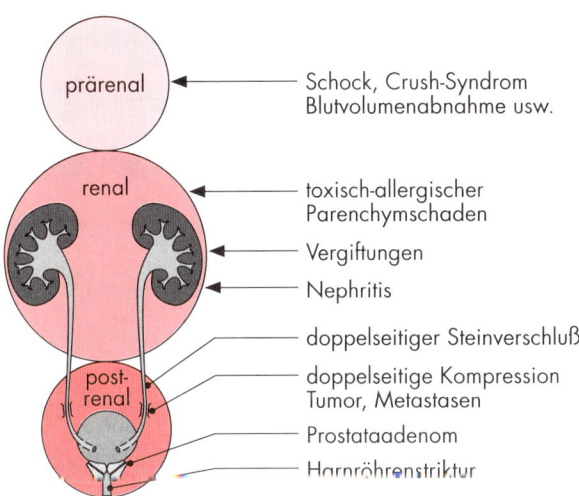

Abb. I 21-1 Formenkreis bei Nierenversagen

Ursachen
- **Funktionsstörung der Nierenarterien (prärenal)**
bedingt durch niedriges Herzzeitvolumen oder unzureichende Nierendurchblutung
– Hypovolämie, Vasodilatation, akute Herzinsuffizienz
– kontrollierte Beatmung mit PEEP
- **Funktionsstörung des Nierenparenchyms (renal)**
bedingt durch eine akute Tubulusnekrose oder akute interstitielle Nephritis
– Sepsis, Multiorganversagen (MOV)
– Toxine aus Stoffwechselprodukten (Myoglobine bei Rhabdomyolyse)
– Medikamentennebenwirkung (Therapie mit Aminoglykosiden)
- **Funktionsstörung der ableitenden Harnwege (postrenal)**
bedingt durch obstruktive Prozesse in den ableitenden Harnwegen
– Papillennekrosen, Prostataerkrankungen, Harnleitersteine

Symptome

- **Störungen im Wasser-Elektrolythaushalt**
  - Urinausscheidung unter 400 ml/24 Stunden
  - periphere Ödeme, Lungenödem
  - Hirnödem (Krampfanfälle, Bewußtseinsstörungen)
  - Hypertonie bei Überlastung von Herz und Kreislauf
  - Hyperkaliämie
- **Störungen im Säure-Basen-Haushalt**
  - metabolische Azidose (durch verminderte H^+-Ionen-Ausscheidung)
- **Störungen bei der Ausscheidung von harnpflichtigen Substanzen**
  - Abnahme der Kreatinin-Clearance
  - Anstieg von Serumkreatinin und -harnstoff
  - Urämiesymptome wie Übelkeit, Erbrechen
  - Bewußtseinsstörungen

Therapie

- **Bei Beginn eines akuten Nierenversagens**
  - Reduzieren oder Absetzen von nephrotoxischen Medikamenten
  - Volumengabe bei zu niedrigem ZVD und PCWP (Wedge-Druck bei Pulmonaliskatheter)
  - Ursache (prärenal, postrenal) abklären, wenn möglich beseitigen
  - Ausgleich der Elektrolyte, Gabe von Diuretika (z.B. Furosemid) und Kolloiden (z.B. Mannitol 25%)
  - Dopamin in niedriger Dosierung (Stimulation von dopaminergen Rezeptoren im Nierengefäßsystem)
- **Bei fortbestehendem akutem Nierenversagen**
  - Kalium senken durch Kationenaustauscher (Resonium® oral oder rektal) oder Glukose-Insulin-Infusionen (Kaliumeinstrom in die Zelle wird erhöht, Serumkalium sinkt)
  - über die Niere ausgeschiedene Medikamente, durch Serumspiegelbestimmung angleichen (z.B. Digoxin, Antibiotika)
  - Flüssigkeits- und Elektrolytstörungen regulieren
  - Säure-Basen-Haushalt regulieren (Natriumbikarbonat)
  - Hämofiltration, Hämodialyse

▶ **Pflegerische Maßnahmen und Überwachung**

- Monitoring
- Kontrolle von ZVD und PCWP
- EKG, auf Zeichen von Hyperkaliämie achten (Kap. I 7.1.3.7)
- Blutdrucküberwachung (ausreichender Blutdruck zur Nierendurchblutung notwendig, Hypertonie bei chronischen Nierenerkrankungen)

Keine Blutdruckmessung an Armen mit Dialysezugängen.

- Kontrolle der Atmung (Gefahr des Lungenödems)

- Bilanzierung
- Einfuhr der Flüssigkeit wird über Ausfuhr bestimmt
- Ernährungskomponenten an die reduzierte Nierentätigkeit anpassen, z.B. Reduktion von Eiweiß, Natrium und Kalium, erhöhter Bedarf an Glukose bei Katabolie

- stündlich Urinausscheidung kontrollieren, wenn noch Resturinausscheidung
- regelmäßige Blutzuckermessung, achtstündlich, und bei Abweichungen nach Bedarf

Furosemid (Lasix®) langsam injizieren, da es bei kurzfristig hohem Spiegel ototoxisch wirkt.

- Blutabnahmen für Blutgasanalyse, Elektrolyte, Harnstoff, Kreatinin
- Überwachung und Gabe von Elektrolyten und Puffersubstanzen
- 24-Stunden-Sammelurin zur Abnahme von Proben für Kreatinin-Clearance
- Kreatinin-Clearance errechnen
- Wirksamkeit der Medikamente kontrollieren
- **Überdosierungserscheinungen** erkennen bei Medikamenten, die renal eliminiert werden; bei Bricanyl® z.B. Übelkeit, Erbrechen, Flush, Tremor; bei Lasix® z.B. Tinnitus, Schwerhörigkeit; bei Novodigal® Sehstörungen, Tachyarrhythmie, Schwindel
- evtl. Dialyse

- bei Blasenverweilkatheter Durchgängigkeit prüfen
- bei Anurie Blasenverweilkatheter entfernen, Kontrolle der Ausscheidung über Ultraschall oder Einmalkatheter
- Bilanzierung der Ausscheidungen
- Körpertemperatur kontrollieren

- Patienten leiden unter trockener, juckender Haut, kalt abwaschen, evtl. juckreizstillendes Puder auftragen
- Beobachtung der Haut auf Ödeme
- Hautturgor beobachten
- Dekubitus-, Pneumonie-, Thromboseprophylaxe (Kap. I 5.1, I 5.3, I 5.4)
- bei der Körperpflege unterstützen, individuelle Gewohnheiten des Patienten beachten

- neurologische Überwachung (urämisches Koma)

- Kontrolle des Körpergewichts (Ödeme)

Kreatinin-Clearance
Entspricht der Ausscheidungsleistung der Niere beim jungen, normalgewichtigen Erwachsenen. Der Normbereich liegt hier bei 90 bis 130 ml/Minute. Die Clearance sinkt mit zunehmendem Alter.

Kreatinin-Clearance:

$$\frac{\text{Kreatinin-Konzentration im Urin} \times \text{Urin von 24 Stunden}}{\text{Kreatinin-Konzentration im Plasma}} = \text{ml/Minute}$$

I 21.2 Dialyseverfahren

Unter einer Dialyse versteht man eine Blutwäsche. Bei einer **dekompensierten Niereninsuffizienz** können dadurch die nicht ausgeschiedenen **Nierenabfallprodukte chemisch-physikalisch eliminiert** werden. Für eine intensivere Bearbeitung des Themas empfiehlt sich das Buch Borger: Dialyse. Urban & Schwarzenberg.

Funktionsprinzip

- **Diffusion durch eine semipermeable (halbdurchlässige) Wand**
  - durch die Poren der Membran diffundieren nur Wasser, Mineralien und harnpflichtige Substanzen
  - gelöste Teilchen (z.B. Stoffwechselprodukte, Elektrolyte) wandern vom Ort der höheren Konzentration zum Ort der niedrigeren Konzentration (Kap. 7.1)
- **Wasserentzug durch Osmose**
  - die gelösten Teilchen müssen größer sein als die Poren der Membran
  - Flüssigkeit geht zum Ort der höheren Teilchenkonzentration (Kap. 7.1)
- **Druckdifferenz zwischen Blut- und Wasserseite**
  - Transmembrandruck: auf der Blutseite positiver Druck, auf der Wasserseite negativer Druck, dadurch entsteht die Filtration von Plasmawasser (Ultrafiltrat)
- **Ziele**
  - Elimination von Wasser, Stoffwechselprodukten (Harnstoff, Kreatinin), Elektrolyten (Kalium), Giften, Medikamenten bei Intoxikationen
  - Korrektur des Säure-Basenhaushaltes (Kap. 7.2.1)

I 21.2.1 Spontane, kontinuierliche Dialyse

I 21.2.1.1 Kontinuierliche, langsame Ultrafiltration (SCUF: slow continuous ultrafiltration)

Die kontinuierliche arterio-venöse Hämofiltration erfolgt **extrakorporal,** wenn ein Entzug von großen Mengen Flüssigkeit notwendig ist.

Dabei wird das Blut kontinuierlich, langsam, nur durch den **arteriellen Blutdruck,** durch einen Hämofilter (Highflut) gepreßt und anschließend über die Vene wieder zurückgeleitet.

Dieses System benötigt wenig technischen Aufwand, die Belastung für die Hämodynamik ist gering. Das Blut im Filter wird heparinisiert.

 Die spontane Filtration hängt vom arteriellen Blutdruck ab und sistiert bei einem systolischen Wert von 60 mmHg.

Funktionsprinzip

- hydrostatische Druckdifferenz
- das Blut fließt aufgrund des Druckunterschiedes zwischen Arterie und Vene durch den Filter
- Elimination von Wasser und Elektrolyten
- Ultrafiltrat wird durch die Membran abgepreßt

 Das entzogene Ultrafiltrat muß durch physiologische Flüssigkeit ersetzt werden, bis die angeordnete Bilanz erreicht ist.

Unterschiede der kontinuierlichen Nierenersatztherapie
Tabelle I 21-1

Vorbereiten des Materials
- Infusionsständer, mehrere Klemmen
- Ablaufvorrichtung für Spüllösung
- Kochsalzlösung, Heparin, Perfusor
- evtl. Dialysatflüssigkeit, Infusomat und System

Aufbau und Füllen der Hämofiltrationssysteme
unter **sterilen** Bedingungen
- Händedesinfektion

Tab. I 21-1 Unterschiede zwischen Hämofilter und Hämodiafilter

Hämofilter (CAVH)	Hämodiafilter (CAVHDF)
arterio-venöser Anschluß	arterio-venöser Anschluß
kleinere Austauschfläche	größere Austauschfläche
größerer Strömungswiderstand	kleinerer Strömungswiderstand
Primärharn	Primärharn
Filtrat/Plasmawasser	Filtrat/Plasmawasser
wenig Retentionswerte	Retentionswerte, Kreatinin, Harnstoff, Elektrolyte und Flüssigkeit
wenig Elektrolyte und Flüssigkeit	
Homöostase von Blutdruck und Druck	Homöostase vom Blutdruck und Druck
permeable Wand, osmotischer Druck	permeable Wand, osmotischer Druck
50 ml Füllvolumen	150 ml Füllvolumen
Füllen Arterie zur Vene	Füllen Vene zur Arterie
5000 IE Heparin auf zwei Liter NaCl 0,9%	10 000 IE auf zwei Liter NaCl 0,9%
	Dialysierflüssigkeit
kostengünstiger	teurer

- Kochsalzlösung mit Heparin versehen (entsprechend dem angewandten Filter)
- Heparinperfusor nach ärztlicher Anordnung vorbereiten
- arterielles (rot) und venöses (blau) Schlauchsystem an Filter anschließen
- Kochsalz-Heparinlösung an Schlauchsystem anschließen

 Hämofilter: Füllung von Arterie nach Vene, Hämodiafilter: Füllung Vene nach Arterie.

- ultrafiltratführenden Schlauch anschließen und abklemmen
- Spüllösung aufdrehen und System luft- und bläschenfrei füllen

 Starkes Klopfen und Schütteln vermeiden, es können dadurch Kapillarschäden entstehen.

- Filter senkrecht stellen, dabei verdrängt die Flüssigkeit von unten nach oben die Luft
- nach Füllung und Durchlauf von 90% der Spülflüssigkeit venösen Schenkel abklemmen
- ultrafiltratführenden Schlauch öffnen und mit Flüssigkeit füllen, anschließend wieder abklemmen

- Leitung des Heparinperfusors mit dem arteriellen Zufuhrschlauch verbinden
- bei Hämodiafilter Dialysatflüssigkeit vorbereiten

Vorbereiten des Materials
- Handschuhe
- zwei 10-ml-Spritzen, zwei 20-ml-Spritzen mit NaCl 0,9%
- Sprühdesinfektion
- Verbandmittel für sterilen Verbandwechsel
- gefülltes Hämofiltrationssystem
- Ablaufsystem für Plasmawasser

Anschluß eines Hämofiltrationssystems
- Händedesinfektion
- arteriellen und venösen Gefäßzugang abklemmen
- Handschuhe anziehen
- Blut aspirieren (je 10 ml), verwerfen, um evtl. Heparinblock zu entfernen und Durchgängigkeit zu überprüfen
- bei auftretenden Problemen sterilen Verbandwechsel (Kap. 13.1.4)
- beide Schenkel mit je 20 ml NaCl 0,9% durchspülen
- Schlauchsystem anschließen und öffnen
- kontinuierliche Gabe des ärztlich angeordneten Heparins über den arteriellen Zufuhrschlauch und Perfusor
- Ablaufsystem für Plasmawasser anbringen

▶ **Pflegerische Maßnahmen, Überwachung**

- Monitoring
- Überwachung der Hämodynamik: Blutdruck, Puls, ZVD

- Überwachung der Atmung (Lungenödem)
- evtl. Beatmung
- Bronchialtoilette (Kap. I 9.2)

- Heparingabe überwachen
- Labor: Gerinnungsparameter, Elektrolyte, Blutbild, Harnstoff, Kreatinin

- Bilanzierung stündlich
- Körpertemperatur überwachen, Temperaturverlust über Hämofiltrationssystem möglich
- Kanülen kennzeichnen: ARTERIE, VENE
- beim Wechsel der Dialysekatheter immer auch das Hämofiltrationssystem wechseln
- einmal stündlich Filtrationsprotokoll führen
- Blutverluste bei Anschluß der Filtration vermeiden
- Überwachung des Hämofiltrationssystems auf Effizienz, Schäden und Thrombosierung

- Verbandwechsel einmal pro Tag (Kap. 13.1.4)
- bei blutungsgefährdeten Patienten nach Bedarf längere Abstände, da es durch Manipulation an den relativ dicklumigen Kanülen zu Blutungen kommen kann
- auf Blutverkrustungen und Entzündungen achten
- um Temperaturverluste zu vermeiden, Filter in Alufolie oder Rettungsfolie einpacken (Sicherheit)

– Bewußtseinslage kontrollieren
– auf individuelle Besonderheiten und Vorlieben besonders bei chronischen Dialysepatienten eingehen

– bei Femoraliskanülen Bein gestreckt in Außenrotation, keine Mobilisation
– bei Lagerung und Mobilisation für sichere Fixierung, Abknicken und Einsehbarkeit der Kanülen und der Filter sorgen

Wechsel der Hämofiltrationssysteme
– alle 36 Stunden, bei Sepsis alle 24 Stunden
– verminderte Filtratmenge
– Rot- oder Schwarzfärbung des Filters (Schaden an den Kapillaren des Filters)
– Thrombosierung (fühlbar kälter, Anstieg des venösen Drucks, Rückstau)

Das Hämofiltrationssystem muß immer komplett gewechselt werden.

Entfernen der Hämofiltrationssysteme
– arterielle Kanüle abklemmen
– durchspülen und evtl. mit Heparinblock (Heparin und NaCl 0,9%) versehen
– arterielle Kanüle abstöpseln und beschriften
– Vorgang dokumentieren
– sterile Wund- und Blasenspritze mit schrägem Ansatzkonus mit 60 ml NaCl 0,9% auf den arteriellen Schlauch aufsetzen und System langsam durchspülen

Die Flüssigkeit muß leicht zu spritzen sein.

– venöse Kanüle abklemmen und wie arterielle Kanüle versorgen

I 21.2.1.2 Kontinuierliche arterio-venöse Hämodiafiltration (CAVHDF)
Die kontinuierliche arterio-venöse Hämodiafiltration ist eine **Kombination** von **Hämodialyse** und **Hämofiltration.** In der Regel werden Plattendialysatoren verwendet. Sie verfügen über eine größere Austauschfläche und einen geringeren Strömungswiderstand. Dialysierflüssigkeit wird zugeleitet.

Funktionsprinzip
– hydrostatische Druckdifferenz
– das Blut fließt aufgrund des Druckunterschiedes zwischen Arterie und Vene durch den Filter
– Osmose, Diffusion
– Elimination von Wasser und Elektrolyten
– Ultrafiltrat wird durch die Membran abgepreßt
– Elimination von Stoffwechselprodukten

▶ **Vorbereiten des Materials, Vorgehen, pflegerische Maßnahmen und Überwachung**
Siehe Kapitel I 21.2.2.1

Entfernen des Hämodiafilters
– Dialysat stoppen und abhängen
– arterielle Kanüle abklemmen, durchspülen und evtl. mit Heparinblock (Heparin und NaCl 0,9%) versehen, abstöpseln, beschriften

733

– Zulaufsystem im arteriellen Schlauchsystem konnektieren
– mit 150 ml NaCl 0,9% oder Glukose 5% spülen
– venöse Kanüle abklemmen und wie arterielle Kanüle versorgen
– Vorgang dokumentieren

I 21.2.2 Kontinuierliche veno-venöse Hämofiltration

Der größte Nachteil der genannten spontanen Behandlungsverfahren (SCUF, CAVHDF) sind die notwendigen arteriellen Punktionen. Verschiedene Hersteller bieten deshalb Dialysegeräte an, die auf Intensivabteilung betrieben werden können.

Mit einer **Pumpe** wird **venöses Blut über** einen **Filter geleitet** und **Dialysierflüssigkeit beigefügt**.

Nach dem Dialysiervorgang strömt das Blut wieder über die Vene zurück in das Kreislaufsystem des Patienten. Das entzogene Ultrafiltrat wird berechnet (übernimmt je nach Hersteller die Maschine) und durch physiologische Flüssigkeit ersetzt.

Funktionsprinzip

– Druckgradient ist mechanisch
– Diffusion, Osmose
– Elimination von Wasser, Stoffwechselprodukten (Harnstoff, Kreatinin), Elektrolyten (Kalium)
– Ultrafiltrat wird durch die Membran abgepreßt

Vorteile der pumpenunterstützten Verfahren

– veno-venöser Zugang
– unabhängig von Dialysataufbereitungsanlagen
– Bedside-Methode, unabhängig von Dialyseeinheiten
– Transport des Patienten zur Dialyseeinheit entfällt
– unabhängig vom Blutdruck, Blutflußgarantie
– höhere Elimination von harnpflichtigen Substanzen
– höheres Ultrafiltrat

▶ **Pflegerische Maßnahmen, Überwachung**
Siehe Kapitel I 21.2.2.1

I 21.2.3 Hämodialyse

Die Hämodialyse ist ein **extrakorporales Verfahren.** Das Blut des Patienten wird dabei von einer **Blutpumpe** (Dialysegerät) aus einem veno-venösen oder arteriell-venösen Gefäßzugang (Shunt) angesaugt und über ein Blutschlauchsystem durch den **Dialysefilter** transportiert. Im Dialysefilter wird die Blutseite von der **Dialysierflüssigkeit** (Elektrolytlösung) durch eine semipermeable Membran getrennt.

Durch das Konzentrationsgefälle zwischen Blut und Dialysat (Waschlösung) findet der Stoffaustausch (Diffusion) statt.

Blutstrom und Dialysatfluß laufen im Gegenstromprinzip.

Funktionsprinzip

– Druckgradient verläuft mechanisch
– Diffusion

Nach dem Dialysiervorgang strömt das Blut wieder über eine Vene zurück in das Kreislaufsystem des Patienten.

– Elimination von Wasser, Stoffwechselprodukten, Elektrolyten, Giften, Medikamenten

Um eine Thrombosierung innerhalb des Blutschlauchsystems und der Kapillare zu vermeiden, muß das Blut heparinisiert werden. Bei blutungsgefährdeten Patienten wird in der Regel auf Heparin verzichtet.

Komplikationen
● **Dysäquilibrium-Syndrom**
– durch die Dialyse sinkt die Harnstoffkonzentration im Blut
– da die Harnstoffkonzentration im Gewebe sowie im Liquor gleichbleibt, kann es zum Einstrom von Wasser in das Hirngewebe und in den Liquor kommen

Durch das so entstehende Hirnödem kommt es zu Symptomen wie Kopfschmerz, Schwindel, Bewußtseinsstörungen und zerebralen Krämpfen.

Prophylaxe eines Dysäquilibrium-Syndroms
– kurze Dialyse, ein bis zwei Stunden
– längere Dialyse, drei bis fünf Stunden mit niedriger Blutflußgeschwindigkeit
– Zusatz von Harnstoff ins Dialysat
– Anwendung des Gleichstromprinzips

I 21.2.4 Peritonealdialyse

Bei der Peritonealdialyse handelt es sich um ein intrakorporales Blutreinigungsverfahren, wobei das Peritoneum als semipermeable Membran dient. Diese Dialyseform wird in der Akutmedizin selten angewandt.

Funktionsprinzip
– Osmose
– Diffusion
– Elimination von Wasser, Elektrolyten, Stoffwechselprodukten

Nachteile
– Gefahr einer Peritonitis über den liegenden Katheter
– Belastung des Organismus durch die Glukose

Vorbereiten des Materials
– Dialysatflüssigkeit
– Schlauchsystem

Vorbereitung des Patienten
– Information des Patienten
– bei Bedarf Verbandwechsel
– Durchgängigkeit des Katheters prüfen

Vorgehen
– Dialysatbeutel mit Schlauchsystem an Katheter anschließen
– etwa zwei Liter Dialysat langsam einlaufen lassen
– abklemmen
– Flüssigkeit fünf bis acht Stunden belassen
– Flüssigkeit in den Beutel zurücklaufen lassen
– verwerfen

Über einen dauerhaft angelegten Peritonealkatheter (z.B. Tenckhoff-Katheter) läuft eine Elektrolyt-Glukoselösung in die Bauchhöhle ein. Entweder wird diese kontinuierlich gespült oder das Dialysat für Stunden belassen und dann entleert.

▶ **Pflegerische Maßnahmen, Überwachung**

– Blutdruckkontrolle

– Atmung überprüfen (zuviel Dialysat)

– spezielle kaliumarme Diät
– Blutzuckerkontrollen

– Flüssigkeitsbilanz
– Kontrolle der Körpertemperatur
– Dialysat auf Körpertemperatur anwärmen
– Dokumentation von Ein- und Ausfuhr
– Beobachtung des Dialysats auf Trübung beim Zurücklaufen (Peritonitis)

– auf Entzündungszeichen bei Eintritt des Katheters achten (Rötung, Schwellung, Schmerz)
– sterile Verbandwechsel

– Patienten anleiten, selbständig die CAPD vorzunehmen
– Einbezug der Angehörigen
– Kontakt zu ambulanten Dialysestationen ermöglichen

– Kontrolle des Körpergewichts

I 22 Intensivpflege bei neurochirurgischen Krankheitsbildern

In den neurochirurgischen Spezialabteilungen befinden sich hauptsächlich Patienten nach **Schädel-Hirn-Trauma, nach Eingriffen im Bereich des Gehirns, der oberen Wirbelsäule** und nach **spontanen intrakraniellen Blutungen.** Nicht selten ist der Kopfbereich maßgeblich an der Schwere einer polytraumatischen Verletzung beteiligt (Kap. I 24).

An erster Stelle steht bei der pflegerischen Betreuung von Patienten mit neurochirurgischen Krankheitsbildern die kontinuierliche klinische Überwachung.

Diagnostik
– Röntgen-Schädel, Röntgen der Halswirbelsäule
– kraniale CT (Computertomographie), MRT
– Angiographie, EEG, transkranielle Doppler-Sonographie
– neurologische Untersuchungen
- **Labor**
– Blutserum, Blutzucker, Blutbild, Blutgase
– Blutgerinnung, Liquor

Neurochirurgische Operationstechniken am Kopf
- **Bohrloch**
– die Bohrlöcher werden mit einem Motor-Bohrer oder Handbohrer gesetzt
- **Osteoplastische Operation**
– Entfernung eines größeren Teils des Schädelknochens
– nach Ende der Operation wird der Knochendeckel wieder eingefügt
- **Osteoklastische Operation**
– Entfernung eines größeren Teils des Schädelknochens
– Schädeldefekt bleibt erhalten
– mit Muskel sofort abgedeckt
– kann sofort oder später mit Palacos (Kunststoff-Knochenersatz) versorgt werden
- **Clipping**
– Abklippen eines Aneurysmas mit einer verbleibenden Mikro-Spezialklemme
- **Wrapping**
– Ummantelung (Wrap) eines Aneurysmas mit Muskelgewebe

Postoperative bzw. posttraumatische Therapie
Bei abnormer Flüssigkeitseinlagerung ins Hirnparenchym spricht man vom Hirnödem.
- **Medikamente zur Hirnödemprophylaxe**
– Mannit 20% hyperosmolare Lösungen zur osmotischen Diurese
– Fortecortin (prä- oder postoperative Anwendung bei Tumorentfernungen, zur Therapie beim SHT umstritten)
– Nimotop® (Calciumantagonist) prophylaktisch bei Subarachnoidalblutung, um einen Gefäßspasmus zu verhindern
– Diuretika (indirekt durch Volumenreduktion der Gesamtkörperflüssigkeit)

- Barbiturate umstritten (bei stabilem Blutdruck, Senkung des Hirndrucks durch Senkung des Sauerstoffverbrauchs des Gehirns und Steigerung des zerebralen Perfusiondruckes)
- **Beatmung**
- keinen oder minimalen PEEP
- Normoventilation, nur bei Hirndruckanstieg sinkt der pCO_2 unter 35
- pO_2 über 100 mmHg
- **Externe Ventrikeldrainage**
- Liquorableitung beim Hydrozephalus (Kap. 6.3.3)

▶ **Pflegerische Maßnahmen, Überwachung**

- auf instabilen Kreislauf achten, z.B. Bradykardie, Tachykardie, Hypertonie
- Monitoring, ICP (Kap. 5.5)

Ständige Kontrolle des ICP bei pflegerischen Tätigkeiten.

- ZVD sollte im unteren Bereich liegen (0 bis 5 mmHg), um das Gesamtkörpervolumen niedrig zu halten

- nur absaugen, wenn nötig, da sehr hohe Hirndruckwerte beim Absaugen und Husten entstehen

Streß für den Patienten unbedingt vermeiden.

- plötzlicher Atemstillstand z.B. bei hinterer Schädelgruben-Operation möglich (OP-Nähe zum Atemzentrum)
- beengende Verbände um den Hals vermeiden (z.B. zu enges Trachealkanülenband bei Langzeitpatienten)
- Überwachung der Beatmungsparameter (Kap. I 10)
- Pflege bei Beatmung (Kap. I 9)

- auf Schluckstörungen achten, Aspirationsgefahr
- früher Beginn von enteraler Ernährung meist möglich und sinnvoll
- geeignete Ernährungssonden verwenden (Kap. I 13.2.3)
- Erbrechen als Zeichen einer Hirndrucksteigerung z.B. bei Hydrozephalus oder liegender Ventrikeldrainage (Abb. I 22-1) möglich (Kap. 6.3.3)

Bei Erbrechen besteht Aspirationsgefahr.

- Blutabnahmen für Blutgasanalyse und Elektrolyte
- Diazepam bei Krampfbereitschaft bereitstellen (Notfallmedikament)
- Phenhydan (Antikonvulsivum) separat über Braunüle verabreichen, kann Nekrosen verursachen, regelmäßig Medikamentenspiegel bestimmen
- Mannit 20% zur Hirnödemprophylaxe. 100 ml in zehn Minuten infundieren, andere Infusionen solange unterbrechen
- bei Gabe von Fortecortin (Cortison) Blutzuckerentgleisungen möglich, Kontrolle des Blutzuckers

- negative Bilanz anstreben, um Gesamtkörperflüssigkeit niedrig zu halten
- bei sehr großer Ausscheidung Verdacht eines Diabetes insipidus (Kap. I 15.2)
- Elektrolyte im Urin kontrollieren
- Regulationsstörungen der Körpertemperatur beachten, Temperatur ist häufig sehr hoch und trotz pflegerischer Maßnahmen nicht zu beeinflussen

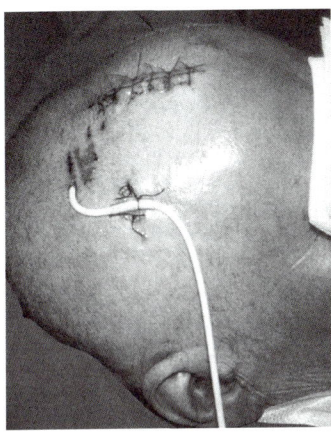

Abb. I 22-1 Ventrikeldrainage

- Fieber kann Zeichen einer Meningitis sein
- Fieber tritt oft postoperativ oder posttraumatisch auf

 Das EEG ist bei einer Körpertemperatur unter 36 °C nicht zu verwerten.

- erhöhte Infektionsgefahr durch Cortisongabe, z.B. bei intraventrikulärer Drainage
- pH-Kontrolle des Magensaftes (Streßulzera durch sauren Magensaft)
- Redon auf Menge, Inhalt und Sog überwachen
- Pflege bei liegender Ventrikeldrainage (Kap. 6.3.3)

 - die Körperpflege in den ersten 24 Stunden und nach Zustand des Patienten auf das Nötigste beschränken

 Alle Manipulationen am Patienten können zur Hirndrucksteigerung führen.

- alle Prophylaxen vornehmen (Kap. I 5)
- Dekubitusprophylaxe vor allem am Hinterkopf und an den Ohren
- **intermittierende** Spitzfußprophylaxe mit Turnschuhen, **nur** wenn keine Hyperreflexie besteht
- Kontrolle von Flüssigkeitsaustritt aus Nase oder Ohren (in Gefäß auffangen und durch Bestimmung von Glukose Verdacht auf Liquoraustritt sichern)
- absolut steriler Umgang bei offenem Zugang zum Liquorsystem
- Augenpflege, inkompletter Lidschluß möglich (Kap. I 4.5)
- bei Tätigkeiten am Patienten auf Empfindungsreaktionen (Schwitzen, Blutdruck und Pulsveränderungen) achten
- Kontrolle der Verbände (Blutungen, Liquoraustritt)

 - neurologische Überwachung
- Bewußtseinslage überprüfen
- auf Hemiparesen, Meningismus, Pupillenreaktion, Reflexe achten
- bei Krämpfen auf Sicherheit des Patienten, Dokumentation des Anfalls: Art, betroffene Körperteile, Bewußtseinslage, Beginn und Dauer des Anfalls beschreiben

- Anfall auf Anordnung unterbrechen (meist Diazepam 10 mg i.v.)
- auf Nystagmus achten
- hemiplegische Patienten z.B. von der kranken Seite aus ansprechen
- bei der Kommunikation mit dem Patienten auf seine Möglichkeiten eingehen (Kap. I 1.4.2)
- Integration der Basalen Stimulation® (Kap. 14.1)
- auf Ängste des Patienten eingehen
- Patienten bei Schmerzen unterstützen

- Oberkörper 30 Grad hochlagern

Seitenlagerung in den ersten Tagen vermeiden, die Halsvenen dürfen nicht abknicken, da sonst der venöse Rückfluß gestört ist.

- Lagerung bei Hemiplegie
- bei osteoklastischer Operation nicht auf Schädeldefekt lagern, bei der Mobilisation auf Verletzungsgefahr achten, Schädeldefekt in der Kurve dokumentieren
- keine Fingerrollen, Finger strecken
- Frühmobilisation möglich je nach Zustand
- zur Mobilisation auf das Stehbrett physiologische Körpererfahrung ermöglichen
- Rehabilitationsmaßnahmen früh beginnen: Krankengymnastik, Ergotherapie, Logopädie
- Fixierung und Bettgitter abklären, sind oft nötig
- Patient muß sich sicher fühlen

Neurologische Überwachung
● **Veränderungen der Bewußtseinslage**
Glasgow Coma Scale, Tabelle I 22-1

Tab. I 22-1 Glasgow Coma Scale nach Jennet und Teasdale. Je nach Leistung werden Punkte von eins bis sechs vergeben und addiert.

Kriterium	Leistung	Punkte
Augenöffnen	spontan	4 Punkte
	auf Anruf	3 Punkte
	auf Schmerz	2 Punkte
	nicht auf Schmerz	1 Punkt
beste motorische Antwort	auf Aufforderung	6 Punkte
	gezielt auf Schmerz	5 Punkte
	ungezielt auf Schmerz	4 Punkte
	Beugesynergismen	3 Punkte
	Strecksynergismen	2 Punkte
	keine Abwehr	1 Punkt
verbale Antwort	koordiniertes Gespräch	5 Punkte
	unkoordiniertes Gespräch	4 Punkte
	einzelne Worte	3 Punkte
	unverständliche Laute	2 Punkte
	keine Antwort	1 Punkt

Tab. I 22-2 Komatiefe

Einteilung	Schmerzreaktion	Pupillenreaktion	neurologische Reaktionen
Koma Grad I	reagiert nicht auf Schmerzreiz	vorhanden	keine Ausfälle
Koma Grad II	reagiert nicht auf Schmerzreiz	Pupillenstörung	evtl. Paresen
Koma Grad III	reagiert nicht auf Schmerzreiz	Pupillenstörung	Beuge- oder Strecksynergismen
Koma Grad IV	reagiert nicht auf Schmerzreiz	Pupillen beidseits weit, reaktionslos	schlaffe Areflexie der Extremitäten, Eigenatmung erhalten

- ● **Komatiefe**
- – Tabelle I 22-2
- ● **Pupillenkontrolle**
- – entspricht der erfolgten Reaktion auf Lichtreiz (Abb. I 22-2)
- – immer seitengleich prüfen
- – manche Medikamente können die Pupillenweite verändern (Opiate, Glaukom-Augentropfen)
- – Glasauge
- ● **Bulbusstellung**
- – die Stellung beider Bulbi zueinander beachten (Abb. I 22-3)
- – Veränderungen können auf Augenmuskelnerven-, Mittelhirn- oder Stammhirnschädigung hinweisen

	Pupillenform	Lichtreaktion
● ●	normal	prompt
● ●	eng	keine oder verzögert
● ●	eine maximal weit	keine
● ●	beide maximal weit	keine
● ●	entrundet	keine

Abb. I 22-2 Pupillenreaktion auf Lichtreiz

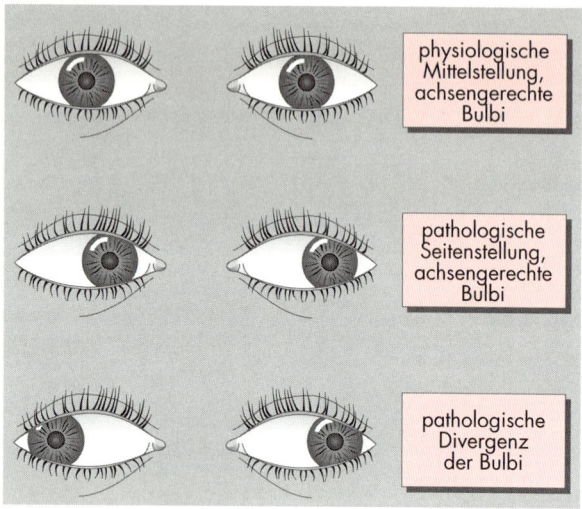

physiologische Mittelstellung, achsengerechte Bulbi

pathologische Seitenstellung, achsengerechte Bulbi

pathologische Divergenz der Bulbi

Abb. I 22-3 Bulbusstellung

– die Motilität der Bulbi spontan oder als Reflex beobachten, z.B. schwimmende Bulbi bei SHT (Mittelhirnschädigung) oder Nystagmus
● **Motorik, Paresen**

Zunehmende Schwächen oder Paresen müssen frühzeitig erkannt sowie rechts und links differenziert wahrgenommen werden.

– überprüfbar durch Glasgow Coma Scale
– ansprechbare Patienten auffordern, die Arme und Beine zu bewegen
– Kraft ermitteln, Patient muß mit beiden Händen gleichzeitig zudrücken
– Dokumentation, Bewegung, keine Bewegung/Kraft, schwächer links oder rechts, gleich links oder rechts

Bei Störungen der Motorik (z.B. Ataxie, komplexe motorische Reaktionen) ist in hohem Maße auf die Sicherheit des Patienten zu achten. Es muß gewährleistet sein, daß er sich nicht versehentlich lebenswichtige Leitungen ziehen kann.

– bei Patienten mit unkontrollierten Bewegungen Bettgitter anbringen, Bewegungen müssen z.B. bei der Mobilisation besonders berücksichtigt werden
– Nackensteifigkeit ist häufig anzutreffen bei einer Subarachnoidalblutung oder einer Meningitis; der Patient kann seinen Kopf nicht Richtung Brust beugen, meist ist schon der Versuch sehr schmerzhaft
● **Sprachstörungen**
– zu unterscheiden: motorische und sensorische Aphasie

Sensorische Aphasie
– Sprachverständnis ist gestört
– Patient spricht unzusammenhängende Worte
– meist versteht er den Sinn von gesprochenen Sätzen nicht

Motorische Aphasie
– Sprachverständnis ist erhalten
– Patient ist unfähig zur eigenen Sprachäußerung
– Wortfindungsstörungen bis zur völligen Stummheit

 Diese Sprachstörungen können bei den Patienten zu schweren Erregungszuständen bis zur Auslösung von Krampfanfällen führen.

● **Hirnstammfunktionen**
– integrierte Überwachung bei der Grundpflege
– der Kornealreflex kann beim Einbringen von Augensalbe ausgelöst werden
– bei seinem Fehlen kann er durch Bestreichen der Hornhaut mit einer sterilen Kompresse geprüft werden
– Husten- und Würgereflex kann man beim trachealen Absaugen oder durch Reizung der Rachenhinterwand auslösen
● **Hirnnervenausfälle**
– Tabelle I 22-3

Tab. I 22-3 Hirnnervenausfälle

Hirnnerv	Symptome bei Ausfall	pflegerische Konsequenzen
Nervus olfactorius (1)	Geruchsverlust	Appetit anregen
Nervus opticus (2)	Blindheit des betroffenen Auges	Sicherheit beim Mobilisieren, bei allen Tätigkeiten unterstützen
Nervus oculomotorius (3)	einseitige Pupillenerweiterung, bei kompletter Lähmung: Augenmuskellähmung, schlaffes Oberlid, Augapfelstellung unten außen, Doppelbilder	auf Sicherheit bei der Mobilisation achten, schriftliche Kommunikation erschwert, beim Essen unterstützen
Nervus trochlearis (4)	Fehlstellung des Auges nach oben	Patienten bei Sehschwierigkeiten unterstützen
Nervus trigeminus (5)	Lähmung der Kaumuskulatur, Geschmacksstörungen im vorderen Bereich der Zunge, Hornhautulzerationen am betroffenen Auge, Verlust der Sensibilität und des Kornealreflexes auf der betroffenen Gesichtsseite	Aspirationsgefahr, Appetit anregen, Augenpflege, Sensibilität beim Waschen, Lagern und Pflasteranbringen beachten
Nervus abducens (6)	Auge kann nicht zur Seite gewendet werden, Doppelbilder	auf Sicherheit bei der Mobilisation achten, schriftliche Kommunikation erschwert, beim Essen unterstützen
Nervus facialis (7)	halbseitige Gesichtslähmung, inkompletter Lidschluß, einseitig hängende Mundwinkel	Austrocknung der Hornhaut vermeiden, beim Essen unterstützen

Tab. I 22-3 (Fortsetzung)

Hirnnerv	Symptome bei Ausfall	pflegerische Konsequenzen
Nervus stato-acusticus (8)	Taubheit, Schwindel, Gleichgewichtsstörungen	Ansprechbarkeit beurteilen, evtl. Zeichensprache, auf Sicherheit bei der Mobilisation achten
Nervus glosso-pharyngeus (9)	gleichzeitiger Ausfall des Nervus vagus führt zu fehlendem Würge-, Husten- und Schluckreflex	Aspiration vermeiden Aspirationsgefahr auch bei erhaltenem Bewußtsein
Nervus vagus (10)	Heiserkeit, einseitige Rekurrenslähmung	Kommunikation eingeschränkt, da Sprechschwierigkeiten
Nervus accessorius (11)	Teillähmungen der Musculi sternocleidomastoideus und trapezius, Bewegungseinschränkungen von Kopf und Schultern	beim Lagern darauf achten, daß es zu keinen Muskelverkürzungen kommt
Nervus hypoglossus (12)	Lähmung der Zungenmuskulatur	beim Essen unterstützen, Zunge weicht beim Herausstrecken ab

I 22.1 Schädel-Hirn-Trauma

Zu den Schädel-Hirn-Traumen zählen Verletzungen des Kopfes mit Beteiligung des Gehirns. Maßgebend sind die **Schwere,** die **Art** und die **Lokalisation** der **Verletzung.**

Einteilung

- Dauer der Bewußtseinstörung (leicht, mittel, schwer nach Glasgow Coma Scale)
- Beinträchtigung der Hirnstammfunktionen
- Verletzung offen (bestehende Verbindung zwischen intrakraniellem Raum und Außenwelt) oder geschlossen (ohne Eröffnung zur Außenwelt)
- comutertomographisch nach Marshall (bestehende Schwellung, Mittellinienverlagerung, Blutungen nachweisbar im cCT)
- **Commotio cerebri (SHT I)**
- Gehirnerschütterung
- maximale Bewußtlosigkeit fünf bis zehn Minuten
- keine erfaßbaren Substanzveränderungen
- **Contusio cerebri (SHT II)**
- Gehirnquetschung
- Bewußtlosigkeit unterschiedlich lang, meist maximal 30 Minuten
- erfaßbare Substanzschädigung
- **Compressio cerebri (SHT III)**
- Komprimierung von Hirngewebe durch verletzungsbedingt entstandene Blutungen innerhalb des knöchernen Schädels
- Bewußtlosigkeit über 30 Minuten

Therapie
Kapitel I 22 Einführung

Komplikationen
– Infektionen (z.B. Meningitis, Hirnabszeß)
– Anfallsleiden, Hydrozephalus, Liquorfisteln
– intrakranielle Hämatome (z.B. epi- oder subdurale Hämatome), Hirn-druck, Einklemmung (diffuses SHT)

▶ **Pflegerische Maßnahmen, Überwachung**
Kapitel I 22 Einführung

I 22.1.1 Intrakranielle Hämatome

 Um die Komplikation einer Blutung rechtzeitig erkennen zu können, muß im akuten Stadium eines Schädel-Hirn-Traumas alle zehn Minuten die Überwachung der Pupillen, Neurologie und Bewußtseinslage erfolgen.

Einteilung (Abb. I 22-4)
● **Epidurales Hämatom**
– Blutung zwischen Dura mater (harter Hirnhaut) und Schädelknochen
– Komplikation einer Schädelkalottenfraktur
– meist Blutung aus Arteria meningea media
– rasch zunehmende Hirndruckzeichen (Pupillen, Halbseitensymptoma-tik, Eintrübung)
– Bewußtseinslage verschlechtert sich meist erneut drei bis vier Stunden nach dem Trauma
– symptomfreies Intervall („talk and die")
– zunehmende Pupillenerweiterung auf der Hämatomseite (Schädigung des Nervus oculomotorius)
– akuter Verlauf
– **Therapie:** osteoplastische Schädeltrepanation

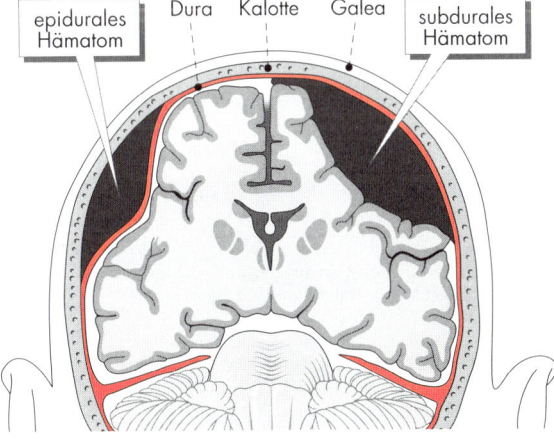

Abb. I 22-4 Intrakranielle Hämatome

Jede Schädelprellung kann ein epidurales oder ein chronisches subdurales Hämatom bewirken.

- **Subdurales Hämatom**
  - flächenhafte Blutung zwischen Dura mater (harter Hirnhaut) und Arachnoidea (weiche Hirnhaut)
- **Akutes subdurales Hämatom**
  - primär schwere zerebrale Symptomatik
  - meist begleitende Hirnkontusionen
  - Blutung arteriell-venös gemischt
  - initiale und bleibende Bewußtlosigkeit
  - gleichseitige Pupillenerweiterung bis Lichtstarre
  - Streckkrämpfe
  - akuter Verlauf und schlechte Prognose
  - **Therapie:** osteoklastisch oder osteoplastische Kraniotomie
- **Chronisches subdurales Hämatom**
  - entwickelt sich in Wochen und Monaten
  - meist venöse Blutung aus den Brückenvenen
  - Kopfschmerzen und psychische Auffälligkeiten
  - meist im höheren Lebensalter, nach Bagatelltraumata oder ohne erkennbares Trauma, gehäuft bei Marcumar oder Aspirineinnahme, chronischem Alkoholismus
  - doppelseitige Hämatomentwicklung möglich
  - **Therapie:** Bohrloch
  - oft Minderdruck innerhalb des Schädels, postoperativ: Redon mit vermindertem Sog, um den Hirndruck zu steigern: flache Lagerung und Plus-Bilanz
- **Intrazerebrales Hämatom**
  - Blutungen direkt in die Hirnsubstanz
  - der Ort der Blutung bestimmt die nachfolgenden Ausfälle
  - Blutungen können in die Ventrikel einbrechen
  - **Therapie:** von der Lage der Blutung abhängig; oberflächennahe oder gut erreichbare Blutungen auf nicht dominanter Hemisphäre sind gut operationsfähig

▶ **Pflegerische Maßnahmen, Überwachung**
Kapitel I 22 Einführung

- **Besonderheiten beim epiduralen Hämatom**
  - engmaschige (alle 10 bis 30 Minuten) neurologische Überwachung, da Patient erneut eintrüben kann bzw. sich ein epidurales Hämatom bereits bei bestehender Bewußtlosigkeit entwickeln kann

- **Besonderheiten beim chronischen subduralen Hämatom**
  - Patienten sollen viel trinken

- Bilanzierung (meist) im positiven Bereich anstreben
- Redon auf Menge, Inhalt und Sog überwachen

Bei chronischem subduralem Hämatom Sog auf 0,3 vermindern, da der Redonschlauch unter der Dura liegt und so das nicht geschützte Hirn ansaugen kann.

- Pneumonieprophylaxe, da Patienten meist älter sind und flach liegen sollen

- Alkoholanamnese, Blutungszeichen bei Marcumarpatienten

- frühe Mobilisation am ersten postoperativen Tag

I 22.2 Hirntumore

Bei den Hirntumoren bereiten die **Histologie** (benigne oder maligne), die **Tumorlokalisation** und ein relatives **Größenwachstum** große Schwierigkeiten bei der Behandlung und Pflege.

Einteilung

● **Meningeom**
- der häufigste primäre Gehirntumor
- primär ausgehend von den Meningen, histologisch benigne
- wächst relativ langsam, kann sehr groß werden
- postoperative Komplikationen (z.B. Krampfanfälle, Hirnnervenschädigung, Hemiparese) auch noch relativ spät (nach zwei bis drei Tagen) möglich

● **Glioblastom**
- histologisch maligne, infiltrierend wachsend
- relativ frühe Hirndruckzeichen, da schnelles Tumorwachstum

▶ **Pflegerische Maßnahmen, Überwachung**
Kapitel I 22 Einführung

● **Besonderheiten beim Meningeom**

- Pneumonieprophylaxe, Patienten sind sehr pneumoniegefährdet, da sie meist älter sind und durch die wechselnde Bewußtseinslage schlecht abhusten

- postoperativ einige Tage gezielte neurologische Überwachung, da sich oft später Komplikationen einstellen
- oft wechselnde Bewußtseinslage, psychische Auffälligkeiten, Wechsel zwischen depressiven und euphorischen Zuständen
- Übelkeit und Erbrechen oft als Beginn der Zustandsverschlechterung bis zur Eintrübung
- es können sich auch nach Tagen unterschiedliche zerebrale Krampfanfälle einstellen (fokale Anfälle, Bewegungsautomatismen, Absencen)

I 22.3 Intrakranielle Aneurysmen, Subarachnoidalblutung

Symptome
- erworbene oder angeborene Aussackung einer Hirnarterie, meist lokalisiert im Circulus Willisii
- Ruptur meist aus völliger Gesundheit im mittleren Lebensabschnitt
- die Ruptur führt zur Subarachnoidalblutung (SAB)
- plötzlich beginnender, vernichtender Kopfschmerz, Bewußtlosigkeit, Krämpfe, Meningismus

Klassifikation der Subarachnoidalblutung
Tabelle I 22-4

Tab. I 22-4 Klassifikation der Subarachnoidalblutung nach Hunt und Hess

Einteilung	Symptome
Grad 0	asymptomatisch, Zufallsbefund
Grad I	leichte Kopfschmerzen Meningismus keine neurologischen Zeichen
Grad II	starke Kopfschmerzen starker Meningismus außer Hirnnervenausfällen keine neurologischen Zeichen
Grad III	Schläfrigkeit Verwirrtheit leichtes fokales neurologisches Defizit
Grad IV	Bewußtlosigkeit mäßiges bis schweres fokales Defizit, z. B. Hemiparese vegetative Störungen
Grad V	tiefe Bewußtlosigkeit Strecksynergismen

Therapie
– Clipping-Operation

 Vor der Operation absolute Bettruhe, Gabe von Nimotop®, Blutdruckregulierung zwischen 120 und 140 mmHg systolisch, Sedierung, Stuhlregulation.

▶ **Pflegerische Maßnahmen, Überwachung**
Kapitel I 22, Einführung
● **Besonderheiten**
Nach einer SAB durch Zerreißen des Aneurysmas muß der Patient bis zur Operation ruhig gehalten werden, da es bei jeder Anstrengung erneut zu einer Einblutung kommen kann (häufig letaler Ausgang).

 – Blutdruck systolisch zwischen 120 und 140 mmHg halten
– bei zu hohem Druck besteht die Gefahr der Ruptur des Aneurysmas, Nachblutung
– bei zu niedrigem Druck Gefahr des Gefäßspasmus mit nachfolgender Minderdurchblutung

 – pCO$_2$ um 40 mmHg

 – Gabe von Nimotop®, um einen Gefäßspasmus zu verhindern (auf Alkoholbasis)

Nimotop® in schwarzer Spritze injizieren, Polyäthylenschlauch verwenden. Die Zufuhr darf nicht unterbrochen werden, um die kontinuierliche Gabe zu gewährleisten.

– Patienten mit SAB dürfen beim Stuhlgang nicht pressen, für weichen Stuhlgang sorgen (Laxanzien)

– durch Meningismus hat der Patient sehr starke Schmerzen bei der Bewegung des Kopfes; bei der Lagerung und der Körperpflege berücksichtigen
– Bettruhe
– Körperpflege komplett übernehmen
– Bettbügel entfernen, Patient darf sich nicht hochziehen und dabei anstrengen
– sehr gute Pneumonieprophylaxe (nicht abklopfen), da durch Immobilität und Sedierung maximale Pneumoniegefährdung

– vernichtende Kopfschmerzen bei SAB, Patienten bekommen regelmäßig Analgetika und Sedierung
– bei akut auftretenden Kopfschmerzen sofort Arzt informieren
– kontinuierliche psychische Betreuung, da Patienten meist uneinsichtig und sich des kritischen Zustandes nicht bewußt sind

– auch zum Essen Oberkörper nicht mehr als 30 Grad hochlagern

I 22.4 Querschnittslähmung

Eine Querschnittslähmung entsteht durch Ausfall der Leitungsbahnen im Rückenmark. Die neurologischen Ausfälle sind abhängig von Höhe und Ausmaß der Schädigung.
Unterhalb des verletzten Wirbels erlischt die Reaktion des Rückenmarks auf Reize.

Störungen müssen, auch bei bewußtlosen Patienten, frühzeitig erkannt werden. Dies geschieht durch das Prüfen von vorhandenen Reflexen und Reaktionen auf Schmerzreiz.

Ursachen
– Trauma
– chronisch-entzündliche Prozesse
– selten Bandscheibenvorfall

Symptome
– sichtbare Verletzung und Schmerzen im Bereich des betreffenden Segments
– schlaffe motorische Lähmungen, später spastisch
– Ausfall der Tiefensensibilität
– Störungen der vegetativen Steuerung von Gefäßen und Ausscheidungsorganen (Blase, Mastdarm)
– neurologische Ausfälle (Tab. I 22-5)
– Reflexe nicht auslösbar
● **Kompletter Querschnitt**
– wenn alle motorischen, sensiblen und vegetativen Leitungsbahnen unterbrochen sind
– Verlust von Berührungs-, Schmerz-, Temperatur-, Lage- und Bewegungsempfinden

Tab. I 22-5 Charakteristische neurologische Ausfälle

Ort der Rückenmarks-schädigung	Symptome
obere Halswirbelsäule	vollständige Atemlähmung schlaffe Parese mit Areflexie aller vier Extremitäten
mittlere und untere Hals-wirbelsäule	meist unvollständige Tetraplegie motorische Restfunktionen an den Unterarmen und Händen Sensibilitätsausfall der Nervenversorgungsgebiete im Bereich der Klavikulae und über Teilen der Arme Zwerchfellatmung bei Lähmung von Atemhilfs- und Bauchmuskulatur
Brustwirbelsäule, thorako-lumbaler Übergang	Paraplegie mit segmentalem Sensibilitätsausfall unterhalb der Läsion Blasen- und Mastdarmfunktion sind aufgehoben
Lendenwirbelsäule	differenzierte Ausfallserscheinungen je nach Läsionshöhe an den Beinen schlaffe Paresen der entsprechenden Muskelgruppen, segmenttypische sensible Ausfälle evtl. Blasen- und Mastdarmstörung

- Verlust der willkürlichen Muskel-, Blasen- und Darmfunktion
- Störungen der Schweißsekretion, der Wärmeregulation und der Sexual-funktion

Therapie
- chirurgische Versorgung bei instabilen Frakturen und bei Auftreten von Querschnittssymptomatik (Reposition und Stabilisierung)
- konservative Versorgung stabiler Frakturen an der Halswirbelsäule (HWS)
- nach Reposition äußere Stabilisierung durch Halo-Extension (Abb. I 22-5 a und b)

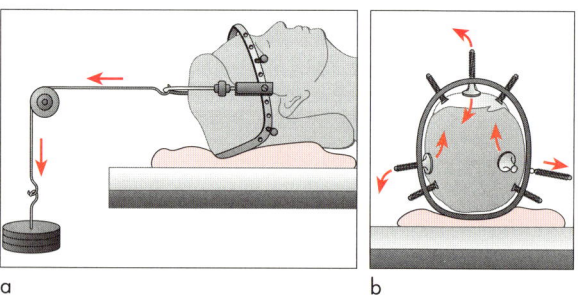

a   b

Abb. I 22-5 a und b Halo-Extension **a** Extension durch Längszug am lie-genden Patienten, **b** Position der Halte- und Fixationsschrauben

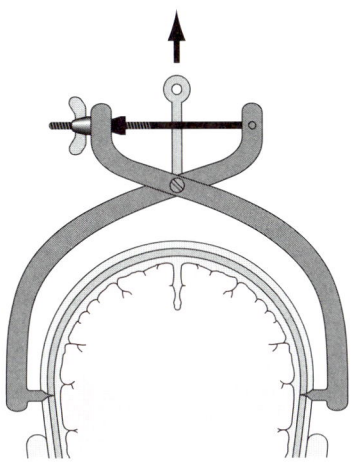

Abb. I 22-6
Der Crutchfield-Bügel wird mit Schrauben in beiden Schläfenbeinen verankert

– Extensionbehandlung mit einem Crutchfield-Bügel (Abb. I 22-6) bei liegenden, schwerverletzten Patienten mit HWS-Frakturen (z.B. bei Polytrauma)

▶ **Pflegerische Maßnahmen, Überwachung**

– Herz- Kreislaufüberwachung

Im verlängerten Mark kann es zu Zirkulationsstörungen kommen, die die Herz-Kreislauffunktion beeinträchtigen.

– regelmäßige Kontrolle der Atmung

Patienten mit Traumen im Bereich der Halswirbelsäule sind immer von einer Lähmung der Atemmuskulatur bedroht.

– Aspirationsgefahr, bei Aspiration sofort Arzt informieren
– Bronchialtoilette (Kap. I 9.2)

– Patienten müssen im Liegen trinken und essen
– bei der Nahrungsaufnahme unterstützen, Strohhalme zum Trinken anbieten, Essen zeigen
– Pflege bei liegenden Ernährungssonden (Kap. I 13.2.3)

– Ausscheidungsfunktion prüfen wenn kein Blasenverweilkatheter liegt
– Blasen- und Darmentleerung unterstützen durch Katheterisierung, Einläufe
– im Verlauf der Erkrankung den Patienten anleiten beim systematischen Blasen- und Darmtraining
– Pflege bei liegenden Blasenverweilkathetern (Kap. 6.4)
– Vermeiden von Harnwegsinfekten (Kap. 13.1.1)

- Kontrolle der Körpertemperatur, Patient hat Temperaturregulations-störungen, frühzeitiges Erkennen von Infektionen (Harnwege, Pneumonien)

- aktivierende Pflege
- der Patient soll soweit möglich seine Körperpflege selbst übernehmen
- Basale Stimulation® (Kap.14.1)
- Wassertemperatur beachten, keine Wärmflaschen benutzen (fehlendes Wärme- und Schmerzempfinden)
- gezielte Hautpflege nach Hauttyp des Patienten (Kap. I 4.2)
- die Rückkehr der Sehnenreflexe führt zu spastischen Reflexen und Kontrakturen, Gelenklagerung, um Schäden zu vermeiden, isometrische Spannungsübungen (Rücksprache mit Krankengymnastin)
- Kontrakturprophylaxe (Kap. I 5.2)
- Dekubitusprophylaxe (Kap. I 5.1)

Erhöhte Dekubitusgefahr durch trophische Veränderungen der Haut und Störungen in der Durchblutung und Lymphzirkulation.

- Thromboseprophylaxe (Kap. I 5.4)
- Pneumonieprophylaxe (Kap. I 5.3), vermindertes Expektorationsvermögen
- Pflege bei Extensionen (Kap. I 24.3)

- neurologische Überwachung, um Veränderungen im klinischen Bild sofort zu erkennen
- Sensibilität der Extremitäten überprüfen (Aufforderung, die Zehen, Finger zu bewegen) Patienten Berührung spüren lassen
- auf Ängste des Patienten eingehen
- Ergotherapie, um die Selbständigkeit bei praktischen Tätigkeiten zu fördern
- psychische Betreuung durch Angehörige, Psychologen
- Unterstützung bei der veränderten Lebenssituation
- Erleichterung von Schmerzen

- Lagerung flach auf dem Rücken, möglichst Spezialbetten verwenden (Kap. I 7.3)
- Drehung des Kopfes vermeiden
- frühzeitige Krankengymnastik auf Anordnung
- beim Umlagern Hebegeräte verwenden

Behandlung und Betreuung von querschnittsgelähmten Patienten sollten in Spezialabteilungen erfolgen, um eine größtmögliche familiäre und berufliche Rehabilitation zu gewährleisten.

I 23 Intensivpflege bei neurologischen Krankheitsbildern

Die Intensivpflege bei neurologischen Krankheitsbildern stellt sehr hohe Ansprüche besonders an das gemeinsame Arbeiten im therapeutischen Team. Entscheidend für den Patienten ist die permanente Präsenz des Pflegepersonals, um eine kontinuierliche klinische Überwachung zu gewährleisten. Der richtige Zeitpunkt für eine aktivierende Pflege kann so möglichst früh und individuell gewählt werden.

I 23.1 Entzündliche hyperergische Polyneuroradikulitis (Guillain-Barré-Syndrom)

Unter **Polyneuropathien** werden die Krankheiten zusammengefaßt, bei denen mehrere Nerven, häufig einschließlich der Überleitungsstellen zu den Erfolgsorganen, erkranken. Dies führt dann zu typischen Ausfallserscheinungen.

Das **Guillain-Barré-Syndrom** ist die häufigste Ursache einer **peripheren Nervenlähmung,** die nicht selten zum Tode führt.

Ursachen
– wahrscheinlich Autoimmungenese
– im Anschluß an eine Virusinfektion (Epstein-Barr-Virus, Hepatitis-Virus, Influenza-Virus) oder nach einer Grippeimpfung

Symptome
Die Symptome entwickeln sich in zehn bis zwanzig Tagen und sagen nichts über den Schweregrad der Erkrankung aus. Die Plateauphase kann Tage bis Wochen dauern, um dann in die Erholungsphase überzugehen.
– schlaffe Lähmung mit nachfolgender Atrophie der Muskulatur
– alle quergestreiften Muskeln können betroffen sein (Rumpf- und Atemmuskulatur)
– Atemlähmung
– Eigenreflexe können abgeschwächt bis erloschen sein
– Sensibilitätsstörungen wie Parästhesien
– Schmerzen und Störungen der Motilität
– Beteiligung von Hirnnerven (doppelseitige Fazialisparese, Schluckstörungen, Hypoglossuslähmung)
– Panparalyse, vollständige Plegie der Extremitäten und der motorischen Hirnnerven
– Störungen im vegetativen System (Harnblase, Herzrhythmus, Blutdruckregulation, Schwitzen, Darmmotilität, Ileus)
– direkte Beteiligung des Hirnstamms und des Rückenmarks (Okulomotorikstörungen, Nystagmus, Pyramidenbahnzeichen)
– Bewußtseinsstörungen mit deliranten Symptomen

Diagnostik
– klinische, neurologische Befunde
– Elektromyographie, Elektroneurographie
– cCT, MR-Tomographie
– Labor, Immunkomplexe, IgG, IgM, IgA

753

- **Liquor**
- Liquorprotein erhöht, Liquorzellen normal
- **Neurophysiologische Untersuchungen**
- maximale Nervenleitungsgeschwindigkeit ist verzögert

Therapie
- bisher nur symptomatische Behandlung möglich
- im Frühstadium evtl. Plasmaaustausch (Humanalbumin, FFP) oder Immunglobulintherapie

▶ **Pflegerische Maßnahmen, Überwachung**

- kontinuierliche Herz-Kreislaufüberwachung: Reflextachykardien, atropinresistente Bradykardien, anfallsweise auftretende Blutdruckentgleisungen, Extrasystolen
- evtl. Schrittmacherimplantation (Kap. 6.2)
- ZVD-Messung

- vagale Reflexauslösung möglich beim Absaugen, Magensonde, Lagern, Atropin bereithalten

Kontinuierliche Überwachung der Atmung, da Atemstörungen durch einen Ausfall der Atemmuskulatur rasch auftreten können.

- Messung der Vitalkapazität, Blutgasanalyse
- frühzeitige Intubation
- Pflege bei Beatmung, Bronchialtoilette

- Schwierigkeiten beim Essen bei bestehender Fazialisparese
- Schluckstörungen, deshalb zu Beginn der Erkrankung keine Schluckversuche (Aspirationsgefahr)
- Gabe und Überwachung von Schmerzmitteln
- unvorhersehbare Wechselwirkungen bei Medikamentengabe
- abnorme Empfindlichkeit gegen Volumenmangel
- Überwachung der parenteralen Therapie (z.B. Heparin, Humanalbumin)
- Pflege bei enteraler Sondenernährung (Kap. I 13.2)
- Pflege bei PEG (Kap. 13.2.3.4)
- Kontrolle der Elektolyte

- Blasen-Mastdarmstörung
- Bilanzierung
- Pflege bei Blasenverweilkatheter (Kap. 6.4)
- Kontrolle der Körpertemperatur

- sehr trockene Haut, Hautpflege (Kap. I 4.2)
- vermehrtes Schwitzen, schweißreduzierende Waschungen
- Thromboseprophylaxe (Kap. I 5.4)
- Dekubitusprophylaxe (Kap. I 5.1), Patient spürt keinen Auflagedruck
- bei Anwendung von Luftkissenbetten frühzeitige Erwägung von härterer Unterlage (z.B. Schaumstoffquadermatratze), da Sensibilitätsstörungen durch Weichlagerung gefördert werden
- Pneumonieprophylaxe (Kap. I 5.3)
- keine Dauerspitzfußprophylaxe bei erhöhtem Tonus
- Kontrakturprophylaxe (Kap. I 5.2.4), Stuhlregulation (Kap. I 4.9)
- Augenpflege bei inkomplettem Lidschluß (Kap. I 4.5)

– Beobachten von Ödemen, Körperteil hochlagern
– Basale Stimulation® (Kap. I 14.1) zum Anregen der Sensorik (z.B. Schmecken, Riechen)

– Patienten sind in der Regel wach, voll bei Bewußtsein und vollständig auf Hilfe angewiesen
– Überwachung der Motorik und Sensibilität
– Schlaf-Wachrhythmus beachten
– Hirnstammsymptomatik, tonische Reflexe führen zu abnormer Körperhaltung, Gefahr von Kontrakturen
– Schmerzüberwachung
– Patient empfindet durch die Bewegungslosigkeit Schmerzen, Kribbeln oder Stechen viel intensiver, Lagerung nach Rücksprache mit dem Patienten, Extremitäten häufig umlagern
– Ablenkung und Kommunikation mit dem Patienten
– psychische Betreuung, Angehörige einbeziehen
– Beschäftigungstherapie anfordern

– kein Gefühl bei der Lagerung, Druck kann nicht gespürt werden

Vorsicht beim Drehen, die Knochen und Gelenke haben keine Stabilität mehr.

– enge Zusammenarbeit mit Physiotherapeuten
– Überdehnung der schlaffen Muskeln
– beim Lagern Gelenke unterstützen (Gefahr der Dislokation)
– Massage der Muskulatur
– frühzeitige Mobilisation im Rollstuhl oder Stehbrett, dabei Herz-Kreislaufsituation überwachen

I 23.2 Myasthenia gravis pseudoparalytica

Myopathien sind Muskelerkrankungen, deren Symptomatik ähnlich ist wie bei den peripheren Nervenschädigungen.
Die **Myasthenia gravis pseudoparalytica** ist eine Erkrankung mit Übertragungsstörungen von Nervenimpulsen auf die Muskulatur.

Ursachen
– Störung der neuromuskulären Übertragung
– verminderte Zahl an funktionstüchtigen Azetylcholinrezeptoren
– Antikörper gegen Azetylcholinrezeptoren
– myasthenieverstärkende Medikamente (z.B. Grippemittel)
– Thymusveränderungen

Symptome
– krankhafte, schmerzlose Ermüdung der Muskulatur
– häufig sind zu Beginn die Augenmuskeln betroffen (Doppelbilder)
– Kau-, Schluck- und Sprachstörungen
– Lähmungen der Extremitäten und Atemmuskulatur

Diagnostik
– klinische, neurologische Befunde
– Bestimmung der Vitalkapazität
– Elektromyographie

Therapie
– Gabe von Cholinesterase-Hemmern

▶ **Pflegerische Maßnahmen, Überwachung**

– kontinuierliche Herz-Kreislaufüberwachung, Gefahr von Herzrhythmusstörungen, Bradykardie bei Cholinesterase-Hemmern
– evtl. Schrittmacherimplantation (Kap. 6.2)
– ZVD-Messung

– kontinuierliche Überwachung von Atmung, Vitalkapazität, Blutgasanalyse
– respiratorische Insuffizienz (bei Cholinesterase-Hemmern), frühzeitige Intubation
– Pflege bei Beatmung, Bronchialtoilette

– Dosierung von myasthenieverstärkenden Medikamenten beachten (z.B. Rheumamittel, Morphin und Derivate), Verschlimmerung des Zustandes
– Beachten von Überdosierungserscheinungen bei der Gabe von Cholinesterase-Hemmern
– Pflege bei liegender Ernährungssonde (Kap. I 13.2)

– Durchfälle, Erbrechen (bei Cholinesterase-Hemmern)
– Bilanzierung

– Augentränen, Infektionen, Miosis (bei Cholinesterase-Hemmern), Augenpflege mit Augentropfen (Patienten können sehen)
– Hypersalivation, Mund absaugen, häufig Mundpflege, Aspirationsgefahr
– verstärktes Schwitzen (bei Cholinesterase-Hemmern), schweißreduzierende Waschungen, öfter Teilwaschungen anbieten
– Thrombose-, Pneumonie-, Dekubitus-, Kontrakturenprophylaxe (Kap. I 5.1, I 5.3, I 5.2, I 5.4)
– Darmregulation (Kap. I 4.9)

– Unruhe, Angst, Muskelzuckungen, Patienten beruhigen
– Angehörige und Freunde einbeziehen
– Schlaf-Wach-Rhythmus beachten

– Lagerung nach den aktuellen Bedürfnissen des Patienten

I 24 Intensivpflege bei Polytrauma

Unter einem Polytrauma versteht man Verletzungen von zwei oder mehreren Körperregionen oder Organsystemen, die zur gleichen Zeit eingetreten sind. Dabei ist mindestens eine Verletzung oder die Kombination mehrerer **lebensbedrohlich.**

Ursachen
– Gewalteinwirkung, Verkehrsunfälle
– Stürze aus großer Höhe, Arbeits- und Sportunfälle
– versuchter Suizid

 Um das Überleben des Patienten zu gewährleisten, ist es wichtig zu entscheiden, welche Verletzungen in welcher Reihenfolge versorgt werden müssen.

I 24.1 Akut- oder Reanimationsphase

Die Akut- oder Reanimationsphase ist die **erste Phase** im Verlauf des Krankheitsbildes. Sie erstreckt sich über die **erste Stunde.** Das Ziel in dieser Phase ist die **Stabilisierung von Atmung und Kreislauf.**

Diagnostik
– EKG, Blutdruck, Puls, Atmung
– Blasenverweilkatheter, CT-Schädel, Röntgen-Thorax
● **Labor**
– Blutgruppe, Blutbild, Gerinnungsparameter
– Serumwerte, Blutzucker, arterielle Blutgasanalyse

Therapie
● **Herz-Kreislaufstillstand**
– Reanimation (Kap. 12)
● **Ateminsuffizienz, Bewußtlosigkeit**
– Ausräumen von Erbrochenem zum Freimachen der Atemwege
– Gebiß und Fremdkörper entfernen
– Esmarch-Handgriff (Kap. 12.2.1)
– frühzeitige, großzügig gestellte Indikation zur Intubation
● **Atemstillstand**
– Intubation (Kap. 11.1)
● **Thoraxtrauma, Gesichtsschädelverletzungen**
– frühzeitige, großzügig gestellte Indikation zur Intubation
● **Instabiler Thorax**
– Beatmung (Kap. I 9)
● **Pneumo- oder Hämothorax**
– Auskultation, Perkussion
– Buelau-Drainage (Kap. 6.3.2)
● **Hypovolämischer Schock**
– großlumige, periphere Katheter legen
– evtl. zentralvenöser Zugang
– kolloidale oder kristalloide Lösungen
– Volumenersatz
● **Massive Blutungen**
– Bluttransfusion

757

- **Arterielle Blutungen**
  – Druckverband
- **Herzbeuteltamponade**
  – Perikardpunktion (Kap. I 20.3)
- **Verdacht auf Wirbelsäulenverletzung**
  – Halskrawatte
  – flache Rückenlage bei Querschnittsgefahr
- **Verdacht auf stumpfes Bauchtrauma**
  – abdominale Sonographie

▶ **Pflegerische Maßnahmen, Überwachung**

- EKG-Monitoring
- kontinuierliche invasive Blutdruckmessung
- Assistenz beim Legen von arteriellen und venösen Zugängen
- evtl. Pulmonaliskatheter
- ZVD-Messung, ICP
- Einleiten der Reanimation
- Sicherung der Life-Lines

- Überwachung von Atmung, Atemqualität, Atemrhythmus, Atemgeräuschen, Thoraxbewegungen
- Vorbereitung und Assistenz bei der Intubation (Kap. 11)
- Pflege bei Beatmung
- Bronchialtoilette
- Blutgasanalyse

- Herrichten und Gabe von Medikamenten, Infusionen, Transfusionen von Blut und Gerinnungsfaktoren
- Abnahme von Blut zur Notfalldiagnostik (z.B. Serumwerte, Elektrolyte, Blutbild, Gerinnung, Blutgruppe)
- Dokumentation verabreichter Medikamente und Infusionen
- Blutzuckerbestimmung
- Patient muß nüchtern bleiben

- Legen und Überwachen einer Magensonde (Kap. 6.3.1)
- Legen und Überwachen eines Blasenverweilkatheters (Kap. 6.4)
- Kontrolle der Ausscheidungen
- Bilanzierung
- Drainagen und Katheter überwachen
- evtl. Überwachen einer Thoraxdrainage (Kap. 6.3.2)
- Körpertemperatur kontrollieren

- Beobachten der Haut (Hämatome, Schwellungen, Ödeme)
- Druckverbände bei Gefäßverletzungen beobachten
- optische Kontrolle der sterilen Wundverbände

- neurologische Überwachung (Kap. I 22)
- Kontrolle der Bewußtseinslage
- Glasgow Coma Scale (Kap. I 22)
- Pupillenkontrolle (Kap. I 22)
- Schmerzäußerungen des Patienten wahrnehmen
- beruhigend auf ihn einwirken
- Angst zulassen, dem Patienten immer wieder sagen, wo er sich befindet

– Lagerung auf dem Rücken
– bei Querschnittssymptomatik flache Rückenlage
– frühzeitig Spezialbetten organisieren (z.B. Sandwich-Bett, Kap. 7.3)

I 24.2 Operationsphase

Das primäre Ziel in der **zweiten Phase** ist die **operative Versorgung** von lebensbedrohlichen Verletzungen. Welche weiteren Operationen zu welchem Zeitpunkt erfolgen, entscheidet das ärztliche Team.

Die Sicherung und Stabilisierung der Vitalfunktionen des Patienten haben oberste Priorität.

Die operative Versorgung erfolgt nach **Dringlichkeitsstufen.**

Dringlichkeitsstufen
– Verletzungen des Thorax
– intraabdominale Blutungen
– Verletzungen des Zentralnervensystems
– intrakranielle Blutungen
– instabile Beckenringfrakturen mit massiven Blutungen
– Gefäßverletzungen
– Hohlorganverletzungen (Magen, Darm)
– offene Frakturen, Gelenkverletzungen
– instabile Verletzungen der Wirbelsäule
– Augenverletzungen

I 24.3 Stabilisierungsphase

Das Ziel in dieser **dritten Phase** ist die Stabilisierung der vitalen Organfunktionen. Nicht lebensbedrohliche Verletzungen werden operativ versorgt. Die zweite und dritte Phase können sich bei einer Verschlechterung des Zustandes abwechseln. Als generalisierte Reaktion des Organismus auf das Trauma kann es zu **autodestruktiven Entzündungsreaktionen** kommen, auch als SIRS (Kap. I 14.5) bezeichnet. Sie gelten als die Hauptursache des **Multiorganversagens.** Das septische Multiorganversagen wiederum stellt heute die Haupttodesursache des polytraumatisierten Patienten dar.

Therapie
– Blut- und Volumenersatz
– Ausgleich des Wasser- und Elektrolythaushaltes
– Ausgleich des Säure-Basenhaushaltes
– Stabilisierung von Organfunktionen
– Schmerzbehandlung
– Versorgung von geschlossenen Frakturen
– Einbringen von notwendigen Kathetern und Sonden

▶ **Pflegerische Maßnahmen, Überwachung**

– Monitoring, EKG, Blutdruck, Puls
– ZVD (Kap. 5.4.3), ICP (Kap. 5.5), PCWP (Kap. 5.4.5)

759

- Monitoring: Atmung
- Pflege bei Beatmung, Kontrolle der Beatmung
- Bronchialtoilette (Kap. I 9.2)
- Thoraxdrainage (Kap. 6.3.2)
- Blutgasanalyse

- Überwachen von Infusionen und Medikamentengabe
- Blutzuckerkontrollen
- Pflege bei Ernährungssonde (Kap. 13.2.3)
- Nahrungsaufbau

- Bilanzierung, einstündliche Urinkontrolle
- Pflege bei Blasenverweilkatheter (Kap. 6.4)
- Darmmotilität kontrollieren
- Fördermenge der Drainagen, Pflege der Drainagen (Kap. 6.3)
- Kontrolle der Körpertemperatur (Infektionszeichen), Untertemperatur nach langer Operationsdauer
- Kontrolle von Reflux bei liegender Magensonde

- Körperpflege übernehmen (Kap. I 4)
- nach Rücksprache vor der Ganzkörperwaschung Schmerzmittel verabreichen
- Prophylaxen (Kap. I 5)
- Darmregulation (Kap. I 4.9), bei Bedarf Einlauf verabreichen
- Augen-, Nasen- und Mundpflege
- Haut auf Blutungen und Schwellungen kontrollieren
- Überwachung der Verbände, Verbandwechsel auf Anordnung

- neurologische Überwachung (Kap. I 22)
- Kontrolle des Bewußtseins
- Pupillenkontrolle
- Glasgow Coma Scale
- auf Schmerzen achten und reagieren
- Basale Stimulation®
- Sterbebegleitung, Seelsorger einbeziehen nach Rücksprache mit Angehörigen
- Angehörige mit einbeziehen
- Ängste abbauen, Patienten immer wieder Situation erklären und Mut machen
- Kommunikationsaufbau mit Hilfsmitteln (Kap. I 1.4)

- Mobilisation (Kap. I 7.4) nach ärztlicher Anordnung und Krankheitsbild
- Lagerung abhängig vom Gesundheitszustand und Verletzungen
- Spezialbetten (z.B. Sandwich-Bett, Kap. I 7.3)
- Wundversorgung, Verbandwechsel
- Pflege bei Extension, Gipsverband oder Fixateur
- Erkennen und Vermeiden von septischen Komplikationen

▶ **Spezielle Pflege bei Gips, Extension und Fixateur externe**
- Ruhigstellung der Extremität
- verletzte Extremität hochlagern (Abschwellung, Ödemprophylaxe)
- Schmerzen immer ernst nehmen

Klinische Überwachung von: Motorik (Beweglichkeit von Zehen und Fingern), Sensibilität, Durchblutung (Schwellung, Farbe, Temperatur), Infektionszeichen (Entzündung, Fieber) und Schmerzen.

- Überwachen von Wundverbänden (Wundsekret) und Redonflaschen (Menge, Aussehen, Sog)
- Dekubitusprophylaxe (Immobilität, Fremdkörper)
- Pneumonie-, Thrombose-, Kontrakturen- und Obstipationsprophylaxe (Kap. I 5), da meist Bettruhe
- zur Lagerung Schaumstoffschienen, Krapp-Schienen oder Lagerungskissen verwenden, alles muß sehr gut abgepolstert sein

● **Gips**
- 24 Stunden bis zur vollständigen Trockenheit, überprüfen
- zum Abtrocknen Gips offen an der Luft liegenlassen, keine Decken darüber legen
- besonders in den ersten Stunden nach dem Anlegen Gefahr von Durchblutungsstörungen und Nervenschädigung durch Weichteilschwellung
- Endstellen des Gipses z.B. mit Watte abpolstern

● **Extension**
- z.B. Lochstabsystem nach Braun
- Zug entsteht durch Seil und Gewicht als Gegengewicht zum Körperteil
- Körperteil wird durch operativ eingebrachten Draht fixiert
- Lagerung ist abhängig von der Lokalisation der Fraktur und der Extensionsmethode (Operateur)
- Zug gewickelt auf Anordnung des Operateurs
- Gelenke in Gebrauchsstellung fixieren
- Extensionsgewichte müssen frei hängen, keine Decke darauf legen

 Lagerung, Zugvorrichtung, Zuggewicht, Entzündungszeichen an der Drahteintrittsstelle sehr häufig und grundsätzlich nach jeder pflegerischen Tätigkeit prüfen.

- Paresen, Dekubitus und Kontrakturen vermeiden durch Abpolstern und Spitzfußprophylaxe
- bei Beinextension auf leichte Außenrotation des Beines achten, bei zu starker Außenrotation Schädigung des N. fibularis

● **Fixateur externe**
- Eintrittsstelle der Stäbe auf Entzündungszeichen, Verklebungen oder Verkrustungen beobachten, evtl. mit Hydrokolloidverbänden schützen
- Extremität beim Lagern oder Betten am nächstliegenden Gelenk unter- und oberhalb des Fixateurs unterstützen

I 25 Intensivpflege bei pulmonalen Krankheitsbildern

I 25.1 ARDS

Unter dem ARDS (adult respiratory distress syndrome) versteht man eine **plötzlich einsetzende, schwere respiratorische Insuffizienz,** die auf einer akuten Schädigung der Lunge beruht. Das ARDS ist keine eigenständige Erkrankung der Lunge, sondern tritt **sekundär** in Folge anderer Erkrankungen auf. Es handelt sich beim ARDS um die pulmonale Manifestation einer unkontrolliert ablaufenden systemischen Entzündungsreaktion. Es liegt eine **Störung der alveolo-kapillären Grenzschicht** mit **eiweißreichem interstitiellem** und **intraalveolärem Ödem, Erhöhung des intrapulmonalen Shunts, pulmonaler Hypertonie** und **verminderter Compliance** vor. Im Endstadium entwickelt sich oft eine diffuse Fibrose des Lungengewebes.

Ursachen
- **Direkte Lungenschädigung**
  - Lungenkontusion und -trauma
  - Aspiration von Magensaft, Ertrinkungsunfall
  - Inhalationsintoxikationen, Verbrennung
  - pulmonaler Infekt
- **Systemische Ursachen**
  - Schock jeder Ätiologie, Sepsis
  - Polytrauma, Verbrennung
  - Pankreatitis, disseminierte intravasale Gerinnung
  - Leber- und Nierenversagen, Leukämie
  - Aids
- **Embolische Phänomene**
  - Fettembolie, Fruchtwasserembolie
  - Massentransfusionen
- **Toxische Effekte**
  - Medikamente, Drogen
  - Röntgenkontrastmittel
- **Sonstiges**
  - Kardioversion, Defibrillation
  - immunologische Reaktionen

Klinischer Verlauf und Pathophysiologie
- **Stadium 1, exsudatives Stadium**
  - beginnende Ateminsuffizienz
  - subjektiv erst leichte oder noch keine Beschwerden
  - wesentliche Zunahme des extravaskulären Lungenwassers
  - verbreiterte Alveolarwände, kollabierte Alveolen
  - Verminderung des Surfactant-Faktors
  - Blutgasanalyse: respiratorische Partialinsuffizienz
  - Hypokapnie infolge Hyperventilation
  - noch keine Veränderungen im Röntgenbild
- **Stadium 2, proliferatives Stadium**
  - manifeste Ateminsuffizienz
  - ausgeprägte Ruhedyspnoe

- Globalinsuffizienz
- Zyanose, schwacher Hustenstoß
- auffällige zunehmende Verdickung der Alveolarsepten
- Auskleidung der Alveolen durch hyaline Membranen
- Röntgenbild: interstitielles Lungenödem, Atelektasen
- **Intubationsindikation**
- **Stadium 3, Stadium der Fibrosierung**
- therapierefraktäre Ateminsuffizienz
- schwere Hypoxämie, Hyperkapnie
- Ausbildung einer interstitiellen Lungenfibrose
- Röntgenbild: Verschattung der gesamten Lunge (weiße Lunge)

Symptome
- **Stadium I**
- Dyspnoe, Hyperventilation
- Hypoxie, respiratorische Alkalose
- **Stadium II**
- Tachypnoe, Hyperkapnie, evtl. Bewußtseinsstörung
- **Stadium III**
- therapieresistente Hypoxie, Koma, Schock

Therapie
Da keine kausale Therapie des ARDS bekannt ist, stehen die Behandlung der Grunderkrankung, das Verhindern sekundärer Komplikationen und eine frühzeitige Oxygenierung des Patienten im Vordergrund.
- **Respiratortherapie**
- Oxygenierung verbessern
- Sauerstofftoxizität vermeiden
- Barotrauma minimieren (Kap. I 11.2)
- hämodynamische Auswirkungen begrenzen

Einstellung des Beatmungsgerätes
- relativ hoher PEEP

Ein hoher PEEP kann hämodynamische Auswirkungen und ein Barotrauma zur Folge haben.

- druckkontrollierte Beatmung oft mit inversem Inspirations-Exspirations-Verhältnis (I : E), damit umgeht man extrem hohe Beatmungsdrucke
- BIPAP (biphasic positive airway pressure), die simultane Mischung der Spontanatmung mit einer zeitgesteuerten druckkontrollierten Beatmung (wird an manchen Zentren bevorzugt, Kap. I 8.3.4.2)

Häufig nehmen unter druckkontrollierten Beatmungsformen die Atemzugvolumina und damit die alveoläre Ventilation ab, so daß ein Anstieg des Kohlensäurepartialdrucks in Kauf genommen werden muß (permissive Hyperkapnie).

- **Medikamentöse Therapie**
- Behandlung der auslösenden Ursache und des pulmonalen Hypertonus
- Normalisierung der erhöhten Permeabilität an der alveolokapillären Membran
- **Alternative Therapiemöglichkeiten**
- extrakorporale Membranoxygenierung, extrakorporale Kohlendioxid-Elimination (Kap. I 8.3.2.4)

– intravaskulär implantierte Oxygenatoren (IVOX)
– Stickoxyd-Inhalationen (Senkung des pulmonalen Hypertonus)
– Hämofiltration

▶ **Pflegerische Maßnahmen, Überwachung**

– Monitoring
– kontinuierliche invasive Blutdruckmessung, ZVD, Pulmonaliskatheter

– Bronchialtoilette: Trach-care verwenden (24-Stunden-Absaugung)
– Atemgas erwärmen und befeuchten
– Kontrolle der Beatmung, Blutgasanalyse

– bei enteraler Ernährung: Kontrolle der Magen- oder Ernährungssonde (Lage, Fixierung, Durchgängigkeit), der verordneten Sondenkost, Einlaufgeschwindigkeit, Menge
– bei parenteraler Ernährung Kontrolle der Infusionstherapie, Einlaufgeschwindigkeit, Zugänge
– Blutzuckerkontrollen

– Bilanzierung der Ein- und Ausfuhr
– Häufigkeit nach Anordnung, mindestens achtstündlich
– bei Hämofiltration stündliche Bilanzierung
– Pflege bei Blasenverweilkatheter
– Kontrolle der Körpertemperatur

– Dekubitus-, Pneumonie-, Kontraktur-, Thrombose-, Obstipationsprophylaxe
– evtl. Luftkissenbett, falls der Patient wegen seiner Kreislaufinstabilität nicht gedreht werden kann
– Augen-, Nasen-, Mund- und Ohrenpflege

– Patienten über einzelne Tätigkeiten genau informieren, auch bei tiefer Sedation
– psychische Betreuung, Angst nehmen

– Bauchlage, um die pulmonale Situation zu verbessern (Kap. I 7.1.3)
– kinetische Therapie, automatische und kontinuierliche Drehung des Patienten um die Längsachse, um Komplikationen durch die Immobilität zu vermeiden (Rotationsbetten, Kap. I 7.3.4)

I 25.2 Chronisch obstruktive Lungenerkrankung

Unter chronisch obstruktiver Lungenerkrankung oder **COLD** (chronic obstructive lung disease) werden drei Erkrankungen zusammengefaßt: Asthma bronchiale, chronisch obstruktive Bronchitis und obstruktives Lungenemphysem.
Alle drei Erkrankungen gehen mit einer **Obstruktion der Atemwege** einher und verlaufen **chronisch.**

I 25.2.1 Asthma bronchiale

Unter Asthma bronchiale versteht man die akute, anfallsweise auftretende, generalisierte Atemwegsobstruktion, die durch einen Bronchospasmus, eine ödematöse Schwellung der Bronchialwand und Hypersekretion eines zähen Schleims entsteht (Dyskrinie).

765

Allen Formen des Bronchialasthmas liegt ein **hyperaktives Bronchialsystem** zugrunde. Die Einengung des Bronchiallumens führt zu einer **Zunahme der Resistance** (bronchialer Strömungswiderstand). Es kommt zu einer **verlängerten und erschwerten Exspiration**, zu einer **Zunahme des Lungenvolumens** (besonders funktionelle Residualkapazität) und dem **endexspiratorischen Kollaps der kleinen Luftwege**. Die Totraumventilation nimmt zu, und es folgt eine intrapulmonale Kurzschlußdurchblutung.

Hauptgruppen des Asthma bronchiale

- **Extrinsic Asthma (exogen allergisches Asthma)**
  – Krankheitsbeginn vorwiegend im Kindesalter
  – vor allem durch die Einatmung von Allergenen ausgelöst (z.B. Hausstaub, Tierhaare, Federn, Pollen, Pilzsporen)
  – häufig im Zusammenhang mit Heuschnupfen und atopischem Ekzem (erbliche Überempfindlichkeit mit Allergiesymptomatik); Allergiereaktion vom Typ I mit Antikörpern der Immunglobuline E
  – Allergenkontakt führt zum Freisetzen von Histamin, Serotonin und Slow-reacting substance
  – Überempfindlichkeit von Vagusrezeptoren steigern den Bronchospasmus und die Dyskrinie
- **Intrinsic Asthma**
  – Krankheitsbeginn vorwiegend im Erwachsenenalter
  – der Betroffene reagiert nicht auf ein bestimmtes Allergen, sondern es findet eine Intoleranzreaktion statt
  – durch Infektionen
  – chemisch- oder physikalisch-irritatives Asthma, z.B. Staub, kalte Luft
  – nach körperlicher Anstrengung
  – pseudoallergisch durch Analgetika (z.B. Aspirin)
- **Mischformen aus Extrinsic-Asthma und Intrinsic-Asthma**

Symptome

- Leitsymptom ist **Atemnot** mit endexspiratorischem Stridor
- Erstickungsangst, Todesangst
- Hustenreiz vor allem am Beginn des Anfalls
- zäher, glasiger Schleim
- Anspannung der Atemhilfsmuskulatur
- **Schwere Verlaufsform**
- Hypotonie und Tachykardie
- paradoxer Puls, Abfall des systolischen Blutdruckes während der Inspiration
- Zyanose, kalter Schweiß
- vermindertes Atemgeräusch (silent lung)
- Erschöpfung, Bewußtseinseintrübung
- **Status asthmaticus**, ein über mehrere Stunden anhaltender Zustand schwerster Ruhedyspnoe, der sich durch Inhalation von β_2-Mimetika und intravenöse Gabe von Theophyllin nicht durchbrechen läßt

Beim Status asthmaticus besteht immer die Gefahr des Atemstillstandes.

Diagnostik

- Auskultation
- Lungenfunktionsprüfung
- EKG
- Blutgasanalyse (p_aCO_2 anfangs erniedrigt, p_aO_2 durch Hyperventilation erhöht), Blutbild, Elektrolyte, IgE
- Röntgen-Thorax

Therapie

Der Bronchospasmus soll vermindert, die Lungenfunktion verbessert und die Anfallsneigung reduziert werden.

- **Vier-Stufen-Dauertherapie des allergischen Asthma bronchiale**
  - inhalative Glukokortikoide, z.B. Beclometason (Sanasthmax®)
  - β-Sympathomimetika als Aerosol, z.B. Salbutamol (Sultanol®) oder orale Retardpräparate, z.B. Terbutalin (z.B. Bricanyl®)
  - β-Sympathomimetika und Theophyllin (z.B. Broncho ret.®) oder β-Sympathomimetika und Parasympatholytika (z.B. Atrovent®) als Aerosol
  - β-Sympathomimetika und Theophyllin (oder Parasympatholytika) und systemische Glukokortikoidgabe (Prednison i.v. oder p.o.)
  - Allergene meiden, evtl. Hyposensibilisierung im freien Intervall
  - Anfallsprophylaxe mit Antihistaminika, Ketotifen (Zaditen®), Cromoglycinsäure (Intal®)

Cromoglycinsäure nicht während des Asthmaanfalls verabreichen.

- Antibiose bei chronisch-asthmoider Bronchitis

Vor der ersten Gabe, wenn möglich Bronchialsekret für Kultur und Antibiogramm gewinnen.

- **Beim akuten Asthmaanfall Gefahr eines Status asthmaticus**
  - vier bis sechs Liter Sauerstoff, regelmäßige Kontrolle der Blutgase

Kohlendioxid-Retention führt zur Kohlendioxid-Narkose, deshalb evtl. erst den Sauerstoff reduzieren.

- β-Sympathomimetika (Bronchodilatation), z.B. Sultanol® (in Extremfällen bis zu 50 Hub möglich), Inhalation mit Micronephrin®
- evtl. $^1/_2$ Ampulle Terbutalin s.c. (Bricanyl®)
- Theophyllin i.v. im Bolus und im Perfusor (z.B. Bronchoparat®)

Eine respiratorische Azidose nicht mit Natriumbikarbonat ausgleichen, da die Azidose oft der einzige Atemantrieb ist.

- Glukokortikoide systemisch oder per Inhalation, wirken antiödematös und antiphlogistisch, Wirkungseintritt nach 30 Minuten bis zwei Stunden
- ausreichende Flüssigkeitszufuhr, da meist ein Volumenmangel besteht
- Sekretolyse durch Sekretolytika, z.B. Mucosolvan®, ACC® (kann Bronchospasmus auslösen), systemisch oder inhalativ
- keine atemdepressiven Psychopharmaka, wenn nötig Atosil®
- evtl. therapeutische Bronchiallavage
- Sedierung (evtl. Narkose nötig), kontrollierte Beatmung mit Verlängerung der Exspiration und niedriger Atemfrequenz

Betarezeptorenblocker, Morphin und Atmungsstimulanzien sind kontraindiziert, da sie die Bronchokonstriktion verstärken.

▶ **Pflegerische Maßnahmen, Überwachung**

- Vitalzeichenkontrolle, Blutdruck, Puls
- ZVD-Messung (Kap. 5.4.3)

- vorsichtige Gabe von Sauerstoff
- Überwachung von Atemfrequenz, -tiefe, -rhythmus und -geräuschen, Hautfarbe (Zyanose)
- Pulsoxymetrie und Blutgasanalyse
- evtl. Intubation vorbereiten (Kap. 11)
- Beatmung überwachen und Beatmungsgerät einstellen, bei Langzeitbeatmung Atemwege befeuchten
- bei Bedarf Bronchialsekret absaugen, Atemwegsirritation kann einen Anfall auslösen, bakteriologische Kontrollen nach Arztanordnung
- Atemtherapie, Atemgymnastik zur Verbesserung der Ventilation, Sekretmobilisation und Atemschulung (Kap. I 5.3)
- Hautreizgriffe wie Ausziehen der Interkostalräume, Hautrollen, Massage, Dehnungen
- Drainagelagerung, die zu behandelnde Lungenpartie liegt oben
- Perkussion und Vibration
- Inhalationstherapie zur Sekretolyse und Bronchospasmolyse
- SMI-Therapie (sustained maximal inspiration), volumenorientierter und flowkontrollierter Atemtrainer nur unter Anleitung und nur in Verbindung mit einer Stenosekappe
- „Blubberflasche", die Ausatmung erfolgt nach einer endexspiratorischen Pause, langsame Ausatmung über einen Schlauch in eine zu zwei Drittel gefüllte Flasche, PEEP ist mit der Tiefe des Schlauchs einstellbar
- **Im anfallsfreien Intervall Schulung der folgenden Methoden**
- Einüben von atemerleichternden Körperhaltungen, z.B. Kutschersitz (Abb. I 25-1 a bis c)
- Entspannungs- und Atemübungen
- Atemtechniken zur Reduktion der Bronchialobstruktion einüben, z.B. Lippenbremse (Kap. I 5.3.1.2), gähnendes Einatmen
- schonende und produktive Hustentechnik einüben

- Infusionstherapie nach Arztanordnung anhängen und überwachen
- eiweiß- und vitaminreiche Ernährung
- bei Übergewicht Kalorien reduzieren
- Medikamenteneinnahme überwachen und bei der Anwendung der Dosierungsaerosole anleiten

- Flüssigkeitsbilanzierung
- auf regelmäßigen Stuhlgang achten
- Kontrolle der Körpertemperatur (Gefahr einer Pneumonie)

- Patienten bei der Körperpflege unterstützen bzw. sie übernehmen
- mit zwei Pflegepersonen betten, um den Patienten zu entlasten
- besonders sorgfältige Mundpflege, da die Aerosoltherapie mit Glukokortikoiden Pilzinfektionen der Mundhöhle begünstigt
- alle notwendigen Prophylaxen vornehmen
- Dekubitusprophylaxe durch Umlagerung wird vom Patienten in der Akutphase nicht toleriert
- evtl. Bett mit Quadermatraze bereitstellen oder Patienten auf Schaumstoff legen

- Überwachung der Bewußtseinslage
- beruhigend auf den Patienten einwirken, oft Persönlichkeitsveränderungen durch chronische Erkrankung
- Reizabschirmung
- bei Bedarf Patienten sedieren

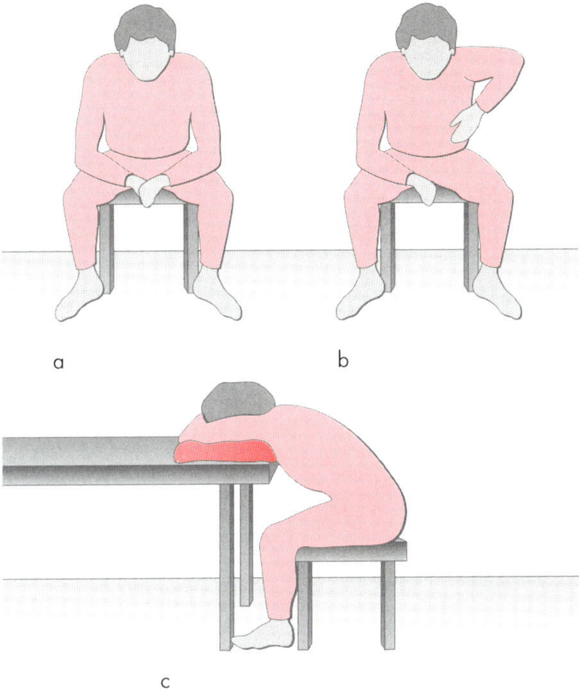

a

b

c

Abb. I 25-1 a bis c Kutschersitz **a** Patient sitzt auf seinen Sitzbeinhöckern und stützt sich mit beiden Unterarmen auf seinen Oberschenkeln ab **b** Patient greift mit einer Hand an seine Flanke und erspürt seine Atmung **c** Patient beugt sich leicht nach vorne und stützt seinen Kopf auf einem Tisch ab

– atemerleichternde Lagerung: Oberkörper hoch, Arme unterstützen (Atemhilfsmuskulatur)

I 25.2.2 Obstruktives Lungenemphysem

Beim obstruktiven Lungenemphysem kommt es zur Vermehrung des Luftgehalts der Lunge, mit oder ohne Veränderungen des Parenchyms.
Es kommt zum **Elastizitätsverlust der Lunge** mit **Kollaps kleiner Luftwege** bei der Ausatmung und **Anstieg der Resistance.**
Durch Minderung der Gasaustauschfläche und Vergrößerung des Totraumes kommt es zur **respiratorischen Insuffizienz.** Die Atrophie von Lungengefäßen führt zur **pulmonalen Hypertonie** und später zum **Cor pulmonale.**

Emphysemtypen
- **Typ PP (pink puffer)**
  - meist untergewichtige Menschen mit ausgeprägter Dyspnoe und schwerer Obstruktion
  - rosiges Aussehen, kaum Zyanose
  - sprechen auf Kohlendioxid-Anstieg an
- **Typ BB (blue bloater)**
  - meist übergewichtige Menschen mit ausgeprägter Zyanose, aber kaum Dyspnoe
  - häufig starker Auswurf bei einer chronischen Bronchitis
  - respiratorische Globalinsuffizienz , Entwicklung eines Cor pulmonale

Therapie
- antiobstruktive Therapie (Kap. I 25.2.1)
- schädliche Noxen ausschalten (Nikotin)
- Behandlung bronchopulmonaler Infekte mit Antibiotika
- bei Hypoxie vorsichtige Gabe von Sauerstoff (BGA)

Komplikationen
- Cor pulmonale mit Rechtsherzinsuffizienz
- Pneumonie, Spontanpneumothorax
- Myokardinfarkt, Herzinsuffizienz
- respiratorische Insuffizienz, Entwöhnung vom Respirator problematisch

▶ Pflegerische Maßnahmen, Überwachung

- Vitalzeichenkontrolle, Blutdruck, Puls
- ZVD-Messung (Kap. 5.4.3)

- vorsichtige Gabe von Sauerstoff
- Überwachung von Atemfrequenz, -tiefe, -rhythmus und -geräuschen, Hautfarbe (Zyanose)
- Pulsoxymetrie und Blutgasanalyse
- evtl. Intubation vorbereiten (Kap. 11)
- Beatmung überwachen und Beatmungsgerät einstellen
- bei Langzeitbeatmung Atemwege befeuchten (Kap. 9.1)
- bei Bedarf Bronchialsekret absaugen, bakteriologische Kontrollen nach Arztanordnung
- Atemtherapie, Atemgymnastik zur Verbesserung der Ventilation, Sekretmobilisation und Atemschulung
- Hautreizgriffe wie Ausziehen der Interkostalräume, Hautrollen, Massage, Dehnungen
- Drainagelagerung, die zu behandelnde Lungenpartie liegt oben
- Perkussion und Vibration
- Inhalationstherapie zur Sekretolyse und Bronchospasmolyse
- SMI-Therapie (sustained maximal inspiration), volumenorientierter und flowkontrollierter Atemtrainer (Kap. I 5.3)
- „Blubberflasche“, die Ausatmung erfolgt nach einer endexspiratorischen Pause, langsame Ausatmung über einen Schlauch in eine zu zwei Drittel gefüllte Flasche, PEEP ist mit der Tiefe des Schlauchs einstellbar

- Infusionstherapie nach Arztanordnung anhängen und überwachen
- eiweiß- und vitaminreiche Ernährung
- bei Übergewicht Kalorien reduzieren
- Medikamenteneinnahme überwachen und bei der Anwendung der Dosieraerosole anleiten

- Flüssigkeitsbilanzierung
- auf regelmäßigen Stuhlgang achten
- Kontrolle der Körpertemperatur (Gefahr einer Pneumonie)

- Patienten bei der Körperpflege unterstützen bzw. sie übernehmen
- mit zwei Pflegepersonen betten, um den Patienten zu entlasten
- besonders sorgfältige Mundpflege, da die Aerosoltherapie mit Glukokortikoiden Pilzinfektionen der Mundhöhle begünstigt
- alle notwendigen Prophylaxen vornehmen

- Überwachung der Bewußtseinslage
- beruhigend auf den Patienten einwirken, oft Persönlichkeitsveränderungen durch chronische Erkrankung
- Reizabschirmung
- bei Bedarf Patienten sedieren (Todesangst)

- atemerleichternde Lagerung: Oberkörper hoch, Arme unterstützen (Atemhilfsmuskulatur)

I 25.3 Lungenödem

Beim Lungenödem kommt es zum Austritt von Flüssigkeit aus den Lungenkapillaren in den Alveolarraum und das Interstitium mit Störung des pulmonalen Gasaustausches.

Ursachen
- **Kardiales Lungenödem**
- am häufigsten durch akute Linksherzinsuffizienz wie Herzinfarkt, hypertensive Krise, entzündliche oder toxische Myokardschädigung, Herzrhythmusstörungen
- **Nichtkardiales Lungenödem**
- Überwässerung
- renaler oder intestinaler Verlust
- Malabsorption, Lebererkrankungen
- Postexpansionsödem durch zu rasche Punktion eines Pleuraergusses (nicht mehr als 1,5 Liter an einem Tag ablassen)
- starker Unterdruck bei Wechseldruckbeatmung
- starke Bronchialabsaugung
- allergisch: anaphylaktischer Schock
- toxisch: Inhalationstoxine, Magensaftaspiration, Ertrinkungsunfall, Heroinintoxikation
- Lungenembolie, Hirntrauma, Hirnblutung

Symptome
- Orthopnoe, Tachypnoe, Dyspnoe, Zyanose
- verschärftes Atemgeräusch, Giemen, feuchte Rasselgeräusche
- zuerst Tachykardie und Hypertension, später Schocksymptomatik
- evtl. blutig-schaumiges Sputum

Therapie
- sitzende Lagerung
- Sedierung, z.B. Morphin, Diazepam
- maximale Sauerstoffgabe und Sekretabsaugung

– Vorlast senken (kardiales Lungenödem) mit Nitroglycerin sublingual als Spray oder im Perfusor (Hypotonie), Furosemid (Lasix®), evtl. unblutiger Aderlaß, Einfuhrbeschränkung
– Dopamin®, Dobutrex® über Perfusor
– Kortikosteroide bei allergisch-toxischem Lungenödem
– bei Ateminsuffizienz Intubation und Beatmung mit PEEP
– Behandlung der Grundkrankheit

▶ **Pflegerische Maßnahmen, Überwachung**

– Vitalzeichenkontrolle, Monitoring
– ZVD-Messung

– Sauerstoffgabe
– Messung der Sauerstoffsättigung, Blutgasanalyse
– Assistenz bei der Intubation (Kap. 11.1)
– Beatmung überwachen und Beatmungsgerät einstellen
– Assistenz bei der Bronchoskopie (Kap. I 9.4)
– mindestens einmal pro Schicht und bei Bedarf Patienten endotracheal absaugen
– Atemgymnastik, soweit möglich

– Infusionen nach Anordnung anhängen und überwachen

– Bilanzierung der Ein- und Ausfuhr
– Flüssigkeitsrestriktion bei wachen Patienten überwachen

– bei der Körperpflege unterstützen bzw Übernahme der Pflege
– mit zwei Pflegepersonen betten
– alle notwendigen Prophylaxen vornehmen
– zur Thromboseprophylaxe keine Antithrombosestrümpfe oder Kompressionsverbände anlegen

– Bewußtseinslage überwachen
– beruhigend auf den Patienten einwirken
– Ruhephasen einräumen

– halbsitzende Lage, zur Erleichterung der Atmung („Herzbettlagerung": Oberkörper hoch, Beine nach unten hängen lassen)

I 25.4 Lungenembolie

Unter einer Lungenembolie versteht man den **teilweisen oder totalen Verschluß** einer **Lungenarterie** durch **Verschleppen** von **Thromben** mit dem Blutstrom (auch Luft, Fett, Fruchtwasser, Fremdkörper).

Ursachen
– hohes Risiko nach Hüft- oder Kniegelenksoperationen und Frakturen, der Thrombosegipfel liegt um den siebten Tag
– Herzinfarkt, Herzinsuffizienz, Apoplex, Schock

Risikofaktoren
– längere Immobilität
– zurückliegende Thrombose, Lungenembolie
– Ovulationshemmer, Schwangerschaft

Auslösende Faktoren für eine Lungenembolie sind meist körperliche Anstrengungen, z.B. das morgendliche Aufstehen oder Pressen bei der Defäkation.

Symptome
– plötzliche Dyspnoe mit Zyanose und Tachypnoe
– Husten, evtl. Hämoptysen
– plötzlicher Brustschmerz (besonders während der Inspiration)
– Tachykardie, Hypotonie, Synkope, Schock
– Angst, Unruhe, Beklemmungsgefühl
– Jugularvenenstauung, bestehende Thrombophlebitis, Thrombose
● **Schwere Verlaufsformen**
– Kreislaufstillstand, kardiogener Schock
– Infektion bei Lungeninfarkt (Pneumonie, Abszeß)
– Rechtsherzversagen

Schweregrade
Tabelle I 25-1

Diagnostik
– Anamnese, Klinik
– ZVD erhöht, PAP erhöht bei normalem PCWP
– EKG, evtl. Rechtsherzbelastung
– Echokardiographie, wenn möglich transösophageal
– Röntgen-Thorax

Tab. I 25-1 Schweregrade der Lungenembolie (nach Grosser)

Schwere-grade	Grad I	Grad II	Grad III	Grad IV
Symptome	leichte Dyspnoe	akute Dyspnoe, Tachypnoe, Tachykardie	akute schwere Dyspnoe, Zyanose, Synkope	zusätzlich Schock (Herz-Kreislauf-stillstand)
	thorakaler Schmerz	thorakaler Schmerz		
	arterieller Blut-druck normal	arterieller Blut-druck erniedrigt	arterieller Blut-druck erniedrigt	arterieller Blut-druck: Schock
	Pulmonal-arteriendruck (PAP) und pO_2 normal	PAP 16 bis 25 mmHg, pO_2 70 mmHg	PAP 25 bis 30 mmHg, pO_2 60 mmHg	PAP über 30 mmHg, pO_2 unter 60 mmHg
	periphere Gefäße ver-schlossen	Segmentarterien verschlossen	ein Pulmonal-arterienast verschlossen	Pulmonal-arterienhaupt-stamm oder mehrere Lappen-arterien verschlossen

- Perfusionsszintigraphie der Lunge (Perfusionsausfall)
- Pulmonalangiographie (beste Aussagekraft)
- **Labor**
- Fibrinogen-Fibrin-Spaltprodukte (z.B. D-Dimer)
- Blutbild, BKS, LDH, GPT, Bilirubin erhöht, CK, CK-MB
- Gerinnungsparameter
- Blutgasanalyse (oft normal)
- **Bei Phlebothrombose**
- Farbdoppler-Sonographie
- Phlebographie

Therapie
- Oberköper hochlagern
- Schmerzbekämpfung, Sedierung (Senkung des Sauerstoffverbrauchs)
- Sauerstoffgabe, bei respiratorischer Insuffizienz Intubation und Beatmung
- Schocktherapie, bei Kreislaufstillstand Reanimation
- zentralvenöser Katheter (ZVD-Messung), Pulmonalarterienkatheter (PAP, PCWP)
- Heparinbolus 10 000 IE, danach Heparinperfusor (PTT, PTZ Kontrolle)
- systemische Fibrinolysetherapie: Streptokinase oder Urokinase **Kontraindikationen:** florides Ulkus, floride Colitis ulcerosa, Morbus Crohn, Malignome, Hämophilie, schwere Pankreatitis, kurz nach zerebralem Insult, schwere Leber-Niereninsuffizienz, arterielle Hypertonie
- operative Embolektomie
- Bettruhe

Rezidivprophylaxe
- Dauermedikation mit Cumarinderivaten (solange Thromboserisiko)
- Grunderkrankung behandeln
- evtl. Vena-cava-Schirm-Implantation

▶ Pflegerische Maßnahmen, Überwachung

- Monitoring, Herz-Kreislaufüberwachung
- ZVD-Messung
- wenn ein Pulmonaliskatheter liegt, auf die PAP-Kurve achten (Lage), Rhythmusüberwachung und sichere Fixierung des Katheters

- Sauerstoffgabe
- Kontrolle der Spontanatmung bzw. der maschinellen Beatmung
- periphere Sauerstoffsättigung überwachen, Blutgasanalysen
- Beatmungsgerät einstellen (Kap. I 8)
- mindestens einmal pro Schicht endotracheal absaugen, auf Blutspuren achten
- vorsichtige Atemgymnastik

Zum Anregen der Atmung kein Vibrax verwenden, nicht abklopfen.

- Infusions- und Fibrinolysetherapie nach Anordnung anhängen und überwachen

Zu Beginn der Lyse beim Patienten bleiben, Reanimationsbereitschaft.

– leichte Kost

 Der Patient sollte vor der Fibrinolysetherapie nüchtern bleiben. Wenn keine Probleme auftreten, kann er essen.

– Medikamenteneinnahme überwachen

– Flüssigkeitsbilanzierung
– während Fibrinolysetherapie Stuhl und Urin auf Blut untersuchen
– harten Stuhlgang vermeiden (z.B. Bifiteral®), Pressen vermeiden

– bei Fibrinolysetherapie: Einstichstellen auf Nachblutung beobachten, Haut und Gelenke auf Einblutung kontrollieren

 Patienten nicht mit einer harter Zahnbürste die Zähne putzen lassen; keine intramuskulären oder subkutanen Injektionen.

– Kompressionsverband oder Antithrombosestrümpfe
– wenn eine Beinvenenthrombose vorliegt, das betroffene Bein hochlagern
– bei der Körperpflege unterstützen
– mit zwei Pflegepersonen betten
– alle notwendigen Prophylaxen vornehmen

– Kontrolle der Vigilanz
– Pupillenkontrolle (Einblutung)
– ausreichende Analgesie und Sedierung

– Oberkörperhochlagerung, soweit möglich, um die Atmung zu erleichtern
– passive und aktive Krankengymnastik
– wenn Bettruhe aufgehoben ist, vorsichtige stufenweise Mobilisation (Kap. I 7.4)

I 26 Intensivpflege bei toxikologischen Krankheitsbildern

Unter **Toxikose** versteht man eine Vergiftung durch Aufnahme von Giften in den Körper, die eine Schädigung der Gesundheit nach sich zieht. Die Giftaufnahme kann oral, nasal, perkutan, rektal oder pulmonal erfolgen.

Therapie
- **Elementarhilfe**
- – Vitalfunktionen aufrechterhalten, wie Atmung und Kreislauf (ABC-Regel)
- – Atmung wiederherstellen durch Freilegen der Atemwege, Beatmung
- – Wiederherstellen der Kreislaufverhältnisse durch Gabe von Adrenalin, Plasmaexpander
- **Primäre Giftentfernung**
- – induziertes Erbrechen, Magenspülung
- – Patient aus dem Giftbereich entfernen, perkutane Giftentfernung
- **Sekundäre Giftentfernung**
- – Antidottherapie, Hyperventilation

 Induziertes Erbrechen nicht bei Kindern auslösen. Es besteht die Gefahr einer NaCl-Vergiftung mit schwerster Hirnschädigung.

- – mechanische Rachenreizung
- – Dosierung nach Alter, bis 2 Jahre 10 ml Ipecacuanha-Sirup, bis 3 Jahre 20 ml, über 3 Jahre 30 ml
- – Apomorphin: $1/2$ Ampulle s.c. oder 0,1 mg/kg KG i.m.
- – Prämedikation mit Norfenefrin

 Erbrechen nicht auslösen bei Vergiftungen mit Tensiden, Laugen und Säuren.

- – Magenspülung bei Ingestionen, die nicht länger als eine Stunde her sind, bei denen das Risiko der fortgesetzten Giftresorption das Risiko der Magenspülung übersteigt und eine Chance besteht, relevante Giftmengen zu entfernen

Vorbereiten der Magenspülung
- – 10 Liter Wasser
- – 20 bis 30 Kohlekompretten, zwei bis drei Eßlöffel Glaubersalz
- – Eimer für Ablauf, Trichter
- – Magenschlauch (ein Zentimeter Durchmesser)
- – Gleitmittel, Holzspatel oder Mundkeil
- – Atropin, Absauggerät
- – Intubationsbesteck
- – Asservatbecher, Monitor

Vorgehen
- – Information des Patienten
- – venösen Zugang legen
- – Magenschlauch abmessen und markieren
- – Zahnprothesen entfernen

- Bauchlage einnehmen lassen
- Extremitäten fixieren
- Atropingabe
- Mundkeil oder Holzspatel in den Mund einlegen
- Magenschlauch gleitfähig machen und über Mund einführen
- Patienten zum Schlucken auffordern
- so lange spülen, bis das Wasser klar zurückkommt
- zum Abschluß durch den Magenschlauch 20 bis 30 Kohlekompretten und zwei bis drei Eßlöffel Glaubersalz verabreichen
- Magenschlauch entfernen, stabile Seitenlage (Aspirationsgefahr)

Weitere Therpieformen
- **Forcierte Diurese**
Bei Substanzen, die über die Niere ausgeschieden werden
- ständige ZVD-Kontrolle
- abwechselnd 500 ml NaCl 0,9% und 500 ml Glukose 5% über einen ZVK infundieren
- maximal 10 Liter in 24 Stunden
- zusätzlich Gabe von Diuretika, Elektrolyte je nach Bilanz
- Elektrolytkontrolle und Blutgasanalyse
- **Hämoperfusion**
- **Dialyse**
- **Darmspülung**

▶ **Pflegerische Maßnahmen, Überwachung**
Pflege und Überwachung sind bei allen Intoxikationen breit gefächert. Die Patienten können selbständig sein bzw. wenig pflegebedürftig, aber auch intensiv-behandlungspflichtige Erkrankungen aufweisen.

I 26.1 Spezielle Vergiftungen

Patienten mit Vergiftungen bedürfen einer lückenlosen intensiven Überwachung. Auch symptomlose Patienten können innerhalb kurzer Zeit vitalgefährdet sein.

Die **pflegerischen Maßnahmen** richten sich nach dem klinischen Verlauf, in Abhängigkeit vom Schweregrad der jeweiligen Intoxikation.

I 26.1.1 Digitalisintoxikation

Vergiftung durch Digitalispräparate aus suizidalen Gründen oder unabsichtliche Einnahme, z.B. bei alten, verwirrten Menschen.

Symptome
- Herzrhythmusstörungen bis zum Herz-Kreislaufstillstand
- Hyperkaliämie
- Sehstörungen, Benommenheit, Halluzinationen
- Übelkeit, Brechreiz

Therapie
- evtl. Digitalis-Antidot, FAB (bildet Antigen-Antikörper-Komplex)
- evtl. temporären Schrittmacher (Kap. 6.2)
- Colestyramin, bindet Digitoxin im Darm
- Phenytoin, reaktiviert teilweise die Ionenpumpe

▶ **Pflegerische Maßnahmen, Überwachung**

– Monitoring, besonders EKG-Überwachung (breite QRS-Komplexe)
– Blutdruck messen
– Bradykardie und Herzstillstand möglich
– Reanimationsbereitschaft

– bei Beatmung entsprechende Einstellungen

– Magenspülung, Vagusgefahr
– beim Erbrechen unterstützen
– Ausscheidungen in der Regel normal, bei sinkendem Blutdruck Urinausscheidung kontrollieren

– häufige Mundpflege (Kap. I 4.3)
– Pneumonieprophylaxe (Kap. I 5.3) bei Somnolenz
– Körperpflege entsprechend dem Zustand des Patienten

– psychische Betreuung, da häufig suizidale Ursache

I 26.1.2   Betablockerintoxikation

Vergiftung mit Betablockern aus suizidalen Gründen oder unabsichtlich
(alte, verwirrte Menschen).

Symptome
– Bewußtlosigkeit, Blutdruckabfall
– Bradykardie, Asystolie
– Bronchialobstruktion

Therapie
– Atropin, Katecholamine
– Bronchospasmolytika

▶ **Pflegerische Maßnahmen, Überwachung**

– Monitoring: Herz-Kreislaufsituation, untere Alarmgrenze exakt einstellen, Gefahr von Bradykardie und Blutdruckabfall
– Kontrolle des Blutdrucks

– Beobachtung der Atmung
– bei starker Intoxikation evtl. Beatmung
– Gefahr der Bronchialobstuktion, Berodual-Spray bereithalten

– Diazepam bereithalten, evtl. Krampfanfall

– induziertes Erbrechen, Magenspülung
– bei Bedarf Bilanzierung

– Körperpflege und Prophylaxen sind vom Zustand des Patienten abhängig (Kap. I 4, I 5)

– Bewußtseinslage überprüfen (Kap. I 22)
– psychische Betreuung, da häufig Suizidversuch
– neurologische Kontrollen

– Mobilisation nur nach Kreislaufstabilisation, Patienten immer begleiten
– Lagerung abhängig vom Zustand des Patienten (Kap. I 7)

I 26.1.3 Trizyklische Antidepressiva-Intoxikaton

Intoxikation mit Tofranil, Saroten, Aponal, Anafranil oder Ludiomil. Meist suizidale Gründe, teilweise auch Überdosierung.

Symptome
– Erregungszustände, Bewußtseinstrübung
– Krampfanfälle, lichtstarre, weite Pupillen
– rote, trockene Haut
– Anstieg der Körpertemperatur, Übelkeit, Erbrechen
– Herzrhythmusstörungen

Therapie
– indirekte Parasympathikomimetika (Physostigmin)
– evtl. Schrittmacher, evtl. hochdosiert Magnesium i.v.

▶ **Pflegerische Maßnahmen, Überwachung**

– Monitoring
– EKG-Überwachung, auf Herzrhythmusstörungen achten

– bei Bedarf Beatmung

– bei intensivpflichtigen Patienten parenterale Ernährung

– induziertes Erbrechen, Magenspülung
– Kontrolle der Körpertemperatur

– rückfettende, feuchte Hautcremes verwenden, da die Haut trocken ist
– häufige Mundpflege (Schleimhautaustrocknung)
– bei Fieber evtl. feuchte, kühle Umschläge
– Körperpflege richtet sich nach dem Zustand des Patienten

– psychologische Betreuung, da häufig ein Suizidversuch vorliegt
– neurologische Kontrollen der Pupillen, Reaktion auf Schmerzreize und Reflexstatus
– auf Krampfbereitschaft achten

– Lagerung entsprechend dem Zustand

I 26.1.4 Paracetamolintoxikation

Eine Intoxikation mit Paracetamol führt zu Leberzellnekrosen. Die Letalität setzt bei einer Gabe von mehr als 10 bis 15 Gramm ein. Die Ursache ist meist ein Suizidversuch.

Symptome
– anfangs Übelkeit, Erbrechen
– anschließend etwa 24 Stunden lang symptomfreies Intervall
– abdominale Beschwerden, metabolische Azidose
– hämolytische Anämie, Gerinnungsstörungen

Therapie
– Antidot: Fluimucil
– Behandlung des Leberversagens

▶ **Pflegerische Maßnahmen, Überwachung**

– evtl. Monitoring

– evtl. Beatmung bei Leberkoma oder postoperativ nach Lebertransplantation

– bei Bedarf parenterale Ernährung
– Kohle und Glaubersalz auf Anordnung herrichten und verabreichen, Zeit der Gabe dokumentieren

– auf Blutungszeichen achten
– Bilanzierung
– Urin auf Farbe und Konzentration beobachten
– Stuhlfarbe beobachten
– Magenspülung
– Magensonde als Ablauf, Menge messen

– auf Blutungszeichen in der Haut achten
– Bauchumfang messen
– Hautpflege (Kap. I 4.2)
– keine Naßrasur

– psychische Betreuung, da meist Suizidversuch
– neurologischer Status
– Schriftprobe

I 26.1.5 Benzodiazepinintoxikation

Vergiftung mit Adumbran, Librium, Rohypnol, Dormicum oder Valium bei Suizidversuch oder Drogenabhängigkeit.

Symptome
– Atem- und Kreislaufdepression
– Bewußtseinseintrübung bis Koma

Therapie
– Gabe von Aktivkohle
– Vitalfunktionen aufrechterhalten, evtl. Beatmung

▶ **Pflegerische Maßnahmen, Überwachung**

– Monitoring: Herz-Kreislaufsituation, EKG, Blutdruckmessung
– Gefahr der Kreislaufdepression

– Kontrolle der Atmung, Atemfrequenz, Atemtiefe, Atemrhythmus
– bei Bedarf Beatmung (Atemdepression)

– Bereithalten von Flumazenil

– evtl. Magenspülung innerhalb der ersten Stunde, dann Patienten ausschlafen lassen
– Bilanzierung bei sinkendem Blutdruck

Gefahr von Rhabdomyolyse und Nierenversagen. Durch langes Liegen auf einer Stelle kann es zum **Compartmentsyndrom** kommen, dabei schwillt der Muskel in der Faszie an und wird nekrotisch.

– Körperpflege und Prophylaxen richten sich nach dem Zustand des Patienten

– auf Entzugssymptomatik achten

I 26.1.6 Barbituratintoxikation

Intoxikation mit Luminal oder Medinox. Gründe sind Suizidversuche, Überdosierung oder seltener Drogenabhängigkeit.

Symptome
– zentrale Atemlähmung
– Hypothermie, Schock
– Hautläsionen

Therapie
– forcierte Diurese mit Alkalisierung des Urins
– evtl. Dialyse oder Hämofiltration

▶ **Pflegerische Maßnahmen, Überwachung**

– Monitoring, Gefahr der Kreislaufdepression
– ZVD bei forcierter Diurese, Hämoperfusion

– Kontrolle der Atmung, Gefahr von Atemdepression und Atemstillstand
– bei Bedarf Beatmung
– intensive Bronchialtoilette, da bronchialer Sekretflut

– keine enterale Ernährung bei Bewußtlosigkeit oder Somnolenz

– Magenspülung
– Kontrolle der Körpertemperatur, Hypothermie, Patienten mit Decken wärmen und vor Auskühlung schützen (Kap. I 4.8)
– auf Urinausscheidung achten

– häufige Hautpflege (Kap. I 4.2)
– auf Läsionen (Barbituratblasen unter hoher Spannung) achten
– Körperpflege und Prophylaxen abhängig vom Zustand des Patienten

– neurologische Kontrollen (Kap. I 22)
– auf Eintrübung achten

– häufig umlagern, Vorsicht oft Blasenbildung

I 26.1.7 Opiatintoxikation

Intoxikation mit Heroin, Morphin, Codein, Methadon oder Polamidon. Meist bei Drogenabhängigen durch unbeabsichtigte Überdosis oder Selbsttötungsabsicht, selten in der Anästhesie zu beobachten.

Symptome
– Miosis
– Somnolenz bis Koma, Atemlähmung
– Bradykardie, evtl. Lungenödem

Therapie
– evtl. Beatmung
– evtl. Antidot: Naloxon (nur Kurzwirkdauer)

▶ Pflegerische Maßnahmen, Überwachung

– Monitoring: Herz und Kreislauf
– EKG zum Überwachen von Bradykardien
– Blutdruckkontrollen

– Überwachung der Atmung, da Gefahr der Atemdepression
– Naloxon bereithalten bei spontanatmenden Patienten
– bei Bedarf Beatmung (Kap. I 9)

– Körperpflege vom Zustand des Patienten abhängig

– neurologische Überwachung
– Patienten ausschlafen lassen

– evtl. Bettgitter

– Patienten sind oft schon während der Beatmung wieder wach und sehr fordernd. Beatmung nicht sofort beenden, da Rückkehr der Atemdepression möglich ist
– mit Patienten „Verträge" schließen, klare Linie vorgeben, Patienten oft distanzlos

I 26.1.8 Kohlenmonoxidintoxikation

Intoxikation mit Kohlenmonoxid. Ausmaß nach CO-Hb-Konzentration. Der Normalwert ist ein bis drei Prozent, bei Rauchern bis 10 Prozent.

Ursachen
– Suizid, meist Auspuffgase
– Unfälle in Garagen, Landwirtschaft
– Brände

Symptome

- ● **Stadium I ab 10% CO-Hb-Konzentration**
- – Kopfschmerzen, Schwindel, Übelkeit
- ● **Stadium II bis 30% CO-Hb-Konzentration**
- – Somnolenz
- ● **Stadium III bis 40% CO-Hb-Konzentration**
- – Somnolenz bis Koma, Schock
- – Hirnödem, Cheyne-Stokes-Atmung
- ● **Stadium IV bis 60% CO-Hb-Konzentration**
- – letal in etwa einer Stunde
- ● **Stadium V über 60% CO-Hb-Konzentration**
- – letal in wenigen Minuten
- – hellrote Hautfarbe
- – evtl. bleibende kardiale und zerebrale Hypoxieschäden

Therapie

- – Sauerstoffgabe, hyperbare Sauerstofftherapie, Beatmung
- – Hirnödemprophylaxe
- – neurologischer Status

▶ **Pflegerische Maßnahmen, Überwachung**

- – Monitoring

- – Kontrolle der Atmung
- – Frischluftzufuhr
- – Sauerstoffgabe
- – Blutgasanalyse
- – bei Bedarf Beatmung (Kap. I 9)

- – bei Bedarf parenterale Ernährung überwachen
- – Gabe von Medikamenten nach Anordnung

- – Beobachten der Hautfarbe, hellrote Haut ist ein Alarmzeichen
- – Körperpflege und Konzentration abhängig vom Zustand

- – neurologische Kontrolle
- – psychische Betreuung, da meist Suizidversuch

- – Oberkörper 30 Grad hochlagern
- – häufig umlagern

Rhabdomyolysezeichen beachten.

I 26.1.9 Alkylphosphatintoxikation

Intoxikation mit E 605, Metasystox oder Roxin.

Symptome

- – Cholinesterase kleiner 1000 bis nicht mehr nachweisbar
- – starke Drüsensekretion, auch Bronchialsekretion
- – Miosis
- – Übelkeit, Erbrechen, Durchfall
- – Schock (Bradykardie, Hypotonie), Bronchospasmus

– Sprachstörungen, Muskelschwäche
– Krämpfe, Hypothermie
– Atemdepression, oft Pneumonie und ARDS, oft Nierenversagen

Therapie
– allgemeine Intensivtherapie
– evtl. Beatmung
– Antidot: Atropin

▶ **Pflegerische Maßnahmen, Überwachung**

– Monitoring, EKG
– arterielle Blutdruckmessung

– Kontrolle der Atmung
– Pulsoxymetrie
– Pflege bei Beatmung
– Beatmungsgerät einstellen und überwachen
– Patienten zum Abhusten anleiten oder häufig Sekret absaugen

– Kontrolle der Infusionstherapie
– Kontrolle der Atropin- und Toxogonin-Perfusoren

– Magenspülung
– Magensonde zum Ablauf, Menge kontrollieren
– Gabe von Kohle und Glaubersalz, Zeit dokumentieren
– Darmgeräusche stündlich kontrollieren
– Bilanzierung der Ein- und Ausfuhr
– Obstipationsprophylaxe
– Einlauf bei Bedarf
– Kontrolle der Körpertemperatur, bei Bedarf wärmen

– gute Haut- und Mundpflege (Kap. I 4)
– Wärmeschutz
– Pneumonieprophylaxe (Kap. I 5.3)
– Dekubitusprophylaxe (Kap. I 5.1)

– neurologische Überwachung, evtl. Schmerzreaktionen
– psychische Betreuung, da meist Suizidversuch

– Patienten häufig umlagern

– Gift zur Untersuchung asservieren

I 26.1.10 Amanitinintoxikation

Intoxikation durch Knollenblätterpilz. Meistens ist ein Unfall die Ursache, die Spitze der Intoxikationen ist im Herbst, selten aus suizidalen Gründen. Auf der Abbildung I 26-1 ist ein Pilz aus der Gruppe der amanitingiftigen Pilze zu sehen.

Symptome
– Latenzzeit 8 bis 24 Stunden
– Gastroenteritis, Diarrhö, Erbrechen

785

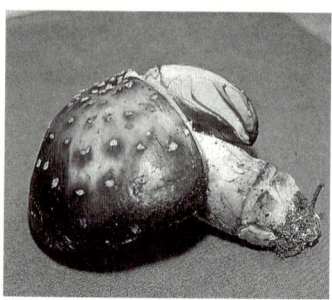

Abb. I 26-1
Pilz aus der Gruppe der amanitingiftigen Gewächse

- nach 24 bis 48 Stunden: Anstieg der Transaminasen, Abfall der Gerinnungsparameter, Kreatininanstieg
- dritter bis vierter Tag: Leberausfall
- siebter bis achter Tag: Tod im Leberkoma

Therapie
- Gabe von Kohle und Glaubersalz
- Antidot: Silibinin (Legalon)
- Gabe von Gerinnungsfaktoren
- Lebertransplantation im Leberzerfall (Grad 3 bis 4)

▶ **Pflegerische Maßnahmen, Überwachung**

- Monitoring von Herz und Kreislauf, da Elektrolytstörungen

- Beatmung im Leberkoma oder nach Transplantation (Kap. I 9)

- Gabe von Kohle und Glaubersalz

- Magenspülung
- Blasenverweilkatheter, Bilanzierung
- bei Gerinnungsstörungen Vorsicht beim Katheterisieren
- Exsikkosezeichen

- Haut beobachten auf Exsikkose
- bei Gerinnungsstörungen: Spider-Naevi, keine Naßrasur, vorsichtige Mundpflege

- psychische Betreuung, meist sind mehrere Familienangehörige intoxikiert, vitale Bedrohung

- bei Leberdysfunktion häufig umlagern

- wichtig ist das Feststellen der Latenzzeit; eine lange Latenzzeit ist ein Hinweis auf eine Intoxikation

I 26.1.11 Äthanolintoxikation

Intoxikation mit Äthanol (C_2H_5OH, Trinkalkohol), letale Dosis bei etwa
5 Promille.

Symptome
- **Stadium I, exzitatives Stadium**
– Patient enthemmt, antriebsgesteigert bis schläfrig
- **Stadium II, hypnotisches Stadium**
– schläfrig bis schlafend, gut zu erwecken

Stadium I und II wechseln sich schnell ab.

- **Stadium III, narkotisches Stadium und Stadium IV,
asphyktisches Stadium**
– Koma, Areflexie
– Tachypnoe bis Atemstillstand, Hypothermie

Therapie
– Infusionstherapie mit Glukose 5%

▶ **Pflegerische Maßnahmen, Überwachung**

– Monitoring von Herz und Kreislauf, EKG
– kontinuierliche Blutdruckmessung, durch Vasodilatation kann der Blutdruck abfallen

– Überwachung von Atmung, Atemtiefe, Atemfrequenz, Atemtyp, Atemgeruch (Kap. I 3.2)

– Überwachen der Infusion
– Blutzuckerkontrollen

– evtl. Magenspülung
– Kontrolle der Körpertemperatur, evtl. wärmen

– Patienten oft in verwahrlostem Zustand: Ganzkörperwaschung, Hautpflege, Haarpflege, Nagelpflege, Mundpflege
– bei chronischen Alkoholikern Beobachtung der Haut auf Leberdysfunktion

– ausschlafen lassen
– Bauch- oder Seitenlage

– evtl. Fixierung und Bettgitter

Die Patienten neigen zu erhöhter Krampfbereitschaft.

I 27 Intensivpflege nach Transplantationen

Die Zahl der transplantierten Patienten nimmt stetig zu. Zur Organtransplantation werden Organe von Verstorbenen und ausnahmsweise von Lebenden (z.B. Niere von Verwandten) verwendet.

Die Möglichkeit, bei irreversibler Erkrankung Organe zu transplantieren, besteht hauptsächlich für Nieren, Herz, Lunge, Leber und Pankreas.

Die meisten Patienten, die nach Transplantationen auf der Intensivstation liegen, haben einen **langen Leidensweg** hinter sich und sind von der **chronischen Krankheit gezeichnet.** Dadurch kann es im pflegerischen Umgang mit diesen Menschen zu **Konflikten** und **Mißverständnissen** kommen, da diese **nicht mehr belastungsfähig** sind und häufig unter Depressionen, Angst oder Aggressionen leiden. Der Einbezug von Angehörigen oder des Sozialdienstes kann hier viel weiterhelfen.

Therapie

Das Hauptproblem der Transplantationschirurgie ist die **immunologische Abstoßungsreaktion.** Um diese Reaktion zu verhindern, erhalten die Patienten eine Immunsuppression in verschiedenen Kombinationen.

- **Ciclosporin A (Sandimmun®)**
- – beeinflußt die Abwehrkräfte des Empfängers
- – **Nebenwirkungen:** Nieren- und Leberschädigung bei Überdosierung
- **Kortikosteroide**
- – verhindern frühzeitig die Antigenerkennung
- – **Nebenwirkungen:** verzögerte Wundheilung, Osteoporose, Glaukom, Magenulkus, Diabetes mellitus, Psychosen
- **Azathioprin (Imurek®)**
- – verhindert die Vermehrung von immunkompetenten Zellen
- – **Nebenwirkungen:** Knochenmarksdepression

Nebenwirkungen der Immunsuppression

- – schmale therapeutische Breite
- – bei Infektionen trotz hohem Fieber keine lokalen Entzündungszeichen (Schwellung, Überwärmung) und Fehlen von Leukozytose (Diagnoseverschleierung)
- – keine Antikörperproduktion bei Infektionen
- – erhöhte Infektanfälligkeit
- – Diabetesentgleisung (Koma)
- – Einschränkung der Nierenfunktion
- – neurologische Reaktionen: Tremor, Depression, Somnolenz, Krampfanfälle

Probleme durch das Transplantat

- **Niere**
- – septische Komplikationen
- – akute und chronische Funktionsstörungen
- – Störungen des Elektrolyt- und Wasserhaushalts
- – Antihypertensiva-Therapie, Nebenwirkungen z.B. Hypotonie, Orthostase
- – Funktionsstörungen wie bei akutem Nierenversagen (Kap. I 21.1)
- – evtl. Hämodialyse erforderlich

- **Leber**
  - Grunderkrankung maßgebend
  - gastrointestinale Blutungen
  - Pankreatitis
  - gestörte Transplantatfunktion: Ikterus, Blutungsneigung, Ösophagusvarizen, Aszites, Somnolenz
  - Fieber, Virusinfektion, Hepatitisreaktivierung
  - evtl. Frischblut und Gerinnungsfaktoren erforderlich
- **Herz**
  - Koronarsklerosen
  - stumme Myokardinfarkte laufen ohne Angina-pectoris-Symptomatik ab, nur mit Zeichen der Herzinsuffizienz und Rhythmusstörungen
- **Lunge**
  - Pneumonien
  - Antibiotikatherapie, erhöhte Gefahr von Virus- und Pilzinfektionen
  - respiratorische Insuffizienz
  - etwa ein Drittel der transplantierten Patienten kann sich nur begrenzt selbst versorgen, ist zeitweise bettlägerig und dauerhaft sauerstoffabhängig
  - Abstoßungsreaktionen: Fieber, Husten, Atemnot
- **Pankreas**
  - Therapie zusätzlich durch HAES (Fließeigenschaft des Blutes wird erhöht zur Thromboseprophylaxe), Heparin, Somatostatin (hemmt die Pankreasproduktion)
  - Antikoagulanzienblutung
  - Bildung von Hautfisteln, Nahtinsuffizienzen
  - Entzündung von Blase und Harnröhre
  - Transplantatpankreatitis

▶ **Pflegerische Maßnahmen, Überwachung**

- Monitoring
- ZVD-Messung
- Blutdruckwerte im Normbereich, keine Hypertonie (Stabilität der Anastomosennähte), keine Hypotonie (Transplantatdurchblutung)

- Kontrolle der ausreichenden Sauerstoffsättigung (Sauerstoffversorgung des Transplantats)
- Sauerstoffgabe
- Beatmung (Kap. I 9)
- Lungengeräusche können auf ein beginnendes Lungenödem hinweisen (Kap. I 25.3)

- korrekte Einnahme der Medikamente überwachen
- evtl. auftretende Nebenwirkungen und Komplikationen der Immunsuppressiva beobachten und erkennen
- Blutzuckerkontrollen

- septische Komplikationen (z.B. Rötung, Schwellung, Schmerz, Fieber) erkennen
- Kontrolle der Körpertemperatur
- Bilanzierung
- Ausscheidungen überwachen
- auf Blutungen aus der Magensonde achten (Ulkusgefahr)
- Drainagen und Katheter überwachen (Kap. 6.3)
- Pflege bei liegendem Blasenverweilkatheter (Kap. 6.4)

- erhöhte Infektionsgefahr durch Immunsuppressiva (Viren, Pilze)
- Soorprophylaxe (Kap. I 5.5), Soor erkennen
- strenges Einhalten der Hygieneregeln wie Mundschutz, Schutzkittel, Händedesinfektion (Kap. 13)
- Dekubitus-, Pneumonie-, Thrombose- und Kontrakturenprophylaxe (Kap. I 5.1, I 5.3, I 5.4, I 5.2)
- Darmregulation (Kap. I 4.9)
- Kontrolle und Wechsel der Wundverbände (Kap. I 6.3)

- Anleitung von Besuchern über Hygienevorschriften und Infektionsprophylaxe
- auf Schmerzen achten, Lokalisation feststellen
- Angehörige in Pflege einbeziehen
- Selbsthilfegruppen vermitteln
- psychische Betreuung
- Psychologen einschalten

Um Komplikationen, Abstoßungsreaktionen und Transplantatversagen frühzeitig zu erkennen, ist es notwendig, auf die Pflege und Überwachung der speziellen Transplantationen einzugehen.

▶ Pflegerische Maßnahmen, Überwachung nach Nierentransplantationen

- kontinuierliche Blutdruckkontrolle, da Blutdruckspitzen bei Abstoßung auftreten können

- suffiziente Atmung und Atemgeräusche prüfen (Überwässerung durch akutes Nierenversagen, Kap. I 21.1)

- Kontrolle der Serumwerte (Kalium, Natrium, Kreatinin, Harnstoff)

- stündliche Kontrolle der Urinausscheidung
- Bilanzierung
- Kontrolle des Urins auf Aussehen, Menge, Farbe, Beimengungen, Blutkoagel
- evtl. spezielle Spülkatheter anwenden
- evtl. Dialyse notwendig (Kap. I 21.2)

- Kontrolle der Haut auf Ödeme

▶ Pflegerische Maßnahmen und Überwachung nach Lebertransplantationen

- Pflege bei Pulmonaliskatheter (Kap. 5.4.5)
- arterielle Katheter zur Blutdruckmessung

- auf Zeichen von Atemnot bei Pleuraergüssen und Überwässerung achten
- Beatmung

- Gabe von Blut, Blutpräparaten, Gerinnungsfaktoren und Überwachung auf Komplikationen und Nebenwirkungen
- bei bestehenden Ösophagusvarizen kann beim Legen der Magensonde Blutung ausgelöst werden

– auf Blutungen aus dem Magen-Darmbereich achten
– Blutzuckerkontrollen
– Kontrolle der Leberwerte (z.B. SGOT, SGPT, Bilirubin, Gerinnungs-werte)

– Drainagen und Katheter überwachen (Kap. 6.3)
– stündliche Kontrolle der Urinausscheidung

– Haut und Schleimhäute auf Blutungen kontrollieren (Nasen-Rachen-Raum, Mund, Urin)
– vorsichtiges Zähneputzen, keine Naßrasur
– auf Blutungen aus Kathetereinstichstellen achten
– vorsichtige Hautpflege, da Haut leicht verletzlich
– hautschonende Pflaster verwenden
– auf Ikterus achten

– Kontrolle der Bewußtseinslage (Kap. I 22)

▶ Pflegerische Maßnahmen, Überwachung nach Herztransplantationen

– kontinuierliche EKG-Kontrolle
– Kontrolle des Herzrhythmus
– Pflege bei Pulmonaliskatheter (Kap. 5.4.5)
– arterielle Katheter zur Blutdruckmessung

– Beatmung (Kap. I 9)

– Drainagen und Katheter überwachen (Kap. 6.3)

▶ Pflegerische Maßnahmen, Überwachung nach Lungen-transplantationen

– Pflege bei Pulmonaliskatheter (Kap. 5.4.5)
– arterielle Katheter zur Blutdruckmessung

– Kontrolle der Atemfunktion
– Sauerstoffsättigung
– Auswurf beurteilen (Lungenödem, Blutung, Infektion)
– auf Husten achten
– Überwachung der Sauerstofftherapie
– Beatmung (Kap. I 9)
– Assistenz bei einer Bronchoskopie (Kap. I 9.4)
– Kontrolle der Blutgase

– Überwachung der Gabe von Antibiotika, Beobachtung von Nebenwir-kungen und Komplikationen

– Pneumonieprophylaxe (Kap. I 5.3)
– Soorprophylaxe (Kap. I 5.5)

– Patienten beruhigen bei Atemnot und Schmerzen beim Atmen

▶ **Pflegerische Maßnahmen, Überwachung nach Pankreas-
transplantation**

– Pflege bei Pulmonaliskatheter (Kap. 5.4.5)
– arterielle Katheter zur Blutdruckmessung

– Beatmung (Kap. I 9)

– Kontrolle der Pankreaswerte (z.B Amylase) und Gerinnung
– Kontrolle des Blutzuckers (Pankreatitis)

– Kontrolle der Drainagen
– Pflege bei Blasenverweilkatheter (Kap. 6.4)

– Thromboseprophylaxe (Kap. I 5.4)
– auf Blutungen und Schleimhautblutungen achten (hohe Heparindosie-
rung)
– schlecht heilende Wunden, spezielle Wundpflege (Kap. I 6)
– Verbandwechsel (Kap. I 6.3)

I 28 Intensivpflege bei urologischen Krankheitsbildern

Im Rahmen der Intensivmedizin sind meist Patienten nach großen Blasentumoroperationen, seltener nach akuten Blutungen zu überwachen. Verletzungen bei Traumen und deren Komplikationen müssen frühzeitig erkannt werden.

Symptome
- **Hämaturie**
- – bereits wenig Blut färbt Urin schnell dunkelrot
- – stärkere Blutungen stellen sich als Koagelbildung dar und können schnell zum Volumenmangelschock führen
- – bei Polytrauma evtl. Zeichen für ein Nierentrauma
- **Anurie**
- – postrenale, renale oder prärenale Ursachen
- – bei Blasenverweilkathetern oder Urinableitungen ist immer als erstes die Durchgängigkeit zu prüfen
- **Dysurie und Pollakisurie**
- – Harnwegsinfekt oder Blasenentleerungsstörungen
- – Harnröhrenstrikturen nach längerem Liegen von Blasenverweilkathetern
- **Schmerzen**
- – Koliken bei Steinleiden
- – bei verstopften Nierenfisteln (Abb. I 28-1) oder Urinableitungen können Schmerzzustände zu Schocksymptomatik führen
- **Fieber**
- – Entzündungen der Niere gehen meist mit starker Einschränkung des Allgemeinzustandes und mit hohen Temperaturen einher

Therapie
- – Ursachenbehandlung
- – operative Versorgung

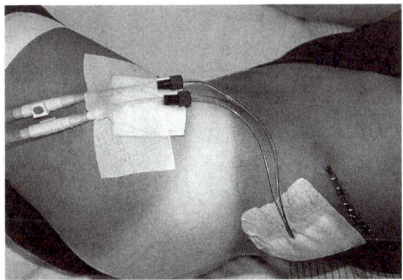

Abb. I 28-1 Nierenfistel

▶ **Pflegerische Maßnahmen, Überwachung**

– Monitoring, EKG
– Blutdruckkontrollen

– Kontrolle der Atmung
– zum Atmen auffordern, Schonatmung, um Schmerzen im Operationsgebiet zu vermeiden

– nach Bilanz und ärztlicher Anordnung hohen Gesamtumsatz anbieten,
  operationsabhängig parenteral, später enteral

Vorsicht bei älteren Patienten und Dialysepatienten, da die Gefahr der
Überwässerung durch Vorerkrankungen (z.B. Herz- oder Niereninsuffizienz) besteht.

– jede Harnableitung mit Namen und Lage beschriften
– Katheter müssen fixiert sein, um Dislokationen, Abknicken oder Abklemmen zu vermeiden
– seiten- und kathetergetrennte Dokumentation und Bilanzierung
– Urin auf Beimengungen (z.B. Hämaturie) beobachten
– bei nicht blockbaren Kathetern hat der Patient meist Bettruhe, um ein
  „Rausrutschen" zu verhindern
– bei Harnleiterschienen ist die Lage gekennzeichnet: der Plastikschlauch,
  der in der rechten Niere liegt, ist an dem Teil, der aus dem Körper kommt,
  gerade abgeschnitten, der in der linken Niere liegt: schräg abgeschnitten
– Wunddrainagen und Drainagen sind auf Nachblutung, Infektionszeichen und Austritt von Urin zu beobachten
– bei Verdacht auf Urinbeimengung in Redonflaschen Harnstoff darin
  bestimmen
– Verstopfungsgefahr in den Kathetern durch Blutkoagel, Sediment und
  Schleim (bei Blasenersatz-Operationen)
– unbedingt auf Durchgängigkeit der Ableitungen achten
– Ableitungen regelmäßig durchkneten („melken")
– Anspülen der Urinableitungen unter sterilen Bedingungen nach ärztlicher Anordnung, bei Bedarf mehrmals täglich
– Nierenfisteln und Harnleiterschienen mit maximal 2 ml sterilem NaCl
  0,9% spülen, Lösung vorsichtig einspritzen und aspirieren (Abb. I 28-2)

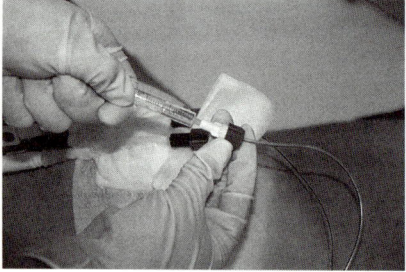

Abb. I 28-2 Anspülen einer Nierenfistel

Wenn ein Katheter nicht durchgängig ist oder der Patient Schmerzen entwickelt, muß der Arzt verständigt werden.

- bei Spülkathetern, die nach Operationen oder bei Blutungen liegen, immer Spülflüssigkeit laufen lassen, da es sonst zu Blasentamponaden kommen kann
- bei Blasentamponaden versuchen, den Katheter freizuspülen mit Blasenspritzen und 30 bis 50 ml sterilem NaCl 0,9%
- postoperative Überwachung der Körpertemperatur, Gefahr von Harnstau mit Infekt oder Urosepsis

Harnableitungssysteme nie ohne ärztliche Anordnung abklemmen oder abstöpseln.

- Operationswunden sind auf Nachblutung, Infektionszeichen und Austritt von Urin zu beobachten
- Pneumonieprophylaxe (Kap. I 5.3)

- vom Patienten geäußerte Schmerzen immer unbedingt abklären
- Schmerzen durch verstopfte Katheter können bis zur Schocksymptomatik führen
- auf das Schamgefühl des Patienten besonders eingehen, da immer die Intimzone betroffen ist

- Patienten können trotz vieler Drainagen und Katheter am ersten postoperativen Tag mobilisiert werden, außer bei anderer ärztlicher Anordnung
- zur Bauchdeckenentspannung Kissen unter die angewinkelten Kniekehlen legen

Vorbereiten des Materials zum Anspülen von Harnleiterschienen und Nierenfisteln
- steriles NaCl 0,9%
- 2-ml-Spritze
- Desinfektionslösung
- sterile Handschuhe
- sterile Kompressen

Vorgehen
- Händedesinfektion
- Diskonnektion des Katheters vom Ablaufbeutel
- Sprühdesinfektion des Katheters
- Ablage des Katheters auf einer sterilen Kompresse
- sterile Handschuhe anziehen
- maximal 2 ml sterile 0,9%ige NaCl-Lösung vorsichtig einspritzen und aspirieren
- Desinfektion des Katheters und des Endes des Ablaufbeutels
- Konnektion an den Ablaufbeutel

797

I 29 Intensivpflege bei Verbrennungen, Verbrühungen

Ursachen
- **Thermisch**
  – direkte Verbrennung durch Flammen, Explosionen, Verkehrsunfall, unsachgemäßen Umgang mit Grillgeräten
  – indirekte Verbrennung, z.B. durch brennende Kleidung, Bettwäsche
  – Verbrühung durch heiße Flüssigkeiten, z.B. Suppentopf, Teewasser, oder durch Wasserdampf, z.B. Schnellkochtopf, Unfälle in der Industrie
  – Kontaktverbrennung durch geschmolzenes Metall oder heiße Gegenstände, z.B. Herdplatte, Backofen
- **Nichtthermisch**
  – chemisch: Säuren, Laugen oder chemische Kampfstoffe
  – elektrisch: Schwach- oder Starkstrom
  – Strahlung: Sonne, radioaktive Bestrahlung, Röntgenstrahlen
  – toxisch: Lyell-Syndrom

Schweregrad von Verbrennungen
Um den Heilungsverlauf abschätzen zu können, teilt man Verbrennungen in **vier Schweregrade** ein.
- **Grad I**
  – oberflächliche Verbrennung mit Beteiligung der Epidermis
  – keine Beeinträchtigung der Blutversorgung der Haut
  – Rötung, Schwellung, Schmerzen
  – heilt ohne Narbenbildung ab
- **Grad II a**
  – teilweise Zerstörung des Epithels
  – Epidermis hebt sich vom Korium ab
  – Rötung, Schwellung, Schmerzen, Blasenbildung
  – heilt ohne Narbenbildung ab
- **Grad II b**
  – tiefe Zerstörung der Haut
  – Blutversorgung der Haut ist deutlich beeinträchtigt
  – teilweise Nekrosen, deutliche Schwellung, die Schmerzempfindung kann herabgesetzt sein, Blasenbildung
  – Narbenbildung
- **Grad III**
  – Zerstörung aller Hautschichten
  – keine Blutversorgung der Haut mehr vorhanden
  – Ödeme, ausgedehnte Nekrosen, die Schmerzempfindung ist herabgesetzt oder fehlt völlig
  – Narbenbildung, bei großen Defekten nur mit Hauttransplantation
- **Grad IV**
  – totale Zerstörung aller Hautschichten, teilweise sind tieferliegende Strukturen (Muskel, Knochen, Sehnen, Blutversorgung) betroffen
  – Blutversorgung bis in tiefere Schichten völlig zerstört
  – komplett nekrotisches Gewebe, Verkohlung bis in tiefe Hautschichten

Ausdehnung
Neben dem Schweregrad ist das Maß der Ausdehnung ein wichtiger Parameter für die Entscheidung zur weiteren Therapie. Die Ausdehnung einer

Verbrennung in Prozent wird mit Hilfe der **Neuner-Regel** bestimmt (Abb. I 29-1). Alternativ zur Neuner-Regel kann die Ausdehnung auch mit der Regel: Handteller entspricht einem Prozent, bestimmt werden.

Um realistische Prognosen über den Heilungsverlauf abgeben zu können, wird immer die Ausdehnung in Relation zur Tiefe der Verbrennung gesetzt.

Das Ausmaß einer Verbrennung hängt von der Dauer und der Eindringtiefe der Wärme ab.

Therapie
● **Erstmaßnahmen am Unfallort**
– den brennenden Patienten löschen
– wenn möglich, verbrannte Kleidung entfernen

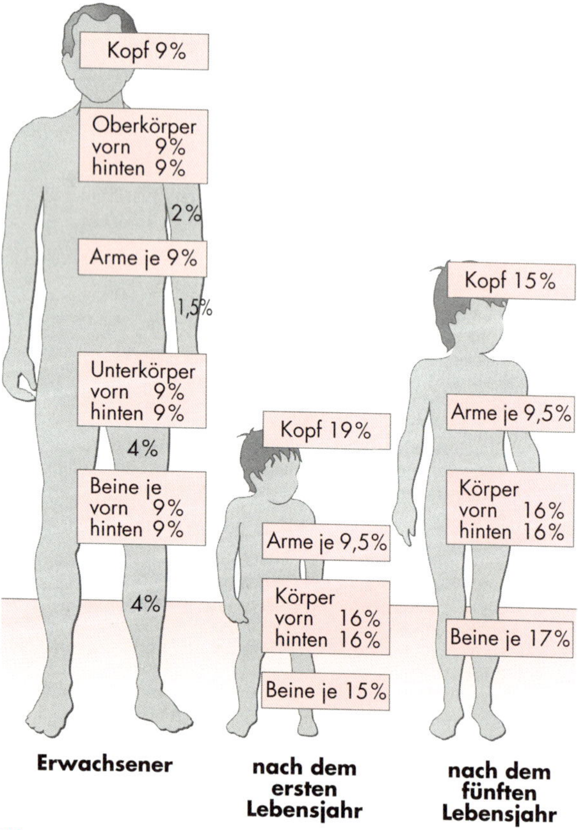

Kopf 9%

Oberkörper
vorn   9%
hinten 9%

2%

Arme je 9%

1,5%

Unterkörper
vorn   9%
hinten 9%

4%

Beine je
vorn   9%
hinten 9%

4%

Kopf 19%

Arme je 9,5%

Körper
vorn   16%
hinten 16%

Beine je 15%

Kopf 15%

Arme je 9,5%

Körper
vorn   16%
hinten 16%

Beine je 17%

Erwachsener   **nach dem
ersten
Lebensjahr**   **nach dem
fünften
Lebensjahr**

Abb. I 29-1 Neuner-Regel

– Kaltwasserbehandlung mit Leitungswasser (etwa 15 °C), kann so lange erfolgen, wie es der Patient toleriert und als schmerzlindernd empfindet (sinnvoll etwa 60 Minuten)

 Mit kaltem Leitungswasser kann der sog. Afterburn (Nachbrennen) deutlich reduziert werden.

 Kein Eiswasser verwenden, da sonst die periphere Durchblutung noch mehr reduziert wird.

● **Akuttherapie**
– Stabilisierung von Herz und Kreislauf sowie der Atmung
– bereits bei der Aufnahme beginnen, die verbrannten Hautareale zu sanieren
– großzügige Analgetikagabe
– Volumenersatz mit kristallinen Lösungen, Humanalbumin und Kolloidlösungen, je nach Kreislaufsituation
– Steuerung des Volumens durch stündliche Kontrolle der Ausscheidung
Die benötigte Flüssigkeitsmenge wird mit Hilfe der folgenden Formel ermittelt:

 Flüssigkeitsmenge: 4 ml/kg KG × Prozent verbrannter Körperoberfläche in 24 Stunden, davon die Hälfte der Menge in 8 Stunden.

 Als Berechnungsgrundlage gilt der Zeitpunkt des Unfalls.

Die berechnete Flüssigkeitsmenge wird nach Zustand des Patienten und den hämodynamischen Parametern nach oben oder nach unten korrigiert.
– Katecholamine nach hämodynamischer Situation
– wenn möglich Volumen erhöhen, nicht die Katecholamine, um die periphere Durchblutung nicht zu vermindern
– genaue Inspektion der oberen Atemwege, vor allem bei Verbrennungen im Gesicht (Inhalationstrauma), evtl. Bronchoskopie
– Intubation, Beatmung nach Blutgasanalyse, bei gesichertem Inhalationstrauma und bei sehr ausgedehnten Verbrennungen
– zentralvenöser Katheter und arterieller Zugang
– Harnblasenverweilkatheter
– Abstriche der verbrannten Hautgebiete sowie von Nasen- und Rachenraum, um frühestmöglich eine spezifische Antibiotikatherapie einleiten zu können
– Wundreinigung, Brandblasen unter aseptischen Bedingungen in Narkose eröffnen und abtragen
– bei starker peripherer Ödembildung Inzisionen (Escharotomie), um Nerven- und Gefäßkompressionen zu vermindern

Komplikationen
● **Verbrennungskrankheit**
Die Verbrennungskrankheit entsteht durch das Zusammenspiel von
– massivem Flüssigkeitsverlust
– starker Auskühlung
– Einschwemmung von toxischen Substanzen aus nekrotischem Gewebe in den Organismus
– Volumenverschiebungen durch eine erhöhte Durchlässigkeit des Kapillarsystems

Bei **ausgedehnten Verbrennungen** kommt es
- zu enormen Wasser- und Elektrolytverlusten
- durch Exsudationsvorgänge in den verbrannten Hautbezirken entwickelt sich ein relativ höherer Verlust von Natrium als von Wasser
- dadurch wird das zirkulierende Blut leicht hypoton, was wiederum zur Entstehung weiterer Ödeme beiträgt

Die Gefahr, daß sich ein Hirnödem entwickelt, ist dabei besonders hoch.

- durch weitere Störung sämtlicher körpereigenen Steuersysteme kann es durch eine katabole Stoffwechsellage, durch verringerte Hämodynamik, gestörte Gewebeperfusion und daraus resultierende Azidose bis zum Multiorganversagen kommen
- **Inhalationstrauma**
- durch Hitzeeinwirkung hervorgerufene Schädigung des Respirationstraktes
- evtl. Verbrennung bzw. durch die extreme Hitze Schädigung der Schleimhäute, so daß massive Schleimhautödeme entstehen und eine selbständige Atmung bzw. ein alveolärer Gasaustausch unmöglich ist

Die akute Vergiftung durch CO (Kohlenmonoxid) ist eine der häufigsten Todesursachen am Unfallort.

- **Infektionen**
- 75% der Todesursachen bei Verbrennungen
- **Sepsis**
- **Pneumonie**
- **Akutes Nierenversagen**
- **Gerinnungsstörungen**

▶ **Pflegerische Maßnahmen, Überwachung**

- Monitoring: Herz und Kreislauf
- bei großen Verbrennungen EKG-Ableitung durch Nadelstichelektroden
- invasive Blutdruckmessung
- ZVD kontinuierlich

- Atmung kontrollieren
- mindestens einmal stündlich Blutgasanalysen
- auf Zeichen eines Inhalationstraumas achten (z.B. rußiger Auswurf)
- bei Beatmung entsprechende Pflege (Kap. I 9)
- regelmäßig Röntgen-Thorax wegen erhöhter Gefahr einer Bronchopneumonie bei Inhalationstrauma

- der Kalorienbedarf eines Schwerbrandverletzten beträgt 3000 bis 6000 kcal/Tag
- bis zu 200 Gramm Eiweiß je nach Stoffwechsellage
- Blutbild, Hämatokrit sollte unter 50 liegen
- Kontrolle von Elektrolyten, Blutgerinnung und Gesamt-Eiweiß
- mit der Ernährung so früh wie möglich beginnen, um die katabole Stoffwechsellage (Kap. I 13.1.1) zu durchbrechen, initial parenteral wegen der Gefahr des paralytischen Ileus (Kap. I 14.3.2)
- bei Verbrennungen im Gesicht PEG (Kap. 13.2.3), keine Magensonde

- stündliche Bilanzierung (Ausfuhr pro Stunde mindestens 50 bis 100 ml)
- Blasenverweilkatheter mit Temperatursonde, regelmäßige Kontrolle der Körpertemperatur, Gefahr der Auskühlung
- auf Darmtätigkeit achten (paralytischer Ileus)

- Körperpflege ist vom Schweregrad der Verbrennung abhängig
- Hautpflege ist Teil der Therapie und wird individuell angeordnet
- regelmäßige Wundkontrollen
- Fotodokumentation mit Sofortbildkamera
- Pneumonieprophylaxe bei ausgedehnten Verbrennungen durch regelmäßige Jet-Ventilationen, keine Möglichkeit, um Patienten abzuklopfen oder zu vibrieren (Kap. I 5.3)
- wegen Narbenbildungen ist eine besonders gute Kontrakturenprophylaxe notwendig. Auslagerung der Arme in 90-Grad-Stellung, Ellenbogen, Hüften und Kniegelenke in Streckstellung lagern
- Wundversorgung (Kap. I 29.1)

- Patienten mit Verbrennungen nach der Stabilisation aller lebenswichtigen Parameter frühzeitig psychologische Unterstützung durch einen Psychotherapeuten bzw. Psychiater anbieten
- die Angst der Patienten vor einer bleibenden Entstellung, vor allem im Gesicht, ist ein Hauptproblem im täglichen Umgang
- eine Aufgabe des Pflegepersonals ist es, zu versuchen, dem Patienten die Angst vor dem nächsten Verbandwechsel oder der nächsten Operation zu nehmen
- die Betreuung der Angehörigen erfordert ein großes Maß an Einfühlungsvermögen und Sachverstand
- im weiteren Verlauf des Klinikaufenthaltes steht die Angst vor einer gesellschaftlichen Ausgrenzung (Familie, Freundeskreis, Beruf) im Vordergrund
- in der Akutphase großzügige Schmerzbekämpfung

- klimatisierte Einzelbox mit Umkehrisolation
- Raumtemperatur 28 bis 32 °C, Luftfeuchtigkeit etwa 40%
- entweder Spezialbett (z.B. Luftkissenbett, Luftstromglaskugelbett) oder Intensivbett mit sterilen Unterlagen oder mit Metalline-beschichteten Tüchern auslegen (Kap. I 7.3)
- bei Verbrennungen im Gesicht Tubus und Magensonde mit Faden an den Schneidezähnen fixieren. Nicht an die Nase ankleben oder gar annähen
- Lagerung des Patienten je nach Ort und Ausdehnung der Verbrennung
- verbrannte Gliedmaßen bzw. Hautareale wenn möglich hochlagern
- passive und aktive Mobilisation so früh wie möglich

I 29.1 **Wundversorgung**

Die Wundbehandlung bei großflächigen, tiefen Verbrennungen kann Monate dauern und belastet den Patienten physisch und psychisch extrem.

Allgemeine Regeln
- bei großflächigen Verbrennungen müssen alle Tätigkeiten unter streng aseptischen Bedingungen erfolgen
- den Verband zügig wechseln, damit der Patient nicht auskühlt
- es gelten Hygienerichtlinien wie im Operationssaal: sterile Kittel, Mundschutz, Haube
- alle Manipulationen an der Wunde erfordern eine großzügige Analgesie bzw. eine Narkose
- die konservative und chirurgische Wundversorgung gehen fließend ineinander über

Vorbereiten des Materials zum Verbandwechsel
Steriler Tisch
- ausreichend sterile Kompressen
- Scheren und Pinzetten nach Bedarf
- sterile Handschuhe
- angewärmte 0,9%ige NaCl-Lösung zum Spülen
- Flammazine-Salbe®, PVP-Jod-Lösung, je nach Anordnung
- Metalline-Kompressen
- spezielle Materialien je nach Anordnung und Notwendigkeit

Vorgehen
- Information des Patienten
- ausreichende Analgosedierung
- Verband anfeuchten
- Verband vorsichtig lösen
- Wunde mit NaCl 0,9% spülen bzw. PVP-Jod-Lösung (Anordnung)

 Bei großflächigen Verbrennungen Spüllösung anwärmen, um eine Auskühlung zu vermeiden.

- evtl. Nekrosen abtragen (Arzt)
- Blutungen stillen
- Salben je nach Anordnung auftragen
- Antibiotika lokal nach Antibiogramm
- Wunde steril abdecken mit Metalline-Kompressen oder mit sterilen Tüchern (Notwendigkeit)
- Verband locker mit Binde fixieren, kein Druck auf das Gewebe ausüben, um keine Minderdurchblutung zu verursachen

I 29.1.1 Konservative Wundbehandlung

Grad I
- kühlende Salben großflächig mit sterilem Spatel auftragen
- spontane Abheilung nach vier bis fünf Tagen

Grad II a bis II b
- großflächiges Auftragen von Flammazine®-Salbe mindestens einmal in 24 Stunden und nach Bedarf
- bei Bedarf tägliche mechanische Wundreinigung z.B. durch Entfernen der Nekrosen oder Abbürsten mit sterilen Bürsten in Narkose
- antibiotikahaltige Salben lokal auftragen, nach Antibiogramm

I 29.1.2 Chirurgische Wundbehandlung

Eine chirurgische Behandlung ist bei Verbrennungen ab Grad II b notwendig.
- Nekrosen abtragen

 Nekrosen sollten so früh wie möglich abgetragen werden. Dies hängt jedoch immer vom aktuellen Zustand des Patienten ab.

- je nach Ausdehnung lokale Exzision und Abdecken mit Spalthautlappen
- Verschluß mit Spalthautlappen
- nach kompletter Säuberung evtl. Hauttransplantation

I 30 Intensivpflege bei kommunikationsgestörten Patienten

I 30.1 Intensivpflege beim deliranten Patienten

Die häufigste Erscheinungsform des Delirium tremens auf der Intensivstation ist bedingt durch einen **Alkoholentzug.** Durch das Absetzen des Suchtmittels kommt es zu körperlichen und psychischen Entzugssymptomen.

Ursachen
- Alkoholentzug
- Streß
- körperliche Erkrankungen

Symptome
- **Körperliche Symptome**
- Tachykardie, Unruhe, Tremor, Artikulationsstörungen
- Schwitzen, Hyperthermie, Gesichtsrötung
- epileptische Anfälle, Hypoglykämie
- Parästhesien, Übelkeit, Erbrechen, Diarrhö
- **Psychische Symptome**
- zeitliche, örtliche, situative Desorientiertheit
- Halluzinationen, meist optische, z.B. krabbelnde Tiere, sich bewegende Fäden
- starke Stimmungsschwankungen, z.B. Angst, Euphorie, Mißtrauen, Gereiztheit
- gesteigerte, fahrige Psychomotorik mit Beschäftigungsdrang wie Nesteln, Zupfen, an den nichtvorhandenen Fäden ziehen, Herumkramen

Diagnostik
- Anamnese
- Befragung der Angehörigen
- Leberwerte

Therapie
- Haldol®, Benzodiazepine
- Distraneurin®, Catapresan®

▶ **Pflegerische Maßnahmen, Überwachung**

- Monitoring, instabiler Kreislauf
- Puls- und Blutdruckkontrolle

- Pulsoxymetrie
- Distraneurintherapie, Gefahr des Atemstillstandes
- Kontrolle der Atmung
- Intubationsbereitschaft
- starke Schleimbildung, häufiges Absaugen

- durch Therapie Suchtgefahr, exakte Dosierung nach Bewußtseinslage
- Oberkörperhochlagerung bei der Ernährung, da Aspirationsgefahr
- Bereithalten von Diazepam (Krampfanfälle)

- regelmäßige Kontrolle der Körpertemperatur
- bei Bedarf temperatursenkende physikalische Maßnahmen

- regelmäßige Mundpflege (starke Schleimbildung)
- Oberkörperhochlagerung bei der Mundpflege, da Aspirationsgefahr
- Pneumonieprophylaxe (Kap. I 5.3)
- Dekubitusprophylaxe besonders an den Fixierstellen (Kap. I 5.1)

- Kontrolle der Bewußtseinslage
- auf Krampfanfälle achten
- geduldige Orientierungshilfen (Zeit, Ort, Person)
- augenblickliche Gefühlswelt des Patienten versuchen zu verstehen
- seine Wahrnehmungen und aktuellen Erlebnisse ernst nehmen
- aggressives Verhalten tolerieren, nicht darauf eingehen

- bei Bedarf Patienten nach ärztlicher Anordnung fixieren
- Hautschutz und Abpolstern der Fixierstellen
- für Sicherheit in der Umgebung sorgen, z.B. zerbrechliche Flaschen oder Besteck entfernen
- Selbstverletzung vermeiden
- bei der Mobilisation unterstützen, Sturzgefahr

I 30.2 Intensivpflege beim Patienten mit hirn-organischem Psychosyndrom

Die Entstehung eines psychischen Krankheitsbildes aufgrund einer zerebralen oder extrazerebralen körperlichen Erkrankung wird als **hirnorgani**sches **P**sycho**s**yndrom **(HOPS)** bezeichnet. Da diese Psychosyndrome in allen organmedizinischen Fächern auftreten und oft als **Durchgangssyndrom** oder Senilität beschrieben werden, gelten sie meist als vorübergehend oder nicht behandelbar. Der Umgang mit diesen Patienten stellt große Anforderungen an die Fähigkeiten der Pflegenden.

Ursachen
- Noxen, z.B. Narkotika
- Hirndurchblutungsstörungen, Ischämien
- Biographie, Persönlichkeit, z.B. Kriegserlebnisse
- situative Faktoren, z.B. eingeschränkte Orientierungsmöglichkeiten, die in der aktuellen Situation auf der Intensivabteilung noch verstärkt werden können
- Reizarmut oder Reizüberflutung
- Dehydratation, Fieber

Symptome
- evtl. Bewußtseinseintrübung
- unmotiviertes Schreien, Lachen, Weinen
- keine oder nicht adäquate Reaktion auf Fragen
- Desorientiertheit, z.B. örtlich, zeitlich, situativ, personell
- Halluzinationen, z.B. optische, akustische, haptische
- Antriebs- und Bewegungsstörungen, z.B. Bewegungsdrang, Unbeweglichkeit
- Stimmungsschwankungen, z.B. euphorisch, weinerlich

Therapie

– Grunderkrankung
– psychotherapeutische Hilfe
– medikamentöse Intervention, wenn der Patient sich über seine Grenzen belastet

▶ **Pflegerische Maßnahmen, Überwachung**

– Blutdrucküberwachung, Verwirrtheit bei zu schnellem Senken des Blutdrucks oder zu niedrigen Werten
– ZVD-Kontrolle bei Exsikkose
– invasives Monitoring sichern
– Überwachung der Kreislaufsituation, maximale Erregung kann Schocksymptomatik auslösen

– Atmung kontrollieren
– bei Atemdepression medikamentöse Intervention
– Blutgasanalyse
– evtl. Sauerstoffgabe überwachen
– Atemluft befeuchten

– Gabe und Überwachung von Medikamenten
– Kontrolle von Elektrolyten
– bei Nahrungsverweigerung nach ärztlicher Anordnung intravenöse Einfuhr erhöhen (Vermeiden von hohen Minusbilanzen)
– Blutzuckerkontrollen (Hypoglykämie)

– Drainagen und Katheter sichern und kontrollieren
– Kontrolle der Urinausscheidung
– Bilanzierung
– bei länger anhaltenden Durchfällen Gefahr von Exsikkose und Elektrolytverlusten

– Basale Stimulation® in die Pflege integrieren (Kap. 14.1)
– wenn möglich kontinuierliche Betreuung des Patienten durch wenige Pflegepersonen
– wenn möglich Reizüberflutung abbauen, ruhiges Zimmer
– aktivierende Pflege
– Mundpflege, Patienten haben häufig ausgetrocknete Schleimhäute
– besondere Hautpflege bei Exsikkose
– Exsikkosezeichen beachten (stehende Hautfalten, ausgetrocknete Mundschleimhaut)

– Orientierungsmöglichkeiten durch strukturierten, gleichbleibenden Tagesablauf, Uhr, Kalender und persönliche Gegenstände in Sichtweite, Fensterblick
– Information an den Patienten: einfach, klar, ruhig, nur eine Information, Sichtkontakt
– wenn möglich Gedanken, Gefühle, Ängste zum Emotionsabbau verbalisieren lassen
– Ängste des Patienten ernst nehmen
– Angehörige einbeziehen
– Lebensgewohnheiten feststellen, z.B. Schlaf-Wachrhythmus, Lieblingsessen
– Verhalten der Pflegepersonen: sicher, bestimmt, ruhig, nicht belehrend, täuschend oder drohend, Hilfe anbieten, Vertrauen aufbauen

- dem Patienten nicht den Rücken zuwenden, ihm ins Gesicht schauen
- bei Bedarf Brille oder Hörgerät benutzen
- qualitative und quantitative Kontrolle der Bewußtseinslage

Das Verhalten des Patienten darf nicht kritisiert werden.

- gute Verlaufsbeobachtung, da dem Beginn oft körperliche Komplikationen vorausgehen

- A-Lagerung (Kap. I 5.3.1.5) oder „Nestbau" (wie bei Frühgeborenen)
- frühestmögliche Mobilisation
- Orientierung durch Bewegung schaffen (z.B. Kinästhetik, Kap. 14.3)

I 30.3 Intensivpflege beim Patienten im Wachkoma

Unter einem Wachkoma versteht man das offensichtliche **Mißverhältnis** zwischen **erhaltenen vegetativen Funktionen** und **fehlenden kognitiven Möglichkeiten.** Dabei wird der Patient nach längerer Bewußtlosigkeit wach, jedoch ohne Hinweis auf kognitive Verarbeitung. Da zu jeder Zeit eine **Remissionsphase** eintreten kann, muß kontinuierlich nach Anzeichen einer Bewußtseinsaufhellung gesucht werden. Eine Prognose über die Dauer und den Zustand des Patienten nach dem Wachkoma ist sehr schwer zu treffen.

Ursachen
- Hirnstammblutungen, Trauma
- Hypoxie nach Reanimation

Symptome
- scheinbar wacher Patient, offene Augenlider
- keine offensichtliche Kontaktaufnahme zur Umwelt
- Unfähigkeit, Blickkontakt aufzunehmen
- Gegenstände können mit den Augen nicht konstant fixiert oder verfolgt werden
- Beugestellung der Arme und Beine
- Nystagmus möglich
- erhöhter Muskeltonus
- Hirnstammfunktionen erhalten: Atmung, Kreislauf, Hirnstammreflexe (z.B. Pupillenreflex)
- orale Nahrungsaufnahme selten möglich
- evtl. Pyramidenbahnzeichen: spastische Tonuserhöhung, typische Atemmuster, Regulationsstörung der Körperpertemperatur, übermäßiges Schwitzen
- Kau- und Schmatzmechanismen, manchmal Schlucken
- deutlicher Schlaf-Wach-Rhythmus

Therapie
- frühmöglichst Rehabilitation in speziellen Zentren anstreben

▶ **Pflegerische Maßnahmen, Überwachung**
Die Basis bei der Betreuung von Patienten im Wachkoma ist eine **rehabilitierende und aktivierende Pflege** unter Einbezug der Angehörigen. Die Ressourcen des Patienten müssen immer wieder neu festgestellt werden, z.B. Kommunikation, Bewegung, Eigenaktivität, um ihn auf seinem individuellen Level aktivierend unterstützen zu können.

Erklärung des Deutschen Berufsverbandes für Pflegeberufe (DBfK) zur Würde von Menschen im Wachkoma und mit vergleichbaren Hirnschädigungen:

„Die Achtung vor der Würde eines jeden Menschen, so armselig er auch anderen in Körper, Geist oder Seele erscheinen mag, gebietet, daß ihm pflegerische Hilfe und Unterstützung in dem gleichem Maße zukommt wie einem anderen, der tatsächlich oder potentiell von größerem Nutzen für die Gesellschaft sein mag."

- evtl. Monitoring
- Notwendigkeit von invasiven Messungen abwägen
- Tachykardien oder Bradykardien bei speziellen Tätigkeiten am Patienten beobachten (Kommunikationszeichen)

- Atemrhythmus beobachten (Kap. I 1.4.2)
- Bronchialtoilette
- Atemluft befeuchten, Inhalationen
- evtl. Sauerstoffgabe, Überwachung
- Kontrolle der Lungenbelüftung
- Gefahr von Atemwegsinfektionen (Kap. 13.1.3)
- Aspiration vermeiden
- evtl. Tracheotomie (Kap. I 9.3)

- Schluckstörungen erkennen (Kap. I 13.3
- Schlucktraining
- Medikamente über Magensonde verabreichen
- nur Medikamente zermörsern, die in den Magen kommen dürfen (Wirkstoff, Beipackzettel)
- Inkompatibilitäten beachten
- Magensonde anschließend gut spülen
- enterale Sondenernährung, PEG (Kap. I 13.2)
- ballaststoffreiche Nahrung

- Flüssigkeitsbilanz, Überwachung der Urinausscheidung
- Pflege bei Blasenverweilkatheter bzw. suprapubischem Katheter (Kap. 6.4)
- Überwachung der Körpertemperatur (z.B. Infektion der Atemwege, Harnwege)
- Normothermie bei EEG-Ableitung

- Basale Stimulation® (Kap. 14.1) und Kinästhetik (Kap. 14.3) in die Pflege integrieren
- Ganzkörperwäsche, Mund-, Nasen-, Augen-, Ohren-, Haarpflege (Kap. I 4)
- Teil- und Vollbäder ermöglichen
- schweißreduzierende Waschungen (Kap. 4)
- Thrombose-, Pneumonie-, Kontrakturen-, Dekubitus-, Soor- und Parotitisprophylaxe (Kap. I 5)
- Darmregulierung (Kap. I 4.9)
- Veränderungen am Patienten beachten, die durch pflegerische Tätigkeiten entstehen, wie Schwitzen, Unruhe
- nosokomiale Infektionen vermeiden (Kap. 13)

- Kommunikationsmöglichkeiten feststellen und nutzen
- dem Patienten so viel Zeit geben, wie er benötigt
- ausbleibende Reaktion des Patienten auf Tätigkeiten oder Ansprache nicht mit Erlebnisunfähigkeit gleichsetzen

Vegetative Reaktionen können auf Wahrnehmungen der Umgebung folgen, z.B. Veränderung der Herzfrequenz, Atmung oder des Blutdrucks, Schwitzen, Beuge-Streckbewegungen, Pupillenveränderungen, Augenbewegungen und Mimik.

- Angehörige einbeziehen
- neurologische Überwachung (Kap. I 22)

- frühe Mobilisation, z.B. Patienten aufrichten, Stehbrett
- A-Lagerung oder „Nestbau" (wie bei Frühgeborenen)
- Lagerungsmittel aus unterschiedlichen Materialien verwenden, um Wahrnehmungsreize zu geben
- Lagerung nach Bobath, 30-Grad-Oberkörperhochlagerung
- Drainagelagerung
- Kontrakturen vermeiden, Muskeldehnungsreflexe fallen aus
- Sicherheit vermitteln
- Wahrnehmung fördern durch Gestaltung der Umgebung

I 30.4 Intensivpflege bei Patienten mit Schmerzen

Schmerz ist eine Schutzreaktion des Körpers. Er ist das häufigste aller Anzeichen und Symptome einer Krankheit. Über das Vorhandensein oder über die **Intensität** kann nur der **Betroffene** berichten. Mit abnehmendem Bewußtsein ist auch die Schwelle der Schmerzempfindung entsprechend reduziert.

Durch die Sprache beschreibt der Mensch am deutlichsten die Intensität, den Ort und die Häufigkeit seiner Schmerzen und kann sie einem anderen mitteilen. Menschen, die aufgrund von Bewußtseinsstörungen, Aphasien oder Beatmung (intubiert oder tracheotomiert) **nicht in der Lage sind, sich verbal mitzuteilen,** benötigen besondere **Beachtung.**

Nonverbale Schmerzzeichen

- veränderte Mimik, gerunzelte Stirn, gequälter, verzerrter Gesichtsausdruck
- verkrampfte, unruhige oder unnatürliche Körperhaltung
- der Patient versucht sich in eine andere Lage zu bringen
- verschwitzte, kalte Haut
- akut veränderte Vitalwerte
- unregelmäßige oder schnelle Atmung
- schlechte Toleranz der Beatmung
- Übelkeit oder Erbrechen

Es gibt keine objektive Schmerzmessung. Die Schmerzschwelle ist die Schwelle, oberhalb derer ein Schmerzreiz in das Bewußtsein dringt. Sie ist bei allen Menschen ungefähr gleich. Die Schmerztoleranz ist die maximale Reizintensität, die ein Mensch bereit ist auszuhalten. Sie ist bei jedem Menschen unterschiedlich und von verschiedenen Faktoren abhängig.

Faktoren, die das Schmerzerleben beeinflussen können

- Erziehung, soziales Umfeld
- Kultur und Glaube, Information
- augenblickliche Gefühle, Stimmung (Depression, Passivität, Angst, Vertrauen, Schlaflosigkeit, Hoffnung, Zuwendung, Ernstnehmen der Schmerzen)

Therapie

- Periduralkatheter (PDK, Kap. I 12)
- systemische Analgetika, z.B. Opioide, Acetylsäure

▶ Pflegerische Maßnahmen, Überwachung

- Blutdruckkontrolle vor und nach Analgetikagabe, da Hypotonie möglich

- Kontrolle der Atmung bei atemdepressiven Analgetika

- Überwachung der Gabe von Analgetika
- Nebenwirkungen beobachten

- Sonden, Drainagen und Katheter überwachen, da bei Komplikationen Schmerzen auftreten können

- Einsatz von Kälte und Wärme nach ärztlicher Rücksprache, z.B. trockene oder feuchte Wärme anwenden, Eisbehandlung bei Entzündungen
- Einreibungen und Massagen in die Grundpflege und Hautpflege integrieren
- Lieblingsdüfte oder spezielle „Hausmittel" des Patienten anwenden
- beruhigende, entspannende Ganzkörperwaschung; warm, weiche Waschlappen, vorgewärmte Handtücher, mit der Haarwurzelrichtung waschen und trocknen; Zusätze wie Lavendel oder Melisse
- Fußreflexzonenmassage (Kap. 14.4)
- warmes Fußbad ermöglichen
- Obstipationsprophylaxe bei Opiatgabe

- Raumtemperatur den Verhältnissen anpassen
- Lichtverhältnisse und Geräuschkulisse mit dem Schlaf-Wach-Rhythmus koordinieren
- Mobile oder Bilder an der Decke
- Musik nach Rücksprache mit Angehörigen
- Patienten ablenken, z.B. lesen, vorlesen, Musik hören, besprochene Kassetten von Familienangehörigen, Besuche ermöglichen
- Entspannungsübungen vorschlagen, z.B. Muskelentspannung nach Jakobson
- bei Periduralkatheter Sensibilität der Extremitäten prüfen

- Patienten so lagern, wie er gern liegen möchte, auch wenn es nicht den üblichen Bestimmungen entspricht, die Sicherheit des Patienten muß jedoch gewährleistet sein
- Extremitäten hochlagern bei Stauungen oder Ödemen

Abbildungsnachweis

Kapitel 1

Abb. 1-1   mit freundlicher Genehmigung der Fa. Dräger

Kapitel 5

Abb. 5-1   mit freundlicher Genehmigung der Fa. Siemens
Abb. 5-2   aus: Mischo-Kelling, M., H. Zeidler: Innere Medizin. Urban & Schwarzenberg, gezeichnet von Lob & Partner
Abb. 5-3   aus: Mischo-Kelling, M., H. Zeidler: Innere Medizin. Urban & Schwarzenberg, gezeichnet von Lob & Partner
Abb. 5-4   mit freundlicher Genehmigung der Fa. Kendall
Abb. 5-6   mit freundlicher Genehmigung der Fa. Dräger
Abb. 5-8   aus: Larsen, R.: Anästhesie. Urban & Schwarzenberg, gezeichnet von Rüdiger Himmelhan
Abb. 5-11   mit freundlicher Genehmigung der Fa. Ohmeda
Abb. 5-12   aus: Kirschnick, O.: Pflegeleitfaden für Auszubildende und Tutoren. Urban & Schwarzenberg, gezeichnet von Lob & Partner
Abb. 5-14   aus: Larsen, R.: Anästhesie. Urban & Schwarzenberg, gezeichnet von Rüdiger Himmelhan
Abb. 5-16   aus: Larsen, R.: Anästhesie. Urban & Schwarzenberg, gezeichnet von Rüdiger Himmelhan
Abb. 5-21   Eva Knipfer

Kapitel 6

Abb. 6-3 a   mit freundlicher Genehmigung der Fa. Medtronic
Abb. 6-4 und Abb. 6-8   mit freundlicher Genehmigung der Fa. Sherwood Medical
Abb. 6-9   aus: Bliemeister, G., R. Broll, H.-P. Bruch: Chirurgie, Krankheitslehre und Pflege. Urban & Schwarzenberg, gezeichnet von Katja Dalkowski
Abb. 6-14   aus: Kirschnick, O.: Pflegeleitfaden für Auszubildende und Tutoren. Urban & Schwarzenberg, gezeichnet von Lob & Partner

Kapitel 9

Abb. 9-1   aus: Kirschnick, O.: Pflegeleitfaden für Auszubildende und Tutoren. Urban & Schwarzenberg, gezeichnet von Lob und Partner

Kapitel 10

Abb. 10-1   Thomas Wigger

Kapitel 13

Abb. 13-1   aus: Sittler, E., Kruft, M.: Pflegeleitfaden Altenpflege. Urban & Schwarzenberg, gezeichnet von Henriette Rintelen

Abb. 13-2   mit freundlicher Genehmigung Fa. Sherwood Medical

Kapitel 14

Abb. 14-1   aus: Aßmann, C.: Pflegeleitfaden Alternative und komplementäre Methoden. Urban & Schwarzenberg, Axel Enke

Abb. 14-2   aus: Aßmann, C.: Pflegeleitfaden Alternative und komplementäre Methoden. Urban & Schwarzenberg, gezeichnet von Esther Schenk-Panic

Abb. 14-11 und 14-12   aus: Aßmann, C.: Pflegeleitfaden Alternative und komplementäre Methoden. Urban & Schwarzenberg, gezeichnet von Katja Dalkowski

Kapitel A 3

Abb. A 3-1   aus: Kirschnick, O.: Pflegeleitfaden für Auszubildende und Tutoren. Urban & Schwarzenberg, Stefan Beißner

Abb. A 3-4   mit freundlicher Genehmigung der Fa. Dräger

Kapitel A 4

Abb. A 4-2   aus: Kirschnick, O.: Pflegeleitfaden für Auszubildende und Tutoren. Urban & Schwarzenberg, gezeichnet von Lob & Partner

Abb. A 4-3 und A 4-4   mit freundlicher Genehmigung der Fa. Dräger

Kapitel A 7

Abb. A 7-1   aus: Kirschnick, O.: Pflegeleitfaden für Auszubildende und Tutoren. Urban & Schwarzenberg, Stefan Beißner

Kapitel A 9

Abb. A 9-1   mit freundlicher Genehmigung der Fa. LogoMed

Kapitel A 10

Abb. A 10-1 und A 10-12   mit freundlicher Genehmigung der Fa. Astra Chemicals

Kapitel A 12

Abb. A 12-1   mit freundlicher Genehmigung der Fa. Haemonetics

Kapitel A 14

Abb. A 14-21 bis A 14-24   mit freundlicher Genehmigung von Dr. Walter
        Rußwurm

Kapitel A 15

Abb. A 15-1 mit freundlicher Genehmigung der Fa. Transmed

Kapitel A 16

Abb. A 16-1 mit freundlicher Genehmigung von Prof. Dr. med. Bernd
        Bauer

Kapitel I 1

Abb. I 1-1 bis I 14-3   mit freundlicher Genehmigung der Kardiologischen
        Intensivstation, Klinik rechts der Isar, München

Kapitel I 3

Abb. I 3-1 bis I 3-6
Abb. I 3-8 bis I 3-10   aus: Kirschnick, O.: Pflegeleitfaden für Kranken-
        schwestern und -pfleger. Urban & Schwarzenberg, gezeichnet
        von Lob & Partner
Abb. I 3-7   mit freundlicher Genehmigung der Fa. Sherwood Medical

Kapitel I 4

Abb. I 4-2 bis I 4-4   Eva Knipfer
Abb. I 4-5   aus: Aßmann, C.: Pflegeleitfaden Alternative und komple-
        mentäre Methoden. Urban & Schwarzenberg, gezeichnet von
        Esther Schenk-Panic

Kapitel I 5

Abb. I 5-4 und I 5-5
 mit freundlicher Genehmigung der Firma Sherwood Medical
Abb. I 5-6   aus: Sittler, E., M. Kruft: Pflegeleitfaden Altenpflege. Urban &
        Schwarzenberg, gezeichnet von Henriette Rintelen
Abb. I 5-10   mit freundlicher Genehmigung der Firma SSI

Kapitel I 6

Abb. I 6-1   Eva Knipfer
Abb. I 6-6 und I 6-7   Christel Trenz

Kapitel I 7

Abb. I 7-5   mit freundlicher Genehmigung der Firma Schumacher
Abb. I 7-6 bis I 7-8   mit freundlicher Genehmigung der Firma Mediscus

Kapitel I 9

Abb. I 9-2   mit freundlicher Genehmigung der Firma Sherwood Medical
Abb. I 9-3   mit freundlicher Genehmigung Fa. Kendall

Kapitel I 14

Abb. I 14-1 und I 14-3   mit freundlicher Genehmigung Fa. Mallinckrodt Medical GmbH
Abb. I 14-2 und I 14-4   aus: Kirschnick, O: Pflegeleitfaden für Krankenschwestern und -pfleger. Urban & Schwarzenberg, gezeichnet von Lob & Partner
Abb. I 14-5   aus: Roche-Lexikon. Urban & Schwarzenberg

Kapitel I 15

Abb. I 15-1   aus: Mischo-Kelling/Zeidler: Innere Medizin. Urban & Schwarzenberg

Kapitel I 16

Abb. I 16-1   aus: Kirschnick, O: Pflegeleitfaden für Auszubildende. Urban & Schwarzenberg, gezeichnet von Lob & Partner

Kapitel I 18

Abb. I 18-2   mit freundlicher Genehmigung Fa. Labor Technik Barkey

Kapitel I 21

Abb. I 21-1   aus: Kirschnick, O: Pflegeleitfaden für Auszubildende. Urban & Schwarzenberg, gezeichnet von Lob & Partner

Kapitel I 22

Abb. I 22-1   mit freundlicher Genehmigung der Neurochirurgischen Klinik rechts der Isar, München
Abb. I 22-6   aus: Bliemeister, G., R. Broll, H.-P. Bruch: Chirurgie, Krankheitslehre und Pflege. Urban & Schwarzenberg, gezeichnet von Katja Dalkowski

Kapitel I 26

Abb. I 26-1   mit freundlicher Genehmigung der Toxikologischen Klinik
rechts der Isar, München

Kapitel I 28

Abb. I 28-1   mit freundlicher Genehmigung der Urologischen Klinik
rechts der Isar, München
Abb. I 28-2   mit freundlicher Genehmigung der Urologischen Klinik
rechts der Isar, München

Literaturhinweise

Adams, H. A., G. Hempelmann, B. Beigl, C. S. Schmitz: Spezifische Risiken der aktiven Kompression-Dekompression bei kardiopulmonaler Reanimation. Thieme Verlag, Stuttgart 1996

Ahnefeld, F. W., J. E. Schmitz: Infusionstherapie – Ernährungstherapie. Kohlhammer, Stuttgart 1986

Allescher, H.-D., U. Schweigart: Anamneseerhebung/Krankenuntersuchung systematisch. UNI-MED Verlag, Lorch 1995

Allgeier, M.: Anästhesie und Intensivpflege in Theorie und Praxis. Gustav Fischer Verlag, Stuttgart 1995

Altemeyer, Fösel, Breucking, Ahnefeld: Narkosen im Kindesalter. Willy Rüsch AG, Stuttgart 1984

Amelung, E.: Ethisches Denken in der Medizin. Springer Verlag, Berlin 1992

Arbeitsgruppe Pflegehandbuch der Heinrich-Heine-Universität Düsseldorf: Pflegehandbuch Intensivstation. Bibliomed, Melsungen 1993

Arbeitshilfe zur Ermittlung der Pflegequalität in der Anästhesie und Intensivpflege. Arbeitspapier der Fachgruppe Anästhesie und Intensivpflege im DBFK, Landesverband Bayern 1996

Arzneimittelkursbuch: tranzparenz – telegramm 92/93. AVI Arzneimittel-Verlag GmbH, Berlin

Asmussen, P. A., B. Söllner: Wundversorgung. Prinzipien der Wundheilung. Hippokrates, Stuttgart 1993

Aßmann, C.: Pflegeleitfaden Alternative und komplementäre Methoden. Urban & Schwarzenberg, München 1996

Auberger, H.-G., H. Ch. Niesel: Praktische Lokalanästhesie. Thieme Verlag, Stuttgart 1982

Bach, D., P. Brühl: Nosokomiale Harnwegsinfektionen. Jungjohann, Neckarsulm 1995

Bartels, H., R. Bartels: Physiologie. Urban & Schwarzenberg, München 1991

Bastigkeit, M.: Medikamente in der Notfallmedizin. Verlagsgesellschaft Stumpf & Kossendey, 1993

Baum, J.: Die Narkose mit niedrigem Frischgasflow. Bibliomed, Melsungen 1993

Beckert, J.: Hygiene für Fachberufe. Thieme Verlag, Stuttgart 1995

Beisse, R.: Handbuch der Op-Vorbereitung und Nachbehandlung in der Chirurgie. Gedon und Reuss, München 1990

Benzodiazepine in der Anästhesiologie. Urban & Schwarzenberg, München 1985

Berger, K., A. Göpfert, H. Berkel: Reanimation bei Polytrauma. Thieme Verlag, Stuttgart 1996

Beske: Lehrbuch der Krankenpflege. Thieme Verlag, Stuttgart 1990

Bienstein, C., A. Fröhlich: Basale Stimulation. verlag selbstbestimmtes leben, Düsseldorf, 1991

Bienstein, C., A. Zegelin: Handbuch Pflege. verlag selbstbestimmtes leben, Düsseldorf, 1995

Bienstein, Ch., G. Schröder, et al.: Dekubitus-Prophylaxe und Therapie. Krankenpflege Verlag, Eschborn 1993

Birkenfeld, R.: Überwachung und Pflege des beatmeten Patienten. Gustav Fischer Verlag, Stuttgart 1988

Bliemeister G., R. Broll R., H.-P. Bruch: Chirurgie. Urban & Schwarzenberg, München 1996

Bohlscheid/Bohlscheid: Kardiologie. Urban & Schwarzenberg, München 1996

Bonfils, P., J. Kilian: Die schwierige Intubation – Prophylaktische Maßnahmen. Willy Rüsch AG, Waiblingen 1992

Boonen, A., J. Heindl-Mack: Pflege in der Intensivmedizin. Thieme Verlag, Stuttgart 1996

Borger, L.: Dialyse. Urban & Schwarzenberg, München 1997

Braun J., R. Preuss: Klinikleitfaden Intensivmedizin. Jungjohann, Neckarsulm 1993

Braun U.: Unterstützte Kommunikation. verlag selbstbestimmtes leben, Düsseldorf, 1996

Braun, J., R. Preuss: Klinikleitfaden Intensivtherapie. Jungjohann, Neckarsulm 1991

Brenner, G.: Die Medizingeräteverordnung. Ecomed, Landsberg 1989

Buchwalsky, R.: Einschwemmkatheter; Technik, Auswertung und praktische Konsequenzen. Perimed 1992

Buck, R., A. J. Vitt, K. D. Vitt: Pflege vor neuen Aufgaben. Thieme Verlag, Stuttgart 1996

Classen, M., V. Diehl, K. Kochsiek: Innere Medizin. Urban & Schwarzenberg, München

Dahmer, J.: Effektives Lernen. Anleitung zum Selbststudium. Schattauer, Stuttgart 1993

Daschner, F.: Antibiotika am Krankenbett. Springer Verlag, Stuttgart 1990

Daschner: Forum hygienicum. MMW Taschenbuch, München 1990

De Pay, A., J. Dageförde, B. Neundörfer, P. C. Scriba: Die unklare Bewußtlosigkeit. W. Zuckschwerdt, München 1984

Deutsche Forschungsgemeinschaft: Maximale Arbeitsplatzkonzentration und Biologische Arbeitsstofftoleranzwerte. VCH Verlagsgesellschaft, 1989

Deutsche Krankenhausgesellschaft: Personalbedarfsermittlung im Pflegedienst. DKG Verlag, 1989

Dick, W., H. P. Schuster: Notfall- und Intensivmedizin. De Gruyter, 1992

Dirks, B.: Pharmaka in der Intensiv- und Notfallmedizin. Springer Verlag, Berlin 1995

Dittmann: Respiratoren in der klinischen Praxis. Springer Verlag, Berlin 1987

Doeffinger, J., F. Jesch: Intensivmedizinisches Notizbuch. Abbott Wissenschaftliche Verlagsabteilung, Wiesbaden 1991

Drerup, E.: Modelle der Krankenpflege. Lambertus, Freiburg 1990

Engelhardt, G. H.: Unfallheilkunde für die Praxis. De Gruyter, Berlin 1984

Europäisches Analgesieforum: Urban & Schwarzenberg, München 1991

Eyrich, E., F. J. Kretz: Zwei Jahrzehnte Ketanest. Perimed Fachbuch, Erlangen 1989

Fiechtner, V., M. Meier: Pflegeplanung. Recom-Verlag, Zürich 1991

Fischer-Rizzi, S.: Aroma, Massage, Gesundheit und Wohlgefühl für Körper und Seele. Hugendubel, München 1993

Gerlach U., van Husen, H. Wagner, W. Wirth: Innere Medizin für Krankenpflegeberufe. Thieme Verlag, Stuttgart 1985

Grote, W.: Neurochirurgie. Thieme Verlag, Stuttgart 1975

Gysi, G.: Kleines Vademecum Anästhesie. Verlag Hans Huber, Bern 1982

Hacke, W.: Neurologische Intensivmedizin. perimed, Erlangen 1988

Hamer, J., C. Dosch: Neurochirurgische Operationen. Springer Verlag, Berlin 1978

Hartenauer, U.: Hygienebewußte Intensivpflege. Zuckschwerdt Verlag, München 1993

Hatch, F., L. Maietta, S. Schmidt: Kinästhetik. DBfK-Verlag, Eschborn 1996

Hatz, R., R. Niedner, W. Vanscheidt, W. Westerhof: Wundheilung und Wundmanagement, Springer Verlag, Berlin 1994

Haupt, W.: Neurologie und Psychiatrie für Krankenpflegeberufe. Thieme Verlag, Stuttgart 1993

Häussinger, D., K.-P. Maier: Hepatische Enzephalopathie. Thieme Verlag, Stuttgart 1996

Heilmann, L., M. Beez: Neuere klinische Aspekte zur Hämodilution. Schattauer, Stuttgart 1987

Henschel, W.: Anästhesiologie – ein Fach auf drei Säulen. Zuckschwerdt, München 1989

Henschel: Die Analgesie im Mittelpunkt der Anästhesie. Zuckschwerdt, München 1989

Hirt, R., H.-P. Bubser: Handbuch der Anästhesie für Schwestern und Pfleger. Gustav Fischer Verlag, Stuttgart 1989

Hochrein, H., P. Bentsen, C. Langenscheid, D. Nunberger: Checkliste Kardiologie. Thieme Verlag, Stuttgart 1988

Holas, A.: Intravenöse und totale intravenöse Anästhesie. Thieme Verlag, Stuttgart 1996

Jackson, J.: Aromatherapie und Massage. Die Heilkraft der Düfte bei Massagen, Bädern und Tees. Knaur, München 1991

Juchli, L.: Pflege. Thieme Verlag, Stuttgart 1994

Junge-Hülsing, G., M. J. Hüdepohl, G. Wimmer, K. Funke, W. Hardinghaus: Interne Notfallmedizin. Springer Verlag, Berlin 1988

Kaltenbach, T.: Qualitätsmanagement im Krankenhaus. Bibliomed, Melsungen 1993

Kirschnick, O.: Pflegeleitfaden für Auszubildende und Tutoren. Urban & Schwarzenberg, München 1996

Kleemann, P. P.: Die fiberoptische Intubation. Willy Rüsch AG, Waiblingen 1993

Klinge, R.: Das Elektrokardiogramm. Thieme Verlag, Stuttgart 1987

Köther, I., E. Gnamm: Altenpflege in Ausbildung und Praxis. Thieme Verlag, Stuttgart 1995

Krapf, G.: Autogenes Training aus der Praxis. Springer Verlag, Berlin 1994

Kretz, F. J.: Intensivmedizin für Krankenpflegeberufe. Thieme Verlag, Stuttgart 1989

Kumm, M., H. Kohnen, N. Darilek: Ambulante Anästhesie. Enke, Stuttgart 1995

Kurtenbach, K., G. Golombeck, H. Sieber: Krankenpflegegesetz, Kohlhammer, Stuttgart 1994

Kuschinsky, G., H. Lüllmann: Kurzes Lehrbuch der Pharmakologie. Thieme Verlag, Stuttgart 1987

Lanzendörfer, C., J. Scholz: Psychopharmakologie für Krankenpflegeberufe. Springer Verlag, Berlin 1993

Larsen, R.: Anästhesie in der Herz-, Thorax- und Gefäßchirurgie. Springer Verlag, Berlin 1984

Larsen, R.: Anästhesie und Intensivmedizin für Schwestern und Pfleger. Springer Verlag, Berlin 1994

Larsen, R.: Anästhesie. Urban & Schwarzenberg, München 1995

Lawin, P.: Praxis der Intensivbehandlung. Thieme Verlag, Stuttgart 1981

Leben, J., M. Tryba: Hypothermie. Mallinckrodt Medical, 1994

Lehmann, C., B. Landauer, H. Roth: Intravenöse Narkosemittel. Perimed, Erlangen 1984

Lenz, B., R. Kottler, R. Schorer: Memo Anästhesie. Enke Verlag, Stuttgart 1995

List, P. M. Osswald: Komplikationen in der Anästhesie. Springer Verlag, Berlin 1990

Loch, F. C., P. Knuth: Notfallmedizin nach Leitsymptomen. Deutscher Ärzte Verlag, Köln 1995

Lode, H., R. Stahlmann: Taschenbuch der angewandten Infektologie. Zett Verlag 1996

Löser, I.: Pflege studieren. Der Akademisierungsprozeß in den Pflegeberufen am Beispiel hessischer Pflegestudiengänge. Mabuse Verlag, Frankfurt 1995

Lüllmann, Mohr, Ziegler: Taschenatlas der Pharmakologie. Thieme Verlag, Stuttgart 1990

Madler, C., K.-W. Jauch, K. Werdan: Das NAW Buch, Praktische Notfallmedizin. Urban & Schwarzenberg, München 1995

Maletzki, W., A. Stegmayer-Petry: Klinikleitfaden Pflege. Jungjohann, Neckarsulm 1995

Marino, P. L.: Das ICU Buch. Urban & Schwarzenberg, München 1994

Marquardt, H.: Reflexzonentherapie am Fuß. Hippokrates, 1994

Martin, E., F. Jesch, K. Peter: Anästhesiologische Probleme in der Gefäßchirurgie. Springer Verlag, Berlin 1985

Mc Guire, G.: Pflegeprobleme Intensivmedizin. Springer Verlag, Berlin 1994

Milatovic, D., I. Braveny: Infektionen. MMV Medizin Verlag, 1995

Morales, R.-C.: Die orofaziale Regulationstherapie. Pflaum Verlag, München 1991

Müller-Lange, P., F. M. Hasse: Klinikleitfaden Chirurgie. Jungjohann, Neckarsulm 1996

Neander, Meyer, Friesacher: Handbuch der Intensivpflege. Ecomed, 1994

Neuhaus, B.: Innere Medizin. Wissenschaftliche Verlagsgesellschaft, 1988

Oczenski, W., A. Werba, H. Andel: Atmen – Atemhilfen, Atemphysiologie und Beatmungstechnik. Blackwell Wissenschaftsverlag, 1996

Osswald, P., H.-J. Hartung: Anleitungen zur anästhesiologischen Praxis. J. F. Bergmann Verlag, München 1984

Paetz, B., B. Benzinger-König: Chirurgie für Pflegeberufe. Thieme Verlag, Stuttgart 1994

Peter, K., B. R. Brown, E. Martin, O. Norländer: Inhalationsanästhetika – Neue Aspekte. Springer Verlag, Berlin 1986

Peter, K., F. Jesch: Inhalationsanästhesie – heute und morgen. Springer Verlag, Berlin 1982

Pieck, J.: Neurochirurgische Intensivmedizin. Zuckschwerdt Verlag, München 1991

Piepenbrock, S., J. Schäffer: Die Aufwachphase. Bibliomed, Melsungen 1995

Plötz, H.: Kleine Arzneimittellehre für die Pflegeberufe. Springer Verlag, Berlin 1993

Raabe, R., H. Vogel: Medizin und Rechtsprechung. Neue Urteile zu Kunstfehlern und zur Aufklärungspflicht in Diagnostik und Therapie. Ecomed, Landsberg 1987

Rabe, T.: Gynäkologie und Geburtshilfe. Edition Medizin, 1990

Reichenberger, S.: Künstliche Ernährung für Schwerkranke und Pflegebedürftige. Springer-Verlag, Berlin 1993

Reifferscheid, M., S. Weller: Chirurgie. Thieme Verlag, Stuttgart 1981

Roche Lexikon Medizin: Urban & Schwarzenberg, München 1991

Roper, N., W. Logan, A. Tierney: Die Elemente der Krankenpflege. Recom Verlag, Basel 1993

Roper, N.: Die Elemente der Krankenpflege. Recom Verlag, 1993

Rossi, Dobler: Taschenbuch für den Rettungsdienst. Verlagsgesellschaft Stumpf & Kossendey, 1987

Schäffler, A., J. Braun, U. Renz: Klinikleitfaden Innere Medizin. Jungjohann, Neckarsulm 1992

Schenk, D., D. Langehr: Alfentanil Portrait eines Opioids zur Anästhesie. Urban & Schwarzenberg, München 1993

Scherer, R., C. Schöngart: Anästhesie und Intensivmedizin. Bibliomed, Melsungen 1989

Schirrmeister, W. (Hrsg.): Der polytraumatisierte Patient. Papst Verlag 1994

Schley, G.: Grundlagen der Intensivmedizin. Thieme Verlag, Stuttgart 1990

Schmerbauch, H.: Narkosegeräte und Zubehör. Schlütersche Verlagsanstalt, 1989

Schulz von Thun, F.: Miteinander reden. Rowohlt, Hamburg 1995

Schumpelick, Bleese, Mommsen: Chirurgie. Enke Verlag, Stuttgart 1994

Schuster, H. P., T. Pop, L. S. Weilemann: Checkliste Intensivmedizin. Thieme Verlag, Stuttgart 1988

Schuster, H. P.: Intensivtherapie bei Sepsis und Multiorganversagen. Springer Verlag, Berlin 1995

Schwilden, H., H. Stoeckel: Die Inhalationsnarkose. Steuerung und Überwachung. Thieme Verlag, Stuttgart 1987

Sedlarik, K. M.: Wundheilung, Gustav Fischer Verlag, Jena 1993

Seidler, E.: Geschichte der Pflege des kranken Menschen. Kohlhammer, Stuttgart 1966

Siewert, J.-R., F. Harder, M. Allgöwer, A. L. Blum, W. Creutzfeldt, L. F. Hollender, J. Peiper: Chirurgische Gastroenterologie. Springer Verlag, Berlin 1990

Sitzmann, F.: Pflegehandbuch Herdecke. Springer Verlag, Berlin 1993

Sperl, D.: Qualitätssicherung in der Pflege. Schlütersche Verlagsanstalt, Hannover 1994

Stierle, U., C. Niederstedt: Klinikleitfaden Kardiologie. Gustav Fischer Verlag, Stuttgart 1996

Strian, F.: Schmerz. Beck'sche Reihe, München 1996

Taeger, K., G. Rödig, U. Finsterer: Grundlagen der Anästhesiologie und Intensivmedizin für Fachpflegepersonal. Wissenschaftliche Verlagsabteilung Abbott GmbH, Wiesbaden 1989

Taeger, K., G. Rödig, U. Finsterer: Grundlagen der Anästhesiologie und Intensivmedizin für Fachpflegepersonal. Wissenschaftliche Verlagsabteilung Abbott GmbH, Wiesbaden 1989

Truniger, B.: Wasser- und Elektrolythaushalt. Thieme Verlag, Stuttgart 1971

Ullrich, L., M. Rentmeister: Welche Maßnahmen sind ungeeignet, um die Gefahr eines Dekubitus beim pflegebedürftigen Patienten zu reduzieren? Terra-Bio-Chemie GmbH, Freiburg

Ulrich, L., A. Lamers-Abdella: Intensivpflege Checkliste. Thieme Verlag, Stuttgart 1996

Valet, A., K. Goerke, J. Steller: Klinikleitfaden Gynäkologie, Geburtshilfe. Jungjohann, Neckarsulm 1992

von Bose, H.-J.: Krankheitslehre. Springer Verlag, Berlin 1993

Wiemann, K.: MSD – Manual der Diagnostik und Therapie. Urban & Schwarzenberg, München 1993

Zbinden, A. M.: Inhalationsanästhetika. Deutsche Abbott GmbH, Wissenschaftliche Verlagsabteilung, 1987

Zegelin, A.: Pflegerituale. Ullstein Mosby, Berlin 1996

841

843

849